W0259067

ISBN 978-3-662-42272-4
DOI 10.1007/978-3-662-42541-1

ISBN 978-3-662-42541-1 (eBook)

Abdruck aus dem III. Band des „Handbuch der inneren Medizin".
Herausgegeben von Prof. Dr. L. Mohr, Halle (Saale) und Prof. Dr. R. Staehelin, Basel.

Ursprünglich erschienen bei Julius Springer in Berlin, 1918

Vorwort.

Nonum prematur in annum.

Das vorliegende Werk ist der Niederschlag eines mehr als 12 Jahre anhaltenden besonderen Interesses für die Erkrankungen der Nieren und des Herzens. Als ich vor etwa 10 Jahren die Bearbeitung der Nierenkrankheiten für das Handbuch der inneren Medizin von Mohr und Staehelin übernahm, sah es auch für den Fachmann noch recht dunkel auf diesem Gebiete aus. Altmeister Orth schloß 1905 bei der Meraner Tagung, bei welcher der Morbus Brighti auf der Tagesordnung stand, mit dem Geständnis, daß wir fast noch nichts wissen, und Aschoff schrieb noch 1911, das Kapitel der Nierenentzündungen gehöre unzweifelhaft zu den am wenigsten geklärten der ganzen Medizin.

Infolgedessen stellte sich begreiflicherweise während der eingehenden Beschäftigung mit diesem Gegenstand immer mehr das Bedürfnis heraus, erst eine breite Grundlage von eigenen Erfahrungen zu schaffen und selbst erst am Krankenbette und vor allem am Sektionstisch und Mikroskop immer wieder neue Belehrung zu suchen, ehe an ein Lehren gedacht werden konnte. Dazu boten mir die großen Abteilungen des Dortmunder und des Mannheimer Krankenhauses reichlich Gelegenheit, und ich hatte das große Glück, eine Reihe von vortrefflichen Mitarbeitern zu finden, die mit hingebendem Eifer, selbstlos eigene Gedanken zu der gemeinsamen Arbeit beisteuernd, zur Erreichung des gemeinsam gewordenen Zieles ganz wesentlich beigetragen haben.

In herzlicher und bleibender Dankbarkeit gedenke ich ihrer. Besonders nenne ich hier meinen langjährigen Mitarbeiter und Oberarzt Dr. John — jetzt leitender Arzt am Marienkrankenhause in Mühlheim a. d. Ruhr —, meinen derzeitigen ersten Oberarzt Dr. August Keller, welcher schon 10 Jahre lang mir zur Seite steht und mir durch eigene Beobachtungen am Krankenbett sowie durch Verarbeitung des größten Teiles des klinischen Materiales die wertvollsten Dienste geleistet hat, ferner meinen 2. Oberarzt Dr. Theodor Schmidt — jetzt leitender Arzt am ev. Krankenhause in Oberhausen — und meinen Laboratoriumsvorstand Dr. Josef Lesser; endlich meine Hilfsärzte: Frl. Dr. Weinmann (†), Frau Dr. Schuster-Link, die Herren Dr. Dr. Engel, Kieffer, Strauchenbruch, die sich bemühten, das Werk zu fördern.

Dankbar erkenne ich an, wie mancher falsche Weg verlassen und der richtige erst gefunden wurde auf Grund des beständigen gemeinsamen Gedankenaustausches und Richtung gebender eigener Beobachtungen und Ideen meiner Mitarbeiter.

Ich habe von vornherein den größten Wert darauf gelegt, mit der pathologischen Anatomie ständig Fühlung zu halten, die der Kliniker gar nicht eng genug gestalten kann. Hier erfuhr die klinische Systematik die größte Förderung durch das lebhafte, gleich gerichtete Interesse unseres früheren Prosektors Dr. Fahr, welcher vor 3 Jahren an das Hamburg-Barmbecker Krankenhaus berufen wurde.

Das Ergebnis unserer gemeinsamen Arbeit ist 1914 als Festschrift zur Feier des 50jährigen Jubiläums der Mannheimer Ärztegesellschaft erschienen, welche uns durch eine ansehnliche Stiftung in den Stand setzte, das gleichfalls bei Springer erschienene und inzwischen vergriffene Werk: „Die Brightsche Nierenkrankheit, Klinik, Pathologie und Atlas“ mit zahlreichen vortrefflich wiedergegebenen farbigen Tafeln auszustatten.

Der klinische Teil dieser Frucht einer Symbiose zwischen Klinik und pathologischer Anatomie war bereits gedacht als besonderer Teil des vorliegenden Handbuches, und er ist zum Teil unverändert, zum Teil wesentlich umgearbeitet, gewissermaßen als zweite und hoffentlich verbesserte Auflage in dieses Handbuch aufgenommen worden, gekürzt um die zahlreichen klinischen Beispiele, erweitert um die Abschnitte „Diagnose und Behandlung“ und „Pathogenese und Pathologie“. Bei letzteren habe ich, mich im wesentlichen auf Jores, Löhlein und Fahr stützend, auch eigene gemeinsam mit unserem derzeitigen Prosektor Dr. Löschcke erhobene Befunde verwertet und dessen wertvolle Hilfe genossen.

Neu hinzugekommen ist ein ebenso umfangreicher allgemeiner Teil, der zu den schwierigen und noch immer ganz ungelösten Fragen der Physiologie und Pathologie der Nierenfunktion, der Niereninsuffizienz, der Wassersucht, der Blutdrucksteigerung und insbesondere der Urämie eingehender, als es in den früheren Bearbeitungen der Nierenkrankheiten üblich war — für den Praktiker vielleicht zu eingehend — Stellung nimmt. Aber es lag mir ganz besonders viel daran, das Verständnis für die Erscheinungen zu fördern. In diesem Bestreben wurde ich dazu geführt, mit den bisherigen Vorstellungen, nach denen alle erwähnten Folgeerscheinungen der Nierenerkrankungen auf der Störung der Nierenfunktion beruhen sollten, zu brechen, und bei jedem Symptom die Frage aufzuwerfen, ob es renal oder extrarenal bedingt ist, d. h. ob eine Erscheinung als die Folge der Funktionsstörung der Niere oder als die Folge ihrer Erkrankung anzusehen ist und auch ohne Störung der Nierenfunktion auftreten kann.

So wichtig es für den Forscher ist klar zu erkennen, was wir noch nicht wissen, — ich habe das oft genug durch Fragezeichen angedeutet —, so ist es doch für den die Heilkunst ausübenden Arzt recht mißlich, auf dem schwierigen Wege zur richtigen Krankheitserkennung, Vorhersage und Behandlung nur einen Wald von Fragezeichen und keinen Wegweiser vor sich zu sehen. Ich habe mich daher bemüht, dem Arzte zu ermöglichen, auch da, wo wir noch nichts Sicheres wissen, sich eine, wenn auch nur vorläufige Vorstellung über das krankhafte Geschehen zu bilden. Es wurde daher im allgemeinen wie im besonderen Teile die Pathogenese sowohl der Symptome wie der Erkrankungsformen eingehend erörtert und dabei auch der histologische Befund immer nur als ein Symptom des Krankheitsvorganges bewertet.

Solange wir nicht in der Lage sind, die einzelnen Arten der Nierenerkrankungen willkürlich im Tierversuch mit allen ihren Erscheinungen genau nachzuahmen, solange müssen wir uns mit einer Synthese des Krankheitsvorganges auf Grund der klinischen und histologischen Symptome begnügen.

Das setzt aber eine sorgfältige Analyse beider voraus.

Der Arzt muß lernen, mit den klinischen, physiologischen und pathologischen Reaktionen zu denken, sowie der Chemiker mit den Eigenschaften und Reaktionen der Körper denkt, und daher kann die Beschäftigung mit der pathologischen Physiologie und Histologie, die zu diesem Denken anregt, gar nicht eingehend genug sein.

Ich bin weit entfernt zu glauben, daß die gewonnenen, vielfach von den bisherigen abweichenden Vorstellungen die einzig möglichen oder gar endgültigen sind. Das ist ganz unmöglich bei der Vieldeutigkeit aller, auch der histologischen Symptome, und bei dem Dunkel, in das die einfachsten histologischen und pathologischen Vorgänge, auf die wir doch die komplizierteren zurückführen wollen und müssen, getaucht sind. Ich bin daher auf mancherlei Widerspruch gefaßt, von dem ich jedoch Förderung und weitere Klärung erhoffe.

Auf die Beibehaltung der gewählten, von der Kritik, insbesondere von Aschoff beanstandeten Namen, lege ich keinen Wert. Nur scheint es mir nötig, erst für die Krankheitsvorgänge volle Klarheit zu erhalten, ehe man Namen wählt, die den Krankheitsvorgang ausdrücken sollen.

Die Neuschöpfung von Namen und die Unterscheidung von „Dystrophien", „Dyshämien", „Phlogosen" (Aschoff) ist m. E. noch verfrüht, so lange wir noch nicht ganz sicher wissen, welche Vorgänge wir bei der Niere auf eine Störung des Stoffwechsels zurückführen dürfen, welche wir als „Entzündung" — ich sehe ganz ab von der Schwierigkeit der Begriffsbestimmung — bezeichnen müssen, welche auf Zirkulationsstörungen beruhen, und vor allen Dingen was das Primäre ist.

Ich denke hier besonders an die diffuse Glomerulonephritis, die ich auf Grund der neugewonnenen Vorstellungen zu den „dyshämischen" Erkrankungen rechnen muß und nicht mehr ohne weiteres zu den „Phlogosen" rechnen kann. Folgerichtigerweise dürfte ich dann auch nicht mehr von Nephritis sprechen, aber ein geschichtlicher und in Ehren grau gewordener Name hat doch auch dann noch eine Berechtigung, wenn die Vorstellungen, die zu der Namengebung führten, sich geändert haben — und vielleicht noch öfter ändern werden. Wenn nun gar wie bei der diffusen Nephritis „dystrophische" und „traumatisch reparative (inflammatorische)" Vorgänge auf dem Boden der Dyshämie gleichzeitig vorkommen, so wächst die Schwierigkeit einer sinngemäßen und unmißverständlichen Bezeichnung in einer Weise, welche die Verständigung im täglichen Gebrauch mehr erschwert als erleichtert.

Ich hoffe aber, an dem Beispiele der diffusen Nephritis zeigen zu können, welche Bedeutung eine Änderung der Vorstellung über den Krankheitsvorgang für die Behandlung gewinnen kann.

Die im Wesen des Krankheitsvorganges begründete Sicherheit, mit der wir heute in der Lage sind, die diffuse Nephritis im Frühstadium — und nur in diesem — der Heilung zuzuführen und vor den Gefahren dieses Stadiums, ebenso wie vor dem Siechtum des chronischen Stadiums zu schützen, ist ein Erfolg, der uns hoffen läßt, daß im Laufe der Zeit das traurige Krankheitsbild der chronischen, d. h. der im heilbaren Frühstadium nicht ausgeheilten Nephritis immer seltener werden wird.

Gegenwärtig ist freilich infolge der überraschenden Häufigkeit der Kriegsnephritis eine bedenkliche Zunahme dieser an sich schon viel zu häufigen Krankheitsform nicht zu leugnen.

Mit um so größerer Freude habe ich der soeben erschienenen Habilitationsschrift von Nonnenbruch und anderen Mitteilungen entnommen, daß auch im Felde die vorgeschlagene Behandlungsmethode allmählich Boden gewinnt und die schönen Erfolge zeitigt, die wir in der Heimat an den nur zu selten in unser Sonderlazarett gelangenden frischen Fällen von Nephritis zu sehen gewohnt sind.

Unser Ziel muß sein, in jedem einzelnen Falle gerade dieser häufigsten und gefährlichsten Nierenerkrankung die Heilung herbeizuführen, und ich wäre glücklich, wenn das vorliegende Werk möglichst viele Fachgenossen in den Stand setzen würde, im Felde wie in der Heimat dieses hochgesteckte Ziel soweit, wie Ideale überhaupt erreichbar sind, zu erreichen.

Mannheim, Dezember 1917.

F. Volhard.

Inhaltsverzeichnis.

I. Allgemeiner Teil.

II. Besonderer Teil.

I. Allgemeiner Teil.

1. Physiologie der Nierenfunktion.

Die Nieren sind die Hauptausscheidungsorgane des Körpers. Ihre Funktion ist lebenswichtig. Wohl kann das eine der paarigen Organe für das andere eintreten, — Verlust einer Niere wird ohne Störung ertragen und die Gesamtausscheidungsarbeit von der anderen gesunden Niere übernommen, — Verlust beider Nieren aber führt unbedingt zum Tode, ebenso jede dauernde Aufhebung der Nierentätigkeit, durch Verschluß beider Ureteren, durch toxische oder entzündliche Anurie. Es gibt kein anderes Ausscheidungsorgan, das vikariierend für den Verlust beider Nieren eintreten könnte.

Das Abscheidungsprodukt der Niere, der Harn, enthält Wasser, Salze und die Abbauprodukte des Eiweißstoffwechsels. Die Endprodukte des Fett- und Kohlehydratstoffwechsels werden in Form von Wasser und Kohlensäure durch die Lunge ausgeschieden.

Eine ausreichende vikariierende Ausscheidung von Wasser und Salzen durch Haut und Darm wäre bei äußerster Einschränkung der Salzaufnahme vorstellbar. Andererseits können in Form von Ödemen sehr große Mengen von Wasser und Salzen im Körper zurückgehalten werden, ohne Gefährdung des Lebens. Demnach sind es die Produkte des Eiweißstoffwechsels und diese allein, deren Zurückhaltung im Körper das Leben bedroht. Bei aufgehobener oder ungenügender Ausscheidung durch die Niere häufen sie sich im Blute an, und der Grad ihrer Vermehrung im Blute kann als Maß für den Grad der Niereninsuffizienz betrachtet werden.

Das, was die Tätigkeit der gesunden Niere besonders auszeichnet, ist ihre Fähigkeit, die Leistung immer genau dem Bedürfnis anzupassen, d. h. bei wechselndem Bedürfnis sehr verschiedene Leistungen zu vollbringen. Man kann diese Fähigkeit zur Veränderung der Leistung als Maßstab der Funktionstüchtigkeit verwenden, denn diese für die gesunde Niere spezifische Fähigkeit kann in krankhaften Zuständen mehr und mehr abnehmen und schließlich ganz verschwinden. Der Nachlaß dieser Fähigkeit der Nieren, nach Bedarf die Leistung zu verändern, ist das wichtigste Zeichen der beginnenden Insuffizienz.

Die gesunde Niere vermag großen Ansprüchen schnell zu genügen und z. B. 1500 ccm Wasser in 2—4 Stunden unter Bereitung eines sehr dünnen Harnes zu entleeren, andererseits bei Trockenkost mit wenig Wasser viel feste Bestandteile auszuscheiden, unter Produktion eines hoch konzentrierten Harnes.

In dieser Form ist der Wasser- und Konzentrationsversuch eine Methode zur Prüfung der Fähigkeit der Niere die Leistungen zu verändern, zugleich eine Methode zur Prüfung der Nierenfunktion überhaupt, und als solche von uns planmäßig angewandt worden.

Die Frage, welche Kräfte bei der Diurese tätig sind, hat schon seit vielen Jahren unzählige Forscher beschäftigt, und noch heute ist keine Übereinstimmung darüber erzielt worden, ob die Harnabscheidung auf den bekannten Kräften der physikalischen Chemie beruht, oder ob sie an eine Sekretion, also an die Lebenstätigkeit spezifischer Zellen gebunden ist.

Die physikalische oder mechanische Theorie ist an den Namen des berühmten Leipziger Physiologen Ludwig geknüpft und geht aus von der Vorstellung, daß im Glomerulus eine Filtration stattfindet, eine Vorstellung, welche in dem anatomischen Bau der Niere ihre Hauptstütze fand. Wenn der Blutstrom, der aus dem relativ weiten arteriellen Vas afferens mit fast ungebrochener Kraft in die dünnwandigen Kapillaren des Glomerulus eintritt und von da durch das engere muskulöse Vas efferens abströmt, muß er einen ziemlich bedeutenden Druck auf die zarten Wände der Knäuelgefäße ausüben. Durch diesen Druck, so nahm Ludwig an, wird eine Flüssigkeit abgepreßt, welche die gelösten Bestandteile des Blutes in der Blutkonzentration enthält. Beim Abfließen durch die Harnkanälchen tritt diese Flüssigkeit mit einem Blute in Ausgleich, das durch Wasserabscheidung im Glomerulus konzentrierter geworden ist. Infolgedessen findet nun wieder ein osmotischer Ausgleich statt: Wasser tritt aus den Kanälchen in die Blutbahn zurück, und der Harn wird so konzentriert.

Im Gegensatz zu dieser physikalischen Theorie von Ludwig steht die Heidenhainsche „vitalistische“ Theorie, daß wie in allen übrigen Drüsen so auch in den Nieren die Absonderung auf einer aktiven Tätigkeit und Sekretion der Zellen beruhe.

Zwischen diesen beiden Theorien und Extremen, deren Vertreter sich früher lebhaft befehdeten, schwankt noch heute die Anschauung hin und her, und wenn auch die orthodoxe Ludwigsche Lehre wohl nicht mehr viel Anhänger findet, so ist andererseits die reine Sekretionstheorie keineswegs allgemein anerkannt. Asher, Biberfeld und Magnus, dem sich Cohnheim angeschlossen hat, haben die Heidenhainsche Theorie voll angenommen und klar ausgesprochen, daß wir dem wichtigsten Ausscheidungsorgan des Körpers sekretorische Fähigkeiten für sämtliche Ausscheidungsprodukte zuschreiben müssen.

Vorherrschend scheint aber in der Physiologie und Pharmakologie das Bestreben zu sein, die beiden Theorien zu vereinigen. Die Beteiligung sekretorischer Prozesse wird wohl allgemein zugestanden, aber man sucht von der physikalischen Theorie zu retten, was zu retten ist.

Es ist durchaus begreiflich, daß in einem Zeitalter, in dem die Fortschritte der physikalischen Chemie das biologische Denken in so hohem Maße gefördert und umgestaltet haben, der Verzicht auf jeden Versuch schwer wird, einen Vorgang physikalisch zu erklären, der dem Experiment so zugänglich ist, wie die Diurese. Denn dieser Verzicht bedeutet nichts anderes, als das Eingeständnis eines Ignoramus, das Eingeständnis, daß nicht die sorgfältigst erforschten und genau bekannten physikalisch-chemischen Kräfte den Vorgang in der lebenden Zelle beherrschen, sondern daß die unbekannten Kräfte der lebenden Zelle diese bekannten Kräfte meistern.

Für den Arzt ist diese zunächst rein theoretische Frage doch auch von praktischer Bedeutung, denn jedes Verständnis pathologischen Geschehens setzt eine möglichst klare Vorstellung über den physiologischen Vorgang voraus. Der Mangel einer solchen auf dem Gebiete der Nierentätigkeit erschwert noch heute das Verständnis der pathologischen Erscheinungen außerordentlich. Immerhin müssen wir aber versuchen, die krankhaften Vorgänge in Beziehung zu setzen zu dem, was wir über die gesundhaften Vorgänge wissen, und daher Stellung nehmen zu den Theorien der Nierentätigkeit. Denn für unser ärztliches Denken ist es nicht gleichgültig, ob wir uns vorstellen, daß die Störung die sekretorischen Prozesse, die Lebenstätigkeit der Zellen betrifft, oder ob von der Niere unabhängige, physikalische Kräfte versagen.

Von den bekannten physikalisch-chemischen Kräften können bei der Arbeitsleistung der Harnabscheidung in Frage kommen:

Der hydrostatische Druck.

Der osmotische Druck und die Diffusion.

Dazu kommen in neuerer Zeit noch die Kräfte der Adsorption, der Quellung und Entquellung der Kolloide und der Oberflächenspannung.

Nachdem wir als das Charakteristische der gesundhaften Nierentätigkeit die große Variabilität der Leistung erkannt haben, müssen wir folgerichtig die Frage aufwerfen: variieren im Organismus die eben erwähnten Kräfte während der verschiedenen Maximalleistungen der Niere in derartig weiten Grenzen, daß eine so variable Funktion durch sie erklärt werden kann?

Diese Frage stellen, heißt sie mit Nein beantworten.

1. Über den Anteil, den die Kräfte und Eigenschaften der Kolloide und die Oberflächenspannung an dem Mechanismus der Diurese haben können, wissen wir noch nichts. Wahrscheinlich spielen sie eine große Rolle innerhalb der lebenden Zelle. Im kreisenden Blute, das die Anregungen zur Diurese enthält, spielen aber Variationen dieser Kräfte keine Rolle, die zur Erklärung der Variabilität der Nierenfunktion beitragen kann.

2. Die Voraussetzungen für Salz und Wasserverschiebung durch Osmose oder Diffusion zwischen zwei Lösungen sind:

a) Unterschiede in ihrer Konzentration und

b) ihre Trennung durch Membranen, die zur Entfaltung der Osmose halbdurchlässig, d. h. nur für Wasser, nicht für Salze durchlässig, zur Ermöglichung der Diffusion für Wasser und Salze gleich durchlässig sein müssen.

Daß die Kräfte der Diffusion und Osmose dem Mechanismus der Harnbereitung nicht zugrunde gelegt werden können, leuchtet ohne weiteres ein. Sie bilden im Gegenteil ein Hindernis für die Harnbereitung. Auch die Anhänger der Rückresorption geben zu, daß sich die vermutete Wasserresorption in den Kanälchen nicht physikalisch-chemisch erklären lasse. Denn da der osmotische Druck des konzentrierten Harnes den des Blutes um ein Vielfaches übertrifft, so muß das Wasser aus dem Blute zum Harne gehen, und die Vorstellung, daß die Eindickung durch Osmose erfolgt, ist gleichbedeutend mit der, daß Wasser den Berg hinauffließt.

Außerdem ist von einer Variabilität des osmotischen Druckes im Blute gar keine Rede. Es ist vielmehr in hohem Maße bemerkenswert, daß das Blut den osmotischen Druck äußerst konstant hält, trotz, oder besser infolge der großen Variabilität der Nierenfunktion; und ganz besonders erstaunlich ist es, daß bei Produktion eines hochgradig verdünnten Harnes keine Diffusion von Salzen aus den Zellen der Harnkanälchen, der Markstrahlen und dem Inhalt der Blut- und Lymphkapillaren in den Harn stattfindet, und keine Diffusion oder osmotische Strömung von Wasser aus dem Harn in die Zellen und in die Blut- und Lymphflüssigkeit.

Der Zellbelag der Nieren„membranen" muß also, weit entfernt den Gesetzen der Osmose und Diffusion zu unterliegen, über Vorrichtungen verfügen, welche trotz vorhandener sehr erheblicher Konzentrationsunterschiede zwischen Harn und Blutflüssigkeit die Entfaltung dieser physikalischen Kräfte verhindert.

3. Als wichtigster und ausschlaggebendster Faktor wurde bisher immer die Filtration angesehen.

Auch die Anhänger der Filtrationstheorie sind darüber einig, daß im Glomerulus nur die Filtration einer eiweißfreien, blutisotonischen Flüssigkeit stattfinden kann, denn eine konzentriertere Flüssigkeit kann durch Filtration überhaupt nicht abgepreßt werden, und zur Filtration einer dünneren Flüssigkeit wären viel höhere Drucke nötig, als sie im Blutdrucke jemals zur Verfügung stehen.

Um einer Lösung mittelst Filtration durch eine halbdurchlässige Membran Wasser zu entziehen, ist nämlich eine Kraft nötig, welche den osmotischen Druck, d. h. die wasseranziehende Kraft der Lösung überwindet. Der osmotische Druck des Blutes entspricht einer Gefrierpunktserniedrigung von Minus 0,56°, und diese nach einer Berechnung von Tammann einem Druck von 6,8 Atmosphären. Daraus geht hervor, daß die Epithelschicht des Glomerulus keine halbdurchlässige Membran sein kann. Man nimmt daher an, sie sei für alle Blutsalze durchgängig, nur nicht für Eiweiß. Selbst den Zucker kann sie schon nicht mehr physikalisch zurückhalten, denn der normale Blutzuckergehalt beträgt etwa 0,1 % im Gesamtblut = 0,15 % im Serum, was einen Druck von mehr als 100 mm Quecksilber vorstellt (Hamburger). Der osmotische Druck des Eiweißes oder sein Quellungsdruck, wie man auch die wasserbindende Kraft des Eiweißes bezeichnet, beträgt im Blute nach Starling etwa 30 mm Hg. Diesen muß der Blutdruck überwinden. Und in der Tat hört angeblich in der Regel bei einem arteriellen Druck von weniger als ca. 40 mm Hg die Harnabsonderung auf, beginnt aber und wächst innerhalb physiologischer Grenzen nahezu proportional mit dem steigenden Blutdruck (Goll, H. Mayer).

Aber schon über diese eine Frage herrscht Uneinigkeit. Von den Gegnern der Filtrationstheorie wird bestritten, daß die Diurese dem Blutdruck proportional läuft, und behauptet, daß auch bei viel niedrigeren Drucken als 40 mm Hg noch Harnabsonderung beobachtet worden ist. Und es ist der Nachweis nicht erbracht worden, daß in diesen Fällen das Blut so eiweißarm gewesen ist, daß der Quellungsdruck des Eiweißes unter dem Filtrationsdruck gelegen hat.

Auch darüber herrscht noch Unklarheit, welcher osmotische Druck bei einer Filtration überwunden werden müßte, unter der Voraussetzung von Starling, daß die Membran für alle gelösten Stoffe, außer Eiweiß, durchlässig ist. Denn Reid hat gezeigt, daß Eiweiß nur scheinbar osmotischen Druck ausübt, indem seinen Lösungen eine schwer zu entfernende, noch nicht chemisch definierte, osmotisch wirksame Substanz anhaftet, dessen Konzentration ganz unabhängig vom Eiweißgehalt variieren kann (Höber). Aber selbst wenn man den osmotischen Gegendruck, der der Filtration entgegensteht, noch niedriger als 30 mm Hg annimmt, so ist doch die Produktion eines hochgradig verdünnten Harnes durch Filtration unmöglich zu erklären, noch nicht einmal die Produktion eines blutisotonischen Harnes, wenn die Partialdrucke der einzelnen gelösten Bestandteile verschieden sind.

Es könnte also im besten Falle der Filtration nur ein kleiner Anteil an der Harnbereitung zugeschrieben werden. Sicher ausschließen ließe sich eine Filtration aber dann, wenn sich nachweisen läßt, daß eine Harnausscheidung auch dann stattfindet, wenn überhaupt kein Druckunterschied zwischen Nierenblut und Kanälcheninhalt besteht. Gottlieb und Magnus beobachteten noch Harnabscheidung bei minimalen Druckunterschieden zwischen Karotis- und Ureterendruck bei endständig eingebundenen Manometern. Lindemann behauptet sogar, es gelinge ohne weiteres bei jeder starken Salz- oder Wasserdiurese, falls der Blutdruck mittelst Halsmarkdurchschneidung etc. niedrig gestellt wird, einen ihn übertreffenden Ureterendruck zu beobachten und durch gleichzeitige Registrierung des Ureterendrucks und des Blutdrucks mittelst einer von ihm eingeführten graphischen Vorrichtung nachzuweisen. Einem seiner Mitarbeiter ist es sogar gelungen, so hohe Werte für den Ureterendruck bei der Diurese aufzuzeichnen, daß selbst eine künstliche Herabsetzung des Blutdruckes unnötig wurde. Der höchste beobachtete Ureterendruck betrug 164 mm Hg bei 200 mm Karotisdruck. Leider wurde der Druck nicht in der Nierenarterie selbst gemessen, aber angegeben, daß nach Frey der Blutdruck in dieser höchstens 75 % des Karotisdruckes beträgt. Lindemann hat dabei noch folgende sehr merkwürdige Beobachtung gemacht:

„Wird das Tier auf der Höhe der Diurese, wenn der Ureterendruck die höchsten Werte erreicht, und das in der Zeiteinheit abgesonderte Harnquantum maximal ist, getötet, so fällt mit dem Herzstillstande auch der Ureterendruck bis auf den Wert von ca. 20 mm, ohne jemals die Abszisse zu erreichen. Wenn man nun mittelst eines in das System eingeschalteten Dreiweghahnes den Nullwert einstellt, wozu man nur dem Harn einen freien Abfluß zu geben braucht, und das System wieder schließt, so steigt der Ureterendruck auch am toten Tiere wieder auf die Höhe von mehreren Millimetern, und solches Ansteigen kann mehrmals während $1^1/_2$ Stunden beobachtet werden, um dann immer geringer zu werden und endlich ganz zu verschwinden. Eine überlebende Niere kann also auch nach dem Stillstehen des Herzens einen positiven Ureterendruck erzeugen, kann also Harn sezernieren. Eine Filtration ist dabei absolut unmöglich." Nicht unmöglich erscheint es aber, daß diese postmortale Sekretion nur vorgetäuscht wird durch muskuläre Kontraktion des Nierenbeckens und Harnleiters.

Es kann hier nicht meine Aufgabe sein, auch nur den kleinsten Teil aller der zahllosen Versuche anzuführen, die für und wider die Annahme einer Filtration beigebracht worden sind. Wir wollen uns darauf beschränken, uns die Frage vorzulegen:

Welche Bedingungen für eine Filtration variieren im gesunden Organismus in derartig breiten Grenzen, wie sie zur Erklärung der Variabilität der Harnabscheidung nötig wären?

Drei Möglichkeiten kämen in Betracht:

1. Wechselnde Zusammensetzung des Blutes, d. h. Variation des Eiweißgehaltes und damit des Quellungsdruckes.
2. Wechsel der Filtrationsdrucke.
3. Wechsel der Filtrationsfläche.

ad 1. Im Tierexperiment sind bei den Diureseversuchen vielfach hochgradigste und ganz unphysiologische Hydrämien erzeugt worden. Beim gesunden Menschen aber ist eine profuse Diurese keineswegs mit einer entsprechenden Hydrämie und Abnahme des Eiweißgehaltes bzw. der Viskosität verbunden. Im Gegenteil, es ist überraschend zu sehen, wie geringfügig die Blutverdünnung ist bei Aufnahme großer Flüssigkeitsmengen und entsprechend gesteigerter Diurese. Ja es kann sogar während einer starken Diurese zu einer Eindickung des Blutes kommen. Von einer der Variabilität der Diurese proportionalen Variabilität des Eiweißgehaltes des Blutes kann unter normalen Verhältnissen gar keine Rede sein.

ad 2. Als Filtrationsdruck kommt in erster Linie der Blutdruck in Frage. Auch dieser variiert bei gesunden Menschen so gut wie nicht vor, während und nach einer großen Diurese.

Starling legt den Hauptwert auf Erhöhung des Kapillardruckes in den Glomerulis, welche durch eine hydrämische Plethora hervorgerufen werde. Starling fand in der Tat eine gewaltige Blutverdünnung mit Herabgehen des Hämoglobingehaltes auf etwa 60%, z. B. bei einem Hunde von 7 kg nach Einspritzen von 40 g Dextrose in 40 Wasser. Daß derartige Hydrämien unter physiologischen Verhältnissen nicht vorkommen, wurde schon erwähnt. Übrigens wurde auch im Experiment beobachtet, daß die Diurese die Hydrämie überdauern kann und umgekehrt.

Magnus beobachtete ferner bei Infusion verschiedener Salze in isotonischer Lösung (Kochsalz- und Glaubersalzlösungen) die gleiche Blutverdünnung, aber verschieden starke Diuresen.

Die Diurese bleibt dagegen aus, wenn die Plethora und damit die Steigerung des Kapillardruckes erzeugt wird ohne jede Änderung der Blutzusammensetzung. Magnus transfundierte dem Versuchstiere das Blut eines zweiten, in genau gleicher Weise vorbehandelten und genährten Tieres, und erzielte dadurch eine bedeutende Vermehrung der Blutmenge, eine beträchtliche Steigerung des venösen und des Kapillardruckes und doch keine Diurese. Dagegen trat bei der gleichen Versuchsanordnung sofort eine Diurese auf, wenn das blutspendende Tier nicht genau gleich genährt war, gehungert, oder vor der Transfusion eine Glaubersalzinjektion erhalten hatte. Der positive Ausfall dieser Versuchsanordnung widerlegt auch den Einwand Cushnys u. a., daß die Diurese nach Transfusion ausbliebe wegen Zunahme des Blutkörperchengehaltes oder der Viskosität des zu filtrierenden Blutes.

ad 3. Endlich käme noch in Frage, ob sich die Filtrationsfläche der Variabilität der Diurese entsprechend vergrößert.

Man hat nun in der Tat beobachtet, daß das Nierenvolumen bei künstlicher Anregung einer Diurese durch Zucker, Salz, Harnstoff oder Koffeininjektion zunimmt, ja man kann direkt bei Besichtigung der freigelegten Nierengefäße sehen, daß gleichzeitig mit der Zunahme des Nierenvolumens das bis dahin blaurote Venenblut hellrot durch das zartwandige Gefäß durchscheint. Es findet also eine Erweiterung der Nierengefäße statt.

Ob hierbei auch dann, wenn keine hydrämische Plethora besteht, eine Erhöhung des Kapillardrucks in den Knäuelgefäßen eintritt, könnte füglich bezweifelt werden, denn die Hauptwiderstände in der Nierenstrombahn liegen vielleicht jenseits des Glomerulus. Mit Nachlaß dieser Widerstände strömt das Blut schneller durch die stromabwärts vom Glomerulus liegenden Kapillaren und füllt diese stärker an. Da aber der Blutdruck dabei nicht steigt, so könnte mit Nachlaß der Widerstände, die den Druck im Glomerulus hochhalten, eher ein Sinken des Kapillardruckes im Glomerulus zu erwarten sein.

Ob unter diesen Umständen bei der Volumenzunahme der Niere die Filtrationsfläche des Glomerulus vergrößert wird, ist jedenfalls noch zweifelhaft.

Aber selbst wenn diese Möglichkeit zugegeben wird, so ist so viel sicher, daß eine Volumzunahme der Niere nicht notwendig ist für eine Diurese. Denn Loewy sah auch bei der eingegipsten Niere unter Koffeinwirkung eine Steigerung der Diurese und der Blutstromgeschwindigkeit, erkennbar an dem Rotwerden des Venenblutes auftreten. Gottlieb und Magnus beobachteten starke Diuresen ohne gleichsinnige Veränderungen des Nierenvolumens, die Harnmenge konnte sowohl bei absinkendem als bei normalem, ja auch bei unternormalem Onkometerstande ansteigen. Das Wesentliche ist also nicht die Vergrößerung des Nierenvolumens, sondern die Steigerung der Blutstromgeschwindigkeit, aber selbst diese ist nicht obligatorisch, denn die Diurese kann die Steigerung der Blutstromgeschwindigkeit in der Niere überdauern, ja es sind auch Diuresen ohne Steigerung der Blutstromgeschwindigkeit beobachtet worden. (Barcroft und Brody, Lamy und Mayer.)

Am schlagendsten spricht gegen die Auffassung der Volumenzunahme als einer Verbreiterung der Filtrationsfläche die Tatsache, daß es zu einer starken Volumenvermehrung der Niere kommen kann, ohne daß Diurese eintritt. Gottlieb und Magnus sahen schon Steigerungen des Onkometerstandes d. h. des Nierenvolumens ohne gleichzeitige Diurese. Ebenso sah z. B. Asher, daß nach temporärer Nierenarterienabklemmung sich durch Theophyllin oder Kochsalz noch ausgiebige Gefäßerweiterung aber keine Diurese hervorrufen ließ. Das gleiche sah Schlayer bei toxischer Nephritis mit Anurie. Die Gefäßreaktion und die hypothetische Vergrößerung der Filtrationsfläche genügt also keineswegs zur Erzeugung einer Diurese; es kommt auf den Zustand der Membran, des Epithelbelages der Glomerulusschlingen an.

Mit der Vorstellung, daß sich unter derartigen Eingriffen die Porengröße der Membran ändert, ist nicht viel gewonnen, denn wir sehen, daß die Membran nicht undurchlässiger, sondern vielmehr abnorm durchlässig wird. Es tritt Eiweiß im „Filtrat" auf, was eine Porenöffnung erfordert, die eine gesteigerte Filtration erwarten ließe.

Das gleiche gilt auch für die venöse Stauung. Heidenhain hat schon in der Abnahme oder dem Aufhören der Nierensekretion bei Verengerung oder Verschluß der Nierenvene den stärksten Einwand gegen die Filtrationstheorie gesehen, denn Erschwerung des venösen Abflusses führt zu „Steigerung des Filtrationsdruckes" und zur „Vergrößerung der Filtrationsfläche" und trotzdem zu Abnahme des Harnflusses.

Man hat seinen Einwand als nicht stichhaltig angesehen, und das mit Recht, so weit der Verschluß der Nierenvene in Frage steht. Denn bei Verschluß der Vene und Stillstand der Zirkulation könnte wohl „die Konzentration der Kolloidsubstanzen im Blute durch Abpressen von Quellungswasser so lange steigen, bis der Quellungsdruck den Filtrationsdruck überwiegt". Aber bei unseren Herzkranken sehen wir schon bei relativ geringfügigen Zunahmen des Venendruckes die „Filtration" stark abnehmen, ohne Zunahme der Kolloidsubstanzen im Blute, ja trotz starker Zunahme der „Filtration" in der Peripherie in Gestalt von Ödemen, und trotz Zunahme der Porengröße der Membran bis zum Durchlässigwerden für Eiweiß.

Es kommen demnach für die Variabilität der Nierenfunktion nicht entsprechende Variationen des Kolloidgehaltes des Blutes, nicht Variationen des Filtrationsdruckes und nicht Variationen der Filtrationsfläche, sondern höchstens eine Variabilität der Durchblutungsgeschwindigkeit der Niere, bzw. da auch jene nicht einmal zu variieren braucht, nur eine hinreichende

Nierendurchblutung bei Variationen der Inanspruchnahme des Organes in Betracht.

Schon Heidenhain nahm an, daß die Anurie bei Verengerung der Nierenarterien oder -venen auf Erstickung des Glomerulusepithels beruhe, und daß Sauerstoffmangel die Ursache ihrer Funktionsunfähigkeit sei. Bewiesen wird diese Bedeutung der Sauerstoffversorgung der Niere durch die ausgezeichneten Untersuchungen von Barcroft und Brodie über den Gaswechsel der Niere.

Sie wiesen nach, daß die Niere, ein Organ, das zu den bestdurchbluteten des ganzen Körpers gehört, einen sehr hohen Gaswechsel hat, sehr viel höher als der Muskel und selbst das Herz. Während z. B. das Herz pro Gramm und Minute 0,010 ccm Sauerstoff verbraucht, braucht die Niere 0,026 ccm, und dieser schon in der Ruhe recht hohe Gaswechsel steigt bei der Diurese noch ganz erheblich an. Beispiel: In einem Versuche hatten die Nieren, deren Gewicht 0,7 % des Körpergewichts betrugen, einen Ruhegaswechsel von 2,52 % des gesamten Körpergaswechsels; während einer Harnstoffdiurese stieg dieser Wert auf die enorme Höhe von 11,75 % an.

Gerade diese Tatsache, daß bei den verschiedensten Diuresen lebhafte, aber untereinander quantitativ verschiedene Steigerungen des Gaswechsels stattfinden, rechtfertigt den Schluß, daß die Diurese auf aktiven Prozessen in der Niere beruht, und daß die bei diesen Prozessen freiwerdenden Energiemengen für die sekretorische Arbeit der Nieren verbraucht werden.

Barcroft und Brodie haben die Energiemengen berechnet, die sich aus der Größe des Gaswechsels unter der Voraussetzung ergeben, daß der in den Nieren aufgenommene Sauerstoff zur vollständigen Verbrennung von Eiweiß und Kohlehydraten verwendet wird. Dabei kamen sie zu dem interessanten Resultat, daß die aus dem O-Verbrauch berechneten Energiemengen ganz bedeutend größer sind als die Nierenarbeit, die man aus der Gefrierpunktserniedrigung des Harnes nach Dreser oder Galeotti berechnet.

Hatte man vordem diese Nierenarbeit viel zu groß gefunden, um sie durch die physikalischen Kräfte erklären zu können, so ergibt sich nun, daß der Kraftwechsel der Niere viel höher ist, als die berechnete Konzentrationsarbeit. Ein Gegenstück: Auch beim Muskel beträgt der gesamte Energieumsatz etwa das Vierfache der mechanisch geleisteten Arbeit.

Bemerkenswert ist dabei noch das eine, daß auch bei den durch Glaubersalz-, Coffein- oder Harnstoffeinspritzung gesteigerten Diuresen des Frosches, in welchen hypotonischer Harn geliefert, also gar keine Konzentrationsarbeit geleistet wird, eine lebhafte Steigerung des Gaswechsels zu konstatieren ist.

Diesem starken Sauerstoffverbrauch der Niere entspricht das starke Sauerstoffbedürfnis des Organs, das sich bei Einspritzungen schwer reduzierbarer Farbstoffe zeigt (Dreser); vermag doch die Niere, wie Ehrlich gezeigt hat, sogar das besonders schwer reduzierbare Alizarinblau zu reduzieren.

Wir verstehen nun, warum die Nierentätigkeit so abhängig ist von der Sauerstoffzufuhr; sogar bei der Froschniere fand Cullis bei Durchspülung mit O-gesättigter Salzlösung eine achtmal stärkere Sekretion als bei Zufuhr von entgaster Salzlösung.

Dementsprechend stellt bei kurzer Unterbrechung der O-Zufuhr das Organ sofort seine Tätigkeit ein. Es ist ja seit den Versuchen Hermanns bekannt, daß schrittweise Verengerung der Nierengefäße eine genau entsprechende Abnahme der Harnsekretion zur Folge hat, und daß die Harnabscheidung erlischt, noch ehe der Verschluß der Arterie vollständig ist. Wird die Nierenarterie auch nur auf kurze Zeit verschlossen, so tritt eine Anurie ein, die den Eingriff bis zu 3/4 Stunden überdauern kann, und es folgt die Ausscheidung eines eiweißhaltigen Harns, obwohl der Kreislauf in der Niere sofort nach Freigabe der Nierenarterie wieder ganz normal ist.

Alles was frühere Experimentatoren über den Einfluß des sinkenden Blutdruckes auf die Nierentätigkeit beobachtet hatten, — z. B. das Versiegen der Harnsekretion bei Absinken des Blutdruckes unter 40—30 mm Hg, das durch Nachlaß des Filtrationsdruckes erklärt worden war, das Nachlassen der Diurese bei venöser Stauung — alles dies erklärt sich jetzt ungezwungen aus der Abnahme der Sauerstoffzufuhr bei darniederliegender Zirkulation und konsekutiver Erstickung der sauerstoffhungrigen Epithelien.

Barcroft und Straub haben allerdings in jüngster Zeit und gerade auf Grund des Verhaltens des Nierenstoffwechsels die Ansicht vertreten, daß doch in den Glomeruli eine Filtration stattfindet. Sie fanden

1. daß „Salzdiuresen" nach Einspritzung von Ringerlösung oder hyper- bzw. hypotonischen NaCl-Lösungen ohne Steigerung des Sauerstoffverbrauchs einhergehen, im Gegensatz zu den Diuresen, die auf Natrium sulfur.-, Harnstoff- oder Koffeininjektion erfolgen. Während diese einen Harn liefern, dessen Zusammensetzung von der des Plasmas stark abweicht, liefern erstere einen isotonischen Harn, der hinsichtlich der NaCl- und Harnstoffkonzentration wie ein Plasmafiltrat beschaffen ist. Sie nehmen daher an, daß die Salzdiuresen durch Filtration erfolgen.

[Merkwürdigerweise sinkt aber dabei der Sauerstoffverbrauch der Niere nicht. In einem Falle z. B. war der Sauerstoffverbrauch während der Ruhe bei 4,4% Harnstoff im Harne ebenso groß (0,04 ccm)[1]), wie während der Ringerdiurese. In einem anderen Falle war der Sauerstoffverbrauch in der Ruhe 0,081, während einer starken Diurese nach Injektion 5%iger NaCl-Lösung 0,083, danach 0,093 ccm pro Gramm und Minute, und hielt sich auf dieser Höhe während dreier Ringerdiuresen und einer Diurese durch 0,3 %ige NaCl-Lösung.]

2. Nach Schädigung der Nieren, z. B. durch Sublimatvergiftung oder durch Asphyxie der Tubuli antwortet das Organ auf Natrium sulfur.-Injektion weder mit Steigerung des Sauerstoffverbrauchs, noch mit Produktion eines mit Na_2SO_4 angereicherten Harnes. Bei nachfolgender Kochsalzeinspritzung kommt noch eine Diurese zustande, wobei der Harn die Kochsalzkonzentration des Serums enthält bei minimalem Sauerstoffverbrauch von 0,014 bzw. 0,026 ccm pro Gramm und Minute.

3. Bei lange fortgesetzten und massiven Einspritzungen von Ringerlösung wird kurz vor dem Tode des Tieres ein isotonischer Harn von der Kochsalzkonzentration des Blutes entleert, und in diesem Stadium, „in dem die Tätigkeit der Tubuli durch Asphyxie aufgehoben ist", sinkt der Sauerstoffverbrauch auf ein Viertel bis ein Fünftel des normalen, nämlich auf 0,022 pro Gramm und Minute (Winfield).

Barcroft und Straub haben aus diesen Versuchen 1. den Schluß gezogen, daß die Salzdiurese durch mechanische Filtration bedingt ist, und 2. angenommen, daß das filtrationsauslösende und befördernde Moment die Blutverdünnung sei. Der erste Schluß ist aber ebensowenig zwingend, wie der frühere Barcrofts: Weil beim Frosch der Nierenstoffwechsel achtfach gesteigert wird, wenn man eine Glomerulizirkulation zu der hinzutreten läßt, welche die Tubuli versorgt, — während das Gesamtgewicht der Glomerulusepithelien doch nur einen unendlich kleinen Teil von dem ganzen Gewicht der Niere ausmachen kann, — deshalb ist anzunehmen, daß eine Rückresorption in den Tubulis stattfindet. Die neueren Untersuchungen haben Barcroft selbst veranlaßt, die vorher auf Grund des Gaswechsels vermutete Rückresorption in den Tubulis abzulehnen, weil nämlich bei Ausschaltung der Rückresorption durch Vergiftung der Tubuli mit Sublimat die Diurese nicht steigt.

Aus den Gaswechselversuchen ließe sich unseres Erachtens nur soviel schließen:

1. daß die Bereitung von viel isotonischem Harn — es handelt sich weniger um Salz- als um Wasserdiuresen – der Niere nicht mehr, vielleicht sogar weniger Arbeit macht, als die Bereitung einer geringen Menge konzentrierten Harnes.

2. Vielleicht darf man mit genügender Zurückhaltung aus dem fehlenden Anstieg des Sauerstoffverbrauchs bei isotonischer Diurese schließen, daß diese Funktion im wesentlichen den Glomeruli zukommt, und daß der Sauerstoffverbrauch der dünnwandigen „nur einen unendlich kleinen Teil des Gesamtgewichtes der Niere ausmachenden Glomeruli" absolut gering ist, wesentlich geringer als der der Tubuli. Immerhin ist der Sauerstoffverbrauch der isotonisch „filtrierenden" Niere mit 0,026 oder 0,022 ccm pro Gramm und Minute relativ immer noch recht groß, doppelt so groß, wie der des Herzmuskels, dessen Sauerstoffverbrauch mit 0,010 bis 0,011 noch kleiner ist, als der geringste beobachtete

[1]) 0,4 im Original ist wohl ein Druckfehler.

Sauerstoffverbrauch der Niere von 0,014 nach Sublimatvergiftung der Tubuli. Um so auffallender ist es, daß bei der unvergifteten und nicht geschädigten Niere der Sauerstoffverbrauch während einer Salzdiurese nicht sinkt. Das drängt wieder zu der Annahme, daß eine rein mechanische Filtration nur bei einer schwer geschädigten Niere, wie bekanntlich auch bei dem toten Organ experimentell zu erzielen ist, daß aber in der gesunden Niere Einrichtungen bestehen, welche eine einfache mechanische Filtration verhindern.

Daß die zweite Annahme, die Blutverdünnung genüge zur Erklärung der Diurese, nicht ausreicht zur Erklärung der großen Diurese beim Menschen nach Wasserzufuhr, das ist bereits erwähnt und klinisch leicht nachzuweisen. Es wäre von großem Interesse, zu wissen, wie der Sauerstoffverbrauch sich verhält bei derartigen rein wässerigen Diuresen, die nach Wassertrinken zustande kommen, ohne daß sich die Kolloidkonzentration oder der Quellungsdruck des Blutes nennenswert ändert.

Auch von den Gegnern der Sekretionstheorie wird wohl heute allgemein zugestanden, daß sekretorische Prozesse wenigstens in den Tubulis stattfinden. Aber sie halten daran fest, daß ein wesentlicher Faktor der Harnbereitung die Filtration in den Glomerulis ist. Es ist nicht ohne Interesse, sich klar zu machen, zu welchen Zwangslagen diese Annahme führt und welche Hilfshypothesen sie erfordert.

1. Es müssen zur Erzeugung hochkonzentrierter Harne große Mengen Filtrat abgepreßt und durch enorme Wasserresorption in den Kanälchen und Markstrahlen eingedickt werden.

Dabei müssen diese imstande sein, durch aktive Tätigkeit

a) Wasser nur nach einer Richtung ins Blut hineinwandern zu lassen gegen die Gesetze der Diffusion und gegen den hohen osmotischen Druck des konzentrierten Harnes.

b) Gleichzeitig müssen sie imstande sein, durch Sekretion die Konzentration der einzelnen harnfähigen Stoffe so zu verändern, daß an Stelle eines eingedickten Blutfiltrates eine Flüssigkeit von der Zusammensetzung des Harnes entsteht, der die harnfähigen Stoffe im ganzen in wesentlich höherer Konzentration und im einzelnen in verschieden stark konzentrierter Lösung enthält.

2. Es muß zur Erzeugung eines stark verdünnten Harnes eine kleinere Menge Filtrat abgepreßt und durch starke Wassersekretion in den Kanälchen und Markstrahlen verdünnt werden.

Dabei müssen diese imstande sein, durch aktive Tätigkeit

a) auch bei größter Harnstromgeschwindigkeit von etwa $^1/_2$ bis 1 Liter in der halben Stunde allen filtrierten Blutzucker und

b) soviel feste Bestandteile zu resorbieren, als der Harn weniger enthält, wie das Blut,

c) oder reines Wasser nur nach der umgekehrten Richtung vom Blut in die Kanälchen hinaustreten zu lassen und gegen die Kräfte der Diffusion und des osmotischen Druckes den Ausgleich zwischen dem konzentrierteren Blut und dem dünneren Harn zu verhindern.

3. Bei hochkonzentriertem Harn muß viel filtriert und viel resorbiert werden. Da nun das Nierenvolumen zunimmt mit Abnahme der Harnkonzentration, so müßte bei kleinem Nierenvolumen die stärkste Filtration und Resorption, bei großem Nierenvolumen und gesteigerter Durchblutung die geringere Filtration und Resorption stattfinden.

Das gleiche unmögliche Verhalten, gesteigerte Filtration und starke Rückresorption müßte bei Trockenkost und bei der Absonderung eines hochgestellten Stauungsharnes angenommen werden.

Konsequenterweise kommt denn auch ein Vertreter der physikalischen Theorie zu der Vorstellung, daß die Wasserdiurese tubulär verläuft, und daß bei ihr nicht nur keine Volumenzunahme der Niere, sondern sogar eine Gefäßverengerung, eine Tonuszunahme und ein Starrerwerden der

Nierengefäße jenseits der Glomeruli stattfindet. Beweis: Läßt man viel destilliertes (!) Wasser in die Vene eines Tieres einfließen, so hört der Harnstrom auf, der Gefäßtonus ist in einen Krampf übergegangen! Aus dieser Beobachtung und zahlreichen experimentellen Untersuchungen über das Verhältnis der Harnkonzentration zur Blutkonzentration und die bei der Diurese erzeugten Ureterendrucke kommt Frey zu folgendem Schlusse: „Die Salzdiurese ist eine Glomerulusdiurese, die Wasserdiurese eine Diurese der gewundenen Harnkanälchen. Maßgebend dafür, ob dabei der Harn konzentrierter ist, als das Blut, oder verdünnter, sind die hydrostatischen Druckverhältnisse, indem sich der Blutdruck vom arteriellen Glomerulus auf das zweite Blutkapillarsystem der Niere fortpflanzt und zugleich auf den provisorischen Harn. Der Überdruck auf einer Seite der Harnkanälchenwand (gemessen an einem endständig in den Ureter eingebundenen Manometer!) preßt dann Wasser entweder zurück ins Blut — Eindickung des Harnes, oder wenn der Druck im Blutkapillarsystem der Tubuli contorti größer ist, vom Blut in den Harn hinein — Verdünnung des Harnes. Es gleicht also in physikalischer Hinsicht die Niere einem Wehr; unterhalb von ihm treten dann beide Flüssigkeitsströme, der Strom über das Wehr und der Mühlgraben, der oberhalb abzweigt, noch einmal in Austausch, und es fließt von dem Kanalsystem mit dem höheren Niveau Wasser in das tiefer gelegene. Welches Kanalsystem den höheren Druck aufweist, ob die Harnkanälchen in ihrem Inneren oder auf der Außenfläche die sie umspinnenden Blutgefäße, hängt von dem Zustande der Gefäßwand ab".

Der physikalischen Theorie zuliebe wird hier angenommen, daß in den Harnkanälchen auch bei offenem Ureter ein Druck existiert, wie er bei verschlossenem Ureter gemessen wird. In der Theorie soll diese Drucksteigerung zur Konzentration des Harnes führen, in praxi aber wird bei chronischer Drucksteigerung im Ureter ein abnorm reichlicher und dünner Harn sezerniert.

Auch die Beobachtung von Frey, daß bei der Salzdiurese die Harnkonzentration sich der des Blutes nähert, bei der Wasserdiurese unter die des Blutes sinkt, berechtigt keineswegs zu so weittragenden Schlüssen, denn der diuretische Reiz ist in dem einen Falle eine blutisotonische Salzlösung, welche durch Wasserabgabe aus den Geweben bei jeder Salzinjektion ins Blut entsteht, im anderen Falle die einfache Wasservermehrung im Organismus.

Bei allen diesen, zum Teil höchst schwierigen, zum Teil unmöglichen Voraussetzungen wird der Niere an aktiver Tätigkeit soviel zugemutet, daß es wirklich nichts verschlägt, auch den kleinen Rest von physikalischer Erklärung fallen zu lassen, denn auch die Rückresorption setzt eine aktive Zelltätigkeit voraus. Überdies steht diese der Theorie wegen früher notwendig gewesene Lehre auf außerordentlich schwachen Füßen und wird von Lindemann in neuester Zeit vollständig abgelehnt, denn er fand

1. keine Änderung der Harnzusammensetzung bei Sekretion einer Niere gegen erhöhten Ureterendruck, d. h. bei einer die Rückresorption begünstigenden Versuchsanordnung.

2. Bei der lebenden normalen Niere läßt sich der Harnkanälcheninhalt durch Ölinjektion in den Ureter selbst bei extremem Gegendruck nicht zur Resorption bringen, und das Öl läßt sich nicht weiter als bis in die Sammelröhren der Marksubstanz einjagen.

3. Wenn man eine körperfremde Substanz (Jodnatrium, Ferrocyankali etc.) in die Blutbahn einspritzt und an einer Niere den Harnleiter unterbindet, so wird diese Substanz von der freien Niere in 48 Stunden ausgeschieden und ist nach dieser Zeit im Harn dieser Niere auch nicht in Spuren mehr nachweisbar. Öffnet man nun den Harnleiter der unterbundenen Niere, so wird

von der normalen, nicht operierten Niere ein Harn ohne fremde Bestandteile ausgeschieden, der Harn der operierten Niere dagegen enthält die vorher eingeführte Substanz, die sich auch mikrochemisch im Lumen der gewundenen Harnkanälchen nachweisen ließ. Wird dagegen die unterbundene Niere vorher durch Nierengifte (Chromate) oder durch vorübergehende Abklemmung geschädigt, so findet eine ausgiebige Resorption statt und die operierte Niere wird ebenfalls, wie die nichtoperierte, von der eingeführten Substanz frei gefunden.

Die gegenteilige Annahme von Ghiron, der nach mikroskopischen Beobachtungen am lebenden Organ behauptet, daß die körperfremden Stoffe durch die Glomeruli ausgeschieden, von den Tubulis aufgenommen und wieder den Blutkapillaren zugeführt werden, vermögen nicht zu überzeugen, und die alten berühmten Versuche, welche die Sekretion in die Tubuli verlegen, nicht zu widerlegen.

Sauer fand nach intravenöser Harnsäureinjektion die Glomeruluskapseln frei, die Epithelien der gewundenen Kanälchen mit Harnsäurekörnchen erfüllt, die Zellen der Markstrahlen enthielten keine, aber ihr Lumen reichlich ausgeschwemmte Harnsäure.

Genau so verhielten sich Farbstoffe in Heidenhains Versuchen nach intravenöser Einführung von Indigokarmin (vgl. S. 20). Farbstoffe wie Urate werden in gelöster Form von Vakuolen in den Tubuluszellen gespeichert, und es liegen Beobachtungen vor, daß diese Vakuolen an den freien Zellsaum der Tubuli befördert und in das Lumen ausgestoßen werden. Der Ausstoßung von Zellinhalt bei der Sekretion geht also eine Konzentration des Materials in Vakuolen voraus, von denen Gurwitsch beim Frosch drei Arten beschreibt, fettartige zur Speicherung lipoidlöslicher Farbstoffe, eiweißartige und endlich Vakuolen, die allem Anschein nach Salze in gelöster Form konzentrieren.

In der menschlichen Niere werden keine Vakuolen beobachtet. An ihre Stelle treten die Altmannschen Granula, und es ist bemerkenswert, daß ihre Zahl von der Funktion abhängig erscheint. Hirsch zeigte, daß nichtfunktionierende Zellen keine Granula besitzen, experimentell gesetzte Funktionssteigerung der Zellen ergab Vermehrung, Funktionsverminderung Verminderung der Granula.

Auf die Ausstoßung von Protoplasma-Einschlüssen bei der Sekretion wird zurückgeführt, daß der normale Harn stets, wenn auch nur in Spuren, die sich dem klinischen Nachweis entziehen, Eiweiß und Zucker enthält, und daß sich beim Erkalten die feine wolkige Trübung, die Nubekula bildet, welche aus Harnmukoid, Epithelien, Schleimkörperchen und Uraten besteht. Groß fand nach vitaler Toluidinblaufärbung im Urinsediment Schleimfäden, die dicht mit kleinen rundlichen blauen Körnchen besetzt waren, und freie solche Körnchen, die dieselbe Größe zeigten wie die gefärbten Granula der Nierenzellen. Die Ergebnisse seiner schönen Versuche lassen sich übrigens schlechterdings nicht mit der alten „Resorptionslehre“ in Einklang bringen. Denn er fand nach Toluidinblauinjektion Blut und Lymphe blau, im Urin einen roten Farbstoff gelöst, den blauen im Sediment an ausgestoßene Zellgranula gebunden, in der Niere blaue Granula in den Zellen der Tub. contorti, rote dagegen in den breiten Schleifenschenkeln.

Die Frage lautet daher meines Erachtens nicht mehr, ob Filtration und Resorption bei der Harnbereitung der normalen Niere eine Rolle spielen, sondern: Warum findet in der gesunden Niere keine Filtration, keine Rückresorption, keine Diffusion und kein osmotischer Austausch **zum Ausgleich der Konzentrationsunterschiede zwischen Blut und Harn statt?**

Welche Kräfte setzen die Nierenepithelien instand, diese physikalischen Kräfte, denen sie unter pathologischen Verhältnissen unterliegen, zu meistern?

In dieser Fragestellung liegt zugleich die Erkenntnis enthalten, daß alle Versuche, aus der Harnzusammensetzung bei pathologisch veränderten oder experimentell geschädigten Nieren auf den normalen Vorgang der Harnbereitung zu schließen, verfehlt, und die gezogenen Schlüsse falsch sein müssen.

Die chemischen und physikalischen Vorgänge aber, die bei der Sekretionsarbeit der Niere stattfinden, sind uns noch ebenso unbekannt, wie diejenigen, welche bei der Sekretion des salzsauren Magensaftes, bei der Schweißsekretion und allen übrigen Sekretionen und überhaupt bei jeder Organtätigkeit, z. B. der Muskelkontraktion, sich abspielen. Und wie das Maß der Arbeit, das der Muskel leistet, dem jeweiligen Bedarf entspricht, so entspricht auch die Leistung der normalen Niere den jeweiligen Ansprüchen. Ihre Ausscheidung hängt ab von dem Angebot, das durch den Blutstrom ihr zugeführt wird.

Das Angebot ist als das wesentliche Moment für die Anregung der Diurese anzusehen, und zwar scheint für jede harnfähige Substanz eine Sekretionsschwelle (Magnus) zu existieren, unter der diese Substanz nicht diuretisch wirkt. So wirkt der Blutzucker erst dann als Reiz auf die Niere, wenn seine Konzentration 0,1 % übersteigt. Wird die Sekretionsschwelle überschritten, so wird ein Harn abgesondert, in dem die betreffende Substanz überwiegt.

Der Ausdruck Schwelle ist hier gleichbedeutend mit Entfernung des jeweiligen Harnstoff- usw. Spiegels von dem normalen gebraucht. Nach den Angaben Ambards und seiner Schüler müßte aber der Begriff der Schwelle schärfer gefaßt werden. Er unterscheidet Substanzen mit und ohne Schwelle. Zu letzteren gehören alle körperfremden Stoffe mit Ausnahme der Bromsalze, also insbesondere alle Eiweißabbauprodukte, vor allem der Harnstoff, ferner die Jod- und Ferrocyansalze und auch Milchzucker und Glyzerin. Alle diese Substanzen würden daher restlos ausgeschieden werden, wenn nicht, wie bei den Eiweißabbauprodukten, immer wieder ein neuer Zustrom aus den Geweben ins Blut erfolgte.

Eine Schwelle haben nach Ambard alle diejenigen Substanzen, die im Körperhaushalte notwendig sind, z. B. der Zucker, vor allem aber Kochsalz, und wie Ambard vermutet, auch das Wasser. Ambard behauptet, daß die berechnete 24stündige Ausscheidung aller Substanzen in einem ganz bestimmten und für alle Substanzen gleichen Verhältnis steht zu dem Gehalt des Blutes an dieser Substanz. Bei den Substanzen ohne Schwelle kommt die absolute Menge der Substanz im Blute in Betracht, bei den Substanzen mit Schwelle nur der überschwellige Wert.

Aus dem Verhältnis oder Mißverhältnis zwischen dem Grade der Retention im Blute bzw. der Größe des überschwelligen Wertes und der Größe der Ausscheidung berechnet Ambard die Funktionstüchtigkeit — d. h. die Anspruchsfähigkeit — der Niere, und aus der behaupteten, aber nicht genügend bewiesenen Konstanz dieses Verhältnisses für alle Substanzen glaubt Ambard für die Substanzen mit Schwelle den überschwelligen Wert und damit die Schwelle selbst berechnen zu können (vgl. S. 47).

Das Studium der Schwelle würde aber jede praktische Bedeutung verlieren, wenn die Angaben Ambards zutreffen, daß jede Schwelle physiologischerweise die Eigenschaft hat, beweglich zu sein, und zwar unabhängig von der Schwelle anderer Substanzen und unabhängig von dem Grade der Funktionsstörung. Bei Substanzen ohne Schwelle hängt die Ausscheidung ausschließlich vom Gehalte des Blutes und dem Grade der Anspruchsfähigkeit der Niere ab. Bei Substanzen mit Schwelle wird die schlechte Funktion der Niere, d. h. die herabgesetzte Anspruchsfähigkeit nach Ambard kompensiert durch ein tiefes Absinken der Schwelle. Die Konstanz des Verhältnisses zwischen Retention und Ausscheidung der Substanzen ohne Schwelle zeigt die — stumpfsinnige — Arbeit der Niere, „die blind bleibt gegen alle inneren Ereignisse des Organismus"; die Schwelle dagegen ist die Intelligenz, die Seele der Niere!

Daraus, daß Ambard eine Reihe von Erscheinungen, z. B. die große Chloridausscheidung bei Wassersüchtigen ohne Erhöhung des Chlorspiegels im Blute, die gesteigerte Chloridausscheidung unter Theobrominwirkung, auf Absinken der Schwelle zurückführt, Erscheinungen, die unzweifelhaft extrarenal bedingt sind, geht schon hervor, daß diese Schwellenberechnungen mit größter Vorsicht aufzunehmen sind, und daß ihre Grundlage, nämlich die Behauptung, daß alle Substanzen in dem gleichen Verhältnis zur Konzentration im Blute ausgeschieden werden, falsch sein muß. Über die Art des Verhältnisses der Ausscheidung zur Blutkonzentration wird auf S. 47 noch Genaueres mitgeteilt werden.

In der Literatur findet sich die Angabe, daß Natronsalze der einbasigen Säuren, die Nitrate, Rhodanate, Jodide von der Niere nicht scharf unterschieden werden, sondern ihre Summe wirke diuretisch. Insbesondere vermöge die Niere Bromnatrium und Chlornatrium nicht zu unterscheiden. Aber auch dabei spielt der extrarenale Faktor des Salzangebotes, das durch Salzverschiebung zwischen Blut und Geweben wesentlich verändert wird, die Hauptrolle. So kann z. B. ein Bromsalz das Chlorsalz aus den Geweben verdrängen, und dieses damit der Niere zuführen, sich selbst der Ausscheidung entziehen. Dann kann es zu einem so weitgehenden Ersatz des Chlors durch Brom kommen, daß in der Magenschleimhaut Bromwasserstoffsäure statt Chlorwasserstoffsäure ausgeschieden wird. Das liegt aber nicht an dem mangelnden Unterscheidungsvermögen der Niere, sondern an dem der Gewebe.

Am empfindlichsten scheint die Niere für kleinste Schwankungen des Säure- und Wassergehaltes des Blutes zu sein. Für die Konstanz der Reaktion und des Wasser- und Salzgehaltes im Blute sorgen ja nicht nur die Nieren, sondern in erster Linie die Lungen einerseits, die Kapillaren und die Gewebe andererseits. Letztere bilden sehr aufnahmefähige Depots für Wasser und Salz. Infolgedessen kommt es niemals zu brüsken Schwankungen des Wasser- und Salzgehaltes des Blutes, sondern die Gewebe speichern und geben langsam ab, und die Niere reagiert auf die kleinsten Anstiege des Wasser- und Salzspiegels, von denen die ersteren oft gar nicht, die letzteren kaum meßbar sind.

Unter pathologischen Verhältnissen können die Sekretionsschwellen ansteigen, am geringsten, wie es scheint, für Kochsalz, deutlicher für Wasser, dann zeigt das Auftreten einer Hydrämie ohne Diurese, daß die Niere nicht normal anspricht. Am höchsten kann die Sekretionsschwelle ansteigen für den Harnstoff der im Gegensatz zum Kochsalz keine osmotischen Spannungsdifferenzen auslöst, weil für ihn alle Membranen des Körpers — mit Ausnahme der harnhaltenden — durchlässig sind. Dieses Ansteigen des Harnstoffspiegels ist bei chronischer Niereninsuffizienz eine regelmäßige Erscheinung, die sich in Anwachsen des Nichteiweiß- oder Rest-Stickstoffes im Blute dokumentiert.

Daß es sich dabei nicht um eine einfache Retention, sondern um eine herabgesetzte Anspruchsfähigkeit der Niere handelt, geht daraus hervor, daß bei Einschränkung der Stickstoffzufuhr die N-Ausscheidung entsprechend sinkt und dennoch der Harnstoffgehalt des Blutes hoch bleibt.

Zeigt uns also eine Erhöhung des Harnstoffspiegels im Blute ohne entsprechende Mehrausscheidung die Abnahme der Anspruchsfähigkeit der Niere an, so ist umgekehrt der Schluß gerechtfertigt, daß eine ungenügende der Wasserausscheidung ohne Zunahme des Wasserspiegels im Blute nicht renal, sondern extrarenal bedingt ist. So läßt sich für die Mehrzahl der kardialen Oligurien und manche hochgradigste renale Oligurie und Oligochlorurie der Nachweis führen, daß die mangelnde Wasser- und Kochsalzausscheidung nicht auf einer Unterempfindlichkeit oder einem Unvermögen der Niere, sondern auf mangelndem Wasser- und Kochsalzangebot im Blut beruht.

Man hat die Möglichkeit extrarenaler Einflüsse auf die Diurese bisher viel zu wenig berücksichtigt. Sie müssen in den Vordergrund des Interesses gestellt werden und werden uns im folgenden noch vielfach beschäftigen. Sie spielen auch bei der Purindiurese eine nicht zu unterschätzende Rolle.

Bekanntlich wirken zahlreiche Körper der Puringruppe, als deren Repräsentanten das Koffein und das Theophyllin (Di- und Trimethylxanthin) anzusehen sind, diuretisch. Über den Mechanismus dieser Diurese ist auch viel zwischen den beiden Lagern gestritten worden. Die Anhänger der Filtrationstheorie nehmen eine verstärkte Filtration bei beschleunigter Durchströmung der Niere an, — obwohl der Filtrationsdruck bei Fortschaffung innerer Widerstände sinken muß —, und glauben an eine Lähmung der Rückresorption, eine „Tubulusdiarrhöe", — obwohl die Kochsalzausscheidung unter der Koffeinwirkung absolut und prozentual erheblich steigen kann. Dabei kann unter dem Einfluß von Theophyllin das Kochsalz in höherer Konzentration im Harn auftreten, als im Blutplasma, die molekulare Konzentration des Harnes gleich oder niedriger, wie die des Blutes sein (Asher und Michaud), was als Beweis für eine Steigerung der Sekretion angesehen wird. Durchaus für diese und ganz gegen eine Steigerung der Filtration sprechen vor allem die wichtigen Versuche Bocks: Bei der Purindiurese steigt der Gehalt des Harnes an Natrium und Kalium. Die Ausscheidung der beiden Metalle braucht aber nicht in gleicher Weise zu verlaufen. Bei abnehmender Diurese kann z. B. die Natriummenge steigen, die Kaliummenge abnehmen, und umgekehrt; auch braucht die größte Kaliumausscheidung mit der Höhe der Diurese nicht zusammenzufallen. Bei sehr starker Diurese nach Theophyllin wurde in dem Harne ein dem des Serums beinahe entsprechender Natriumgehalt gefunden, während der Prozentgehalt an Kalium den des Serums weit überstieg.

Schon der Entdecker der Koffeindiurese (v. Schröder) hat eine spezifische Erregung der Nierensekretion angenommen. Die Koffeinwirkung ist aber eine sehr komplexe. Es kann z. B. die erregende Wirkung auf das Vasokonstriktorenzentrum überwiegen und die Diurese beeinträchtigen oder aufheben, wenn jene nicht durch Narcotica oder Entnervung der Niere paralysiert wird.

Unter der Koffeinwirkung findet eine schnellere Blutdurchströmung der Niere statt, erkennbar an dem Hellrotwerden des Nierenblutes. Sie kommt auch nach Eingipsen der Niere zustande, desgleichen an der gänzlich entnervten Niere, weshalb von Löwi der Angriffspunkt des Koffeins in den Gefäßmuskeln und Zellen der Niere selbst gesucht wird.

Die Zunahme der spezifischen Arbeit der Niere geht auch daraus hervor, daß unter der Koffeinwirkung der Gaswechsel der Niere steigt. Da ferner auf der Höhe der Koffeindiurese eine Zunahme der Blutkonzentration gefunden worden ist, so darf angenommen werden, daß das Koffein, ein Gift, das ganz allgemein die Erregbarkeit der Nerven und Muskeln steigert, auch die Anspruchsfähigkeit der Niere erhöht.

Und dennoch spielen auch extrarenale Momente bei der Koffeinwirkung eine bedeutsame Rolle, im Sinne einer Steigerung der spezifischen Funktionen der Kapillarendothelien überhaupt. Weber sah bei nephrektomierten Tieren, daß unter dem Einflüß der Purinkörper ein Einstrom von Flüssigkeit aus dem Gewebe in das Blut stattfand (vgl. S. 128).

Doch sind derartige Versuche nicht beweiskräftig genug, da der Eingriff der Nierenausschaltung an sich zu einer Blutverdünnung führt. Man kann sich aber auch am Menschen durch fortlaufende Zählung der roten Blutkörperchen überzeugen, daß beim Ödematösen unter dem Einfluß einer intravenösen Einspritzung eines Theophyllinpräparates die Zahl der roten Blutkörper abnimmt, besonders dann, wenn keine Diurese einsetzt. Wir haben Abnahmen bis um eine Million ohne Diuresesteigerung beobachtet. In solchen Fällen greift das Diuretikum ausschließlich an der Peripherie, an den Kapillaren der Blut- und Lymphgefäße an und bewirkt eine erhebliche Blutverdünnung, die nur extrarenalen Ursprungs sein kann.

Auch Veil hat derartige Beobachtungen gemacht und beim Normalen nach Theophyllin eine Bluteindickung, beim Wassersüchtigen eine Blutverdünnung gesehen, aber als reflektorische Folge der Diurese gedeutet.

Für eine extrarenale Wirkung der Diuretika spricht auch die Tatsache, daß auf eine einmalige wirksame intravenöse Euphyllininjektion bei Wassersüchtigen die profuse Diurese 24 Stunden und länger andauern kann.

Am Krankenbette gewinnt man durchaus den Eindruck, daß dieser extrarenale Einfluß der Koffeinderivate der wichtigere ist und Vorbedingung zur Erzeugung einer Purindiurese, und daß letztere ausbleibt, wenn die Funktion der extrarenalen Kapillaren so geschädigt ist, daß keine Hydrämie d. h. keine Wassermobilisation mehr unter Koffeineinfluß eintritt (vgl. S. 129).

Die Purinkörper sind es auch, die den Extraktivstoffen des Fleisches die diuretische Wirkung verleihen. Daher ist die Nierenarbeit pro Kalorie der Nahrung bei Fleischkost größer als bei vegetarischer Kost (Staehelin), und bei Fütterung von Ratten mit Fleisch fanden Watson und Lyon eine Hypertrophie der Niere.

Die **Nervenversorgung** der Niere ist eine außerordentlich reiche. Sie empfängt die Nerven in der Hauptsache aus dem Vagus und dem Splanchnicus, dessen Nierenfasern nach den Untersuchungen von Rose Bradford aus den weißen Rami communicantes von D 6 bis L 2, vor allem von D 10 bis D 12 stammen. Die Nerven ziehen mit den Gefäßen in das Organ und bilden dichte Nervennetze, welche die Glomeruli und Epithelien umspinnen, ja sogar in die Glomeruluskapsel und die Epithelzellen selbst hineindringen. Ihre Endgebilde gleichen histologisch durchaus den Nervenendigungen der sekretorischen Nerven in den übrigen Drüsen (Smirnow). Doch ist der Nachweis einer sekretorischen Nervenfunktion bisher noch nicht sicher erbracht.

Für die Annahme sekretorischer Nerven sprechen die erstaunlichen Beobachtungen Bechterews über den Einfluß der Hirnrinde bzw. der Vorstellungen auf die Harnsekretion. Er sah bei Hunden, welchen Dauerkanülen in die Ureteren eingeheilt waren, eine Art psychischer Absonderung eintreten. Wurde einem durstenden Tiere Wasser vorgehalten, so erfolgte, auch ohne daß das Tier trank, gesteigerte Harnsekretion, also eine psychische Harnabsonderung, analog der psychischen Magensaftsekretion, die Pawlow bei Hunden durch Vorhalten von Fleisch erzeugte. Durch Reizung der bloßgelegten Hirnrinde in der Gegend des Gyrus cruciatus erhielt B. konstant eine Steigerung der Harnsekretion aus der gekreuzten Niere. Es ist freilich durchaus möglich, daß nicht sekretorische, sondern vasomotorische Reaktionen dabei im Spiele sind. Jedenfalls überwiegen letztere weitaus: Reizung des Splanchnicus macht Verkleinerung des Nierenvolumens und Oligurie und Anurie. Durchschneidung des Splanchnicus bewirkt das Gegenteil, Hyperämie, Polyurie und Polychlorurie.

Auch die reflektorischen Beeinflussungen der Nierentätigkeit kommen wohl ausschließlich durch Vasomotorenwirkung zustande. Bekannt ist der Kältereflex: Kontraktion der Nierengefäße mit Oligurie bei Kälteapplikation auf die Haut.

Einzigartig ist die Beobachtung von Hörder aus dem Stadtkrankenhause von Görlitz. Im Anschluß an einen unfreiwilligen plötzlichen Sturz in die Neiße und anschließende mehrstündige weitere starke Abkühlung, — der Kranke war in angeheitertem Zustande bei der Absicht in das Wasser zu defäcieren rücklings hineingefallen und dann bewußtlos bis zum nächsten Morgen am Ufer liegen geblieben —, trat eine Anurie von 88 Stunden auf, die unter heftigen Schmerzen in der Blasengegend zum Tode führte. Bei der Sektion fanden sich bronchopneumonische Herde, vollständig durchgängige Harnwege, makroskopisch intakte Nieren, mikroskopisch nur stellenweise zellige Infiltration und beginnende Degeneration der Harnkanälchenepithelien. Der Fall wurde als reflektorische Anurie gedeutet. Doch wüßte ich heute den Vorgang weder nach seinem Wesen noch nach seinem Resultat von der ganz akuten diffusen (ischämischen) Glomerulonephritis zu unterscheiden.

Sehr merkwürdig ist auch die reflektorische Hemmung der Urinsekretion beider Nieren von einem Ureter aus. So kann es bei einseitigen Nierensteineinklemmungen, bei Abknickung eines Ureters und einseitigen Nierenläsionen überhaupt zu mehrstündiger, ja tagelang anhaltender, reflektorischer Anurie kommen. Ganz rätselhaft sind die Fälle von Nierenkolik mit kompletter Anurie bei vollständig freien Nierenbecken und Ureteren, wie sie bei der sog. Nephritis dolorosa, einer herdförmigen hämorrhagischen interstitiellen Nephritis vorkommen.

Der Schmerz an sich kann die Harnsekretion unterdrücken. (Ischiadikusreizung macht Kontraktion der Nierengefäße.) So beobachtete Riegel bei der Bleikolik ein Auf- und Abschwanken der Diurese mit Ab- und Zunahme des Schmerzes und wohl auch der Gefäßkontraktion.

Neuere Untersuchungen (R. Kahn, Starkenstein, Anrep) machen es sehr wahrscheinlich, daß alle diese reflektorischen Wirkungen nicht rein nervös, sondern auch chemisch vermittelt und unterhalten werden, indem durch Vermittelung des reflektorisch gereizten Splanchnicus eine Adrenalinausschüttung erfolgt (vgl. S. 153). Auf diese chemische („hormonale") Wirkung eines sensiblen Reizes ist es wohl auch zurückzuführen, daß mechanische Reizung der Blase und der Ureteren im Experiment besonders dann leicht zu Anurie führen, wenn die Niere dem Einfluß des Splanchnicus entzogen war. Meyer und Jungmann nehmen an, daß es sich um tiefliegende Reflexbahnen handelt, doch scheint uns eine Adrenalinwirkung um so eher möglich, als in der Regel die vom Splanchnicus innervierten Gefäße und Organe nach Splanchnicusdurchschneidung für Adrenalin übererregbar werden.

Eine Steigerung der Urinsekretion kommt selten auf renalreflektorischem Wege (z. B. bei Ureterenkatheterismus) zustande, häufiger extrarenal durch Vermittelung des Zentralnervensystems. Z. B. kommt es bei nervösen Individuen, besonders solchen mit sehr labilem Vasomotorentonus, nicht nur zu einer nervösen Pollakurie, sondern auch gelegentlich zu echten transitorischen Polyurien. Doch ist in jedem solchen Falle erst zu prüfen, ob es sich nicht um Anfälle von paroxysmaler Tachykardie handelt, welche in der Regel mit hochgradiger Polyurie und Entleerung eines sehr dünnen und wasserklaren Harnes verbunden sind.

Der Mechanismus dieser Polyurien ist bisher auch noch unklar. Von einer Steigerung der „Filtration" kann dabei keine Rede sein. Ist es allein die Beschleunigung der Zirkulation bei Verdoppelung der Schlagfrequenz, welche die Diurese auslöst, oder sind Tachykardie und Polyurie parallele Folgen eines Nerveneinflusses? Wenn wirklich eine Beschleunigung des Blutumtriebes zustande kommt, dann leuchtet die Vorstellung am meisten ein, daß auch diese Form der Polyurie nicht renal, sondern extrarenal bedingt ist, daß die Beschleunigung der Zirkulation zu einer gesteigerten Aufnahme von Wasser aus den Geweben führt, und daß das vermehrte Wasserangebot die Ursache der gesteigerten Diurese ist.

Der klassische Versuch von Claude Bernard, der zeigte, daß eine Läsion am Boden des 4. Ventrikels, etwas oberhalb der Stelle des Zuckerstiches zu Polyurie führt, ist von Eckhard, Kahler, Finklenburg bestätigt und erweitert worden. Ob es sich dabei um eine zentrale Reizung, oder Lähmung, oder um Mobilisierung eines Hormons z. B. aus der Hypophyse handelt, ist auch noch ganz unsicher. Die relativ häufige Kombination von unzweifelhaften Hypophysensymptomen (Akromegalie, Dystrophia adiposogenitalis) mit Diabetes insipidus wird von Manchem in diesem Sinne gedeutet (Frank). So begründet aber die Vorstellung einer Über- (oder Unter-) funktion der Hypophyse für die Entstehung der Harnruhr zu sein scheint[1]), so wenig begründet ist sie für die Entstehung der, auch hinsichtlich der Salzkonzentration von der diabetischen abweichenden Stichharnflut. Wenn auch bei dieser eine Hormonwirkung in Frage kommt, so könnte es sich wohl auch um eine Adrenalinausschüttung, wie sie beim Zuckerstich tatsächlich zustande zu kommen scheint, handeln.

Jungmann und Erich Meyer nahmen eine zentrale Reizung sekretorischer Nerven an, denn sie erhielten bei dem Eckhardschen Wasserstich am Boden des IV. Ventrikels in der Gegend der runden Stränge doppelseitig das gleiche Resultat, wie einseitig bei Splanchnicusdurchschneidung, nämlich Polyurie und Polychlorurie. Daß diese nervöse Beeinflussung der Nierentätigkeit auch bei der zentralen Reizung, dem Stich in das verlängerte Mark, auf dem Wege des Splanchnicus der Niere übermittelt wird, wird dadurch bewiesen, daß die wasser- und salztreibende Stichwirkung nach einseitiger Durchschneidung des Splanchnicus und Abklingen der akuten Wirkung dieses Eingriffes nur auf der anderen Seite eintritt und bei doppelseitiger Splanchnicusdurchschneidung vollständig ausbleibt[2]).

Die Zunahme der prozentualen NaCl-Ausscheidung (bis 0,93 %), die auch gelegentlich ohne vermehrte Wasserausscheidung beobachtet wurde, so daß von einem Salzstich neben dem Wasser- und Zuckerstich gesprochen werden kann, läßt sich nicht wohl aus der Annahme einer einfachen Gefäßwirkung = Erweiterung erklären, sondern spricht für eine „an den spezifischen Epithelien angreifende Reizwirkung". Aber selbst bei einer so klaren Versuchsanordnung scheinen extrarenale Einflüsse eine Rolle zu spielen; im Momente des Salzstiches sowohl, wie der Splanchnicusdurchschneidung, tritt eine von verminderter Harnmenge begleitete Blutdrucksenkung, nach dem Zuckerstich meist eine Blutdrucksteigerung ein, und anschließend zuerst eine Verdünnung des Blutes, der erst später im Gefolge der Harnflut eine Eindickung folgt. Das spricht unseres Erachtens für die Möglichkeit, daß der gesteigerten Wasserausscheidung eine Wasser- und Salzmobilisation aus den Geweben durch Beeinflussung der peripheren Kapillaren vorausgeht. Die Steigerung der prozentualen Kochsalzausscheidung dagegen kann nicht wohl

---

[1]) Anm. b. d. Korr.: Nach Bab ist die pathologische Polyurie, wie sie beim Diabetes insipidus in Erscheinung tritt, „als Folge einer Hyposekretion der Pars intermedia der Hypophyse anzusehen, resp. einer Störung der Sekretaufnahme im Hinterlappen oder der Sekretfortleitung in den zerebralen Lymphlakunen. Bab vermochte durch Subkutaninjektionen von Hinterlappenextrakt bei Diabetes insipidus Hemmung der Diurese, Steigerung des spezifischen Gewichtes und Hebung des Allgemeinbefindens zu erzielen. In einem sehr ausgesprochenem Falle von hereditärem Diabetes insipidus meiner Beobachtung blieben aber Einspritzungen von Pituitrin und anderen Hinterlappenextrakten ganz ohne Wirkung.

[2]) Es darf nicht unerwähnt bleiben, daß ein so zuverlässiger und genauer Beobachter, wie es der alte Eckhard war, die Unabhängigkeit der Stichhydrurie von dem Splanchnicus betonte und den Stich nach Splanchnicusdurchschneidung, wie auch nach Durchtrennung aller anderen Nervenbahnen, von denen irgend ein Zusammenhang mit den Nieren vermutet werden konnte, noch wirksam fand, wenn er auch aus vielen Versuchen den Eindruck erhalten hat, als ob die Hydrurie nach Splanchnicusdurchschneidung etwas geringer sei, als bei Fällen mit erhaltenem Splanchnicus.

Ebenso fand neuerdings Schlayer den Wasserstich in den Wurm nach Eckhard-Kahler nach vollständiger Entnervung der Nieren noch wirksam, was ihn veranlaßt, an eine Hormonwirkung zu denken. Es wäre zur Klarstellung nötig zu wissen, ob bei dieser Versuchsanordnung die Steigerung der NaCl-Konzentration ausbleibt, und wie sich im einzelnen Fall der Blutdruck und das extrarenale Wasserangebot verhält.

auf extra-renalem Wege zustande kommen, da sie bei einseitiger Splanchnicusdurchschneidung einseitig erfolgt.

Meyer und Jungmann zeigten ferner, daß die gleiche Beeinflussung der Niere auch beim Stich in das Claude Bernardsche Zuckerzentrum erfolgt, aber unabhängig ist von der durch den Zuckerstich hervorgerufenen Wirkung auf die Funktion der Leber, die ihrerseits dem Effekte einer Splanchnicusreizung entspricht, und nach Jungmann infolge nervöser Beeinflussung der Leber, nach Kahn, Pollak höchstwahrscheinlich durch Adrenalinausschüttung zustande kommt. Die Selbständigkeit der Nierenwirkung ließ sich schön dadurch aufzeigen, daß die alleinige Durchschneidung des linken Splanchnicus, der beim Kaninchen beide Nebennieren versorgt, nur die zuckertreibende Wirkung des Zuckerstiches verhindert, nicht aber die salztreibende Wirkung auf die rechte Niere.

Daß es sich hier um eine Reizwirkung auf die Niere handelt, dafür spricht, abgesehen von der Gleichsinnigkeit der Wirkung des Zuckerstiches mit der einer Splanchnicusreizung, das schnelle Abklingen der Stichwirkung auf die Niere und die Möglichkeit, durch Wiederholung des Stiches die gleiche Wirkung von neuem auszulösen. Gegen die Annahme einer Reizwirkung aber spricht die Angabe von Asher, daß es nicht gelingt, durch direkte Splanchnicusreizung andere, als hemmende Wirkung auf die Harnabsonderung zu erzielen, und das Ergebnis von Rohde und Ellinger, welche fanden, daß die bezeichnende Funktionsdifferenz nach einseitiger Durchreißung der Nierennerven auch noch Wochen und Monate nach der Operation nachweisbar ist. Die entnervte Niere lieferte einen nicht nur sehr viel reichlicheren, sondern auch zwei- bis dreimal dünneren Urin, wie die nervenhaltige. Aber die Chlorausscheidung ging in auffallendem Gegensatz zur Ausscheidung der anderen festen Bestandteile der Wasserausscheidung genau parallel. Außerdem fanden sie den Urin der entnervten Niere, was schon Eckhard nach Splanchnicusdurchschneidung beobachtete, weniger sauer, als den der normalen. Er kann sogar alkalisch sein. Dieser Unterschied wurde auch ohne Unterschiede in der Wassermenge, bei fast gleichstarken Diuresen beobachtet. Es sind im wesentlichen die Fasern des Splanchnicus, deren einseitige Durchtrennung diese charakteristische Funktionsdifferenz hervorruft. Rhode und Ellinger schreiben daher im Gegensatz zu Jungmann und Meyer dem Splanchnicus eine hemmende Wirkung auf die Nierenabsonderung zu, und sie meinen, daß die Nierenabsonderung als solche zwar nicht zwangsläufig abhängig ist von dem Einflusse zentraler Nerven, wohl aber, daß die feinere Einstellung auf die Bedürfnisse des Gesamtorganismus durch spezifisch hemmende (und fördernde?) Nerveneinflüsse erfolgt.

Es wäre von großem Interesse, aus der in Aussicht gestellten ausführlichen Veröffentlichung, die durch die Not der Zeit und den tragischen Tod eines so ausgezeichneten Forschers wie Rhode bisher unterblieben ist, zu erfahren, ob der Harn der entnervten Niere einem Blutfiltrat gleicht. Dann würde vielleicht die Frage, warum die normale Niere nicht filtriert, einer Beantwortung näher gerückt, und der hemmende Einfluß der Nerven auf die Niere möglicherweise so zu verstehen sein, daß sie das Zustandekommen einer Filtration, die wir nicht als physiologischen, sondern als pathologischen Vorgang anzusehen haben, verhindern.

Zur Klärung des noch bestehenden Widerspruches trägt vielleicht die Beobachtung von Asher bei, daß die total entnervte Niere sich doch noch etwas anders verhält, als die Niere nach Durchschneidung des Vagus und Sympathicus, und zwar einen reichlicheren und dünneren Harn liefert als diese.

Mit der Auffassung einer hemmenden Wirkung des Splanchnicus würde sich besser als mit der gegenteiligen von Jungmann und Meyer die Angabe vereinigen lassen, daß dem Vagus ein fördernder Einfluß auf die Harnabscheidung zukommt.

Asher und Pearce fanden eine Förderung der Absonderung von Wasser und festen Bestandteilen durch Vagusreizung an der dem Splanchnicuseinfluß durch Splanchnicusdurchschneidung entzogenen Niere bei Vergleich mit der Absonderung der anderen, total entnervten Kontrollniere, und sie glauben, daß der Vagus der eigentliche Sekretionsnerv der Niere sei.

Daß die Niere aber auch ohne Nerveneinflüsse in ihrer Ausscheidung dem Bedürfnisse des Körpers genügen kann, das beweisen Versuche, in denen Tiere die vollständige Ausschaltung der Nierennerven, z. B. durch Entfernung einer Niere und Entnerven (Rhode und Ellinger) oder Transplantation der anderen Niere an die Milz (Lobenhoffer) überleben.

2. Pathologische Physiologie der Nierenfunktion.

Die pathologische Physiologie der Nierenfunktion, d. h. die Lehre von der gesetzmäßigen Abweichung der normalen Nierentätigkeit unter pathologischen Verhältnissen hat sich mit zwei Fragen vorwiegend zu beschäftigen:

a) Welche Folgen haben Teilschädigungen, die sich auf eine der beiden sekretorischen Komponenten, die Glomeruli und die Tubuli beschränken, und lassen sich teilweise Funktionsstörungen erkennen?

b) Welche Folgen hat die Herabsetzung der Gesamtfunktion der Niere und wie kann der Arzt die Niereninsuffizienz erkennen?

a) Über die Teilfunktionen der Niere und die örtliche Diagnostik teilweiser Funktionsstörungen.

Die Frage nach der Funktion der zwei Hauptbestandteile der Niere, nach der Arbeitsteilung zwischen Glomeruli und Tubuli wird noch ganz verschieden beantwortet.

Wir können hier unmöglich auf den alten, noch keineswegs ausgetragenen Streit der Meinungen über den Mechanismus der Harnbereitung zurückkommen. Es sollen nur in aller Kürze die wichtigsten Forschungsergebnisse und Vorstellungen über die Arbeitsverteilung in der Niere angeführt werden, soweit sie an die Möglichkeit denken ließen oder lassen, die am Krankenbette zu beobachtenden Störungen der Nierenfunktion örtlich festzulegen und gesonderte Schädigungen eines der beiden Hauptabschnitte der Knäuel oder der Kanälchen aus der Harnzusammensetzung zu erkennen.

Heidenhain sah bei Kaninchen, bei denen das Halsmark durchschnitten und infolge stärkster Blutdrucksenkung die Wasserabsonderung in den Glomerulis unterdrückt worden war, eine Speicherung des eingespritzten Farbstoffes (indigschwefelsaures Natron) in den Epithelzellen der gewundenen Kanälchen und Ausscheidung desselben in die Lichtung der Harnkanälchen, aber niemals in die Kapseln der Glomeruli.

Unter normalen Verhältnissen bei erhaltener Wasserabscheidung wurde das Indigkarmin rasch von dem Sekretionsstrom nach den Markstrahlen der Pyramiden geschwemmt. Wenn aber eine kleine Stelle der Rinde mit Höllenstein geätzt und dadurch die Wasserabscheidung in diesem Bezirk aufgehoben wurde, so blieb der ausgeschiedene Farbstoff in den Rindenkanälchen liegen.

Heidenhain nahm daher an, „daß die Wasserabscheidung in der Niere auf einer aktiven Tätigkeit der Zellen der Knäuelgefäße beruhe, deren Maß durch die Menge des in der Zeiteinheit sie tränkenden Blutes bestimmt wird"; und zwar sah er „die Funktion der in einfacher Lage die Gefäßschlingen des Malpighischen Knäuels bedeckenden Zellen darin, Wasser und diejenigen Salze des Harnes abzusondern, welche überall im Organismus die Begleiter des Wassers sind, wie NaCl usf.

Ein anderes System von Sekretionszellen, welche die gewundenen Schläuche und die breiten Schleifenteile bekleiden, dient der Absonderung der spezifischen Harnbestandteile. Unter Umständen wird gleichzeitig mit diesen ebenfalls eine gewisse Wassermenge sezerniert."

Experimentell ist eine Trennung der beiden Faktoren nur beim Frosche möglich, bei welchem die Glomeruli von der Nierenschlagader, die Tubuli durch die Nierenpfortader versorgt werden.

Nußbaum hat in einer klassischen Versuchsanordnung gezeigt, daß nach Ausschaltung der Glomeruli durch Unterbindung der Nierenarterie die Wasserabscheidung stockt. Indigkarmin wird aber noch in den Tubulis gespeichert, und auf Harnstoffinjektion tritt wieder Harnabsonderung ein, ein Befund, der anfangs bestritten, von Bainbridge und Beddard vollständig bestätigt werden konnte.

Es gelang ihnen in der Tat bei sicher ausgeschalteten Glomerulis dann, wenn für gute Sauerstoffzufuhr gesorgt wurde, eine Harnstoffdiurese zu erzielen, bei der der Harn außer Harnstoff auch Cl, SO_4 und saure Salze enthielt.

Das umgekehrte Experiment wurde von Gurwitsch ausgeführt. Nach Unterbindung der Nierenpfortader fand er trotz erhaltener Harnabscheidung nach Einspritzung von Indigkarmin die Tubuli fast farblos.

Der Versuch, bei der Säugerniere eine der beiden sekretorischen Komponenten experimentell zu isolieren und auszuschalten, stößt auf die größten Schwierigkeiten.

Lindemann hat versucht, durch Einspritzung von Öl in die Nierenarterie die Glomeruli von der Blutzufuhr abzuschneiden, und er hat unter diesen Umständen eine Herabsetzung der Urinmenge bei auffallender Steigerung der Harnkonzentration gefunden. Er schließt daraus, daß die Harnkanälchen selbständig funktionieren können, daß die Wasserausscheidung auch ohne Mitwirkung der Glomeruli erfolgen kann, und daß die Sekretionskraft der Nierenzellen nach Ausschaltung der Glomeruli nicht leidet.

Groß und E. Meyer fanden bei einer Nachprüfung, daß bei der Ölembolie zwar nur ganz wenige Knäuel kein Fett enthalten, aber längst nicht alle Glomeruli weisen eine vollständige Injektion aller sichtbaren Schlingen auf. Auch fanden diese Autoren keine wesentlichen Verschiedenheiten des Harnbefundes bei der operierten und der Kontrollniere. Die Unterschiede waren nicht größer, als vor der Ölinjektion. Nur war meist auf der operierten Seite der Chlorgehalt etwas höher und der N-Gehalt etwas niedriger als auf der Kontrollseite. Sie schließen aus diesen Versuchen nur, daß ein großer Teil des Glomerulusstrombettes verlegt sein kann, ohne daß die Nierentätigkeit wesentlich leidet, glauben aber keinen eindeutigen Schluß auf die Leistung des Glomerulus bei der Harnbereitung ziehen zu können.

Das umgekehrte Experiment, die Ausschaltung der Tubuli, läßt sich bei der Säugerniere nur durch Vergiftung und Zerstörung der Zellen erreichen. So haben z. B. Bottazzi und de Bonis in den Ureter ganz nahe dem Nierenbecken eine Natriumfluoridlösung eingespritzt, die bekanntlich die Funktionen jeder Art lebender Zellen aufzuheben vermag. Das Resultat war, daß die geschädigte Niere zwar noch einen verdünnten, dem Blute gegenüber hypotonischen Harn, eventuell sogar noch in abnorm reichlicher Menge absondern kann, daß aber unter Bedingungen, unter denen die gesunde Kontrollniere einen hypertonischen Harn bei rasch steigender Konzentration absondert, die geschädigte Niere bloß noch einen Harn zu liefern vermag, dessen molekulare Konzentration sich nur wenig von jener des Blutes entfernt.

Bottazzi und seine Mitarbeiter sehen die Ursache der größeren Sekretionsgeschwindigkeit der geschädigten Niere in einer Schädigung, vasomotorischen Lähmung, der Gefäße. Sie verlegen die Absonderung des hypotonischen und isotonischen Harnes in den Glomerulus und nehmen an, daß die geschädigten Tubuli die osmotische Arbeit der Konzentration nicht mehr leisten können. Aber auch diese Versuche bringen in der Frage nach der Arbeitsteilung zwischen Glomeruli und Tubuli keine sichere Entscheidung und werden von den Anhängern der verschiedenen Theorien verschieden gedeutet.

Auch die Versuchsanordnung kann nicht den Anspruch erheben, ausschließlich die Tätigkeit der Tubuli auszuschalten; abgesehen von der vasomotorischen Reaktion, welche abnorme Sekretionsbedingungen schafft, bilden die geschädigten Epithelschläuche tote Diffusionsmembranen, durch die z. B. angenommen, der Glomerulus leistet Konzentrationsarbeit, nachträglich ein Ausgleich der osmotischen Drucke zwischen Harn und Blut stattfinden könnte.

Loewi suchte durch eine ganz andere Versuchsanordnung die Frage nach den Teilfunktionen der Niere zu klären. Er geht von der Annahme einer Filtration im Glomerulus aus und bekennt sich gleichzeitig zu der einer Rückresorption von Wasser in den Kanälchenepithelien als Ursache der Konzentrationsdifferenz zwischen Harn und Blut.

Die Filtrationshypothese erfordert, daß die Ausscheidung der gelösten Bestandteile in gleichem Sinne mit der des Harnes erfolgt, d. h. mit diesem fallen und steigen muß. Loewi hat daher durch Diuretika den Wasserstrom gesteigert und geprüft, welche Harnbestandteile „mit dem Wasser gehen". Er kommt zu dem Schlusse,

daß in den Glomerulis eine Filtration stattfindet, an der sich außer dem Wasser sämtliche im Blut in freier Lösung befindliche Krystalloide beteiligen;

daß in den Kanälchen eine Sekretion stattfindet, und zwar derjenigen Exkretstoffe, die im Blute in kolloidaler Bildung kreisen, wobei diese Bindung in der Niere gelöst wird;

endlich, daß in den Harnkanälchen eine Rückresorption von Wasser und gelösten Bestandteilen stattfindet.

Aber selbst unter den überzeugtesten Anhängern der Filtrationsresorptionstheorie, die bei den Klinikern so großen Anklang gefunden hat, finden sich unvereinbare Gegensätze.

Frey nimmt z. B., wie schon erwähnt, zwar ebenfalls an, daß Kochsalz nur in den Glomeruli filtriert wird. Er lehnt aber eine Sekretion von Wasser im Glomerulus ab, sieht die Tubuli als Ort der Wasserabscheidung an und überträgt ihnen die Sekretion der anderen harnfähigen Salze, die zum Teil im Austausch gegen Kochsalz erfolgen soll.

Auf wie schwankendem Boden sich noch die Theorie in der Frage nach den Teilfunktionen der einzelnen Abschnitte des Sekretionsapparates bewegt, geht daraus hervor, daß manche Autoren dem Glomerulus gar keine sekretorische, sondern nur noch motorische oder osmotische Funktionen zuerkennen. Lamy und Mayer z. B. sehen in dem Glomerulus eine in dem Anfangsteil der Kanälchen pulsierende Blase, deren rhythmische Vorwölbung die Entleerung des von den Tubuli abgesonderten Harnes bewirkt.

Lindemann nimmt gleichfalls an, daß das Kanälchenepithel ausschließlich die sekretorische Arbeit, auch die der Wasserabscheidung leistet, und daß der konzentrierte Harn unter Rückstauung nach den Glomeruli in diesen in osmotischen Ausgleich mit dem Blute tritt. Nach seiner Auffassung erhält einerseits der Glomerulus auf osmotischem Wege den Wassergehalt des Blutes auf einer bestimmten Höhe, andererseits erzeugt der osmotisch bedingte Wasserzuwachs im Glomerulus die Kraft, welche unbedingt nötig ist zur Entleerung des langen Röhrensystems, welche das Nierenlabyrinth darstellt. Diese Vorstellung ist allerdings ganz unvereinbar mit der histologisch sichergestellten Tatsache, daß eine Inaktivitätsatrophie des Tubulus einsetzt, wenn der Glomerulus gänzlich aus der Funktion ausgeschaltet ist, während der Glomerulus unabhängig von der Funktion der Harnkanälchen seine Kapsel zu cystischer Erweiterung zu füllen vermag, auch ohne daß der zugehörige Tubulus mit ihr im Zusammenhang steht (Jores).

Es erscheint müßig, sich über den Ort einer Funktionsstörung in der kranken Niere den Kopf zu zerbrechen, solange man über die örtliche Verteilung der Partialfunktionen in der gesunden Niere noch nicht im klaren ist. Über jene Frage gehen denn auch die Ansichten der Kliniker und Pathologen genau so auseinander, wie die der Physiologen über die normalen Ausscheidungsverhältnisse.

Die Koranyische Schule verlegt die Kochsalz- und Wasserabscheidung in die Glomeruli, die Stickstoffausscheidung in die Tubuli und nimmt in diesen eine Rückresorption von Wasser und Kochsalz an, wobei die stickstoffhaltigen Stoffwechselprodukte in äquimolekularen Austausch treten sollen. Letztere Auffassung gilt sicherlich nicht für die normal funktionierende Niere, bei der unter Umständen eine Harnstoffzulage wasser- und chlortreibend wirkt, oder eine Chlorzulage wasser- und harnstofftreibend (Monakow). Möglicherweise gilt aber diese umgekehrte Proportionalität zwischen Kochsalz und Harnstoff für gewisse Formen von schwerer chronischer Insuffizienz der Niere (vgl. S. 65), deren histologisches Bild auch von der normalen Struktur stark abweicht; und wir haben allen Grund anzunehmen, daß auch die Arbeitsverteilung bei der schwer veränderten Niere anders erfolgt, wie bei der gesunden.

Die Koranyische Schule hat versucht, auf Grund jener Auffassungen von der Arbeitsverteilung in der Niere verschiedene Formen von Niereninsuffizienz zu konstruieren, und zwar eine Knäuelinsuffizienz, eine Kanälchenepithelinsuffizienz, und endlich eine Insuffizienz der gesamten Nierentätigkeit.

a) Die Symptome der Insuffizienz des Knäuelapparates sind nach Kövesi und Roth-Schulz: „Die Wasser- und die ihr proportionale Kochsalzretention, Hydrämie bei normalem Gefrierpunkt des kohlensäurebefreiten Blutes; Oligurie bei, dem normalen gegenüber, konzentrierterem Harne, in welchem dem Kochsalz gegenüber die chlorfreien Bestandteile überwiegen, und endlich der Verlust der Verdünnungsfähigkeit, des Vermögens, einen dünnen Harn zu sezernieren."

Unter den eigentlichen Nierenkrankheiten suchen sie umsonst das Bild der reinen Knäuelinsuffizienz, was um so merkwürdiger ist, als doch die akute diffuse Glomerulonephritis das Prototyp der Knäuelinsuffizienz darstellt.

Als Typus der reinen Knäuelinsuffizienz bezeichnen sie die Stauungsniere.

b) Dem Bilde der Kanälchenepithelinsuffizienz entsprechen die Fälle, „die sich durch Retention einzelner Harnbestandteile, normale Harnmengen, kaum hyposthenurischem Harn, intakte Verdünnungsfähigkeit und nur größeren Ansprüchen gegenüber insuffiziente Kondensationsfähigkeit auszeichnen. Die Stickstoffretention hebt die Molekularkonzentration des Blutes, dessen Wasserkonzentration normal bleibt."

Während diese Form per Kanälcheninsuffizienz vor allem in einer Abnahme der Permeabilität der Niere für einzelne Stoffe bestehen soll, zeigt sich in anderen Fällen die Kanälcheninsuffizienz darin, daß die kranke Niere zwar noch gut verdünnen, aber nicht mehr konzentrieren kann.

c) Die Insuffizienz der gesamten Nierentätigkeit endlich besteht nach diesen Autoren darin, daß beide Störungen sich summieren, die Wasser- und die Molekülretention, der Verlust der Verdünnungs- und Kondensationsfähigkeit. —

Genau den entgegengesetzten Standpunkt nimmt die Müllersche Schule ein. Nachdem Heinecke und Meyerstein, de Bonis, bei experimenteller Tubulusschädigung Störungen der Kochsalzausscheidung und insbesondere der Kochsalzkonzentration beobachtet hatten, überschreibt die Müllersche Schule den Tubuli contorti die Aufgabe der Chlorausscheidung, eine Auffassung, mit der die Tierversuche von Schlayer und Takajasu übereinzustimmen scheinen. Während diese aber die allgemein herrschende Ansicht unterstützen, daß die Wasserabscheidung in den Glomerulis erfolgt, führen v. Müller und Monakow gewichtige Gründe dafür an, daß die Wasserabscheidung in den Tubulis stattfindet, ja sie verlegen sogar die Stickstoffausscheidung ganz im Gegensatz zu allen bisherigen Auffassungen in die Glomeruli.

Sie stützen sich dabei auf die bekannte Tatsache, daß Schrumpfnieren Stickstoffretention und Polyurie aufweisen, wobei p. m. die weitaus größte Mehrzahl der Glomeruli verödet gefunden wird.

Man darf aber weder aus der Polyurie auf ein guterhaltenes Wasserausscheidungsvermögen und auf ein Mißverhältnis zwischen diesem und der Zahl der erhaltenen Glomeruli schließen, noch eine guterhaltene Tubulifunktion bei ausgedehntem Glomerulischwund annehmen und auf Grund dieser Annahme die N-Retention den Glomeruli in die Schuhe schieben. Bei derartigen Fällen ist, um nur den einen Punkt herauszugreifen, stets das Wasserausscheidungsvermögen des maximal arbeitenden Nierenrestes schwer beeinträchtigt, trotz der „Polyurie". Man darf nur nicht die normale Leistung, sondern muß die maximale Leistungsfähigkeit der gesunden Niere zum Vergleich heranziehen und den wichtigen Faktor der Zeit berücksichtigen. Zur Ausscheidung von 2400 ccm Harn braucht die Schrumpfniere 24 Stunden, die normale 3—4 Stunden, im Wasserversuch zeigt die Schrumpfniere größte Halbstundenportion von 50—100 ccm, die normale von 500—1000 ccm. Wenn man danach die Maximalleistung einer gesunden Niere auf 24—48 Liter in 24 Stunden berechnet, so bedeutet eine Maximalleistung von 2400 ccm in 24 Stunden schon eine Herabsetzung des maximalen Wasserausscheidungsvermögens auf 10—5%, was durchaus der Zahl der erhaltenen Glomeruli entsprechen würde.

Wir finden in solchen Fällen beide Teilfunktionen gestört und haben Grund anzunehmen, daß unter derartig pathologischen Arbeitsbedingungen die Arbeit beider Abschnitte der Niere von der normalen abweicht.

Es ist bezeichnend für die Schwierigkeit des Gegenstandes, daß die Einen aus einer Störung der Kochsalzausscheidung auf eine Glomeruluserkrankung, aus einer Störung der Stickstoffausscheidung auf eine Tubuluserkrankung schließen, die Anderen gerade umgekehrt aus einer Stickstoffretention auf eine Glomerulus-, aus einer Kochsalzretention auf eine Tubuluserkrankung schließen.

Unter diesen Umständen ist weder von der Methode des exakten Stoffwechselversuchs, die von der Koranyischen Schule neben den Methoden der physikalischen Chemie angewandt wurde, noch von der Methode des Belastungsversuches, durch Wasser-, Kochsalz- oder Harnstoffgaben das Ausscheidungsvermögen der Niere für die einzelnen Stoffe zu prüfen, eine sichere örtliche Diagnose der Funktionsstörung zu erwarten.

Man hat infolgedessen in Frankreich ganz davon abgesehen, aus den Funktionsstörungen Schlüsse auf den Ort der Läsion zu ziehen, und sich damit begnügt, Fällen von herabgesetzter Wasser- und Chlordurchlässigkeit als hydropigenen solche mit verminderter Durchlässigkeit für Harnstoff als urämigene gegenüberzustellen, und Fälle, in denen beide Partialfunktionen gestört sind, als formes mixtes zu bezeichnen. Dem entspricht ganz der Versuch v. Monakows nach dem Prinzip der Ausscheidungsstörung hypochlorurische, hypazoturische und Mischformen zu unterscheiden.

In diesem hoffnungslosen Dilemma schien der von klinischer Seite an künstlichen Nephritiden unter Berücksichtigung klinischer Fragen unternommene Tierversuch Rettung bringen zu sollen.

Schlayer und Hedinger gingen von dem Plane aus, durch methodische Prüfung einerseits der Nierengefäße und ihrer Reaktionen auf sensiblen Reiz, Adrenalin und Diuretika, andererseits der Diurese in systematischer Untersuchung einer ganzen Reihe von toxischen Nephritiden in den verschiedensten Stadien Anhaltspunkte zu finden für den „vaskulären" oder „tubulären" Charakter der Nephritis.

Schlayer und seine Mitarbeiter erheben nun das wichtige Resultat, daß die Nephritis nach Kantharidin und Arsen sich prinzipiell unterscheidet von der toxischen Nephritis nach Sublimat und Chrom. Erstere ist in ihrem funktionellen Verhalten als vaskulär, letztere als tubulär zu bezeichnen.

Die vaskuläre Nephritis setzt an den Gefäßen ein und führt rapide unter Blutdrucksenkung zu ihrer völligen Insuffizienz mit Vernichtung der Wasserausscheidung bei auffallend geringem anatomischem Befund.

Die tubuläre Nephritis setzt an den Epithelien der Tubuli ein und zeigt lange Zeit unveränderte oder vermehrte Gefäßtätigkeit und Wasserabscheidung bei schwerer anatomischer Zerstörung. Erst in zweiter Linie findet sich eine Schädigung der Gefäße, die jedoch den Grad der vaskulären Nephritis nicht erreicht.

Schlayer hebt besonders hervor, daß das anatomische Bild der experimentellen toxischen Nephritis keinen sicheren Rückschluß auf die Funktion erlaubt. Entscheidend ist nur die Funktionsprüfung.

Nachdem so die Vorbedingung geschaffen und die Möglichkeit gegeben war, reine tubuläre oder vaskuläre Nephritiden zu erzeugen, suchte Schlayer das Ziel einer örtlichen Diagnose der Funktionsstörung zu erreichen. Dabei verfolgte er nicht nur, wie dies schon Heinecke und de Bonis getan hatten, die Ausscheidung der körpereigenen Stoffe, sondern er prüfte gleichzeitig die Fähigkeit der vaskulär oder tubulär vergifteten Niere, körperfremde Stoffe zu sezernieren, um extrarenale Einflüsse möglichst auszuschalten.

Schlayer und Takajasu prüften also bei den künstlichen Nierenentzündungen die Ausscheidung von intravenös eingeführtem Milchzucker, Jodkali und Kochsalz und im Anschluß daran wieder im Onkometer die Reaktionsfähigkeit der Nierengefäße.

Sie fanden „mit einer fast an Monotonie grenzenden Gleichmäßigkeit" stets dasselbe Resultat: Je hochgradiger die tubuläre Schädigung, desto deutlicher wird die Unfähigkeit der Niere, Kochsalz in größerer Menge oder stärkerer Konzentration auszuscheiden. Die Jodkaliausscheidung geht ebenso der Tubulischädigung parallel, sie wird eben um so stärker verlängert, je stärker die Tubulusschädigung ist. Jodkali- wie Kochsalzelimination zeigen keinerlei Beziehung zu den Gefäßen. Sie können aufs schwerste gestört sein, wenn die Nierengefäße sich bei der funktionellen Prüfung noch ganz intakt erweisen.

Umgekehrt verhält sich die Milchzuckerausscheidung. Sie ist normal bei maximal zerstörten Tubulis und ist verlängert proportional der Schädigung der Gefäße.

Die Tubuli treten bei dem körperfremden Milchzucker, die Glomeruli beim körpereigenen Kochsalz nicht vikariierend füreinander ein.

Bei isolierter Schädigung der Markkegel (Vinylaminnephritis) wurden die körpereigenen und körperfremden Stoffe gut ausgeschieden, auffallend war aber dabei die starke und langdauernde Polyurie, sowie die Höhe der absoluten NaCl-Ausscheidung.

Eine besondere Stellung kommt der Wasserausscheidung zu. Zwar fand Schlayer stets Oligurie oder Anurie, wenn die Gefäße stark geschädigt waren, dagegen konnte Polyurie auch dann beobachtet werden, wenn die Tubuli leicht, oder die Markkegel für sich allein geschädigt waren. Mit einer Störung der Rückresorption hat aber diese Polyurie nichts zu tun, denn statt mit fortschreitender Schädigung zuzunehmen, nimmt sie ab.

Schlayer und Takajasu machten dabei die wichtige Beobachtung, daß in allen den Fällen, in denen es zu hochgradiger Polyurie kam, die Reaktionen der Nierengefäße auf zusammenziehende, erweiternde und sekretorische Reize weit über das Durchschnittsmaß hinausgingen. Sie sehen daher die Ursache der Polyurie in einer erhöhten Anspruchsfähigkeit der Nierengefäße, in einer Mehrarbeit (?) der übermäßig reizbaren Nierengefäße, und sie sind geneigt, die Polychlorurie, die sie ebenfalls in den ersten Anfangsstadien der Schädigung der Tubuli oder der Markkegel fanden, auf eine Mitbeteiligung der Tubuli an der vermehrten Erregbarkeit zurückzuführen.

In solchen Fällen wird viel dünner Harn abgesondert, der reichlich Kochsalz enthält, und die Niere antwortet auf Kochsalzbelastung mit hoher prozentischer und hoher absoluter Kochsalzausscheidung (vaskuläre Hyposthenurie).

Ist dagegen die Schädigung der Tubuli weiter vorgeschritten, so wird mehr zugeführtes Kochsalz nicht mehr ausgeschieden, und die prozentische wie absolute Kochsalzausscheidung bleiben niedrig (tubuläre Hyposthenurie).

Die Anwendung der neuen biologischen Untersuchungsmethoden Schlayers auf den Menschen ergibt: Der klinisch so wichtige Faktor der Harnmenge, d. h. die Ausscheidung des Wassers ist abhängig von dem funktionellen Zustand der Gefäße.

1. Die Oligurie beruht auf einer schweren Schädigung der Nierengefäße, denn — überall, wo die Nephritis mit Oligurie einhergeht, wird der Milchzucker verlängert ausgeschieden.

2. Die Polyurie beruht auf einer leichteren Schädigung der Nierengefäße, die mit Überempfindlichkeit derselben einhergeht, denn — die Milchzuckerausscheidung ist deutlich verlängert.

3. Die Pseudonormalurie beruht auf einer erheblichen Schädigung der Nierengefäße, die mit verminderter Anspruchsfähigkeit einhergeht, denn — die Milchzuckerausscheidung ist verlängert.

Dieses von Schlayer als pseudonormal bezeichnete Verhalten der Wasserausscheidung, das beim Tier sich zwischen das Stadium der Überempfindlichkeit und das der Unterempfindlichkeit bzw. Unempfindlichkeit einschiebt, findet er nicht selten bei akuten, subakuten und chronischen, parenchymatösen Nephritiden mit Ödem.

Schlayer fragt daher: Wenn hier die normal große Diurese einer normalen Durchgängigkeit der Niere entspräche, warum entleeren sich dann die Ödeme nicht?

Die Prüfung mit Milchzucker ergibt, daß hier eine meist recht erhebliche Schädigung der Nierengefäße besteht. Sie versagen auf Mehrbelastung, und bei Mehrzufuhr von Wasser oder NaCl findet sich Gleichbleiben oder Hemmung der Ausscheidung. Das gleiche gilt für die normalurische Schrumpfniere. Die Milchzuckerprobe ergibt erhebliche Verlängerung der Ausscheidung. Demnach besteht auch hier dieselbe verminderte Anspruchsfähigkeit der Nierengefäße mit Schädigung.

Es handelt sich also hier um ganz generelle Erscheinungen; „der Wechsel der Ausscheidung zwischen Oligurie, Normalurie und Polyurie ist bei allen Nephritiden, bei den akuten, wie bei den chronischen, bei den Ödemnephritiden wie bei den Schrumpfnieren — ganz unabhängig von der Art der histologischen Schädigung — immer in gleicher Weise bedingt durch Unempfindlichkeit, Unterempfindlichkeit und Überempfindlichkeit der Nierengefäße."

Aber Überempfindlichkeit ist beim Menschen nicht immer Begleiterscheinung einer leichteren Schädigung, Unterempfindlichkeit nicht immer die Begleiterscheinung einer schweren Schädigung. Erstere kommt auch bei schweren, letztere auch bei leichten Schädigungen vor. Die Funktionsänderung, wie sie sich in der Ausscheidung ausdrückt, steht danach beim Menschen nicht in festen und konstanten Beziehungen zu der Schwere der Läsion. Sie muß daher stets durch die Prüfung der Milchzuckerausscheidung ergänzt und kontrolliert werden.

Nicht selten kann man ein Fortschreiten der Nierengefäßschädigung, von einer leichten zu schwerer unter dem dauernden Bilde der Polyurie beobachten. Dann sinkt die Konzentration, also die Ausscheidung der festen Stoffe um so tiefer, je schwerer die Schädigung wird, und die Niere stellt sich um so fester auf ein bestimmtes, sehr niedriges Niveau der Konzentration ein, das Schlayer merkwürdigerweise bei schwerster Schädigung der Nierengefäße auf 1005 in seinem Schema festlegt. Andererseits findet er auch ausgezeichnete Konzentrationen bei schwerer Schädigung der Nierengefäße — bei der oligurischen Schrumpfniere und in den Anfangsstadien vieler akuter Nephritiden — und andererseits eine niedere Konzentration bei ganz leichter Schädigung, z. B. bei abklingender akuter Nephritis.

Daraus ergibt sich, „daß auch die Absonderung der festen Stoffe nicht unter allen Umständen in einfacher, direkter Relation zu der Schwere der anatomischen Schädigung stehen muß. Vielmehr ist auch sie in hohem Grade abhängig von funktionellen Einflüssen".

„Wir haben so erkannt", schreibt Schlayer, „daß die Urinausscheidung weder von der histologischen Art der Schädigung, noch auch unter allen Umständen von der In- und Extensität der Schädigung bedingt wird. Was sie beherrscht, sind rein funktionelle Momente, die nur in einem indirekten Zusammenhang mit der anatomischen Schädigung stehen. Es sind biologische Zustandsänderungen des Organs unter dem Einfluß der Schädigung. Und diese bleiben bei allen Arten von Nierenschädigung dieselben, sie sind gewissermaßen eine Begleiterscheinung der Schädigung.

Ihren Ausdruck stellt die Ausscheidung dar, und zwar nicht etwa einfach durch ihre quantitativen Verhältnisse, sondern durch die ganze Form der Ausscheidung, durch ihr Gesamtbild, quantitativ wie qualitativ. Daraus vermögen wir nun mit Hilfe der Kenntnisse, welche wir dem Tierexperiment verdanken, zu erkennen, in welchem biologischen Zustand sich die Niere befindet, ob sie normal, oder über- oder unterempfindlich ist. Das Tierexperiment gibt uns auch die Hilfsmittel zu unterscheiden, was auf die Schädigung der Gefäße und was auf die der Tubuli zurückzuführen ist, und erweitert damit die gewonnenen Vorstellungen noch wesentlich."

Über die Nutzanwendung der neuen Methode auf die tubulären Nephritiden des Menschen liegen noch keine Angaben vor.

Da die Mitteilungen Schlayers berechtigtes Aufsehen erregt, und seine Schlußfolgerungen weitgehende Zustimmung gefunden haben, so ist eine Kritik der Resultate und Schlüsse hier nicht zu umgehen.

Zunächst fällt bei seinen Tierversuchen auf, daß bei der vaskulären toxischen Nephritis der Blutdruck stets stark sinkt, was an sich eine erhebliche Herabsetzung der Diurese infolge ungenügender Sauerstoffversorgung und eine Abnahme der Nierenfunktion bedingen muß.

Umgekehrt findet er bei Sublimatvergiftung noch ganz gute Erweiterungsfähigkeit der Nierengefäße auf diuretische Reize und doch schon eine Herabsetzung der Diurese.

Am meisten Bedenken erregt aber die Tatsache, daß die weitgehenden Beziehungen zwischen Gefäßschädigung und Milchzuckerausscheidung nur an tubulären Nephritiden gewonnen wurden, während es bei den vaskulären Nephritiden nicht gelang, die funktionelle Prüfung der Nierengefäße vorzunehmen. Entweder starben die Tiere sehr rasch an der Anurie, oder sie zeigten bei der Funktionsprüfung noch keine entsprechende Schädigung der Nierengefäße. In den letzteren Fällen wurden Kochsalz und Wasser bis zum letzten Augenblick ausgezeichnet ausgeschieden. Der Milchzucker wurde in der normalen Zeit ausgeschieden, solange die Nierengefäße intakt waren — bei der vaskulären Kantharidinnephritis!

Bei der Arsennephritis wurde in drei von elf Fällen der Milchzucker statt in 6—7 Stunden in neun und zehn Stunden ausgeschieden, und nur in zwei der letzten Versuche fehlte jede Volumzunahme der Niere und jede Diurese und auch die Kontraktilität der Nierengefäße war stark geschädigt.

Da nun die sog. vaskuläre Nephritis sehr schnell, die tubuläre langsam verläuft, und diese gegen Ende stets auch vaskuläre Schädigungen aufweist, so könnte man geneigt sein, die Verschiedenheit des Ablaufes als das Wesentliche anzusehen, nicht aber die Verschiedenheit des Ortes der Funktionsstörung und der Nierenschädigung.

Dieser Einwand wird auch von Aschoff geltend gemacht, und einer seiner Schüler hat gezeigt, daß bei der experimentellen Nierenschädigung durch Arsen, Kantharidin, Uran, Chrom, die Glomeruli alle in gleicher, oder doch ähnlicher Weise geschädigt werden, und daß diese Gifte ebenso auch alle auf die Tubuli einwirken, so daß es sich nicht um prinzipielle, sondern mehr um graduelle Unterschiede der Wirkung handeln könne. Ferner macht auch Aschoff darauf aufmerksam, daß die Oligurie bei der vaskulären Nephritis Schlayers sehr wohl auf der starken Blutdrucksenkung und der schweren Schädigung der Gesamtzirkulation beruhen könne, und daß andererseits bei den Schlayerschen Versuchstieren sich Oligurie finde, trotz recht gut erhaltener Kontraktilität und Dilatationsfähigkeit der Nierengefäße, woraus hervorgeht, daß Oligurie nicht immer einer schwersten Schädigung der Nierengefäße entspringen könne.

Endlich betont Groß mit Recht, „daß für ein Verständnis der Nierenfunktion vor allem die Kenntnis der Leistung des epithelialen Überzugs der Glomerulusschlingen ausschlaggebend ist, und daß die Aufstellung einer vaskulären Nephritis (abgesehen von dem unzweckmäßigen Ausdruck), auch wenn der Begriff funktionell, nicht anatomisch verstanden werden soll, die Trennung der beiden Fragen zur Voraussetzung hat, welche der beobachteten Störungen stehen in Beziehung mit veränderter Gefäßreaktion und verändertem Blutdruck, die ja beide nicht auf die Glomeruluskapillaren beschränkt sind, und welche Störungen sind bedingt durch eine Alteration des Glomerulusüberzuges.“

Nach den Ergebnissen seiner Versuche muß Groß „die Chrom-, Sublimat- und Uranvergiftung in ihren untersuchten Anfangsstadien auffassen als rein degenerative Schädigung der Nierenepithelien und die Kantharidinvergiftung als Degeneration mit Entzündung, wobei Entzündung nur den ganzen, noch nicht geklärten Komplex von verändertem Verhalten des Blutgefäßapparates umfassen soll. Die Schlayersche Methode der funktionellen Gefäßprüfung könnte dabei wertvolle Anhaltspunkte geben zur genaueren Feststellung der mit der Entzündung verknüpften Alterationen des Gefäßapparates.“

Wir hätten demnach von der Funktionsprüfung nach Schlayer keine Entscheidung über die Funktion der Tubuli einerseits und der Glomeruli andererseits zu erwarten, sondern nur Anhaltspunkte dafür, ob die Degeneration des Epithels (nicht der Tubuli allein) mit stärkerer oder schwächerer Entzündung einhergeht, und hätten aus seinen Versuchen höchstens zu schließen, daß beim Kaninchen bei leichten Graden der entzündlichen Reaktion (Hyperämie?) die Anspruchsfähigkeit der Gefäße steigt, bei stärkeren Graden (Stase?) sinkt. Dementsprechend würde die funktionelle Leistung des Gesamtorganes entweder gesteigert oder herabgesetzt, ohne daß über den Ort der Funktionsstörung daraus irgend ein Schluß sich ergibt. Bei der Steigerung der Leistung (Polyurie und Polychlorurie) vermutet Schlayer bereits eine gesteigerte Anspruchsfähigkeit nicht nur der Glomeruli, sondern auch der Tubuli; mit dem gleichen Recht kann die Herabsetzung der Leistung, die Oligurie oder Anurie bei schwerer Schädigung der Gefäße auf einer mangelnden Blutversorgung und Schädigung beider Nierenabschnitte beruhen.

Diese theoretischen Einwände würden aber ohne Bedeutung sein, wenn die Schlayersche Methode wenigstens eine sichere Unterscheidung der epithelial-degenerativen von der vaskulär-glomerulären Nierenerkrankung gestatten würde. Aber auch dies ist nach Schlayers eigenen Worten vollkommen unmöglich. Beide können sich unter genau gleicher Ausscheidung äußern, in beiden zeigt die Ausscheidung nur das Vorhandensein einer Schädigung an.

Wir selbst finden in der Tat die verlängerte Milchzuckerausscheidung nicht nur bei den „vaskulären Nephritiden, sondern auch bei den rein arteriosklerotischen Erkrankungen ohne „Entzündung", selbst auch bei nierengesunden Rekonvaleszenten und bei fast allen alten Leuten; ja sogar die echten epithelialen-tubulären, rein degenerativen Nierenerkrankungen zeichnen sich durchaus nicht immer durch eine gute, klinisch sichere vaskuläre Schrumpfniere, durchaus nicht immer durch eine schlechte Milchzuckerausscheidung aus. Andererseits finden wir Verlängerung der Jodausscheidung bei rein vaskulären Prozessen und bei Fällen, die sicherlich keine nennenswerte Schädigung der Tubulifunktion erkennen lassen, Kochsalz z. B. sehr gut ausscheiden, und umgekehrt normale Jodausscheidung bei schwerer histologischer Veränderung der Tubuli.

Ebensowenig sagt der nach dem Ausfall der Milchzuckerausscheidung abzuschätzende Grad der Gefäßschädigung irgend etwas über das Wasserabscheidungsvermögen der Niere oder gar über die Schwere der Erkrankung aus.

Wenn aber die Ausscheidung der körperfremden Stoffe unter pathologischen Verhältnissen nicht einmal parallel geht mit der unendlich viel wichtigeren Ausscheidung der körpereigenen Stoffe, so verliert die Methode jede praktische Bedeutung. Denn selbst gesetzt den Fall, wir könnten mit Hilfe der Schlayerschen Methode zur topischen Diagnostik wirklich vaskuläre (nicht glomeruläre) und tubuläre Funktionsstörungen unterscheiden, so würde bei der Vielartigkeit der vaskulären Schädigungen mit der Beobachtung der verlängerten Milchzuckerausscheidung noch nichts gewonnen sein. Das ohnehin so symptomreiche Krankheitsbild wird um ein zuviel und darum zu wenig sagendes Symptom bereichert, und es bleibt alles zu tun, um ein Urteil über den Ort, die Art, den Grad und den Verlauf der Krankheit zu gewinnen.

Die Resultate der Methode stehen demnach in keinem Verhältnis zu dem Risiko und der aufzuwendenden Arbeit. Die Milchzuckerprobe löst bei hämorrhagischen Nephritiden oft sichtbare Verschlimmerung, erhebliche Steigerung der Hämaturie aus. Dabei ist die Methode der quantitativen Milchzuckerbestimmung so kompliziert, zeitraubend und erfordert so kostspielige Apparate, daß sie in der Praxis ganz undurchführbar ist.

Diesen praktischen Bedenken gegenüber wollen theoretische Einwände wie die folgenden wenig besagen, aber es ist nicht ohne Interesse zu sehen, welche Hilfshypothesen wiederum nötig sind, um die klinisch beobachteten Tatsachen unter das Joch der Filtrationsresorptionstheorie zu beugen:

„Nach den Untersuchungen Freys wird ein Teil des durch den Glomerulus ausgeschiedenen Kochsalzes schon normalerweise wieder rückresorbiert, und zwar im Austausch gegen sezernierte Substanzen, und es wird darnach um so mehr NaCl wieder rückresorbiert, je mehr harnfähige Substanzen durch die Tubuli sezerniert werden. Dieser Austausch von Kochsalz gegen sezernierten Stoff soll nach Frey auch Ursache der Kochsalzretention bei Nephritiden sein.

Frey stellt sich vor, daß in diesem Falle mehr harnfähige Substanzen zur Ausscheidung gelangen und daher mehr Kochsalz rückresorbiert werden muß" (Borchardt).

Diese Annahme erscheint selbst den Anhängern der Freyschen Theorie „ganz willkürlich". Borchardt glaubt statt dessen, daß bei tubulären Schädigungen eine vermehrte Rückresorption von NaCl stattfindet. „Diese vermehrte Rückresorption ist als physikalischer Vorgang anzusehen, der den elektiven der Rückresorption von Wasser allein, wie er in der Norm angenommen werden muß, dann ersetzt.

Die Niere kann bei tubulärer Erkrankung eine Konzentrationsarbeit nicht mehr durch Rückresorption von Wasser aufbringen, weil mit dem Wasser stets NaCl resorbiert wird.

Die Nierenarbeit ist dann hinsichtlich der Wasser- und Kochsalzausscheidung als eine Danaidenarbeit anzusehen: unermüdlich schöpfen die Bowmannschen Kapseln provisorischen Harn aus den Glomerulusschlingen; aber ebenso rastlos rinnt der provisorische Harn wieder aus den Kanälchen in die Blutgefäße zurück, und nur ein relativ geringer Anteil davon kommt zur Ausscheidung."

Die Bedingungen, unter denen bei Ausfall der vitalen Rückresorption von Wasser durch die Tubuli, — die nach Frey ja auch das Wasser sezernieren, — ein Zurückfließen des provisorischen Harnes in die Blutbahn stattfindet, „können nur in einem Druckgefälle zwischen dem Druck des provisorischen Harnes und dem in den Vasa efferentia herrschenden Druck gegeben sein. Durch den starken Wasserverlust (!) in den Glomerulusschlingen herrscht in den Vasa efferentia offenbar nur ein sehr niedriger Druck, so daß es möglich ist, daß ein solches Druckgefälle zustande kommt, das die Wiederaufnahme des provisorischen Harns in die Blutbahn zur Folge hat." — —

Wir brauchen nicht nochmals in eine Kritik der physikalischen Theorie einzugehen, um auf Grund des Mitgeteilten zu der Überzeugung zu gelangen, daß sie für die Erklärung der örtlichen Verteilung der Harnbereitung ebenso versagen muß, wie für die Erklärung der normalen Nierenfunktion. Dagegen scheint es endlich an der Zeit zu prüfen, ob es möglich ist, auf dem Boden der Sekretionstheorie eine Vorstellung über die Arbeitsverteilung in der gesunden Niere zu gewinnen, und ob sich darauf eine örtliche Diagnose der Funktionsstörung in der erkrankten Niere aufbauen läßt.

Für diesen Zweck wäre zunächst die Frage zu entscheiden, ob die Sekretion der einzelnen harnfähigen Stoffe so lokalisiert werden kann, daß die einen etwa nur durch den Glomerulus, die anderen nur durch den Tubulus ausgeschieden werden.

Diese Frage ist schwer zu beantworten und experimentell nur beim Frosch nach Ausschaltung der Glomeruli durch Unterbindung der Nierenarterie bzw. durch Ausschaltung der Tubuli nach Unterbindung der Pfortader zu prüfen, oder aber mittelst der Methode der isolierten Durchströmung eines der beiden Gefäße, wie sie Cullis angewandt hat.

Aus derartigen Experimenten geht hervor, daß Wasser, Harnstoff und Salze sowohl von den Glomeruli, als von den Kanälchen geliefert werden können. Es ist auch von vornherein nicht einzusehen, warum sich das Epithel der Bowmannschen Kapseln prinzipiell bezüglich seiner selektiven Aufnahmefähigkeit für harnfähige Stoffe anders verhalten soll, als das Kanälchenepithel; ist doch das Knäuelepithel histologisch eine direkte Fortsetzung des Tubulusepithels. Bei der Entwicklung der Niere wächst die Gefäßknospe des Glomerulus in das blinde Ende der Kanälchenanlage hinein, beim Embryo und Neugeborenen ist das Knäuelepithel noch kubisch, und selbst beim reifen Individuum lassen sich noch die allmählichen Übergänge des zylindrischen Kanälchenepithels in das flache Knäuelepithel nachweisen. Mopurgo konnte sogar bei — paarweise durch Bauchnaht vereinigten — Parabioseratten, bei denen durch Exstirpation dreier Nieren eine starke Hypertrophie der restierenden vierten Niere erzeugt worden war, nach Abtrennung des nierenlosen Partners die interessante Beobachtung machen, daß das kubische Kanälchenepithel sich weit in den Anfangsteil, den „Übergangstrichter" des Glomerulus fortsetzte und ganz allmählich in das flache Knäuelepithel überging.

Es wird also da, wo über den Bedarf Nierengewebe zur Verfügung steht, das Glomerulusepithel dem des Tubulus ähnlicher. Das Gegenstück dazu sehen wir da, wo weniger Nierengewebe, als dem Bedarf entspricht, zur Verfügung steht. Bei Niereninsuffizienz verliert das Epithel der Tubuli seine kubische Gestalt, und wir sehen es endothelartig nach Art des Glomerulusepithels die erweiterten Kanälchen auskleiden. Es wird also da, wo unter dem Bedarf, d. h. zu wenig Nierengewebe zur Verfügung steht, das Tubulusepithel dem des Glomerulus ähnlicher.

Darnach erscheint die Vorstellung gerechtfertigt, daß das Knäuelepithel einer funktionellen Anpassung seine membranartige Gestalt verdankt, aber prinzipiell, was seine Anspruchsfähigkeit für Diuresereize und seine Aufnahmefähigkeit für Wasser und gelöste Stoffe betrifft, sich nicht unterscheidet von dem kubischen Kanälchenepithel, von dem es abstammt.

Wir nehmen daher an, daß beide Abschnitte sich nicht unterscheiden in dem, was sie sezernieren, sondern nur in dem, wie sie sezernieren, und zwar wie sie sezernieren können und wie nicht.

Die Höchstleistungen sind grundverschieden, und beide sind auf verschiedene Höchstleistungen spezifisch eingerichtet.

Die Höchstleistung des Glomerulus besteht in der Ausscheidung ungeheurer Mengen reinen Wassers ohne feste Bestandteile in kürzester Zeit. Das höchste, was wir bei einem Wasserversuch gesehen haben, war 1 Liter! in $^1/_2$ Stunde.

Die morphologische Sondereinrichtung der Glomeruli für diese erstaunliche Leistung besteht in der Verdünnung und Oberflächenvergrößerung der sezernierenden Membran, vor allem aber in einer raffinierten Anordnung der Blutversorgung durch ein unmittelbar an eine Arterie angeschlossenes Kapillarnetz von größter Oberflächenwirkung auf kleinstem Raum.

Durch diese Einrichtung ist die Möglichkeit einer ganz außerordentlichen Steigerung der Blutstromgeschwindigkeit in den Knäueln gegeben, und damit für die zarte Epithelmembran die Vorbedingung erfüllt, um aus sehr großen, mit enormer Geschwindigkeit vorbeischießenden Blutmengen in sehr kurzer Zeit große Wassermengen entnehmen zu können.

Die Höchstleistung der Tubuli dagegen besteht in der Ausscheidung möglichst großer Mengen fester Bestandteile ohne Wasser und ohne Steigerung der Blutstromgeschwindigkeit.

Die morphologische Sondereinrichtung der Tubuli besteht in der kubischen Gestalt. Der Protoplasmareichtum des Kanälchenepithels, sein Vermögen, Farbstoffe und alle zur Ausscheidung bestimmten Substanzen zu speichern und aus dünnster Lösung zu konzentrieren, spricht dafür, daß die spezifische Eigenart des Tubulusepithels in dieser Fähigkeit besteht, im Zelleibe harnfälliges Material zu verdichten und in einer weit höheren Konzentration, als sie im Blute vorhanden ist, zu sezernieren.

Diese Fähigkeit setzt gewissermaßen Raum voraus und Mat rial, Protoplasma, das die an kolloidale Granula adsorbierten oder in Vakuolen gespeicherten, wasserlöslichen Substanzen von der Basalmembran der Zelle entfernt, an deren Bürstensaum transportiert, und durch lipoide (?) Umhüllung vor dem osmotischen Druck des Lymph- und Blutstromes schützt. Ohne diesen Schutz, z. B. in einer dünnen Membran, wie ihn der Zellbelag des Glomerulus darstellt, und die wir doch als wasserdurchlässig ansehen müssen, ist eine Konzentrationsarbeit kaum denkbar.

Wir nehmen daher an, daß die charakteristische Variabilität der normalen Nierenfunktion dadurch zustande kommt, daß der zarte Epithelbelag des Glomerulus bei Wasserangebot infolge der enorm reichlichen Blutpassage rasch imstande ist, große Mengen Wasser zu entleeren, und daß das Tubulusepithel imstande ist, bei Trockenkost die harnfälligen Substanzen in großer Menge aus dem Blut- und Lymphstrom abzufangen, in ihren hohen Epithelien quasi in fester Form zu speichern und bei langsamem Transport in hoch konzentrierter Lösung zu sezernieren.

Unsere Auffassung erhält in letzter Stunde eine wesentliche Stütze durch die Untersuchungen Leschkes, dem es gelungen ist, auf histochemischem Wege die normalen Harnbestandteile, wie Kochsalz, Phosphat, Harnstoff, Harnsäure sowohl, als auch körperfremde wie Jod, Ferrocyansalze in der Niere am Orte ihrer Ausscheidung selbst nachzuweisen, wenn vorher das Blut damit angereichert wurde.

Er fand die Glomeruli und ihre Kapselräume stets vollkommen frei von histochemisch nachweisbarer Substanz, dagegen waren die Harnkanälchen, die gewundenen wie die geraden, stark angefüllt mit den spezifischen Niederschlägen der betreffenden Salze.

Nach seiner Meinung zeigen die mikroskopischen Bilder mit größter Deutlichkeit, daß Kochsalz, Harnstoff, Phosphate usw. lediglich in den Harnkanälchen ausgeschieden werden, nicht aber in den Glomeruli.

Das letztere beweisen diese Bilder nun freilich nicht, sie beweisen nur, daß die Konzentration dieser Substanzen bis zur Möglichkeit der Sichtbarmachung ausschließlich in den Tubulis erfolgt.

Leschke fügt später selbst hinzu: Die Glomeruli sondern nur das Wasser in physiologischer Lösung ab. Die geringen Mengen von Salz und anderen Harnbestandteilen, die einer physiologischen Lösung entsprechen, werden durch die Glomeruli abgeschieden.

Diese Mengen sind nun aber, wenigstens was das Kochsalz anbetrifft, keineswegs gering, und es könnte leicht die ganze Tagesmenge dieses Salzes in physiologischer Lösung durch die Glomeruli ausgeschieden werden. Es erscheint daher auch begreiflich, daß die absolute NaCl-Ausscheidung bisweilen parallel der Harnmenge und nicht gleichsinnig mit der Ausscheidung der anderen Stoffe verläuft.

Ob die Fähigkeit der Verdünnung, wie Leschke behauptet, auch den spezifischen sezernierenden Zellen der Harnkanälchen zukommt, das geht aus seinen Versuchen ebensowenig hervor, wie die Absonderung des Wassers in physiologischer Lösung durch die Glomeruli.

Wir können uns allerdings noch gar keine Vorstellung machen, wie die lebende Zelle des Glomerulusepithels bei der reinen Wasserausscheidung den Durchtritt von Salzen verhindern, und wie die des Tubulusepithels Konzentrationsarbeit leisten und die konzentrierte Lösung schützen kann vor dem osmotischen Druck der Gewebssäfte, d. h. vor dem Bestreben des Wassers, aus der dünneren Lösung durch eine halbdurchlässige Wand hindurch in die konzentriertere Lösung zu diffundieren und in ihr soviel mehr Raum einzunehmen, als durch die gelöste Substanz in Anspruch genommen wird.

In völliger Übereinstimmung mit Höber, — dessen vortreffliche Darstellung der physikalischen Chemie in der Physiologie der Resorption und Sekretion bemerkenswerterweise in dem Handbuch „Physikalische Chemie und Medizin“ entschieden gegen die physikalische und für die Sekretionstheorie eintritt, — faßt Lichtwitz die kolloidalen Stoffe des Harnes als das Material auf, an dem sich in der Zelle die Konzentrations- und Sekretionsprozesse abgespielt haben. Er findet, daß die Kolloidmenge des Harnes mit seiner molaren Konzentration parallel geht und gibt der Auffassung Raum, daß in der Nierenzelle verschiedene Kolloide vertreten sind, die sich durch ihre Reaktionsfähigkeit für die einzelnen Sekretionsstoffe unterscheiden.

Nach dieser Vorstellung wäre sogar eine partielle Erschöpfung der Nierenzelle, ihre Verarmung an ganz bestimmten, nur für eine einzige Teilfunktion differenzierten Kolloiden und damit eine partielle Herabsetzung des Konzentrations- und Ausscheidungsvermögens für einzelne Stoffe denkbar. Von diesem Gesichtspunkte aus könnte man von neuem die Frage prüfen, ob bei vorhandener „Insuffizienz" der Tubuli durch fortgesetzte einseitige Belastung, z. B. durch Chlor- oder Harnstoffgaben, künstlich eine Herabsetzung des Ausscheidungsvermögens für die betreffende Substanz erzielt werden kann.

Die Ergebnisse einmaliger Belastungsproben, die bis jetzt für das Vorkommen einer einseitigen Herabsetzung der Chlor- oder Harnstoffdurchlässigkeit ins Feld geführt werden, berücksichtigen bei unterwertiger Chlorausscheidung nicht die extrarenale Chlorretention, bei überwertiger Chlorausscheidung nicht den wesentlichen Konzentrationsunterschied von Kochsalz und Harnstoff im Blute, von denen ersteres nur 2—3 mal, letzterer etwa 50 mal so konzentriert im Harne erscheint (vgl. auch Heffter und Siebeck).

Außerdem wird diese Frage noch kompliziert durch die Tatsache, daß unter bestimmten Bedingungen auch eine Verdrängung eines Salzes von der Ausscheidung durch ein anderes beobachtet werden kann; z. B. die Verdrängung des Kochsalzes durch eine Harnstoffbelastung und umgekehrt. (Vgl. die Kurven S. 65.)

Praktisch viel bedeutungsvoller ist die Frage der „Erschöpfung" der Nierenzelle, d. h. der Kanälchenepithelien überhaupt, ohne Rücksicht auf die „Partialkolloide".

Ob man von einer „Ermüdung" der Niere bzw. der Nierengefäße (Schlayer) sprechen kann, wenn die Niere auf große Dosen von Diuretika nicht mehr anspricht, ist eine andere, noch gänzlich ungeklärte Frage. Ich meine hier eine universelle Erschöpfung in dem Sinne, daß durch die Funktion oder ungenügende Wiederanbildung der Vorrat an Kolloidmaterial erschöpft werden kann. Derartiges kommt, wie wir glauben, vor.

Wenn unsere Vorstellung richtig ist, daß das Geheimnis der Konzentration in dem Protoplasmareichtum der Epithelzellen liegt, so müssen wir mit Abnahme des Protoplasmas, — wenn das Tubulusepithel dem des Glomerulus ähnlicher wird —, auch eine Abnahme des Konzentrationsvermögens erwarten. Das ist in der Tat der Fall. Wir werden später noch öfter darauf zurückkommen.

Das führt uns zurück zu der Frage, was jeder der beiden Komponenten nicht leisten kann.

Nach dem eben Gesagten werden wir uns nicht wundern, daß die Glomeruli nicht konzentrieren, nicht mehr als höchstens ein blutisotonisches Sekret liefern können. Wie sollten sie auch ein höher konzentriertes Sekret vor dem osmotischen Drucke des Blutes schützen können? Wir finden denn auch klinisch in allen den Fällen, in denen die Tubuli nicht mehr konzentrieren können, einen blutisotonischen Harn, dessen Konzentration die erhaltenen Glomeruli bestenfalls noch erniedrigen, aber nicht erhöhen können.

Schwieriger zu beantworten ist die Frage nach der Grenzleistung der Tubuli in bezug auf die Verdünnung, ihre Fähigkeit der Wasserausscheidung, die ja Lindemann dem Kanälchenepithel und seinen spezifischen Nephrocyten ausschließlich zuschreibt.

Eine Lösung durch das Tierexperiment hat sie noch nicht gefunden —, ich erinnere an die S. 21 erwähnten Versuche von Lindemann und ihre Beanstandung —, weil wir keine Möglichkeit kennen, künstlich die Glomeruli ganz sicher von der Sekretion auszuschließen. Aber wir brauchen dazu gar nicht das Experiment am Tier, die Natur macht es uns am Menschen vor. Es gibt ein Krankheitsbild, bei dem alle Glomeruli durch vollständige Blutleere von der

Mitwirkung an der Harnabsonderung sicher ausgeschaltet sind, das ist die akute und subakute diffuse Nephritis.

Hier müssen die Kanälchen allein die Harnabscheidung leisten, und es lehrt die klinische Beobachtung, daß sie unter diesen Umständen, eine ausreichende kollaterale Blutversorgung vorausgesetzt, eine gewisse Zeit lang nicht nur normal konzentrieren, sondern auch Wasser abscheiden können, und zwar in ungefähr normaler 24stündiger Menge. Während sich aber ihr Konzentrationsvermögen — was nicht gleichbedeutend ist mit der jeweiligen Konzentration — als normal erweist, weicht ihr Wasserabscheidungsvermögen — trotz anscheinend normaler Harnmenge — gewaltig von dem der Glomeruli ab. Sie können nur langsam, — zu langsam —, nicht schnell, nur gleichmäßig und nicht dem wechselnden Angebot entsprechend, und nicht reines Wasser, sondern nur eine Lösung von Blutkonzentration ausscheiden. Das erscheint wieder durchaus begreiflich, denn es fehlt ihnen die Sondereinrichtung, die eine Beschleunigung des vorbeifließenden Blutes ermöglicht.

Wir kommen also zu folgender Vorstellung:

1. Die Glomeruli und die Tubuli scheiden dieselben gelösten Substanzen, aber in verschiedener Konzentration aus.
2. Die Sonderleistung der Kanälchen ist die Konzentration.
3. Die Sonderleistung der Glomeruli ist die Verdünnung.
4. Die Konzentration über den osmotischen Druck des Blutes erfordert Material, Raum und Zeit und erfolgt, auch ohne Steigerung der Blutstromgeschwindigkeit, in dem kubischen Epithel der Kanälchen.
5. Die Sondereinrichtung dafür besteht in dem Protoplasmareichtum des Epithels.
6. Die Verdünnung weit unter dem osmotischen Druck des Blutes erfordert die rasche und reichliche Absonderung großer Mengen reinen Wassers und kann nicht ohne entsprechende Steigerung der Blutstromgeschwindigkeit zustande kommen.
7. Die Sondereinrichtung dafür besteht in der eigenartigen Anordnung und Einstülpung eines Kapillarbuketts in die zarte Membran des Glomerulus.
8. Die Höchstleistung der Knäuelmembran bezüglich der Konzentration fester Stoffe ist wegen ihrer Protoplasmaarmut eine blutisotonische Lösung.
9. Die Höchstleistung der Kanälchen bezüglich der Wasserausscheidung ist eine blutisotonische Lösung.

Wenn wir diese Vorstellung auf das Problem der örtlichen Diagnostik partieller Funktionsstörungen anwenden und von der elektiven Störung der Kochsalzausscheidung, die nach Koranyi zur Knäuelinsuffizienz gehört, in Wirklichkeit aber extrarenal bedingt wird, absehen, so müßten wir ganz ähnlich, wie dies Koranyi und seine Schüler getan haben:

bei glomerulären Erkrankungen die Entleerung eines hochkonzentrierten Harnes und die Unfähigkeit der raschen Wasserabgabe,

bei tubulären Erkrankungen die Entleerung eines dünnen Harnes bei erhaltenem Verdünnungs-, aber geschädigtem Konzentrationsvermögen erwarten.

Die klinische Erfahrung lehrt aber, daß nicht selten gerade das Gegenteil zutrifft.

Ist denn aber jene Erwartung überhaupt berechtigt? Sie könnte doch nur zutreffen bei Aufhebung der Funktion des einen und unverändertem Intaktbleiben der Funktion des anderen Partners. Wir können aber doch bei einer

Erkrankung nicht ohne weiteres die vollständige Ausschaltung der Glomerulus- oder Tubulusfunktion erwarten, sondern müssen mit Veränderungen der Funktion, Schädigung derselben rechnen.

Eine Schädigung der Glomerulusmembran brauchte z. B. die Funktion der Wasserausscheidung nicht aufzuheben, sie könnte aber den Charakter der normalerweise sezernierenden Membran im Sinne einer Filtrationsmembran ändern, sie wie für Eiweiß, so auch für andere Stoffe abnorm durchlässig machen. Es würde sich dann dem konzentrierten Tubulussekret ein ungehemmtes, blutisotonisches Filtrat beigesellen und eine Konzentrationsunfähigkeit vorgetäuscht werden, während in Wirklichkeit nur die Unfähigkeit einen sehr dünnen Harn abzusondern, also eine Verdünnungsunfähigkeit besteht.

Eine Schädigung der Tubuli könnte das Vermögen der Zelle herabsetzen, ihren Inhalt vor dem osmotischen Druck des Blutes bzw. des Harnes zu schützen. Sie würde damit, wie bei der Natriumfluoridvergiftung die harnwärts gerichtete Membran im Sinne einer toten Diffusionsmembran ändern. Das Resultat wäre zwar eine Aufhebung des Konzentrations-, aber auch eine Schädigung des Verdünnungsvermögens infolge eines Konzentrationsausgleiches durch Diffusion zwischen Harn und Blut.

In beiden angenommenen Fällen würde jede der beiden Partialschädigungen in dem gleichen Sinne wirken, daß das Verdünnungs- und das Konzentrationsvermögen leidet, und die normale Variabilität der Nierenfunktion aufgehoben wird.

Auf Grund dieser rein theoretischen Überlegung können wir demnach folgern: Wenn es Nierenkrankheiten gibt, welche die Durchlässigkeit der harnwärts gerichteten Membranen eines der beiden Hauptabschnitte ändern, so müssen sich die Harnbefunde in beiden Fällen gleichsinnig ändern, und es besteht keine Hoffnung, darauf eine topische Diagnostik der Erkrankung aufzubauen.

Aber der positive Befund müßte doch beweisen! Bei gut erhaltenem Wasserausscheidungs- und Verdünnungsvermögen sollten wir doch erwarten, eine Glomeruluserkrankung, bei gut erhaltenem Konzentrationsvermögen eine Tubuluserkrankung ausschließen zu können. Aber auch das ist nicht der Fall.

Wenn wir nichts erwarten, sondern voraussetzungslos den klinischen und histologischen Befund vergleichen, so können wir finden:

1. Störung der Wasserausscheidung und der Verdünnung, ohne Erkrankung der Glomeruli, z. B. bei Wassersucht.

2. Gut erhaltene Wasserausscheidung bei sicherer Erkrankung der Glomeruli, z. B. bei herdförmiger Nephritis und chronischer diffuser Nephritis.

3. Schlechte Konzentration ohne eigentliche Erkrankung der Tubuli bei sicherer Erkrankung der Glomeruli, z. B. bei diffuser Nephritis, bei Verkleinerung der gesunden Niere.

4. Gute Konzentration ohne Veränderungen der Glomeruli bei schwerer Erkrankung der Tubuli, z. B. bei der Nephrose.

Die Ursache dieses wechselvollen und scheinbar bizarren Verhaltens der Niere liegt in folgendem:

1. Eine histologisch nachweisbare Erkrankung schließt eine gute Funktionsfähigkeit nicht aus, und umgekehrt, das Fehlen einer — qualitativen — „Erkrankung" schließt eine — quantitativ — schlechte Leistung nicht aus.

2. Es kann daher bei gut erhaltener Wasserabscheidung, gutem Verdünnungs- und gutem Konzentrationsvermögen eine Erkrankung der Niere vorliegen, über deren Lokalisation allein auf Grund der Ausscheidung ein Urteil nicht gewonnen werden kann.

3. Die tatsächliche Leistung ist nicht identisch mit der möglichen Höchstleistung, und nur nach dieser können wir das Leistungsvermögen beurteilen.

Um die Höchstleistung zu erzielen, müssen wir erst adäquate Bedingungen für diese schaffen und in jedem Falle prüfen, ob diese Bedingungen gegeben oder zu schaffen sind. Wir suchen dies zu erreichen durch den Wasser- und Konzentrationsversuch. Aber selbst dabei braucht die beobachtete Wasserausscheidung und Konzentration nicht die Höchstleistung darzustellen und nicht dem Ausscheidungs- und Konzentrationsvermögen zu entsprechen.

a) Die Wasserausscheidung hängt von dem endogenen Wasserangebot ab, und dieses wird nicht nur von der exogenen Wasserzufuhr, sondern auch von dem endogenen Wasserwechsel zwischen Blut und Gewebe bestimmt.

Die Fähigkeit zur Höchstleistung hängt ferner ab von der Blutstromgeschwindigkeit in den Glomerulis. Daher kann eine Störung des endogenen Wasserangebotes, z. B. die Neigung zu Ödem sowohl, als auch eine allgemeine Verlangsamung des Blutstromes eine Knäuelinsuffizienz vortäuschen, die tatsächlich nicht besteht.

Ein schlechter Ausfall des Wasserversuchs ist also nur dann auf wirkliches Unvermögen, auf Knäuelinsuffizienz zu beziehen, wenn nicht extrarenale Faktoren verhindern, daß die Bedingungen für die Höchstleistung der Glomeruli zustande kommen. Eine wirkliche Knäuelinsuffizienz kann wieder auf einer — renal bedingten — Störung der Durchblutung der Knäuel und auf Abnahme der Zahl der gut durchbluteten Knäuel beruhen.

b) Die Höchstleistung der Konzentration setzt eine gewisse Ruhigstellung der Glomeruli voraus. Eine Herabsetzung des exogenen Wasserangebotes schließt aber eine Steigerung des endogenen Wasserangebotes nicht aus.

Es kann daher trotz Trockenkost eine glomeruläre Polyurie bestehen, die ihrerseits auf einer abnorm beschleunigten Zirkulation in den Glomerulis, oder auf Ödemresorption, oder auf Verminderung der Zahl der sekretorischen Elemente beruhen kann.

Ein schlechter Ausfall des Konzentrationsversuches ist daher nur dann auf Unvermögen, auf Tubuliinsuffizienz zu beziehen, wenn nicht extrarenale oder renale Faktoren verhindern, daß die Bedingungen zur Höchstleistung zustande kommen.

Eine wirkliche Konzentrationsunfähigkeit kann ganz allgemein auf eine Abnahme des Gesamtprotoplasmas der Tubuli bezogen werden. Diese kann unabhängig von der Funktion der Glomeruli zustande kommen, oder aber die Folge der Glomeruliinsuffizienz sein.

4. Denn die beiden Komponenten stehen in inniger funktioneller und trophischer Abhängigkeitsbeziehung zueinander. Sie können sich gegenseitig vertreten und sind so aufeinander angewiesen, daß die zu einem untergehenden Glomerulus gehörenden Kanälchen kollabieren und der — Inaktivitäts — Atrophie anheimfallen. Ja auch der primäre Untergang des Harnkanälchens hat schließlich auch eine Inaktivitätsatrophie des zugehörigen Glomerulus zur Folge.

Die isolierte Störung einer Partialfunktion bleibt also auf die Dauer nicht ohne Einfluß auf die andere Teilfunktion.

Dementsprechend leiden bei allen länger dauernden Erkrankungen entweder keine der beiden oder beide Teilfunktionen der Niere.

Die Frage nach dem Orte der Funktionsstörung ist daher diagnostisch unfruchtbar und praktisch von geringer Bedeutung.

Von großer Bedeutung ist dagegen die Feststellung, was die Niere als Ganzes leistet, und wieweit die Gesamtleistung der Nieren dem Bedürfnis des Organismus genügt.

b) Die Niereninsuffizienz.

Im folgenden handelt es sich um die gesetzmäßige Abweichung der Nierenfunktion, d. h. der Harnabsonderung, wenn das Gesamtorgan „insuffizient" ist. Diese Fragestellung ist erst in den letzten Jahren, wohl zuerst von Koranyi schärfer ins Auge gefaßt worden. Sie wird in dem Lehrbuche von Senator aus dem Jahre 1906 z. B. noch gar nicht erwähnt. Wir haben aber den Eindruck gewonnen, daß die Frage der Niereninsuffizienz in den Vordergrund des Interesses gestellt werden muß. Sie zieht als „roter Faden" durch das Labyrinth der pathologischen Physiologie und Klinik der Nierenkrankheiten und gibt für die allgemeine Betrachtung wie für den einzelnen Fall eine Orientierung von fundamentaler Bedeutung.

Man hat früher und bis heute als Folgen der Niereninsuffizienz fast ausnahmslos die Urämie, das Ödem und die Blutdrucksteigerung angesehen, und in beiden letzteren Hilfsreaktionen des Organismus gesehen, welche der Kompensation der Niereninsuffizienz dienen. Diesen wichtigsten Folgeerscheinungen der Nierenerkrankungen soll eine besondere Besprechung gewidmet werden, und wir werden in den folgenden Kapiteln zeigen, daß jede von ihnen auch ohne Niereninsuffizienz auftreten kann, und daß eine schärfere Definition des Begriffes der Niereninsuffizienz auch für diese schwierigen Teilprobleme von großer Bedeutung ist.

F. Müller sagt in seinem bekannten Referat: „Unter dem Namen Niereninsuffizienz hat man das Unvermögen der Niere zu verstehen, die harnfähigen Stoffe ebenso schnell und ebenso vollständig zu eliminieren, als dies bei der gesunden Niere der Fall ist, und zwar sehen wir gesetzmäßig, daß in den leichteren Graden der Insuffizienz die Ausscheidung nur verzögert ist, während sie in den schwereren Graden nur unvollständig geschieht und zu einer Anhäufung der Exkretionsprodukte in den Körpersäften führt. Die Niereninsuffizienz kann sich sowohl auf das Wasser, wie auf die festen Bestandteile erstrecken."

Eine Störung der Wasserausscheidung beweist nun, wie oben erwähnt, noch keineswegs eine Störung des Wasserausscheidungsvermögens. Aber selbst diese allein darf noch nicht als Niereninsuffizienz bezeichnet werden, sondern nur als Teil-Funktionsstörung. Es kann eine hochgradige Störung der Wasserausscheidung und des Wasserausscheidungsvermögens bestehen, auch ohne „Niereninsuffizienz".

Koranyi hat von Anfang an unter dem von ihm eingeführten Namen der Niereninsuffizienz „denjenigen Zustand des Organismus verstanden, der herbeigeführt wird, wenn die gesamte Nierenfunktion hinter den Bedürfnissen des Organismus zurückbleibt."

Er sah die Hauptaufgabe der Nieren darin, die Störung des osmotischen Gleichgewichtes auszugleichen, welche der Organismus erleidet einerseits durch die Nahrungs- und Flüssigkeitszufuhr und andererseits durch den Stoffwechsel, in welchem große Moleküle unter Erhöhung ihres osmotischen Druckes zerkleinert werden. Von diesem einseitigen Standpunkt ausgehend, bediente er sich vorwiegend oder ausschließlich der physikalisch-chemischen Methoden der Kryoskopie und der Messung der elektrischen Leitfähigkeit des Harnes und des Blutes, wobei durch die Gefrierpunktsbestimmung der osmotische Druck, d. h. die Zahl der in echter Lösung befindlichen Moleküle und Ionen, ausschließlich des Eiweißes, bestimmt wird, durch die Auswertung des elektrischen Leitungswiderstandes die Zahl der Ionen, also der größte Teil der anorganischen Bestandteile der Lösung.

Die überschwänglichen Hoffnungen, die man auf die Anwendung der physikalisch-chemischen Methoden, besonders auf die Methode der Kryoskopie für die Beurteilung der Nierentätigkeit gesetzt hat, und die eine unübersehbare Fülle von Einzeluntersuchungen gezeitigt haben, sind, wie v. Noorden in dem vortrefflichen Kapitel „die Krankheiten der Nieren" in seinem Handbuch der Pathologie des Stoffwechsels ausgeführt hat, in wenigen Jahren bedenklich abgeflaut. Sein Urteil lautet: „Wenn uns Kryoskopie und elektrischer Leitungswiderstand lehren, daß diese Größen im nephritischen Harn häufig kleiner sind als normal, daß sie starken Schwankungen unterliegen, und daß Wasser-, Kochsalz-, Harnstoff- (bzw. Eiweiß-) Zufuhr bei dem einen Nierenkranken eine entsprechende Reaktion der Harnkonzentration hervorruft, beim anderen nicht oder ungenügend, so ist damit alles angedeutet, was die neuen Methoden bisher gelehrt haben. Sie haben nur einen neuen physikalischen Ausdruck für längst bekannte klinische und chemische Tatsachen gebracht. Es war ein Schwelgen in Zahlen, weiter nichts, und es ist lebhaft zu begrüßen, daß in letzter Zeit vor Überschätzung der Kryoskopie eindringlich gewarnt wurde."

Mag diese Auffassung auch für einen großen Teil der kryoskopischen Literatur gelten, so unterschätzt sie doch die Bedeutung der neuen Tatsachen und Gesichtspunkte, welche Koranyi und seine Schule zutage gefördert hat. Es bedeutet doch einen großen Fortschritt, daß Koranyi die wesentliche qualitative Abweichung der pathologischen Nierentätigkeit von der normalen erkannt hat, die er in folgende Regeln zusammenfaßt:

1. Die Molekularkonzentration des Harnes ist gleichmäßiger.
2. Die Konzentration der einzelnen verschiedenen Harnbestandteile schwankt ebenfalls zwischen engeren Grenzen.
3. Der Einfluß des Stoffwechsels auf die Nierentätigkeit ist geringer, und kommt, wenn derselbe überhaupt nachweisbar ist, verspätet zum Vorschein.
4. Das Maximum und das Minimum der möglichen molekularen Konzentration des Harnes rücken derjenigen des Blutes näher.
5. Die Permeabilität der Nieren für gelöste Moleküle nimmt ab.
6. Die Permeabilität der Nieren für Wasser nimmt ab.
7. Die physiologische gegenseitige Unabhängigkeit der Wasserdiurese und der Ausscheidung gelöster Stoffe geht je nach dem Grade der unter 4. erwähnten Störung mehr oder weniger vollständig verloren.

Es ist v. Noorden ohne weiteres zuzugeben, daß uns die Kryoskopie nicht mehr sagt, wie das spezifische Gewicht nach Ausfällung der Albuminate aus dem Harn. Es fehlte aber bis dahin der Vergleich mit dem spezifischen Gewichte des eiweißbefreiten Blutes, und es blieb der kryoskopischen Methode vorbehalten, das wichtige Gesetz von der Einstellung der pathologischen Nierentätigkeit auf Blutisotonie zu entdecken.

Bei Koranyi finden sich auch schon Hinweise auf die Bedeutung der Belastungsversuche, die späterhin (Mohr u. a. A.) eine größere Rolle gespielt haben, und er spricht bereits von der Möglichkeit, daß die Funktionsstörung erst durch Beobachtung der Ausscheidung während einer Erhöhung der Zufuhr kenntlich wird. Dabei passiert ihm freilich die für die Einseitigkeit seiner Auffassung bezeichnende Übertreibung, daß er bei einem von Künzel aus dem Münchener klinischen Institute mitgeteilten Nephritiker eine pathologische Nierensekretion daraus erkennen will, daß sämtliche sechs auf eine Zulage von 11,26 g NaCl zweistündlich gelassenen Harnportionen 2,15—2,21 % Kochsalz enthielten, während bei einer gesunden Kontrollperson die erste Portion nur 1,87, alle übrigen 2,19—2,13 % Kochsalz enthielten. Statt die Leistungsfähigkeit der kranken Niere, die schon in der ersten Probe um 0,3 $^0/_0$ mehr Kochsalz ausschied, als die gesunde Kontrollperson, zu bewundern, nimmt er deshalb an, daß die Veränderlichkeit der Harnkonzentration pathologisch herabgesetzt war.

Im übrigen finden wir aber bei Koranyis Schülern, Kövesi und Roth-Schulz in ihrer umfangreichen und sorgfältigen Studie „Die Pathologie und Therapie der Niereninsuffizienz bei Nephritiden" schon die wichtige Beobachtung hervorgehoben, daß bei der Insuffizienz des Gesamtorganes die Variabilität der Harnausscheidung vollständig verloren geht. Sie kleiden die Tatsache in folgende Vorstellung: „In schweren Fällen fließt beständig wenig und immer dem Blute gleich konzentrierte Knäuelflüssigkeit den Kanälchen zu, welche (selbst erkrankt) diese Konzentration nur mit einem geringen Werte heben können. Diese Arbeit vollführen sie aber ununterbrochen durch den beständigen Reiz der sich anhäufenden Zerfallsprodukte dazu angeregt. Das Resultat ist trotz der veränderlichsten Ansprüche ein von Tag zu Tag, ja von Stunde zu Stunde identische Konzentration des sehr hyposthenurischen Harnes nicht nur an den gesamten (Gefrierpunkt), sondern auch an den einzelnen gelösten Teilen, d. h. ein vollkommener Parallelismus der Elimination des Wassers und der gelösten Teile nebst bedeutender Retention der beiden, indem bald die eine (Hydrämie), bald die andere (Molekülretention, hyperosmotischer Druck) überwiegt."

Scheinbar stimmen diese Resultate ganz mit dem überein, was wir selbst als Typus der absoluten Niereninsuffizienz, z. B. bei der sekundären Schrumpfniere beobachtet und beschrieben haben. Doch erweckt die Angabe der beiden Autoren, daß diese Konstanz der Harnabscheidung und Fixation der Konzentration von ihnen gerade bei den schwerst ödematösen Formen der sog. parenchymatösen Nephritiden beobachtet worden sind, den Verdacht, daß es sich in ihren Fällen um eine Form der Hyposthenurie gehandelt hat, die man als falsche bezeichnen könnte, und die extrarenal bedingt wird. Bei diesen hochgradig ödematösen Nierenerkrankungen verwischt das Verhalten der Gefäße der Peripherie alle Schwankungen der exogenen Wasser- und Nahrungszufuhr, und es ist wohl anzunehmen, daß in solchen Fällen die endogene Zufuhr harnfähigen Materials aus den Ödemdepots ebenso konstant erfolgt, wie die Diurese.

Ferner verdient noch als eine wichtige und wertvolle Neubeobachtung der Koranyischen Schule hervorgehoben zu werden, daß der osmotische Druck des Harnes bei schweren Fällen von Niereninsuffizienz sich in der Höhe des osmotischen Druckes des Blutes einstellt, so daß also die Molekularkonzentration des Blutes als Nullpunkt anzusehen ist, von dem aus das Vermögen der Verdünnung und der Kondensation zu beurteilen ist.

Endlich ist als wichtiges und neues Resultat der Anwendung der physikalisch-chemischen Methoden auf die Nierenpathologie durch Koranyi und seine Schüler noch die Beobachtung hervorzuheben, daß bei der Niereninsuffizienz der Gefrierpunkt des Blutes, d. h. seine molekulare Konzentration ansteigt; und Koranyi hat bereits durch Untersuchung der Leitfähigkeit des Blutserums, welche bei der Niereninsuffizienz nicht merklich erhöht ist, festgestellt, daß der Zuwachs der molekularen Konzentration des Blutserums bei der Niereninsuffizienz nicht auf Elektrolyte, sondern auf organische Körper zurückzuführen ist. Koranyi hat ferner bereits gefunden, daß der Gefrierpunkt des Blutes durch zwei in entgegengesetzter Richtung wirksame Faktoren bestimmt wird: die Molekularkonzentration vergrößert sich im Verhältnis zur Schwere der Störung der Nieren und wird verringert im Verhältnis zur Wasserretention.

Erstaunlich dürftig sind andererseits bei Koranyi die praktischen Konsequenzen der physikalisch-chemischen Untersuchungsergebnisse bei Nierenkrankheiten.

„Eine Zunahme der molekularen Konzentration des Blutserums, welcher eine größere Gefrierpunktserniedrigung, als etwa 0,58° entspricht, und welche nach Sauerstoffdurchleitung durch das Blut bestehen bleibt, bedeutet bei Nierenkranken, daß die Nieren den Bedürfnissen des Stoffwechsels nicht vollkommen entsprechen, daß also eine Niereninsuffizienz vorhanden ist. Ein normaler Blutgefrierpunkt bedeutet dagegen nicht, daß die Nieren suffizient sind, denn es kann auch eine der Retention gelöster Moleküle entsprechende Wasserretention zur Ursache einer normalen molekularen Konzentration werden. In diesen Fällen ist aber der Wassergehalt des Serums erhöht, und kann die Niereninsuffizienz aus der Abnahme des spezifischen Gewichts des Serums erkannt werden (Kövesi und Suranyi). Einfacher kann die Hydrämie aus dem Refraktionsindex des Serums erkannt werden."

Die von ihm selbst aufgeworfene Frage: „Braucht die innere Medizin die auf Grund der Kryoskopie des Blutes aufgestellte Diagnose der Niereninsuffizienz in der Praxis, oder nicht?" beantwortet Koranyi mit Nein. Die Kryoskopie kann durch die Refraktometrie ersetzt werden; wenn wir neben der Refraktometrie noch die Schwankungen des Körpergewichts berücksichtigen, so erlangen wir eine annähernde und den praktischen Bedürfnissen entsprechende Orientierung über die Wasserretention und die Wasserverteilung zwischen dem Blute und den Geweben.

„Brauchen wir die Kryoskopie des Harnes als diagnostisches Hilfsmittel in der inneren Medizin? Ebenfalls nicht. Anatomische Diagnosen liefert sie nicht. Für funktionelle Diagnosen reicht die der Retention, also die Bestimmung der Refraktion des Serums, neben den altbewährten klinischen Untersuchungen aus."

„Ist Hydrämie, Wasserretention oder Wassersucht vorhanden, so wissen wir, daß die Permeabilität der Nieren für gelöste Moleküle, speziell für Elektrolyte gelitten hat, und daß sich das Harnvolum den Bedürfnissen des Wassergleichgewichts nicht anpaßt oder nicht angepaßt hat. Ist weder Wassersucht noch Hydrämie vorhanden, so wissen wir, daß das Gegenteil der Fall ist. Mehr brauchen wir aber meistens nicht."

Koranyi glaubt mit Recht, „daß der größte Gewinn, den wir der jetzt erlangten eingehenderen Kenntnis der pathologischen Nierentätigkeit und der Nierenwassersucht verdanken, auf dem Gebiete der Diätetik liegt, deren Aufgabe die Bekämpfung der Retention ist und durch eine Anpassung des Stoffwechsels an die Nierenfunktion gelöst werden kann".

Zusammenfassend sagt Koranyi, „daß zur Feststellung der Diät eines wassersüchtigen oder auch nur hydrämischen Kranken die Kenntnis seines Harnvolums, des Gehaltes des Harnes an Kochsalz (eventuell an Elektrolyten) und an Stickstoff erforderlich ist. Die Zufuhr an diesen Stoffen hat sich der Ausfuhr anzupassen, und ist der durch Eiweiß nicht gedeckte Teil des Kalorienbedarfes besonders durch Kohlehydrate zu decken."

Man hat seitdem vielfach geglaubt, allein auf Grund der Bestimmung des Gefrierpunktes des Blutes einen Schluß auf die Funktionsfähigkeit der Nieren ziehen zu dürfen. Den Leitsätzen Kümmels, „eine Zunahme der Gefrierpunktserniedrigung von minus 0,58° bis minus 0,60° und darüber zeigt an, daß beide Nieren mangelhaft funktionieren; umgekehrt läßt die normale Blutkonzentration doppelseitige Funktionsstörung von vornherein ausschließen", ist aber vielfach widersprochen worden, und es sind Fälle beobachtet worden, wo trotz normalen Gefrierpunktes Niereninsuffizienz und trotz erhöhter Molekularkonzentration des Blutes Suffizienz der Nieren bestand.

Die Verwendung der Kryoskopie des Blutes als Reagens auf Niereninsuffizienz wird noch dadurch erschwert, daß auch bei Nichtnierenkranken gelegentlich Erhöhungen der Molekularkonzentration des Blutes, und daß bei schweren Kachexien und Anämien Verringerungen derselben gefunden wurden.

Da wir heute wissen, daß an der Erhaltung und Regulierung des osmotischen Gleichgewichtes des Blutes auch, und zwar in erster Linie die Kapillaren und Gewebe des ganzen Organismus beteiligt sind, und daß die Erhöhung der Molekularkonzentration des Blutes bei Niereninsuffizienz vor allem durch Harnstoffretention erfolgt, erscheint es logischer und zweckmäßiger, statt der molekularen Konzentration des Blutes die Stickstoffretention im Blute zu bestimmen.

Nachdem sich herausgestellt hatte, daß die Gefrierpunktsbestimmung des Harnes allein ebensowenig wie die des Blutes allein ein sicheres Urteil über die Nierenfunktion gestattet, hat man beide Zahlen miteinander in Beziehung gebracht, und Léon Bernard hat z. B. als Methode der Prüfung auf Niereninsuffizienz folgende empfohlen:

Man bestimmt den Gefrierpunkt des Serums und gleichzeitig den des Urins — gewöhnlich nüchtern — und das Harnvolum von 24 Stunden. Der Quotient $\frac{\Delta \text{ des Urins}}{\Delta \text{ des Serums}} = r$ entspricht der Aktivität des Epithels. Diese multipliziert mit der Harnmenge $r \cdot V = R$ repräsentiert die molekulare Elimination; sie beträgt normalerweise 3 bis 5000 und soll in Fällen von Niereninsuffizienz herabgesetzt sein.

Wenn die Ergebnisse der physikalischen Untersuchungsmethoden keinen nachhaltigeren Einfluß auf die Lehre von den Nierenkrankheiten ausgeübt haben, so lag das an der einseitigen Auffassung, welche die wichtigste Aufgabe der Niere in der Erhaltung des osmotischen Gleichgewichtes sah. Die Folge war die Einseitigkeit der Methode und das „Schwelgen in Zahlen": Man multiplizierte den Gefrierpunkt des Harnes mit der Harnmenge, glaubte aus der Größe des Produktes = Valenzzahl die Nierenarbeit berechnen zu können und schuf die Begriffe Polyvalurie und Oligovalurie. Man dividierte die Valenzzahl mit 61,3, — der Gefrierpunktserniedrigung einer 1 $^0/_0$igen Kochsalzlösung —, und berechnete so das Kochsalzäquivalent. Man subtrahierte davon den NaCl-Gehalt des Harnes und berechnete das Kochsalzäquivalent der Nicht-Chloride. Man dividierte den Gefrierpunkt des Harnes mit seinem prozentischen Kochsalzgehalt und zog weittragende Schlüsse aus dem Quotienten $\frac{\Delta}{\text{NaCl}}$.

Nachdem wir wissen, wie sehr gerade die NaCl-Ausscheidung von extrarenalen Faktoren abhängig ist, haben diese Berechnungen allen Wert verloren.

Für die Praxis ist überdies die Kryoskopie als Methode zur Feststellung des Grades der Niereninsuffizienz viel zu umständlich.

Und daß der gute Gedanke der Koranyischen Schule, die konzentrierende und verdünnende Kraft der Niere zu prüfen, nicht zur genügenden Geltung und praktischen Verwertung kam, lag an dem Mangel eines brauchbaren Systems der Nierenkrankheiten.

Das praktische Resultat: — bei parenchymatöser Nephritis ist die konzentrierende Kraft stark vermindert, die diluierende Kraft stark vermindert, bei interstitieller Nephritis ist die konzentrierende Kraft weniger vermindert, die diluierende Kraft fast normal — kann man, je nachdem, was man unter den beiden Namen versteht, ebensogut umkehren und fast mit mehr Recht das Gegenteil behaupten, wie Grünwald dies denn auch getan hat.

Man hat verschiedentlich versucht, die Ausscheidungsdauer körperfremder Substanzen als einfaches Reagens auf Niereninsuffizienz zu benutzen. So ist aus der Müllerschen Klinik empfohlen worden, die Dauer der Ausscheidung von 0,5 Jodkali zu prüfen: „Bei Gesunden ist die Jodausscheidung nach einmaliger Gabe von 0,5 Jodkali in 28 bis 38 Stunden erledigt, bei unkompensierten Herzfehlern dauert sie etwas länger an, bis 60 Stunden. Die Verzögerung der Jodausscheidung scheint bei Nierenkranken fast konstant vorzukommen. Sie dürfte eine der bequemsten Proben auf Niereninsuffizienz sein". Leider läßt auch diese Methode, deren Durchführung in der Praxis nur geringe Schwierigkeiten bietet, oft genug im Stich, wie im speziellen Teil ausführlicher dargelegt werden wird.

Die Schlayerschen Methoden erheben gar nicht den Anspruch, ein Urteil über Niereninsuffizienz zu gestatten.

Die von den Urologen mit Vorliebe verwendeten Farbenmethoden geben wohl einen guten Anhaltspunkt für den Vergleich der beiden Nieren desselben Individuums untereinander, aber als Methode zur Prüfung der Nierenfunktion bei doppelseitigen Nierenerkrankungen haben sie entweder keinen Eingang in die interne Medizin gefunden, oder sie sind wie die Methylenblauprobe wieder verlassen worden.

Die Methylenblauprobe, von Kuttner zuerst empfohlen, in Frankreich von Achard und Castaigne eingeführt und besonders eingehend von Albarran und Léon Bernard geprüft, hat sich als wenig brauchbar erwiesen.

Es wird 1 ccm einer Methylenblaulösung 1: 20 intramuskulär eingespritzt, nach Entleerung der Blase. Danach muß der Urin halbstündlich gelassen werden, später zweistündlich, und man bestimmt den Beginn, die Dauer, die Menge und die Variation der Ausscheidung. Da das Methylenblau zum Teil auch in einer ungefärbten Form als Leukoderivat ausgeschieden wird, so muß der Urin erst noch nach Ansäuerung mit Essigsäure gekocht werden, um das Chromogen in Blau überzuführen.

Es ist unnötig, auf die Einzelheiten der Methode einzugehen. Besondere Erwähnung verdient, daß von Bard, Léon Bernard, Friedrich Müller u. a. bei der sog. parenchymatösen Nephritis eine abnorm rasche und gute Ausscheidung des Methylenblaus, bei der sog. interstitiellen Nephritis eine verschlechterte Ausscheidung beobachtet wurde, was insofern von Belang ist, als Koranyi gerade bei der parenchymatösen Nephritis die schlechteste Nierenfunktion gefunden hatte. Daraus geht hervor, daß entweder die Ausscheidung der körperfremden Substanzen nichts über die Funktion der Niere, oder die Bezeichnung parenchymatöse Nephritis nichts über die Art der Erkrankung aussagt.

In neuester Zeit ist zur Funktionsprüfung der Niere von Gerarghty und Rowntree die Phenolsulfophthalein-Methode empfohlen worden. Dieses Salz des Phenolphthalein wird in alkalischer Lösung tiefrot. Man injiziert nach Angabe der amerikanischen Autoren intravenös oder intramuskulär 1 ccm = 6 mg und fängt den Harn in alkalischer Flüssigkeit auf. Der Farbstoff tritt schon nach wenigen Minuten im Harn auf, und die Ausscheidung soll nach etwa zwei Stunden so gut wie beendet sein. Die Menge des ausgeschiedenen Farbstoffes wird quantitativ mit Hilfe des Autenriethschen Kolorimeters bestimmt, und es kommt bei der Prüfung der Nierenfunktion sowohl auf den Zeitpunkt des ersten Auftretens der Farbe, als auch besonders auf die quantitative Bestimmung der ausgeschiedenen Farbstoffmenge an (Heß).

Aus unseren eigenen Beobachtungen (Strauchenbruch) geht hervor, daß sehr schlechter Ausfall der Probe stets bei ausgesprochenen Fällen von Niereninsuffizienz gefunden wird, die auch ohne die Farbstoffprobe auf Grund unserer einfachen klinischen Methoden mit Sicherheit zu erkennen sind.

Eine mäßige Verschlechterung der Farbstoffausscheidung finden wir auch bei Fällen von Herzinsuffizienz und von reiner Hypertonie, bei denen sicherlich keine Niereninsuffizienz besteht.

Die degenerativen Nierenerkrankungen zeichnen sich durch eine sehr gute Ausscheidung des Farbstoffes aus, vorausgesetzt, daß die Injektion intravenös vorgenommen wird. Bei intramuskulärer Einspritzung kann die der Ödembereitschaft eigene Störung des Resorptionsvermögens die Ausscheidung des Farbstoffes unkontrollierbar verlängern, woraus sich die Notwendigkeit ergibt, stets intravenös zu injizieren.

Wir haben nicht den Eindruck gewonnen, daß uns die Phenolsulfophthalein-Methode mehr sagt, wie unsere einfachen klinischen Methoden. Jene bietet vielleicht den Vorzug, daß man auch bei bewußtlosen Kranken rasch den Grad etwa bestehender Niereninsuffizienz ermitteln kann. Doch läßt sich in solchen Fällen, in denen sowieso katheterisiert werden muß, die Tatsache, daß Niereninsuffizienz besteht, auch leicht an dem spezifischen Gewicht des Harnes erkennen.

Die Prüfung des Ausscheidungsvermögens für körperfremde Substanzen kann uns bestenfalls eine Störung der Nierenfunktion nachweisen; eine solche ist aber keineswegs gleichbedeutend mit dem, was wir klinisch als Niereninsuffizienz bezeichnen. Um die Ausschläge derartiger Methoden verwerten zu können, müßte man die Methode erst förmlich eichen, d. h. ihre Resultate mit bekannten Graden von Niereninsuffizienz vergleichen. Vorläufig setzen diese Methoden voraus, was erst zu beweisen ist, daß das Ausscheidungsvermögen für körperfremde Stoffe parallel geht mit dem für die körpereigenen, harnpflichtigen Substanzen.

Wenn das Wesen der Niereninsuffizienz in einem Mißverhältnis zwischen Leistung und Anforderung besteht, so müssen wir die Leistung mit der Anforderung vergleichen. Dabei können wir die Beobachtung machen, daß eine Niereninsuffizienz auch dann schon bestehen kann, wenn die Ausfuhr quantitativ der Einfuhr entspricht, aber qualitativ von der Art der normalen Ausfuhr abweicht. Wir sprechen nämlich auch dann schon von Niereninsuffizienz, wenn die Niere ihre Arbeit nicht in der normalen Zeit vollbringt, die harnpflichtigen Stoffe nicht prompt, sondern verzögert ausscheidet.

Wir können nun Fälle beobachten, bei denen trotz bestehender Niereninsuffizienz die Gesamtleistung wächst bei wachsenden Ansprüchen, und andererseits Fälle, bei denen die Leistung innerhalb von 24 Stunden nur bei bescheidensten Ansprüchen quantitativ genügt, bei gesteigerter Anforderung dagegen versagt. Im ersteren Falle wird die Anhäufung der Exkretionsprodukte im Blute sich auf einer konstanten und niedrigen Höhe halten, im letzteren Falle unaufhörlich steigen bis zu einer Höhe, die mit dem Leben nicht mehr vereinbar ist.

Wir werden daher eine relative, mit dem Leben erträgliche, und eine absolute Insuffizienz, die zum Tode führen muß, unterscheiden und nur dann eine absolute Insuffizienz annehmen können, wenn trotz größtmöglichster Herabsetzung der Anforderungen die Leistung nicht genügt, um das Ende aufzuhalten.

Es fragt sich nun, wie weit man die Ansprüche an die Niere herunterschrauben kann, um sie in Einklang mit der verminderten Leistungsfähigkeit zu bringen, und welche Exkretionsprodukte sich bei absoluter Insuffizienz der Niere im Blute anhäufen.

Der Quantität nach kommen nur Wasser, Kochsalz und Stickstoff in Betracht, und bei jeder Niereninsuffizienz ist das Ausscheidungsvermögen für alle drei Substanzen, wenn auch vielleicht nicht für jede in gleichem Grade geschädigt. Bei manchen Formen von Niereninsuffizienz, kommt auch eine Wasser- und Kochsalzretention im Blute vor, die das Herz schwer gefährden kann, besonders dann, wenn keine Ödembereitschaft besteht. Der Grad der Retention ist aber, da die Kapillaren und Gewebe für Aufrechterhaltung einer ungefähr normalen NaCl-Konzentration sorgen, nicht sicher zu beurteilen, zumal wir noch keine Methode besitzen die Gesamtblutmenge genau zu bestimmen. Vor allem aber läßt sich eine Wasser- und Kochsalzretention im Blute im Gegensatz zur Stickstoffretention leicht vermeiden.

Wir können, um die Anforderungen an die Niere auf das äußerste herabzusetzen, die Einfuhr von Wasser und Salz in hohem Maße einschränken, Erbrechen und Durchfälle können die Retention von Wasser und Salz unmöglich machen. Andererseits können ungeheure Quantitäten von Wasser und Salz in unschädlicher Form in Ödemen und serösen Ergüssen abgelagert werden, und wir können hochgradige Störungen der Wasser- und Kochsalzausscheidung beobachten, ohne daß eine Unfähigkeit der Niere, sie auszuscheiden, die Ursache wäre. Man kann demnach die Retention von Kochsalz und Wasser nicht als Kriterium der Niereninsuffizienz anerkennen, wir können sie gewissermaßen als ungefährlich ansehen oder wenigstens eine gefährliche Retention durch Einschränkung der Zufuhr verhüten. Dagegen können wir weder durch Einschränkung der Eiweißzufuhr, noch durch reine Kohlehydratfettnahrung, noch durch Nahrungsentziehung verhüten, daß sich Produkte des endogenen Eiweißstoffwechsels anhäufen, wenn die Niere versagt. Wir können daher, wie schon eingangs erwähnt, mit Recht als die einzig lebenswichtige Funktion der Niere, deren Versagen den Tod bedingt, die Ausscheidung der Eiweißabbauprodukte ansehen.

Obwohl wir nicht sicher wissen, welche Abbauprodukte des Eiweißes die tödliche Vergiftung herbeiführen, so lehrt doch die Erfahrung am Krankenbett, daß nur diejenigen Nierenkranken an der Niere, d. h. an Niereninsuffizienz sterben, bei welchen die Stickstoffausscheidung versagt und der Nichteiweiß-Stickstoff oder Rest-Stickstoff (Strauß) im Blute sich anhäuft. Wir können daher den Grad der Stickstoffretention im Blute ungefähr als Maßstab für den Grad der Niereninsuffizienz betrachten. Es ist aber nicht möglich, eine Zahl anzugeben und zu sagen, bei welchem Prozentgehalt von Reststickstoff im Blute man von einer absoluten Niereninsuffizienz reden kann. Doch wächst die Gefahr der Niereninsuffizienz mit der Höhe des Reststickstoffes, und aus dem Vergleich der Stickstoffretention im Blute mit der Stickstoffausscheidung im Harn wird man im Einzelfalle den Zustand richtig beurteilen können.

Der Rest-N im Gesamtblute beträgt normalerweise 20—40 mg in 100 Blut[1]). Er steigt schon beim Gesunden bei reichlicher Stickstoffzufuhr oder bei Wasserentziehung und fällt bei stickstoffarmer Kost oder bei reichlicher Wasserzufuhr.

Der Rest-N kann bei oligurischen Herzkranken, bei denen das Blut infolge der Ödemtendenz wasserarm wird, auf Werte von 60 mg und mehr ansteigen, Werte, die bei einer polyurischen Schrumpfniere schon eine relative Niereninsuffizienz beweisen. Umgekehrt finden wir bei sehr gut kompensierter Niereninsuffizienz und mäßiger Stickstoffzufuhr unter Umständen den Rest-N noch an der oberen Grenze der Norm, doch steht dann dieser Wert nicht im Verhältnis zu der Polyurie, die in gleichem Maße beim Gesunden durch die gleiche Wasserzufuhr ausgelöst, den Rest-N auf einen subnormalen Wert herabdrücken würde. In solchen Fällen steigt der Rest-N bei Einschränkung der Flüssigkeitszufuhr.

Bei extremer Wasserverarmung des Organismus kann auch bei gesunden Nieren trotz erhaltener Konzentrationsfähigkeit die Harnabsonderung

---

[1]) Wir sind gewohnt, als Rest-N die Menge Gesamtstickstoff zu bezeichnen, die mittelst Kjeldahl im vollständig enteiweißten Blute oder Serum gefunden wird. In Frankreich wird der Rest-N als Harnstoff berechnet. Da die Molekulargewichte N : Ur sich wie 28 : 60 verhalten, so müßten die in Harnstoff ausgedrückten Rest-N-Zahlen der Franzosen etwa doppelt so groß sein, als unsere Stickstoffzahlen. Tatsächlich sind sie aber fast identisch, weil beim Normalen der wirkliche Harnstoffgehalt des Rest-N etwa 50—60% des Gesamtstickstoffes beträgt, und bei der in Frankreich üblichen gasometrischen Bromlaugenmethode im wesentlichen nur der Harnstoff bestimmt wird. Das hat insofern einen Vorzug, als bei wachsender Stickstoffretention der Anteil des Harnstoffes an Rest-N zunimmt und mehr als 80—90% betragen kann. Infolgedessen sind bei pathologischer Erhöhung der Rest-N-Werte, die Harnstoffzahlen tatsächlich doppelt so groß, als jene, so daß den Maximalzahlen von 250—300 mg Rest-N-Harnstoffwerte von 500—600 mg in 100 Blut entsprechen. In Zukunft wird es sich daher empfehlen, entweder beide Werte oder nur den Grad der wirklichen Harnstoffretention zu bestimmen. Unser Laboratoriumsvorstand Dr. Lesser hat sich dafür der Haldane-Barcroftschen gasanalytischen Mikromethode bedient, ebenso Siebeck, der das Verfahren eingehend beschreibt.

so stark unterdrückt werden, daß der Rest-N auf die höchsten bei Niereninsuffizienz beobachteten Werte ansteigt. Wir haben derartiges mehrmals bei Cholera nostras bzw. Paratyphus gesehen. Durch überreiche Harnstoffgaben kann man ferner beim Hunde — und auch beim Menschen — den Rest-N auf recht hohe Werte treiben, trotz ungestörter Nierenfunktion.

Von solchen ganz extremen Verhältnissen abgesehen sind die Schwankungen des Rest-N beim Gesunden bei freier Flüssigkeitszufuhr sehr gering, und größere Schwankungen der Eiweißzufuhr geben nur außerordentlich kleine Ausschläge. Anders beim Nierenkranken mit Niereninsuffizienz.

Widal hat schon auf die höchst auffallende Erscheinung aufmerksam gemacht, daß die Höhe des Harnstoffspiegels im Blute beim „Brigthiker" von der Eiweißzufuhr abhängig ist, und daß bei Steigerung der Eiweißzufuhr der Harnstoffgehalt des Blutes allmählich, und zwar bei verschiedenen Fällen in verschiedenem Maße wächst, bis zu einem bestimmten, individuellen Niveau, bei dem wieder Gleichgewicht zwischen Einfuhr und Ausfuhr erreicht wird.

Dieses für den einzelnen Fall typische Verhältnis zwischen Harnstoffgehalt des Blutes und Eiweißgehalt der Nahrung hat Widal als Index der Harnstoffretention bezeichnet. Er hält den Anstieg des Ureaspiegels im Blute direkt für einen regulatorischen Mechanismus, dank dessen die Nierenfunktion sich bessert. Die Niere gewinnt dadurch wieder die Permeabilität, die nötig ist, um die genügende Ausfuhr des Harnstoffes zu garantieren. „Pour triompher de la résistance, que les reins opposent au passage de l'urée, le sang se surcharge d'une certaine quantité de cette substance."

Wir halten es nicht für richtig, hier von einem zweckmäßigen Vorgang und von einer Besserung der Nierenfunktion durch die RN-Erhöhung zu sprechen, sondern wir halten diese für den Ausdruck der verminderten Anspruchsfähigkeit der Nieren für den Diuresereiz des Blutharnstoffes, und wir müssen annehmen, daß die schwer geschädigten Organe nur langsam und erst auf abnorm gesteigerte Diuresereize mit einer Steigerung der Leistung antworten. Je schwerer die Niereninsuffizienz, um so geringer ist der Einfluß der Eiweißzufuhr auf die Diurese, um so weniger gelingt es, durch Eiweißentziehung den RN-Spiegel herabzudrücken.

In dieser auffallenden Erscheinung, daß die Anspruchsfähigkeit der Niere für den Diuresereiz des Blutharnstoffs bei azotämischen Formen abnimmt, liegt es begründet, daß uns der exakteste Stoffwechselversuch, die genaueste Bilanz zwischen N-Ein- und N-Ausfuhr keinen Aufschluß geben kann über den Grad der Niereninsuffizienz. Es kann ein tadelloses N-Gleichgewicht bestehen bei konstanter Erhöhung des Rest-N im Blute.

Wir haben übrigens beobachtet, daß bei den Fällen des III. Stadiums, wenn Ödeme — die ja bekanntlich den Rest-N in derselben Konzentration enthalten, wie das Blut — bestanden und zur Resorption gebracht wurden, regelmäßig ein vorübergehender Anstieg des Rest-N im Blute erfolgte, in einigen Fällen zu erstaunlicher Höhe, was gleichfalls für eine verminderte Anspruchsfähigkeit und gegen einen regulatorischen Mechanismus spricht.

Es wäre sehr erwünscht, wenn man die Beziehung zwischen Rest-N im Blute und N-Ausscheidung im Harne rechnerisch zum Ausdruck bringen und den Grad der Niereninsuffizienz aus der Spannung zwischen beiden berechnen könnte. Einen interessanten Versuch hat Ambard in dieser Richtung gemacht. Seine drei Gesetze lauten:

1. Wenn die Niere den Harnstoff in einer konstanten Konzentration abscheidet, so ist die auf 24 Stunden berechnete Harnstoffausscheidung proportional dem Quadrat der Harnstoffkonzentration im Blute.

$$D_1 : D_2 = Ur_1^2 : Ur_2^2 \text{ oder: } \frac{Ur}{\sqrt{D}} = K,$$

wobei Ur den Harnstoffgehalt im Blute, $D = V \cdot C$ das Produkt aus der auf 24 Stunden berechneten Harnmenge V und der im Versuch erhaltenen Harnstoffkonzentration C bedeutet.

Mit andern Worten, wenn die Harnstoffkonzentration im Blute im Verhältnis 1 : 2 : 3 wächst, so wächst die berechnete 24stündige Harnstoffausscheidung im Verhältnis 1 : 4 : 9.

Da hier von Ambard angenommen wird, daß die Harnstoffkonzentration des Harnes konstant (maximal) ist, so läßt sich das erste Gesetz vielleicht besser so formulieren: $V_1 \cdot C : V_2 \cdot C = V_1 . V_2 = Ur_1^2 : Ur_2^2$, d. h. bei gleichen Harnstoffkonzentrationen im Harn verhalten sich die stündlichen Harnmengen wie die Quadrate der Harnstoffkonzentrationen im Blute.

Beispiel: Wenn die Harnstoffkonzentration 1%, die 24stündige Harnmenge 1000 beträgt bei einem Rest-N von 20 mg Harnstoff, so müßte die Harnmenge bei einem 5 mal größeren Rest-N von 100 mg Harnstoff im Blute 25 Liter betragen.

2. Das zweite Gesetz von Ambard lautet:

Wenn bei konstantem Harnstoffgehalt des Blutes die Harnstoffkonzentrationen im Harne variieren, so ist die berechnete 24stündige Harnstoffausscheidung umgekehrt proportional der Quadratwurzel aus der Harnstoffkonzentration im Urin.

$\frac{D_1}{D_2} = \frac{\sqrt{C_2}}{\sqrt{C_1}}$, wobei $D = V \times C$ wieder die 24stündige Harnstoffausscheidung, d. h. das Produkt aus der berechneten 24stündigen Harnmenge V und der beobachtenden Konzentration C bedeutet.

Um die Beziehungen zwischen Harnmenge und Konzentration besser zum Ausdruck zu bringen, kann man die Formel auch folgendermaßen schreiben:

$$\frac{V_1 \times C_1}{V_2 \times C_2} = \frac{\sqrt{C_2}}{\sqrt{C_1}} \text{ oder } \frac{V_1}{V_2} = \frac{C_2 \cdot \sqrt{C_2}}{C_1 \cdot \sqrt{C_1}} = \frac{(\sqrt{C_2})^3}{(\sqrt{C_1})^3}$$

Ein Beispiel macht dieses zweite Gesetz verständlicher. Wenn sich C_1 zu C_2 wie 4 : 1 verhalten, so müssen sich nach dem II. Gesetz von Ambard die 24stündigen Harnstoffmengen, (d. h. $V_1 \times C_1 : V_2 \times C$) umgekehrt proportional verhalten den Quadratwurzeln aus den Konzentrationen, also wie 1 : 2 und die Harnmengen müssen sich verhalten wie 1 : 8. Das heißt bei vierfach dünnerer Konzentration wird doppelt so viel Harnstoff und 8 mal so viel Harn ausgeschieden, vorausgesetzt daß der Rest-N in beiden Fällen gleich ist.

Auf Grund dieser Formel berechnet Ambard die Harnstoffausscheidung D_{25} bei einer Standardkonzentration von 25‰ Harnstoff:

$$\frac{D_{25}}{D} = \frac{\sqrt{C}}{\sqrt{25}} \text{ oder } D_{25} = D \times \frac{\sqrt{C}}{5}.$$

3. Gesetz: **Wenn die Harnstoffkonzentration im Blute und im Harne variiert, so ist das „Harnstoffdébit"**, (d. h. die berechnete 24stündige Harnstoffausscheidung $= V \times C$) **direkt proportional dem Quadrat der Harnstoffkonzentration im Blute und umgekehrt proportional der Harnstoffkonzentration im Urin.**

Nach dem vorhergehenden Gesetz kann die Harnstoffausscheidung auf die Standardkonzentration von 25‰ umgerechnet werden. Der Wert für $D\,25 = \frac{D \times \sqrt{C}}{5}$ in die Formel des ersten Gesetzes eingesetzt ergibt die constante uréosécrétoire:

$$\frac{Ur}{\sqrt{D_{25}}} = \frac{Ur}{\sqrt{\frac{D \times \sqrt{C}}{5}}} = K.$$

Diese Konstante beträgt nach Ambard beim Gesunden etwa 0,07. Da man im allgemeinen wohl geneigt ist, derartige Gesetze und Berechnungen mit großem Mißtrauen zu betrachten, so möchte ich ein Beispiel aus der Arbeit von Ambard und Weill anführen:

Conditions de l'expérience	Matin à jeun.	En période digestive après ingestion de 20 gr d'urée dans du lait.
Durée de l'expérience	36 minutes.	36 minutes.
Volume des urines émises pendant l'expérience v	24 c. c.	78 c. c.

Volume des urines rapportées aux 24 heures V	960 c. c.	3 120 c. c.
Concentration de l'urée dans l'urine C .	13,07	30gr,41
Débit rapporté aux 24 heures D = V × C	12gr,55	94,gr87
Débit rapporté aux 24 heures et à la concentration étalon de 25 ‰ $D25 = \frac{D \times \sqrt{C}}{5}$	$\frac{12,55 \times 3,63}{5} = 9,37$	$\frac{94,87 \times 5,51}{5} = 104,54$
Urée du sérum	0gr,21	0gr,72
Constante d'excrétion uréique $K = \frac{Ur}{\sqrt{D25}}$	$\frac{0,21}{3,01} = 0,069$	$\frac{0,72}{10,22} = 0,07$

Zur Berechnung der Konstante läßt man den Patienten am besten nüchtern die Blase vollständig entleeren, notiert genau die Zeit, läßt nach genau bestimmter Zeit ($1^1/_2$—2 Stunden) die Blase wiederum ganz entleeren, nachdem man in der Zwischenzeit Blut für die Rest-N-Bestimmung entnommen hat, und bestimmt Volumen und N-Konzentration der zeitlich genau abgegrenzten Urinportion. Aus Volumen und Zeit wird die Harnmenge für 24 Stunden berechnet.

Ambard gibt selbst an, daß die Methode nicht mehr anwendbar ist bei Azotämien über 1 g per Liter, und daß die Konstante versagt bei Oligurie, z. B. bei kardial bedingter, aber auch, wie Ambard besonders hervorhebt, bei der „relativen" Oligurie der großen Azotämien, d. h. bei den schweren Formen von Niereninsuffizienz, die nicht mehr durch Polyurie den Konzentrationsausfall kompensieren können.

Danach ist schon von vornherein die Konstanz der Beziehungen zwischen Blut-Harnstoff und Harnstoffausscheidung nur bei relativer Niereninsuffizienz zu erwarten. Man braucht nur an die auffallende Unveränderlichkeit der Harnstoffausscheidung bei manchen Fällen von Niereninsuffizienz, die ohne rasche Änderung des Rest-N-Spiegels viel N retinieren können, zu denken, um von vornherein darüber klar zu sein, daß die konstanten Beziehungen zwischen Blut- und Harnstoffstickstoff nur dann möglich sind, wenn N-Gleichgewicht besteht.

Ambard behauptet, daß sich für alle harnfähigen Substanzen das gleiche Verhältnis zwischen ihrer Konzentration im Blute und ihrer Ausscheidung im Harn nachweisen lasse, und daß die einzelnen sekretorischen Konstanten identisch sind, wenn man die gefundenen Harnkonzentrationen der betreffenden Substanz auf Konzentrationen umrechnet (nach Gesetz II), die mit der Standardkonzentration von 25‰ Harnstoff isotonisch sind, d. h. bei Jod auf 52, bei Zucker auf 75, bei Chlor auf 14,75‰. Auf Grund der Identität der Konstanten berechnet Ambard für die Substanzen, die eine „Schwelle" haben, den überschwelligen Wert E; z. B. für Chlor nach der Formel

$$\frac{E}{\sqrt{\frac{D \times \sqrt{C}}{\sqrt{14,75}}}} = K,$$

wobei K, die Konstante der Harnstoffabscheidung wie oben ermittelt wird.

Der überschwellige Wert $E = K\sqrt{D_{14,75}}$. Die Schwelle erhält man dann durch Abziehen des überschwelligen Wertes E vom Chlorgehalt des Blutes.

Vor der rauhen Wirklichkeit der mächtigen, extrarenalen Einflüsse auf die Chloridausscheidung dürfte die geistreiche Theorie von der Schwelle als der Seele und dem ultimum moriens der Niere nicht lange Bestand haben. Die Nachprüfung wird sich zunächst an die Substanzen ohne Schwelle zu halten haben.

Es wäre aber insbesondere von großem Interesse die Frage nachzuprüfen, ob sich bei Gesunden und bei leichteren Graden von Niereninsuffizienz diese merkwürdigen gesetzmäßigen Beziehungen zwischen Harnstoffspiegel im Blute und Harnstoffausscheidung bestätigen lassen.

Für die Praxis würde besonders wichtig sein, daß man auf Grund der Angaben von Ambard unter Verzicht auf die Berechnung der für jeden einzelnen Fall spezifischen „Konstante" in einfacher Weise berechnen könnte, wieviel Harnstoff bei einem bestimmten Rest-N ausgeschieden werden müßte.

Ambard hat gezeigt, daß der Normale, dessen Azotämie auf 1,05 g Harnstoff in 1000 Blut künstlich gesteigert wird, wirklich soviel Harnstoff in der Stunde abscheidet, daß das für 24 Stunden berechnete débit 225 g beträgt, was der normalen „Konstante" von 0,07 entspricht.

$$\frac{\text{Ur}}{\sqrt{\text{D}}} = \text{K gibt, wenn Ur 1, D 225 ist, } \frac{1}{15} = 0{,}07.$$

Wenn nun ein Azotämiker bei einem Rest-N von 1,0 Urea in 1000 Blut nur 25 g Harnstoff absondert, so eliminiert er 9 mal weniger, als der Gesunde. Die Niere leistet also nur noch 11% der normalen, das funktionelle Defizit beträgt 89 Hundertstel.

Darin liegt vielleicht die Möglichkeit, für den Begriff der „Größe des funktionsfähigen Nierenrestes", die uns besonders interessiert, einen zahlenmäßigen Ausdruck zu finden.

Die Rest-Stickstoffbestimmung im Blute ist also eine außerordentlich wertvolle Methode zur Beurteilung des einzelnen Falles, insbesondere des Stadiums, in dem er sich befindet und damit seiner Prognose, aber sie eignet sich nicht, wie dies verschiedentlich versucht wurde, zu Rückschlüssen auf den Ort oder die Art der Nierenerkrankung. Wir können bei Nierenkrankheiten der gleichen Pathogenese azotämische und nichtazotämische Stadien beobachten, sowie wir unter Umständen bei demselben Falle ein hydropisches und ein anhydropisches Stadium zu sehen bekommen.

Bei der großen Bedeutung der Rest-Stickstoffbestimmung für die Beurteilung des einzelnen Falles soll die von uns (Dr. Leßer) benutzte Methode im folgenden genauer beschrieben werden:

Zur Bestimmung des Rest-Stickstoffs wurde die Enteiweißungs-Methode von Michaelis und Rona mit kolloidalem Eisenhydroxyd benutzt[1]). 20—30 g Blut werden in einem gewogenen, mit Kaliumoxalat beschickten Filtertrockengläschen aufgefangen und auf 0,1 g gewogen. Aus dem Filtertrockengläschen wird das ungeronnene Blut möglichst bald in einen Meßkolben von 800 ccm, der zu Dreiviertel mit destilliertem Wasser gefüllt ist, übergeführt. Bei der Einbringung des Blutes in den Meßkolben läßt man das Blut vorsichtig am Rand herunterlaufen und schwenkt vorsichtig zur Mischung um, weil sonst leicht Schaum entsteht, der ein genaues Auffüllen verhindert. Dann setzt man Liquor ferri oxydati dialysati, auf 1g Blut 5—8 ccm hinzu. Die Mischung wird vorsichtig umgeschwenkt, so daß das Eisen sich durch die ganze Flüssigkeit verteilt. Nunmehr füllt man bis nahezu zur Marke auf, setzt 10 ccm einer 20%igen Magnesiumsulfatlösung hinzu und füllt bis zur Marke auf. Jetzt wird kräftig durchgeschüttelt und filtriert. Um möglichst viel vom Filtrat zu erhalten, kann man statt durch Faltenfilter zu filtrieren, abnutschen und endlich den trocken gesaugten Niederschlag noch mit einem Pistill auf der Nutsche ausdrücken. Für gewöhnlich erhält man etwa 675 ccm Filtrat. Das Filtrat wird genau gemessen und nach Zusatz von 10 ccm konzentrierter Schwefelsäure im Wasserbade auf ein kleines Volum eingeengt. Der Stickstoffgehalt der restierenden Flüssigkeit wird in der üblichen Weise nach Kjeldahl bestimmt.

Sind A die gefundenen ccm $^1/_{10}$ normal Ammoniak, B die Blutmenge, wurde auf 800 ccm aufgefüllt und 670 ccm Filtrat erhalten, so berechnet sich der Prozentgehalt des Blutes an Nichteiweißstoff nach der Formel:

$$\%\ \text{Rest-N} = \frac{A \times 1{,}4 \times 800 \times 100 \times 1000}{B \times 670}.$$

Strauß empfiehlt ein Vorgehen, welches aus der Folinschen Methode der Enteiweißung mittelst Methylalkohol und einer Kjeldahlbestimmung im Filtrat besteht und noch bei Blutmengen von 5 bis 2 ccm ein sehr genaues Resultat ergibt.

Auch die Bangschen Mikromethoden haben sich uns außerordentlich bewährt.

Die im speziellen Teile angeführten Rest-N-Werte, von denen in unserem, der Leitung Dr. Leßers unterstehenden Laboratorium viele Hunderte ermittelt worden sind, beziehen sich größtenteils auf das Gesamtblut. Vielleicht ist es aber einfacher und für den Vergleich der N-Konzentration in Harn und Blut richtiger, die Rest-N-Bestimmung in dem Serum oder Plasma auszuführen (Siebeck).

---

[1]) Biochem. Zeitschr. 7, 329; 13, 121; 14, 476, Abderhalden, Arbeitsmethoden. Bd. 1. S. 696.

Eine wertvolle Ergänzung, vielleicht sogar ein Ersatz für die Reststickstoffbestimmung scheint die quantitative Indikanbestimmung im Blute zu sein (Machwitz und Rosenberg, Haas).

Leider sind beide Methoden für die Praxis zu kompliziert. Einen, wenn auch nicht ganz vollwertigen Ersatz bieten die schon mehrfach erwähnten und im folgenden genauer zu beschreibenden Methoden des **Wasser- und Konzentrationsversuches,** die sich durch große Einfachheit auszeichnen.

Wir selbst haben seit ca. 10 Jahren diese Proben bei allen Nierenkranken planmäßig angestellt, um über den Grad der Funktionsstörung ein Urteil zu gewinnen. Wir gingen dabei von der Vorstellung aus, daß das Wesen der guten Nierenfunktion in der Variabilität der Leistung besteht, und nahmen an, daß die Möglichkeit, eine maximale Wasserausscheidung zu leisten, eine gute Glomerulifunktion garantiert, und daß die Fähigkeit mit wenig Wasser viel feste Bestandteile auszuwerfen, d. h. eine gute Konzentrationsfähigkeit den Schluß auf eine gute Tubulifunktion erlaubt. Wie wenig diese Prüfung der Partialfunktionen eine örtliche Diagnose der Erkrankung gestattet, ist im vorhergehenden Abschnitt geschildert worden.

Wir haben aber den Eindruck gewonnen, daß mit Anwendung dieser einfachen, jedem Arzte zugänglichen Methode ein guter Aufschluß über die Leistungsfähigkeit des Gesamtorganes gewonnen werden kann, wenn alle übrigen klinischen Faktoren und alle die extrarenalen Momente genügend berücksichtigt werden, welche auf die Arbeitsbedingungen der beiden sekretorischen Komponenten und damit auf die Ausscheidung des Harnes von größtem Einfluß sind.

Die Methode des Wasserversuches ist schon von Koranyi und seinen Schülern, von Strauß, von Grünwald und in einer besonderen Modifikation von Vaquez und Cottet gelegentlich verwendet worden. Doch scheiterte die Verwertung der Resultate sowohl an dem Mangel einer richtigen Unterscheidung der verschiedenen Arten und Stadien der Nierenkrankheiten, als auch an der ungenügenden Berücksichtigung der extrarenalen Faktoren.

Albarran hat den Wasserversuch zur „Methode der experimentellen Polyurie" erhoben, um die Permeabilität der beiden Nieren zu vergleichen, und davon sehr wertvolle Aufschlüsse erhalten.

Vaquez und Cottet haben die Albarransche Methode auf die Klinik der doppelseitigen Nierenerkrankungen übertragen und besonderen Wert darauf gelegt, gerade die extrarenalen Einflüsse auf die Niere zu prüfen. Sie gehen folgendermaßen vor:

Der Patient muß seinen Urin in 3 Perioden sammeln, von 9 Uhr abends bis 7 Uhr morgens, von 7 Uhr morgens bis 9 Uhr morgens und von 9 Uhr morgens bis 9 Uhr abends.

Es wird das spezifische Gewicht und die Menge jeder der drei Perioden gemessen und danach die stündliche Diurese berechnet.

Der Kranke erhält 3 Mahlzeiten, um 9, 12 und 7 Uhr, und zum Frühstück 250, zu den beiden Mahlzeiten 500 ccm Getränke.

Der Versuch umfaßt 4 Tage. Patient geht jeden Abend um 9 Uhr zu Bett.

1. Tag: Patient bleibt nüchtern bis 9 Uhr, steht um 7 Uhr auf.
2. Tag: Patient bleibt nüchtern bis 9 Uhr, steht um 9 Uhr auf.
3. Tag: Von 7 Uhr bis 7^{15} werden 600 ccm Évianwasser getrunken. Patient steht um 7 Uhr auf.
4. Tag: Von 7 Uhr bis 7^{15} werden 600 ccm Évianwasser getrunken. Patient steht um 9 Uhr auf.

Die Methode gibt einen bedeutungsvollen Hinweis auf den extrarenalen Charakter der orthostatischen Oligurie und wichtige Anhaltspunkte für die Behandlung von Nierenkrankheiten mit Trinkkuren, aber keinen sicheren Aufschluß darüber, ob Niereninsuffizienz besteht oder nicht. Dafür eignet sich unser $1^1/_2$ Literversuch und insbesondere der Konzentrationsversuch wesentlich besser.

Auch die Konzentration des Harnes hat schon seit alters her vielfach Berücksichtigung gefunden, ja es hatte sich die Meinung herausgebildet, daß jede Nephritis sich durch Herabsetzung der Konzentrationsfähigkeit auszeichne. Am klarsten hat die Koranyische Schule die Bedeutung der Konzentrationsfähigkeit für die Beurteilung der Nierenleistung erkannt, aber sich noch gescheut, das Konzentrationsvermögen systematisch durch Anwendung eines Konzentrationsversuches zu prüfen.

Unsere Methodik ist folgende: Der Kranke erhält nüchtern, nach Entleerung der Blase $1^1/_2$ Liter Wasser oder ganz dünnen Tee innerhalb einer halben oder $^3/_4$ Stunde zu trinken und muß von da ab bei Bettruhe alle halbe Stunde urinieren. Alle Urinportionen werden einzeln gemessen und mit einem mit Thermometer versehenen Areometer gewogen. Man soll für je 3 Grad über oder unter 15 Grad Urintemperatur einen Teilstrich zuzählen oder abziehen. Genauer ist es aber, den Urin bei einer Temperatur von 15° zu wiegen.

Der Gesunde scheidet unter großen halbstündlichen Einzelportionen die 1500 ccm Flüssigkeit in 2 bis 3, spätestens in 4 Stunden aus. Nach Ablauf der 4 Stunden erhält der Kranke ein Mittagessen ohne Suppe und ohne Flüssigkeit und von da ab Trockenkost. Das spezifische Gewicht der spontan gelassenen Einzelportionen steigt beim Gesunden dann schnell an und erreicht ca. 1030 noch an demselben Tage bzw. Abend. Auch bereitet es ihm keinerlei Schwierigkeiten, 24 Stunden zu dursten. Das Körpergewicht nimmt dabei nicht nennenswert ab, wenn es sich nicht um sehr aufgeschwemmte oder fettreiche Individuen handelt.

Bei Niereninsuffizienz finden wir dagegen eine starke Gewichtsabnahme infolge Mobilisation und Ausscheidung von Gewebewasser, und der Kranke klagt bald über zunehmende Durstempfindung.

Beurteilung: Beim **Wasserversuch** kommt es weniger auf die ausgeschiedene Gesamtmenge an, als auf die maximale Sekretionsgeschwindigkeit, d. h. auf die größte halbstündige Einzelportion, die beim Gesunden 500 und mehr ccm betragen kann, wobei das spezifische Gewicht bis ca. 1002 oder 1001 und darunter sinkt. Beim Gesunden oder bei Nierenkranken mit guterhaltener Nierenfunktion fällt der Wasserversuch oft überschießend aus, er wirkt wasserausschwemmend, und die vierstündige Harnmenge übersteigt bisweilen erheblich die eingeführte Wassermenge.

Erfolgt die Ausscheidung quantitativ noch innerhalb der vier Stunden, aber in flachem Diureseanstieg, unter ziemlich gleichen Einzelportionen, so ist das Wasserabscheidungsvermögen schon als geschädigt anzusehen. Bei schwerer Schädigung werden die halbstündigen Einzelportionen immer kleiner und gleicher, und es werden nur wenige Hundert Kubikzentimeter in vier Stunden ausgeschieden ohne erhebliches Absinken des spezifischen Gewichtes des Harnes.

Das Resultat des Wasserversuches ist aber nur dann für eine Abnahme des Wasserausscheidungsvermögens zu verwerten, wenn keine Ödembereitschaft und keinerlei Wasserabstrom nephrotischen oder kardialen Ursprungs besteht. Geringgradige und völlig latente Herzschwäche kann schon zu einem Abstrom von Wasser in die Gewebsspalten führen und ein Unvermögen der Wasserausscheidung vortäuschen. Das gleiche ist bei hochgradiger renaler Ödembereitschaft zu beobachten. Hat sich das Resorptionsvermögen der peripheren Gefäße aber schon etwas erholt, so kommt trotz der bestehenden Wassersucht ein qualitativ guter Ausfall mit steilem Diureseanstieg und normalzeitigem Diureseabfall nach zwei bis drei Stunden, der sehr charakteristisch ist für den Nachlaß des endogenen Wasserangebotes, aber ein quantitativ schlechter Ausfall in vier Stunden zustande.

Wenn die extrarenal bedingte Herabsetzung der Wasserausscheidung auf einem krankhaften Wasserabstrom in die Peripherie beruht, so läßt sie sich aufheben oder bis zu einem gewissen Grade abschwächen, durch Hochlagerung der Beine. Endlich kann man die Bedingungen für eine Höchstleistung der Glomeruli auch dadurch verbessern, daß man den Wasserversuch mit 0,5 g Theophyllinnatrium, das in Oblate gegeben oder in den $1^1/_2$ Liter Flüssigkeit gelöst wird, anstellt.

Zu den extrarenal bedingten Störungen gehören alle Zustände, die den Wasserbedarf des Körpers erhöhen oder die pararenale Wasserausscheidung steigern, wie voraufgehende Flüssigkeitsbeschränkung, Fieber, Durchfälle, Schweiße.

Der renal schlechte Ausfall des Wasserversuches geht u. U. mit einer Erhöhung des Wasserspiegels im Blute einher, die extrarenal bedingte Störung der Wasserabscheidung dagegen nicht.

Ein gutes Beispiel für den Einfluß einer geringen Ödembereitschaft auf den Ausfall des Wasserversuches und zugleich für ihren extrarenalen Charakter ist das folgende:

F..r, Mann, 29 Jahre, genuine Nephrose.

Anfang Februar mit Schwellung beider Beine und Kopfschmerzen erkrankt. $12^1/_2$‰ Eiweiß, Ödeme bald zurückgegangen. Urin bleibt eiweißreich. Blutdruck dauernd normal. Nierenfunktion intakt. Es bestehen Mitte März noch ganz leichte Ödeme.

21. III. W. V. im Aufsein:		
7—$^1/_2$8 1500 ccm getr.		
$^1/_2$8	110	1010
8	180	1006
$^1/_2$9	**265**	1003
9	230	1003
$^1/_2$10	170	1004
10	260	1007
$^1/_2$11	120	1008
11	90	1008
	1425	1006

22. III. W. V. im Liegen:		
7—$^1/_2$8 1500 ccm getr.		
$^1/_2$8	90	1024
8	260	1008
$^1/_2$9	**600**	1003
9	410	1003
$^1/_2$10	200	1006
10	120	1007
$^1/_2$11	130	1009
11	120	1009
	1930	1006

23. III. W. V. Beine hochgelagert:		
7—$^1/_2$8 1500 ccm getr.		
$^1/_2$8	110	1014
8	175	1004
$^1/_2$9	**700**	1002
9	550	1001
$^1/_2$10	215	1004
10	210	1006
$^1/_2$11	135	1008
11	175	1007
	2270	1005

24. III. W. V. im Aufsein:		
7—$^1/_2$8 Uhr 1500 getr.		
$^1/_2$8	100	1016
8	160	1004
$^1/_2$9	**450**	1001
9	250	1003
$^1/_2$10	100	1006
10	130	1006
$^1/_2$11	70	1010
11	50	1011
	1310	1005

25. III. W. V. im Aufsein: mit 5 g **Salz** morg. 7 Uhr		
7—$^1/_2$8 1500 ccm getr.		
$^1/_2$8	30	
8	45	1010
$^1/_2$9	**300**	1003
9	170	1003
$^1/_2$10	80	1006
10	95	1006
$^1/_2$11	65	1010
11	50	1012
	835	1007

26. III. W. V. im Liegen:		
7—$^1/_2$8 1500 ccm getr.		
$^1/_2$8	115	1010
8	260	1002
$^1/_2$9	**580**	1001
9	515	1003
$^1/_2$10	205	1004
10	105	1005
$^1/_2$11	125	1007
11	70	1008
	1975	1005

27. III. W. V. im Liegen mit 5 g **Salz**:		
7—$^1/_2$8 1500 ccm getr.		
$^1/_2$8	75	1010
8	115	1006
$^1/_2$9	**530**	1005
9	320	1004
$^1/_2$10	180	1005
10	175	1007
$^1/_2$11	140	1007
11	210	1008
	1745	1005

Auch beim **Konzentrationsversuch** spielen störende extrarenale Einflüsse bisweilen eine Rolle. Ausschwemmung von Ödem z. B. macht die Trockenkost durch endogenes Wasserangebot illusorisch.

Zur Beurteilung der Konzentration ist die Kenntnis der Harnmenge, und zwar sowohl die Größe der einzelnen Portionen, wie die der 24stündigen Menge notwendig. Bouchard hat für eine Harnmenge von 1350 ccm in 24 Stunden ein spezifisches Gewicht von 1019 als normal ermittelt. Unter der Voraussetzung, daß bei der gleichen Ausscheidung fester Bestandteile nur die Wassermengen variieren, hat Albarran mit Debains folgende Tabelle für die Abhängigkeit des spezifischen Gewichtes von der Harnmenge aufgestellt:

Harnmenge in 24 Stunden	spez. Gewicht	Harnmenge in 24 Stunden	spez. Gewicht
840	1032	1500	1018
900	1030	1700	1016
970	1028	1930	1014
1040	1026	2250	1012
1130	1024	2700	1010
1250	1022	3000	1009
1350	1020		

Albarran macht schon darauf aufmerksam, daß ungenügende Dichte des Harnes ohne Polyurie das häufigste Anzeichen einer Insuffizienz der Niere ist. Selbst bei Polyurie sei an Insuffizienz zu denken, wenn die Dichte geringer ist, als sie der Harnmenge entspricht. Er gibt aber selbst an, daß geringe Harnkonzentration auch ohne Niereninsuffizienz bei stark herabgesetztem Stoffwechsel vorkomme.

Der Konzentrationsversuch sagt uns aber weit mehr, als der Vergleich des spezifischen Gewichtes des 24stündigen Gesamtharnes mit seiner Menge; denn wir können auch ungefähr das richtige, der Albarranschen Tabelle entsprechende Verhältnis von 24stündiger Menge zum spezifischen Gewichte finden, und doch eine Niereninsuffizienz vor uns haben. Das Charakteristische liegt weniger in dem quantitativen Verhältnis von Wasser zu festen Bestandteilen, als in der qualitativen Eigenschaft der Harnabsonderung, in dem Fehlen der Variabilität, d. h. in dem Unvermögen, das normale Verhältnis bei künstlicher Veränderung der Harnmenge beizubehalten, dieselbe Menge fester Bestandteile mit weniger Wasser auszuscheiden. Um diese Fähigkeit beurteilen zu können, müssen wir daher bei Trockenkost das spezifische Gewicht der einzelnen Harnportionen und das höchst erreichbare spezifische Gewicht ermitteln.

Für die leistungsfähige Niere ist charakteristisch die Unabhängigkeit, für die insuffiziente Niere die Abhängigkeit der Ausscheidung fester Bestandteile von der Wasserausscheidung.

Es ist ohne weiteres klar, daß bei der gleichen Schlackenbereitung die Produktion eines abnorm dünnen Harnes nur unter der Bedingung genügende Schlackenausfuhr garantiert, daß die Harnmenge entsprechend steigt, in dem Verhältnis der Albarranschen Tabelle etwa. Eine Tubuliinsuffizienz, die sich in Konzentrationsunfähigkeit äußert, kann also nur „kompensiert" werden durch eine Mehrleistung der Glomeruli d. h. durch eine Polyurie.

Die Tatsache ist ja genügend bekannt, daß gewisse Fälle von chronischer Nierenerkrankung, die man ganz allgemein als Schrumpfnieren bezeichnet hat, abnorm viel Harn von dünner Konzentration entleeren.

Der Konzentrationsversuch zeigt, daß es sich in all diesen Fällen um ein Unvermögen der Konzentration, d. h. um Tubuliinsuffizienz handelt, die durch Polyurie kompensiert wird. Diese wichtige Tatsache, daß die insuffiziente Niere statt mit Konzentrationssteigerung mit Polyurie auf jede Mehranforderung antwortet, erschwert in etwas die Beurteilung des Konzentrationsversuches, denn es gelingt gerade bei der durch Polyurie kompensierten Niereninsuffizienz nicht, die Harnmenge soweit herabzudrücken, als es nötig wäre, um die Konzentrationsunfähigkeit sicher zu beweisen. Aber die Tatsache, daß bei Trockenkost die Harnmenge nicht sinkt, ist bereits pathologisch, auch dann, wenn wegen der reichlichen Wasserausfuhr ein Ansteigen des spezifischen Gewichtes gar nicht zu verlangen ist.

Natürlich gibt es zwischen dem Unvermögen der Konzentration und dem normalen Konzentrationsvermögen alle Übergänge. Auch die Zeit, in der das höchste spezifische Gewicht erreicht wird spielt eine Rolle. Es bedeutet schon eine gewisse Herabsetzung des Konzentrationsvermögens, wenn das normale Höchstgewicht statt in 6—8 erst in 24 und mehr Stunden erreicht wird.

Für die Beurteilung, ob und in welchem Grade Niereninsuffizienz besteht, müssen uns beide Proben dienen. Ihre Resultate lassen sich folgendermaßen verwerten:

1. Wenn die Variabilität der Nierenfunktion — d. h. die Fähigkeit zu rascher Steigerung der Wasserausscheidung — und das Konzentrationsvermögen — d. h. die Unabhängigkeit der Ausscheidung fester Substanzen von der des Wassers — gut erhalten ist, so ist Niereninsuffizienz auszuschließen.

2. Wenn beide Proben schlecht ausfallen, ist Niereninsuffizienz vorhanden, und um so hochgradiger, je weniger die Störung der Wasserausscheidung durch extrarenale Faktoren z. B. Ödembereitschaft oder Herzschwäche bedingt ist.

3. Bei gut erhaltener Konzentration und schlechter Wasserausscheidung handelt es sich fast immer um extrarenale Störungen der Wasserausscheidung. Eine renale Störung der Wasserausscheidung allein bei vollkommen erhaltener Konzentrationsfähigkeit kommt, wenn wir von der die Höchstleistung verhindernden kardialen Stauung absehen, wie es scheint, nur im akuten Stadium der diffusen Glomerulonephritis vor. Dabei kann Niereninsuffizienz fehlen, wenn es den Tubulis allein gelingt, eine normale Harnmenge zu produzieren.

4. Bei schlechter Konzentration allein und vollkommen erhaltenem Wasserausscheidungsvermögen kann ebenfalls Niereninsuffizienz fehlen. Meist deckt aber gerade in Fällen von schlechter Konzentration und guter Wasserausscheidung der Wasserversuch, der trotz Polyurie qualitativ schlecht ausfallen kann, eine Schädigung des Wasserabscheidungsvermögens auf. Dann ist ein gewisser Grad von Niereninsuffizienz anzunehmen, und zwar ist das Mißverhältnis zwischen Anforderung und Leistungsvermögen um so geringer, die Prognose derartiger Fälle von relativer Niereninsuffizienz um so besser, je besser das Wasserausscheidungsvermögen erhalten ist, denn von ihr ist abhängig, wie vollständig die Konzentrationsunfähigkeit durch Polyurie kompensiert werden kann.

Wir haben demnach als wichtigstes Kriterium der Niereninsuffizienz die Schädigung des Konzentrationsvermögens, als wichtigstes Kriterium der Prognose, d. h. der Kompensationsfähigkeit der Niereninsuffizienz das Wasserausscheidungsvermögen zu betrachten.

Wenn wir die Ergebnisse der Funktionsprüfung in Beziehung bringen zu den oben geäußerten Vorstellungen über die örtliche Verteilung der Partialfunktionen der Niere, so kann man sagen: Niereninsuffizienz, d. h. ungenügende — unvollständige oder zu langsame — Ausscheidung derjenigen festen Stoffe, deren Ausscheidung lebenswichtig ist, kann fehlen, wenn nur die einen der beiden Komponenten, nur die Tubuli oder nur die Glomeruli insuffizient sind, vorausgesetzt, daß der andere Partner voll funktionsfähig ist.

Sind beide Teilfunktionen beeinträchtigt, so tritt Niereninsuffizienz ein.

Daraus ergibt sich für die Verteilung der Partialfunktionen die Vermutung, daß jeder der beiden Komponenten die Funktion des anderen in dem Maße, als es zur Erhaltung des Lebens notwendig ist, wenigstens eine Zeitlang mitübernehmen kann, d. h. daß die Glomeruli auch die festen Stoffe — wenn auch in geringerer Konzentration und Geschwindigkeit — die Tubuli auch das Wasser — wenn auch in geringerer Menge und Geschwindigkeit — ausscheiden können.

Da nun das Wesen der Niereninsuffizienz in einer ungenügenden Ausscheidung der festen Stoffe, und zwar der Eiweißabbauprodukte beruht, da diese bei genügender Tubulifunktion stets garantiert ist, so muß jeder Niereninsuffizienz eine Insuffizienz der Tubuli zugrunde liegen. Da diese allein aber nicht genügt, eine Niereninsuffizienz herbeizuführen, so muß jede Tubuliinsuffizienz, die zu Niereninsuffizienz führt, mit einer Abnahme der maximalen Leistungsfähigkeit der Glomeruli verbunden sein. Und der Grad der Niereninsuffizienz wird nicht nur von dem Grade der Tubuliinsuffizienz, sondern auch von dem Grade der Glomeruliinsuffizienz, d. h. der Fähigkeit der Glomeruli zur kompensatorischen Polyurie abhängen.

Die jeder Niereninsuffizienz zugrunde liegende Insuffizienz der Tubuli kann auf drei verschiedene Weisen zustande kommen, und bei jeder Entstehungsart ist die Möglichkeit der Kompensation der Tubuliinsuffizienz durch Mehrleistung der Glomeruli verschieden.

Die Niereninsuffizienz bzw. die jeder Niereninsuffizienz zugrunde liegende Tubuliinsuffizienz kann zustande kommen:

1. durch Verkleinerung der Niere, also rein quantitativ durch Verringerung der Zahl der sekretorischen Doppelelemente,
2. durch primäre qualitative Veränderung der Tubuli, sei es infolge einer chronisch degenerativen Erkrankung mit nachfolgender Atrophie (?), sei es durch Harnstauung und Druckatrophie,
3. durch primäre Insuffizienz der Glomeruli, sei es, daß die Tubuli auf die Dauer unter dem Zwange der Wasserausscheidung in ihrem Speicherungsvermögen für feste Stoffe leiden, sei es, daß sie infolge der Glomeruliausschaltung an Inaktivitätsatrophie zugrunde gehen.

Die kompensatorische Polyurie werden wir bei der zweiten Form am größten finden, bei der ersten Form ist sie abhängig von der Zahl der erhaltenen Glomeruli, bei der dritten Form fehlt jede kompensatorische Polyurie.

Es versteht sich von selbst, daß wir auch gemischten Formen und Übergängen begegnen, und wir müssen damit rechnen, daß zu der zweiten und dritten Form auch der quantitative Faktor der Abnahme der Zahl der sekretorischen Elemente infolge sekundärer Atrophie der Glomeruli nach Tubuliuntergang, der Tubuli nach Glomeruliuntergang hinzutreten kann und muß.

c) Die Erklärung der **„kompensatorischen Polyurie"** bereitet große Schwierigkeiten. Man hat sich mit Vorliebe auf die Angaben der Physiologie berufen, daß mit Sinken und Steigen des Blutdrucks die Harnausscheidung proportional sinkt und wächst, und hat geglaubt, daß die Absonderung eines reichlichen und daher dünnen Harnes die Folge der Blutdrucksteigerung und Herzhypertrophie sei, die Polyurie auf eine „Überkompensation" zurückgeführt werden müsse. Diese noch heute ungemein verbreitete und in allen Lehrbüchern, auch noch von Koranyi vertretene Auffassung ist schon deshalb mit Sicherheit abzulehnen, weil wir die kompensatorische Polyurie gelegentlich auch ohne Blutdrucksteigerung und umgekehrt alltäglich Blutdrucksteigerung ohne Polyurie beobachten können.

Die Auffassung Schlayers wurde schon erwähnt. Nach ihm ist die Polyurie lediglich ein Zeichen der Überempfindlichkeit der noch geschädigten Gefäße. Die Beweisführung ist folgende: Beim Tier war die Polyurie die erste Antwort der Nierengefäße auf die Vergiftung, also ein erster Beginn der Schädigung der Gefäße. Wie steht es damit beim Menschen? Die Antwort darauf muß die Ausscheidung des Milchzuckers geben. Und hier ergibt sich, daß er fast ausnahmslos verlängert ausgeschieden wird, d. h. mit anderen Worten: Trotz der Polyurie besteht eine Schädigung der Nierengefäße. Die Polyurie stellt also nur eine scheinbar gute Ausscheidung dar, hinter ihr steckt ein pathologischer Zustand der Nierengefäße.

Dieser Beweis ist insofern nicht schlüssig, als beim Tier, wie Schlayers Versuchsprotokolle zeigen, die Milchzuckerausscheidung gerade da, wo dieser analoge pathologische Zustand der Nierengefäße, der sich in Übererregbarkeit äußert, besteht, die Milchzuckerausscheidung nicht verlängert ist und da, wo diese verlängert ist, eben keine Übererregbarkeit der Gefäße mehr besteht.

Tatsächlich findet Schlayer auch gar keinen Parallelismus zwischen Schwere der Gefäßschädigung und Funktion der Gefäße beim nierenkranken Menschen.

Wir selbst haben uns in zahlreichen Versuchen vergeblich bemüht, bei leichten vaskulären Nephritiden eine Steigerung der Erregbarkeit der Nierengefäße, die sich durch starkes Ansprechen der Niere auf kleine Digitalis- oder Diuretindosen, oder intravenöse Einspritzung einer NaCl-Lösung verrät, nachzuweisen.

von Noorden hat geglaubt, die Polyurie auf Polydipsie zurückführen zu können. Er sagt: „Jeder Kranke mit chronischer Nephritis hat gesteigerten Durst und trinkt, sich selbst überlassen, viel".

Das ist in dieser Verallgemeinerung sicher nicht richtig. An Polydipsie leiden wiederum nur diejenigen Nierenkranken, welche eine Schädigung des Konzentrationsvermögens, also eine — quantitative oder qualitative — Tubuliinsuffizienz aufweisen, und ihre Polyurie ist nicht die Folge der durch Durst gesteigerten Flüssigkeitsaufnahme sondern der Durst ist die Folge der durch Polyurie gesteigerten Flüssigkeitsabgabe. Denn es handelt sich wie beim echten Diabetes insipidus um eine **Zwangspolyurie,** die auch bei Wasserentziehung weiter bestehen bleibt und zu einer starken Wasserabgabe aus den Geweben führt, unter Abnahme des Körpergewichtes und Ansteigen der Blutkonzentration.

Durst und Polyurie lassen nach, wenn weniger harnpflichtige Substanzen eingeführt werden, ja der Durst läßt auch nach, wenn infolge zunehmender Nierenverödung im letzten Stadium, trotz zunehmender Niereninsuffizienz, die Polyurie nachläßt. Danach ist nicht zu bezweifeln, daß die Polyurie das Primäre, die Polydipsie ihre Folge ist.

Am klarsten geht die Abhängigkeit der Polyurie von der Niereninsuffizienz aus den Tierexperimenten hervor, bei denen die Niere nicht durch Gifte geschädigt, sondern operativ soweit verkleinert wird, daß ein — quantitativ — insuffizienter Nierenrest, der aber aus normalem Nierengewebe besteht, übrig bleibt.

Bei solchen Operationen sahen Bradford, Päßler und Heinecke eine mächtige Polyurie eintreten. Bradford gibt sogar an, dabei eine Steigerung der Stickstoffausfuhr und ein Anwachsen des Rest-Stickstoffes im Blute gesehen zu haben. Päßler und Heinecke heben ausdrücklich hervor, daß die Polyurie auch ohne Blutdrucksteigerung und Herzhypertrophie zustande kommen kann.

Leider finden wir keine Angaben über das mikroskopische Verhalten des Nierenrestes, auch keine Angaben über die Konzentrationsfähigkeit.

Wir sehen keine Veranlassung, die Polyurie bei der zweiten Form der Niereninsuffizienz infolge qualitativer Insuffizienz der Tubuli anders zu erklären, als bei quantitativer. Gerade das Beispiel der Harnstauung, bei der die Glomeruli am längsten verschont, die Tubuli zweifellos durch den auf ihnen und den ernährenden Kapillaren lastenden Druck primär schwer geschädigt werden, zeigt die größte Polyurie. Auch bei dieser Form der Tubuliinsuffizienz steigt und fällt die Polyurie mit Steigerung und Minderung des Angebotes fester Stoffe (NaCl und N); sie bleibt bestehen, solange der Druck auf die abgeplatteten Epithelien besteht, und kann wieder verschwinden, wenn mit Beseitigung der Harnstauung das Konzentrationsvermögen der Tubuli wiederkehrt.

Wir sehen in dieser kompensatorischen Polyurie einen notwendigen und nicht einen pathologischen, sondern einen physiologischen Vorgang, der auch bei der nicht verkleinerten, gesunden Niere dann einsetzt, wenn ein gewisses Maß der Zufuhr fester Substanzen überschritten wird. Lamy und Mayer haben z. B. beim Hunde festgestellt, daß von einem gewissen Harnstoffangebot ab, das Ambard auf 5 g Urea pro kg Hund in 24 Stunden normiert, der Harn nicht mehr konzentrierter, sondern verdünnter wird. Es ist auch bekannt, daß bei stickstoffreicher Kost die Harnmenge zunimmt, und auch die diuretische Wirkung des reinen Harnstoffes beruht wohl z. T. darauf, daß er über ein gewisses Maß von der Niere nicht mehr gespeichert werden kann, sondern zu einer Steigerung des endogenen Wasserangebotes und einer gesteigerten Wasserausscheidung führt. Das Gegenstück zu dieser wassertreibenden Wirkung des Harnstoffes und der Salze sehen wir in folgendem:

Wird dem Körper die Möglichkeit genommen, die Harnmengen zu steigern, so wird bei reichlicher N-Zufuhr die N-Ausscheidung unvollständig, und es steigt der Rest-N-Gehalt des Blutes. Ein sehr lehrreiches Beispiel bildet ein Tierexperiment von Voit. Voit und Oertel gaben einem 3 kg schweren Hündchen 18,4 g Harnstoff täglich. Bei freigestellter Wasseraufnahme soff das Tier, das vorher nur 130 g Wasser zu sich genommen hatte, 600 g Wasser, die Harnmenge betrug den vierten Teil des Körpergewichts, das spezifische Gewicht war sehr niedrig und die gesamte Harnstoffmenge wurde in 24 Stunden entleert. Als derselbe Hund 18,3 g Harnstoff in 10 ccm Wasser gelöst zu seinen 300 g Fleisch ohne Wasser bekam, wurde das Tier krank, bekam schon nach wenigen Stunden heftiges Erbrechen. Nach 17 Stunden war das Tier sehr elend, zuckte mit den Extremitäten, das Erbrochene reagierte stark alkalisch und gab mit Salzsäure dicke Salmiaknebel, nach 19 Stunden war der Hund äußerst matt und kraftlos und vermochte sich nicht mehr in seinem Käfig aufrecht zu erhalten. Bei Wasserzufuhr erholte es sich dann allmählich wieder, verweigerte anfangs aber noch jede Nahrung und bekam beim Anblick von Fleisch Brechreiz.

Eine ganz analoge Beobachtung in der Umkehrung haben wir auch am Krankenbette machen können. Bei ganz abnorm hochgradiger Wasserverarmung des Körpers infolge von Durchfällen bei Cholera nostras bzw. Paratyphus haben wir bei anscheinend ganz gesunden Nieren Rest-Stickstoffwerte gesehen, die an die höchsten, bei Niereninsuffizienz beobachteten Werte heranreichen. So betrug in einem sterbend eingelieferten Falle von Cholera nostras der RN bei einem urämischen Krankheitsbilde 281 mg, in zwei tödlich verlaufenen Fällen von Paratyphus der Rest-N im Blute ante mortem 181 und 200 mg in 100 Blut, in einem dritten Falle, der zur Genesung kam, fiel der Rest-N mit Nachlassen der Durchfälle innerhalb von wenigen Tagen von ebenso hohen auf normale Werte herab.

Danach kann man sich gerade bei der Cholera eine tödliche Azotämie und echte Urämie ohne organische Nierenerkrankung vorstellen, wenn es der Niere an Wasser fehlt, sich des Stickstoffs zu entledigen.

Die gleiche Regel, daß von einer gewissen Größe des Angebotes, die im Verhältnis steht zur Größe und Leistungsfähigkeit des Organes, die Niere nicht mehr mit Konzentrationssteigerung, sondern mit Polyurie antwortet, gilt bekanntlich auch für die Kochsalzausscheidung.

Wir sehen demnach, daß der eingangs formulierte Satz: „Für die leistungsfähige Niere ist charakteristisch die Unabhängigkeit, für die leistungsunfähige Niere die Abhängigkeit der Ausscheidung fester Substanzen von der Wasserausscheidung", keinen prinzipiellen Unterschied bedeutet, sondern einen graduellen. Auch bei der gesunden Niere besteht bei einer gewissen Größe des Angebotes fester Substanzen die Abhängigkeit von der Wasserausscheidung, so wie die insuffiziente Niere schon bei einer gewissen Kleinheit des Angebotes die Unabhängigkeit von der Wasserausscheidung verliert.

Die danach zu erwartende und klinisch leicht zu bestätigende Beziehung zwischen der Stärke des Diuresereizes, d. h. der Menge des harnpflichtigen Materials und dem Grad der Polyurie ließe sich auch mit der Vorstellung Schlayers vereinigen, daß die Nierengefäße in Fällen von Niereninsuffizienz stärker auf die diuretischen Reize ansprechen. Der Unterschied in unserer Auffassung besteht nur darin, daß wir nicht die Übererregbarkeit der Gefäße als Folge der vaskulären Erkrankung, als Zeichen ihrer Schädigung, das Ausbleiben der Übererregbarkeit als einen schweren Grad von Gefäßschädigung, einen Torpor renalis ansehen, sondern im Gegenteil: Wir finden die vermeintliche Übererregbarkeit der Nierengefäße, d. h. die Heranziehung der Wasserreserve nicht bei den Dauerstadien der diffusen (vaskulären) Nephritis mit Hämaturie, mit Blutdrucksteigerung, mit Verlängerung der Milchzuckerausscheidung, aber ohne Niereninsuffizienz. Wir finden dagegen regelmäßig die Polyurie bei den ,,vaskulären" wie ,,tubulären" Erkrankungen mit Schädigung der Nierenfunktion, und vermissen sie nur bei den ganz schweren isosthenurischen Formen der Niereninsuffizienz nach Glomeruliausschaltung, bei denen das Wasserausscheidungsvermögen ebenso schwer geschädigt ist, wie das Konzentrationsvermögen.

Wir sehen in der Polyurie auf Grund dieser klinischen wie der experimentellen Erfahrungen die Reaktion auf Nieren-(Tubuli)-Insuffizienz; wenn sie, wie durchaus möglich wäre, aber nicht erwiesen ist, auch beim Menschen mit Übererregbarkeit der Nierengefäße einherginge, so müßten wir diese nicht für die Folge der Gefäßerkrankung, sondern für die Folge der Niereninsuffizienz ansprechen. Diese Auffassung wird nicht nur durch die klinische Beobachtung erhärtet, nach der die Polyurie fehlt trotz echter, diffuser, vaskulärer Nephritis, wenn die Niereninsuffizienz fehlt, und erst mit dieser in deren Gefolge auftritt, sondern auch durch die Erfahrungen des Tierexperimentes. Wir finden die Zwangspolyurie, dieselbe von der Quantität der harnpflichtigen Substanzen abhängige Steigerung der Wasserausscheidung bei Verkleinerung der gesunden Niere, wo von einer vaskulären Nephritis und einer ,,läsionellen," Steigerung der Gefäßerregbarkeit nicht gesprochen werden kann.

Schlayers Experimente selbst sprechen gegen die Auffassung, daß die Polyurie bei der vaskulären Nephritis als Folge der durch die entzündliche Schädigung übererregbar gewordenen Gefäße aufzufassen ist. Es ist ihm in keinem Falle von vaskulärer Nephritis, auch nicht bei Anwendung der kleinsten Dosen des Giftes gelungen, eine Übererregbarkeit der Nierengefäße zu erzielen. Er fand nach kürzester Frist, selbst nach minimalen Dosen von Kantharidin und Arsen eine schwerste Schädigung sowohl der Dilatations-, als auch der Kontraktionsfähigkeit der Nierengefäße (D. A. f. k. M. Bd. 90. S. 332 u. 334).

Dagegen findet Schlayer die Übererregbarkeit bei den tubulären Nephritiden, und zwar überall da, wo starke Polyurie vorhanden war. Der Schluß, daß in der gesteigerten Anspruchsfähigkeit der Nierengefäße die Ursache der Polyurie zu suchen ist, erfährt keine andere Begründung als die, daß bei den Nephritiden, die mit stärkerer Polyurie einhergehen, die Erregbarkeit der Nierengefäße gegen sensiblen, gefäßzusammenziehenden und Diuresereiz stärker ist, als bei denjenigen, welche mit geringer, oder gar keiner Polyurie einhergehen. Mit Recht könnte man auch die Nierengefäße als normal, ihre gesteigerte Erregbarkeit als die Folge oder Begleiterscheinung der gesteigerten Diurese ansehen. Auch die Vorstellung von der „Mehrarbeit" der Gefäße fordert zum Widerspruch heraus. Die Gefäße machen doch nicht die Diurese, aber jeder Diuresereiz macht je nach seiner Intensität eine entsprechende Gefäßreaktion. Diurese und Gefäßdilatation gehen auch nicht immer Hand in Hand. Bei stärkster Dilatation kann die Diurese nach Schlayers eigenen Angaben gering sein, ja sogar fehlen (D. A. Bd. 98), während das Umgekehrte nicht vorkommt.

Die ganze Frage wäre gar nicht so wichtig, wenn Schlayer nicht so weitgehende Folgerungen aus seinen Tierexperimenten, und zwar aus den Beobachtungen an tubulären Nephritiden den Schluß gezogen hätte, daß die klinisch so bedeutungsvolle Polyurie bei allen vaskulären Nephritiden der menschlichen Pathologie auf eine, durch die vaskuläre Erkrankung bedingte Übererregbarkeit der geschädigten Gefäße zurückgeführt werden müsse.

Es mag sein, daß bei der toxischen Tubulonephritis Schlayers vasomotorisch-nervöse Einflüsse im Spiele sind. Manche experimentelle Polyurien, z. B. nach operativen Eingriffen an der Niere, nach der Entkapselung (Ruschhaupt), nach Transplantation einer Niere an den Hals (Carrel und Guthrie) mögen auf diese Weise zustande kommen und der Polyurie nach Nierenentnervung (vgl. S. 19) entsprechen. Ich halte es aber für sehr wohl möglich, daß auch die Polyurie der tubulären Experimentalnephritis auf einem Überangebot, also auf einer relativen Niereninsuffizienz beruht. Dafür spricht insbesondere die von Pohl und Bähr bei der subakuten Urannephritis beobachtete starke Stickstoffausscheidung, die mit der Polyurie dauernd wächst, und das histologische Bild dieser Erkrankung.

Eine große Rolle hat bekanntlich in der Rückresorptionstheorie die Polyurie gespielt, welche Ribbert nach Exstirpation des Nierenmarkes beim Kaninchen beobachtet hat. Meyer und Hausmann haben seine Experimente bestätigt und sind geneigt, die Polyurie im Sinne von Ribbert durch den Wegfall der Rückresorption zu erklären, während Magnus sie den oben erwähnten Polyurien durch operative Eingriffe an die Seite stellt. Die Vermutung liegt nahe, daß es sich auch bei den Versuchen von Ribbert und Meyer und Hausmann um dieselbe Polyurie gehandelt hat, die bei künstlicher Verkleinerung der gesunden Niere, also bei künstlicher Niereninsuffizienz regelmäßig zu beobachten ist.

Wir kommen daher zu der Auffassung, daß die kompensatorische Polyurie die Folge der quantitativen oder qualitativen Tubuliinsuffizienz ist. Sie bedeutet die Heranziehung der Reserve der wässerigen Sekretion für die Ausscheidung der festen Substanzen, wenn die normale Sicherung der Konzentration nicht genügt, um alle harnfälligen Stoffe sofort aus dem Blute zu fangen und „in fester Form“ in den Epithelien zu speichern. Solange das Wasserausscheidungsvermögen noch genügend erhalten und steigerungsfähig ist, wächst die Polyurie mit dem Angebot harnfälligen Materials und sinkt bei Reduktion von Kochsalz- und Stickstoffzufuhr in der Nahrung. Sie nimmt ab mit fortschreitender Verkleinerung des Nierenrestes, d. h. mit Abnahme der Zahl der Glomeruli und fehlt bei Ausschaltung aller Glomeruli ganz. Wir dürfen uns daher wohl vorstellen, daß da, wo die Tubuli nicht imstande sind, das diuresefähige Material sofort dem Blutstrom zu entziehen, in den Zellen zu speichern und konzentriert zur Ausscheidung zu bringen, der diuretische Reiz dieser Stoffe auch auf die wasserabscheidenden Apparate, die Glomeruli übergreift und diese zur Mitausscheidung fester Stoffe zwingt.

Wir können uns allerdings nicht gut vorstellen, daß die Niere allein imstande ist, durch vermehrte Tätigkeit nicht nur dem Blute, sondern auch den Geweben dauernd das Wasser zu entziehen. Die Tatsache, daß der Kranke mit Niereninsuffizienz sich durch trockene Haut, herabgesetzte Schweißsekretion auszeichnet, viel weniger Wasser durch die Atmung und bei gleicher Wasserzufuhr viel mehr Wasser durch den Harn abgibt, wie der Gesunde, spricht zwar dafür, daß die Niere alles verfügbare Wasser mit Beschlag belegt, erweckt aber zugleich den Verdacht, daß auch hier bei der kompensatorischen Polyurie extrarenale Momente eine wichtige Rolle spielen, insofern, als mit den harnfähigen Stoffen zwangsläufig Wasser aus den Geweben in das Blut wandert. Dieser Verdacht wird genährt durch die Blutverdünnung, die statt des zu erwartenden Gegenteils so häufig bei Niereninsuffizienz zu beobachten ist. Wir nehmen an, daß die bei der Niereninsuffizienz polyurisch wirkenden harnfähigen Stoffe, sowie alle anderen Diuretica wassertreibend auch auf die Kapillaren der Peripherie wirken. Alle Diuretica greifen, wie es scheint, nicht nur an der Niere, sondern auch an der „Vorniere", wie wir die den Austausch zwischen Blut und Gewebe vermittelnden Kapillaren nennen können, an, und das prägnante Wort von Löper „l'oedemateux pisse en quelque sorte dans ses tissus" gilt für die Nichtödematösen und besonders für die Niereninsuffizienz in umgekehrtem Sinne: Les tissus pissent en quelque sorte dans le sang.

Welche Rolle die Gefäße der Niere (und der Peripherie?) bei gesteigerter Diurese überhaupt und bei der kompensatorischen Polyurie im besonderen spielen, ob ferner bei Nierenkranken auch rein vaskuläre Polyurien ohne Niereninsuffizienz vorkommen infolge Beschleunigung des Blutstroms in der Niere, das sind noch ungelöste Fragen, die nicht einfach mit dem Begriffe der Übererregbarkeit der geschädigten Nierengefäße ihre Erledigung finden.

d) Die Hyposthenurie und Isosthenurie.

Der Ausdruck Hyposthenurie stammt aus der Zeit, in der man nach dem Leitsatze, „die physiologische Einheit des Stoffes ist das Molekül", „von der physiologisch nebensächlichen Gewichtseinheit auf das ausschlaggebende Mol überging", und den Fortschritt allein in dem Studium der molekularen Konzentration der Körpersäfte und des Harnes erblickte; er stammt von dem Autor, der auf dem Gebiete der Anwendung der physikalisch-chemischen Methoden auf die pathologische Physiologie der Nieren die Führung übernommen hat.

Koranyi hat den Unterschied zwischen der höchsten und der niedrigsten Molekularkonzentration (Gefrierpunktserniedrigung) des Harnes als Maß der Akkommodationsbreite der Niere an die Bedürfnisse der Konstanz des osmotischen Druckes des Organismus hingestellt und den wichtigen Befund erhoben, daß diese Akkommodationsbreite beim nierenkranken Menschen im Verhältnis zur Schwere der Erkrankung abnimmt. Aus der Tatsache, daß diese Abnahme der Akkommodationsbreite, die besonders auffallend im Trink- oder Verdünnungsversuche nach Kövesi und Roth-Schultz zum Ausdruck kam, auch bei einseitigen Nierenerkrankungen beobachet werden konnte, zog er den Schluß, daß die Abnahme der Akkommodationsbreite kranker Nieren eine Erscheinung sei, deren Ursache in den kranken Nieren selbst liegt.

Es ist ihm zwar nicht entgangen, daß auch schwere Nierenerkrankungen mit auffallend großer Molekularkonzentration vorkommen.

„Charakteristisch für Nierenkrankheiten mit hochgradig geschädigter Funktion der Nieren ist aber, daß die wann immer beobachtete molekulare Harnkonzentration sehr nahe an der oberen erreichbaren Grenze und, wie der Verdünnungsversuch lehrt, auch von der unteren erreichbaren Grenze nicht weit entfernt liegt."

Ein Vergleich der absoluten Werte der maximalen und minimalen Gefrierpunktserniedrigung des Harnes bei gesunden und nierenkranken Menschen ergibt folgende Werte:

	Maximale Gefrierpunkts-erniedrigungen	Minimale Gefrierpunkts-erniedrigungen	Differenz
Nierengesunde Menschen	etwa 3,5°	0,08	über 3°
Nephritis interst. chron.	0,63—2,0°	0,12—0,38°	0,34—1,88°
Nephritis parench. chron.	0,68—1,11°	0,36—0,47°	0,32—0,65°
Nephritis parench. subac.	0,75—1,27°	0,53—0,83°	0,22—0,44°

„Aus den Versuchen folgt also, daß die Differenz zwischen Maximum und Minimum mit der Schwere der Erkrankung abnimmt, und daß diese Abnahme durch eine gleichzeitige Erniedrigung des Maximums und Erhöhung des Minimums, also durch eine gleichzeitige Annäherung beider an eine mittlere molekulare Konzentration erfolgt. Diese molekulare Konzentration ist die des Blutes. In ihrem Wesen besteht also diejenige Funktionsstörung, welche zu einer Verminderung der Veränderlichkeit des Harngefrierpunktes führt, darin, daß die kranken Nieren zur Bereitung eines Harnes unfähig werden, dessen molekulare Konzentration von der des Blutes wesentlich abweicht."

Diese Funktionsstörung hat Koranyi als Hyposthenurie bezeichnet.

Wie ist nun die Hyposthenurie zu erklären? Nach Dresers Berechnungen kann der osmotische Druckunterschied zwischen dem Blut und dem Harne nach oben nahezu 40, nach unten über 6 Atmosphären betragen. Besteht Hyposthenurie, so ist ein solcher Unterschied unmöglich geworden, die kranken Nieren sind also nach Koranyi osmotisch schwach.

„Ihr Zustand kann mit demjenigen schwacher Atmungsmuskeln verglichen werden. Ein Mensch, dessen Atmungsmuskeln schwach sind, kann durch Einblasen in ein Gefäß oder durch Einatmen aus einem Gefäß weder einen sehr hohen, noch einen sehr niedrigen Druck zustande bringen. Die Ähnlichkeit ist keine oberflächliche, da osmotischer und Gasdruck identisch sind. Bei der Herstellung des osmotischen Druckes spielen die gelösten Moleküle die Rolle der Luft und das Harnvolum die des durch die Gefäßwände begrenzten Raumes" (Koranyi).

Man könnte vielleicht geneigt sein, sich mit dieser Scheinerklärung, daß der kranken Niere die „Kraft" zu osmotischer „Saug- und Druckleistung" fehle, zufrieden geben, wenn nicht die Koranyische Regel, jede Nephritis ist mit einer Hyposthenurie verbunden, so viele Ausnahmen hätte, wenn nicht schwerst erkrankte Nieren osmotisch stark sein könnten, und wenn nicht im Tierversuch die gesunde, aber verkleinerte Niere auch hyposthenurisch arbeitete, also osmotisch schwach sein müßte. Nach alledem kann die osmotische Schwäche der Niere zum mindesten nicht die unmittelbare Folge ihrer Erkrankung sein und im geraden Verhältnis zu dieser stehen.

Der Irrtum Koranyis wird verständlich, wenn wir berücksichtigen, daß Koranyi noch nicht den mächtigen Einfluß der extrarenalen Faktoren kannte und noch gutgläubig die Ausscheidung dem Ausscheidungsvermögen gleichstellte. Es ist für die Entwicklungsgeschichte der Wahrheit ebenso lehrreich, wie bezeichnend für die Schwierigkeit des Gegenstandes, daß die Koranyische Schule ein richtiges Gesetz auf Grund einer falschen Voraussetzung gefunden hat. Denn sie hat nicht die echte, sondern eine falsche Hyposthenurie zur Grundlage ihrer Auffassung gemacht. Das geht ohne weiteres aus der Gegenüberstellung hervor, die sich bei Kövesi und Roth-Schulz findet:

„Bei den (durch vermehrte Herztätigkeit) kompensierten interstitiellen Nephritiden ist die Fähigkeit der Wasserelimination vollkommen erhalten, und hat die Fähigkeit zur Ausscheidung gelöster Teile und eventuell zur Kondensation mehr oder weniger gelitten; bei parenchymatösen Nephritiden haben die Fähigkeiten zur Elimination von Wasser, gelösten Teilen, zur Verdünnung und Kondensation gleichmäßig gelitten."

Gerade bei den ödematösen Formen ist die Hyposthenurie sowohl wie die Konstanz der Konzentration gewöhnlich — freilich nicht immer — extrarenal bedingt, weil die Niere infolge der Verlangsamung und Gleichmäßigkeit der Resorption aus der Peripherie zu verschiedener Zeit stets das gleiche endogene Angebot von gelösten Stoffen und Lösungsmittel erhält. Koranyi hatte geglaubt, deshalb extrarenale Vorgänge ausschließen zu können, weil bei einseitiger Nierenerkrankung ebenfalls Hyposthenurie auf der erkrankten Seite beobachtet worden ist. Aber auch dieser Pfeiler ist nicht gut gegründet, denn die Hyposthenurie wird vorwiegend bei denjenigen einseitigen Nierenaffektionen beobachtet, in denen es sich um Harnstauung im Nierenbecken handelt, und bei diesen einseitigen Nierenbeckenaffektionen ist die molekulare Konzentration gewöhnlich nicht die des Blutes, sondern wesentlich niedriger. Außerdem kommt aber hier der besondere Einfluß der Harnstauung auf die Harnabsonderung entscheidend zur Geltung.

Daß andere einseitige Nierenerkrankungen sich nicht so verhalten, zeigt, um nur ein Beispiel zu nennen, die Beobachtung von Göbel in einem Falle von Tuberkulose der rechten und Nephritis der linken Niere. Er fand bei einem Gefrierpunkt des Blutes $\delta = -0{,}59^0$

Rechts:		Links:	
Menge	Δ	Menge	Δ
12 ccm	$-2{,}3^0$	44 ccm	$-2{,}07^0$
19 „	$-1{,}73^0$	87 „	$-1{,}51^0$
12 „	$-1{,}83^0$	56 „	$-1{,}31^0$
10 „	$-2{,}16^0$	46 „	$-1{,}21^0$

Und doch ist trotz dieser z. T. falschen Voraussetzungen der Satz richtig und von großer Bedeutung, daß bei Niereninsuffizienz ein hyposthenurischer Harn abgesondert wird, dessen Molekularkonzentration um so konstanter ist und sich um so genauer auf die des Blutes einstellt, je höher der Grad von Niereninsuffizienz ist.

Als Ersatz für die Bestimmung der molekularen Harnkonzentration ist für die Praxis die des spezifischen Gewichts vollkommen ausreichend. Das spezifische Gewicht des Blutes nach Abzug des Eiweißes beträgt ca. 1010.

Man hat vielfach durchaus unberechtigterweise von einer Hyposthenurie gesprochen, wenn die 24stündigen Harnmengen etwa zwei Liter und das spezifische Gewicht der 24stündigen Harnmenge an den verschiedenen Tagen ziemlich übereinstimmend ca. 1010 betrug. Ein derartiges Verhalten der Harnabsonderung genügt aber keineswegs zur Diagnose einer Hyposthenurie. Wir brauchen in solchen Fällen vermeintlicher Hyposthenurie nur zweistündlich den Harn getrennt entleeren zu lassen und die Mengen und spezifischen Gewichte der einzelnen Harnportionen miteinander zu vergleichen, um zu sehen, daß bei der „falschen" Hyposthenurie die Variabilität der Nierenfunktion durchaus erhalten, das spezifische Gewicht der einzelnen Harnportionen außerordentlich verschieden ist.

Wir würden daher auch eine Hyposthenurie, die auf einer Übererregbarkeit der Nierengefäße, also auf einer abnorm beschleunigten Glomerulusdurchblutung beruht, als falsche Hyposthenurie zu bezeichnen haben. Denn solche Nieren wären nicht als „osmotisch schwach" anzusehen. Ihr Konzentrationsvermögen wäre durch die Polyurie verdeckt, in Wirklichkeit aber ebenso wie das Verdünnungsvermögen erhalten.

Bei der echten Hyposthenurie dagegen finden wir Konstanz des spezifischen Gewichtes auch in den einzelnen, zweistündlich gelassenen Portionen und vor allem fast das gleiche niedrige spezifische Gewicht auch bei Trockenkost unter Fortdauer der Polyurie.

Aber selbst diese Vorsichtsmaßregel schützt nicht vor der Verwechslung mit einer falschen extrarenalen Hyposthenurie, wenn der Kranke sich im Stadium der Ödementleerung befindet, sicher echt ist die Hyposthenurie bei Ödembereitschaft nur dann, wenn gleichzeitig Oligurie besteht.

Bei der echten Hyposthenurie ist die „osmotische Schwäche" keineswegs immer nach beiden Richtungen gleich ausgesprochen. Es gibt konzentrationsunfähige Nieren ohne und mit Verlust der Verdünnungsfähigkeit. Das spricht schon dagegen, daß beide Mängel die gleiche Ursache haben.

Schon die Konzentrationsunfähigkeit wird bei den drei verschiedenen Formen der Niereninsuffizienz (vgl. S. 54) auf verschiedene Weise zustande kommen.

Bei der ersten Form, die auf Verringerung der Zahl der sekretorischen Elemente beruht und der Hyposthenurie entspricht, die auch bei der gesunden, experimentell verkleinerten Niere eintritt, müssen wir uns den Vorgang so vorstellen: Zunächst antwortet der quantitativ insuffiziente Nierenrest auf den diuretischen Reiz harnfähigen Materials mit Polyurie, und die Konzentrationsunfähigkeit muß in solchen Fällen, in denen normales, nur an Masse verkleinertes Nierengewebe vorhanden ist, die Folge der kompensatorischen Polyurie sein. Das heißt, die Niere würde noch konzentrieren können, wenn die Zufuhr fester Substanzen im Verhältnis zur Abnahme an Gesamtprotoplasma verringert, wenn ihr weniger harnfähiges Material und damit auch weniger Wasser aus der Peripherie zufließen würde.

Bei der zweiten Form, die auf primär degenerativer (?) oder auf Druck-Atrophie der konzentrierenden Epithelien beruht, müssen wir dagegen wohl annehmen, daß der qualitative Nachlaß der konzentrierenden Leistungsfähigkeit das Primäre, die Ursache der Polyurie darstellt.

Sicher muß bei der dritten Form der Tubuliinsuffizienz, die auf Glomeruliausschaltung beruht, eine wirkliche — zelluläre — Unfähigkeit der Konzentration vorliegen, da bei dieser gar keine Polyurie zustande kommt. Bei dieser kurzlebigen Form, die von vornherein durch den Verlust des Verdünnungsvermögens ausgezeichnet ist, stellt sich sehr bald, bei den beiden anderen Formen mit erhaltenem Verdünnungsvermögen erst allmählich mit der Abnahme desselben die eigentümliche, von Koranyi zuerst beobachtete Erscheinung ein, daß ein blutisotonischer Harn abgesondert wird.

Worauf beruht nun diese Konzentrationsunfähigkeit und besonders die eigentümliche Übereinstimmung der molekularen Konzentration zwischen Harn und Blut, die uns veranlaßt, diese nach beiden Richtungen fixierte Hyposthenurie besser als **Isosthenurie** zu bezeichnen?

Wenn wir uns den histologischen Befund in solchen Fällen betrachten, in denen der insuffiziente Nierenrest polyurisch arbeitet, so finden wir sowohl im Tierversuch bei Verkleinerung der Nierenmasse bemerkenswerterweise schon nach einseitiger Nierenentfernung (Wossidlo), oder bei der subakuten Uranvergiftung (Feuillié, Pohl, Bähr), als auch bei den menschlichen Nierenerkrankungen, die zur Niereninsuffizienz geführt haben, eine auffallende Erweiterung der Harnkanälchen und hochgradige Abplattung ihrer Epithelien. Wenn man nun von der Vorstellung ausgeht, daß die Fähigkeit zur Konzentration an die Aufspeicherung harnfähigen Materials in den Granula oder Vakuolen der Tubuli gebunden ist, so erscheint es durchaus einleuchtend, daß die kubische Gestalt und der Protoplasmareichtum der Epithelien Vorbedingung für diese Kondensationsarbeit ist, und daß die Speicherungsfähigkeit der Epithelien stark leiden oder schwinden muß, wenn sie endothelartigen Charakter und eine Membranstruktur annehmen.

Zweifelhaft kann man aber wieder darüber sein, ob diese Abplattung der Epithelien die Folge oder die Ursache der starken Diurese ist.

Wir finden schon normalerweise in dem histologischen Bilde eine Erweiterung der Kanälchen und Abflachung der Epithelien während einer starken Diurese. Bei der normalen Nierenfunktion haben wir aber einen Wechsel zwischen Arbeit und Ruhe und vielleicht auch während der Arbeit einen förmlichen Schichtwechsel zwischen tätigen und ruhenden Elementen anzunehmen. In der Ruhe kehrt die Epithelzelle in ihren hochgebauten kubischen Zustand zurück unter fast vollständigem Verschluß des Lumens.

Bei insuffizientem Nierenrest stehen alle Elemente beständig unter einem abnormen Diuresereiz und arbeiten sämtlich maximal bei Tag und Nacht. Es fehlt ihnen die Zeit zur Erholung, zu genügender assimilatorischer Anbildung des bei der Sekretion verbrauchten, kolloiden Zellmaterials. Die Zelle kehrt unter dem unaufhörlich wirkenden Diuresereiz nicht mehr zu ihrer normalen Form zurück, das Lumen bleibt dauernd erweitert, das Epithel niedrig.

Die hochgradige Abplattung und Protoplasmaarmut als Dauerzustand könnte dann als ein Zeichen der Erschöpfung infolge des dauernden Einflusses der Diuresereize angesehen werden, jedenfalls als ein Zustand, der um so weniger rückbildungsfähig wird, je mehr sich die harnfälligen und harntreibenden Stoffe im Körper anhäufen.

Während wir demnach bei den Fällen von relativer Insuffizienz eine fehlende Konzentration vor uns haben, weil die Niere polyurisch zu arbeiten gezwungen wird, müssen wir bei den schweren Formen der Isosthenurie die Möglichkeit ins Auge fassen, daß infolge der langdauernden Maximalleistung ein wirkliches Unvermögen der Nierenzelle zur Speicherung fester Substanzen eingetreten ist. Wir haben hier einen circulus vitiosus vor uns: Die Verkleinerung der Niere bzw. die Verringerung der Zahl der funktionsfähigen Elemente setzt quantitativ das Speicherungsvermögen für feste Substanzen herab und bewirkt dadurch die qualitativ polyurische Sekretion. Diese bewirkt wiederum eine qualitative Änderung, eine Umbildung der Epithelien, die das Speicherungsvermögen für feste Substanzen in noch höherem Grade beeinträchtigt, und anfangs nur funktionell bedingt, vielleicht allmählich in einen pathologischen Dauerzustand übergeht: Die Tubuliepithelien werden in ihrer Form und in ihrer Arbeitsleistung ähnlicher dem Glomerulusepithel (vgl. S. 31).

Für diese Auffassung, daß bei der Niereninsuffizienz eine Erschöpfung und „Umbildung" der Epithelien stattfindet, ließe sich auch die Beobachtung anführen, daß nach Abheilung einer schwereren Nephritis, die zu Polyurie und Hyposthenurie geführt hatte, die Wiederherstellung des Konzentrationsvermögens längere Zeit beansprucht (Rekonvaleszentenhyposthenurie).

Den umgekehrten Vorgang sehen wir darin, daß auch ohne Niereninsuffizienz bei einseitiger Abflußbehinderung des Harnes einseitige Hyposthenurie auftritt. Hier ist die Druckatrophie und Abplattung der Epithelien, wie wir glauben, das Primäre, die Hyposthenurie das Sekundäre.

Bei der Glomeruliausschaltung dagegen kommt zu der hochgradigen Erschöpfung infolge der doppelten Beanspruchung durch Wasser und Molekülausscheidung noch die starke Herabsetzung der Blutversorgung und Ernährung, um den höchsten Grad der Protoplasmaarmut und Atrophie zu erzeugen.

Im vorhergehenden Abschnitte wurde schon die theoretische Möglichkeit erwogen, ob bei einer Erkrankung der Glomeruli oder Tubuli nicht auch durch den pathologischen Vorgang selbst die physikalischen Verhältnisse so verändert werden, daß eine Hyposthenurie eintreten muß, weil entweder die Glomeruliepithelien die Fähigkeit, die Filtration zu verhindern, verlieren und zu Filtrationsmembranen werden, oder weil die degenerierten Kanälchen, wie z. B. bei der Natriumfluoridvergiftung oder bei der experimentellen Nephritis „als tote Membranen wirken, durch die für die leicht diffusiblen Stoffe ein osmotischer Ausgleich zwischen dem Blut und dem in dem Lumen strömenden Urin zustande kommt" (Groß). Man müßte in solchen Fällen doch wohl nicht nur einen Ausgleich der Molekularkonzentration, sondern auch den Ausgleich der Partialkonzentrationen für die einzelnen gelösten Stoffe zwischen Harn und Blut erwarten. Derartiges ist aber bisher noch nicht beobachtet worden, im Gegenteil, gerade bei den schwersten Epithelveränderungen der menschlichen Pathologie, den degenerativen Nephrosen, ist von Isosthenurie gar keine Rede, das Konzentrationsvermögen erhalten.

Man kann sich aber wohl vorstellen, daß durch die für Niereninsuffizienz charakteristische Abplattung der Epithelien auch die physikalischen Verhältnisse in der Niere verändert werden. Dadurch, daß die normalerweise protoplasmareichen, mit einer hohen Mauer zu vergleichenden Epithelien membranartigen Charakter annehmen, werden die Zellen ihres spezifischen Charakters entkleidet, sie verlieren die Sondereinrichtung und damit die Fähigkeit zu ihrer Sonderleistung, ihren kondensierten Inhalt oder ihr Sekret vor dem (niedrigeren) osmotischen Druck (d. h. dem Wasserreichtum) der Körperflüssigkeiten zu schützen, und es ist zu erwarten, daß nunmehr die tubuläre Diurese den Charakter der Glomerulusdiurese annimmt, deren Höchstleistung für feste Stoffe einem blutisotonischen Sekret entspricht.

Das ganze sekretorische Element vom Glomerulus bis zur Papille gleicht nun einer halbdurchlässigen Membran, durch die so lange Wasser zu den sezernierten festen Bestandteilen eintreten wird, bis der Harn mit dem Blute isotonisch ist.

Die Folge ist der hohe Grad von Hyposthenurie, den wir als Isosthenurie bezeichnet haben.

Man könnte sehr wohl daran denken, daß auf diese Weise auch die Zwangspolyurie, d. h. der starke Wasserverlust bei Trockendiät zu erklären ist. Das würde aber voraussetzen, daß doch noch eine erhebliche Konzentrationsarbeit geleistet wird, die durch den osmotischen Wasserzustrom aus dem Blute vernichtet wird. Wäre dies der Fall, so müßte man beim Konzentrationsversuch eine rasche Abnahme des Wassergehaltes des Blutes und Zunahme der Blutkonzentration erwarten, diese tritt aber, infolge des — nach unserer Ansicht primären — Wasserzustromes aus den Geweben, entweder gar nicht oder sehr spät bei Trockenkost ein.

Eine erhebliche Rolle kann diese physikalische Wasserabgabe auch schon deshalb nicht spielen, weil eine wirkliche Polyurie bei der Isosthenurie durch Glomeruliausschaltung fehlt.

Daß aber vielleicht doch osmotische Vorgänge sich abspielen, dafür spricht die interessante Beobachtung, daß in Fällen von Isosthenurie in den einzelnen Harnportionen sich die NaCl-Konzentration umgekehrt proportional der N-Konzentration verhält, so, daß eine Steigerung der NaCl-Konzentration mit Absinken der N-Konzentration einhergeht und umgekehrt[1]).

Das zeigen sehr schön die beiden nebenstehenden Kurven, in denen auf der Abszisse die Stunden, auf der Ordinate die prozentischen N- und NaCl-Konzentrationen der zweistündigen Harnportionen von je zweimal 24 Stunden aufgetragen worden sind. Sie entstammen 2 Fällen von sekundärer Schrumpfniere.

Koranyi sah die osmotische Schwäche der erkrankten Niere auch darin, daß sie nicht imstande ist, einen sehr verdünnten Harn zu bereiten.

Daß diese nach Koranyi mit der Hyposthenurie gleichwertige Verdünnungsunfähigkeit bei manchen ödematösen Fällen nicht renal, sondern extrarenal bedingt ist, wurde schon mehrfach hervorgehoben. Tatsächlich verliert aber die insuffiziente, isosthenurische Niere die Fähigkeit, einen sehr verdünnten Harn zu bereiten.

Der Vergleich der dazu nötigen „osmotischen Arbeit" mit der Schwäche der Atemmuskulatur und der Arbeit, welche die Erzeugung einer Luftverdünnung erfordert, hinkt auf beiden Füßen.

Die Fähigkeit der Verdünnung ist nur den Glomeruli eigen. Sie fehlt, wenn diese ganz ausgeschaltet sind, oder wenn die Voraussetzung für ihre

---

1) Derartige Beobachtungen sind kürzlich auch von Zondek mitgeteilt worden.

Höchstleistung, eine genügende Blutstromgeschwindigkeit nicht zustande kommen kann.

Das Verdünnungsvermögen wird auch dann stark beeinträchtigt sein, wenn die Zahl der erhaltenen und gut durchbluteten Glomeruli genügend verringert, das Angebot fester Substanzen genügend erhöht ist.

Die normale Niere kann beim Wasserversuch gut verdünnen, weil die Glomeruli schnell so große Wassermengen liefern können, daß in der gleichen kurzen Spanne Zeit nur verhältnismäßig wenig feste Stoffe fällig sind.

Je kleiner die Zahl der sekretorischen Elemente, um so mehr harnpflichtige feste Stoffe entfallen in der Zeiteinheit auf das Wasserdeputat.

Ein gut erhaltenes Verdünnungsvermögen schließt aber keineswegs aus, daß nicht schon eine — relative — Nieren-(tubuli)insuffizienz besteht, es spricht nur dagegen, daß schon ein höherer Grad von Schlackenstauung besteht, und ist insofern prognostisch günstig.

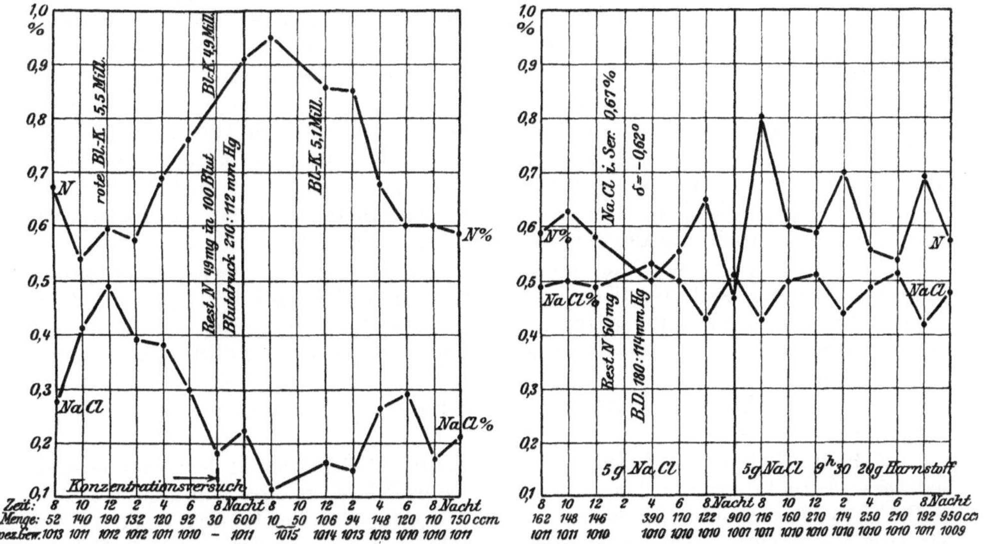

Je größer die Niereninsuffizienz, d. h. die Retention von Wasser und festen Substanzen, um so mehr werden auch die Glomeruli an der Ausscheidung der festen Stoffe, die Tubuli an der des Wassers teilnehmen. Die Höchstleistung der Glomeruli des maximal arbeitenden Nierenrestes für feste Stoffe, der Tubuli für Wasser ist aber eine blutisotonische Diurese.

e) Die Anurie.

Wir haben als charakteristische und typische Harnveränderung bei geringgradiger Niereninsuffizienz Hyposthenurie und Polyurie, bei hochgradiger Niereninsuffizienz die Isosthenurie kennen gelernt. Hier ist die Konzentration des Harnes fast ganz unveränderlich bezüglich der Gesamtkonzentration, das Schicksal des Kranken also ausschließlich von der Harnmenge abhängig, und es erfüllt sich allmählich, indem diese langsam zur Norm und unter die Norm bis auf einige Hundert ccm absinkt.

Der höchste Grad von Niereninsuffizienz wird rasch erreicht, wenn nur noch ganz geringe Mengen sei es isosthenurischen sei es konzentrierten Harnes entleert werden, oder die Harnabscheidung vollständig stockt.

Um die Folgen der Niereninsuffizienz für den Gesamtorganismus kennen zu lernen, müssen wir zunächst das Krankheitsbild ins Auge fassen, das sich bei vollständigem Aufhören der Harnentleerung entwickelt.

Vorkommen: Die Anurie kann renal oder extrarenal bedingt sein; es kann sich um eine vollständige Aufhebung der Harnabsonderung oder um eine vollständige Unterdrückung der Harnentleerung handeln. Erstere kann auch extrarenal, z. B. durch Kompression der Nierengefäße, letztere auch renal, z. B. durch Verstopfung der Harnkanälchen bedingt werden.

1. Den reinsten Typus der renalen Anurie sehen wir bei der diffusen Entzündung der Nieren, doch kommt die vollständige Aufhebung der Harnabsonderung bei ihr nur selten vor. Im akuten Stadium finden wir dann die Knäuel vollständig blutleer, kernreich und geschwollen, die Kapsel ganz ausfüllend.

Im subakuten Stadium handelt es sich um schwerste, extrakapilläre Nephritiden und um — ischämische — Ausschaltung aller Glomeruli unter Verschluß der Glomeruluskapseln durch „Halbmonde" aus gewuchertem Kapselepithel. Vergl. S. 367. Genau der gleiche Befund wird aber auch bei akuter und subakuter Nephritis ohne Anurie beobachtet. Es scheint mir, daß der Unterschied zwischen diesen und den anurischen Fällen darin besteht, daß bei letzteren auch eine Blutleere der intertubulären Kapillaren zustande kommt, die bei den nicht anurischen Fällen in der Regel gut gefüllt sind. Es wäre möglich, daß anatomische Unterschiede in der Ausbildung des Kollateralkreislaufes durch die Nierenkapsel eine Rolle spielen, ob bei Glomeruliausschaltung auch Asphyxie der Tubuli und Anurie eintritt, oder nicht.

Auch die Schwellung des ganzen, in der gespannten Kapsel fest eingeschnürten Organs und die Unnachgiebigkeit dieser Kapsel bilden unter Umständen ein weiteres Hindernis für die kollaterale Blutversorgung und damit für die Sekretion der für Sauerstoffmangel so außerordentlich empfindlichen sekretorischen Elemente. Ja es kann auch allein durch eine interstitielle Entzündung und entzündlich ödematöse Anschwellung der Niere eine Anurie bedingt werden.

2. Begreiflicherweise führt auch eine nicht entzündlich sondern mechanisch bedingte Aufhebung der Blutversorgung der Niere zu vollständiger Anurie z. B. Thrombose beider Nierenarterien, Thrombose oder Kompression beider Nierenvenen. Doch gehören derartige Vorkommnisse zu den größten Seltenheiten.

3. Auch die degenerativen Prozesse können zu Anurie führen. Die Sublimatnekrose z. B. gehört zu den häufigeren Ursachen der Anurie. Wie weit dabei eine Verstopfung der Kanälchen durch die geschwollenen oder nekrotischen abgestoßenen Zellelemente, wie weit Schwellung und Ödem, wie weit eine Schädigung der Gefäße oder des Glomerulusepithels für das Zustandekommen der Anurie beitragen, läßt sich schwer sagen. Schlayer hat im Tierexperiment bei der „tubulären" Urannephritis die interessante Beobachtung gemacht, daß auf Mehrbeanspruchung, z. B. durch intravenöse Injektion einer hypertonischen oder hypotonischen Kochsalzlösung, eine Oligurie plötzlich in eine vollständige Anurie umschlägt, obwohl in diesem Stadium die Nierengefäße noch gut auf erweiternde oder kontrahierende Reize ansprechen. Schlayer nimmt eine eigenartige Alteration der Nierengefäßfunktion an, die er als Undurchlässigkeit bezeichnet. Er fügt aber dem hinzu: „es liegt sehr nahe sich die beschriebene Undurchlässigkeit der Nierengefäße bei erhaltener Motilität (Kontraktions- und Dilatationsfähigkeit) durch eine Veränderung der Glomerulusepithelien zu erklären, indem man ihnen eine vitale sezernierende Kraft vindiziert."

4. Zu den renal, aber doch wohl mechanisch bedingten Anurien gehören auch diejenigen, welche bei Hämoglobinurie infolge plötzlicher Zerstörung von roten Blutkörperchen auftreten, z. B. nach Verbrennungen, nach Blutgiften (chlorsaure Salze). Bei der paroxysmalen Hämoglobinurie ist allerdings m. W. noch niemals Anurie beobachtet worden.

Als Vertreter dieser Formen kann die in den Tropen häufiger vorkommende und mit Recht gefürchtete Anurie bei Schwarzwasserfieber dienen. Hier ist die Harnlosigkeit weniger auf eine Aufhebung der Urinabsonderung, als auf eine Verstopfung der Kanälchen durch geronnene Massen zurückzuführen (Werner, Fahr).

Bei den extrarenal bedingten Formen der Anurie handelt es sich in der größten Mehrzahl der Fälle um Steinverschluß, entweder beider Nieren, was nicht so gar selten vorkommt, oder nur einer Niere. Einseitiger Steinverschluß führt dann zu vollständiger Harnlosigkeit, wenn die andere, gesunde Niere die Harnabsonderung reflektorisch einstellt, oder wenn sie infolge früherer Steinerkrankungen bereits vollständig atrophisch geworden und in einen hydronephrotischen Sack umgewandelt worden ist. Derartige Vorkommnisse waren schon vor der Ära des Harnleiterkatheterismus auf Grund einer sorgfältig aufgenommenen Anamnese gelegentlich der Diagnose zugänglich.

Nach ihrer Häufigkeit stehen an zweiter Stelle die extrarenal bedingten Anurien, die infolge von doppelseitigen Druckverschlusses der Harnleiter durch Geschwülste zustande kommen. Bei Gebärmutter-, Blasen-, Prostatakrebs etc. kann sich an eine Periode der hydronephrotischen Stauungspolyurie eine vollständige Anurie anschließen.

In einem Falle eigener Beobachtung hatte eine in der Jugend erworbene Schwiele am Beckenring ostitisch-tuberkulösen Ursprungs bei einem Manne zu einseitiger Ureterabknickung und zu beidseitiger Stauung vor der Vena cava geführt. Letztere verriet sich durch enorme Varizen beider Beine und beider Venae epigastricae, erstere hatte zu einer Sack- und Eiterniere der einen Seite und zu schwerstem Amyloid der anderen Seite geführt. Ob die tödliche Anurie die Folge der hochgradigen Amyloidose und Nephrose der gewaltig vergrößerten und nicht hydronephrotischen Niere oder die Folge eines Druckverschlusses der Hohlvene durch die mannskopfgroße Eiterniere war, ließ sich nicht mit Sicherheit entscheiden.

Reflektorische Anurien kommen nicht nur einseitig bei Steineinklemmung der anderen Niere, sondern auch doppelseitig bei Blasenreizung (z. B. nach Silbereinträuflungen, bei Phimose (Casper)), bei Bauchkontusion und merkwürdigerweise auch bei einseitigen Nierenschmerzen infolge von Nephritis dolorosa vor. Sogar hysterische Anurien von wochenlanger Dauer sind von zuverlässigen Beobachtern beschrieben worden. Jéanselme und Weill meinen, daß diese überraschende Toleranz durch die Heftigkeit und Häufigkeit von Erbrechen und Durchfall und die Abundanz der Schweiße erklärt werden könne.

Wie diese funktionelle Unterdrückung der Harnlieferung zustande kommt, ist noch ganz unklar. Man kann sich sehr wohl vorstellen, daß eine reflektorische Einstellung der Harnentleerung durch einen Dauerkrampf der Harnleiter zustande kommt, nach Analogie mit dem Dauerkrampf des Magenmundes, den spastischen Darmkontraktionen, oder dem Krampfverschluß der Harnröhre bei hysterischer Harnverhaltung. Da sich aber im Gegensatz zum mechanischen Harnleiterverschluß bei der reflektorischen Anurie keine akute Hydronephrose entwickeln soll, so muß man gleichzeitig auch eine reflektorische Hemmung der Harnbereitung annehmen.

Der Umstand, daß wiederholt sofort nach dem Einführen des Ureterenkatheters in die Harnleiter die Anurie aufhörte und die Harnabsonderung wieder begann, ließ Casper vermuten, daß durch die Harnleiterkrämpfe gleichzeitig ein Krampf der Nierengefäße ausgelöst werde.

Doch konnte sich Ghiron an der freigelegten Rattenniere, bei der durch Unterbindung des anderen Harnleiters reflektorische Anurie erzeugt worden war, mit seiner neuen Methode der mikroskopischen Betrachtung des unversehrten Organes im Lichtkegel nicht davon überzeugen, daß eine vasomotorische Reaktion, ein Gefäßkrampf mit Abstellung des Blutstromes bei der reflektorischen Anurie zustande kommt.

Eine andere Art funktioneller Anurie kommt bei gesunden Nieren infolge hochgradigster Wasserverarmung, nach unerschöpflichen Durchfällen z. B. vor.

Ascoli hat aus der Literatur 117 Fälle von Anurie zusammengestellt, von denen 37 genasen. In 107 Fällen ist die Ursache angegeben: 55 fallen auf Steinverschluß, je 11 auf Neubildungen, die die Harnleiter zusammendrücken und auf Nephritis, 9 Fälle von Anurie waren auf Quecksilbervergiftung, 5 auf Cholera, 4 auf Hysterie zurückzuführen, 3 auf Cystenniere und Hydronephrose, 3 auf Gefäßverlegung, 2 auf Trauma, 1 auf Nierenabszeß.

Symptome: Das Krankheitsbild, das sich im Laufe der Anurie beim Menschen entwickelt, lehrt uns besser als alle Tierexperimente die Folgen der vollständigen Niereninsuffizienz kennen. Ihre Kenntnis ist für das Verständnis der Urämie von größter Bedeutung. Es sollen daher im folgenden zunächst zwei typische Beispiele geschildert werden.

Der erste Fall ist den Vorlesungen Ascolis über Urämie entnommen und von Roberts mitgeteilt worden, der zweite Fall stammt aus eigener Beobachtung, die Krankengeschichte von meinem bewährten Mitarbeiter Dr. Keller.

1. Anurie infolge einseitigen Steinverschlusses bei Steinatrophie der anderen Niere.

Ein 50jähriger Mann, der vor etwa 4 Jahren Anfälle von linksseitiger Nierenkolik mit Steinabgang überstanden, wurde eines Morgens plötzlich von Schmerzen in der linken Lende und heftigem Harndrang überrascht; diese Zufälle, zu denen sich auch Erbrechen und Brechneigung gesellten, dauerten bis zum Nachmittag an, während nur von Zeit zu Zeit kleine Mengen blutigen Harnes gelassen werden konnten. Gegen Abend stockte die Harnflut vollständig und der Schmerz ließ nach.

Ich sah den Kranken zuerst etwa 50 Stunden nach Eintritt der Harnsperre, und besuchte ihn in der Folge täglich bis zu seinem Tode, der 9 Tage und einige Stunden nach Beginn der Harnverhaltung erfolgte. Während dieser ganzen Zeit entleerte er nur ein einziges Mal, am 4. Tage, etwas Harn, etwa 2 Unzen; und nach dem Tode wurde die Blase leer befunden. Der Fall, der während seines ganzen Verlaufes sorgfältig überwacht wurde, stellte ein typisches Beispiel des Todes durch reine Harnsperre dar.

Während der ersten 6 Tage blieben die Erscheinungen überraschend leicht und schienen kaum anzudeuten, daß einer der wichtigsten Vorgänge des tierischen Haushaltes vollständig unterdrückt war. Zwar hatte die Muskelkraft und Energie nachgegeben, und ward der Schlaf bald schlecht; aber der Kranke war ruhig; Zunge, Haut, Pupillen normal; nach dem 4. Tage waren Übelkeiten kaum mehr, Erbrechen nicht vorhanden; Geist und Urteilsvermögen waren völlig klar; der Puls hielt sich gut, 72; die Atmung — 24 — und Temperatur wichen nicht merklich vom Gesundhaften ab. Harndrang war nicht vorhanden; und der Kranke fuhr fort eine ganz genügende Nahrung zu sich zu nehmen.

Am 7. Tage begannen die der Harnsperre eigenen Erscheinungen sich zu zeigen. An diesem Tage wurden hier und da flüchtige Zuckungen einzelner Muskeln bemerkbar, und begann sich die Zunge trocken zu zeigen. Die Schlaflosigkeit, die schon seit Beginn ausgeprägt gewesen, wurde äußerst quälend, der Kranke nickte häufig für kurze Zeit ein, um bald, wie aufgeschreckt, wieder aufzufahren. Die Nahrungsaufnahme blieb jedoch befriedigend, Erbrechen und krankhafter Durst fehlten, Übelkeit war nur leicht und vorübergehend da.

Am 8. Tage war der Kranke noch ruhig und, wenn vollständig wach, auch durchaus klar und besonnen; wurde er jedoch sich selbst überlassen, so verfiel er regelmäßig in einen unruhigen Halbschlaf. Das Sehnenhüpfen war mehr als am Vortage ausgeprägt, die allgemeine Muskelschwäche hatte stark zugenommen. Die Pupillen blieben stets normal; er nahm Nahrung durchaus befriedigend zu sich; Erbrechen und Übelkeit fehlten. Die Atmung fiel an diesem Tage durch einen seufzenden Charakter auf, der sich bis zum Eintritt des Todes mehr und mehr ausprägte. Die Temperatur begann abzufallen.

Am 9. Tage trat eine starke Wendung zum Schlechteren auf. Die Schlaflosigkeit und Unruhe wurden unerträglich; das Sehnenhüpfen war sehr häufig und stark; Zunge und Mundhöhle wurden trocken, die Pupillen eng, wenn sie auch noch ein wenig auf Licht empfindlich blieben; der Durst war quälend, der Appetit verschwunden; die körperliche Schwäche so groß, daß der Kranke ohne die Unterstützung zweier Wärter nicht zu gehen, noch zu stehen vermochte — um ihn ins Bad zu bringen, mußten ihm die Beine erhoben werden. Andauernde Übelkeit bestand nicht; doch wurde auf ein zusammengesetztes Jalappe-Pulver gebrochen. Wurde er entsprechend angeregt, zeigte sich sein Geist klar; so vermochte er mit seinem Anwalt einige Angelegenheiten zu erledigen. Wenn er aber ungestört sich selbst überlassen wurde, so verfiel er bald in einen halbbenommenen Zustand, und lag mit offenem Munde, herabhängendem Unterkiefer dahin; die Atmung war seufzend mit langen Pausen.

Am 10. Tage um ein Uhr nachmittags kam der Kranke zum Tode. Die Erscheinungen waren äußerst peinlich. Die Schwäche nahm rasch und stetig zu; die Nacht wurde ohne Ruhe noch Rast verbracht — der Kranke wollte fortwährend auf, um vermeintlichem Stuhlbedürfnis zu entsprechen, obgleich nur ganz wenig Schleim entleert wurde. Der Durst, die Trockenheit des Rachens, das Sehnenhüpfen nahmen zu. Um 6 Uhr morgens wurde seine Atmung besonders mühsam; er verlangte dringend am Bettrand aufgesetzt zu werden, schien in dieser Stellung nach reichlichem Windabgang etwas Erleichterung zu finden. Nach ein paar Stunden legte er sich wieder, doch mit erhöhtem Kopfe nieder. Um 9 Uhr Puls 80, Atmung 15, mühsam, unterbrochen. Die Pupillen waren stark verengt, das Sehnenhüpfen ausgebreitet und ununterbrochen. Die Atmung wurde abermals immer mühsamer, so daß er im Bette aufgerichtet, endlich auf seinen Armstuhl gebracht werden mußte, seine Widerstandskraft gab mehr und mehr nach, er lag nun andauernd halb benommen, von Zeit zu Zeit auffahrend dahin, bis er — um etwa 1 Uhr — vom Stuhl heruntergleiten begann und, während man ihm wieder aufhalf, plötzlich tot zurücksank.

Koma und Krämpfe hatten während der ganzen Zeit durchweg gefehlt. Während der Nacht hatte es hier und da geschienen als ob er delirierte, doch zeigte sich sein Geist, wenn seine Aufmerksamkeit angeregt wurde, bis zum Tode vollständig klar, urteilskräftig.

Die Leichenöffnung ward auf die Baucheingeweide beschränkt, diese wurden alle, mit Ausnahme der Nieren und Harnleiter, gesund befunden.

Die rechte Niere ward vergrößert, ihre Oberfläche hier und da mit zahlreichen dunklen Blutflecken besät; im allgemeinen aber waren Oberfläche wie Durchschnitt blaß und blutarm. Nierenbecken und Harnleiter waren nicht im geringsten erweitert, sie enthielten etwa 2 Teelöffel blutigen Harns. Im unteren Teil des Harnleiters fand man einen kleinen harnsauren Nierenstein fest verkeilt.

Die linke Niere war vollständig zerstört und in einen mehrlappigen, hohlen, nierengroßen Sack verwandelt; derselbe zeigte sich mit einer serös-milchigen Flüssigkeit gefüllt. Die Ursache dieser Verödung war durch einen Nierenstein gegeben, der den Harnleiter an seinem Ursprung vollständig verlegte.

Die Blase war leer.

2. Tödliche Anurie infolge von Schwarzwasserfieber.

Ein 31 jähriger Kaufmann, der seit vielen Jahren in Deutsch-Ostafrika lebt und mehrfach Malaria und einen Schwarzwasserfieberanfall durchgemacht hat, erkrankt am 20. V. von neuem an Malaria. Er nimmt Chinin mit promptem Erfolg und geht allmählich zu prophylaktischen Dosen über. Er nahm an zwei aufeinanderfolgenden Tagen der Woche je 1 g Chinin —, so auch am 9. und 10. Juni. Am Abend des 10. Juni, ungefähr 3 Stunden nach der letzten Chinindosis Schüttelfrost und Fieber bis 41,3, heftiges Erbrechen und schwarzer Urin. Andern Morgens erfolgte nochmal eine Entleerung mehr bräunlichen Harnes, seitdem wurden nur noch einige Tropfen gelblichen Harnes gelassen.

Patient kommt am 13. Juni zum Krankenhaus. Abgesehen von leichten ziehenden Schmerzen in der Kreuzgegend und vereinzelten diarrhoischen Stühlen hat er keine Klagen. Insbesondere besteht keine Spur von Kopfschmerz, keine Übelkeit, keine Schläfrigkeit oder dergleichen mehr.

Befund: Großer, kräftig gebauter Mann in gutem Ernährungszustand. Trockene. an der Streckseite der Arme leicht schuppende Haut, gelblichbräunliche Hautfarbe, blasse Schleimhäute mit düster bläulichem Schimmer. Lippen trocken, schilfern ab und sind auf der Innenseite stellenweise blutig imbibiert. Zunge ebenfalls sehr trocken und stark gelblich belegt. Pupillen gleich, mittelweit, reagieren prompt auf Licht.

Hirnnerven normal. Lunge o. B.

Herz: Spitzenstoß nicht fühlbar, Herzdämpfung nicht vergrößert. Töne rein, regelmäßige Herztätigkeit, 76 Schläge in der Minute.

Leber 1 Querf. unter Rippenrand, starke Milzvergrößerung.

Blase leer (Katheter).

Motilität und Sensibilität intakt. Haut- und Sehnenreflexe lebhafter wie normal, aber nicht als pathologisch gesteigert zu erachten.

Keine Muskelunruhe, keine Zuckungen, keine Krämpfe.

Psychisch ist Patient völlig normal, unterhält sich sehr lebhaft, hat das Bedürfnis, sich geistig zu beschäftigen, liest sehr viel.

Rest—N: **53** mg %. Hgl. 45%.
Erythrocyten 3 280 000
Erythr.: Plasma = 23 : 77
Serumeiweiß: 6,81% (refraktometrisch).

Urin: 7,5 ccm, spezifisches Gewicht 1016, Alb. 2,5‰, Sang. makroskop. +; Sediment: bräunliche detritusartige Massen, keinerlei Formbestandteile zu finden, nur vereinzelte Erythrocyten. NaCl 0,12; N 0,66%. 14. Juni: Leichter Ikterus, häufiges Aufstoßen. Beim Herumlegen im Bett wird Patient von Übelkeit befallen. Zweimal Erbrechen bräunlich-grünlicher Flüssigkeit. Reflexe schwächer, wie am Tage zuvor.

Blutdruck: **166**/48 mm Hg. Urin 10 ccm, N 0,48%.

15. Juni: Völliges Wohlbefinden, keine Übelkeit und kein Erbrechen mehr. Normale Temperatur, Reflexe abgeschwächt.

Blutdruck: **135** mm Hg.

Urin: 25 ccm, hämorrhagisch. NaCl 0,36; N 0,37%.

16. Juni: Wohlbefinden abgesehen von leichter Übelkeit und starkem Durst. Patient ist aber nicht imstande die vorgeschriebene, kohlehydratreiche Kost zu sich zu nehmen, da er bei jeder Nahrungsaufnahme sofort Brechreiz verspürt. Psychisch ist Patient völlig normal. Das Sensorium ist absolut frei, Patient ist durchaus nicht unbesinnlich, geistig regsam, liest den ganzen Tag, schläft nachts ziemlich gut.

Blutdruck: **145**/52 mm Hg.

Urin: 30 ccm, spezifisches Gewicht **1010**. NaCl 0,33; N 0,38%.

Rest-N: **137** mg. %. Hgl.: 39%.
Erythrocyten: 2 720 000.
Erythr.: Plasma = 20 : 80.
Serumeiweiß: 6,38%.

17. Juni: Morgens leichte Schwellung der Augenlider. An den Knöcheln und den übrigen Körperteilen keine Spur von Ödem. In Bauch- und Brusthöhle keine Flüssigkeit nachweisbar. Starker Durst. Einmaliges Erbrechen grünlichbrauner Flüssigkeit. Das Sensorium ist frei, jedoch ist im ganzen Wesen des Patienten eine gewisse Änderung vor sich gegangen. Er ist nicht mehr so lebhaft, wie zuvor, spricht etwas langsamer wie früher. Abgeschwächte Reflexe, keine Muskelunruhe, keine Schläfrigkeit.

Blutdruck: **140**/58 mm Hg.

Urin: (Auf Euphyllin) 61 ccm, spezifisches Gewicht **1011**. Alb. 5‰. NaCl 0,35; N 0,17%.

Stuhlgang angehalten, erfolgt erst auf Einlauf.

18. Juni. Die Veränderung im Wesen des Patienten ist heute noch deutlicher, wie am Tage zuvor. Er macht vielfach einen gleichgültigen Eindruck. Er sagt, er lese heute nicht mehr, die Geschichten interessierten ihn gar nicht, er betrachte sich lieber nur die Bilder. Mehrfach wird bemerkt, daß er darüber einschläft. Man kann sich aber mit dem Patienten lange Zeit über alles mögliche unterhalten, er verliert in der Unterhaltung niemals den Zusammenhang, doch fällt eine gewisse Langsamkeit im Denken auf. Kein Kopfschmerz. Reflexe kaum auszulösen. Keine Muskelunruhe, keine Zuckungen. Patient ist nicht imstande, etwas Nennenswertes zu sich zu nehmen, kann auch kein Wasser trinken, sagt selbst, er wolle lieber nichts zu sich nehmen, da ja doch alles wieder heraus müsse. Mehrfaches Erbrechen.

Organbefund unverändert, insbesondere am Herzen nichts Wesentliches zu bemerken. Die Gelbbraunfärbung der Haut hat wesentlich abgenommen. Nach einem leichten Schweißausbruch kleine, glänzende Schüppchen auf der Stirne. Zunge bräunlich belegt, urinöser Foetor ex ore. Schwellung der Augenlider stärker, an den Füßen keine Ödeme. Auch am übrigen Körper keine Schwellungen, Bauchhöhle und Pleuren ohne Flüssigkeitserguß.

Blutdruck **146**/60 mm Hg.

Rest-N: **211** mg %. Hgl.: 45%.
Erythrocyten 2 440 000.
Erythr.: Plasma = 20 : 80.
Serumeiweiß: 6,51.

Urin: 112 ccm, spezifisches Gewicht **1012**. Alb. 4,5‰, NaCl 0,32; N 0,22 %.

19. Juni: Ganz wesentliche Verschlechterung des Befindens. Patient ist sehr apathisch und fühlt sich sehr schwach. Er unterhält sich aber sehr gut, ohne dabei einzudösen. Häufiger Singultus. Mehrfaches Erbrechen. Abgesehen von Lidödem keine Schwellung, kein Hydrops.

Am Herzen findet sich heute eine Verbreiterung der Dämpfung nach links, sehr deutlich wahrnehmbarer diastolischer Rückstoß, leises systolisches Geräusch an der Spitze, Akzentuation des 2. Aortentons. Herzaktion regelmäßig, Frequenz 80.

Blutdruck: **154/58** mm Hg.

Urin: 50 ccm, spezifisches Gewicht **1011**, Alb. 3,2‰, NaCl 0,33; N 0,41 %.

Operation: Beiderseitige Entkapselung der Nieren. Die Nieren sehen von außen blaurot aus, zeigen vermehrte Konsistenz. An einer Stelle Einriß, daselbst sieht die Substanz mehr grau aus. Nach dem Eingriff Patient sehr hinfällig und matt.

20. Juni: Patient sehr hinfällig. Sich selbst überlassen, redet er häufig vorübergehend irre. Wenn man mit dem Patienten spricht, ist das Sensorium aber völlig klar. Er möchte gerne schlafen, kann aber keinen Schlaf finden. Die Reflexe sind sehr schwach, abnorme Reflexe sind nicht vorhanden. Kein Kopfschmerz. Mehrfach spontane Muskelzuckungen im rechten Unterarm. Pupillen deutlich enger, wie früher, reagieren aber ganz prompt auf Licht. Gegen Mittag zunehmende Schwäche. Patient sagt selbst, er fühle, daß er von Minute zu Minute schwächer werde, es gehe zu Ende mit ihm. Er erkennt dabei alle Leute, die um ihn sind und gibt auf alle Fragen ganz prompt Antwort.

Wenn man sich mit dem Patienten nicht unterhält, liegt er ganz ruhig da, vertieft und seufzend atmend mit geschlossenen Augen, aber ohne zu schlafen. Wenn die Türe aufgeht, oder sonst ein außergewöhnliches Geräusch verursacht wird, blickt er auf und sieht hin. Über Ort und Zeit ist er vollständig orientiert. Nur einmal gegen Abend erkennt er zuerst eine der Personen nicht, die bei ihm sind, bemerkt jedoch bald seinen Irrtum. Abends 8 Uhr bemächtigte sich des Patienten eine große Unruhe. Er fängt laut an zu stöhnen, zu schreien, jammert sehr über seine furchtbare Schwäche und klagt darüber, daß er nicht richtig Luft bekomme. Man muß ihn abwechselnd bald stützen, bald die Arme hochhalten, dann wieder umlegen. Er ist dabei völlig klar und gibt genau und bestimmt an, was mit ihm gemacht werden solle. Eine Viertelstunde später lautes Schreien und furchtbares Ringen um Luft. Er wünscht wieder, daß ihm die Arme hochgehoben werden. Dabei fällt plötzlich der Kopf zurück und der Tod tritt ein.

Blutdruck: **148/75** mm Hg.
Rest-N: **296** mg %. Hgl.: 41 %.
Erythrocyten 2 280 000.
Erythr.: Plasma = 24 : 76.
Serumeiweiß: 6,94.

Autopsie (Dr. Fahr):

Gesamtbefund: Hypertrophie, Dilatation und Lipomatose des Herzens. Bronchopneumonie in beiden Unterlappen. Bronchitis. Chronische Tonsillitis. Hyperplasie der Milz. Fettleber. Starke Schwellung der Follikel und Peyerschen Plaques. Taenia saginata. Lymphoidmark. Ödem der weichen Hirnhäute.

Nieren makroskopisch: Die Nieren sind sehr groß, Gewicht rechts 350, links 335 g. Die Oberfläche ist glatt. Die Kapsel fehlt, die Oberfläche ist von blaßbräunlichgrauer Farbe, die Rinde stark verbreitert, die Zeichnung völlig verwachsen. In einer der beiden Nieren sitzen ein paar erbsengroße, gegen die Umgebung abgekapselte Blutherde.

Nieren mikroskopisch: In den Harnkanälchen, namentlich in den unteren Abschnitten des Kanälchensystems außerordentlich reichliche Ansammlungen von Massen, die in der Hauptsache aus Hämoglobin bestehen, jedoch dazwischen auch vielfach gut erhaltene rote Blutkörperchen erkennen lassen. Diese Massen verstopfen die Henleschen Schleifen und Ausführungsgänge vielfach völlig. Stellenweise besteht der Inhalt der Kanälchen aus reinem Blut. Es finden sich auch größere Blutungen im Parenchym, namentlich dicht unter der Oberfläche. In den Bowmannschen Kapseln geronnenes Eiweiß, stellenweise Hämoglobin, stellenweise auch rote Blutkörperchen. Entzündliche Veränderungen an den Glomerulis sind nicht nachzuweisen. Die Interstitien sind verbreitert, man bemerkt hier eine spärliche, aber diffus angeordnete, kleinzellige Infiltration. (Entzündliches Ödem.) An den Epithelien der gewundenen Harnkanälchen findet sich stellenweise hyalintropfige Entmischung (in der Nähe der Blutungen, beides vielleicht traumatisch. Dekapsulation). Keine nennenswerten Verfettungen, keine Ablagerung doppelbrechender Substanz.

In den oben geschilderten, wie in anderen in der Literatur beschriebenen und selbst beobachteten Fällen fällt vor allen Dingen auf, wie lange die Einstellung einer der wichtigsten Funktionen des Organismus ertragen wird, —

es sind Anurien von mehrwöchentlicher Dauer beobachtet worden —, und wie wenig Symptome die vollständige Harnsperre in den ersten Tagen macht.

Es gewährt, sagt Ascoli, ein geradezu überraschendes Schauspiel, Menschen die seit Tagen keinen Tropfen Harn entleeren, angeblich völlig beschwerdefrei herumgehen, ihre Geschäfte besorgen, plaudern zu sehen.

Dieses symptomlose Stadium eines zum sicheren Tode führenden Zustandes ist insofern am Krankenbett von verhängnisvoller Bedeutung, als es Arzt wie Patienten den Entschluß zu einer immerhin eingreifenden, aber unter Umständen lebensrettenden Operation erschwert.

An dieses Stadium völligen Wohlbefindens — latente Urämie — (Bradford) schließt sich nach einigen Tagen ein zweites Stadium an, in welchem die Erscheinungen der Harnvergiftung anfangs kaum bemerkbar beginnen und unaufhaltsam von Tag zu Tag mehr zunehmen. Die schwereren Erscheinungen treten erst nach ca. 8 Tagen auf, und in rascher Folge entwickelt sich nun ein Bild des schwersten körperlichen und geistigen Verfalles.

Der Kranke, der sich bis dahin körperlich und geistig durchaus frisch gefühlt hat, klagt nach einigen Tagen über eine sehr auffallende Müdigkeit, welche die Qualen der meist bestehenden Schlaflosigkeit bis zur Unerträglichkeit steigert. Bald stellt sich ein schnell zunehmendes Gefühl von Elendsein ein und eine sehr charakteristische Muskelschwäche, die zur vollständigen Hinfälligkeit wird. Die Teilnahme an der Umgebung nimmt ab, und der Kranke verfällt in einen Zustand höchster Lethargie. Aus seinem Hindämmern aufgeschreckt, kann er durch Unterhaltung gut fixiert und zu lebhafterer Anteilnahme aufgerüttelt werden. Sich selbst überlassen versinkt er aber bald wieder in den apathischen, schlafähnlichen Zustand, aus dem er bisweilen durch eine ungewollte Bewegung auffährt.

Diese unwillkürlichen, blitzartigen Bewegungen, die bei voll erhaltenem Bewußtsein durch Kontraktionen einzelner Muskeln oder Muskelgruppen entstehen, sind toto coelo verschieden von den eklamptischen Phänomenen der sogen. akuten Urämie und gehören zu den bezeichnendsten und zu den fast obligatorischen Symptomen der Harnvergiftung. In manchen Fällen steigern sich diese unwillkürlichen Bewegungen zu einer allgemeinen Muskelunruhe, erkennbar an dem unaufhörlichen Sehnenhüpfen.

Das Hindämmern wird zu einer mit der Muskelunruhe seltsam kontrastierenden Schlafsucht, ja bisweilen zu einem tiefen Koma.

Leichte Delirien sind öfter bei der reinen Harnsperre beobachtet worden, doch kann auch das Bewußtsein bis zum letzten Augenblick vollständig erhalten bleiben.

Die Atmung wird mühsam, seufzend, vertieft, der großen Atmung bei Acidosis nicht unähnlich; die Atemluft riecht eigentümlich urinös und entwickelt in den späteren Stadien bei Vorhalten eines in Salzsäure getauchten Glasstabes Salmiaknebel.

Bisweilen tritt Speichelfluß ein, es kommt zu Zahnfleischblutungen und Stomatitis. Dann besteht ein widerwärtiger Foetor ex ore. Meist ist aber Mund-, Rachen- und Larynxschleimhaut abnorm trocken, wie lackiert, und die Zunge von einem bräunlichen oder schwärzlichen Belag bedeckt.

Die Eßlust schwindet vollständig und macht einem unstillbaren Durste Platz, der selbst aber auch wieder ganz verschwinden kann. Es besteht oft ein quälender Singultus; Brechneigung und Übelkeit sind häufig, Erbrechen nicht regelmäßig zu beobachten. Daß das Erbrechen aber zum Krankheitsbilde der Harnsperre gehört, und nicht etwa lediglich reflektorisch durch Reizung der Nierenbeckennerven entsteht (Ascoli), das lehrt u. a. der mitgeteilte Fall von Schwarzwasseranurie.

Meist besteht eine hartnäckige Verstopfung mit meteoristischer Auftreibung des Leibes, doch treten gelegentlich auch Durchfälle auf, ja es kann bei genügend langer Dauer der Anurie zu den charakteristischen „urämischen" Entzündungen oder Verschwärungen der Darmschleimhaut kommen.

Die Haut besonders der Stirn bedeckt sich mit kaltem Schweiß, der beim Eintrocknen feinste Schüppchen von Harnstoff hinterläßt, und der Kranke wird oft von Hautjucken geplagt.

Die Muskeln werden druckempfindlich und übererregbar, die Sehnen- und Periostreflexe weisen meist eine charakteristische Steigerung auf. Bei Beklopfen des Radius tritt eine blitzartige Greifbewegung in der Hand auf (Jakobsohnsches Phänomen) und bei Knipsen am Endglied des Fingers ebenfalls eine kurze Beugung aller Finger (Hoffmannsches Phänomen, Curschmann). Ausnahmsweise wird aber auch gegen Ende ein Nachlaß der Reflexerregbarkeit beobachtet. Der Babinskische Reflex fehlt.

Am Auge scheint ein Symptom, das wir auch bei der experimentellen Harnvergiftung der Tiere zu sehen pflegen, regelmäßig vorhanden zu sein, eine Pupillenverengerung hohen Grades. Netzhautblutungen sind erst kürzlich von Brasch in einem Falle beobachtet worden, in welchem die Anurie 17 Tage bestanden hatte und wieder zurückging; sie dürften auf die Blutdrucksteigerung zurückzuführen sein.

Über das Verhalten des Blutdrucks liegen erst aus neuerer Zeit genaue Messungen vor, welche die Angabe Ascolis, daß die Spannung des Pulses keine wesentliche Abweichung zeige oder sogar sinke, widerlegen und die bemerkenswerte Tatsache ergeben, daß der Blutdruck bei der Harnsperre langsam und stetig bis auf sehr hohe Werte ansteigt (Adrian). Päßler sah in einem Falle von Anurie den Blutdruck von 150 mm am 6. Tage, auf 182 am 10. Tage ansteigen. Ganz besonders lehrreich ist ein von Brasch mitgeteilter Fall. Der Blutdruck betrug am 7. Tage der Anurie 180 mm Hg und fiel mit eintretender Urinsekretion auf normale Werte herab. Als 8 Tage später die zweite Periode von Anurie eintrat, stieg bereits am zweiten Tage der Blutdruck von 130 auf 150 mm und erreichte unter Anwachsen des Rest-N auf 304 mg eine Höhe von 195 mm Hg. In einem anderen Falle von Brasch war der Blutdruck schon am zweiten Tage der Anurie von 115 mm Hg auf 190 mm Hg gestiegen und betrug am Abend des dritten Tages 210 mm.

Die Blutdrucksteigerung scheint eines der konstantesten Symptome der Anurie zu sein und wird nur bei der Anurie durch Sublimatvergiftung verhältnismäßig oft vermißt. Dieses Abweichen von der Regel dürfte wohl auf die schweren allgemeinen Folgen der Metallvergiftung zurückzuführen sein.

Durch die Blutdrucksteigerung wird auch das Herz deutlich in Mitleidenschaft gezogen, der Spitzenstoß rückt nach außen, die Dämpfung wird verbreitert und das Phänomen des diastolischen Galopprhythmus kann ein Nachlassen der Herzkraft anzeigen.

Merkwürdigerweise kommt es schon nach der kurzen Zeit von 8—14 Tagen zu einer nicht nur klinisch sondern auch autoptisch deutlich nachweisbaren Hypertrophie des Herzmuskels, wie z. B. in unserem als Beispiel mitgeteilten Falle nach 9 tägiger, in einem von Brasch mitgeteilten nach 14 tägiger Anurie.

Die Temperatur hat die Neigung zum Sinken, es sind enorme Temperaturerniedrigungen beobachtet worden.

Nach dem, was in dem vorhergehenden Kapitel über den Einfluß der Niereninsuffizienz auf das Blut gesagt worden ist, ist bei vollständiger Anurie der höchste Grad von Stickstoffretention zu erwarten.

In der Tat ist der Anstieg des Nichteiweißstickstoffes im Blute eine ganz regelmäßige und unbedingt zwangsläufige Folgeerscheinung der Anurie. Er erfolgt in einigen Fällen sehr schnell, in anderen langsamer, je nach der Intensität des Stoffwechsels, d. h. je nach dem Grade des Eiweißzerfalles und der Möglichkeit, diesen durch eine genügende Zufuhr von Fetten und Kohlehydraten hintanzuhalten.

Dem Anstieg des Rest-N geht parallel ein Anstieg der Molekularkonzentration, d. h. ein Sinken des Gefrierpunktes des Blutes von —0,56° auf 0,6, 0,7, ja 0,8 und selbst 0,88°, wie in dem erwähnten Falle von Brasch, in dem der Rest-N 304 mg betrug.

Es kommt allerdings je nach der Möglichkeit der Nahrungszufuhr und dem NaCl-Gehalt der Nahrung bei der vollständigen Harnsperre auch zu einer Steigerung des Kochsalzgehaltes im Blute, die zu der Herabsetzung des Gefrierpunktes dann wesentlich beiträgt. Brasch hat Werte beobachtet, die das Doppelte des Normalen erreichten, und 1,04 bzw. 1,17 %. betrugen.

Wenn nicht unstillbares Erbrechen jede Flüssigkeitsaufnahme unmöglich macht, oder Durchfälle den Körper entwässern, so kommt es auch zu einer unter Umständen recht hochgradigen Wasserretention. Brasch sah Abnahme der Erythrocytenzahl von 4,8 auf 1,98 Millionen.

Auffallenderweise tritt trotz der Verwässerung des Blutes und trotz des Anstiegs der Kochsalzkonzentration Ödem bei der Anurie entweder gar nicht, oder erst sehr spät und in sehr bescheidenem Maße auf.

Der Tod tritt entweder im Koma oder ganz plötzlich, fast aus vollem Bewußtsein, ohne stürmische Erscheinungen ein, doch kann das Herz schon versagen, noch ehe die Vergiftung ihren höchsten Grad erreicht hat.

So typisch der Verlauf der Anurie sich in der Regel gestaltet, so kommen doch auch hier Ausnahmen von der Regel vor, und zwar können wir drei atypische Verlaufsarten unterscheiden:

1. Es kann die Anurie sofort mit stürmischen Erscheinungen einsetzen, die zu falschen Deutungen Veranlassung geben können. Zugleich mit heftigem Schmerz im Leibe kann sich z. B. unstillbares Erbrechen einstellen, und wenn sich zu diesem noch Meteorismus, Stuhl- und Windverhaltung, Spannung der Bauchdecken hinzugesellen, so kann das Krankheitsbild einem Ileus täuschend ähnlich sehen.

Wir haben es hier mit reflektorischen Vorgängen zu tun, die denen an die Seite zu stellen sind, welche bei retroperitonealen Prozessen überhaupt in die Erscheinung treten. Bekannt ist das ileusartige Bild bei der Pankreasnekrose, die auch dann zu der schweren Stuhl- und Windverhaltung führen kann, wenn noch keine Peritonitis, sondern nur ein ganz abgekapselter, retroperitonealer Erguß in die Bursa omentalis vorliegt.

Den Chirurgen sind derartige Erscheinungen bei solchen und anderen retroperitonealen Prozessen geläufig.

Wir selbst sahen z. B. einen vollständigen spastischen Ileus bei einer Blutung in den Ileopsoas (bei einer Kombinationsform), oder bei einer Blutung in das Nierenlager (in einem Falle von Viridanssepsis mit multiplen Aneurysmen der kleinen Nierenarterien).

Es handelt sich also hier um eine Komplikation des Krankheitsbildes, die mit der Anurie nichts zu tun hat, was schon daraus hervorgeht, daß wir dasselbe ileusartige Bild auch ohne Anurie z. B. bei einseitiger Steineinklemmung und genügender Harnsekretion der anderen Niere oder auch gelegentlich bei Pyelitis beobachten können. Es sind wohl solche Fälle von reflektorischer Beteiligung des Peritoneums und des Darmes, bei denen sich die günstige Wendung und Wiederkehr der Diurese durch profuse Diarrhöen oder lebhafte Entleerung von Blähungen ankündigt.

2. In zwei (weiblichen) Fällen sahen wir zugleich mit einer — gutartigen — Anurie, die wiederholt anfallsweise auftrat und von selbst vorüberging, ebenfalls stürmisches Erbrechen und heftigen Kopfschmerz einsetzen, Dösigkeit, hochgradige Apathie und Schlafneigung, so daß man geneigt sein konnte, das Krankheitsbild als „urämisch" zu erklären.

Ob dieses atypische Bild der akuten Anurie auch reflektorisch zustande kommt, oder ob es sich um Vorgänge handelt, die als Vorläufer oder Äquivalente von eklamptischen Phänomenen zu betrachten sind, sind wir nicht in der Lage zu sagen. Allerdings war in unseren beiden Fällen der Lumbaldruck nicht erhöht. Wichtig ist, daß diese atypischen Erscheinungen noch vor der Harnvergiftung beobachtet wurden, vor dem Auftreten der gewöhnlichen Folgen der Niereninsuffizienz, d. h. ohne Erhöhung des Rest-N im Blute und ohne Blutdrucksteigerung.

3. Ganz außerordentlich selten verläuft die nicht nephritisch, sondern mechanisch bedingte Anurie unter dem Bilde der echten eklamptischen Krampfurämie.

In der Zusammenstellung von Ascoli ist nur in einigen Fällen von Krämpfen, von der eklamptischen Amaurose nur 1 mal die Rede. Daß eine akute Nephritis zu eklamptischer Urämie und zugleich zu Anurie führen kann, versteht sich von selbst, und man würde daraufhin nicht geneigt sein, zuzugeben, daß die Anurie unter dem Krankheitsbilde der typischen, eklamptisch-epileptiformen Urämie verlaufe. Beweisend sind nur die Fälle mechanisch bedingter Harnsperre, bei denen dieser atypische Verlauf beobachtet worden ist, wie wir ihn in folgendem Beispiel gesehen haben.

3. Anurie mit eklamptischer Urämie bei doppelseitigem Harnleiterverschluß.

Eine 37 jährige Maschinistenehefrau, die, abgesehen von einem Gelenkrheumatismus im 32. Lebensjahre früher keine schweren Krankheiten durchgemacht hatte, leidet seit zirka $1^1/_2$ Jahren an einem Karzinom der Vulva und Vagina. Das Karzinom wurde mehrfach operativ angegangen, konnte aber nicht restlos entfernt werden. Nachdem die Kranke bis dahin in ihrem Allgemeinzustand wenig gestört, seit 5 Wochen Rückenschmerzen und heftige Leibschmerzen verspürt hat, an Stechen auf der Brust, Atemnot, Hustenreiz und Herzklopfen leidet, in letzter Zeit auch häufig erbrechen mußte, kommt sie am 10. November 1912 zur Aufnahme ins Krankenhaus.

Die letzte Veranlassung zur Aufnahme gab eine ganz plötzliche starke Verschlimmerung des Zustandes, die Atemnot war sehr hochgradig geworden und es war ein Verwirrungszustand eingetreten. Die Frau sah ganz blau im Gesichte aus und klagte über heftige Kopfschmerzen. Die Miktion ging in letzter Zeit nur mit großen Schwierigkeiten vor sich, die Kranke mußte stets stark pressen, bis der Urin abging.

Befund: Kräftig gebaute, untersetzte Frau in gutem Ernährungszustand. Kräftiger Knochenbau, gut entwickelte Muskulatur, sehr reichliches Fettpolster. Haut von normaler Farbe, keine Ödeme, kein Exanthem. Starkes Jucken der Haut. Schleimhäute von guter Röte.

Hämoglobin 65%.

Kopf ohne wesentlichen Befund.

Pupillen reagieren. Parese des linken Fazialis. Zunge weißlich belegt, Foetor ex ore.

Starke Dyspnöe, Atemfrequenz 32 per Minute.

Gut gewölbter, symmetrischer Thorax. Normaler Perkussionsbefund der Lunge. Auskultatorisch diffuse, meist trockene Rasselgeräusche.

Herz: Nach links verbreitert, Spitzenstoß im 5. J. C. R., in der Mamillarlinie. 1. Ton an der Spitze unrein, die übrigen Töne rein. Herzaktion regelmäßig, stark beschleunigt, 140 Schläge per Minute. Peripherer Puls gut gefüllt, äqual, gespannt. Blutdruck 164/80 mm Hg.

Leib etwas aufgetrieben, Magen- und Blasengegend auf Druck empfindlich. Leber vergrößert, 2 Querfinger unter Rippenrand. Milz nicht palpabel. Vom Bauch aus kein Tumor, keine Resistenz zu fühlen. Die Inguinaldrüsen sind beiderseits vergrößert, fühlen sich hart an, bilden keine Konglomerate. Die äußeren Genitalien sind mit harten, knolligen Wucherungen bedeckt und sind mit der Unterlage fest verbacken. Die Wände des Vestibulum und der Vagina bilden eine steinharte, geschrumpfte Masse, durch die es nicht möglich ist, tiefer einzudringen. Das Orificium urethrae ist von diesen Massen völlig eingeschlossen. Die Schleimhaut und die Haut der Umgebung der Vulva ist mazeriert und mit schmierigen Belägen versehen.

Motilität und Sensibilität intakt, Steigerung der Sehnenreflexe. Kein Babinski.

Der Urin ist hämorrhagisch, enthält Eiweiß. Im Sediment Leukocyten und Erythrocyten. Er wird in normaler Menge entleert, spezifisches Gewicht **1012**.

Die Patientin befindet sich in einem schweren Verwirrungszustand, so daß sie isoliert werden muß.

Am Tage der Aufnahme erbrach Patientin mehrfach, klagte über starke Kopfschmerzen.

In den nächsten Tagen trat eine sichtliche Besserung im Befinden der Patientin ein, der Verwirrungszustand schwand, die Bronchitis ging zurück, die anfänglich erhöhte Temperatur (bis 39^0) sank zur Norm ab. Patientin erbrach nicht mehr und auch der Kopfschmerz war geringer. Der Blutdruck blieb dabei hoch, die Urinmenge entsprach der Norm, das spezifische Gewicht war dauernd ca. **1010**.

Die Albumenmenge schwankte von 0,2—0,6$^0/_{00}$.

Vom 16. November begann Patientin wieder zu erbrechen. Der Blutdruck stieg bis auf **167** mm Hg. Die Urinmengen bewegten sich zwischen 1000 und 1700 ccm, das spezifische Gewicht des Harnes stieg an bis auf 1020.

Am 23. November betrug der Rest-N 72 mg $^0/_0$.

Am 25. November entleerte Patientin noch 1600 ccm Harn, am 26. XI. klagte sie des Morgens über starke Kopfschmerzen, die Fazialisparese war etwas mehr ausgeprägt, wie vorher, die Pupillen waren groß, reagierten ganz prompt auf Licht und Konvergenz.

Kurz darauf ganz plötzlich einsetzende klonische Krämpfe, beginnend in der linken oberen Extremität, schnell auf den ganzen Körper übergreifend, dann kurzer allgemeiner Tonus. Darauf löste sich der Krampf unter einigen röchelnden, stöhnenden Atemzügen, es besteht aber noch lange Bewußtlosigkeit, aus der sich Patientin nur langsam erholt. Während des Anfalles hatte Patientin Schaum vor dem Mund, es bestand hochgradige Cyanose, die Pupillen waren weit, absolut reaktionslos. Die Kniesehnenreflexe waren während des Anfalles nicht auszulösen, pathologische Reflexe waren nicht nachweisbar. Bereits um 9 Uhr setzte schon ein weiterer Krampfanfall ein, der in der gleichen Weise verläuft, wie der erste. Bis Nachmittags 5 Uhr im ganzen **9** derartige Anfälle. Die Patientin ist fast dauernd bewußtlos. Lumbalpunktion: Druck **360** mm H_2O.

Während der Punktion erneuter Anfall. Dabei steigt der Lumbaldruck bis auf unmeßbare Höhe. Der Liquor wird bis auf normalen Druck abgelassen. Die Krampfanfälle wiederholen sich weiterhin mit kurzen Pausen. Patientin hatte bis zum Abend noch keinen Urin gelassen.

Blasenkatheterismus, die Blase erweist sich als leer. An der unteren Extremität wird ein ganz leichtes Ödem bemerkt.

Der Blutdruck beträgt in der anfallsfreien Zeit 162 mm Hg, der Rest-N im Blute **125** mg $^0/_0$.

27. November. Ununterbrochen sich wiederholende Krampfanfälle. Patientin schwer benommen, reagiert nur schwach auf Anruf. Die Temperatur ist leicht erhöht, bis 38, der Puls beträgt ca. 140. Blutdruck 172 mm Hg.

Kein Urin, Blase leer. Lumbalpunktion, 320 mm Druck. Im Laufe des Tages **7** weitere eklamptische Anfälle.

Am 28. November. Zustand verändert. Im Laufe des Tages **10** eklamptische Anfälle. Fortdauer der Anurie. Blutdruck 176 mm Hg. Rest-N **157** mg $^0/_0$. Lumbalpunktion und Venaesectio.

In der folgenden Nacht noch vier weitere Anfälle, morgens 7 Uhr Exitus letalis. Rest-N im Leichenblut 288 mg $^0/_0$.

Die Autopsie ergab: Kompression beider Ureteren durch Geschwulstmassen. Beiderseitige Hydronephrose. Das Nierenparenchym zeigte eine Verbreiterung der Interstitien, Erweiterung der Kanälchen, vielfach auch Erweiterung der Bowmannschen Kapsel. Die Glomeruli wiesen weder entzündliche Veränderungen, noch Amyloid auf, degenerative Veränderungen der Epithelien waren nicht vorhanden. Entzündliches Ödem der Hirnhäute.

Es ist bemerkenswert, daß in diesem Falle die eklamptischen Äquivalente, Fazialisparese, Kopfschmerz, schon vor der Anurie, die eklamptischen Krämpfe zu einer Zeit eintraten, als die Harnvergiftung noch gering, die Erhöhung des Rest-N im Blute noch unbedeutend war, während die Blutdrucksteigerung schon vor dem Eintreten der Anurie, infolge doppelseitiger Hydronephrose bestanden hatte.

Aus dem lehrreichen Falle ist also nicht zu schließen, daß eine Anurie als solche zu einer echten eklamptischen Urämie führen kann, sondern er zeigt nur, daß chronische Harnstauung zu dem klinischen Bilde einer chronischen Nephritis und sowohl zu Eklampsie als auch zu Anurie führen kann.

Zur **Diagnose** der Anurie ist notwendig, daß durch Katheterismus das Leersein der Blase nachgewiesen wird. Es ist wichtig zu betonen, daß der Kranke selbst oft gar nicht bemerkt, daß die Harnabsonderung aufgehört hat.

Verlauf und Ausgang: Der Ausgang der Anurie ist, wenn nicht rechtzeitig die Harnentleerung sich wieder einstellt, unausbleiblich der Tod, der in der Regel nach 8—10 Tagen eintritt. Bei extrarenalen Anurien kann mit einem Schlage durch eine ganz abundante Harnentleerung der gefahrdrohende Zustand verschwinden. Bei renalen Anurien dagegen setzt die Harnentleerung nicht so stürmisch ein, sondern der Harn zeigt meist ganz deutlich die charakteristischen Eigenschaften der Diurese des insuffizienten Nierenrestes. Die Sekretion erlischt und beginnt wieder mit ausgesprochener Isosthenurie und Oligurie, die allmählich in Hyposthenurie und Polyurie und aus dieser in normale Harnsekretion übergeht. Es kann infolgedessen bei der renalen Anurie vorkommen, daß trotz Wiedereinsetzens der Harnsekretion die Vergiftung zum Tode führt, weil die Sekretion qualitativ und quantitativ noch nicht genügt, um alle retinierten Bestandteile herauszuschaffen.

Die **Prognose** läßt sich nach der Höhe des Rest-N beurteilen, doch kann der Tod an Herzstillstand, wie erwähnt, auch schon eintreten, ehe die höchsten Grade der N-Retention erreicht worden sind.

Die **Behandlung** der extrarenalen Anurie kann nur eine chirurgische sein und ist hier nicht zu besprechen.

Bei der renalen Anurie kann unter Umständen der Versuch gemacht werden, durch reichliche Wasserzufuhr evtl. durch intravenöse Kochsalzinfusion eine Diurese zu erzwingen. Speziell bei der Schwarzwasseranurie und bei den auf Hämoglobinurie beruhenden Formen ist dieser Versuch gerechtfertigt, weil hier die Verstopfung der Harnkanälchen eine Rolle spielt.

Schon bei der Sublimatniere ist es dagegen zweifelhaft, ob diese Methode Nutzen versprechen kann. Nach Schlayers experimentellen Ergebnissen wird man jedenfalls die Möglichkeit im Auge behalten müssen, daß durch eine Kochsalzinfusion eine hochgradige Oligurie in Anurie umschlägt. Bei der nephritischen Anurie ist vielleicht noch weniger von einer reichlichen Flüssigkeitszufuhr zu erwarten. Unter allen Umständen ist dabei große Rücksicht auf den Zustand des Herzens und den Grad der Blutdrucksteigerung zu nehmen und an die Möglichkeit zu denken, daß der Versuch der Niere zu helfen unter Umständen dem Herzen schwer schadet und ein Lungenödem herbeiführt. Bei der Sublimatvergiftung ist bei dem starken Regenerationsbestreben der Tubuli auch bei mehrtägiger Anurie die Aussicht auf Wiederherstellung der Diurese nicht gering, dagegen scheint die Chance einer spontanen Rückkehr bei der nephritischen Anurie sehr klein zu sein. Hier tritt wieder die chirurgische Behandlung in ihr Recht, und es ist bei jeder nephritischen Anurie dringend zu raten, rechtzeitig die Dekapsulation der Niere vornehmen zu lassen. Sie bietet, wie es scheint, die einzige Möglichkeit, daß die schwere Störung der Blutversorgung in den Glomerulis behoben wird, und daß die weniger schwer geschädigten sekretionsfähigen Elemente, wenn auch zunächst in Form der Isosthenurie, die Diurese einigermaßen in Gang halten.

Es ist zuzugeben, daß dem Arzte der Entschluß schwer werden wird, bei einer nephritischen Anurie sofort zu einer doppelseitigen Nierenentkapselung zu raten, weil gerade in den ersten Tagen die subjektiven Erscheinungen außerordentlich gering sein können; aber die Aussichten auf spontane Wiederherstellung der Diurese sind bei der diffusen anurischen Glomerulonephritis so gering, daß man unter Umständen sich nicht früh genug zu dieser lebensrettenden, nach der Größe des Schnittes eingreifend erscheinenden, aber doch ungefährlichen Operation entschließen kann.

Als Beispiel für den günstigen Einfluß der Operation diene folgende Beobachtung:

4. Anurie bei akuter Scharlachnephritis. Dekapsulation. Heilung.

Vera M., 6 Jahre.

Anamnese: Eltern gesund. Kind gesund bis zum letzten Jahre. Damals Keuchhusten, der 26 Wochen dauerte. Im letzten Winter Neigung zu Schnupfen und Katarrh der oberen Luftwege. Am 29. Januar wurde bei ziemlichem Wohlsein ein roter Ausschlag am Körper konstatiert, am 30. mäßiges Fieber. In den folgenden Tagen deutliches Scharlachexanthem bei mäßiger Halsentzündung. Geringer Belag. Nach 8 Tagen traten Drüsenschwellungen und Gelenkschmerzen auf mit stärkerer Temperaturerhöhung. Nach weiteren 2 Tagen ging das Fieber zurück.

Am 18. Februar wurde der Urin morgens vom Arzte eiweißfrei gefunden. Am Nachmittag trat bei angeblich völligem Wohlbefinden eine Nierenblutung ein. Urinmenge an diesem Tage schon vermindert, 170 ccm. An den folgenden Tagen ging die Urinmenge weiter zurück: 19. Februar 70 ccm, 20. Februar 50 ccm, 21. Februar 0 ccm.

Am Abend des 21. Februars wird das Kind ins Krankenhaus eingeliefert. Status praesens: Leidlicher Ernährungszustand. Gesichts- und Hautfarbe auffallend blaß. Deutliche Turgeszenz der Haut, besonders im Gesicht, aber keine grob nachweisbaren Ödeme. Noch geringe Schuppung an den Fingern. Das Kind ist sehr beweglich und lebhaft, klagt nicht über Kopfweh.

Große Hirnnerven ohne Störung. Augen: Licht- und Konvergenzreaktion prompt. Augenhintergrund o. B.

Zunge belegt. Tonsillen beiderseits geschwollen, gerötet, ohne Belag. Zu beiden Seiten des Halses deutlich vergrößerte Drüsen fühlbar.

Lungen o. B.

Herz: Dämpfung nicht vergrößert, Herztöne rein. Leber und Milz o. B. Nieren nicht palpabel. Blutdruck 115 mm Hg. Erythrocyten 3,85 Mill. Extremitäten o. B. Keine Ödeme.

Nervensystem: Sensibilität und Motilität intakt. Patellarreflexe vorhanden, aber nicht gesteigert. Periostreflexe nicht gesteigert..

Kein Fußklonus, kein Babinski, keine Muskelunruhe.

Beim Katheterisieren entleeren sich am Abend ca. 2 ccm Urin. Darin Alb. stark +, ebenso Sang. Im Sediment massenhafte granulierte und Wachszylinder, Detritus, verfettete Epithelien, rote und weiße Blutkörperchen.

Temperatur 38,2, Puls 124.

Rest-N: **125 mg!**

In der Nacht Tropfeinlauf von warmem Wasser, der aber nur zum Teil gehalten wird.

22. Februar. Während der Nacht hat Patientin keinen Urin gelassen. Brechneigung. Blutdruck 105 mm Hg. Durch Abbinden beider Beine wird versucht, den Blutdruck in die Höhe zu treiben, was nach $^1/_2$ Stunde noch nicht gelungen ist.

Da jetzt nach fast 4tägiger Anurie eine Rest-N-Erhöhung von 125 mg besteht, die als größtmöglicher Diuresereiz anzusehen ist und die Anwendung weiterer Diuretika als aussichtslos erscheinen läßt, wird die Dekapsulation beider Nieren mittags 1 Uhr gemacht: Beide Nieren stark vergrößert, dunkelrot, Kapsel sehr dünn und leicht abziehbar, das Gewebe quillt nur wenig vor.

Rest-N unmittelbar nach der Operation 106 mg.

Abends 11 Uhr lassen sich mittelst Katheter 15 ccm eines stark getrübten, blutigen Urins entleeren. Esbach 22 $^0/_{00}$.

23. Februar. Allgemeinzustand derselbe. Blutdruck 110 mm Hg. Urinsekretion reichlicher, 89 ccm. Temperatur leicht erhöht, 37,8°.

Drüsenschwellungen stärker, bronchitische Geräusche über beiden Lungen. **Flüssigkeitszufuhr durch konstanten Tropfeinlauf.**

24. Februar. Von nun ab tägliche Zunahme der Diurese, zunächst in Form der **Isosthenurie**. Der Gef ierpunkt des Harnes betrug am 26. II. — 0,67°. Der Rest-N, der am 26. II. auf **156** mg in 100 Blut gestiegen war, ist am 4. III. auf 23 mg gesunken. Der Stickstoff wird sofort in einer fast konstanten Konzentration von zirka 1% entleert, während die NaCl-Konzentration erst nach Beseitigung der N-Retention stärker ansteigt.

Die folgende Tabelle gibt die Ausscheidungsverhältnisse wieder:

Dat.	B. D.	Menge ccm	Spez. Gew.	Alb.	R-N.	NaCl %	NaCl ges.	N %	N ges.	Flüssigkeits-Einnahme
18. 2.	—	70	—	0 (morgens)	abends Hämaturie			—	—	zu Hause
19. 2.	—	70	—	10‰	—	—	—	—	—	zu Hause
20. 2.	—	50	—	—	—	—	—	—	—	zu Hause
21. 2.	115	0	—	—	**125**	—	—	—	—	zu Hause
22. 2.	105		Dekapsulation mittags 1 Uhr							
22. 2.	abends 57 ccm		1021	22‰	**106**	—	—	—	—	per os per rectum
23. 2.	110	89	1016	33‰	—	0,058	0.016	0,888	0,790	150+730 (Einl.)
24. 2.	110	207	1017/1016	24‰	—	0,047	0,097	0,974	2,019	350+800 "
25. 2.	115	397	1013/1011	12‰	—	0,047	0.176	0,874	3,468	500+750 "
26. 2.	—	563	1010/1013	8‰	**156**	0.023	0,129	0,924	5,202	640+700 "
27. 2.	120	617	1010	10‰	—	0.058	0.348	0,921	5,527	1100+500 "
28. 2.	125	595	1009/1010	4½‰	—	0,058	0,342	0,921	6,356	1100+500 "
1. 3.	—	692	1010/1011	10‰	—	0,140	0,902	0,966	6,665	700 ccm
2. 3.	120	589	1010/1012	10‰	—	–	—	0,907	5.262	1000+500 "
3. 3.	123	745	1012/1014	6‰	—	0,410	3.043	0,694	5,139	900+500 "
4. 3.	—	521	1010/1016	6‰	**23**	0.421	2.189	1,075	5,591	800+500 "
5. 3.	—	910	1006/1012	0,80‰	—	0.433	2,897	0,409	3,679	1000 ccm
6. 3.	139	900	1010/1014	1‰	—	0.620	5,580	0,482	3.744	1000 "
7. 3.	120	884	1010/1014	1‰	—	0.597	5,254	0,549	4,829	1000 "
8. 3.	—	804	1009/1015	½‰	—	0.569	4.569	0,571	4,569	1000 "
9. 3.	110	793	1014/1017	—	—	0,585	4,621	—	—	1000 "

Der Blutdruck war also kaum, oder nicht erhöht. Nur einmal (6. III.) stieg er bis 139 mm Hg. Gerade an diesem Tage war der Urin stark bluthaltig. Mit steigender Urinmenge fällt der Eiweißgehalt; während der prozentuale Kochsalzgehalt von Tag zu Tag ansteigt, ist der prozentuale Stickstoffgehalt in den ersten Tagen hoch.

Bei der Entlassung war der Urin ziemlich hell, enthielt ½‰ Albumen, im Sediment rote und weiße Blutkörperchen, Detritus, verfettete Zellen, aber keine Zylinder mehr. Als höchstes spezifisches Gewicht in einer Einzelportion wurde 1017 beobachtet bei einer Gesamtmenge von 893 ccm. Keinerlei Ödeme. Blutdruck 110—115 mm Hg.

Bei einem Wasserversuch am 9. Februar werden von 560 ccm eingenommener Flüssigkeit in 4 Stunden 650 ccm entleert. Dabei beträgt die gleich zu Anfang entleerte erste Portion 235 ccm, das spezifische Gewicht fällt bis 1002.

Nachuntersuchung nach 1 und 2 Jahren ergibt vollständige Heilung.

Literatur zu 1. und 2.

Adler, Julius, Über die Milchzuckerausscheidung bei normalen, nicht nierenkranken Menschen. Zeitschr. f. d. ges. inn. Med. u. ihre Grenzgeb. Bd. 10, S. 107. — Adrian, Die Bedeutung der Blutdruckmessung für die Diagnose und Prognose chirurgischer Nierenkrankheiten. Zeitschr. f. Urologie IV. S. 355. — Albarran, Exploration des fonctions rénales. Paris 1905. — Ambard, L., Lois numériques de la sécrétion de l'urée. C. R. de la soc. de biol. 1910, S. 411 u. 506. — Derselbe, Les seuils dans la sécrétion rénale. Annales de méd. T. 5. 1914. — Derselbe und A. Weill, Les lois numériques de la sécrétion rénale de l'urée et du chlorure du sodium. Journ. de physiol. et de pathol. gén. XIV. S. 753. — Derselbe, Chabanier und Lobo-Onell, Étude sur le seuil de la sécrétion chlorurée. Archives urologiques de la clinique de Necker. T. 1. 1913. — Aschoff, Kritisches zur Lehre von der Nephritis und den Nephropathien. Med. Klinik 1913, Nr. 1. — Ascoli, Vorlesungen über Urämie. Jena 1903. — Asher, Die Lehre von der Harnabsonderung. Biophysik. Zentralbl. II. 1906. — Derselbe und Jost, Die sympathische Niereninnervation und deren Anpassungsfähigkeit an den Funktionszustand. Zeitschr. f. Phys. XXVIII, 20. 1. — Derselbe und Pearce, Beiträge zur Physiologie der Drüsen.

XX. Mitt. Die sekretorische Innervation der Niere. Zeitschr. f. Biol. 1913, 63, S. 83 und Zentralbl. f. Phys. XXVII. Nr. 1. — von Anrep, On the part played by the suprarenals in the normal vascular reactions of the body and on local vascular reactions and their interpretation. Journ. of Phys. XXV. S. 307 u. 318. — Bab, Die Hypophyse als Regulator der Diurese und des spezifischen Gewichtes des Harnes. Münch. med. Wochenschr. 1916. Nr. 48—50. — Baehr, Über die Polyurie bei subakuter Nephritis. Deutsch. Arch. f. klin. Med. 109, S. 147. — Bainbridge and Beddard, Secret. by the renal tubules in the frog. Journ. of physiol. 34, S. 9. — Derselbe und Collins, Experiments on the kidneys of the frog. Proceedings of the Royal Society B. Vol. 86. S. 355. — Barcroft und Brodie, The gaseous metabolism of the kidney. Journ. of Physiol. XXXIII. Nr. 1. 1915. — Barcroft, Zur Lehre vom Blutgaswechsel in den verschiedenen Organen. Ergebn. d. Physiol. VII. Bd. S. 699. — Barcroft und Straub, The Secretion of urine. Journ. of Physiol. Vol. LVI. S. 145. — Behrenrodt und Frank, Klinische und experimentelle Untersuchungen über die Funktion der Niere mit Hilfe der Phenolsulphonephthaleinprobe. Zeitschr. f. Pathol. u. Therap. 1913. Bd. 13, S. 72. — Bernard, Léon, Les fonctions du rein dans les néphrites chroniques. Paris 1900. — Derselbe, La cryoscopie et ses applications cliniques. Revue de méd. Vol. 29. S. 200. — Derselbe, La perméabilité rénale dans les néphrites brightiques. Ibidem. Vol. 35, S. 906. — Derselbe, Essai sur les syndromes fonctionels de la pathologie rénale et l'insuffisance rénale. Arch. générales de médecine 1903, S. 970. — Biberfeld, Joh., Der gegenwärtige Stand der Theorie der Harnabscheidung. Zentralbl. f. d. ges. Physiologie u. Pathologie des Stoffwechsels. 1907, Nr. 9. — Blum, Nierenphysiologie und funktionelle Nierendiagnostik etc. Leipzig und Wien 1913. — Bock, Über die Ausscheidung der Alkalimetalle bei der Purindiurese. Skandinav. Arch. f. Physiol. Bd. 25. 1911. — Derselbe, Untersuchungen über die Nierenfunktion: I. Über die Ausscheidung der Alkalimetalle nach Injektion von Kaliumsalzen. Arch. f. experim. Pathol. u. Pharmakol. Bd. 57. — Derselbe, Untersuchungen über die Nierenfunktion: II. Über die Ausscheidung der Phosphate bei gesteigerter Harnflut. Arch. f. experim. Pathol. u. Pharmakol. Bd. 58. — De Bonis, Experimentelle Untersuchungen über die Nierenfunktion. Pflügers Arch. f. Physiol. 1906, S. 271. — Borchardt, Die Rolle der gesunden und kranken Niere bei der Chlorausscheidung. Deutsch. med. Wochenschr. 1912, S. 1723. — Derselbe, Funktionelle Nephritisdiagnostik. Zentralbl. f. d. Grenzgebiete d. Medizin und Chirurgie. Bd. 18, S. 116. — Bottazzi und Onorato, Beiträge zur Physiologie der Niere. Pflügers Arch. f. Physiol. 1906, S. 205. — Bradford, Diseases of the kidney in Albutt and Rolleston. System of Med. 1910. — Derselbe, The innervation of the renal blood vessels. The journ. of Physiol. X. 358. — Brasch, Über die klinischen Erscheinungen bei langdauernder Anurie. Arch. f. klin. Med. Bd. 103. 1911. S. 488. — Carrel und Guthrie, Circulation et sécrétion d'un rein transplanté. C. R. de la soc. de biol. 59, 669. — Casper, Die verschiedenen Arten der Anurie, ihre Pathogenese und Therapie. Therapie d. Gegenwart 1907, S. 435. — Casper und Richter, Funktionelle Nierendiagnostik. Urban u. Schwarzenberg 1901. — Cohnheim, Harn und Harnabsonderung. Zuntz u. Löwys Lehrb. d. Physiologie des Menschen. Leipzig, Vogels Verlag 1909. — Cohnheim und Roy, Untersuchungen über die Zirkulation in den Nieren. Virchows Arch. Bd. 92. S. 421. — Cullis, On secretion in the frogs kidney. Journ. of physiol. 34, S. 250. — Doll und Siebeck, Untersuchungen an Nierenkranken. II. Über die träge Einstellung der Sekretion bei Belastung. Deutsch. Arch. f. klin. Med. 116, S. 549. — Dorner, Die Diagnose der Urämie mittelst Indikanbestimmung im Blutserum, Transsudaten und Exsudaten. Deutsch. Arch. f. klin. Med. Bd. 113. 1914. — Dreser, Histochemisches zur Nierenphysiologie. Zeitschr. f. Biol. Bd. 21. N. F. III, S. 41. — Eckhard, Zur Deutung der Entstehung der vom IV. Ventrikel aus erzeugbaren Hydrurien. Zeitschr. f. Biol. XLIV, S. 407. — Erne, Funktionelle Nierenprüfung mittelst Phenolsulphonephthalein etc. Münch. med. Wochenschr. 1913, S. 510. — Feuillié, Indépendance des albuminuries et des lésions tubulaires. C. R. de la soc. de biologie 1910, II., S. 343. — Frey, Ernst, Die osmotische Arbeit der Niere. Med. Klinik. Jahrg. 1907, Nr. 40—42. — Derselbe, Der gegenwärtige Stand der Forschung über die Nierentätigkeit. Ibidem 1908, Nr. 10—11. — Derselbe, Der Anteil der Filtration an der Harnbereitung. Deutsche med. Wochenschr. 1911, Nr. 23. — Fromme und Rubner, Die Nierenfunktionsprüfung mittelst des Phenolsulphonephthaleins. Münch. med. Wochenschr. 1913, S. 588. — Ghiron, Die Nierenfunktion der durch Reflex hervorgerufenen Anurie. Berl. klin. Wochenschr. 1914, Nr. 4. — Derselbe, Über eine neue Methode mikroskopischer Untersuchung am lebenden Organismus. Zentralbl. f. Physiol. XXVI. Nr. 15. — Göbel, Ein Beitrag zur funktionellen Nierendiagnostik. Münch. med. Wochenschr. 1903. S. 1995. — Grek, Über den Einfluß der Durchtrennung und Reizung des N. splanchnicus auf die Ausscheidung der Chloride durch die Niere und das Auftreten von Glykosurie bei Reizung des Nervus splanchnicus. Arch. f. exp. Pathol. u. Pharm. 68, S. 305. — Groß, Experimentelle Untersuchungen über den Zusammenhang zwischen histologischen Veränderungen und Funktionsstörungen der Nieren. Zieglers Beitr. 51, S. 528. — Grünwald, Beiträge zur funktionellen Nierendiagnostik. Deutsch. Arch. f. klin. Med. Bd. 88. 1907. S. 133. — Gurwitsch, Zur Physiologie und Morphologie der Nierentätigkeit. Pflügers Arch. 91, S. 71. — Haas, Über Indikanämie. Münch. med. Wochenschr. 1915. Heft 31. S. 1043. — Derselbe, Deutsch. Arch. f. klin. Med. Bd. 119. — Hamburger, H. J., Osmotischer Druck und Ionenlehre in den medizinischen Wissenschaften zugleich Lehrbuch physikalisch-chemischer Methoden II. Wiesbaden, Bergmann 1904. — Heffter und Siebeck, Untersuchungen an Nierenkranken. Das Konzentrationsverhältnis von Stickstoff und Chlor bei gesunden und kranken Nieren. D. Arch. f. klin. Med. 114, S. 497. — Heidenhain, Die Harnabsonderung. Hermanns Handbuch der Physiologie V. 279. Leipzig 1883. — Heineke und Meyerstein, Experimentelle Untersuchungen über den Hydrops bei Nierenkrankheiten. Arch. f. klin. Med. Bd. 90. S. 101. — Hirsch, Experimentelle und anatomische Untersuchungen an der Nierenzelle. XXVII. Kongr. f. inn. Med. 1910. — Höber, Die physikalische Chemie in der Physiologie der Resorption, der Lymphbildung und der Sekretion. Physikal. Chemie u. Medizin, ein Handbuch von Koranyi und Richter. Leipzig 1908. — Hörder, Deutsche med. Wochenschr. 1911, S. 457. — Jores, Inaktivitätsatrophie in der Niere und die Frage der Wasserausscheidung. Frankf. Zeitschr. f. Pathol. Bd. 3, S. 823. — Jost, Die sympathische Innervation der Niere. Zentralbl. f. Biol. 64, S. 443. — Jungmann, Über die Beziehungen des Zuckerstichs zum Salzstich. Arch. f. exp. Pathol. u. Pharm. 77, S. 122. — Derselbe, Die Abhängigkeit der Nierenfunktion vom Nervensystem. Münch. med. Wochenschr. 1913, Nr. 32. — Derselbe und Meyer, Experimentelle Untersuchungen über die Abhängigkeit der Nierenfunktion vom Nervensystem. Arch. f. exp. Pathol. u. Therapie. Bd. 73, S. 49. — Kahn, R., Zuckerstich und Nebennieren. Pflügers Archiv 140, 209. — Kapsamer, Über Kryoskopie und reflektorische Polyurie. Wiener klin. Wochenschr. 1904, Nr. 4. — Koranyi, Physikalisch-chemische Methoden und Gesichtspunkte in ihrer Anwendung auf die pathol. Physiologie der Nieren und des Kreislaufes. Physikalische Chemie und Medizin von Koranyi-Richter. Leipzig 1908. — Köppe, Physikalische Diagnostik der Nierentätigkeit. Deutsche med. Wochenschr. 1903, Nr. 45. — Kövesi und Rôth-Schulz, Pathologie und Therapie der Niereninsuffizienz bei Nephritiden. Leipzig 1904. — Kümmell, Die Gefrierpunktsbestimmung des Blutes und des Urins zur Feststellung der Funktionsfähigkeit der Nieren vor operativen Eingriffen. Münch. med. Wochenschr. Bd. 44. 1900. — Lamy, Meyer und Rathery, Étude sur la diurèse. Journ. de physiol. et de pathol. gén. 1906, S. 624. — Dieselben, Étude sur la diurèse. Journ. de physiol. et de pathol. gén. Juli, August 1905. — Leschke, Histochemische Untersuchungen über die Funktion der Niere und der Leber. Kongr. f. inn. Med. Wiesbaden 1914. — Lichtwitz, Die Konzentrationsarbeit der Niere. Arch. f. experim. Pathol. u. Pharm. Bd. 65, S. 128. — Lindemann, Zur Lehre von den Funktionen der Nieren. Ergebnisse der Physiologie 1914, S. 618. — Derselbe, Über die Ausschaltung der Nierenglomeruli. Zeitschr. f. Biologie, 42, S. 161. — Löwi, Untersuchungen zur Physiologie und Pharmakologie der Nierenfunktion. Arch f. experim. Pathol. u. Pharm. Bd. 48, S. 410 u. Bd. 53 — Lobenhoffer, Funktionsprüfungen an transplantierten Nieren. Mitt. aus d. Grenzgeb. d. Med. u. Chir. XXVI. S. 197. — Magnus, Die Tätigkeit der Niere. Oppenheimers Handbuch der Biochemie des Menschen und der Tiere. III. Bd. 1. H. — Metzner, R., Die Absonderung und Herausbeförderung des Harnes. Nagels Handb. d. Physiol. d. Menschen. II. Bd. 1. Hälfte. Braunschweig, Friedr. Vieweg 1906. — E. Meyer, Diskussionsbemerkung. Kongr. f. inn. Med. 1910. Wiesbaden. Verh. S. 763. — Meyer, H., Über Diurese. Sitzungsber. d. Marburger Gesellsch. z. Bef. d. Naturwiss. Nr. 6, Juli 1902. — Meyer, H. H. und R. Gottlieb, Die experimentelle Pharmakologie als Grundlage der Arzneibehandlung. Urban und Schwarzenberg 1910. — Meyer und Jungmann, Die Innervation der Niere. Jahreskurse f. ärztl. Fortbildung. April 1914. (Literatur.) — Monakow, Beitrag zur Funktionsprüfung der Niere. Deutsch. Arch. f. klin Med. 1911, Bd. 102, S. 248. — Derselbe, Beitrag zur Kenntnis der Nephropathien. Deutsch. Arch. f. klin. Med. I. Bd. 115, S. 47. II. Bd. 115, S. 224. III. Bd. 116, S. 1. — Morpurgo, Studien über funktionelle Anpassung der Nieren an Parabiose-Ratten. Verhandl. d. Deutsch. Pathol. Gesellsch. 14. Tagung in Erlangen, April 1910. — Müller, F., Der Morb. Brighti. Deutsch. path. Gesellsch. Meran 1905. — Neubauer, Verwendung von Kreatinin zur Prüfung der Nierenfunktion. Münch. med. Wochenschr. 1914. Heft 16. S. 857. — Noll, A., Die Sekretion der Drüsenzelle. II. Teil. Ergebn. d. Physiol. VI. Jahrg. Wiesbaden, Bergmann 1907. — v. Noorden, Handbuch der Pathologie des Stoffwechsels. II. Aufl. — Nußbaum, Über die Sekretion der Niere. Pflügers Arch. Bd. 16, S. 139; Bd. 17, S. 518. — Derselbe, Zur Funktion des Nierenglomerulus. Arch. f. (Anat. u.) Physiol. 1906, S. 518. — Obermeyer und Popper, Über Urämie. Zeitschr. f. klin. Med. Bd. 72. — Päßler, Beitrag zur Pathologie der Nierenkrankheiten nach klinischen Beobachtungen bei totaler Harnsperre. Deutsch. Arch. f. klin. Med. Bd. 87, S. 569. — Derselbe und Heinecke, Versuche zur Pathologie des Morbus Brighti. Verhandl. d. Deutsch. path. Gesellsch. Meran 1905. — Pohl, Über subakute Nephritis. Arch. f. experim. Path. u. Pharm. 67, S. 233. — Reiss, Bemerkungen zur praktischen Verwertung der Refraktometrie des Blutserums. Deutsch. Arch. f. klin. Med. Bd. 117. 1915. — Renner, Über die Innervation der Niere. Deutsch. Arch. f. klin. Med. Bd. 110, S. 101. — Rhode und Ellinger, Über die Funktion der Nierennerven (vorläufige Mitteilung). Zentralbl. f. Phys. XXVII. Nr. 1. — Ribbert, H., Über die Resorption von Wasser in der Marksubstanz der Niere. Virch. Arch. Bd. 93, S. 169. 1883. — Rosenberg, Experim. Studien über die Beziehung der urämischen Azotämie zur Indikanämie und Indikanurie. Arch. f. experim. Pathol. u. Pharmakologie. Bd. 79. — Rosenberg, Über Indikanämie und Hyperindikanämie bei Nierenkranken und Nierengesunden. Münch. med. Wochenschr. 1916. Nr. 4. S. 117—120. — Derselbe, Über Hyperkreatininämie der Nephritiker und ihre prognostische Bedeutung. Münch. med. Wochenschr. 1916. Nr. 26. S. 928. — Rowntree and Geraghty, The phthalein test, an exp. and clin. study of phenolsulphonephthalein in relation to renal function in health and disease. Arch. of int. med. 1912, Bd. 9, S. 284. — Ruschhaupt, W., Beiträge zur Diurese VI. Über den Einfluß einiger operativer Eingriffe auf die Kochsalzdiurese. Pflügers Arch. Bd. 91, S. 619. — Schlayer, Untersuchungen über die Funktion kranker Nieren bei chronischen vaskulären Nephritiden. Ibidem 1911, Bd. 102, S. 311. — Derselbe, Neuere klinische Anschauungen über Nephritis. Med. Klinik 1912, Bd. 8, Beiheft 9, S. 211. — Derselbe, Über die Ermüdbarkeit der Nierenfunktion. Verhandl. des XXIX. Kongr. f. inn. Med. Wiesbaden 1912. — Derselbe und Hedinger, Experimentelle Untersuchungen über toxische Nephritis. Deutsch. Arch. f. klin. Med. 1907, Bd. 90, S. 1. — Derselbe und Takayasu, Untersuchungen über die Funktionen kranker Nieren. Ibidem 1910, Bd. 98, S. 17. — Dieselben, Untersuchungen über die Funktion kranker Nieren beim Menschen. Ibidem 1911, Bd. 101, S. 333. — Sobieranski, Weitere Beiträge zur Nierenfunktion und Wirkungsweise des Diuretins. Pflügers Archiv. Bd. 98. S. 135. — Starkenstein, Der Mechanismus der Adrenalinwirkung (Studien über den Reizzustand des Sympathicus). Zeitschr. f. experim. Pathol. u. Ther. Bd. 10. (Literatur.) — Soetbeer, Die Sekretionsarbeit der kranken Niere. Zeitschr. f. physiol. Chemie Bd. 35. S. 85. — Spiro und Vogt, Physiologie der Harnabsonderung. Ergebn. d. Physiol. S. 414. 1902. — Strauß, Die Harnkryoskopie in der Diagnostik doppelseitiger Nierenerkrankungen. Zeitschr. f. klin. Med. Bd. 47, Heft 5 u. 6. — Strauß, Die chronischen Nierenentzündungen in ihrer Einwirkung auf die Blutflüssigkeit und deren Behandlung. Berlin, Verlag Aug. Hirschwald. 1902. — Suzuki, Zur Morphologie der Nierensekretion. Jena 1912. — Tammann, Die Tätigkeit der Niere im Lichte der Theorie des osmotischen Druckes. Zeitschr. f. physikal. Chemie. Bd. 20. 180. 1896. — Tschertkoff, Indikanämie und Urämie (Azotämie). Deutsch. med. Wochenschr. Nr. 26. 1914. — Umber, Die leitenden Gesichtspunkte in der Beurteilung und Behandlung der entzündlichen Nierenerkrankungen. Med. Klinik. 1905. Nr. 18 und 19. — Vaquez et Cottet, Épreuve de la diurèse provoquée etc. Presse méd. 1912, Bd. 20, S. 993 und Revue de méd. Bd. 30, Nr. 7, 1910. — Veil, Über die klinische Bedeutung der Blutkonzentrationsbestimmung I. Deutsch. Arch. f. klin. Med. Bd. 112. 1913. — Derselbe, Über die klinische Bedeutung der Blutkonzentrationsbestimmung II. Deutsch. Arch. f. klin. Med. Bd. 113. 1914. — Voit, Über das Verhalten des Kreatins, Kreatinins und Harnstoffs im Tierkörper. Zeitschr. f. Biologie. Bd. 4, S. 77. — Weill, L'azotémie. Paris 1913. — Werner, Über die Nieren bei Schwarzwasserfieber. Beiheft 6 z. Arch. f. Schiffs- u. Tropenhygiene Bd. 11. 1907. — Widal et Javal, La dissociation de la perméabilité rénale pour le chlorure de sodium et l'urée dans le mal de Bright. Comptes rendus des séances de la societé de biologie. Bd. 55, 1039. — Winfield, The comparative osmotic pressure of the blood and of the urine, during diuresis, caused by Ringers fluid. Journ. of Physiol. Vol. XLV. S. 182. — Woßidlo, Zur Funktion der hypertrophischen Niere. Münch. med. Wochenschr. 1914, S. 499. — Zesas, Denis, G., Die chirurgische Behandlung der Nephritis. Volkmanns Samml. klin. Vorträge. Nr. 666. Chirurgie Nr. 185. (Literatur.)

3. Die Wassersucht.

Seit Bright als Ursache der Wassersucht in vielen Fällen eine Erkrankung der Nieren erkannt hatte, ist die Wassersucht das bekannteste und auch vom Laien gefürchtetste Zeichen der Nierenkrankheiten geworden, das Symptom katexochen, das oftmals erst die Veranlassung abgibt zur Untersuchung des Harnes.

In vielen Fällen von Nierenkrankheiten ist der Hydrops kardial bedingt, da die im nächsten Kapitel zu besprechenden Wechselbeziehungen zwischen Niere und Herz oft zu einer Erlahmung des Herzmuskels führen. Die höchsten Grade von Wassersucht treffen wir aber gerade bei den Nierenerkrankungen, welche ohne jene geheimnisvolle Beteiligung des Herz- und Gefäßsystemes verlaufen, so daß hier der Hydrops nur renal bedingt sein kann. In einer Reihe von Fällen wetteifern kardiale und renale Einflüsse bei der Entstehung der Wassersucht.

Die rein kardiale Wassersucht zeigt bekanntlich eine Entwicklung von unten nach oben. Der Einfluß der Körperhaltung, das Gesetz der Schwere macht sich stark bemerkbar. Die Ödeme beginnen an den Füßen, an den Seitenteilen des Leibes, an der herabhängenden Hand; das Gesicht bleibt meist frei, und seine rote, cyanotische oder wenigstens livide Farbe, die Dyspnoe, das Ansteigen der „Manometer des rechten Herzens", d. h. die zunehmende Füllung der Halsvenen und die Schwellung der Leber sind oft untrügliche Zeichen des kardialen Hydrops.

Es kommen aber auch abweichende Formen vor mit Schwellung oder gar Blässe des Gesichtes, sowohl beim typischen kardialen Hydrops, als auch bei der atypischen Form, der „Einflußstauung" mit Ascites praecox und Sternalödem, bei der der Rückstrom zum Herzen erschwert ist (Pseudolebercirrhose Picks). Aber auch diese Formen sind in der Regel aus den Stauungserscheinungen und durch Messung des Venendruckes leicht zu unterscheiden von dem rein renalen Hydrops, während die Mischformen von renaler und kardialer Wassersucht oft erst nach längerer Beobachtung und ex juvantibus in ihre Anteile zerlegt werden können.

Der rein renale Hydrops ist im Gegensatz zum kardialen durch Blässe der Haut ausgezeichnet. Er tritt mit Vorliebe zuerst im Gesicht, besonders im lockeren Zellgewebe der Augenlider auf, bei nicht bettlägerigen Kranken aber auch, ähnlich wie beim Herzkranken, zuerst an den Knöcheln und über den Schienbeinen. Bei bettlägerigen Kranken kann diese Prädilektionsgegend ganz frei bleiben und nur eine leichte Gedunsenheit des Gesichts, eine geringe Anschwellung der Haut im Rücken, über dem Kreuzbein, den Beginn der Hydropsie anzeigen. Auch auf die Genitalgegend und die Innenfläche der Oberschenkel ist bei Verdacht auf Hydrops zu achten. Vorhaut oder Schamlippen sind oft frühzeitig geschwollen, und die Haut an der Innenfläche der Oberschenkel kann sich schon oder noch teigig anfühlen, als erstes Zeichen des beginnenden oder letztes Zeichen des verschwundenen Ödems.

Fast stets sind die serösen Höhlen mitbeteiligt. Bisweilen ist schon eine Flüssigkeitsansammlung in der Brust oder Bauchhöhle nachweisbar, ehe irgend ein Hautödem besteht. Ja die Wassersucht kann sich ganz, oder fast ganz, auf die serösen Höhlen beschränken.

Daß die Wassersucht enorme Grade erreichen kann, ist bekannt. Dann kommt es zu einer walzenförmigen Umgestaltung der Beine und des Bauches, zu einer kugeligen Mißgestaltung des Kopfes und völliger Entstellung des unkenntlich werdenden Gesichtes, zu vollständiger Zuschwellung der Augen und Wasseranfüllung des Bauches und der Pleurasäcke. Der Kranke wird durch die Schwere der Ergüsse zu fast völliger Bewegungslosigkeit verdammt und bietet ein bejammernswertes Bild, das glücklicherweise heute, dank der Fortschritte der letzten 10 Jahre nicht mehr vorkommt und nicht mehr vorkommen darf, da die renale Wassersucht sich, von Anfang an richtig behandelt, meist besser in Zaum halten läßt, wie die bei schwerer Herzinsuffizienz.

Über die milchige Eigenart mancher Ergüsse, sowie über die Häufigkeit des Auftretens der Wassersucht und ihre Beziehung zu den einzelnen Formen der Nierenerkrankungen, soll bei der Beschreibung dieser noch näher gesprochen werden.

Es leuchtet ohne weiteres ein, daß die eindrucksvollen, das Krankheitsbild in vielen Fällen durchaus beherrschenden, wassersüchtigen Anschwellungen, die Ödeme der Haut, die Transsudate in den serösen Höhlen, auf einer Störung des Wasseraustausches zwischen Blutflüssigkeit und Geweben beruhen, eines Austausches, der in der Norm sehr rege ist und doch niemals zur Ansammlung tropfbar freier Flüssigkeit in den Gewebsspalten führt. Denn darin besteht die wesentliche Eigenschaft der Ödeme, dadurch unterscheiden sie sich von der normalen Durchfeuchtung der Gewebe, die ja stets reichlich Flüssigkeit enthalten, daß bei den Ödemen die Flüssigkeit sich frei, extrazellulär, in allen Maschen und vielkammerigen Räumen des Gewebes der Haut, des Unterhautzellgewebes, des Muskelzwischengewebes usw. ansammelt, so daß ein Druck auf die Gewebe die Flüssigkeit in die Nachbarschaft verdrängt und eine bleibende Delle erzeugt, und daß ein Stich oder Einschnitt in die Haut zum unmittelbaren Abfluß freier Flüssigkeit führt.

So leicht aber der abnorme Zustand zu erkennen ist, und so klar sein Wesen sich darin äußert, daß Flüssigkeit frei in den Maschen des Gewebes liegt, so schwierig ist es zu erklären, worin die Ursache dieses abnormen Zustandes beruht.

Die Frage nach der Ursache dieser Störungen des Wasseraustausches zwischen Blut und Geweben zwingt dazu zunächst auf die physiologischen Vorgänge dieses Austausches einzugehen.

a) Physiologie des Austausches zwischen Blut und Geweben.

Bekanntlich ist der Kapillarkreislauf, der die Gewebe mit Sauerstoff und Nährmaterial versorgt, geschlossen. Zu- und Abfuhr findet also durch eine Endothelmembran hindurch statt. Man bezeichnet den Säftestrom, welcher sich aus den Kapillaren in die Maschen des Gewebes ergießt — bzw. sie durchfeuchtet, da die Flüssigkeit nur in kapillarer Schicht zwischen den Zellen des Gewebes strömt — als Transsudat. Diese eiweißarme und blutkörperchenfreie Flüssigkeit tritt in lebhaften Austausch mit dem Protoplasma der Zellen und wird mit den Abbauprodukten der Zelle und mit Kohlensäure beladen. Theoretisch hat man das mit den Produkten des Zellstoffwechsels beladene Transsudat als Gewebsflüssigkeit bezeichnet, praktisch läßt sich jedoch der „arterielle“ und „venöse“ Teil des Transsudates, wie man die beiden Phasen der in denselben Räumen befindlichen Flüssigkeit bezeichnen könnte, nicht voneinander trennen.

Für die Abfuhr dieser Gewebsflüssigkeit stehen nun zwei Wege zu Gebote, einmal die Lymphbahn, d. h. die Lymphkapillaren, zum anderen die Blutbahn, d. h. der venöse Teil der Blutkapillaren, die Anfänge der kleinen Venen.

α) Die Blutbahn.

Die Kapillaren haben zwei wichtige Aufgaben zu erfüllen, einmal die, den Austausch zwischen Blut und Geweben zum Zwecke der inneren Atmung und Ernährung zu regeln, und zum anderen, die Menge und Zusammensetzung des Blutes konstant zu erhalten. Je nachdem diese Leistungen es erfordern, kann die Kapillarwand sich nach außen, wie nach innen als erstaunlich undurchlässig und erstaunlich durchlässig erweisen. Für den Grad und die Richtung dieser Durchlässigkeit ist das Bedürfnis des Organismus bestimmend.

Unter normalen Umständen ist die lebende Zellhaut der Haargefäße für Kolloide, und für suspendierte Bestandteile, wie z. B. die roten Blutkörperchen und die Blutplättchen, ja selbst bei fehlendem Bedarf für Wasser undurchlässig; sie verwehrt ferner z. B. der Galle den Eintritt in das Blut — bei Unterbindung des Ductus choledochus und gleichzeitiger Bindung des Hauptlymphganges dringt die angestaute Galle nicht in die Blutgefäße ein (v. Fleischl, Harley). Im Bedarfsfalle gestattet sie aber neben Wasser und Salzen nicht nur Kolloiden, wie z. B. Plasmaeiweiß oder Hämoglobin, sondern auch den körperlichen Elementen und in die Blutbahn eingeführten Emulsionen und Suspensionen den Durchtritt.

Nach Blutentzug kommt sofort ein reichlicher Flüssigkeitsstrom aus den Geweben in das Blut zustande, der bis zu einem Drittel der ganzen Blutmenge betragen kann.

Daß dieser Einstrom unmittelbar in die Blutgefäße und nicht über den Lymphweg erfolgt, ist von Tscherewko bewiesen worden und geht schon daraus hervor, daß nach Aderlaß der Lymphstrom abnimmt.

Umgekehrt nach Transfusion artgleichen Blutes entweicht ein Plasmastrom aus dem Blute in die Gewebe. Magnus fand z. B., daß in drei Minuten 19 % der gesamten Blutmenge, in 20 Minuten mehr als die Hälfte der transfundierten Blutmenge in die Gewebe übergetreten war. Es verläßt also sehr rasch das eiweißreiche Plasma die Blutbahn durch die geschlossenen Blutgefäße, welche in der Regel Eiweiß nur wenig, die roten Blutkörperchen gar nicht durchlassen.

Nach intravenöser Einspritzung hypertonischer Salzlösungen werden durch die Kapillaren rasch große Mengen des Salzes aus der Blutbahn an die Gewebe abgegeben, und gleichzeitig Wasser von den Geweben an das Blut, um baldmöglichst die Isotonie wieder herzustellen.

Nach intravenöser Einspritzung hypotonischer Salzlösungen werden durch die Kapillaren rasch große Mengen Wasser aus der Blutbahn an die Gewebe abgegeben und zugleich Salze in der Blutbahn zurückgehalten, um die Isotonie wiederherzustellen.

Gleichzeitig läßt sich aber auch ein Austritt von Eiweiß aus der Blutbahn beobachten (Magnus).

Das Resultat und das Ziel dieses Austausches zwischen Blutflüssigkeit und Gewebe ist eine auffallende Konstanz des Blutes, sowohl nach Menge, als nach Zusammensetzung.

Es sind nicht nur die Nieren, welche für die Aufrechterhaltung dieser Konstanz des osmotischen Druckes, des Wasser- und Salzgehaltes, der neutralen Reaktion des Blutes usw. sorgen, sondern diese Aufgabe gehört auch zu den Funktionen der Kapillaren und Gewebe.

Letztere treten als Reservoirs in die Erscheinung, um brüske Schwankungen des Wasser- und Salzgehaltes zu verhüten. Kapillaren und Gewebe zusammen bilden einen fein regulierenden Mechanismus, der sofort auf jede Änderung der Blutmenge oder -Zusammensetzung reagiert.

Der gleiche Vorgang des Abstromes aus der Blutbahn, der Aufnahme, Speicherung und Abgabe durch die Gewebe, des Rückstroms in die Blutbahn findet unter normalen Umständen nur in verkleinertem Maßstabe unaufhörlich statt.

Über die Größe und Zusammensetzung des normalen Abstromes, des „Transsudates", das die Gewebe mit Wasser, Salzen, Nährstoffen, vor allem aber mit Sauerstoff versorgt, haben wir keine Vorstellung, da wir den Abstrom nicht auffangen und nicht von der Gewebsflüssigkeit trennen können.

Bezüglich des normalen Einstromes nimmt man an, daß die Kohlensäure nicht nur gasförmig, sondern in einem Strom von Bikarbonat aus den Geweben in das Blut übertritt (Asher). Dieser Rückstrom des mit den Produkten des Gewebsstoffwechsels beladenen Transsudates in das Blut, die „Rücktranssudation", muß unter normalen Bedingungen und bei ruhendem Organ dem Abstrom aus dem Blute, der „Transsudation", die Wage halten, denn zwischen Arterien- und Venenblut läßt sich kein Unterschied in der Trockensubstanz, dem Wasser- und Salzgehalt nachweisen. Als sicher muß aber angenommen werden, daß Menge und Zusammensetzung des normalen Transsudates in den einzelnen Organen und Kapillarbezirken verschieden ist.

Die wichtigste Beobachtung, die über die physiologische Transsudation gemacht worden ist, ist die, daß jede Organtätigkeit eine Steigerung des Flüssigkeitsaustrittes aus den Kapillaren des betreffenden Organes bewirkt.

Ein klassisches Beispiel liefert die Speicheldrüse. Wird diese durch Chordareizung zur Absonderung veranlaßt, so läßt sich ein Zunehmen des Gehaltes an Trockensubstanz nicht allein im Gesamtblute, sondern auch im Serum des aus der Drüse abfließenden Venenblutes beobachten. Daraus geht hervor, daß während der Absonderung eine eiweißarme Flüssigkeit aus den Kapillaren ausgetreten ist. Der Austritt dieser Flüssigkeit geschieht außerordentlich rasch. Die Zeit von nur 1 Minute genügt, um eine Konzentrationszunahme des Blutplasmas an Trockensubstanz und Eiweiß um 2% sich ausbilden zu lassen (Asher).

Nun hatten aber schon ähnliche Versuche Barkrofts gezeigt, daß das Gesamtblut, während es die zur Tätigkeit geweckte Drüse durchfließt, mehr Wasser verliert, als dem abgesonderten Speichel entspricht. In diesem Falle, beim tätigen Organe, entspricht also die Menge des Rückstromes in das Blut nicht der Menge des Nährstromes aus dem Blute, sondern ein Teil des mit den Stoffwechselprodukten des tätigen Organes beladenen Transsudates schlägt den zweiten, indirekten Weg ein und kehrt auf einem Umwege zum Blute zurück, durch die Lymphbahn.

β) Die Lymphbahn.

Für das Verständnis der Funktion des Lymphgefäßsystems ist die in den Theorien der Physiologen und Pathologen, wie in den Vorstellungen der Ärzte bisher ganz unberücksichtigte morphologische Tatsache von größter Bedeutung, daß dieses ungemein reich verzweigte Geflecht von Saugadern ein geschlossenes Kanalsystem darstellt, das mit blindsackartigen Endothelschläuchen und -Räumen im Gewebe beginnt. Ihr Inhalt wird durch die Lymphkapillaren und klappenführenden Lymphgefäße in die großen Lymphgänge geführt und dicht vor dem Herzen in die Venen entleert. Jene wie leere Handschuhfinger in die Zwischenzellräume der Gewebe und in die Gewebsflüssigkeit, ja sogar in die Zellen mancher parenchymatösen Organe eintauchenden blindgeschlossenen Anfänge der Lymphbahn nehmen einen Teil des aus den Blutkapillaren stammenden und mit den Geweben in Austausch stehenden Transsudates auf.

Man hat das Ödem vielfach als eine Störung der Lymphzirkulation betrachtet, dabei aber nicht scharf genug unterschieden zwischen Transsudat oder Gewebsflüssigkeit, die man auch als Gewebslymphe bezeichnet hat, einerseits, und dem Teil des Saftabstromes, welcher den Inhalt der Lymphbahn bildet, andererseits.

Aber nur dieser Teil des Saftabstromes darf als Lymphe bezeichnet werden, und es ist nicht ohne Bedeutung, daß dieser aus der Gewebsflüssigkeit stammende Teil erst dem Einfluß der in die Bahn eingeschalteten Lymphdrüsen und der aus ihnen stammenden Lymphkörperchen unterliegen und auf großem Umwege in langsamem Strome dem Blute wieder zugeführt werden muß.

„Vom Standpunkt der stofflichen Zusammensetzung beurteilt, besteht das Transsudat aus Nährmaterial für Wachstum und Stoffwechsel der Gewebe, die Gewebsflüssigkeit, soweit sie extrazellulär gedacht werden kann, teils aus Nährmaterial, teils aus Sekretions- und Abfallprodukten des Stoffwechsels, und die Lymphe stellt eine Flüssigkeit dar, die an Stoffen des Gewebeabbaus am reichsten sein dürfte" (Klemensiewicz).

Wie groß ist nun dieser Teil des Saftabstromes unter physiologischen Bedingungen im Verhältnis zum normalen Transsudat und zur Saftmenge des Körpers überhaupt?

Zur Beantwortung dieser Frage muß man sich klar machen, daß der Körper zu etwa zwei Dritteln aus Wasser besteht. Bei einem Körpergewicht von 60 kg hätten wir also nicht weniger als 40 l Wasser anzunehmen, bzw. ca. 36 l bei 4,2 l Blut (Volkmann, Magnus). Der Lymphstrom beträgt, nach Starlings experimentellen Erfahrungen am Hunde berechnet, etwa 100 ccm pro Stunde; es fließt also nur $^1/_{360}$ der ganzen Körperflüssigkeit in einer Stunde, $^1/_{15} = 7\,\%$ in 24 Stunden ab. Nun enthalten aber Muskeln, Skelett und Haut 70 % des Körperwassers und geben in der Ruhe keine Lymphe ab, während Darm, Niere, Leber und Milz nur 7 % des Körperwassers enthalten, aber fast die alleinige Quelle der Lymphe bilden. Der Lymphstrom, der in 24 Stunden ca. 7 % der Körperflüssigkeit beträgt, würde also genügen, um die Flüssigkeit der Organe des Unterleibes in 24 Stunden einmal zu erneuern (Magnus).

Von anderen Autoren werden größere Zahlen angegeben. Overton nimmt an, daß in 24 Stunden unter normalen Umständen Lymphmengen von $^1/_3$—$^1/_4$! des Körpergewichtes in die Venen zurückkehren. Tigerstedt schätzt diese Lymphmenge beim Menschen auf 4 l und mehr. Im Laufe von 24 Stunden würde daher durch den Brustgang eine Lymphmenge strömen, die etwa ebensogroß wie die Blutmenge selbst ist.

Aus Lymphfisteln wurden beim Menschen in 24 Stunden 1 $^1/_2$, 2 und 3 l von verschiedenen Autoren gewonnen. Munk und Rosenstein erhielten ca. 2 l in 24 Stunden; nach der Nahrungsaufnahme in 12 Stunden rund $^5/_4$ l, im nüchternen Zustande auch nur 60 ccm in 1 Stunde.

Danach würde die Lymphmenge etwa der 24stündigen Harnmenge, bzw. dem täglichen Wasserwechsel entsprechen.

In der Ruhe wird also, wenn wirklich ein ständiger Nähr- und Wasserstrom die Blutbahn verläßt, jedenfalls die Lymphbahn zur Abfuhr der Gewebsflüssigkeit nur in sehr geringem Maße und im wesentlichen nur von den Bauchorganen in Anspruch genommen. Das ändert sich aber sofort bei der Arbeit; bei tätigen Organen läßt sich dem verstärkten Flüssigkeitsaustritt aus der Blutbahn entsprechend eine Steigerung des Lymphstromes beobachten. Das gilt nicht nur von dem obenerwähnten Beispiel der Speicheldrüse, — bewirkt man durch Einlegen eines in Essig getränkten Streifens Fließpapier in das Maul eines Hundes Speichelabsonderung, so steigt der Lymphfluß aus dem Halslymphgang —, sondern von den drüsigen Organen überhaupt:

Vermehrte Arbeit der Schilddrüse bewirkt vermehrten Lymphfluß aus derselben.

Diese Angabe von Asher und Barbèra stützt sich allerdings nur auf die eine Beobachtung an einem großen Hunde, der mit einer riesigen Struma behaftet war. Er bekam nach stundenlanger Narkose einen Anfall von fliegender Atmung (250 i. d. Min.) und stark vermehrten Ausfluß aus den Halslymphstämmen. Asher und Barbèra beziehen beides auf eine Hypersekretion des Kropfes und konnten mit bloßem Auge das strotzend gefüllte Lymphstämmchen aus der Schilddrüse sehen.

Bei reiner Eiweißnahrung tritt vermehrter Lymphstrom aus dem Brustgange auf, und zwar verläuft die Kurve des Verlaufes der gesteigerten Lymphabsonderung gleichsinnig mit dem Verlaufe der Stickstoffausscheidung im Harne (Asher).

Anregung der Pankreassaftabsonderung durch Salzsäurezufuhr in den Darm, Anregung der Glykogen-, der Harnstoff-, der gallebildenden Funktion der Leber durch intraportale Einspritzung von Zucker, von Ammoniaksalzen, von Galle, Hämoglobin veranlassen gesteigerte Lymphabsonderung (Asher).

Die lymphtreibende Wirkung der Einspritzungen von konzentrierten Salz- oder Zuckerlösungen in die Blutbahn (Heidenhains Lymphagoga II. Ordnung) beruht auf der durch sie bewirkten hydrämischen Plethora, und diese verursacht eine mächtige Absonderung aller Drüsen und deshalb nach Asher vermehrte Lymphabsonderung.

Die Einspritzung der aus Heidenhains Untersuchungen berühmt gewordenen Lymphagoga I. Ordnung, wie Krebsmuskel-, Blutegelextrakt, Pepton, Bakterienprodukte usw., die eine mächtige Lymphabsonderung, und zwar nur aus der Leber (Starling) bewirken, sind nach Asher Mittel, welche die Lebertätigkeit, insbesondere die Gallenabsonderung stark anregen und deshalb vermehrte Absonderung einer Arbeitslymphe bewirken.

Ob die Muskelarbeit als solche den Lymphstrom aus den Muskeln, in denen erst in jüngster Zeit der Nachweis eines Systemes von Lymphgefäßen gelungen ist (Aagard), steigert, ist noch nicht sicher gestellt.

Wenn ein Pferd mit ruhendem Kopfe sich bewegt, fließt 3—5 mal mehr Lymphe aus dem Halslymphgefäß (Hamburger). Es ist sehr fraglich, ob es sich hier um eine Arbeitslymphe handelt, denn die Beschleunigung des Lymphstromes bleibt aus, wenn man beim ruhig stehenden Pferde den Kopf auf und nieder bewegen läßt. Vielmehr scheint es sich um die lymphtreibende Wirkung von Ermüdungsstoffen zu handeln, die an das Blut abgegeben werden, denn auch die Transfusion von Blut oder Serum eines durch kräftiges Tetanisieren seiner Muskeln ermüdeten Hundes ruft eine deutliche Steigerung der Lymphabsonderung hervor, während die intravenöse Einspritzung der gleichen Blutmenge eines nicht ermüdeten Tieres keine derartige Wirkung hat (D'Errico).

Vielleicht geht Asher zu weit, wenn er die Lymphe als ein Produkt der Gewebszellenarbeit oder als ein Maß der Arbeit der Organe bezeichnet.

Wir haben in der Arbeit wohl nur einen, aber vielleicht den einzigen, wirklich physiologischen Faktor zu sehen, der zugleich den Flüssigkeitsaustritt aus den Kapillaren und den Abstrom der Gewebsflüssigkeit durch die Lymphbahn steigert.

Dem gleichen Vorgang begegnen wir unter pathologischen Bedingungen bei der venösen Stauung und bei der Entzündung.

„Bringen Sie eine Kanüle in eines der Lymphgefäße an der äußeren Seite des Unterschenkels eines Hundes, so fließt, solange das Bein in ruhiger Haltung verbleibt, außerordentlich wenig Lymphe, in mehreren Minuten kaum ein Tropfen aus dem Fuße ab. Unterbinden Sie jetzt die Hauptvenen, die das Blut aus dem Unterschenkel abführen, oder legen Sie eine nicht zu straff angezogene Massenligatur um den Oberschenkel, dicht über dem Knie, so beginnt alsbald die Lymphe aus der Kanüle zu tropfen, so daß Sie jetzt ebenso viele und mehr Kubikzentimeter Lymphe in derselben Zeit gewinnen können, als Sie vorher Tropfen bekamen.

Wenn Sie eine Hinterpfote eines Hundes mit Krotonöl einreiben, oder wenn Sie unter die Haut der Pfote einen halben oder ganzen Kubikzentimeter einer Terpentinemulsion spritzen und sie im Gewebe der Pfote durch Streichen und Drücken ordentlich verteilen, so schwillt bis zum anderen Tage die Pfote kolossal an, sie wird heiß, zwischen den Zehen ist die Haut intensiv gerötet und hämorrhagisch gesprenkelt, und der Hund hütet sich, damit den Boden zu berühren. Sobald Sie nun die Lymphgefäße an der Außenseite des Unterschenkels bloßlegen, so werden Sie von der Weite und der prallen Füllung derselben überrascht sein, und aus der Kanüle, die Sie in das periphere Ende eines der Lymphgefäße einbringen, fließt ohne alles Streichen und Drücken jetzt Tropfen für Tropfen ab; es kann nicht der geringste Zweifel darüber sein, daß der Lymphstrom ganz beträchtlich, auf das Vielfache des Normalen, verstärkt ist.

Oder: Sie legen bei einem kräftigen und gutgenährten Hunde eine Kanüle in eines der Lymphgefäße des Unterschenkels, und überzeugen sich, daß wie gewöhnlich, nur minimale Mengen Lymphe aus der gesunden Pfote zu gewinnen sind; nun schlingen Sie einen Esmarchschen Kautschukschlauch unterhalb der Kanüle um den Knöchel der Extremität und tauchen die Pfote während mehrerer Minuten in Wasser von ca. 54° Celsius, bis die Haare anfangen, sich zu lockern und durch schwachen Zug ausgerissen werden können.

Jetzt nehmen Sie die Pfote aus dem Wasser, trocknen sie, lösen den Schlauch, und alsbald beginnt aus der Kanüle die Lymphe in schönster Weise zu tropfen." (Cohnheim.)

In allen diesen Fällen hat jede im Versuch zu beobachtende Steigerung des Lymphstromes eine entsprechende Steigerung des Flüssigkeitsaustrittes aus den Kapillaren zur Voraussetzung und umgekehrt, alle Faktoren, welche den Flüssigkeitsaustritt aus den Kapillaren steigern, führen zu einer Vermehrung des Lymphstromes.

Wenn damit das Wesen der Lymphabsonderung erschöpft wäre, brauchten wir uns nicht so viel Mühe zu geben, in die Geheimnisse dieses labyrinthischen Hilfsabfuhrweges einzudringen und könnten uns auf das Problem der Transsudation beschränken. Dann wäre wirklich die alte Streitfrage nach den Anfängen des Lymphsystems, nach der Entstehung des Lymphstromes aus dem Saftstrom „eine philosophische, keine anatomische Frage" (Bartels). Aber wir müßten sagen, das, was wir wissen, können wir nicht brauchen, das was wir brauchen, wissen wir noch nicht.

Für die Pathologie der Lymphabsonderung müssen wir die Frage aufwerfen, gibt es eine gesteigerte Transsudation aus den Blutgefäßen auch ohne Steigerung des Lymphstromes?

Für die Physiologie die zweite, unter Umkehrung der ersten: Gibt es eine Steigerung des Lymphstromes auch ohne Steigerung der Transsudation, durch Mobilisierung von intrazellulärem oder Aufsaugung von extrazellulärem Gewebswasser?

Die letzte Frage ist noch nie aufgeworfen worden, es scheint aber, daß sie durch den Nachweis der lymphtreibenden Wirkung der Diuretika in positivem Sinne entschieden werden könnte. Die erste Frage kann für ein Beispiel wenigstens bejaht werden:

Bei intravenöser Injektion großer Mengen von NaCl-Lösung tritt zwar eine lebhafte Steigerung des Lymphstromes auf, aber auch dieser stammt nur aus den Organen des Unterleibes. Der Lymphstrom aus den Extremitäten ist nicht gesteigert, obwohl 68 % des infundierten Wassers in den Muskeln und nur 14 % in den Eingeweiden deponiert werden (Cohnheim und Lichtheim, Magnus).

Halten wir dagegen, daß bei Aderlaß oder bei intravenöser Injektion von Kristalloiden ein Wassereinstrom aus den Geweben, insbesondere den Muskeln zustande kommt (auch nach Entfernung der Baucheingeweide, Starling), ohne Steigerung des Lymphstromes in der Peripherie, so haben wir hier bei der Infusion ein Beispiel vermehrter Transsudation mit intrazellulärer Flüssigkeitsspeicherung und umgekehrt bei Aderlaß ein Beispiel von Flüssigkeitsabgabe an das Blut ohne Vermehrung der extrazellulären Gewebsflüssigkeit und des Lymphstromes.

Für die Pathologie ist es wichtiger zu wissen, ob auch eine Vermehrung der extrazellulären Flüssigkeit infolge verstärkter Transsudation vorkommt, bei der eine Steigerung des Lymphstromes ausbleibt.

Ein Hinweis darauf findet sich bei Emminghaus, der am Hunde nach Venenunterbindung und Ischiadikusdurchschneidung erst Zunahme des Lymphflusses, nach 1 Stunde Ödem und Abnahme, nach Lösung der Ligatur allmählich wieder Zunahme der Lymphmenge beobachtete.

Erst eine sichere und experimentell wohl begründete Bejahung beider Fragen wird es vermögen, die Tätigkeit des Lymphendothels ins rechte Licht zu setzen und neue Gesichtspunkte für den Mechanismus des vielstudierten und vielumstrittenen Vorganges der Lymphabsonderung zu bringen.

Bei der Frage nach den Kräften, welche den Austritt der Lymphe bewirken, begegnen wir demselben Streit der Meinungen und fast denselben berühmten Streitern, wie bei der Niere. Physikalisch-chemische Kräfte, wie Filtration, Diffusion und Osmose oder biologische, d. h. aktive Zelltätigkeit heißt auch hier die Frage. Wir haben aber um so weniger Veranlassung, genauer auf die bisherigen Theorien der Lymphbildung einzugehen, als noch keine die wichtigste Eigenschaft der Lymphbahn, ein System geschlossener Endothelschläuche zu bilden, berücksichtigt. Dementsprechend beschäftigen sich alle Theorien auch nur mit der Bildung des Transsudates oder der Gewebsflüssigkeit, aber nicht mit der Bildung der Lymphe; sie suchen die Frage des Austritts von Flüssigkeit aus der Blutbahn zu beantworten, bleiben aber die Antwort schuldig auf die viel wichtigere Frage nach dem Eintritt des Transsudates bzw. der Gewebeflüssigkeit in die Lymphbahn.

Solange man sich vorstellte, daß das Transsudat einfach aus den Gewebsspalten in die offenen Lymphkanäle abfließt, konnte man sich mit der Ludwigschen Vorstellung eines Flüssigkeitsaustrittes mittelst Filtration begnügen und wie bei der Niere Steigerung der Transsudation auf Steigerung des Kapillardruckes beziehen (Starling). Bei der Niere ist es die anatomische Anordnung des Gefäßknäuels zu der gleichfalls blindsackförmig geschlossenen „Filtrationsmembran", welche es vielen ermöglichte, an der Vorstellung der Filtration festzuhalten; beim Lymphgefäßsystem gehört schon ein hoher Grad von Phantasie dazu, sich den Eintritt der aus dem Blute abgepreßten Flüssigkeit in die zarten Endothelschläuche und -kapillaren durch Fortwirken des angeblich nur zum Teil von der Wand der Kapillaren, zum Teil von der Elastizität der Gewebe aufgenommenen Filtrationsdruckes zu denken.

Aber schon für die Bildung des Transsudates allein reicht die mechanische Vorstellung nicht aus, denn es kann (— genau wie bei der Niere —) ohne Steigerung des Kapillardruckes zu vermehrter Transsudation und zu Steigerung des Kapillardruckes ohne Vermehrung der Transsudation kommen.

Es möge genügen, an das klassische Beispiel der Speicheldrüse mit Cohnheims eigenen Worten zu erinnern:

„Wenn Sie die Sekretionsnerven der Submaxillaris eines Hundes mit Atropin vergiften, so erfolgt auf Reizung der Chorda, wie Heidenhain gezeigt hat, noch die schönste arterielle Kongestion in der Drüse, aber aus einer Kanüle des Halslymphstammes fließt währenddes nicht ein Tropfen Lymphe mehr, als vor der Reizung."

Man kann da nicht den Kopf mit der willkürlichen Annahme aus der Schlinge ziehen, daß die bei aktiver Hyperämie filtrierten Transsudatmengen durch Rücktranssudation in die kleinen Venen verschwinden, denn daraus würde doch nur wieder folgen, daß eben bei der zu nachweisbarer Transsudation und zu Lymphbildung führenden Arbeitshyperämie ein anderer Faktor als der mechanische wirksam ist.

Auch der Versuch, das Auftreten von Transsudation und Lymphfluß aus Kapillargebieten, die des Nerveneinflusses beraubt sind, zum Beweise der Filtration heranzuziehen, ist nicht zwingend. Solche Beobachtungen liefern nur einen Hinweis darauf, daß der Nerveneinfluß für die Funktion der Kapillaren nicht gleichgültig ist, und daß die Funktion der Kapillarendothelien gerade darin besteht, eine einfach mechanische Filtration zu verhindern, und zu verhüten, daß rohe, physikalisch-mechanische Kräfte sinnlos walten.

In früherer Zeit, als man noch Transsudation und Lymphe identifizierte, hatte Heidenhain den bekannten Einwand gegen die Filtrationstheorie erhoben, daß bei einer Kuh, die 25 l Milch mit 42,5 g Kalk in 24 Stunden liefert, wenigstens 236 l Flüssigkeit zum Transport dieser Kalkmenge — den Kalkgehalt der Lymphe (!) mit 0,018% gerechnet — aus den Kapillaren der Milchdrüsen ausgetreten sein müßten. Cohnstein hat demgegenüber betont, daß es sich ja nicht um eine Filtration in Luft, sondern um eine Vereinigung von Filtration und Diffusion handle, ein Vorgang, den er mit dem Namen der Transsudation belegte. Infolge einer Konzentrationsdifferenz zwischen Filtrans und Filtrat kann es zu einem Wasserstrom aus dem Filtrat in das Filtrans kommen, im Austausch gegen ein im Filtrans befindliches Salz von hoher Konzentration; dadurch kann der Anschein erweckt werden, als sei eine viel konzentriertere Lösung filtriert worden.

In Heidenhains Beispiel wird eine Diffusion von Kalkteilchen aus den Kapillaren in die Blutlymphe unterhalten, weil die tätige Drüse den Kalk rasch entfernt. Nach Cohnstein kann man Versuchsanordnungen treffen, bei welchen das Transsudat eine Substanz in mehr als 10facher Konzentration enthält, als das Filtrans. Nimmt man in dem Kalkbeispiel nur die 10fache Konzentration an, so stimmt alles ausgezeichnet.

Ob die „Versuchsanordnung" bei der Milchdrüse diese ungeheuerliche Annahme gestattet, ob ein entsprechender Wasserstrom in das Blut zurückkehrt, um eine scheinbar 10fache Konzentration des Kalkes zu ermöglichen, ob eine Konzentration von 0,018 % Kalk derartige Diffusionsströme auslösen kann, das wird nicht näher untersucht.

Das eine Beispiel mag zeigen, daß man sich von der Wahrheit weniger weit entfernen wird, wenn man das Transsudat wörtlich als Ausschwitzung betrachtet und mit der Schweißsekretion auf eine Stufe stellt, als wenn man es als das Produkt einer Interferenz von Filtration und Diffusion bezeichnet.

Die zellulärphysiologisch-osmotische Theorie (Asher) nimmt an, daß sich bei der Organtätigkeit der osmotische Druck in den Organen erhöht, wodurch ein osmotischer Einstrom in diese erzeugt wird, der sich als Lymphe in die Lymphgefäße ergießt.

Daß zwischen der Blut- und Gewebsflüssigkeit ein Ausgleich etwaiger osmotischer Druckunterschiede, d. h. von Konzentrationsunterschieden stattfinden mag, ist sehr wahrscheinlich, es mag auch trotz mancher Bedenken die Möglichkeit zugegeben werden, daß bei der Arbeit der Organe der osmotische Druck der Gewebe wächst. Es ist aber gar nicht einzusehen, warum das abgesehen von einer Zunahme des intrazellulären Wassers zu einer Aufnahme von Wasser durch die geschlossenen Lymphgefäße führen sollte. Denn es gibt doch eine intrazelluläre Wasserspeicherung ohne Steigerung des Lymphflusses.

Es kommt daher auch schon allein zur Erklärung der Transsudation keine physikalische Theorie um die Annahme einer veränderlichen Durchlässigkeit der Kapillaren (Starling) herum. Mit dieser Hilfsvorstellung ist aber gar nichts gewonnen, solange sie die Frage, warum die einzelnen Kapillargebiete so verschieden durchlässig sind, die Kapillaren der drüsigen Organe bei der Arbeit erheblich durchlässiger werden, unbeantwortet läßt. Die Frage dreht sich darum, ob diese gar nicht zu bezweifelnde Veränderlichkeit der Durchlässigkeit aktiv oder passiv erfolgt. Gerade das Fehlen der Durchlässigkeit bei fehlendem Bedarf und das Durchlässigwerden entsprechend dem Bedarf spricht gegen eine passive Änderung der Durchlässigkeit der Kapillarmembran. Eine solche bietet der Erklärung die gleichen, dem Verständnis aber noch viel größere Schwierigkeiten, als wenn man dem lebenden Gefäßendothel die Eigenschaft zuschreibt, aktiv nach Bedarf, d. h. in zweckentsprechender Weise seine Durchlässigkeit zu regeln, oder mit Heidenhain und Hamburger ihm sekretorische Fähigkeit zutraut.

Wir müssen uns überdies klar sein, daß zum Verständnis der Lymphbildung auch die Annahme einer Leistung des lebenden Kapillarendothels noch nicht ausreicht, sondern daß wir für den Vorgang der Flüssigkeitsaufnahme durch die Lymphendothelien in die geschlossenen Lymphbahnen nochmals besondere Kräfte in Anspruch nehmen müssen. Hier kommt nur Filtration oder Lebenstätigkeit d. h. aktive Leistung der Endothelzellen in Betracht, und da dürfte die Entscheidung für die letztere Möglichkeit nicht schwer fallen.

Für unsere Annahme, daß wir der Zellenlage der Lymphkapillaren wie dem Zellbelage der Blutkapillaren aktive, wählende und abscheidende Funktionen zuschreiben müssen, kann angeführt werden:

1. die Angabe Hamburgers, daß der osmotische Druck der Duktuslymphe oft größer ist, als der des Jugularisserum — dies glaubt allerdings Overton aus der Differenz der spezifischen Gewichte erklären zu können;

2. daß dieser höhere osmotische Druck der Lymphe nahezu vollständig einem höheren Gehalt an Chloriden und Alkali entspricht, — das könnte aber möglicherweise auf Kohlensäurewirkung beruhen;

3. daß die Halslymphe bei Hunden und Pferden unter Umständen eine sehr viel niedrigere molekulare Konzentration als das Blut haben kann (Carlson, Greer-Brecht).

Dabei ist nicht nur die Leistung einer Variabilität der Konzentration bemerkenswert, sondern auch das Fehlen eines Diffusionsausgleiches der Konzentrationsunterschiede zwischen Blut und Lymphe während ihres langsamen Strömens durch die Lymphgefäße. Für unsere Annahme spricht ferner

4. die merkwürdige Tatsache, daß bei Verschluß des großen Lymphganges der Druck in diesem gewaltig ansteigt (bis zu 28 mm Hg nach Friedenthal), so daß sich z. B. bei der Bilharziastenose des Brustlymphganges ein Geknäuel strotzend gefüllter Lymphschläuche dem Auge des Obduzenten darbietet. (Abbildung bei Magnus-Levy.)

Dabei ist nicht nur die Leistung eines Sekretionsdruckes bemerkenswert, sondern auch das Fehlen eines Filtrationsausgleiches der Druckunterschiede zwischen Lymphe und Gewebsflüssigkeit. Für obige Annahme spricht endlich

5. die Tatsache, daß auch nach dem Tode des Versuchstieres der Lymphstrom noch andauert, z. B. wenn intra vitam Zucker in die Blutbahn gespritzt worden war. Hier kann allem Anschein nach die Quelle der Lymphe nur in einer Tätigkeit der überlebenden Zellen gesucht und die Lymphabsonderung der postmortalen Speichelabsonderung an die Seite gestellt werden — falls es sich nicht nur um postmortale Entleerung einer prämortal gebildeten Lymphe handelt.

Nach der Entdeckung der Lymphgefäße galt lange Zeit die Hunter-Monroe-Doktrin, daß die **Resorption** ausschließlich durch die Lymphgefäße erfolge, die man daher geradezu als Vasa absorbentia bezeichnet hat. Magendie bewies aber, daß viele körperfremde Stoffe aus den Gewebsspalten unmittelbar in die Blutgefäße gelangen, was eigentlich selbstverständlich ist, solange es sich um Stoffe handelt, für welche alle lebenden Zellen leicht durchlässig sind. Andererseits hat Meltzer gefunden, daß auch bei vollständiger Ausschaltung der Zirkulation am entherzten Frosch hochgiftige Substanzen, die in einen Lymphsack gespritzt wurden, bis an das Erfolgsorgan (die Pupille für Adrenalin, das Gehirn für Morphium oder Strychnin) und zur Wirkung gelangten. Dieser „periphere Mechanismus" beruht nach Abel ausschließlich auf der noch andauernden Tätigkeit der Lymphherzen beim Frosche.

Daß Stoffe bei erhaltener Zirkulation außerordentlich rasch aus dem Blute in die Gewebe übertreten und umgekehrt aus den Geweben, dem Unterhautzellgewebe, den Muskeln und den serösen Höhlen in das Blut, das ist ja jedem Arzte von intravenösen, subkutanen und intramuskulären Einspritzungen her geläufig und bekannt. Methylenblau, in die Pleurahöhle injiziert, erscheint schon nach 5 Minuten im Harn, in der Lymphe erst nach 20—25 Minuten. Für diesen fast momentan, jedenfalls sehr schnell erfolgenden Austausch kommen nur die Blutkapillaren schon wegen des langsamen Fließens des Lymphstromes in Betracht.

Immerhin erscheinen alle diese Stoffe schließlich, wenn auch später, doch auch in der Lymphe.

Alle nicht-isotonischen Lösungen, in das Unterhautzellgewebe oder die serösen Höhlen gebracht, streben erst der Isotonie zu, ehe sie resorbiert werden, also ein Resorptionsvorgang, der physikalisch die ungünstigsten Bedingungen bietet.

Wie die Resorption der isotonischen Lösung zustande kommt, ist noch unaufgeklärt. Wenigstens begegnet gerade hier die Annahme, daß bei dem Austausch zwischen Blut und Gewebe die Kräfte der Diffusion ausreichen, und daß der Eiweißgehalt des Blutes den Diffusionsstrom nach der Blutbahn auszulösen vermag, erheblichen Zweifeln. Diese erscheinen um so berechtigter, als auch arteigenes Serum ja Plasma resorbiert wird.

Ob ein Stoff mehr durch die Blut- oder die Lymphbahn aufgenommen wird, darüber entscheidet der höhere oder geringere Grad von Diffusibilität (Höber).

Für die Resorption aus den serösen Höhlen wird seit Heidenhain noch heute — oder heute wieder — von manchen angenommen, „daß das Bauchfell nicht bloß eine passive Membran darstellt, durch welche Lösungen einfach diffundierten, wie durch jede andere Membran außerhalb des lebenden Organismus, sondern daß es aktiven Anteil nimmt, derart, daß durch denselben die physikalische Diffusion kompliziert wird.“ (Asher.)

Nichts steht im Wege auch für die Resorption im Zellgewebe die gleiche, allerdings auch noch nicht exakt bewiesene Vorstellung zuzulassen, zumal noch manche andere Beobachtungen dafür sprechen, daß der Austausch zwischen Blut und Geweben durch aktive Betätigung, sowohl der Gewebszellen, als der Kapillarendothelien reguliert wird.

Es ist dies um so wahrscheinlicher, als man in neuerer Zeit erkannt hat, daß letztere hochwertige und feinst organisierte Elemente sind, welche die Eigenschaft der Kontraktilität und Erregbarkeit besitzen und sehr reichlich mit Nerven versorgt werden.

Das gleiche gilt auch von den Lymphkapillaren.

Die physikalisch-chemisch gar nicht erklärbare und daher in den Theorien der Lymphabsonderung nicht erwähnte Fähigkeit der Lymphwurzeln, Fettkügelchen, Suspensionen, weiße und rote Blutkörperchen, Zinnober- und Tuschekörnchen (bei der Tätowierung), die nicht aus dem Blute, sondern aus dem Gewebe stammen, nicht auf dem Wege der Diffusion oder der Filtration in die Lymphbahn gelangt sein können, aufzunehmen, wie wir dies in Form der sog. physiologischen Injektion an den Lymphgefäßen bei fettig degenerierten Organen oder Krebsen, bei der Staubinhalation in der Lunge sehen, die eigenartige Vermittlerrolle der Lymphocyten und Bindegewebszellen, alles das spricht ebensosehr für eine biologische Fähigkeit zweckmäßigen Aufgreifens, wie die Organisation nicht flüssiger Exsudate für eine biologische Wahlhandlung des Kapillarendothels und gegen einen einfachen Diffusionsvorgang bei der Resorption durch die Blutkapillaren. Es lohnte sich, der technisch schwierigen Frage nachzugehen, ob es nicht bei der Organisation zugleich mit der Neubildung von Blutkapillaren auch zu einer Neubildung von Lymphkapillaren kommt, die unter Rückkehr in den embryonalen Zustand als solide Endothelsprossen vordringen. Denn das Lymphgefäßendothel ist wie das Kapillarendothel im embryonalen Zustand ein aktives, wachsendes und funktionierendes Gewebe, an seinen endständigen Wachstumszentren ein Syncytium amöboid beweglichen Protoplasmas. (Florence R. Sabin.)

Nehmen wir hinzu, daß auch Giftstoffe in der Lymphe erscheinen, und daß überall, wo schnell körperfremde Stoffe dem Blute einverleibt werden, diese alsbald in die Lymphe übergehen, auch wenn sie bei langsamer Einspritzung sich mit dem Blutwege begnügen, so erhalten wir von der Funktion der Lymphkapillaren folgendes Bild:

In Wesen und Abstammung mit den weißen Blutkörperchen, den Polizei- und Schutztruppen des Organismus aufs engste verwandt, stellen jene die Straßen dar, auf denen diese mit den Objekten ihrer vielseitigen Wegschaffungs- und Aufräumungsarbeit beladen zu den Sammel- und Entseuchungsstationen der Lymphdrüsen zurückkehren.

Die Lymphabsonderung selbst dient verwandten vorwiegend sekretorischen Funktionen. Sie hat die Aufgabe, differente Stoffe und im Stoffwechsel der tätigen Organe gebildete Gifte aufzugreifen, abzuscheiden und in langsamem Strome und kleinen Dosen dem Blute zu ihrer Entgiftung wieder zuzuführen. Zum Teil findet diese Entgiftung wohl schon im Lymphstrome selbst durch die weißen Blutkörperchen oder aber durch die eingeschalteten Lymphdrüsen statt.

Ob die Lymphabsonderung nicht auch eine Hilfsvorrichtung für die innere Atmung, für die Entfernung der Kohlensäure bei der Organtätigkeit darstellt, wissen wir noch nicht, wahrscheinlich spielt sie aber eine große Rolle bei der Regelung des Wasser- und Salzhaushaltes, der Mobilisierung von Gewebswasser und damit für die Diurese, deren Wesen sie so nahesteht, daß man die Lymphkapillaren vielleicht auch als periphere Nieren bezeichnen könnte.

Daß den Lymphgefäßen eine besondere Bewegung eigen ist, welche einen von allen anderen rhythmischen Bewegungen des Organismus unabhängigen Typus einhält, hat Heller (Kiel) nachgewiesen. Er schildert das Spiel der Klappen und gibt als Durchschnittszahl der Kontraktionen 10 in der Minute an, die bei herannahendem Tode auf 3 und darunter sinkt, bis diese etwa eine Stunde, nachdem die Blutbewegung erloschen, aufhören.

Camus entdeckte, daß die Lymphgefäße unter dem Einfluß von Adrenalin sich kontrahieren und Gradinescu gibt an, daß die Strömung in den Lymphgefäßen nach Nebennierenexstirpation stark vermindert ist.

b) Pathologie des Austausches zwischen Blut und Geweben.

α) Allgemeine pathologische Physiologie der Ödeme.

Das Wesen des Ödemes besteht in der Ansammlung abnorm großer Mengen Flüssigkeit in den Maschen und Spalten des Gewebes. Diese Zwischenzellräume sind normalerweise sozusagen als trocken anzusehen; es bildet sich, wenn natürlich auch alle Gewebe durchfeuchtet und durch kapillare Flüssigkeitsschichten untereinander und mit den Blut- und Lymphkapillaren verklebt sind, keine tropfbar flüssige Zwischensubstanz. Es fragt sich nun, unter welchen Umständen kommt es dazu, daß freie Flüssigkeit in diesen Zwischenräumen auftritt und in den Gewebsmaschen liegen bleibt. Nach dem, was über den physiologischen Vorgang des Austausches gesagt wurde, kann eine Störung des Austausches zwischen Blut und Gewebe auf verschiedene Weise zustande kommen.

Es kann sich um abnorm großen Flüssigkeitsaustritt aus den Kapillaren handeln,

es kann bei normaler Transsudation die Abfuhr durch die Blut- oder Lymphbahn gestört sein,

es können beide Bedingungen vereint vorliegen, und

es kann sich um eine Störung in den Geweben selbst handeln.

1. Die Störung der Reservoirfunktion der Gewebe müßte darin bestehen, daß die Wasseraufnahme und Abgabe sich ändert. Man hat in der Tat in neuerer

Zeit diese Möglichkeit in den Vordergrund gerückt, und den Angelpunkt der Ödemfrage in einer Gewebsschädigung gesucht. So nimmt Quincke primäre Veränderungen der Gewebe an, welche das Wasser aus den Gefäßen anziehen. Ziegler hebt besonders ab auf diejenigen Ödeme, die keine direkte Beziehung zu Erkrankungen der Zirkulationsorgane und der Nieren erkennen lassen. Das sind die Ödeme bei Ernährungsstörungen und Inanitionszuständen im Säuglingsalter, die kachektischen Ödeme bei Erwachsenen, die Diabetikerödeme bei reichlicher Kohlehydrat- oder Alkalizufuhr usw., die alle das eine gemeinsam haben, daß es sich um Störungen des Stoffumsatzes handelt.

„Experiment und klinische Erfahrungen zeigen, daß hierbei in erster Linie Muskulatur und bindegewebige Elemente schwinden. Beide sind aber für die Aufnahme und Verteilung, bzw. den Durchgang von Wasser und Salzen von maßgebender Bedeutung. Wenn wir nun sehen, daß gerade in diesen Geweben abnorme Salz- oder Wasseransammlungen zustande kommen, wenn ferner Zirkulationsstörungen und Schädigungen des Ausscheidungsorganes, der Nieren, nicht nachweisbar sind, schließlich in den meisten Fällen auch nennenswerte Störungen der Zusammensetzung des Blutes fehlen, liegt es wohl am nächsten, die Störungen des Stoffumsatzes in den Gewebszellen selbst als Ursache der abnormen Wasser- und Salzverteilung anzusprechen. Es sind ja auch Erscheinungen, welche ein physiologisches Vorbild nicht ganz vermissen lassen und somit als pathologische Steigerung physiologischen Geschehens betrachtet werden können. Daß die Veränderungen nicht in allen Fällen der genannten Schädigungen auftreten, daß im einzelnen sie sich außerordentlich verschieden verhalten, dürfte seine Ursache in der verschiedenen Intensität und Richtung der Ernährungsstörungen haben. Im einzelnen harren sie noch einer gesicherten Begründung. Es dürften aber auch hier lockere oder festere Adsorptionsverbindungen, Ionisierungs- und Entionisierungsvorgänge eine wesentliche Rolle spielen."

Es mag sein, daß diese dunkelen Vorgänge einen Einfluß auf die Menge Salz und Wasser haben, welche die Zellen des Gewebes speichern können, es ist aber nicht einzusehen, welchen Einfluß sie auf das extrazellulär angehäufte Wasser ausüben können, und um dieses dreht sich doch die Frage, nicht um den Zellinhalt. Solange die Zellen das Wasser und Salz in sich aufnehmen, sprechen wir nicht von Ödem, und wenn es außerhalb der Zellen liegen bleibt, so sind die Gewebe sicherlich daran unschuldig, daß das Wasser nicht wenigstens aus ihren Maschen durch Aufsaugung verschwindet.

Überdies lassen sich mit der von Ziegler geäußerten Vorstellung, „daß die krankhafte Wasserverteilung im Gewebe von der fehlerhaften osmotischen Kräfteverteilung infolge besonderer Störungen des Zellstoffwechsels, eventuell auch durch hydrodynamische Störungen beherrscht werde" noch keine klaren Begriffe verbinden.

Klar aber gänzlich unzutreffend ist die Vorstellung von Fischer, der das Ödem auffaßt als ein kolloidchemisches Problem, dessen Lösung sehr einfach ist.

Fischer stellt die Lehre auf, daß jede Säurebildung im Organismus die Quellungsfähigkeit der Gewebe ändere, und zwar erhöhe. Unter dem Einfluß der Säure nimmt die Hydrophilie der Gewebekolloide zu. Dadurch werde Wasser von den Geweben festgehalten, und so entstehe das Ödem.

Die ganze Ödemtheorie von Fischer ist auf folgendem grundlegenden Versuch aufgebaut: Fischer unterband einem Frosch den Oberschenkel oberhalb des Knies; in destilliertes Wasser gebracht, nahm der Frosch, unzweifelhaft durch die Haut, Wasser auf, und die abgebundene Extremität des Frosches wurde hochgradig ödematös. Da Kolloide in Säurelösungen quellen, nahm Fischer als Ursache des Ödems eine Säurebildung in dem abgebundenen

Froschbeine an, und er zweifelt nicht, daß der Sauerstoffmangel, in den das Froschbein versetzt wird, die Ursache dieser Säurebildung sei.

Wie unbegründet die Annahme Fischers ist, daß der Sauerstoffmangel die Säurebildung und die Säurebildung das Ödem veranlaßt, läßt sich auf folgende Weise zeigen:

Wenn man an dem Froschbein dadurch Sauerstoffmangel hervorruft, daß man die Arterie des Oberschenkels isoliert unterbindet, so entsteht kein Ödem, obwohl man sich im Mikroskop davon überzeugen kann, daß in der Schwimmhaut des Froschbeines Stase eingetreten ist. Wenn man dagegen die Arterie und Vene des Froschbeines freiläßt und unter Schonung der beiden eine Schlinge um das Froschbein herumführt, so bleibt der Kapillarkreislauf erhalten, und es entsteht dennoch Ödem, wenn man den so vorbereiteten Frosch in Wasser bringt.

Der Versuch gelingt auch, wenn man statt Wasser eine osmotisch unwirksame Ringerlösung verwendet.

Die Beziehungen dieses „grundlegenden" Versuches zum Ödem sind sehr lose. Das Wasser stammt nicht aus dem Blute, sondern wird von der Haut aus der Umgebung aufgenommen.

Der Versuch zeigt nur in anderer Weise die von Reid entdeckte eigenartige Fähigkeit der Froschhaut, trotz Fehlens eines osmotischen oder hydrostatischen Gefälles Flüssigkeit von außen aufzunehmen und durch sich hindurch nach innen zu treiben. Reid befestigte frische Froschhaut als Diaphragma mitten in einem geschlossenen Glasgefäß, das auf diese Weise in zwei Räume abgeteilt wurde, welche nur durch Steigrohre mit der äußeren Luft kommunizierten. Wurde das Gefäß mit Kochsalzlösung gefüllt, so konnte man am Niveauwechsel ablesen, daß die gleiche Menge Flüssigkeit aus dem „äußeren" Raum verschwand und in den „inneren" übertrat. Durch Chloroform konnte die Bewegung zum Stillstand gebracht werden. Der gleiche Versuch gelang ihm mit Darmschleimhaut. Die Zwischenwände wirkten also als selbständige Motoren, und zwar trieb der Kaninchendarm die Flüssigkeit von seiner Innenseite durch sich hindurch nach der Außenseite, die Froschhaut von der Außenseite nach der Innenseite (Höber).

Es würde mich viel zu weit führen, wollte ich alle Einwände, die sich gegen die Fischersche Theorie erheben lassen, anführen. Ganz abgesehen von der Unwahrscheinlichkeit seiner gänzlich hypothetischen Annahme, daß bei den zu Wassersucht führenden Nierenkrankheiten eine Übersäuerung sämtlicher Gewebe stattfindet, liegt der Grundirrtum von Fischer in der Auffassung, daß das Ödem in einer Quellung der Gewebe bestehe, während man diesen Zustand der Wasserbindung in den Geweben höchstens als intrazelluläres Ödem oder als Präödem bezeichnen kann. Da aber gerade umgekehrt das Ödem in einer Ansammlung von freier Flüssigkeit in den Maschen, den Zwischenräumen des Gewebes besteht, so muß man konsequenterweise genau das Gegenteil der Fischerschen Ansicht folgern:

Jede Zunahme der Hydrophilie der Gewebskolloide müßte eine Abnahme der Ödeme bedingen und die Entstehung des Ödems, d. h. die Ansammlung freien, nicht kolloidal gebundenen Wassers verhindern. Würde man ein stark hydrophiles Kolloid in das ödematöse Unterhautzellgewebe oder in die mit Ascites gefüllte Peritonealhöhle einführen, so würde das Kolloid begierig das Wasser aufnehmen und aus den Maschen des Gewebes, aus der Peritonealhöhle, verschwinden lassen. Wollte man demnach den kolloidalen Zustand der Gewebe für die Entstehung der Ödeme haftbar machen, so könnte nur eine Abnahme der Hydrophilie, eine Abnahme der Wasserspeicherungsfähigkeit in Frage kommen, da ja erst dann freies Wasser in den Gewebsmaschen auftritt, wenn die Gewebe mit Wasser gesättigt sind.

Eine andere Frage ist es, ob etwa die Kapillarmembranen mit zunehmender Hydrophilie ihrer Kolloide abnorm durchlässig werden, so daß sie mehr Wasser austreten lassen, als von den Geweben trotz gesteigerter Hydrophilie gebunden werden kann. Damit würde aber das Wesen des Vorganges in die später zu besprechenden Bedingungen des gesteigerten Flüssigkeitsaustrittes infolge Änderung der Gefäßdurchlässigkeit fallen.

Immerhin ließe sich nach dieser wesentlichen Umgestaltung, ja Umkehrung, über die Fischersche Theorie reden. Aber es wäre noch der Nachweis zu führen, daß die Zellen a) abnorm sauer, b) abnorm hydrophil und c) abnorm gequollen sind.

a) Daß sie nicht abnorm sauer sind, hat A. R. Moore gezeigt. Er fand bei künstlichem Ödem, das nach Fischer durch Einlegung des abgeschnürten Froschbeines in Leitungswasser erzeugt worden war, keine Spur einer sauren Reaktion der Muskeln und der Lymphe.

Er fand ferner, daß Froschmuskeln in Ringerlösung, zu der kleine Mengen Milchsäure hinzugesetzt werden, bei deutlich saurer Reaktion schrumpfen, daß nur sehr große Säuremengen Quellung veranlassen, und daß Muskeln in angesäuerter Ringerlösung stets absterben und starr werden, bevor eine irgendwie erhebliche Quellung stattfindet.

b) Daß die ödematösen Gewebe nicht hydrophil sind, kann man auf folgende Weise zeigen: Wenn man ein gewogenes Stück ödematöser Haut in die entquellende Antiödemflüssigkeit Fischers, eine Natriumcitricum-Lösung, einlegt, aber die Vorsicht braucht, eine solche von gleichem osmotischem Druck wie die Ödemflüssigkeit zu wählen, so tritt keine Gewichtsabnahme und keine Wasserabgabe ein, was doch der Fall sein müßte, wenn das ödematöse Zellgewebe sich wie ein hydrophiles Kolloid verhielte.

c) Endlich hat Siebeck zum Überfluß noch nachgewiesen, daß lebendes oder überlebendes Gewebe sich Salzlösungen gegenüber nach rein osmotischen Gesetzen verhält und nicht nach den Gesetzen der Kolloidquellung.

Nach dem Gesagten ist es begreiflich, daß die Fischersche Ödemtheorie weder den erwarteten Anklang finden, noch die bisherigen Anschauungen verdrängen konnte.

Eine große Rolle spielt in der Ödemliteratur die von Landerer zuerst geäußerte Vorstellung, daß das Ödem infolge einer physikalischen Störung des Gewebes — Verminderung des Elastizitätsmaßes und Unvollkommenheit der Elastizität — zustande kommt.

„Diese Veränderung des Gewebes begünstigt in doppelter Weise die Entstehung des Ödems: als verminderter Außendruck erleichtert sie den Austritt von Plasma ins Gewebe; als verminderte elastische Spannung erschwert sie die Weiterbewegung und Entfernung der Lymphe".

Auch die entzündlichen Zirkulationsstörungen sind nach Landerer aufzufassen als eine Störung des normalen, elastischen Gleichgewichts zwischen Blutdruck und Gewebsspannung, bedingt durch eine Änderung der elastischen Eigenschaften der Gewebe. „Die Verminderung der Elastizität wirkt als Verminderung des Widerstandes und somit die Blutströmung und Lymphbewegung begünstigend — entzündliche Hyperämie. Die Unvollkommenheit der Elastizität wirkt durch Einbuße an lebendiger Kraft — unelastischer Stoß — stromverlangsamend."

Die — durch Verminderung der Elastizität der Gewebe bewirkte — entzündliche Hyperämie vermittelt infolge reichlicher Durchschwemmung der Gewebe mit Gewebssäften die Wiedererlangung normaler elastischer Eigenschaften des Gewebes.

(Warum tritt bei dem angeblich gleichartig bedingten, nichtentzündlichen Ödem nicht die gleiche Hyperämie auf?)

Bei der Stauung „wird die Elastizität der Gewebe, durch den bei der venösen Stase auf ihnen lastenden Druck, zu stark in Anspruch genommen, sie muß leiden und wird eine unvollkommene. Die Folge ist das Ödem."

Dieser Theorie Landerers liegt die Vorstellung zugrunde, daß die Kapillaren nicht den vollen auf ihnen lastenden Blutdruck, höchstens die Hälfte, zu tragen vermögen.

Um dem Rest des Blutdruckes das Gleichgewicht zu halten, sei die Mitwirkung des Gewebes nötig. Dieses drücke auf die Außenwand der Kapillaren mit einer Spannung von $^1/_2$—$^1/_3$ des Kapillardruckes und sei bestrebt, die Kapillaren von außen zusammenzudrücken.

Wenn diese Vorstellung richtig wäre, so müßte, wie bei jeder durch Druck von außen erfolgenden Entspannung der Kapillaren, ein Kapillarpuls auftreten.

Das ist nur einer von zahllosen Einwänden, die sich gegen diese mit merkwürdig wenig Kritik aufgenommene Voraussetzung der Landererschen Theorie, die überdies auf die Kapillaren der Serosa und des Peritoneums gar nicht anwendbar wäre, machen lassen. Es wäre schlecht um unseren Kreislauf bestellt, wenn das Kapillarsystem, das vollkommener arbeitet, als wir uns vorstellen können, an einer solchen angeborenen Unselbständigkeit und Hilfsbedürftigkeit litte.

Die Theorie selbst ist aber noch viel anfechtbarer als ihre Grundlage. Bönniger hat in einer durch Klarheit ausgezeichneten Arbeit eingehende und sehr berechtigte Kritik sowohl an dem Verfahren Landerers, die Gewebsspannung zu messen, als auch an seinen Schlußfolgerungen geübt.

Ersteres entspricht der heute allgemein üblichen Methode zur Messung des Venendrucks nach Moritz; es wird eine mit Bürette verbundene Hohlnadel in das Gewebe gestochen und beobachtet, in welcher Höhe der Flüssigkeitsspiegel stehen bleibt. Es leuchtet ohne weiteres ein, daß diese Methode nur für freie, leicht verschiebliche Flüssigkeiten, aber nicht für Gewebe und die in den Maschen des Gewebes mehr minder fixierte Gewebsflüssigkeit anwendbar ist. Mit der Methode Landerers könnte man z. B. nachweisen, „daß in einer Stiefelsohle, sie möge trocken, oder naß wie immer sein, annähernd dieselbe überaus hohe Spannung herrscht". (Bönniger.)

Bönniger kommt bei seiner sorgfältigen Untersuchung über die Spannung und Elastizität der Haut zu dem Resultat, daß die Spannung der Haut in den verschiedenen Körperteilen und bei den einzelnen Individuen außerordentlich verschieden, von Alter, Ernährungszustand abhängig ist.

Beim Ödem ist die Spannung nicht vermindert, sondern erhöht. Die Haut besitzt eine denkbar größte, elastische Vollkommenheit, und diese geht beim Ödem nicht verloren.

Die Elastizität ist beim Ödem nicht oder nur in geringem Grade gestört, jedenfalls erreicht sie lange nicht die niedrigsten, bei normaler Haut vorkommenden Werte. Wo Hautödem ist, braucht die Elastizität durchaus nicht gestört zu sein. Die Spannung ist stets eine größere, als in der Norm. Umgekehrt kann die Spannung bis auf Null herabsinken, wie man dies an der welken Haut alter Leute ohne jede Messung erkennen kann — aufgehobene Falten bleiben stehen —, trotzdem ist von Ödem keine Rede.

(Das gleiche gilt übrigens von der Haut, z. B. der schlaffen, wie eine Schürze herabhängenden Bauchhaut nach Resorption abundanter Ödeme.)

Bönniger macht auch schon auf das Irrige der Anschauung aufmerksam, daß das Stehenbleiben des Fingerdruckes die verminderte Elastizität der Haut beweise. Beim Eindruck des Fingers wird einfach aus dem Unterhautzellgewebe Flüssigkeit herausgepreßt, die nur langsam wieder in die Spalten der Gewebe zurückkehrt. Es sind daher auch die neuerdings mittelst des sog. „Elastometers" gewonnenen Kurven Schades, die diesen Vorgang der Bildung und des mehr oder weniger vollständigen und mehr oder weniger langsamen Ausgleiches einer durch Belastung der Haut erzeugten Delle graphisch wiedergeben, keineswegs geeignet und imstande, „eine objektive und zahlenmäßige Festlegung des Grades der elastischen Vollkommenheit des Bindegewebes intra vitam zu ermöglichen."

Auf eine Kritik der Vorstellung, daß die Elastizitätsverminderung das Wesentliche bei der Entzündung ist und durch Auslösung der Hyperämie zugleich auch der Faktor wird, der die Entzündung zur Ausheilung, die gesunkene Elastizität wieder in Ordnung bringt, kann hier verzichtet werden.

Nur ein Satz mag erwähnt werden: Nach dem Ablauf einer Entzündung, nach einem Erysipel z. B. finden wir die Haut gefaltet, ein Beweis, daß die Elastizität entzündeter Teile eine unvollkommene geworden ist. Warum, so muß man fragen, bleibt die Hyperämie nicht bestehen? und warum entsteht nun nicht infolge der Elastizitätsverminderung nachträglich ein Ödem?

Soviel kann keinem Zweifel unterliegen, daß eine etwaige Abnahme der Elastizität der wassersüchtigen Haut die Folge und nicht die Ursache des Ödems ist, daß diese Folge am stärksten dann in die Erscheinung treten wird, wenn das Ödem durch Aufsaugung verschwunden ist, und daß die Spannung der Haut nicht nur nicht vermindert, sondern um so stärker erhöht ist, je stärker das Ödem. Das was die Spannung erhöht, kann nur die abnorme Flüssigkeitsansammlung in und unter der Haut sein, und diese kann nur durch eine abnorme Steigerung des Flüssigkeitsaustrittes aus den Haargefäßen entstanden sein.

2. Eine abnorme Steigerung des Flüssigkeitsaustrittes (Transsudation) aus den Kapillaren könnte entstehen

a) durch Änderung des Wassergehaltes des „Filtrans", der Blutflüssigkeit,

b) durch Änderung der treibenden Kraft für den Flüssigkeitsaustritt, also des Filtrationsdruckes,

c) durch Änderung der Filtrationsmembran, also durch Steigerung der Durchlässigkeit der Kapillaren.

a) Kann eine abnorme Wasseransammlung in den Gewebsmaschen durch Steigerung des Wassergehaltes des Blutes, durch eine Hydrämie bedingt werden? Man könnte daran denken, daß rein quantitative Verhältnisse eine Rolle spielen, in dem Sinne, daß bei Überangebot durch Zurückhaltung von Wasser das Fassungsvermögen der Blutbahn überschritten oder die Aufnahmefähigkeit der Gewebe erschöpft werden könnte. Nach den Ergebnissen der bekannten Tierversuche von Cohnheim und Lichtheim sowie von Magnus über die Folgen forcierter intravenöser Injektionen ist aber diese Möglichkeit abzulehnen.

Cohnheim und Lichtheim fanden, daß man Kaninchen und Hunden sehr große Mengen Wassers bzw. physiologischer NaCl-Lösung intravenös einspritzen kann, und zwar bis zu 92 % des Körpergewichtes, ohne daß Ödem auftritt. Dies ist um so bemerkenswerter als bei diesen Versuchen eine hochgradige Hydrämie entsteht, unter Absinken der Trockensubstanz des Blutes von ca. 21 auf 13 %. Sie fanden dabei ferner, daß der Arterien- und Venendruck dabei sich nicht wesentlich änderte, während die Blutstromgeschwindigkeit stark zunahm. Im Verlaufe der Injektion fingen alle Drüsen an sehr stark abzusondern, es kam zu Ascites, Ödem sämtlicher Baucheingeweide einschließlich Leber und Nieren, der Speichel- und Tränendrüsen, der Konjunktiven. Die Lymphmenge des Ductus thoracicus stieg enorm, die der Halsstämme weniger, während aus den Extremitäten niemals mehr Lymphe abfloß. Die Pleurahöhle blieb absolut trocken, und in dem gesamten intramuskulären und subkutanen Zellgewebe fand sich nicht die geringste Spur von Wassersucht. Cohnheim bemerkt dazu, es könne nicht zufällig sein, daß alle die Organe, welche durch die hydrämische Plethora ödematös werden, solche sind, deren Funktion in der Absonderung wäßriger Sekrete besteht. Er nimmt an, daß die Blutgefäße der sezernierenden Drüsen schon physiologischerweise so eingerichtet sind, daß sie leichter Wasser und wäßrige Lösungen durchtreten lassen, als die des übrigen Körpers. Merkwürdigerweise ist diese gesteigerte Durchlässigkeit bei der hydrämischen Plethora ganz unabhängig von der Aktion der Sekretionsnerven, denn nach Salzwasserinfusion werden auch die Speicheldrüsen eines Hundes hochgradig ödematös, dessen Chorda durch Atropin bis zur völligen Unwirksamkeit vergiftet ist.

Die Versuche von Cohnheim und Lichtheim sind verschieden beurteilt worden. Gärtner hat behauptet durch stundenlang festgesetzte Infusionen Hautödem erzeugt zu haben, und auch Albu sah bei einzelnen Tieren nach ziemlich langer Infusion trotz reichlicher Harnausscheidung Ödeme auftreten. Magnus dagegen hat im großen und ganzen den Versuch von Cohnheim und Lichtheim bestätigt, allerdings auch wie Knoll hie und da stärkere Durchtränkung der Unterhautzellgewebe, gelegentlich Pleuratranssudat, aber nie ausgesprochene Hautödeme erhalten. Er stellt daher mit Bestimmtheit den Satz auf, daß hydrämische Plethora durch Infusion von physiologischer NaCl-Lösung keine allgemeinen Hautödeme bedingt. Einerseits ist die Blutbahn außerordentlich erweiterungsfähig und vermag fast das Doppelte an Blutflüssigkeit zu fassen, ohne daß eine deutliche Drucksteigerung eintritt. Andererseits bilden die Gewebszellen ausgiebige Lagerräume, die große Mengen von Wasser und Salzen zu speichern vermögen. Für Wasser sind die Muskeln, für Salz Lungen und Haut besonders aufnahmefähig.

Bei jeder Flüssigkeitsaufnahme oder Abgabe tritt dieses Wechselspiel zwischen Blut und Geweben in die Erscheinung. Flüssigkeitsaufnahme führt zur Speicherung von Wasser in den Geweben und allmählicher Abgabe an das Blut — (durch die Lymphbahn ?) — und zu einer die Hydrämie überdauernden Diurese; Aderlaß zu Nachströmen von Gewebswasser aus den Zellen und einer nachfolgenden Hydrämie.

Hydrämie führt zu Diurese. Ist diese unmöglich, so bleibt die Hydrämie. Diese aber allein genügt nicht zur Erzeugung von Ödemen, zum Austritt von freier Flüssigkeit in die Interzellularräume.

Beim gesunden Organismus scheint bei Überfüllung des Kreislaufes und extremer Hydrämie eher das Herz zu versagen, als die Wand der Blutgefäße.

Höchstens treten unter Umständen kardiale Ödeme auf; der Nierenkranke mit hydrämischer Plethora geht (wie das Versuchstier) an Herzschwäche zugrunde, wenn nicht rechtzeitig die Plethora vermindert oder die Herzkraft gesteigert wird.

Noch weniger als bei quantitativer kann bei einfacher qualitativer Veränderung der Blutflüssigkeit, bei relativer Hydrämie oder Hypalbuminose die Blutveränderung die Ursache etwa zu beobachtender Ödeme sein. Bei einem Hunde, dem eine gewisse Menge Blut entzogen und durch die gleiche Menge physiologischer Kochsalzlösung ersetzt wird, gibt es weder eine gesteigerte Sekretion noch Transsudation (Cohnheim). Die klinische Erfahrung stimmt auch durchaus damit überein, insofern, als wir Hydrämie ohne Ödeme und Ödeme ohne Hydrämie zu sehen bekommen. Ja in der Regel besteht gerade dann eine unter Umständen das Herz schwer gefährdende Hydrämie, wenn keine Neigung zu Ödem besteht.

Andererseits muß aber in Übereinstimmung mit dem Tierversuch zugegeben werden, daß eine hydrämische Plethora das Auftreten von Bauchwasser und von Ödem in den drüsigen Organen begünstigen kann, und so wenig diese Vorliebe im Bilde der gewöhnlichen menschlichen Wassersucht zum Ausdruck kommt, so könne doch die Neigung zu Speicheldrüsenschwellung und Ascites in manchen Fällen renaler Ödeme auf diesen Zusammenhang hinweisen. Daß Hydrämie wie jedes stärkere Wasserangebot einen wichtigen, ödemverstärkenden Faktor darstellt, wird später noch zur Sprache kommen.

b) Änderung des „Filtrations"druckes:

Nach dem, was oben (S. 6) über die Unabhängigkeit des Flüssigkeitsaustrittes von dem Filtrationsdruck gesagt worden ist, besteht wenig Aussicht, einen pathologisch gesteigerten Flüssigkeitsaustritt auf pathologische Steigerung des Filtrationsdruckes zurückführen zu können.

Steigerung des Kapillardruckes kann, abgesehen von der schon besprochenen Hydrämie, zustande kommen

α) bei Blutdrucksteigerung,

β) bei Nachlaß des Tonus der kleinen Gefäße und Gefäßdilatation und

γ) bei venöser Stauung.

α) Heß und Walter Erb sahen bei hochgradiger Blutdrucksteigerung durch Adrenalininjektion eine Zunahme der Trockensubstanz im Blut auftreten, bei Senkung des Blutdrucks sank die Blutkonzentration. Abgesehen davon, daß man sich weniger über die Tatsache des Plasmaaustrittes als über die geringe Änderung der Blutkonzentration bei den enormen Druckschwankungen wundern muß, geht aus der Beobachtung, daß die Blutkonzentration nach Abklingen der Blutdrucksteigerung noch längere Zeit erhöht bleiben kann, hervor, daß nicht einfache mechanische Vorgänge in Betracht kommen. Auch ist es zweifelhaft, ob die Blutdrucksteigerung überhaupt zu einer allgemeinen Erhöhung des Kapillardruckes führt, da es sich dabei um eine Kontraktion der Muskeln der kleinen Arterien, der Präkapillaren, stromaufwärts der Kapillaren handelt.

Die Hauptsache aber ist, daß Asher den Nachweis führen konnte, daß rein mechanisch bedingte Steigerung des Kapillardruckes z. B. durch Aortenkompression oder Reizung des Gefäßzentrums keine Filtration, keine Eindickung des Blutes hervorruft, so wenig wie Senkung des Filtrationsdruckes durch Halsmarkdurchschneidung eine Rücktranssudation, eine Verdünnung des Blutes.

Der Flüssigkeitsaustritt, welchen Heß, Erb und auch Asher nach Adrenalininjektion beobachteten, rührt her von einer sehr starken Absonderung in verschiedenen Drüsen der Kopfregion, welche durch eine der Sympathicusreizung ähnliche Wirkung des Adrenalins ausgelöst wird (Asher).

Auch bei der asphyktischen Blutdrucksteigerung konnten Asher und Böhm keinen vermehrten Flüssigkeitsaustritt aus der Blutbahn beobachten, es ist aber nicht statthaft, daraus, wie sie es getan, den Schluß zu ziehen, daß Kohlensäureanhäufung im Blute die Permeabilität der Kapillarendothelien nicht verändert. Diese Frage ist durch so kurzdauernde Versuche, in denen vor allem der Sauerstoffmangel als blutdrucksteigernder Faktor zur Geltung kommt, nicht zu entscheiden.

Bei der renalen Blutdrucksteigerung konnte Rotermund, ein Schüler von Romberg eine Erhöhung des Kapillardruckes in der Peripherie feststellen, und Romberg macht darauf aufmerksam, daß man auch an der Schwierigkeit bzw. Unmöglichkeit, stärker gefüllte Kapillaren der Fingerbeere bei der Druckmessung nach Gärtner durch den übergestreiften Gummiring zu entleeren, die abnorme Steigerung des Kapillardruckes erkennen könne. Daß diese Erhöhung des Kapillardruckes, die wohl nur bei kardial bestkompensierten und ödemfreien Hypertonien vorkommen dürfte, zu erhöhter Transsudation aus den Gefäßen führe, wird niemand behaupten wollen.

Es kommt aber bei renaler Blutdrucksteigerung zweifellos auch eine erhebliche Verminderung des Kapillardruckes vor, die vielleicht mit mehr Recht als Ursache des Ödems anzusprechen ist.

β) Der Kapillardruck steigt ferner bei jeder **Erweiterung** des Kapillargebietes, mag diese auf funktionellem, toxischem oder nervösem Wege erfolgen. Dieses Moment käme nur für lokale Ödeme in Betracht.

Ein Ödem bei **funktioneller** Gefäßerweiterung kommt unter gesunden Umständen nicht vor. Diese kann aber sehr deutlich als Transsudation beförderndes und **ödemverstärkendes** Moment in Erscheinung treten, wenn bereits Neigung zu Ödem besteht, z. B. sahen wir bei ödematösen Kranken ohne Lidödem dieses alsbald auftreten nach Weinen, oder bei einem Kranken ohne Gesichtsödem eine starke Schwellung der Parotis und Wangenödem eintreten nach Anregung der Speichelsekretion durch Pilokarpin, in einem anderen Falle nach dem Kauakt bei der Nahrungsaufnahme.

Sehr deutlich kommt die ödembefördernde Wirkung der **toxischen** Gefäßdilatation bei den Versuchen **Richters** zum Ausdruck, bei denen die Neigung zu Ödemen durch Uranvergiftung, das Manifestwerden der Ödeme durch Amylnitrit bewirkt wurde.

Mit den **angioneurotischen** Ödemen brauchen wir uns hier nicht zu beschäftigen. Im Tierversuch hat man sowohl bei Lähmung der gefäßverengenden wie bei Reizung der gefäßerweiternden Nerven gesteigerte Transsudation beobachtet. Bei der Unwirksamkeit der funktionellen und mechanischen Hyperämie wird man die transsudationsbefördernde Wirkung der neurotisch bedingten Hyperämie und die neurotischen Ödeme nicht nur auf die Kapillardruckänderung zurückführen dürfen, sondern wird an eine Beeinflussung der Endothelfunktion durch die Nerven denken, die wir uns als hemmend oder fördernd für den Grad der Durchlässigkeit vorstellen können.

In das Gebiet der **neuropathischen** Ödeme gehört nur sehr bedingt der bekannte Versuch von **Ranvier**, wonach Unterbindung der Vena ischiadica allein nicht zu Ödem führt, wohl aber nach Ischiadikusdurchschneidung. Hier ist die Steigerung des Mißverhältnisses zwischen Zu- und Abfluß das Wesentliche.

In einem Beispiel aus **Cohnheims** Vorlesungen war der Druck in die Vena femoralis nach der Zuklemmung des zentralen Endes auf 80—100 mm Soda angestiegen und ging nach Ischiadikusdurchschneidung auf 280 mm in die Höhe.

Klinisch sind neuropathische Ödeme bekannt bei gelähmten Extremitäten, besonders hochgradige bei der akuten Myelitis. Doch ist es hier sehr zweifelhaft, ob das Ödem infolge einer vermehrten Transsudation auf Grund von Gefäßdilatation entsteht, oder ob nicht vielmehr unter dem Ausfall des Nerveneinflusses eine Schädigung der Gefäßwandzellen eintritt im Sinne einer vermehrten Durchlässigkeit und einer verschlechterten Resorptionsfähigkeit und zugleich eine venöse und lymphatische Stauung infolge mangelnder Hilfsaktion der Muskeln und Faszien auf die venöse Blut- und die Lymphbewegung.

Dieses **motorische** Defizit mag hauptsächlich daran schuld sein, daß bei zentral z. B. halbseitig Gelähmten, die Ödeme bekommen, der Hydrops auf der gelähmten Seite wesentlich stärker zu sein pflegt.

γ) Allgemein gilt als eine der häufigsten Ursachen des Ödems, insbesondere des kardialen, die **venöse Stauung**. Sie bewirkt starke Vermehrung der Transsudation und Steigerung der Lymphabsonderung, wie aus der oben angeführten Beschreibung eines Tierversuches durch **Cohnheim** hervorgeht.

Lazarus Barlow sah bei Anlegung einer Stauungsbinde an einem Gliede Zunehmen des spezifischen Gewichtes im Blute, Abnahme des spezifischen Gewichtes im Gewebe des gestauten Gliedes. **Böhme** fand auch beim Menschen bei der Stauung eine Zunahme der Blutkonzentration. Es findet also eine Steigerung des Flüssigkeitsaustrittes infolge der Stauung statt.

Lazarus Barlow fand das Stauungsödem wesentlich stärker, wenn er der Venenunterbindung eine einstündige Hämostasis, durch elastische Ligatur des Hundebeines voraufgehen ließ, als wenn er vor der Venenunterbindung ebensolange eine Anämie des Beines machte. Hamburger denkt an toxische Produkte, die bei der Hämostasis entstehen.

Aber selbst für das sog. „Stauungsödem" der Herzkranken ist es uns durchaus unwahrscheinlich geworden, daß das mechanische Moment der Druckänderung die ausschlaggebende Rolle spielt. Wenigstens haben wir am Krankenbett die Beobachtung gemacht, daß kein Parallelismus besteht zwischen Höhe des pathologisch gesteigerten Venendruckes und Neigung zum Ödem.

Wir haben Fälle beobachtet mit starker Erhöhung des Jugular-Venendruckes über 25 cm Wasser ohne Ödem, und starke Ödeme bei viel geringerer Steigerung des Venendruckes. Es ist uns ferner aufgefallen, wie schwer es gelingt, beim Gesunden lokal durch eine mäßige, den Verhältnissen beim Herzkranken entsprechende Steigerung des Venendruckes ein Ödem zu erzeugen, das bei diesem schon durch die beim Gesunden belanglosen hydrostatischen Druckänderungen des Lagewechsels entsteht. Gerade der gewaltige, ödembefördernde Einfluß der aufrechten Haltung beim Herzkranken spricht dagegen, daß die Drucksteigerung die primäre Ursache des Stauungsödemes ist. Denn der Venendruck steigt auch beim Gesunden bei aufrechter Haltung gewaltig an. Er entspricht in der Fußvene, wie schon die Überlegung ergibt, aber auch leicht durch die blutige Messung bestätigt werden kann, trotz der Venenklappen bei strömendem Blute dem vollen hydrostatischen Druck, d. h. einer Flüssigkeitssäule, die vom Fußrücken bis zum Schlüsselbein reicht, also etwa $1^1/_2$ m Wasser beim Erwachsenen. Demgegenüber wollen die 10—20 cm Drucksteigerung im rechten Vorhof beim Herzkranken wirklich wenig besagen. Es genügt aber bei diesem schon eine viel geringere Venendrucksteigerung als die beim Stehen eintretende, um manifest werden zu lassen, daß die Kapillarwand ihre Fähigkeit, eine Filtration zu verhindern, verloren hat.

Wir dürfen daher das kardiale Ödem nicht ohne weiteres dem Ödem bei venöser Stauung gleichstellen. Die Stauung beim Herzkranken beruht, abgesehen von den Fällen mit Einflußstauung, nicht in einer Erschwerung des venösen Abflusses, sondern in einer primären Stockung, Verlangsamung des Blutstromes infolge Verkleinerung des Auswurfsvolumens des Herzens: die Venenstauung ist hier in der Regel die Folge, nicht die Ursache der kardialen Stauung.

Die Tatsache, daß das Stauungstranssudat arm an Eiweiß ist, aber um so mehr rote Blutkörperchen enthält, je hochgradiger die Behinderung des venösen Abflusses ist, hat schon Cohnheim davon abgehalten, eine mechanische Theorie des Stauungsödems aufzustellen und zu dem Geständnis veranlaßt, daß wir noch unbekannte Einflüsse seitens der lebenden Gefäßwand für die Deutung heranziehen müssen.

Das gleiche gilt für die Steigerung der Transsudation in die serösen Höhlen, die man ganz zu Unrecht als Lymphspalten bezeichnet hat.

Klemensiewicz, der für die Funktion der Gefäße den biologischen Faktor gegenüber dem mechanisch-physikalischen ganz in den Hintergrund treten läßt, schreibt in bezug auf die Serosa: „Es kann nicht geleugnet werden, daß schon die durch Venenstauung bedingte, stärkere Durchfeuchtung der Gewebe der Serosa zu einer Beeinträchtigung der normalen Epithelfunktion führt, die im wesentlichen in relativer Unabhängigkeit der Epithelmembran von dem Filtrationsdruck besteht". Das entspricht durchaus unserer Auffassung von der Endothelfunktion der Kapillaren, und es ist nicht einzusehen, warum nicht für das Kapillarendothel billig sein soll, was für das Serosaepithel recht ist.

Das wesentliche Moment für das Stauungsödem kann also nicht die Steigerung des Kapillardruckes sein. Viel wichtiger wie die Druckänderung ist unseres Erachtens sowohl beim Ödem nach Venenstauung als auch beim kardialen

Ödem die Schädigung der Kapillarfunktion, welche durch die Verlangsamung der Zirkulation bedingt wird.

Als Ursache des gesteigerten Flüssigkeitsaustrittes kommt danach eine Steigerung des Filtrationsdruckes nicht in Frage, weil wir die größten Druckänderungen ohne Ödem und größten Ödeme ohne Druckänderung beobachten können. Wohl aber kommen Steigerungen des Kapillardruckes als wichtige Hilfsursachen in Frage, welche bei vorhandener Ödembereitschaft das Ödem verstärken, ein latentes man fest werden lasse können.

c) Nach Ausschluß aller anderen Möglichkeiten bleibt, wenn nicht als „Ursache" des Ödems, so doch als die wesentliche Bedingung eines abnormen Flüssigkeitsaustrittes aus den Kapillaren nur eine Steigerung der Durchlässigkeit der Kapillaren übrig. Ihre relative Undurchlässigkeit bei einfacher Schwankung des Druckes, ihre außerordentliche Durchlässigkeit, wenn die Funktion es erfordert, zeigt, daß eine wichtige Leistung der Endothelmembran darin besteht, die Durchlässigkeit nach Bedarf zu variieren und eine einfache Filtration zu verhindern. Danach besteht die Funktion der Kapillaren in einer Regulierung und Hemmung der „Filtration" und in einer Betätigung der Resorption.

Bei Schädigung der Kapillarfunktion haben wir sowohl eine geringere Hemmung der Filtration, d. h. Steigerung der Durchlässigkeit, als auch eine Herabsetzung der Resorption zu erwarten. Eine scharfe Trennung der beiden Faktoren und Unterscheidung zwischen aktiver und passiver Wassersucht ist daher nicht möglich.

Am stärksten kommt die Funktionsverschlechterung der Gefäßwand zum Ausdruck bei künstlicher Durchspülung eines toten Organes oder toten Tieres. Bei künstlicher Durchströmung eines toten Tieres mit physiologischer Kochsalzlösung tritt mächtiges Ödem auf (Magnus), die Gefäßwand erweist sich als völlig durchlässig, und die Rückresorption ist völlig aufgehoben. Dementsprechend zeigt das Auftreten des Ödems bei künstlicher Durchspülung eines überlebenden Organes an, daß und wann der Zelltod bzw. der Nachlaß der normalen Eigenschaften der lebenden Gefäßwand eingetreten ist.

Daß die Gefäßwand bei lokaler chemischer, mechanischer oder thermischer Reizung, d. h. bei dem Zustande der Entzündung abnorm durchlässig wird, ist bekannt, und direkt unter dem Mikroskope zu beobachten. Den Charakter der entzündlichen Ödeme weisen auch die, durch ihre Vorliebe für bestimmte Gefäßgebiete besonders merkwürdigen und rätselhaften toxisch-anaphylaktischen Ödeme auf, die wir z. B. bei der Jodüberempfindlichkeit an der Haut und Bindehaut der Augen, bei der Chininüberempfindlichkeit an der Kopfhaut beobachten. Aber auch beim entzündlichen Ödem handelt es sich nicht nur um eine vermehrte Durchlässigkeit der Kapillarwand, sondern auch um eine Schädigung der Rückresorption, wie z. B. die Versuche Wesselys zeigen, der verschlechterte Resorption von Salzlösungen aus dem Konjunktivalsack nach mechanischer Reizung der Schleimhaut beobachtete.

Die Vorstellung, daß sich bei der Entzündung die „Porengröße" der Filtermembranen ändere, ist demnach nicht zu halten, sonst würde die „Rücktranssudation" nicht erschwert, sondern erleichtert sein. Welche morphologischen oder kolloidchemischen Zustandsänderungen der Endothelmembranen die vermehrte Durchlässigkeit der Kapillaren und verminderte Resorptionsfähigkeit der Venenwurzeln bei der Entzündung bedingt, wissen wir nicht. Wir können nur sagen, daß jede Schädigung der Gefäßwand ihre vitalen Leistungen in dem erwähnten Sinne verschlechtert.

Die Steigerung der Durchlässigkeit bei der Stauung beruht wahrscheinlich auf einer ungenügenden Entlüftung der Endothelien, und zwar scheint es die

Kohlensäure zu sein, welche die Zellen bei Störung der Abdunstung in flüssiger Form als Karbonat verläßt im Austausch gegen NaCl, das seinerseits zu einer osmotischen Quellung der durchlässiger werdenden Zelle führt (vgl. S. 267).

Daß auch Sauerstoffmangel die Kapillarendothelien schädigt, ist nicht zu bezweifeln. Es sei nur an die schwere Beeinträchtigung der Funktion der Glomeruluskapillaren, d. h. des inneren und äußeren Zellbelages erinnert, welche nach nur 1 Minute dauerndem Verschluß der Nierenarterie eintritt, und bemerkenswerterweise hier, der Funktion entsprechend in einer krankhaften Undurchlässigkeit nicht nur des Epithels sondern auch des Endothels für Wasser und Durchlässigkeit für Eiweiß besteht. Bei den übrigen Gefäßen bewirkt eine vorübergehende Ischämie, daß die Kapillaren und kleinen Venen abnorm durchlässig werden, „sie vermögen das Blut nicht mehr in ihrem Innern zu halten" (Cohnheim). Dementsprechend wird nach vorübergehender Unterbindung der Hauptarterie eines Gliedes nicht selten Ödem beobachtet.

Auf einer asphyktischen Schädigung beruht wohl auch die vermehrte Durchlässigkeit der Gefäße, die bei hochgradiger und langandauernder Hydrämie im Experiment beobachtet worden ist.

Cohnheim faßt seinen Standpunkt dahin zusammen: „Rein hydrämisches oder hypalbuminotisches Blut transsudiert durch gesunde Gefäße und bei sonst normaler Blutströmung nicht leichter, als unverdünntes, wohl aber durch Gefäße, deren Durchlässigkeit infolge irgend eines Momentes erhöht ist. Ein solches ist aber die hydrämische Blutbeschaffenheit selber, und es entstehen deshalb im Gefolge einer länger andauernden Hydrämie stärkeren Grades außerordentlich leicht Ödeme und Hydropsien besonders gern an Stellen, wo der Venenstrom auch noch die Schwere zu überwinden hat."

Ich erinnere hier daran, daß auch die Endo- und Epithelien des Glomerulus bei hochgradiger, zum Tode durch Asphyxie führender Hydrämie ihre Fähigkeit verlieren, die Filtration zu verhindern (vgl. S. 10), und ferner daran, daß das kardiale Moment, der Nachlaß der Herzkraft, bei diesen Versuchen vermutlich eine große Rolle spielt.

Auf eine Ernährungsstörung der Kapillaren durch Inanition mögen die erst in dieser Zeit der Klinik von neuem bekannt gewordenen essentiellen Ödeme ohne Nierenerkrankung zurückgeführt werden, die nach längerdauernder Unterernährung und übermäßiger Flüssigkeitszufuhr (Rüben- und Suppenkost) mehrfach beobachtet werden konnten und mit Hydrämie und Bradykardie einherzugehen pflegen.

Es gibt nun auch Gifte, welche die Durchlässigkeit der Gefäßwand erhöhen, bzw. ihren Widerstand gegen eine Filtration herabsetzen.

Im Tierversuch hat Magnus gezeigt, daß Hydrämie durch Infusion von physiologischer Kochsalzlösung dann zu Ödem führt, wenn die Gefäßwände durch Gifte geschädigt werden, wie Arsen, Cantharidin, Uran, Chloralhydrat, Äther usw. Schlayer und Schmid haben direkt experimentell bewiesen, daß bei derartig vergifteten Tieren die Gefäße so durchlässig werden, daß eine hypertonische Salzlösung in die Blutbahn gespritzt nach kürzester Frist aus dieser austritt.

Auch im Verlauf des nach doppelseitiger Nierenexstirpation auftretenden Krankheitsbildes scheinen die Gefäße abnorm durchlässig zu werden. Magnus fand wenigstens, daß künstliche hydrämische Plethora einige Zeit nach doppelseitiger Nierenexstirpation zu Ödem führte, und Bence sah sogar bei durstenden Kaninchen, die den Eingriff der doppelseitigen Nierenexstirpation lange genug überlebten, schließlich Ödeme auftreten. Besonders deutlich dann, wenn er den aus der Gewichtsabnahme ermittelten Wasserverlust infolge Perspiratio insensibilis durch Wasserzufuhr per Schlundsonde ersetzte.

Allerdings bestreitet Bence, daß in seinen Fällen eine erhöhte Durchlässigkeit der Gefäße bestanden hat, weil er selbst bei den uranvergifteten Tieren ein konstantes Sinken der Blutkörperchenzahl beobachtet hat. Er schließt daraus, daß bei nierenlosen wie bei uranvergifteten Tieren ein Flüssigkeitsstrom aus den Geweben in das Blut stattfindet, und daß die Ödementstehung von keiner Abnahme der Blutmenge begleitet ist.

Die gleiche Erscheinung ist bei der menschlichen Anurie nachzuweisen. Sie beweist nur, daß die Schädigung der Kapillarfunktion bei der Anurie nur gering und dementsprechend die Ödembereitschaft nicht groß ist und überstimmt wird, von dem Wassereinstrom aus den Geweben in das Blut. Dem entspricht auch die Erfahrung am Krankenbett. Es ist von jeher aufgefallen, wie spät bei Anurie die Ödeme einsetzen, und man hat diese Beobachtung mit Recht gegen die Annahme ins Feld geführt, daß die einfache Störung der Wasserausscheidung und Niereninsuffizienz allein zu allgemeinen Ödemen führen.

Wie schon erwähnt, kommt es experimentell jedenfalls nur bei ganz extremer Überladung des Blutes mit physiologischer Kochsalzlösung bisweilen zu Ödemen. Auch aus der menschlichen Pathologie ist derartiges bekannt: Dickinson hat bei einem Coma diabeticum innerhalb von 36 Stunden 14 l alkalischer Kochsalzlösung intravenös injiziert. Bei der Sektion fanden sich Anasarca, Ascites und Hydrothorax. Dabei ist aber zu beachten, daß schwere Diabetiker an sich eine ausgesprochene Ödembereitschaft aufweisen.

Auch das Kochsalz, das den Infusionsflüssigkeiten, um sie dem Blute isotonisch zu machen, zugesetzt zu werden pflegt, ist, wie es scheint, für das Protoplasma und die Gefäßwand nicht gleichgültig. So beschreibt Rößle eine ausgesprochene Trübung des Herzfleisches beim Menschen nach intravenösen Kochsalzinfusionen; Hedinger sah bei Tieren nach Kochsalzfütterungen schwere Zellschädigungen auftreten. Das nach isotonischer Kochsalzinfusion oft beobachtete Fieber wird neuerdings auf den „Wasserfehler" zurückgeführt. Es ist aber auch Fieber nach Kochsalzfütterung bei Kindern beobachtet worden, ja Hamburger sah nach Kochsalzzufuhr sogar bei nierengesunden älteren Kindern Ödeme auftreten, wenn sie im Kräfte- oder Ernährungszustand bereits irgendwie geschädigt waren. Sehr deutlich kommt die gefäßschädigende Wirkung des Kochsalzes an der kranken Niere zum Ausdruck. Eine Kochsalzgabe kann die Eiweißausscheidung gewaltig in die Höhe treiben. Das Kochsalz steigert also die Funktionsstörung der geschädigten Kapillarwand und erhöht ihre krankhafte Durchlässigkeit.

Andererseits hält das Salz, einmal in den Interzellularräumen abgelagert, große Wassermengen fest, die bei gestörter Rückresorption in den Maschen des Gewebes liegen bleiben.

Diese ödembefördernde Eigenschaft des Kochsalzes ist sehr bemerkenswert. Sie macht sich überall da geltend, wo bereits eine Neigung zu verstärkter Transsudation und zu verminderter Rückresorption vorliegt, so z. B. bei venöser Stauung, bei Ascites infolge von Pfortaderstauung oder chronischer tuberkulöser Bauchfellentzündung und vor allem bei der Nephrose.

Man kann daher sagen, daß Kochsalz- und Wasserzufuhr mächtige Hilfsfaktoren zur Erzeugung von Ödemen sind, da, wo bereits die Gefäße geschädigt sind. Z. B. sahen schon Cohnheim und Lichtheim bei experimenteller Hydrämie lokal an den Stellen Ödeme auftreten, an denen die Gefäße durch einen entzündlichen Reiz (Sonnenbrand, Jodtinktur oder durch venöse Stauung) geschädigt waren.

Diese beiden Hilfsfaktoren Wasser und Salz spielen auch bei den kardialen und nephritischen Ödemen eine sehr große Rolle und ebenso bei den kachektischen und sog. essentiellen Ödemen nierengesunder Individuen.

Wir müssen aber daran festhalten, daß Wasser und Salz allein nicht genügen, universelle Ödeme zu erzeugen, und daß das primäre und ausschlaggebende Moment eine Schädigung der Gefäße im Sinne einer vermehrten Durchlässigkeit und verminderten Resorptionsfähigkeit ist. Sie ist es, die allein auch ohne Hilfsursache zur Entstehung von Ödemen führt, aber alle Momente, welche die Transsudation aus dem Blute befördern und die Flüssigkeitsaufnahme in das Blut erschweren, wirken entweder örtlich oder allgemein befördernd auf die Entstehung der Ödeme, und am stärksten begünstigend wirken Wasser und Salz.

Bei Besprechung der Nierenwassersucht werden wir uns noch eingehender mit diesen zwei Möglichkeiten beschäftigen müssen.

3. Eine Störung der Abfuhr des Transsudates durch die Blut- oder Lymphbahn könnte als alleiniges, ödemerzeugendes Moment nur dann in Frage kommen, wenn es sich um die erschwerte oder behinderte Fortschaffung des normalen oder höchstens durch die Organfunktion physiologisch gesteigerten Transsudates handelt. Es versteht sich daher von selbst, daß nur eine Sperre der Lymphbahn in Frage kommen kann, da jede Erschwerung des Blutweges eo ipso schon zu pathologisch gesteigertem Flüssigkeitsaustritt führt.

Früher hatte man im Tierversuch bei Verlegung der Lymphbahn wegen ihres Reichtums an Kollateralen kein Ödem entstehen sehen. Aus der menschlichen Pathologie sind aber seitdem zahlreiche Fälle bekannt geworden, in denen der Verschluß sämtlicher Lymphbahnen einer Körperregion durch operative Entfernung der betreffenden Lymphdrüsen zu lokalem Ödem oder Elephantiasis geführt hat, z. B. nach Ausräumung der Achselhöhlen-, der Leistendrüsen. Bei Sperre des Ductus thoracicus ist das Auftreten von Ascites und gelegentlich auch von Ödem der Beine beschrieben worden. Wir wissen allerdings nicht, ob nicht die Aufhebung der Lymphabsonderung schließlich infolge von ungenügender Entfernung von Endprodukten des Stoffwechsels doch zu einer Schädigung der Kapillarfunktion führt.

Zwei noch nicht zu beantwortende Fragen sind am lymphatischen Ödem von besonderem Belang:

a) Befindet sich die Flüssigkeit im wesentlichen innerhalb oder auch außerhalb der erweiterten Lymphgefäße?

Boddaert hat folgendes bei seinen Tierexperimenten über das lymphatische Ödem gefunden: Wenn man vorsichtig das oberflächliche Lymphgefäß des Halses freilegt und am Ohre $^1/_2$ ccm Fluoreszeinlösung einspritzt, so wird nach 2 Minuten die Lymphe grün. Wenn man jetzt das Lymphgefäß unterbindet, beginnt sofort ein Austritt gefärbter Flüssigkeit aus dem Lymphgefäß. „Es handelt sich um eine veritable Expression von Lymphe durch die Lymphgefäße mittelst kontraktiler Fasern."

b) Warum wird die Flüssigkeit, wenn sie sich auch außerhalb der Lymphgefäße befindet, nicht von der Blutbahn aufgenommen? Warum bleibt z. B. das durch die Haut aufgenommene Wasser in dem oben S. 96 beschriebenen Froschversuch trotz erhaltenen Blutkreislaufes in den Lymphspalten liegen? Muß dieser Versuch, dessen Wiederholung am Warmblüter erwünscht wäre, nicht an dem strengen Standpunkte Unnas irre machen?

Unna glaubt nicht an die Möglichkeit, daß der Verschluß einer Lymphbahn allein zur Lymphstauung führen kann, da die Lymphe — soll heißen Gewebsflüssigkeit — eben stets noch freien Abfluß durch die Venen habe. Nach Unna setzt jede Lymphangiektasie ein doppeltes Hindernis voraus, auf der venösen und der lymphatischen Bahn. Für die Elephantiasis nostras nach Erysipel mag das vielleicht zutreffen, für die filariosa, insbesondere für das Lymphscrotum, die Chylurie und die mächtigen Lymphangiektasien vor dem Ductus thoracicus wohl sicher nicht. Die Frage ließe sich leicht durch Venendruckmessungen entscheiden. Leider sind derartige Fälle recht selten.

Sehr bemerkenswert ist die Tatsache, daß es gelingt, das lymphatische Ödem durch operative Öffnung der Muskelfaszie zum Verschwinden zu bringen (Handley, Lanz, Kondoléon, Boecker). Daraus geht mit Sicherheit hervor, daß das Lymphgebiet der Haut durch die Faszie vollständig getrennt ist von dem der Muskulatur, und mit Wahrscheinlichkeit, daß eine Venenstauung nicht beteiligt ist, denn ein Hautvenenverschluß allein macht kein Ödem, weil genügend Kollateralbahnen das Blut nach der zentralen Vene ableiten.

4. Wenn wir auch im lymphatischen Ödem das einzige Beispiel rein „passiver“ Wassersucht zu sehen haben, so fragt sich doch noch, ob sich nicht zu den „aktiven“, durch Steigerung des Flüssigkeitsaustrittes aus den Kapillaren entstandenen Ödemen auch noch Störungen der Flüssigkeitsabfuhr hinzugesellen.

Für die Blutbahn ist die Frage bereits oben bejaht worden. Physikalisch ist das bei jedem Ödem unzweifelhaft bestehende Mißverhältnis zwischen Abstrom aus den Kapillaren und Rückstrom in die kleinen Venen, das Ausbleiben der „Rückfiltration“, nicht zu erklären. Der Druck des Transsudates kann nur bei hochgradigen Ödemen und stark gespannter Haut, nicht bei geringeren und weichen Ödemen als Stauungsmoment für den Abfluß (Körner-Klemensiewicz) in Frage kommen.

Unter dem Gesichtswinkel einer Schädigung der Kapillarfunktion aber muß vermehrte Transsudation stets mit verminderter Rücktranssudation, vermehrte Durchlässigkeit mit verminderter Aufsaugefähigkeit der Haargefäße Hand in Hand gehen.

Sehr schwer zu beurteilen sind jedoch die Verhältnisse bei der Lymphbahn. Zu dem oben wörtlich angeführten Versuche bemerkt Cohnheim: „Während die Verstärkung des Lymphstromes unmittelbar nach Anlegung der Venenligatur beginnt, entwickelt sich eine Anschwellung der Pfote erst langsam und allmählich im Zeitraum mehrerer Stunden. Ja es begegnet öfters bei diesem Versuche, daß zwar die Beschleunigung und Vermehrung des Lymphstromes eintritt, die Anschwellung der Pfote aber ausbleibt, wenn nämlich der venöse Abfluß nur wenig behindert war. Die Schlußfolgerung, die hieraus sich ergibt, ist einfach genug, daß es nämlich nur dann zu einer Anschwellung, einem Ödem, wie das genannt wird, bei venöser Stauung kommt, wenn die Lymphgefäße des Teiles nicht imstande sind, die Gesamtmenge des Transsudates abzuführen.“

Daraus geht schon hervor, daß Erschwerungen und Behinderungen des Lymphstromes ein anderweitig bedingtes Ödem wesentlich verstärken müssen, und das ist von Boddaert durch Tierversuche beim Stauungsödem besonders gezeigt worden.

Es wird auch vielfach angenommen, daß beim kardialen Ödem durch die Steigerung des Druckes in den großen Venen ein Hindernis für den Einstrom der Lymphe aus dem großen Brustlymphgang in die Vena subclavia geschaffen wird. Diese Lymphstauung wäre am ersten zu erwarten bei den Fällen von Einflußstauung mit ihrer Vorliebe für den sog. Ascites praecox, zumal da eine mechanische Stauung im großen Lymphgang besonders zu Ascites führen soll. Bei der großen Ähnlichkeit dieser Fälle von Pseudoleberzirrhose mit dem

Ascites bei echter Leberzirrhose liegt aber keine Veranlassung vor, das bei der letzteren ganz fehlende Moment der Lymphstauung besonders zu betonen.

Wichtiger aber noch schwieriger zu beantworten ist die Frage, ob nicht bei offener Lymphbahn auch eine Insuffizienz der Lymphkapillaren eine ödemverstärkende Rolle spielt.

Wir haben gesehen, daß jede Steigerung der Transsudation, die zu extrazellulärer Flüssigkeitsansammlung führt, den Lymphstrom steigert, und daß nach Cohnheims Ansicht Ödem deshalb auftritt, weil das Fassungsvermögen der Lymphbahn nicht mehr ausreicht, die große Menge austretender Flüssigkeit abzuführen.

„Wenn auch der gesteigerte Lymphstrom unzweifelhaft anzeigt, daß die Lymphbahn an der Rückleitung der Ödemflüssigkeit in die Blutbahn beteiligt ist, so erweisen sich doch die Lymphgefäße als insuffizient zur Bewältigung der gesamten Transsudatmengen" (Klemensiewicz).

Nach dieser Auffassung wäre in jedem Falle von Hydrops eine gewaltige Steigerung der Lymphabsonderung zu erwarten, und Cohnheim sagt ausdrücklich in seinen Vorlesungen: Den Lymphstrom werden wir in der großen Mehrzahl aller Wassersuchten nicht bloß nicht erschwert, sondern sogar beschleunigt und vermehrt finden.

Leider sind wir nun aber nicht in der Lage, diese Vorhersage am Krankenbett auf ihre Richtigkeit zu prüfen. Den einzigen Anhaltspunkt für die Beteiligung des Lymphstromes liefert der Füllungszustand der Lymphgefäße bei der Leiche.

In der Tat hat schon Lower 1669 beim Hydrops die großen Lymphgefäße offen und auffallend stark gefüllt gefunden (v. Recklinghausen), und auch Ziegler behauptet, daß die Lymphgefäße beim Stauungsödem zweifellos ebenso wie die Blutgefäße eine Erweiterung erleiden durch vermehrte Ansammlung von Lymphe. Seit wir selbst regelmäßig auf den Füllungszustand der Lymphbahnen achten, haben wir bei Hydrops mehrfach keine erhebliche Füllung des großen Lymphganges, der Zisterne und der lumbalen Lymphgefäße gefunden. Sehr überraschend und lehrreich war aber der Befund in einem Falle schwerster chronischer Herzinsuffizienz infolge von kombiniertem Klappenfehler mit hochgradigen Ödemen, der mitten in einer höchst ergiebigen Kalomeldiurese plötzlich starb. Beim Anschneiden der Cysterna Chyli sprudelte ein Wasserstrom zutage, und die normalerweise nicht sichtbaren, lumbalen Lymphgefäße schlangen sich strotzend gefüllt in zahlreichen, strickleiterförmig angeordneten Adern von Federkieldicke um die Iliakalgefäße. Ein ähnliches Verhalten haben wir in Fällen von Hydrops gesehen, in denen die Diurese durch Euphyllineinspritzungen angeregt worden war.

Aus diesen noch vereinzelten Beobachtungen geht jedenfalls soviel hervor,

1. daß die Lymphgefäße nicht in jedem Falle von Hydrops gleichstark gefüllt sind. Ihre Füllung scheint dem Grade der Diurese zu entsprechen und bei Oligurie minimal, bei sehr gesteigerter Harnflut gewaltig zu sein.
2. Demnach sind die Lymphgefäße an der Resorption des Ödemes vermutlich stark beteiligt, aber auch umgekehrt, an dem Ausbleiben der Resorption, d. h. ihre geringe Füllung bei geringer Neigung des Ödems zu Resorption spricht ebenso wie die Nutzlosigkeit der Massage dafür, daß sie bei gesteigerter Transsudation nicht in jedem Falle einfach passiv vollaufen, sondern sich aktiv an der Resorption beteiligen. Daraus würde aber
3. folgen, daß eine Schädigung, die die Funktion der Kapillaren trifft und ihre Durchlässigkeit steigert, ihr Aufsaugungsvermögen mindert,

sich u. U. auch auf die Funktion der Lymphkapillaren erstrecken kann, mit anderen Worten, daß es nicht nur eine quantitative, sondern auch eine qualitative Insuffizienz der Lymphkapillaren gibt.

Damit kommen wir zu der schwierigen, im Vergleich zu ihrer praktischen Wichtigkeit noch viel zu wenig geklärten Frage, wie werden die hydropischen Ergüsse resorbiert, durch die Blut- oder Lymphbahn, oder durch beide? Auf mechanisch-physikalischem oder biologischem Wege?

Dazu muß man sich die Frage vorlegen: Was ändert sich, wenn eine längere Zeit stationär gebliebene, hydropische Flüssigkeitsansammlung wieder aufgesaugt und der Niere angeboten wird. Doch nicht der angeblich das Wasser anziehende, osmotische Druck des Plasmaeiweißes, oder der hydrostatische Druck bzw. die Gewebsspannung für die „Rücktranssudation“, oder gar die angeblich verminderte Elastizität der Gewebe oder sonst ein physikalisch-chemischer Faktor? Bei einem entzündlichen Ödem bessert sich mit Abklingen der Entzündung die Funktion der Gefäßwand. Bei einem kardialen Ödem kann sich die Blutstromgeschwindigkeit ändern unter dem Einfluß von Herzmitteln; das was sich damit ändert, ist die innere Atmung der Gefäßwand. Es kann aber vorkommen, daß die Zirkulation gebessert wird, das Ödem aber noch bleibt und erst auf Anwendung von Diuretika zurückgeht. Auch das Umgekehrte kommt oft vor, daß Eingriffe, welche die schlechte Zirkulation zunächst nicht bessern, doch zur raschen Aufsaugung der Ergüsse führen, z. B. eine intravenöse Theophyllineinspritzung oder eine Kalomelkur. Es ist sehr wahrscheinlich, daß sich in solchen Fällen zunächst nur die Funktion der Lymphkapillaren ändert, d. h. bessert, und daß diese als Diuretika bekannten Mittel die Tätigkeit der Endothelien steigern.

Hier versagt jeder Versuch einer „physikalischen“ Erklärung. Denn soviel ist ganz sicher, daß der Eintritt der Diurese nicht die Ursache, sondern die Folge der Resorption des Ödemes ist.

Wie sich aber die Resorptionsarbeit auf die Lymph- und Blutbahn verteilt, das können wir nicht abschätzen. Man pflegt der Blutbahn den Löwenanteil an der Aufsaugung der Ergüsse zuzuerkennen; die merkwürdige Tatsache, daß die Ödeme bei wirklichem Verschluß der Lymphbahn nicht von den Blutkapillaren aufgesaugt werden, spricht im Verein mit der Beobachtung, daß die Lymphgefäße da, wo Resorption stattfindet, stark gefüllt sind und eine solche auch ohne wesentliche Änderung der Zirkulation einleiten können, dafür, daß man vielleicht bisher die Bedeutung der Blutbahn weit über-, die der Lymphbahn weit unterschätzt hat.

Man könnte einwenden: Der Ascites bei der Leberzirrhose würde trotz offener Lymphbahn erst dann resorbiert, wenn eine Verbindung zwischen der gestauten Pfortader und der Hohlvene hergestellt wird. Warum wird er nicht von den Lymphbahnen des Zwerchfells aufgenommen? Mit demselben Recht kann man fragen, warum nicht von den Blutgefäßen des Zwerchfells und der Bauchwand, die nicht in die gestaute Pfortader, sondern in ungestaute Venen abfließen. Hier ist es das quantitative Mißverhältnis zwischen Zufluß und Abflußmöglichkeit, und es ist sehr möglich, daß eine Einschränkung des Blutzuflusses z. B. durch Milzexstirpation ebenso günstig wirken würde, wie die Eröffnung einer Seitenbahn für den Blutabfluß.

Jedenfalls verdient die Frage, welchen Anteil die Lymphbahn an der Resorption der pathologischen Ergüsse nimmt, noch eingehender Bearbeitung.

Wir kommen auf Grund der voraufgegangenen Überlegungen und der zahlreichen und doch noch ganz unzureichenden Tatsachen, welche über die Physiologie und Pathologie des Flüssigkeitsaustausches zwischen Blut und

Gewebsflüssigkeiten bekannt sind, zu einer einheitlichen Auffassung für fast alle Formen des Hydrops, welche sich in folgende Leitsätze zusammenfassen läßt.

1. Die Lymphgefäße spielen bei der Entstehung der Ödeme eine kleine, bei deren Aufsaugung eine große Rolle und haben die Funktion peripherer Nieren.

2. Das Ödem entsteht nicht durch Hydrophilie der Gewebskolloide; wenn eine solche einträte, so würde sie ödemverhütend wirken.

3. Die primäre Ursache der Ödeme ist eine Schädigung der Kapillarendothelien, welche sich in vermehrter Durchlässigkeit und verminderter Resorptionsfähigkeit äußert.

4. Alle Bedingungen, welche einen Flüssigkeitsaustritt befördern, kommen als sekundäre begünstigende Hilfsmomente in Betracht, wenn die primäre Gefäßschädigung gegeben ist. Für sich allein vermögen jene kein Ödem hervorzurufen.

5. Am meisten ödemfördernd wirkt bei vorhandener Gefäßschädigung Salz- und Wasserzufuhr.

β) Die Nierenwassersucht.

Wenden wir uns nach diesen für das Verständnis der allgemeinen Pathologie des Ödems überhaupt nötigen Erörterungen zur Pathologie der Nierenwassersucht im besonderen, so hat man von jeher in älterer und neuerer Zeit die Wassersucht bei Nierenkranken mit der gestörten Funktion des erkrankten Organes in Zusammenhang gebracht und als sichtbarsten Ausdruck und unmittelbare Folge der Niereninsuffizienz angesprochen.

Es ist in der Tat nicht ganz leicht, sich und Andere von der Vorstellung frei zu machen, daß das Wasser sich deshalb in den Maschen des Gewebes ansammelt, weil die Niere es nicht ausscheidet, wo doch die alltägliche Beobachtung so sinnfällig immer wieder vor Augen führt, daß die Wassersucht wächst mit Sinken der Harnmenge und verschwindet mit Wiederherstellung der erkrankten Niere und ihrer Funktion (Bartels).

von Noorden meint, es hieße den Wald vor lauter Bäumen nicht sehen, wenn man leugnen wollte, daß neben anderen Faktoren, das einfache Mißverhältnis zwischen Wasserzufuhr und Wasserausscheidungskraft der Nieren in allen Fällen von nephrogener Wassersucht eine bedeutsame Rolle spielt.

Nun ist dieser augenfällige Zusammenhang zwischen Oligurie und Wassersucht eigentlich etwas Selbstverständliches. Es fragt sich nur, was Ursache und Wirkung ist. Wenn bei einer Leberzirrhose mit raschem Wachsen des Ascites oder bei einer Thrombose mit zunehmender ödematöser Schwellung des Beines eine Verminderung der Harnmenge (und der Chloridausscheidung) Hand in Hand geht, denkt Niemand daran, die Oligurie der Niere zur Last zu legen; wenn aber die Erkrankung des Organes, dessen Aufgabe es ist, das Wasser abzusondern, zu Wassersucht führt, so liegt der Gedanke ebensofern, die Ursache der Oligurie (und Oligochlorurie) außerhalb der Niere zu suchen und die mangelnde Leistung nicht einer Herabsetzung der Leistungsfähigkeit zur Last zu legen.

Wenn diese Ursache und Wirkung verwechselnde Vorstellung von der Entstehung der Wassersucht auch heute noch zahlreiche Anhänger findet, so liegt das in erster Linie an der Unsicherheit in der Beurteilung der Teilfunktionen der Niere und an dem Bestreben, die Wassersucht ebenso wie die Nierenleistung physikalisch-chemisch zu erklären.

Ehe wir für die Nierenwassersucht die Folgerungen aus dem ziehen, was oben über die allgemeine Pathologie der Wassersucht ausgeführt worden ist, müssen wir daher auch diejenigen Ansichten zu Worte kommen lassen, welche den Wasser- und Salzhaushalt im lebenden Organismus nur durch die enge Blende der physikalischen Chemie betrachten, die Nierenleistung mit der Regulierung des osmotischen Druckes, die Niereninsuffizienz mit der Störung des osmotischen Gleichgewichtes identifizieren und in der Wassersucht den willkommenen Ausgleich dieser Störung erblicken.

Die Schüler Koranyi's, Kövesi und Róth-Schulz gehen in ihrer zusammenfassenden Darstellung von der Voraussetzung aus, daß die Wassersucht nur bei Niereninsuffizienz zu beobachten sei, d. h. bei Nierenkranken mit Beeinträchtigung des Verdichtungs- und des Verdünnungsvermögens.

Die Beeinträchtigung des Verdichtungsvermögens ist nicht wesentlich, — sie kommt auch ohne Wassersucht vor —, sondern nur ein Hilfsfaktor. Sie führt zur Retention gelöster Substanzen im Blute und diese

erstens zu Herabsetzung der extrarenalen Wasserausscheidung (durch die Perspiratio insensibilis),

zweitens zu Steigerung der Wasseraufnahme, zu Polydipsie.

Entscheidend ist die Insuffizienz der Wasserausscheidung.

Diese äußert sich in Oligurie und Verdünnungsunfähigkeit und muß notwendigerweise zu Wasseranhäufung im Blute führen.

Die übermäßige Blutmenge veranlaßt eine Drucksteigerung im allgemeinen und speziell auch in den Kapillaren.

Diese erhöhte Blutspannung überträgt sich auf die Gewebe und bewirkt eine Elastizitätsverminderung der Gewebe — auf welche Weise wird nicht gesagt. Hierdurch fällt ein dem Kapillardruck ebenbürtiger (!) Gegendruck weg, so daß jener einer vermehrten Transsudation zugute kommt.

Das überschüssige Transsudat wird ungenügend resorbiert:

a) durch die Lymphbahnen, weil infolge der gesunkenen Elastizität der erste Motor der Lymphbewegung, die „Vis a tergo" verloren geht, und nebenbei die Kranken sich nicht bewegen,

b) durch die Blutbahn, weil die wasseranziehende Kraft des Blutes infolge der Abnahme seines Gehaltes an Eiweiß — des für die Saugwirkung verantwortlichen Faktors — sinkt.

Als gelegentliches, ödembeförderndes, hauptsächlich aber die Lokalisation beeinflussendes Moment mag noch die Schädigung der Kapillaren und Gewebe durch Toxine oder retinierte Harngifte gelten, welche die Durchlässigkeit der Gefäße steigern, die Elastizität der letzteren vermindern.

Die kleine Konzession am Schlusse deutet schon eine schüchterne Annäherung an die Cohnheimsche Lehre an.

Im übrigen kann man ruhig sagen, daß alle Voraussetzungen dieser Lehre heute nicht mehr zutreffen. Denn es braucht bei der Nierenwassersucht weder Niereninsuffizienz, noch eine Störung der Wasserausscheidung, noch eine hydrämische Plethora, noch eine Steigerung des Blutdrucks oder des Kapillardrucks, noch eine — an sich ganz unbeweisbare und unbewiesene — Abnahme der Gewebselastizität zu bestehen; und daß die Ödemresorption unabhängig vom Eiweißgehalt des Blutes ist und stattfinden kann trotz niedrigen, und ausbleiben kann trotz hohen Eiweißgehaltes des Blutes, das unterliegt keinem Zweifel.

Die osmotische Theorie erfährt denn auch bald eine Umgestaltung. Es sinkt die Bewertung der Wasserretention und steigt die Bewertung der Retention fester Moleküle. Die Zurückhaltung des Solutum ist es nun, welche eine entsprechende Retention des Solvens veranlaßt. Dabei erweisen sich nicht alle festen Moleküle gleichwertig. Die physikalische Chemie deckt eine bemerkenswerte Gesetzmäßigkeit in den Schwankungen des Verdünnungsgrades (gemessen an der Eiweißkonzentration) und der Elektrolytenkonzentration des Blutes auf: Die Elektrolytenkonzentration des Blutserums bleibt angeblich bei klinischer und experimenteller Niereninsuffizienz fast ausnahmslos innerhalb normaler Grenzen, solange der Kranke nach seinem Durste trinkt.

Diese Gesetzmäßigkeit ist für Koranyi der eklatante Beweis für die Richtigkeit seiner Überzeugung, daß die Wasserretention als eine Art Konzentrationsregulierung bei der Retention gelöster Moleküle angesehen werden kann.

Danach ist die Retention gelöster Moleküle das Primäre,

der Wassergehalt des Organismus richtet sich nach seinem Gehalt an Elektrolyten,

die Regulierung wird durch den Durst vermittelt,

der Durst wird von der Konzentration jener Stoffe beeinflußt, für welche die Zellen impermeabel (!) sind (im wesentlichen Kochsalz im Gegensatz zu Harnstoff).

Aus dieser Auffassung entsprang als folgerichtiger Schluß die Aufgabe für die Behandlung der Wassersucht, die Zurückhaltung der gelösten Moleküle zu bekämpfen. Diese Forderung Koranyis diente zum Ausgangspunkt einer Reihe von wichtigen, gleichzeitig von den verschiedensten Seiten unternommenen Arbeiten, deren praktisches Ergebnis die Erkenntnis war, daß von allen Molekülen dem NaCl die weitaus größte Bedeutung zukommt und daß für die Behandlung der Wassersucht die Einschränkung der NaCl-Zufuhr gefordert werden muß.

Strauß hatte schon 1901 die Auffassung als naheliegend bezeichnet, „daß bei der chronisch parenchymatösen Nephritis zuerst eine Salzretention und dann erst eine Flüssigkeitsretention erfolgt, welche eine Zeitlang ohne Hydrops bestehen kann, später aber gewöhnlich zu einem solchen zu führen pflegt. Er legte also den Salzen bzw. dem unter diesen dominierenden Kochsalz eine gleiche Eigenschaft bei, wie sie Koranyi vorher für die Summe aller retinierten, osmotisch wirksamen Moleküle vindiziert hatte." Um dieselbe Zeit (1901) hat Widal klarzulegen versucht, daß unter den löslichen Substanzen das Kochsalz die einzige ist, mit welchen der Arzt sich in der Pathogenie des brightischen Ödems zu beschäftigen habe.

Widal leugnet bei der Nephritis die vermehrte Durchlässigkeit der Gefäße, die beim Herzkranken die Ödeme hervorrufen. Er sieht in der Salzretention das einzige und Hauptmoment für die Entstehung der Ödeme. „Das Kochsalz, welches die Aufgabe hat, das osmotische Gleichgewicht der Säfte zu sichern, verläßt das Blut, sobald es in zu großem Quantum darin enthalten ist, und flieht in die Gewebe, um die Isotonie des Blutes gegenüber den anderen Flüssigkeiten des Organismus aufrecht zu erhalten."

Die Undurchlässigkeit der Niere für Kochsalz ist die Ursache der Salzretention, und diese bewirkt nach Widal die Ödeme, da ja 5—6 g retiniertes Kochsalz 1 l Wasser zurückhalten müssen.

Widal und sein Mitarbeiter Javal kamen auf diese Auffassung durch die Beobachtung am Krankenbett: Sie beobachteten einen Fall von Morbus Brighti mit vorwiegend epithelialem Typus 72 Tage, ließen 9 mal die Kochsalzzufuhr in schroffen Übergängen wechseln, und riefen 4 mal Kochsalzretention, 5 mal Kochsalzentziehung hervor. Mit der Sicherheit eines Experimentes trat jedesmal mit der Kochsalzretention eine Erhöhung des Körpergewichts, 2 mal sogar Hydrops auf, ebenso regelmäßig trat mit der Kochsalzentziehung eine Abnahme des Gewichtes ein.

Widal spricht von einer in jedem Falle und in den einzelnen Perioden der Krankheit verschieden hochgradigen, bisweilen nur relativen Chlorundurchlässigkeit der Niere, Strauß von einem Torpor renalis hypochloricus, und er betont ausdrücklich, daß die Kochsalzausscheidung durch die Niere bei schweren Nierenstörungen vom Funktionszustand der Nieren und so gut wie gar nicht vom Angebot abhängig ist.

Das trifft zu für das exogene Angebot aber ganz und gar nicht für das endogene.

Achard und Löper hatten schon vor Widal dem Kochsalz eine große Rolle unter den Substanzen zugeschrieben, deren Zurückhaltung Ödeme macht. Aber unter dem Eindruck der schönen Untersuchungen Löpers über die Rolle der Gewebe bei der Regulierung des osmotischen Druckes des Blutes nahmen sie an, daß die Gewebe das eingeführte Salz aus dem Blute an sich reißen, und daß das Salz dort so lange Wasser anzieht, bis eine für das Zelleben erträgliche Verdünnung erreicht ist.

Ambard wiederum hält die Retention der Chloride für das Sekundäre. Das Primäre ist die Zurückhaltung giftiger Eiweißspaltprodukte. Diese gehen in die Gewebe, und die Gewebe ziehen zur Verdünnung der Giftstoffe Wasser und Salz in physiologischer Konzentration an. Für diese Auffassung werden 2 klinische Beobachtungen ins Feld geführt, einmal die, daß Anurie länger und besser ertragen wird, wenn sie von Ödem begleitet ist, und zum anderen das Gegenstück, daß eine zu plötzliche Ödementleerung bisweilen schwere, ja tödliche, toxisch-urämische Anfälle auslösen kann.

Wir können die osmotische Theorie in ihren Variationen kurz dahin zusammenfassen:

1. Die Wasserretention ist das Primäre, dann wird Salz zurückgehalten zur Erhaltung eines konstanten osmotischen Druckes.
2. Die Salzretention ist das Primäre, dann wird Wasser zurückgehalten zur Verdünnung des nichtausgeschiedenen Salzes (osmoregulierende Funktion der Wassersucht).
    a) Das nicht ausgeschiedene Salz wird mittelst sécretion supplémentaire in die Gewebe gejagt, und dieses zieht Wasser an (vikariierende Rolle der Gewebe).
    b) Die nicht ausgeschiedenen Giftstoffe werden von den Geweben festgehalten und mit physiologischer Kochsalzlösung verdünnt (vikariierende Rolle der Ödeme).

Allen osmotischen Theorien gemeinsam ist die Vorstellung, daß eine Schädigung der Gesamt- oder einer Teilfunktion der Niere der Zurückhaltung von Solvens oder Solutum zugrunde liegt, daß also die Nierenwassersucht unmittelbar renal bedingt ist.

Für die osmotische Theorie könnte man das Gewicht der gar nicht hoch genug zu bewertenden Tatsache in die Wagschale werfen, daß die Salzentziehung seit Strauß und Widal zu der Methode der Ödembehandlung geworden ist und mit so unzweifelhaftem Erfolge bei geeigneten Fällen zur Entwässerung führt, daß man ihre Empfehlung zu den Großtaten der neuzeitlichen Medizin rechnen kann.

Der glänzende praktische Erfolg einer Maßnahme schließt aber nicht aus, daß ihre theoretische Grundlage unrichtig ist. Daß dem in der Tat so ist, läßt sich unschwer erweisen.

Daß Wasser zurückgehalten werden kann, ohne daß Wassersucht entsteht, hatte schon die Koranyische Schule erkannt, das lehren die Fälle von langdauernder Anurie.

Daß Salz zurückgehalten werden kann, ohne daß Wassersucht entsteht, das haben Mohr, Hoffmann, Ambard und Beaujard durch den Nachweis der trockenen Chlorretention bei interstitiellen Nephritiden gezeigt, und das lehren ebenfalls Fälle von Anurie, in denen, wie in dem von Brasch S. 74 mitgeteilten Falle, der NaCl-Gehalt des Blutes 1 % übersteigen kann. Es gibt also nicht nur eine Historetention, sondern auch eine Seroretention von NaCl ohne Ödeme.

Daß Nierenwassersucht entstehen kann, ohne Zurückhaltung toxischer Eiweißspaltprodukte, das lehren die Fälle von hochgradigem Ödem ohne Erhöhung des Rest-N im Blute.

Diese Fälle zeigen aber zugleich, daß hochgradige Wassersucht auch ohne Niereninsuffizienz vorkommen kann, und aus dem, was über das Wesen der Niereninsuffizienz auf S. 53 gesagt worden ist, geht überdies hervor, wie wenig Wahrscheinlichkeit die Annahme für sich hat, daß bei fehlender Niereninsuffizienz eine renale Störung einer Teilfunktion, eine relative Chlorundurchlässigkeit der Niere bestehen kann.

Es gelingt denn auch gerade bei der Gruppe von degenerativen Nierenerkrankungen, die die stärkste Neigung zu Wassersucht besitzen, fast regelmäßig der Nachweis, daß die Fähigkeit, NaCl zu konzentrieren, erhalten ist, und daß unter geeigneten Versuchsbedingungen (plötzliches Wasserangebot, Hochlagerung der Beine) in kurzer Zeit viel Wasser in Form eines steilen Diureseanstiegs entleert werden kann (vgl. Beisp. S. 51).

Daß es Fälle gibt, die trotz bleibender Ödeme eine normale Harnmenge aufweisen und eine Wasserzulage prompt entleeren, hat schon v. Noorden hervorgehoben, und sein Schüler Mohr hat gezeigt, daß eine NaCl-Zulage gelegentlich statt ödemvermehrend gerade im Gegenteil ödemvermindernd wirken und die Entwässerung einleiten kann. Das gleiche gilt von einer oft ödemmobilisierend wirkenden Wasserzulage. Fügen wir hinzu, daß auch Fälle von echter chronischer Niereninsuffizienz ohne Wassersucht verlaufen können, so geht aus alledem hervor, daß es nicht die gestörte Funktion der Niere sein kann, welche die Nierenwassersucht bedingt, und daß wir, wenn kein unmittelbarer Zusammenhang zwischen Nierenfunktion und Nierenwassersucht besteht, nach einem mittelbaren Zusammenhang zwischen Niere und Wassersucht suchen müssen.

Die Wassersucht muß **extrarenal** bedingt sein, die Schädigung der Niere, nicht ihrer Funktion, muß irgendwie mittelbar an der Auslösung der extrarenalen Momente beteiligt sein.

Nach dem, was oben über die Entstehung aller Ödeme gesagt worden ist, können diese extrarenalen Momente auch bei der Nierenwassersucht nur in einer Gefäßschädigung beruhen.

Die Theorie, daß gerade das renale Ödem durch eine abnorme Durchlässigkeit der Gefäße bedingt wird, geht schon auf Cohnheim zurück und beruht letzten Endes auf dem Geständnis, „daß das Gefäßendothel ein lebendes Gewebe, oder wenn Sie wollen, ein Organ ist, mit einem zwar völlig unbekannten, aber ganz gewiß regen Stoffwechsel".

Nachdem Cohnheim durch die schon erwähnten Versuche mit Lichtheim bewiesen hatte, daß weder die von Bright vermutete Hydrämie bzw. Hypalbuminose infolge des Eiweißverlustes durch die Nieren, noch die von Bartels angenommene Wasserretention die Ursache der Ödeme sein konnte, da Hydrämie nur bei entzündlicher Reizung der Gefäße Ödem hervorruft, stellte er die Theorie auf, daß bei der ödematösen Nephritis eine allgemeine entzündliche Veränderung der Hautgefäße vorläge, welche zu einer abnormen Durchlässigkeit der Gefäße führe. Die Gefäßveränderung kann unabhängig von der Nierenveränderung aus der gleichen Ursache entspringen wie bei der Scharlach- oder der Erkältungsnephritis; möglicherweise spielt auch die Zurückhaltung fester Harnbestandteile oder die länger dauernde hydrämische Blutbeschaffenheit eine gefäßschädigende Rolle.

Senator vermutete, daß dasselbe entzündliche Agens, das bei der Glomerulonephritis nach Scharlach die Nierengefäße schädige, auch allgemein die Gefäße der Haut und der serösen Höhlen schädige und durchlässiger mache. Senator hält mit Recht die Gefäßschädigungen, die Magnus nach Nierenausschaltung beobachtete, nicht für genügend, um die Entstehung der Ödeme, z. B. bei ganz frischen Glomerulonephritiden zu erklären, bei denen die Wassersucht schon als Frühsymptom in Erscheinung tritt. Er gibt vielmehr ausdrücklich der Meinung Ausdruck, daß die gesteigerte Durchlässigkeit der Gefäße nicht die Folge der Nierenentzündung, sondern eine dieser parallel gehende Erscheinung sei. Ja, er hält es für möglich, daß die Entzündungsursache auch gelegentlich einen Hydrops irritativus mache, ohne Nierenentzündung auszulösen.

Schlayer hat sich dieser Auffassung ebenfalls angeschlossen und direkt nachgewiesen, daß bei denjenigen Giften, welche beim Versuchstier intensiv auf die Gefäße der Niere wirken, d. h. eine vaskuläre Nephritis hervorrufen, im weiteren Verlauf der Vergiftung auch eine Schädigung des gesamten Gefäßsystems auftritt, welche sich in Form der abnormen Durchlässigkeit äußert.

Die Schädigung der Nierengefäße ist nur eine lokale Äußerung dieser allgemeinen Schädigung, die Richter durch Amylnitrit hatte steigern können. Als den primären Vorgang sehen aber Schlayer und Schmid eine Spannungsabnahme der Gewebe im Sinne Landerers an.

Schlayer, Hedinger und Takajasu hatten neben der Schädigung der Hautgefäße durch Uran noch als zweiten, gleich wichtigen Faktor die renale Wasser- und Salzretention für notwendig gehalten zur Entstehung der Ödeme. Aber Richter konnte zeigen, daß die Uranödeme auch dann zustande kommen, wenn man die Tiere hungern und dursten läßt.

Daß eine abnorme Gefäßdurchlässigkeit bei der menschlichen Nierenwassersucht für die Entstehung der Ödeme verantwortlich gemacht werden muß, ist zweifellos. Der Beweis dafür könnte in der gleichen Weise geführt werden, wie in den Experimenten Schlayers und Schmids. Intravenös infundierte hypertonische Kochsalzlösung müßte bei ödematösen Nierenkranken, wie bei dem mit Uran, Arsen oder Cantharidin vergifteten Kaninchen, fast momentan die Blutbahn verlassen.

Dieser Versuch ist jedoch gar nicht nötig, wenn wir bei schwer Ödematösen das Fehlen jeder Hydrämie nachweisen können. Finden wir bei einem Ödematösen nicht nur kein wasserreiches, sondern sogar ein abnorm wasserarmes Blut, so beweist dieser Befund ohne weiteres, daß das mit der Nahrung aufgenommene Wasser schnell die Blutbahn verläßt, und daß aus den wassergefüllten Interzellularräumen und serösen Höhlen kein Wasser resorbiert wird.

Das ist nun nach unseren klinischen Beobachtungen in der Tat gerade dann der Fall, wenn hochgradige Wassersucht ohne Nieren- bzw. Glomeruliinsuffizienz besteht. Und gerade das Fehlen der Hydrämie bei einem Ödematösen beweist am schlagendsten, daß die Ödeme nicht Folge einer renal bedingten Wasserretention sind, sondern daß die mangelhafte Wasserausscheidung die Folge der Ödeme bzw. der erhöhten Gefäßdurchlässigkeit ist, welche sich z. B. auch in profusen wäßrigen Durchfällen äußern kann.

Daß die Gefäßschädigung hier wie in allen übrigen schon besprochenen Fällen sich nicht nur in gesteigerter Durchlässigkeit, sondern auch in verminderter Resorptionsfähigkeit dokumentiert, beweist die wichtige Beobachtung von Reichel, daß eine physiologische Kochsalzlösung aus dem ödematösen Unterhautzellgewebe des Nephritikers schlechter resorbiert wird, als beim Gesunden, ja sogar schlechter als bei Stauungsödem.

Über den Grad der Beteiligung der Lymphgefäße beim renalen Ödem wissen wir leider gar nichts, oder nur soviel, daß auch bei hochgradigstem renalen Hydrops (Amyloidnephrose) eine stärkere Füllung der Lymphgefäße fehlen kann. Aber wir haben allen Grund anzunehmen, daß auch ihre resorptive Fähigkeit oder sekretorische Funktion um so schwerer beeinträchtigt ist, je hochgradiger das Ödem und je geringer die Hydrämie ist.

Zwei Umstände haben die Klärung der Begriffe sehr erschwert. Einmal wurde ungenügend unterschieden die falsche, durch Hypalbuminose, und die wahre, durch Wasseranreicherung des Blutes bedingte Hydrämie, was bei der Methode, nur den Eiweißgehalt des Serums zu bestimmen, unvermeidlich ist, zum anderen war man nicht in der Lage, die Nierenkrankheiten nach Art und Stadium richtig zu unterscheiden. Der einzelne und die verschiedenen Untersucher hatten es infolgedessen mit pathogenetisch ganz verschiedenartigen Erkrankungen und funktionell ganz verschiedenen Stadien zu tun. Von ausschlaggebender Bedeutung ist aber hier, wie bei der Lehre von der Urämie die Frage: Wie verhalten sich diejenigen Fälle von renalem Ödem, bei denen jede Niereninsuffizienz sicher ausgeschlossen werden kann, und wie diejenigen Fälle von Niereninsuffizienz, bei denen keine Neigung zu Ödem besteht. Diese lehren: Niereninsuffizienz und Ödembereitschaft — wie wir den Zustand gesteigerter Gefäßdurchlässigkeit und herabgesetzter Resorptionsfähigkeit der Blut- und Lymphbahn bezeichnet haben — wirken in entgegengesetztem Sinne auf den wahren Wassergehalt des Blutes, gemessen an den Schwankungen der Zahl der roten Blutkörperchen im Einzelfalle.

Ödembereitschaft verhindert das Auftreten einer renalen Hydrämie — hochgradige (renale) Hydrämie schließt starke Ödembereitschaft aus.

Niereninsuffizienz führt stets zu Hydrämie — Fehlen von Hydrämie schließt einen hohen Grad von Niereninsuffizienz aus.

Man kann daher sagen:

Je geringer die Hydrämie, desto größer die Ödembereitschaft, desto besser kann die Nierenfunktion erhalten sein.

Je höher die Hydrämie, desto geringer die Ödembereitschaft, desto stärker kann die Schädigung der Nierenfunktion sein.

Man kann nach alledem als bewiesen ansehen, daß beim ödematösen Nierenkranken eine Schädigung der Gefäße mit abnorm gesteigerter Durchlässigkeit und abnorm verminderter Resorptionsfähigkeit besteht. Es fragt sich nur noch, ist diese wirklich nur eine der Nierengefäßschädigung koordinierte Erscheinung entzündlichen Charakters oder eine Folge der Nierenerkrankung?

Gegen die Annahme von Senator, Schlayer, daß die Gefäßschädigung entzündlicher Natur ist, spricht unbedingt die Zusammensetzung der Ödemflüssigkeit, die bisweilen außerordentlich eiweißarm, jedes entzündlichen Charakters entbehrt. Bei der Urannephritis dagegen, die allerdings mit der menschlichen nicht viel mehr als den Namen gemeinsam hat, mag die Schlayersche Auffassung zutreffen, da die Transsudate nach Eiweiß-, Fibrin- und Zellgehalt durchaus die Merkmale der Entzündung aufweisen (Fleckseder). Am meisten spricht aber gegen obige Annahme, daß gerade die menschliche vaskuläre bzw. Glomerulonephritis auch ganz ohne Ödeme verlaufen kann, und daß im Gegensatz dazu gerade die tubuläre oder epitheliale Form, die wir besser als degenerative bezeichnen wollen, die stärksten Ödeme aufweist, obwohl die Gefäße der Niere und die Glomeruli keine Spur von „Entzündung" aufweisen. Endlich führen noch diejenigen subchronischen vaskulären Nephritiden zu hochgradigen Ödemen, bei denen der akute Prozeß längst abgeklungen ist, aber eine schwere Schädigung der Glomerulizirkulation hinterlassen hat; und auch hier stehen die degenerativen Prozesse am Epithel ganz im Vordergrunde.

Wir werden dadurch zu der Annahme gedrängt, daß in einem gewissen — nicht in jedem — Stadium der degenerativen Metamorphose des Nierenepithels hydropigene Substanzen in den Kreislauf gelangen, welche die Kapillaren schädigen, ihre Durchlässigkeit erhöhen und ihre Resorptionsfähigkeit vermindern oder aufheben.

Eine ganz ähnliche Auffassung findet sich übrigens schon bei Ascoli: Da Ödeme bei Harnsperre ebenso regelmäßig fehlen, als sie bei einigermaßen tiefer und ausgebreiteter Erkrankung der Nieren wenigstens vorübergehend auftreten, so schließt Ascoli, daß die Erkrankung der Nieren eine Schädlichkeit mit sich bringt, die eine krankhafte Durchlässigkeit der kleinen Gefäße bedingt. Diese Schädlichkeit liegt nicht in der Behinderung der Wasserausscheidung durch die Nieren, auch nicht in der Überschwemmung des Kreislaufes mit Harnbestandteilen. Es scheint vielmehr mit und infolge der Nierenschädigung — je nach ihrer Art mehr oder minder ausgesprochen — ein abnormer Stoff aufzutreten, der die Zellen der Harngefäße angreift. Ascoli denkt dabei bereits an die Wirkung von Zytotoxinen, Nephrolysinen, die beim Abbau der Nierenzellen entstehen.

Diese Annahme erhält eine starke Stütze durch die Entdeckung von Kast, daß im Blutserum, die von Starling, daß in der Ödemflüssigkeit von hydropischen Nierenkranken Substanzen auftreten, welche intensiv lymphtreibend wirken, eine Eigenschaft, welche übrigens allen den Faktoren und Substanzen zuzukommen scheint, welche die Gefäßdurchlässigkeit erhöhen.

Timofeew hat sogar nachgewiesen, daß im Serum von Hunden, denen eine Nierenarterie unterbunden worden war, derartige lymphtreibende Substanzen auftreten. Spritzte er solches Serum Hunden mit einer Duktus-Thoracicusfistel ein, so wurde die Lymphproduktion um ein vielfaches gesteigert. Die Lymphe wurde wasserreicher, durchsichtiger, büßte ihre Gerinnungsfähigkeit ein und wurde schließlich bluthaltig, ein Beweis, daß im Quellgebiet der Duktuslymphe, in den Organen der Bauchhöhle, besonders der Leber, die Gefäße abnorm durchlässig geworden waren.

Ganz enorm nahm aber der Lymphfluß zu, wenn er der Unterbindung einer Nierenarterie oder der Einspritzung des lymphtreibenden Serums eine Kochsalzinfusion folgen ließ, und er beobachtete dann auch Hydrops und tödliches Lungenödem.

Weniger beweiskräftig sind seine Versuche mit filtrierten Nierenemulsionen. Diese erwiesen sich zwar auch enorm lymphtreibend, ödembildend und hochtoxisch, allein diese Eigenschaften haben sie mit allen Organextrakten, den Lymphagoga Heidenhains I. Ordnung gemeinsam. Er nimmt daher auch an, daß diese Substanzen — er nennt sie Nephroblaptine — nicht spezifisch sind, daß ihr Vorkommen nicht ausschließlich an die Niere gebunden ist, und er vermutet, daß bei Degenerationen anderer parenchymatöser Organe und Zellen gleichartig wirkende Substanzen entstehen, die für die Entstehung des Hydrops bei Nierengesunden verantwortlich zu machen sein würden.

Welcher Phase der degenerativen Metamorphose der Nierenepithelien diese „Blaptine“ ihre Entstehung verdanken, wissen wir noch nicht, ebensowenig haben wir bis jetzt eine Vorstellung von dem chemischen Charakter dieser noch durchaus hypothetischen Substanzen von so eigenartiger biologischer Wirkung.

Es mag aber noch die Beobachtung verzeichnet werden, daß bei den schweren nephrotischen Hydropsien, bei denen die Zellen, Interstitien und Lymphbahnen der Niere mit doppelbrechenden Lipoiden beladen sind, auch das Serum und die hydropischen Ergüsse milchig — pseudochylös — gefunden werden, infolge reichlicher Beimengung einer Lipoid-Eiweißverbindung.

Wir waren früher geneigt, auch die Wassersucht bei Nephritiden auf die gleiche Ursache zurückzuführen wie bei den Nephrosen, d. h. auf die vermutete, aber unbewiesene hydropigene Wirkung der unbekannten „Blaptine", die bei der lipoiden Degeneration der Nierenepithelien entstehen könnten. Und zwar deshalb, weil auch bei den nichtausgeheilten diffusen Nephritiden subchronischer Verlaufsart mit hochgradiger und schwer beeinflußbarer Ödembereitschaft histologisch die gleichen degenerativen Prozesse am Nierenepithel gefunden werden, die hier aber sekundär infolge der langdauernden Störung der Nierendurchblutung, dort bei der Nephrose primär, ohne solche entstehen.

Wir haben uns indessen davon überzeugt, daß diese schwere Epithelveränderung in dem Frühstadium der diffusen Nephritis, die mit sehr starker Wassersucht einhergehen kann, fehlt. Hier sind die Epithelveränderungen sogar ganz außerordentlich geringfügig, zuweilen noch geringfügiger als bei einer trüben Schwellung höheren Grades, die bekanntlich ohne Ödeme verläuft.

Danach scheint der Versuch einer einheitlichen Auffassung der nephrotischen und nephritischen Ödeme nicht durchführbar. Man kann sich ohnehin dem Eindruck nicht verschließen, daß auch der Charakter der Ödeme bei der akuten diffusen Nephritis ein anderer ist, wie bei der Nephrose.

Sie erscheinen bei jener viel gutartiger, sprechen leichter auf entwässernde Maßnahmen an, und auch die Blutuntersuchung ergibt einen wesentlichen Unterschied. Das Blut ist bei der akuten diffusen hydropischen Nephritis infolge der Glomeruliinsuffizienz in der Regel verdünnt, wasserreicher als in der Norm und als bei der Nephrose, die Ödembereitschaft also geringer als bei dieser. Wir werden daher für diese akuten Ödeme nach einer anderen Erklärung suchen müssen.

Hier liegt die Annahme, daß die im Blute festzustellende Wasserretention das Primäre ist, um so näher, als ja das Wesen der Erkrankung in einer Ausschaltung der wasserabscheidenden Apparate, der Glomeruli, aus der Zirkulation und Funktion besteht. Und dennoch können wir der Hydrämie, nach dem, was oben darüber gesagt worden ist, nicht mehr als höchstens einen ödembefördernden Einfluß zuerkennen; die eigentliche Ursache der akuten nephritischen Ödeme kann sie schon deshalb nicht sein, weil diese bei der akuten Nephritis viel zu plötzlich auftreten, rasch wechseln, trotz Hydrämie fehlen und auch ohne Hydrämie vorhanden sein können. Das Wasser und Kochsalz, das in die Ödeme geht, wird auch bei der akuten Nephritis nicht renal, sondern extrarenal zurückgehalten, nicht weil die Nieren es nicht ausscheiden, sondern „weil die Gefäße es nicht in ihrem Innern halten können".

Das Ausscheidungsvermögen für Wasser und Salz kann auch bei der akuten hydropischen Nephritis viel besser sein als die tatsächliche Wasser- und Salzausscheidung. Das geht überzeugend aus dem Anstieg der Diurese bei Hunger und Durst hervor, und wird besonders schön beleuchtet durch ein Beispiel, das Magnus-Alsleben aus der Klinik von Gerhardt zur Bestätigung meiner Auffassung von der extrarenalen Natur der Wasser- und Kochsalzretention mitgeteilt hat. Er benutzte dabei dieselbe Methode, mit der Gerhardt ebenfalls den extrarenalen Charakter mancher kardialen Ödeme aufgezeigt hatte. Bei einer Patientin mit akuter Nephritis wurde ein Liter Tee, per os gegeben, sozusagen vollständig retiniert: Die Diurese betrug in acht Stunden 285 ccm bei einem NaCl-Gehalt von ca. 0,3 %. Dagegen wurden auf eine intravenöse Einspritzung von 800 ccm physiologischer Kochsalzlösung in 5 Stunden 900 ccm ausgeschieden und NaCl-Werte von 0,6 % erreicht.

Erschwert wird die Einsicht in den extrarenalen Charakter der Ödeme gerade bei der akuten Nephritis nur dadurch, daß nicht nur in jedem Falle, im Stadium der Blutleere der Glomeruli die Fähigkeit rasch große Wassermengen auszuscheiden, aufgehoben ist, sondern auch in vielen Fällen neben der extrarenalen eine renale Störung der Ausscheidung fester Stoffe bis zur Niereninsuffizienz besteht. Deshalb kann nicht eindringlich genug wiederholt werden, daß Niereninsuffizienz an sich keine Ödeme macht. Eine renale Kochsalz- und Wasserretention begünstigt aber das Auftreten von Ödemen dann, wenn eine Ödembereitschaft besteht.

Wenn wir uns nun bei der akuten Nephritis nach der Ursache der Gefäßschädigung fragen, die nach unserer Meinung jedem Ödem zugrunde liegen muß, so hat man bisher versäumt, an diejenige Reaktion des Gefäßsystems zu denken, die der diffusen Nephritis den Stempel aufdrückt und ihrem Krankheitsbilde den kardialen Einschlag verleiht. Ich meine die Reaktion der akuten Blutdrucksteigerung, aber nicht diese selbst, die ja in ihrer chronischen Form infolge der schritthaltenden Herzhypertrophie ganz ohne Ödembereitschaft verlaufen kann, sondern die der Blutdrucksteigerug zugrunde liegende allgemeine Gefäßkontraktion und die dadurch bedingte Möglichkeit einer allgemeinen arteriellen Ischämie.

Es leuchtet ohne weiteres ein, daß die allgemeine Erhöhung der peripheren Widerstände besonders dann, wenn sie akut einsetzt, zu einer beträchtlichen Verlangsamung des Blutstromes und Senkung des Kapillardruckes führen muß, solange nicht das Herz sich dieser Mehranforderung angepaßt und die Kraft gefunden hat, diese gesteigerten Widerstände zu überwinden und unter entsprechender Steigerung des Blutdruckes sein normales Schlagvolumen auszuwerfen. Dazu wird aber das Herz ohne weiteres nur selten und um so weniger imstande sein, je plötzlicher diese allgemeine Gefäßkontraktion einsetzt. Die Folge muß eine arterielle Ischämie, d. h. eine erhebliche Verschlechterung der Blutzirkulation sein. Der Grad der Zirkulationsstörung hängt ab von dem Mißverhältnis zwischen den gesteigerten Widerständen in der Gefäßbahn und der Herzkraft, und dieses kann bei niedrigem Blutdruck hoch und braucht bei hohem Blutdruck nicht gering zu sein. Die Wirkung einer derartigen, halb vaskulär, halb kardial bedingten Zirkulationsstörung muß aber doch wohl die gleiche sein, wie die einer rein kardial bedingten, und wie bei dieser, könnte auch bei jener ein Ödem die Folge sein.

In beiden Fällen wäre die Verlangsamung des die innere Atmung vermittelnden Blutstromes das gefäßschädigende Moment, und es ist nicht einzusehen, warum das Resultat nicht dasselbe sein soll, ob diese Atmungsstörung primär durch eine Verkleinerung des Auswurfsvolumens des Herzens oder der Gefäße erzeugt wird.

Die Folge muß ja auch im letzteren Falle bei Erhöhung der peripheren Widerstände und relativer Herzschwäche eine Verkleinerung des Schlagvolumens des Herzens sein. Der Unterschied zwischen der primär kardialen und der primär vaskulären Zirkulationsstörung würde aber darin zur Geltung kommen müssen, daß die letztere sich viel gleichmäßiger auf den ganzen Körper verteilt, viel weniger von hydrostatischen Momenten abhängig wird. Das ist in der Tat bei der diffusen Nephritis der Fall. Am Herzen aber müßte die vaskulär erzwungene Verkleinerung des Schlagvolumens des linken Ventrikels dieselben Folgen auslösen, die wir bei primärer Schwäche des linken Ventrikels zu sehen gewohnt sind. Auch das trifft für die akute diffuse Nephritis zu. Wir finden die linke Herzhöhle wesentlich erweitert, die Leber gestaut, den Venendruck erhöht, und auch die charakteristische Atemnot, infolge der bis zu Lungenödem steigerungsfähigen Rückstauung in den kleinen Kreislauf.

Wir kommen daher zu dem Schluß, daß das Ödem bei der akuten diffusen Nephritis möglicherweise zirkulatorisch bedingt und im Prinzip dem kardialen Hydrops an die Seite zu stellen ist.

Und wenn sich unsere im besonderen Teil eingehend begründete Auffassung bestätigt, daß das Wesen der akuten diffusen Nephritis nicht in einer Entzündung, sondern in einer Ischämie der Niere besteht, so werden wir die zu Hydrops führende allgemeine ischämische Gefäßschädigung zwar nicht als koordiniert, sondern als Folge der Nierenischämie, ihrem Wesen nach aber als eine gleichsinnige Erscheinung zu betrachten haben.

Ob bei den subchronisch verlaufenden Nephritiden der sekundäre degenerative Prozeß an den Nierenepithelien noch als wichtiger und selbständiger hydropigener Faktor hinzukommt, das läßt sich zurzeit noch gar nicht beurteilen, ehe nicht die Bedeutung der Blaptine für die nephrotischen Ödeme auf eine sicherere Grundlage gestellt ist.

Soviel ist sicher, daß sowohl die Bildung dieser hydropigenen Stoffe in der Niere und ihr Auftreten im Blute als auch der Eintritt der ischämisierenden hydropigenen Gefäßreaktion nicht an eine Insuffizienz der Niere gebunden ist.

Zwar ist bei der Entstehung der renalen Ödeme wie bei der jeder anderen Hydropsie, die Salz- und Wasserausscheidung durch den Harn stark herabgesetzt, aber nur deshalb, weil Salz und Wasser die — abnorm durchlässige — Blutbahn rasch verlassen und die Niere gar nicht erreichen. Dadurch wird eine Unfähigkeit der Niere für Salz- und Wasserausscheidung vorgetäuscht, die in Wirklichkeit gar nicht zu bestehen braucht; die Niere wird gar nicht in Anspruch genommen, und ihre Funktion spielt daher keine Rolle. Die Nierenfunktion kommt erst dann ernstlich in Frage, wenn der Hydrops in Resorption begriffen, oder wenn wenigstens bei Nachlaß der primären Gefäßschädigung eine gewisse Erholung der Resorptionsfähigkeit der Venenwurzeln und Lymphbahnen eingetreten ist.

Es besteht dann ein labiler Gleichgewichtszustand. Alle transsudationsbefördernden Momente wirken ödemvermehrend, Vermeidung dieser resorptionsbefördernd.

Diese labilen Fälle mit nur mehr relativ schwach geschädigten Gefäßen sind es, auf welche die Vorstellungen von Strauß und Widal über den hydropigenen Einfluß des Kochsalzes und den entwässernden seiner Entziehung zutreffen.

An der Tatsache, daß manche Nierenkranke mit Hydrops sich so wie die klassischen Fälle von Widal-Javal verhalten, ist nicht zu zweifeln, und es gelingt in der Tat bei solchen Kranken, die sich im Stadium der Ödembereitschaft befinden, durch übermäßige Kochsalzzufuhr Ödeme zu erzeugen bzw. zu steigern, und es gelingt umgekehrt sehr häufig, selbst hochgradige Ödeme durch starke Kochsalzentziehung zum Schwinden zu bringen.

Ebenso sicher ist aber andererseits, wie oben schon erwähnt, das NaCl nicht das ursächliche, ausschlaggebende Moment für die Entstehung der Ödeme.

Denn es gelingt weder bei allen ödematösen Nierenkranken durch Kochsalzentziehung allein die Ödeme zu beseitigen, noch gelingt es bei nicht zum Hydrops neigenden Nierenerkrankungen durch NaCl-Zufuhr Ödeme zu erzwingen, selbst dann nicht, wenn es zu einer — in diesem Falle trockenen — Retention von NaCl kommt. Endlich kann es auch bei ganz kochsalzarm ernährten Kranken (wie bei den Urankaninchen Richters) durch die bloße Zufuhr von Wasser zur Vermehrung der Transsudate kommen, die, selbst kochsalzarm, so lange die Kochsalzausscheidung durch den Harn förmlich sistieren, bis ihre Avidität zu Kochsalz gesättigt, die Blutisotonie annähernd erreicht ist.

Solche Fälle beweisen unwiderleglich, daß das Kochsalz nicht von der Niere, sondern von den Ödemen zurückgehalten wird.

Widal erklärt die Verschlechterung der Diurese beim ödematösen Nephritiker nach Salzdarreichung so, daß die Niere das Chlor zurückhält, ein Nierenödem entsteht, und so „die Niere sich in ihrer eigenen Schlinge fängt“.

Die Möglichkeit ist nicht zu leugnen, daß der schädliche Einfluß des Kochsalzes auf die allgemeine Kapillarfunktion sich auch ganz besonders an den Kapillaren der Niere geltend machen kann, wenn versuchsweise massive Kochsalzgaben zugeführt werden.

Man könnte sich sogar vorstellen, daß diese Schädigung der Nierengefäße, die sich in vermehrter Eiweißdurchlässigkeit äußert, auch die Durchblutung und sekretorische Funktion der Glomeruli durch Quellung der Endo- und Epithelien beeinträchtigt (z. B. die Möglichkeit der raschen Entquellung verhindert) und damit zu einer renalen und intravaskulären Wasserretention führt.

So ließe sich erklären, daß bei Nephritiden durch Kochsalzbelastung eine Zunahme der Hydrämie und der Blutdrucksteigerung, ja sogar eine unliebsame Überlastung des Herzens und Lungenödem ausgelöst werden kann. Das gilt aber nur für Nephritiden, in denen die Nierenfunktion, insbesondere die Funktion der Wasserausscheidung, gestört ist, und es gilt nicht nur für die Kochsalz-, sondern ebenso auch für die Wasserbelastung. Das Anwachsen der Hydrämie zeigt nur, daß die fakultative — komplizierende — Funktionsstörung stärker ist als die Ödembereitschaft. Da wo diese rein zur Geltung kommt, ist sicherlich die Verschlechterung der Nierenfunktion bei Kochsalzgaben nur eine scheinbare und extrarenal bedingt, denn es läßt sich direkt nachweisen, daß eine Undurchlässigkeit der Niere für Kochsalz in den hydropischen Fällen von epithelialer Nephrose ohne Glomerulibeteiligung gar nicht vorhanden ist, und daß ihre Fähigkeit, Kochsalz in guter Konzentration auszuscheiden, keineswegs gelitten hat.

Ebenso wäre auch der Widalsche Begriff der relativen Undurchlässigkeit, d. h. der beschränkten Chlordurchlässigkeit der Niere besser umzuformen in die Vorstellung der relativen Chlordurchlässigkeit der Gefäße, der beschränkten Schädigung der Kapillarfunktion.

Wir werden bei Besprechung der Stauungsniere zeigen, daß auch beim kardialen Ödem die Dinge genau eben so liegen. Auch hier ist die schlechte Diurese in der Regel nicht die Ursache, sondern die Folge der Wasser- und Kochsalzretention, denn diese erfolgt extravaskulär, nicht intravaskulär, ist extrarenal und nicht renal bedingt.

Der Nachlaß der Kapillarfunktion, die Schädigung der Gefäße — durch Darniederliegen der Zirkulation bedingt — ist das Primäre. Infolgedessen tritt mehr Wasser und Kochsalz aus der Blutbahn und wird schlechter aus den Gewebsspalten resorbiert, gelangt nur spärlich ins Blut und wird darum nur spärlich von der Niere sezerniert.

Man kann sich leicht davon überzeugen, daß bei kardialem Hydrops nach intramuskulärer Injektion eines Tropfens Strofantustinktur zuerst der Wassergehalt des Blutes ansteigt und dann erst die Diurese einsetzt. D. h. zuerst bessert sich bei besserer Zirkulation die Funktion der Kapillaren, und damit nimmt die Resorption des Wassers und Kochsalzes aus den Gewebsspalten zu. Dann erst kann die Niere in Funktion treten, und nun erweist sich das Wasser- und Kochsalzausscheidungsvermögen bei der sogenannten Stauungsniere (vgl. S. 262) ebenso wie bei der Nephrose als durchaus erhalten.

Bei beiden fehlt das — endogene — Wasser- und Kochsalzangebot im Stadium der stärksten Ödembereitschaft, und Hydrämie wie Halämie tritt erst dann auf, wenn die Ödeme resorbiert werden.

Es wurde bisher absichtlich stets Salz und Wasser zusammen genannt als wichtigste Hilfsfaktoren der Ödembildung. Sie verhalten sich insofern gleichsinnig, als das Salz, bei abnormer Durchlässigkeit der Gefäße in die Maschen des Gewebes ausgetreten, Wasser daselbst zurückhält und der Ausscheidung durch die Nieren entzieht, und als umgekehrt das ausgetretene Wasser Salz zurückhält.

Daß dem Kochsalz außer dieser quantitativen — 6 g Salz entsprechen etwa 1 l Wasser — noch eine qualitative, spezifische Wirkung auf die geschädigten Gefäße zukommt, daß es stärker transsudationsbefördernd wirkt, als die äquivalente Menge Wassers, wurde schon erwähnt. Bei chromvergifteten Kaninchen kommt es nach Zufuhr von Kochsalzlösung viel leichter zu Hydrops, und dieser ist viel stärker als nach Wassereingießung allein (Heinecke und Meyerstein).

Diejenigen, die an der Richtigkeit der Auffassung von der extrarenalen Entstehung der Wassersucht noch zweifeln, werden vielleicht die Frage aufwerfen: Wie kommt es denn aber, daß gerade bei der Nephritis mit der Besserung der Diurese auch die Neigung zu Wassersucht verschwindet und nicht wiederkehrt? Die Frage ist sehr berechtigt, denn die Tatsache scheint für einen Zusammenhang zwischen Hydrops und Nierenfunktion zu sprechen. Das Wesentliche ist aber nicht die Änderung der Nierenfunktion, sondern die Beseitigung der mittelbaren renalen Ursache. Das Wiedereinsetzen der Harnflut, die Wiederkehr des mit Hilfe des Wasserversuches zu beurteilenden Wasserausscheidungsvermögens zeigt an, daß die Nierengefäße wieder ausreichend durchblutet werden. Damit entfällt bei der akuten Nephritis die Ursache der ischämisierenden allgemeinen Gefäßkontraktion. Bei den stationär gebliebenen Formen aber mit langdauerndem Hydrops und „nephrotischem Einschlag", bei denen das hydropigene Moment der sekundären Epitheldegeneration noch hinzutritt, entfällt mit Wiederherstellung der Glomerulizirkulation auch die Ursache der degenerativen Veränderungen in den von der Durchblutung der Glomeruli abhängigen Nierenepithelien. Mit Rückbildung und Erholung der Nierenepithelien hört die Bildung der — hypothetischen — Stoffe auf, welche die Funktion der peripheren Blut- und Lymphkapillaren schädigen. Die renale Giftquelle ist verstopft, die extrarenale Giftwirkung hört auf. Bei den Nephrosen besteht diese Abhängigkeit der degenerativen Veränderungen von der Glomerulizirkulation nicht. Die Bildung der hydropigenen Stoffe hört mit der Besserung der Diurese nicht völlig auf, und eine gewisse Ödembereitschaft pflegt auch nach der Entwässerung und Entsalzung noch über Monate und Jahre bestehen zu bleiben.

Die gewonnenen Vorstellungen über das leider noch viel zu wenig geklärte Problem der Nierenwassersucht lassen sich in folgende Leitsätze zusammenfassen:

1. Die Nierenwassersucht ist nicht eine Folge der Niereninsuffizienz, sondern unabhängig von der Nierenfunktion und extrarenal bedingt.

2. Auch der Nierenwassersucht liegt eine pathologisch gesteigerte Gefäßdurchlässigkeit und herabgesetzte Resorptionsfähigkeit der Blut- und Lymphbahnen, eine Kapillarinsuffizienz zugrunde.

3. Niereninsuffizienz führt zu intravaskulärer, Ödembereitschaft, d. h. Kapillarinsuffizienz, zu extravaskulärer Wasser- und Kochsalzretention.

4. Die schlechte Wasser- und Kochsalzausscheidung ist nicht die Ursache, sondern die Folge der Ödembereitschaft, wenn keine Niereninsuffizienz besteht.

5. Wasser- und Kochsalzzufuhr sind aber mächtige Hilfsfaktoren zur Erzeugung von Wassersucht, wenn eine Ödembereitschaft besteht.

6. Wie die der Wassersucht zugrundeliegende Schädigung der Kapillarfunktion bei Nierenkranken zustande kommt, ist noch ganz unbekannt. Möglicherweise ist sie bei den verschiedenen Formen der Nierenkrankheiten verschieden bedingt.

7. Wir vermuten, daß die Ödembereitschaft bei den degenerativen Nephrosen auf chemischem Wege, durch hypothetische hydropigene Nephroblaptine, bei den diffusen Nephritiden und Stauungsnieren zirkulatorisch, durch Störung der inneren Atmung zustande kommt, die bei den letzteren rein kardial bedingt, vielleicht in Kohlensäureanhäufung, bei den ersteren kardiovaskulär, ischämisch bedingt, vielleicht in Sauerstoffmangel besteht.

c) Die Behandlung der Wassersucht.

Nach der alten Vorstellung, daß Niere und Herz den Harn ausscheiden, war eigentlich jedes Ödem durch Störung der Nierenfunktion, d. h. renal bedingt, z. B. auch das kardiale durch die Unfähigkeit der Stauungsniere, das Wasser auszuscheiden.

Wir sind soeben zu dem umgekehrten Ergebnis gekommen, daß eigentlich kein Ödem renal bedingt ist, d. h. daß selbst bei den als renal bezeichneten Ödemen nicht die Störung der Nierenfunktion, sondern die Art der Nierenerkrankung die Bedingungen schafft, unter denen ein ungehemmter Abstrom von Wasser aus der Blutbahn und ein ungenügender Einstrom von Wasser in die Blut- und Lymphbahn erfolgt.

Auch die Unterscheidung zwischen kardialen und renalen Ödemen genügt nicht mehr, nachdem wir bei den zu Wassersucht führenden Nierenerkrankungen zwei prinzipiell verschiedene Arten und dementsprechend zwei prinzipiell verschiedene Bedingungen für das Auftreten des renalen Ödems kennen gelernt haben.

Wir glauben mindestens drei Formen, eine kardiale, eine nephrotische und eine nephritische Wassersucht und nach den Bedingungen, die sich noch untereinander kombinieren können, rein kardiale, rein renale und kardiovaskulär-(ischämisch) renale Ödeme unterscheiden zu müssen.

Diese Unterscheidung und die Analyse der hydropigenen Bedingungen im einzelnen Falle ist praktisch sehr wichtig, weil wir in der Lage sind, die kardialen und kardiovaskulär-renalen Ödeme ätiologisch zu behandeln, die hydropigenen Bedingungen durch Beseitigung der absoluten oder relativen Herzschwäche und durch Heilung der Nephritis aus der Welt zu schaffen.

Diese ätiologische Behandlung wird immer das vornehmste Ziel des Arztes sein. Sie ist aber nicht immer möglich, und nicht immer ist zugleich mit der Beseitigung der Ätiologie auch der Hydrops beseitigt.

Die ätiologische Behandlung ist durchaus nicht gleichbedeutend mit der Behandlung der Wassersucht. Die erstere ist gar nicht auf diese selbst, sondern auf die Grundkrankheit gerichtet, und soll im besonderen Teil zur Sprache kommen. Für die Behandlung des Symptomes der Wassersucht selbst ist die Ätiologie und die Unterscheidung der drei Formen und Bedingungen unwichtig, denn die Pathogenese ist bei allen die gleiche. Für eine kausale Behandlung der Wassersucht lassen sich daher einheitliche Gesichtspunkte aufstellen, wenn wir davon ausgehen, daß das kardiale, wie die renalen Ödeme auf extrarenaler Schädigung der Endothelien der Blut- und Lymphkapillaren beruhen, derjenigen zelligen Elemente, welche den Stoffaustausch zwischen Blut und Gewebe vermitteln. In beiden Fällen liegt also eine Insuffizienz der „Vorniere", wie wir dieses System nennen können, zugrunde, eines Systems, das zwischen Herz und Niere eingeschaltet und auf die Harnbereitung von allergrößtem Einfluß ist.

Die Schädigung dieses Systems zu beseitigen, ist das Ziel der ätiologischen Behandlung, die Insuffizienz der Vorniere zu vermindern und in das Stadium der Latenz überzuführen das Ziel der symptomatischen und zugleich kausalen Behandlung der Wassersucht.

Es gibt nur zwei Möglichkeiten der rationellen Ödembehandlung, wenn man von dem unphysiologischen und letzten Mittel, der mechanischen Entleerung, absieht: Man muß bei bestehender Ödembereitschaft

1. den Abstrom von Wasser aus dem Blute hemmen,
2. den Einstrom von Wasser in das Blut fördern.

Die erste Anzeige entspricht dem Grundsatze der Schonung, die zweite dem der Anregung der Funktion der Blut- und Lymphkapillaren.

1. Jede Hemmung der Durchblutung steigert die Transsudation, bei geschädigter Kapillarfunktion genügt dazu schon die hydrostatische Druckänderung des Lagewechsels. Daher ist Bettruhe erforderlich. Ihre über Nacht entwässernde Wirkung bei den nur tagsüber sich bildenden Ödemen der Aufkranken ist ja zur Genüge bekannt. Noch wirksamer ist die Hochlagerung der Beine, die bei vorhandener Ödembereitschaft mit Vorteil dann angewandt werden kann, wenn man die Nierenfunktion mittelst des Wasserversuches prüfen will.

Um den Abstrom aus dem Blute zu hemmen, ist ferner alles das zu vermeiden, was diesen fördert, und das ist in allererster Linie die Zufuhr von Wasser und vor allem von NaCl in der Nahrung. Oft genügt diese Maßregel allein, um die Richtung des Wasserstromes umzukehren und einen stärkeren und nachhaltigen Einstrom von Flüssigkeit aus den Gewebsspalten in das Blut auszulösen. Kochsalz- und Wasserzufuhr belasten die „Vorniere" weitaus am schwersten, und bei insuffizienter Vorniere führt oft schon eine Entlastung durch NaCl- und wasserarme Diät zur Erholung der Funktion.

Wenn rechtzeitig mit Hilfe der Wage das Einsetzen der Ödembereitschaft bemerkt wird, und jedenfalls beim ersten Auftreten von Ödemen die Kochsalz- und wasserarme Diät angewandt wird, so genügt diese eine Maßregel meist vollkommen, um die Entstehung der gefürchteten, abundanten Ödeme zu verhüten.

Glücklicherweise erholen sich die Kapillaren nach der Entwässerung häufig soweit, daß die Strenge der Diät gemildert werden kann, denn auf die Dauer ist eine ganz strenge NaCl- und wasserarme Diät schwer durchzuführen, da der Appetit leidet.

Auf Einzelheiten und die Technik der chlorarmen Ernährung wird bei der Behandlung der Nephrosen (s. S. 347) genauer eingegangen werden.

In den meisten Fällen von Nierenwassersucht wird die Diät ohnehin nicht nur auf den Zustand der Kapillaren, sondern auch auf den Zustand der Nieren Rücksicht nehmen müssen. Eine vorübergehende Unterernährung kommt besonders im Anfange der Behandlung beiden zugute, in manchen Fällen scheint sogar, auch ohne daß Niereninsuffizienz besteht, eine Einschränkung der Eiweißzufuhr am Platze.

Noeggerath und Zondek haben wenigstens bei Kindern die Beobachtung gemacht, daß mit steigender Eiweißbelastung die NaCl-Ausfuhr soweit sinken kann, daß es sogar zum Auftreten von Ödemen kommen kann, die bei gleichbleibender NaCl-, aber Halbierung der Eiweißzufuhr wieder schwinden. Praktisch wichtig ist es, daß diese Versuche im Beginn der Rekonvaleszenz von Nephritis zu einer Zeit vorgenommen wurden, als der Urin sich bereits frei von Eiweiß- und Formelementen erwies.

Es scheint, daß es sich hier um Rekonvaleszentenhyposthenurien gehandelt hat, bei denen durch Stickstoffbelastung eine Kochsalzverdrängung (s. S. 65) und Retention zustande kam, und daß diese die noch bestehende latente Ödembereitschaft manifest werden ließ.

2. Erst nachdem die Behandlung der ersten Anzeige genügend Rechnung getragen hat, kommt die zweite in Frage, den Einstrom der Flüssigkeit aus den Gewebsspalten in das Blut zu fördern.

Von auffallend geringer Wirkung ist die Massage der ödematösen Glieder, was dafür spricht, daß nicht die Entleerung, sondern die Absonderung der Lymphe gehemmt ist. Einstrombefördernd wirkt der Aderlaß, der oft bei kardialem, ganz besonders aber bei kardiovaskulär-renalem nephritischem Ödem angezeigt ist und bisweilen allein die Entwässerung einleitet.

Dafür kommen weiterhin physikalische und chemische Methoden in Betracht, die bekannten Bäder- und Schwitzprozeduren einerseits und die Anwendung der Diuretika andererseits. Beide greifen nach unserer Auffassung ebenso wie der Aderlaß nicht an der Niere, sondern an der Vorniere an, wenn es erlaubt ist, für die den Austausch zwischen Gewebs- und Blutflüssigkeit vermittelnden Endothelzellen noch öfters diesen Ausdruck zu gebrauchen.

Wir sehen den wesentlichen Effekt der Bäderbehandlung in der Mobilisierung des in den Gewebsspalten liegenden Wassers und natürlich auch äquivalenter NaCl-Mengen. Es handelt sich ja beim Ödem nicht um eine Partial-Insuffizienz der Niere für Wasser- und NaCl-Ausscheidung, sondern um eine Fixation des Wassers an Stellen, die der Niere unzugänglich sind. Da, wo wirklich eine Wasserinsuffizienz der Niere besteht, gelingt es weder durch Bäder, noch durch Diuretika, die Harnmenge zu steigern. Daß aber ein protrahiertes warmes Bad Gewebswasser mobilisiert und in den Kreislauf bringt, das geht schon aus der bloßen Beobachtung der Fingerhaut beim Gesunden hervor, sowie aus der Tatsache, daß durch warme Bäder nicht nur die Wasser-, sondern auch die NaCl-Ausscheidung gesteigert wird. Das ist nur durch eine Steigerung des NaCl-Angebotes aus den Geweben verständlich, nicht durch Herabsetzung der NaCl-Schwelle in der Niere denkbar. Unter dem Einfluß derartiger, angeblich diuretisch, nach unserer Meinung mobilisierend wirkender Prozeduren, kann es sogar zu einer Wanderung der Ödeme kommen; der gesteigerten Resorption an einer Stelle, z. B. den Extremitäten, folgt ein gesteigerter Wasseraustritt an anderer Stelle, z. B. dem Gesicht. Eine solche Ödemverschiebung kann — auch ohne „Partialinsuffizienz" der Niere für Wasser — zustande kommen, wenn bei zu heißem Bad ein Blutandrang nach dem Kopfe stattfindet, wobei die Hyperämie die pathologische Transsudation befördert. So ist vielleicht die mehrfach beschriebene Tatsache zu erklären, daß nach Hitzeanwendungen bisweilen eklamptische Äquivalente, Kopfschmerz, Erbrechen, oder richtige eklamptische Krämpfe auftreten. Diese Gefahr des Hirnödems besteht besonders bei forcierten Schwitzkuren, weshalb Leube u. a. vor ihrer Anwendung bei „Urämiegefahr" mit Recht gewarnt haben.

Bei den höchsten Graden der Kapillarinsuffizienz = Ödembereitschaft, wird weder Schweiß noch Diurese durch derartige Prozeduren erzielt, denn das Auftreten von Schweiß hat die gleiche Voraussetzung, wie das Auftreten einer Diurese, nämlich die, daß in den Gewebsspalten fixiertes Wasser mobilisiert wird und in den Kreislauf gelangt. Bei höchstgradiger Ödembereitschaft sind infolgedessen alle diese physikalischen Prozeduren gänzlich wertlos, und es ist ebenso unlogisch, sie ohne voraufgehende, strenge NaCl- und Wasserentziehung anzuwenden, wie bei gänzlich fehlender Ödembereitschaft schwitzen zu lassen.

Der Gedanke, durch Schwitzprozeduren die vermutlich insuffiziente Niere zu entlasten, ist uralt und sehr verführerisch. v. Noorden nimmt an, daß man bei erfolgreichen Schwitzprozeduren ca. 700 g Wasser und ca. 2—3 g NaCl durch die Haut entfernen kann, und er sieht in dieser NaCl-Entlastung der Niere und der Gewebe den hauptsächlichsten therapeutischen Effekt der Schwitzprozedur. Demgegenüber sind wir der Meinung, daß das Wesentliche in dem durch die Schwitzprozedur ausgelösten Einstrom von Flüssigkeit in das Blut zu suchen ist. Das Schwitzen ist nur als ein willkommenes Zeichen anzusehen, daß die „Vorniere" auf die physikalische Einwirkung angesprochen hat, und daß auch u. U. eine Besserung der Diurese zu erwarten ist. Die gleiche Wirkung ist im allgemeinen schonender und gefahrloser durch ein längerdauerndes warmes Bad, auch ohne die Erzeugung von Schweiß und die Entfernung von 2—3 g NaCl durch die Haut zu erreichen. Daß dabei, wie Strasser und Blumenkranz meinen, eine reflektorische Erweiterung der Nierengefäße primär die Diurese begünstigt, ist unwahrscheinlich, wahrscheinlicher ist, daß diese im wesentlichen erst sekundär, infolge der Steigerung des Zuflusses diuresefähigen Materiales zur Niere eintritt.

Für unsere Auffassung und gegen eine Nierenwirkung spricht die nicht selten zu machende klinische Beobachtung, daß es zuweilen mit oder ohne Bäderanwendung gelingt, einen Wassersüchtigen zu entwässern, ohne daß je eine Steigerung der Diurese auftritt. Es kann dies z. B. bei Herzkranken unter profusen Schweißen nach Herzmitteln geschehen. Es braucht aber dabei nicht einmal zu sichtbaren Schweißen zu kommen, sondern der Kranke verliert in wenigen Tagen mehrere Kilo Wasser unmerklich durch Haut und Lungen, und nur die Steigerung der NaCl-Konzentration im Harne zeigt an, daß neben der Entwässerung auch die Entsalzung des Organismus fortschreitet.

Dieser Anstieg der NaCl-Konzentration ist ein wichtiges und typisches Zeichen für den Beginn des Einstromes von Ödemwasser in das Blut und pflegt der eigentlichen Wasserflut vorauszugehen.

Das einfachste periphere Diuretikum ist die einmalige plötzliche Zufuhr großer Wassermengen, wie sie z. B. im Wasserversuch aus diagnostischen Gründen angewandt wird.

Beim Gesunden fällt dieser meist überschießend aus, und es wird nicht nur mehr Wasser ausgeschieden als eingeführt worden ist, sondern es tritt auch eine Steigerung der NaCl-Ausfuhr auf (unter Ansteigen der Blutkonzentration Veil).

Diese in Entwässerung und Entsalzung der Gewebe bestehende lymphtreibende Wirkung des Wassers genügt in manchen labilen Fällen von Ödem, die Resorption in Gang zu bringen, doch ist es immer Glückssache, das geeignete Stadium gerade zu treffen, bei höheren Graden von Ödembereitschaft bleibt der Wasserstoß unwirksam und wirkt ödemvermehrend.

Die Wirkung ist aber eine extrarenale, nicht eine renale.

Die gleiche Frage renal oder extrarenal tritt uns noch viel gewichtiger entgegen bei den chemischen Faktoren, die den Einstrom in das Blut begünstigen. Als solche kommen alle Diuretika in Betracht, in erster Linie die hochwirksamen der Xanthingruppe und der Harnstoff. Bisher ist an eine extrarenale Wirkung der Diuretika kaum gedacht und kaum daran gezweifelt worden, daß diese ausschließlich an der Niere angreifen und durch Erweiterung der Nierengefäße auf die Nierendurchblutung, durch einen spezifischen diuretischen Reiz auf die sekretorischen Elemente wirken.

Ohne die Möglichkeit, daß die Diuretika die Nierengefäße erweitern und auch die Endothelien der Nierengefäße und die Epithelien der Niere zu verstärkter Leistung anregen können, leugnen zu wollen, müssen wir nach den Beobachtungen am Krankenbette doch sagen, wie weit die Diuretika auf die Niere wirken, ist noch ungewiß, daß sie aber überwiegend extrarenal angreifen und den Einstrom von Wasser in das Blut befördern, das steht unseres Erachtens außer Zweifel.

Folgende Gründe veranlassen uns, zu bezweifeln, ob ein Diuretikum bei Ausschaltung der extrarenalen Wirkung Diurese hervorrufen kann, und anzunehmen, daß sein Angriffspunkt bei den Kapillaren der Blut- und Lymphgefäße gesucht werden muß:

1. Die Beobachtung am Gesunden; beim Nierengesunden (und beim trocken gefütterten Kaninchen) erzeugen die Xanthinderivate ohne Zufuhr von Wasser in der Regel ebensowenig eine nennenswerte Diurese, wie die Digitalis beim Herzgesunden.

Dies führt zu der Vorstellung, daß die leistungsfähigen Nieren, so wie das Herz nichts schuldig bleiben, und alles, was ihnen angeboten wird, so prompt ausscheiden, daß ein Ansporn ebensowenig eine Mehrleistung hervorruft, wie ein Antreiben des gesunden Herzens.

2. Eine insuffiziente Niere ohne Ödem verhält sich im Gegensatz zum insuffizienten Herzen genau so refraktär gegen jeden Ansporn; sie leistet schon Maximales und ist auch durch die stärksten Diuretika zu keiner Mehrleistung zu zwingen.

3. Bei jeder Entwässerung der Wassersüchtigen durch Diuretika geht der Diurese ein deutlicher Wassereinstrom in das Blut voraus, wir finden regelmäßig, in Übereinstimmung mit Loeper und Veil eine echte Hydrämie mit Abnahme der Eiweißkonzentration, der Trockensubstanz (nach Bang) und der Zahl der roten Blutkörperchen (Keller und Weinmann[1])).

4. Bei höchstgradiger Ödembereitschaft bleibt, auch wenn keine Niereninsuffizienz besteht, auf das Diuretikum sowohl die Hydrämie, als auch die Diurese aus.

5. Bei Störung der Nierenfunktion oder schwerer Störung der Nierenzirkulation kann es unter dem Einfluß des Diuretikums zu Hydrämie kommen ohne Diurese.

Gegen unsere Auffassung könnte eingewendet werden: Bei gesunden, kochsalzreich genährten (und daher wasserreichen) Tieren oder Menschen führt das Theocin nicht zu einer Verwässerung, sondern im Gegenteil zu einer Eindickung des Blutes, unter Steigerung der NaCl-Ausfuhr über die Einfuhr, also zu negativer NaCl-Bilanz (Veil). Nach Abklingen der Wirkung kommt es aber wieder zu einer Einsparung von NaCl unter Rückkehr zur Ausgangsblutkonzentration. Das Diuretikum wirkt also genau so, wie eine starke Wasserdiurese oder eine plötzliche Einschränkung der NaCl-Zufuhr in der Nahrung. Beide bewirken Ansteigen der Blutkonzentration, Mehrausfuhr von NaCl und negative NaCl-Bilanz mit nachfolgender Einsparung von NaCl und positiver NaCl-Bilanz. Die Mehrausfuhr von NaCl könnte als Nierenwirkung angesprochen werden, die darauffolgende Einsparung von NaCl dagegen spricht entschieden dafür, daß diese Eingriffe in den Stoffaustausch weniger in einer Änderung der Blutmenge, als in einer Änderung des Salzgehaltes der Gewebe bestehen. Wir stellen uns vor, daß es sich um eine Abgabe von NaCl aus den Geweben handelt, und daß diese unter dem Einflusse des Diuretikums auf die Peripherie, nicht auf die Niere erfolgt.

Für diese Auffassung sprechen Tierversuche Grünwalds: Bei salzfrei ernährten Kaninchen, deren Harn chlorfrei geworden war, sah er nach Diuretingaben wieder Chlor im Harne auftreten, und er konnte auf diese Weise die Gewebe so lange zur Hergabe ihres Kochsalzbestandes zwingen, bis die Tiere an Salzarmut zugrunde gingen. G. vermutet allerdings eine Nierenwirkung, eine Lähmung der Rückresorption.

Für unsere Auffassung sprechen noch die wichtigen Tierversuche von Weber, des frühverstorbenen, begabten Mitarbeiters Minkowskis, der sich als Erster die Frage vorgelegt hat, ob nicht die Körperkapillaren in analoger Weise wie die Kapillarendothelien und Epithelien der Nieren durch Coffeinpräparate beeinflußt werden, so daß die Diuretika sowohl am Orte der Ödemablagerung selbst, wie in den Nieren wirken. Er fand, daß bei nephrektomierten Tieren die intravenöse Injektion von Theophyllin eine Verdünnung des Blutes, dabei aber eine Vermehrung der Asche und des NaCl des Gesamtblutes hervorrufen. Bei subkutaner Injektion von physiologischer NaCl-Lösung wirkt Theophyllin resorptions-

[1]) Die Veröffentlichung der Versuche ist leider infolge des tragischen, durch eine Laboratoriumsinfektion mit Typhus erfolgten Todes unserer fleißigen Mitarbeiterin Frl. Dr. Weinmann unterblieben.

befördernd. Es ergab sich eine stärkere Blutverdünnung und Vermehrung der Asche und des NaCl im Gesamtblut im Vergleich zu den Tieren, die nur die subkutane Kochsalzinjektion erhalten hatten.

Auf hoch konzentrierte Salzlösungen wirken die unter Theophyllin stehenden Kapillarendothelien in der Weise ein, daß sie mehr Salze als Wasser ins Blut gelangen lassen.

Spiro-Vogt erwähnen unveröffentlichte Versuche, nach denen unter dem Einfluß der Diuretika auch bei nephrektomierten Tieren Änderungen im Trockengehalt des Blutes auftreten und fügen hinzu, daß sich beim Kaninchen auch eine lymphtreibende Wirkung des Coffeins beobachten lasse, während sie beim Hund ebenso wie die diuretische Wirkung fehle.

Gaisböcks Nachprüfungen der Weberschen Versuche halten der Kritik nicht Stand. Er hat die Diurese durch Aderlaß gehemmt und gefunden, daß der Einstrom der Gewebsflüssigkeit in das Blut durch die Purinkörper nicht beschleunigt wird. Da der Aderlaß die Lymphabsonderung stark hemmt, so könnte in diesen Versuchen höchstens ein Hinweis darauf gesehen werden, daß das unter diesen Bedingungen unwirksame Diuretikum an den Lymphkapillaren angreift.

Die Frage bedarf dringend der experimentellen Prüfung, und auch für die klinische Beweisführung sind noch zahlreiche und recht mühsame Einzeluntersuchungen an verschiedenen genau beschriebenen und bestimmt bezeichneten Formen nötig. Der Beweis einer reinen diuretischen Wirkung wäre nur zu liefern an Fällen ohne jede Ödembereitschaft, ohne jede kardiale Störung, welche als Ausdruck einer Störung der Wasserausscheidung eine Hydrämie aufweisen, die unter dem Einfluß der Diuretika unter Diurese verschwinden müßte.

Solche Fälle wären auch geeignet, die Frage zu klären, ob es Nierenerkrankungen gibt, die sich durch eine „Untererregbarkeit der Nierengefäße" auszeichnen. Das Ausbleiben der Diurese nach längerer Verabreichung von Diuretika hat Schlayer als „Ermüdung" der Nierengefäße bezeichnet. Doch ist diese Frage noch ebensowenig geklärt, wie die Lehre von der Übererregbarkeit der Nierengefäße.

Ich habe gelegentlich bei hochgradiger Ödembereitschaft eine Umkehrung der peripheren Wirkung des Diuretikums gesehen, eine Verschlechterung der Diurese unter Zunahme des Ödems und Abnahme des Wassergehaltes des Blutes. Das spricht für die Möglichkeit einer Schädigung der peripheren Gefäße, einer „Ermüdung" der geschädigten „Vorniere" durch die Diuretika.

Für die Behandlung des Ödems spielt jedenfalls die renale Wirkung der Diuretika keine oder eine geringe, die extrarenale Wirkung die Hauptrolle.

Sehr wichtig ist für den Erfolg der Ort, die Art und das Maß der Anwendung des Diuretikums. Oft muß die für den Einzelfall am besten geeignete Technik erst ausprobiert werden.

Von der Anwendung kleiner Dosen Diuretin, wie sie die Rombergsche Schule empfiehlt, haben wir keinen Erfolg gesehen, der nicht auch durch die längerdauernde, regelmäßige Gabe von Herzmitteln zu erreichen gewesen wäre. Bei der Behandlung höherer Grade von Hydrops fanden wir die kleinen Dosen wirkungslos. Wir geben mit Vorliebe auf einmal 0,5 g Theophyllinnatrium, aber nur einmal am Tage, und vermeiden diese Präparate an zwei aufeinanderfolgenden Tagen zu geben, sondern machen mindestens einen Tag Pause.

Per os werden die Xanthinpräparate in wirksamer Dosis sehr verschieden vertragen, Störungen des Appetits sind danach fast die Regel, nicht selten sind aber auch stärkere und recht lästige dyspeptische Beschwerden. Oft ist die Kombination des Diuretikums mit dem Wasserversuch besonders wirksam. In der diuretischen Wirkung bleibt jede Anwendung per os weit zurück hinter der intravenösen. Sie hat den Nachteil, für den Arzt unbequem zu sein und bei Kranken bisweilen sehr unangenehme Gefühle, wie Kopfschmerz, Schwindel und Übelkeit auszulösen, die aber meist im Laufe von 1—2 Stunden verschwinden.

Sehr bezeichnend für den extrarenalen Charakter der Wirkung ist die Beobachtung, daß die Diurese erst allmählich, innerhalb von 1—2 Stunden einsetzt und sich über längere Zeit, bis 24 Stunden, hinzieht.

Die wirksame Dosis für die intravenöse Injektion ist:

Euphyllin 0,5—1,0 g in 5 ccm Lösung oder

Theophyllinnatrium 1,0 g in 20 ccm Lösung.

Es erscheint uns zweckmäßig, sowohl bei kardialen, wie bei renalen Ödemen grundsätzlich erst die diätetische — Schonungs — Methode der Behandlung anzuwenden, ehe man zur Festhaltung oder Steigerung des Erfolges zum Kardiakum oder Diuretikum greift.

Durch zu brüske Beförderung des Einstroms von Flüssigkeit in die Gefäßbahn kann besonders bei kardialen oder kardiorenalen Ödemen das Herz schwer gefährdet, oder unter Umständen eine unliebsame Ablenkung des Ödems in das Gehirn hervorgerufen werden.

Bei hochgradiger Ödembereitschaft können die Diuretika der Xanthingruppe ganz und gar im Stiche lassen, ja wie erwähnt, das Gegenteil der erwünschten Wirkung hervorrufen.

In solchen Fällen bleibt ein Diuretikum immer noch wirksam, das bisher in der Behandlung der Nierenkrankheiten zu wenig und meist in zu geringer Dosis herangezogen worden ist, das ist der Harnstoff. Bei Fällen ohne Niereninsuffizienz kann Harnstoff in ganz großen Dosen angewandt werden, und es gelingt durch konsequente Darreichung von 40—60 g Harnstoff pro die über Wochen hindurch, auch sehr hartnäckige Ödeme zu entwässern, die einer strengen Wasser- und Salzenthaltung einen unüberwindlichen Widerstand entgegengesetzt haben. Dabei kann es zu beträchtlicher Erhöhung der R.N.-Werte kommen. Ein Beispiel ist auf S. 464 mitgeteilt.

Der Harnstoff scheint in ganz besonderem Maße die extrarenalen Wasserdepots zu entleeren, ob auch er aktiv lymphtreibend wirkt, oder ob seine Wirkung rein passiv, durch Diffusion bedingt ist, wissen wir noch nicht. Seiner entwässernden Wirkung ist vielleicht zuzuschreiben, daß die ödematösen Nephritiden bei Übergang in das Stadium der Niereninsuffizienz bisweilen spontan den Hydrops verlieren.

Bei nephrotischem Ödem haben wir eine auffallend günstige Wirkung auf die Diurese von der Darreichung von Schilddrüsentabletten gesehen, die mit einer wesentlichen Besserung des Nierenleidens Hand in Hand ging. (Vgl. S. 351.)

Ein Diuretikum, das früher bei kardialem Hydrops als letztes Hilfsmittel in der Not angewendet wurde, ist ziemlich in Vergessenheit geraten, das Kalomel. Bei wirklich kranken Nieren hat man es bisher, vielleicht zu Unrecht, nicht in Betracht gezogen, bei kardialem Hydrops ist seine Anwendung von verblüffendem Erfolg, auch wenn es sich um eine sog. interstitielle Nephritis d. h. um ein Hypertonikerherz handelt. Die Wirkung ist abhängig von einer genügenden Dosis. Wir geben 0,2 oder 0,3 g 5mal am Tage bis die Diurese einsetzt, um alsdann sofort auszusetzen.

Das Mittel kann, wenn erfolglos angewandt, recht unangenehme, ja bedrohliche Nebenwirkungen entfalten (Stomatitis, dysenterische Hg-Enteritis, ja Perforationsperitonitis) und darf nicht bei Niereninsuffizienz gegeben werden!

Tritt dagegen die erwünschte Diurese ein, so wird das Kalomel besser als alle anderen Diuretika vertragen, und es stellt sich nicht nur keine Magenstörung, sondern großer Hunger ein. Bei sehr schwerem, kardialem Hydrops wird das Kalomel von keinem anderen Mittel, was Stärke und Nachhaltigkeit der Wirkung angeht, erreicht, geschweige übertroffen. Fürbringer hatte ganz sicher unrecht, als er die Wirkung auf eine Reizung der Niere bezog und das Kalomel als ein Parademittel bezeichnete, „das seine Zugkraft auf intelligente Menschen nur für das erste Mal ausübe“. Man darf jedenfalls keinen Rückschluß auf Mangel an Intelligenz bei Patient (oder Arzt) ziehen, wenn in einem Falle, wie wir das wiederholt gesehen haben, das Mittel immer wieder mit größtem Erfolge anschlägt. Jendrassik erwähnt schon einen Fall, dem seit 5 Jahren das Kalomel mit 15—20 Kuren pro Jahr das Leben erhalten hat. Gewiß wäre es besser, die Wiederkehr so enormer Ödeme zu verhüten, dazu ist man aber nicht immer in der Lage — bisweilen allerdings nur wegen mangelnder Einsicht oder Willenskraft des Kranken.

Nach Romberg beruht die durch das Mittel verursachte Polyurie „bekanntlich auf einer Überempfindlichkeit der Nieren als dem ersten Zeichen einer Nierenreizung, welche bei weiterer Entwicklung zur Quecksilbernephritis führt."

Demgegenüber war es uns von großem Interesse, aus der Literatur zu entnehmen, daß Jendrassik schon eine extrarenale Wirkung des Kalomels angenommen hat. Er hebt als bemerkenswert hervor,

daß der Durst während der Kalomeldiurese nicht gesteigert ist,
daß das Kalomel die Zirkulation nicht verbessert,
daß es beim Gesunden und nicht Ödematösen keine Diurese macht,
und daß beim Ödematösen die diuretische Wirkung nur so lange dauert, als Wassersucht vorhanden ist.

Jendrassik schließt daraus mit Recht, daß der primäre Faktor in der Resorption der Ödemflüssigkeit durch das Blut zu suchen ist. Bewiesen wurde diese Annahme durch seine Freunde Benczur und Csatáry, welche im Beginn der starken Diurese eine Blutverdünnung und in einem Falle auch eine Zunahme des NaCl im Blute von 0,52 auf 0,638 $^0/_0$! (die J. merkwürdigerweise nicht beträchtlich findet) nachweisen konnten. Die Wirkung stellte Jendrassik sich allerdings unter dem Zwange der physikalisch-chemischen Theorie so vor, daß sich im Blute Quecksilberalbuminat bildet, das die Endosmose, den osmotischen Einstrom von Gewebsflüssigkeit in das Blut steigert.

Jede Entwässerung der Ödeme setzt also, gleichviel auf welchem Wege das Wasser den Körper verlassen soll, eine Mobilisierung des Wassers, eine Beförderung des Einstromes voraus.

Auf die Ableitung des Wassers auf andere Organe, wie die Haut durch Schwitzenlassen, die Lunge durch Einatmen trockener Luft, den Darm, der gerade bei hochgradiger Ödembereitschaft in Form wäßriger Diarrhöen eine gesteigerte Durchlässigkeit verrät, ist daher nur dann zurückzugreifen, wenn wirklich das Wasserausscheidungsvermögen der Niere geschädigt ist, und dann ist die Einschränkung der Zufuhr das wichtigere.

Als ultimum refugium bleibt dann endlich die mechanische Entleerung der Ödeme übrig.

Auf ihre diuresebefördernde Wirkung hat E. Meyer kürzlich wieder hingewiesen. Er glaubt sie auf eine Besserung der Nierenfunktion infolge Beseitigung des Nierenödems zurückführen zu müssen. Wir stellen uns nach dem oben Ausgeführten vor, daß auch dieser Eingriff extrarenal angreift, und daß durch die Entlastung der Peripherie die Funktion der „Vorniere" gebessert wird.

Bei Nierenkranken sollte es nicht mehr zu solchen hochgradigen Ödemen kommen, daß dieses Verfahren nötig wird, bei schweren oder sehr chronischen Fällen insbesondere von Nephrose, bei denen eine liberalere Diät unvermeidlich ist, wird man dagegen öfter zu Punktion eines Ascites oder Hydrothorax genötigt.

Auch bei der diffusen Nephritis, sowohl im akuten wie im hypertonischen Endstadium, kommt es gerne zu atembeengenden Pleuratranssudaten; sie werden leicht übersehen, und die Atemnot für urämisch oder kardial gehalten. Eine Pleurapunktion ist da durchaus angezeigt und bringt große Erleichterung.

Die Hautdrainage durch Hohlnadeln, die in bekannter Weise in die Unterschenkel eingestochen werden, ist bei renalem Hydrops sehr selten nötig und wird auch besser vermieden, da trotz aller aseptischen Kautelen die Infektionsgefahr sehr groß, die Widerstandsfähigkeit des Organismus herabgesetzt ist. Tödliches Erysipel ist gar zu leicht die Folge.

Bei kardialem Hydrops kommt man eher in die Lage, die Ödeme mechanisch entleeren zu müssen, wenn die Zeit zur diätetischen und medikamentösen Therapie versäumt worden ist. Bei der trikuspidalen oder perikardialen Einflußstauung mit Ascites praecox, dem Krankheitsbilde der Pseudoleberzirrhose, sind Bauchpunktionen nicht zu umgehen.

Die mechanische Entleerung der Ödeme und die Beseitigung des ungeheuren, die Kapillaren und Lymphgefäße umgebenden Druckes bewirkt oft eine rasche Besserung des Einstromes von Flüssigkeit, und Herz und Gefäße sprechen nun wieder auf Kardiaka und Diuretika an, die vor der Entlastung ganz ohne Wirkung waren.

Es darf an dieser Stelle erwähnt werden, daß auch die ätiologische Behandlung der kardialen Wassersucht in der Hebung der Zirkulationsgeschwindigkeit bestehen muß, die den Einstrom der Flüssigkeit in die Blutbahn befördert. Daß besonders bei intravenöser Anwendung von Strophantin oder Strophantustinktur der Diurese ebenfalls eine Hydrämie voraufgeht, haben wir oft beobachtet, und ist zuerst von Lüthje beschrieben worden.

Kardiale Ödeme sind um so leichter zu beseitigen, je kürzer sie bestanden haben, um so schwerer, je älter sie sind.

Bei frischen kardialen Ödemen kommt man meist schon mit Bettruhe und Carell-Diät (4mal 200 g Milch für 4—8 Tage) aus, oder mit Aderlaß. Genügt dies nicht, so sprechen sie auf ein Diuretikum allein oder ein Kardiakum allein an.

Bei älteren Fällen genügt ein Kardiakum allein oft nicht, aber ein Xanthinpräparat allein, intravenös angewandt, kann einen Einstrom erzielen.

Bei noch älteren und schwereren Fällen von Herzwassersucht ist weder das eine noch das andere Mittel allein wirksam, sondern nun die Vereinigung beider, am besten in Form von intravenösen Einspritzungen von Strophantin und Euphyllin.

Nur Kalomel wirkt in solchen Fällen ohne Kardiakum für sich allein, der Erfolg muß aber durch Herzmittel gesichert und unterhalten werden.

Literatur.

Aagaard, Über die Lymphgefäße der Zunge, des quergestreiften Muskelgewebes und der Speicheldrüsen des Menschen. Anatomische Hefte 47, Heft 143, S. 493. — Achard et Loeper, Sur le mécanisme régulateur de la composition du sang et ses variations pathologiques. Soc. de biol. 1901. — Albu, Zur experimentellen Erzeugung von Ödemen und Hydropsien. Virch. Arch. Bd. 166, S. 87. — Ambard und Beaujard, La rétention chlorurée sèche. Sémaine médicale 1905, S. 133. — Ascoli, Vorlesungen über Urämie. Jena 1903. — Asher, Leon, Die Bildung der Lymphe. Biochem. Zentralbl. Bd. 4, 1905. — Derselbe, Der physiologische Stoffaustausch zwischen Blut und Geweben. Samml. anat. und physiol. Vortr. und Aufsätze. Jena, Gustav Fischer, 1909. — Derselbe, Untersuchungen über die physiologische Permeabilität der Zellen. Biochem. Zeitschr. 14. Bd. 1 u. 2. Heft. — Derselbe und Barbera, Untersuchungen über die Eigenschaften und Entstehung der Lymphe. Zeitschr. f. Biologie 36, S. 150 u. 37, S. 261. — Barlow, Lazarus, bei Hamburger. — Bartels, C., Ziemßens Handb. Bd. 9, 1. Hälfte, S. 87. — Bartels, Das Lymphsystem. Jena 1909. — Bence, Experimentelle Beiträge zur Entstehung der nephritischen Ödeme. Zeitschr. f. klin. Med. Bd. 67, S. 69. — Benczur und Czatàry, bei Jendrassik. — Bittorf, A., Der Wasser- und Kochsalz-Stoffwechsel und seine Bedeutung für Pathologie und Therapie. Sammlung zwangloser Abhandl. aus dem Geb. der Verdauungs- und Stoffwechselkrankh. Bd. 3, Heft 6, Halle, Marhold, 1911. — Blooker, J. W., Über den Einfluß der Kochsalzzufuhr auf die nephritischen Ödeme. Deutsch. Arch. f. klin. Med. Bd. 96, S. 80. — Boddaert, Über das lymphatische Ödem. Zentralbl. f. pathol. Anat. 1894, S. 404, u. Leyden-Festschrift. — Böhm, Fortgesetzte Untersuchungen über die physiologische Permeabilität der Gefäßwände. Biochem. Zeitschr. Bd. 16, Heft 4 u. 5. — Boeker, Zur operativen Behandlung des chronischen Ödems. Münch. med. Wochenschr. Nr. 32, 1913. — Bönninger, Die elastische Spannung der Haut und deren Beziehung zum Ödem. Zeitschr. f. exp. Path. u. Therap. Bd. 1, S. A. — Boruttau, Blut und Lymphe. Nagels Handb. d. Physiol. Ergänzungsband. — Camus, Aktion de l'adrénaline sur l'écoulement de la lymphe. Soc. de biol. 56, S. 532, 1904. — Cohnheim, Vorlesungen über allgemeine Pathologie. 2. Aufl. I. S. 430. — Derselbe und Lichtheim, Über Hydrämie und hydrämisches Ödem. Virch. Arch. Bd. 69, S. 106. — Cohnstein, W., Ödem und Hydrops. Lubarsch-Ostertag, Ergebn. d. Path. III. S. 588. — Dieballa und v. Kétly, Über die Wechselbeziehung von Albuminurie, Hydrämie und Hydrops bei Brightikern. — Ellinger, A., Die Bildung der Lymphe. Asher-Spiros Ergebn. d. Physiol. I, 1, 355. — Emminghaus, bei Landerer und Bönniger. — Engels, Die Bedeutung der Gewebe als Wasserdepots. Arch. f. exp. Pathol. u. Pharm. Bd. 51, S. 346. — Erb, Walter, Über den Einfluß von Blutdruckschwankungen auf die Konzentration des arteriellen und venösen Blutes. Arch. f. klin. Med. Bd. 88, S. 36. — Fischer, M. H., Das Ödem. Dresden 1910, Th. Steinkopff. — Friedental, Über die bei der Resorption der Nahrung in Betracht kommenden Kräfte. Arch. f. (Anat. u.) Physiol. 1900, S. 225. — Gärtner, Wiener med. Presse. 1883, S. 671 u. 701. — Gaisböck, Über den Einfluß von Diureticis der Purinreihe auf die Gefäßpermeabilität. Arch. f. exper. Pathol. u. Pharm. 66, S. 387. — Gerhartz, Heinrich, Chemie der Lymphe. Handb. d. Biochem. d. Menschen und d. Tiere II. Bd. 2. Teil, S. 116. — Derselbe, Chemie der Transsudate und Exsudate. — Gradinesku, Der Einfluß der Nebennieren auf den Blutkreislauf und den Stoffwechsel. Pflügers Arch. Bd. 52, S. 238, 1913. — Grünwald, Beiträge zur Physiologie und Pharmakologie der Nieren. Arch. f. exper. Path. u. Pharm. 60, S. 360. — Halpern, Studien über Hydrämie bei Nephritis. — Hamburger, Über Salzödeme bei älteren Kindern. — Hamburger, H. J., Osmotischer Druck und Ionenlehre. II. Lymphbildung S. 30, Ödem und Hydrops S. 67. Wiesbaden 1904. — Handley, bei Lanz. — Hauberrisser, E. und F. Schönfeld, Über die Quellung von Bindegewebe. Archiv f. experiment. Pathol. u. Pharm. Bd. 71, S. 102. — Heidenhain, Versuche und Fragen zur Lymphbildung. Pflügers Archiv. Bd. 49, S. 209. — Heinecke und Meyerstein, Experimentelle Untersuchungen über den Hydrops bei Nierenkrankheiten. Deutsch. Archiv f. klin. Med. Bd. 90, S. 101. — Heinz, Handbuch der experimentellen Pathologie und Pharmakologie. Bd. 2, 1. Hälfte. — Heller, A., Über die Fortbewegung der Lymphe in den Lymphgefäßen. Zentralbl. f. Physiol. Bd. 25, Nr. 10. — Heß, L., Über das Brightsche Ödem. Zeitschr. f. klin. Med. 82. S. 1. — Heß, O., Über die Beeinflussung des Flüssigkeitsaustausches zwischen Blut und Geweben durch Schwankungen des Blutdrucks. Arch. f. klin. Med. Bd. 79, S. 128. — Höber, R., Die Lymphbildung in Koranyi-Richters Handb. d. physik. Chemie u. Med. I. 345, Berlin 1907. — Derselbe, Physikalische Chemie des Blutes und der Lymphe. Handb. d. Biochemie des Menschen und der Tiere. Bd. 2, 2. Hälfte, S. 1. Jena, Fischers Verlag. — Hoeßlin, H. v., Experimentelle Untersuchungen zur Physiologie und Pathologie des Kochsalzwechsels. Habilitationsschr. München, Oldenburg, 1909. — v. Hoeßlin und Kashiwado, Experimentelle Untersuchungen über Kochsalzwechsel und Nierenfunktion. Deutsch. Arch. f. klin. Med. Bd. 102, S. 520. — Jendrassik, Weitere Untersuchungen über die Quecksilberdiurese. Deutsch. Arch. f. inn. Med. 47, S. 226. — Kast, Über lymphagoge Stoffe im Blutserum Nierenkranker. Deutsch. Arch. f. klin. Med. Bd. 73, S. 562. — Klemensiewicz, R., Die Pathologie der Lymphströmung. Handbuch der Allgem. Pathologie von Krehl und Marchand. II. 1. — Derselbe, Über das Ödem. Verh. d. Gesellsch. Deutscher Naturf. u. Ärzte. München 1912, I. S. 327. — Kövesi und Róth-Schulz. Pathologie und Therapie der Niereninsuffizienz. Leipzig 1907. — Kondoléon, Die Lymphableitung als Heilmittel bei chronischen Ödemen nach Quetschung. Münch. med. Wochenschr. 1912, S. 525. — Koranyi-Richter, Physikalische Chemie und Medizin. Leipzig 1908. — Krehl, Pathologische Physiologie. 7. Aufl., S. 118. — Landerer, Die Gewebsspannung in ihrem Einfluß auf die örtliche Blut- und Lymphbewegung. Leipzig 1884. — Lanz, Eröffnung neuer Abfuhrwege bei Stauung im Bauch und unteren Extremitäten. Zentralbl. f. Chir. 1911, Nr. 1. — Loeper, Mécanisme régulateur de la composition du sang. Paris 1903. — Lower, bei Recklinghausen. — Lubarsch, O., Über pathologische Morphologie und Physiologie des Ödems. Verhandl. d. Ges. Deutsch. Naturf. u. Ärzte. München 1912. S. 343. — Derselbe, Die allgemeine Pathologie. I. Bd., 1. Abt. Wiesbaden 1905. — Magnus, Über die Entstehung der Hautödeme bei experimenteller hydrämischer Plethora. Arch. f. exp. Path. u. Pharm. Bd. 42. — Derselbe, Über die Veränderung der Blutzusammensetzung nach Kochsalzinfusion und ihre Beziehung zur Diurese. Arch. f. exper. Path. u. Pharm. 44, S. 68. — Magnus-Alsleben, Zur Entstehung der Ödeme bei Nephritis. Münch. med. Wochenschr. 1914. Nr. 38, S. 1963. — Magnus, Rudolf, Bildung der Lymphe. Handb. d. Biochem. d. Menschen u. d. Tiere. II. Bd., 2. Heft, S. 99. — Magnus-Levy, Der Mineralstoffwechsel in der klinischen

Pathologie. Kongr. f. inn. Med. Wiesbaden 1909. — Derselbe, Über europäische Chylurie. Zeitschr. f. klin. Med. 66. S. 24. — Meltzer, Über Verteilung und Wirkungen von gelösten Substanzen bei entherzten Fröschen. Zentralbl. f. Phys. XXV, Nr. 2, S. 49. — Meyer, E., Über Nierenödem. Münch. med. Wochenschr. 1916, S. 557. — Moore, A. R., Läßt sich ein Ödem durch den Säuregehalt der Ödeme erklären? Arch. f. d. ges. Physiol. Bd. 147. — Morawitz, P., Pathologie des Wasser- und Mineralstoffwechsels. Handb. d. Biochem. d. Menschen u. d. Tiere. Bd. 4, S. 238. — Munk und Rosenstein, Arch. f. (Anat. u.) Physiol. 1890, S. 376 u. 581. — Noeggerath und Zondek, Zur Kenntnis der Nierenerkrankungen im Kindesalter. Münch. med. Wochenschr. 1914, S. 1719. — v. Noorden, Handbuch der Pathologie des Stoffwechsels. 2. Aufl., 1. Bd. — Overton, Über den Mechanismus der Resorption und der Sekretion. Nagels Handb. d. Physiol. d. Menschen. II, 2. — Padtberg, J. H., Über die Bedeutung der Haut als Chlordepot. Arch. f. exper. Pathologie u. Pharm. Bd. 63. — Pincussohn, L., Untersuchungen über die Entstehung des Ödems. Zeitschr. f. exper. Pathol. u. Therap. Bd. 10, Heft 2. — Quincke, Über Hydrops toxicus. Berl. klin. Wochenschr. 1916. Nr. 40. — Derselbe, Der Hydrops bei Nephritis. Mediz. Klinik 1916. Nr. 13. — v. Recklinghausen, Allgemeine Pathologie des Kreislaufes und der Ernährung. Stuttgart 1883. — Reichel, O., Zur Frage des Ödems bei Nephritis. Zentralbl. f. inn. Med. 1898, Nr. 41. — Reid, bei Höber und Overton. — Richter, P. F., Experimentelles über die Nierenwassersucht. Berl. klin. Wochenschr. 1905, S. 384. — Rotermund, Über den Kapillardruck, besonders bei Arteriosklerose. Dissert. Marburg 1904. — Rumpel, Zur Ätiologie der Ödemkrankheiten in russischen Gefangenenlagern. Münch. med. Wochenschr. 1915, Nr. 30, S. 1021. — Sabin, Fl. R., Der Ursprung und die Entwicklung des Lymphgefäßsystems. Ergebn. d. Anat. u. Entwicklungsgesch. XXI. Bd. 1913. — Schade, H., Die Elastizitätsfunktion des Bindegewebes und die intravitale Messung ihrer Störungen. Zeitschr. f. exper. Pathol. u. Ther. Bd. 11, S. 369. — Schlayer, Hedinger und Takayasu, Über nephritisches Ödem. Deutsch. Arch. f. klin. Med. Bd. 91, S. 1. — Schmid und Schlayer, Über nephritisches Ödem. Deutsch. Arch. f. klin. Med. Bd. 104, S. 44. — Senator, Berl. klin. Wochenschr. 1895, S. 165. Lehrbuch der Nierenkrankheiten, Nothnagels Sammelwerk. II. Aufl. — Siebeck, Versuche über die diosmotischen Eigenschaften von Zellen. Verh. d. deutsch. Kongr. f. inn. Med. XXIX. Wiesbaden 1912 und Pflügers Archiv. Bd. 148, S. 443. — Strauß, Die chronischen Nierenentzündungen in ihrer Einwirkung auf die Blutflüssigkeit und deren Behandlung. Berlin 1902. — Derselbe, Über Osmodiätetik. Ther. d. Gegenw. 1902, S. 144. — Derselbe, Die Chlorentziehungskur bei Nieren- und Herzwassersucht. Verhandl. d. Kongr. f. inn. Med. 1909. — Derselbe, Zur Behandlung und Verhütung der Wassersucht. Therapie der Gegenw. 1903, S. 192. — Tigerstedt, Lehrbuch der Physiologie des Menschen. Leipzig. 5. Aufl. — Timofeew, Zur Frage der Pathogenese der nephritischen Ödeme. Arch. f. exp. Path. u. Pharm. Bd. 60, S. 265. — Unna, Die nichtentzündlichen Ödeme der Haut. Monatsschr. f. prakt. Derm. VIII. Bd. 1889. Nr. 10. — Derselbe, Lehrbuch der speziellen pathologischen Anatomie von Orth. 8. Lieferung. Hautkrankheiten. Berlin 1894. — Veil, Über die klinische Bedeutung der Blutkonzentrationsbestimmung. Deutsch. Arch. f. klin. Med. 113. — Volhard und Fahr, Die Brightsche Nierenkrankheit. Springer 1914. — Wahlgren, V., Über die Bedeutung der Gewebe als Chlordepots. Arch. f. exp. Path. u. Pharm. Bd. 61. — Weber, Über die Beeinflussung der Resorption durch Diuretika nach der Nierenexstirpation. Deutsche med. Wochenschr. 1906, 31, S. 1250. — Wessely, K., Über die Resorption aus dem subkonjunktivalen Gewebe etc. Arch. f. exp. Path. u. Pharm. Bd. 49. S. 412. — Widal, F., Die Kochsalzentziehungskur in der Brightschen Krankheit. Kongr. f. inn. Med. Wiesbaden 1909. — Widal et Javal, Les variations de la perméabilité du rein pour le chlorure de sodium au cours du mal de Bright. Extrait des comptes rendus des séances de la société de biologie. T. LV. S. 1532. — Widal et Lemierre, Pathogénie de certains œdèmes brightiques. Action du chlorure de sodium ingéré. Extrait des bulletins et mémoires de la société médicale des hôpitaux de Paris. 12. Juni 1903. — Ziegler, K., Das Ödem und seine Bedeutung für die Klinik. Verh. d. Ges. Deutsch. Naturf. u. Ärzte. Münster 1912, S. 352. — Derselbe, Histologische Untersuchungen über das Ödem der Haut und des Unterhautzellgewebes. Zieglers Beiträge. Bd. 36, S. 435.

4. Die Veränderungen am Herz- und Gefäßapparat.

Schon Bright, dem wir die Entdeckung der Nierenkrankheiten verdanken, hatte die heute jedem Arzte geläufige Tatsache beobachtet, daß Hypertrophie des Herzens, insbesondere des linken Ventrikels, außerordentlich häufig im Gefolge der Nierenkrankheiten auftritt.

Die Aufklärung des inneren Zusammenhanges dieses auffallenden Zusammentreffens hat seit Bright unzählige Forscher beschäftigt. Das Problem ist zum Lieblings- und Schmerzenskind der inneren Medizin geworden, und trotz einer nicht mehr übersehbaren Fülle von Untersuchungen, Spekulationen, Hypothesen und Theorien über diesen Gegenstand können wir heute nicht mehr sagen, als daß wir zur Not an der Schwelle des Verständnisses angelangt, in das Verständnis selbst aber noch nicht eingedrungen sind.

Es liegt außerhalb des ärztlichen Bedürfnisses und damit des Rahmens dieses Handbuches, erschöpfend alle diese Theorien zu schildern, die über das Problem der Beziehungen zwischen Herzhypertrophie und Nierenkrankheiten aufgestellt worden sind. Eine vortreffliche und ausführliche Bearbeitung der älteren Literatur bis 1879 findet sich in der von der Königsberger medizinischen Fakultät gekrönten Preisschrift von R. Zander, der neueren in dem Buche von Horner, der Blutdruck des Menschen.

Allen oder fast allen Vorstellungen liegt seit Cohnheim die Erkenntnis zugrunde, „daß es außer der Arbeit kein physiologisches oder pathologisches Moment gibt, welches eine Massenzunahme eines Muskels über seine natürliche Wachstumsgrenze hinaus bewirken könnte". Cohnheim fährt fort: „Das Fehlen einer Hypertrophie würde noch nicht dagegen sprechen, daß an einen Muskel erhöhte Arbeitsforderungen gestellt werden; wenn Sie aber an einem Muskel eine wirkliche Hypertrophie, d. h. eine Zunahme seiner Fasern nach Zahl und Dicke, konstatieren, so dürfen Sie mit absoluter Sicherheit den Schluß ziehen, daß dieser Muskel längere Zeit hindurch eine über das gewöhnliche Maß gesteigerte Arbeit vollführt hat".

Das gleiche gilt vom Herzmuskel: „Denn da wir bisher nicht den geringsten Anhaltspunkt dafür haben, daß am Herzen etwas vorkommt, was dem „Riesenwuchs" an den Extremitäten usw. an die Seite zu setzen wäre, so halten wir daran fest, daß das Herz, wie jeder andere Körpermuskel, nur durch Arbeit wächst, und unser Bestreben kann daher gegenüber einer Herzhypertrophie, die wir bei einem Menschen konstatieren, immer nur darauf gerichtet sein, die Ursache zu eruieren, durch welche der Herzmuskel zu verstärkter Arbeit angeregt worden."

Wenn wir von den älteren Vorstellungen, daß das Nierenleiden die Folge der Herzhypertrophie sei, absehen, und die neuerdings wiederauflebende Vorstellung, daß Herz- und Nierenleiden die Folge einer gemeinsamen Ursache sind, zunächst beiseite lassen, so können wir die Frage, warum hypertrophiert das Herz bei Nierenkrankheiten, heute als beantwortet betrachten: es hypertrophiert infolge länger andauernder Blutdrucksteigerung.

Das ist heute fast allgemein anerkannt, daß jede Erklärung der Herzhypertrophie, wie Krehl es betont hat, von der Blutdrucksteigerung als der primären, der Erklärung bedürftigen Tatsache ausgehen muß, seit Riegel die wichtige Beobachtung mitgeteilt hat, daß bei den akuten Nephritiden schon sehr frühzeitig eine Erhöhung der Spannung im Arteriensystem nachzuweisen ist, lange bevor eine Herzvergrößerung festzustellen ist. Diese mit der unvollkommenen Methode der Pulsfühlung und -zeichnung erhobenen Befunde des großen Arztes sind mit den modernen Methoden der Blutdruckmessung vollständig bestätigt worden.

Die Erfindung der Methode und ihre konsequente Anwendung am Krankenbett bedeutet einen außerordentlichen Fortschritt. Wir verdanken ihr zunächst die sichere Erkenntnis, daß Herzhypertrophie nur denjenigen Nierenkrankheiten zukommt, welche in ihrem Verlaufe zu Blutdrucksteigerung führen. Damit ist die gesuchte Mehrarbeit für das Herz gegeben, aber damit verschiebt und erweitert sich die Frage, denn nicht jede renale Blutdrucksteigerung ist ohne weiteres von Herzhypertrophie begleitet.

Dank seinem wunderbaren Anpassungsvermögen vermag das Herz die geforderte Mehrarbeit sofort zu vollbringen. Eine Erstarkung seiner Muskulatur tritt erst dann ein, wenn sie längere Zeit vermehrte Arbeit geleistet hat, wenn dem Herzen längere Zeit zugemutet wird, mit „voller Kraft" statt mit „mittlerer Kraft" zu arbeiten. Das Fehlen einer Herzhypertrophie p. m. beweist daher nicht, daß im Leben keine Blutdrucksteigerung bestanden hat.

Jede Blutdrucksteigerung setzt sich zusammen aus zwei Faktoren, sie ist die Resultante aus den Kreislaufwiderständen in der Peripherie und der Herzkraft. Eine Blutdrucksteigerung kann also nur zustande kommen

durch Zunahme des Schlagvolumens des Herzens oder
durch Steigerung der peripheren Widerstände.

Eine Zunahme des Zeitvolumens des Herzens könnte bei gleichbleibenden Widerständen durch bessere (vollständigere) Entleerung der Kammern oder durch Zunahme der Blutmenge zustande kommen. Im ersteren Falle wäre eine Verschiebung des Blutes von der venösen auf die arterielle Seite und Senkung des Venendruckes, im anderen Falle eine Überfüllung der ganzen Gefäßbahn und Steigerung des Venendruckes zu erwarten.

Eine Steigerung der peripheren Widerstände könnte durch Änderung der Beschaffenheit des Blutes, durch Erhöhung seiner Zähflüssigkeit oder durch Änderung, Verengerung des Querschnittes der Gefäßbahn, d. h. durch stärkere Zusammenziehung der muskulären, insbesondere der präkapillaren Gefäße zustande kommen.

Darnach lassen sich die Theorien, welche in der Blutdrucksteigerung und Herzhypertrophie eine Folge der Nierenkrankheiten und in jener die Ursache vermehrter Herzarbeit sehen, in drei große Gruppen einteilen:

1. Wurde eine Veränderung der Beschaffenheit oder der Menge des Blutes vermutet,
2. eine abnorme Erregung des Herzens, und
3. abnorme Widerstände in der Gefäßbahn.

Dabei stehen sich in den Erklärungsversuchen zwei Ansichten schroff gegenüber. Die einen halten die Blutdruckänderung für bedauerliche Folgen der Nierenerkrankung, und zwar der Niereninsuffizienz, die anderen für eine nützliche, kompensatorische, d. h. die Niereninsuffizienz kompensierende Anpassungserscheinung.

1. Von den vermuteten Veränderungen der Blutbeschaffenheit haben sich qualitative, wie Steigerung der Blutviskosität, welche die Fortbewegung des Blutes erschweren und damit dem Herzen vermehrte Arbeit aufbürden sollten (Ewald), nicht nachweisen lassen (Hirsch u. Beck). Umgekehrt konnte Lommel in einem Falle, dessen Viskosität um das Doppelte vermehrt war, trotz der dadurch zweifellos gesteigerten Widerstände nur einen normalen Blutdruck von 120 mm feststellen, was eigenen Beobachtungen sowohl bei Erythrämien als auch bei Herzkranken durchaus entspricht.

Nicht selten finden wir aber bei Nephritis mit Blutdrucksteigerung eine Abnahme der Blutviskosität, ist es da nicht gerade die abnorme Verdünnung und Vermehrung des Blutes, die quantitative Änderung in Form einer serösen Plethora, welche die Gefäßspannung erhöht und dem Herzen die Mehrarbeit aufbürdet?

Kein Geringerer als Traube hat diese Vorstellung zum wesentlichen Bestandteil seiner Theorie gemacht: „Die Schrumpfung des Nierenparenchyms wird zweierlei Folgen haben: Sie wird einmal vermindernd auf die Blutmenge wirken, welche in einer gegebenen Zeit aus dem Aortensystem ins Venensystem abfließt. Sie wird zweitens verkleinernd auf die Menge der Flüssigkeit wirken, welche in derselben Zeit dem Aortensystem zur Bildung des Harnsekrets entzogen wird. Durch beide Umstände, namentlich durch den zweitgenannten, muß die mittlere Spannung des Aortensystems wachsen. Damit aber ist eine Vermehrung der Widerstände gegeben, welche sich der Entleerung des linken Ventrikels entgegenstellen. Dieser befindet sich jetzt unter denselben Bedingungen, wie der rechte Ventrikel in einem Falle von Stenose des Ost. venos. sinistr. Er wird, wie dieser erweitert, und zur Erweiterung gesellt sich allmählich wie bei diesem eine Vermehrung der die Wand konstituierenden Muskelprimitivbündel."

Selbst Bamberger sah sich schließlich genötigt, seine ursprüngliche Ansicht, daß chronische Ernährungsstörungen des Herzmuskels seiner Hypertrophie zugrunde lägen, fallen zu lassen. „Man mag die Sache durchdenken, solange man will und nach welcher Richtung man will, so wird man zu der ganz bestimmten Überzeugung kommen, daß unter den gegebenen Verhältnissen durchaus kein anderes mechanisches Moment mehr denkbar ist, als die durch die verringerte Wasserausscheidung durch die Nieren bedingte absolute Vermehrung der Blutmasse und dadurch erforderte größere Arbeitsleistung des Herzens."

Das was an dieser ältesten Theorie so befriedigte, war ihre unmittelbare Bezugnahme auf die geschädigte Funktion des erkrankten Organes. Mit der neuen physikalischen Auffassung von der Nierenfunktion erscheint jene Theorie dann wieder auf der Bildfläche, nur in neuem, von den Fäden der physikalischen Chemie durchwobenen Gewande:

Die Folge der geschädigten osmotischen Leistung der Niere ist die Retention gelöster Moleküle. Gesteigerte Molekularkonzentration, nicht nur des Blutes, sondern auch der Gewebe steigert den Durst. Dieser ist in Wahrheit nützlich, denn er gestattet die Verdünnung der Moleküle.

Verdünnung des Blutes, Verwässerung der Gewebe zwingen das Kreislaufsystem zu beträchtlicher Anstrengung und Mehrarbeit. Mit Hilfe dieser Mehrarbeit von Herz und Gefäßen entleert sich der Organismus seines Wasserüberschusses durch die Niere, die noch für Wasser und einige Moleküle durchgängig ist, die Polyurie erscheint.

Aber in dieser Kette der Erscheinungen liegt ein wahrer Circulus vitiosus. Denn die Niere entzieht dem Körper mehr Wasser als gelöste Moleküle, und vom Blut zu den Geweben, von den Geweben zur Zelle wächst die Stauung der Moleküle und der Zyklus beginnt von neuem (Loeper).

Ganz ähnlich ist die Vorstellung von Strauß und von Kövesi und Róth-Schulz: „Der pathologisch-physiologische Prozeß ist bei den chronisch-parenchymatösen Nephritiden und bei den chronischen interstitiellen Nephritiden für die Frage der Retention zunächst derselbe, insofern, als es bei beiden Formen zu Retentionen überhaupt kommt. Die spezielle Art derselben ist bei den einzelnen Formen vielleicht, der Modus der Ausgleichungsvorgänge und damit die Kompensation der Störung aber sicher verschieden. Bei der chronisch-parenchymatösen Nephritis wird die durch die Retentionen dem Organismus drohende Schädigung dadurch verhütet oder vermindert, daß die Retenta innerhalb der Blutbahn durch einen Flüssigkeitszuwachs verdünnt werden. Bei den chronisch-interstitiellen Nephritiden tritt dieser Verdünnungsversuch gleichfalls in Kraft; es kommt aber nicht zu einem tatsächlichen Anwachsen der Menge des Blutes bzw. des Serums, weil die kompensatorisch gesteigerte Herzkraft mit oder ohne Hilfe von noch funktionsfähigem Parenchym den Zuwachs von Flüssigkeit gewissermaßen im Status nascens entfernt. In manchen Fällen von chronischer Nephritis (Übergangsform bzw. sekundäre Form von chronisch-interstitieller Nephritis) wird erst im weiteren Verlaufe der Krankheit die Herzkraft so stark, daß sie den Hydrops sanguinis durch eine Verstärkung der Urinabscheidung vermindern oder aufheben kann." (Strauß.)

„Der charakteristische Unterschied zwischen den einzelnen Formen der Nephritiden, welchen, abgesehen von der wechselnden Intensität und histologischen Verschiedenheiten des Krankheitsprozesses, insofern eine gemeinsame anatomische Grundlage zukommt, als es sich in allen Fällen um eine diffuse Erkrankung des gesamten Nierengewebes handelt, liegt also in der sich geltend machenden oder aber ausbleibenden Kompensation durch erhöhte Herztätigkeit. Bei den akuten Nephritiden beherrschen, sobald sich der Krankheitsprozeß mit einiger Intensität in den Knäueln festsetzt (Glomerulonephritis), eben die Zeichen der Knäuelinsuffizienz — Wasserretention, Ödeme — das Krankheitsbild, da es dem Herzen schon an Zeit mangelt, eine ausgiebige Kompensation in Kraft treten zu lassen. Ebenso scheint in einer Anzahl von Fällen von „chronisch-parenchymatösen" Nephritiden die Entwicklung der kompensatorischen Hypertrophie mit dem Krankheitsprozeß entweder infolge des relativ schnellen Fortschrittes des letzteren, oder aber aus Gründen, welche in der Krankheitsursache oder in den Verhältnissen des ergriffenen Individuums liegen, nicht Schritt halten zu können. Hingegen in anderen Fällen (Übergangsformen, sekundäre Schrumpfniere) wird die langsam zur Geltung gelangende Herzkraft über die schon entwickelten Symptome der Knäuelinsuffizienz doch Herr. Gewisse ätiologische Momente (Blei, harnsaure Diathese) scheinen schließlich eine so schleichende, langsame Erkrankung der Nieren auszulösen, daß die — vielleicht schon teilweise durch die Krankheitsursache ausgelöste — Hypertrophie des Herzens der Ausbildung derjenigen Störungen und Symptome, welche von der Insuffizienz des Knäuelapparates abhängig sind, von vornherein vorbeugt. Doch auch in diesen kompensierten Fällen kommt es bekanntlich schließlich zu ähnlichen Störungen des Wasserhaushaltes des Organismus, wie in den übrigen, in welchen es zu gar keiner Kompensation gekommen ist, weil die Herztätigkeit schließlich erlahmt. Das ist die bekannte Kombination der Nieren- und Herzinsuffizienz, bei welcher oft bei Unkenntnis der Krankheitsgeschichte es unmöglich ist festzustellen, welches der beiden Organe das primär erkrankte war (Senator)". (Kövesi und Róth-Schulz.)

Auch hier finden wir den Gegensatz der Anschauungen: Krankhaft oder nützlich? Die hydrämische Plethora ist für Strauß ein Ausgleichsvorgang, eine Kompensation der Störung, ebenso wie die gesteigerte Herzkraft, für Kövesi und Róth-Schulz ist sie die Äußerung der Niereninsuffizienz.

Gegen die Annahme einer quantitativen Veränderung der Blutflüssigkeit, einer Plethora, die Traube als Ursache der Herzhypertrophie ansah, und Plesch bei Nephritis gefunden hat, wird eingewendet, daß die berühmten Versuche von Cohnheim und Lichtheim bei experimenteller Überfüllung des Gefäßsystemes keine Blutdrucksteigerung ergeben haben. Dieser Einwand erscheint freilich nicht als zwingend, denn eine akute Überfüllung des Kreislaufes wird durch aktive Dilatation des Gefäßsystems ausgeglichen. Die Frage jedoch, wie der Organismus auf eine chronische Plethora antwortet, wird durch das akute Experiment nicht entschieden.

Daß die Herzarbeit durch eine seröse Plethora gesteigert wird, ist nicht zu bezweifeln. Das geht aus der schließlichen Herzinsuffizienz bei den genannten Tierversuchen ohne weiteres hervor, und die ungenügende Berücksichtigung dieser Tatsache hat schon mancher akuten Nephritis das Leben gekostet.

Es fragt sich nur, ob in allen Fällen von Blutdrucksteigerung ohne oder mit Herzhypertrophie bei Nierenkranken eine seröse Plethora und ihre Ursache, eine Störung der Wasserausscheidung besteht.

Diese Frage ist rundweg zu verneinen. So sicher es Fälle von akuter Nierenentzündung gibt, bei denen eine Schädigung des Wasserausscheidungsvermögens zu seröser Plethora und schwerer Überlastung des Herzens mit Steigerung des Venendruckes führt, so sicher gibt es zahllose Fälle von Herzhypertrophie bei Nierenkrankheit, die weder eine Störung der Wasserausscheidung, noch eine Vermehrung der Blutmenge noch eine Steigerung des Venendruckes aufweisen. Die Traubesche Theorie paßt daher für die Mehrzahl der Fälle nicht, weder im alten, noch im neuen Gewande.

Ist aber einmal die Blutdrucksteigerung und Niereninsuffizienz gegeben, so kann sehr wohl die intravaskuläre Wasserretention und seröse Plethora einen Hilfsfaktor darstellen, der den durch abnorme Gefäßspannung erhöhten Blutdruck noch weiter in die Höhe treibt. Denn bei gesteigertem Gefäßtonus wird wohl zweifellos eine Vermehrung der Blutmenge nicht in derselben Weise ausgeglichen, wie in den Tierversuchen von Cohnheim und Lichtheim.

Unter solchen Voraussetzungen, aber nur unter diesen, trifft auch die Angabe zu, daß Kochsalzretention den Blutdruck steigert, Kochsalzentziehung den gesteigerten Blutdruck herabsetzt (Ambard u. Beaujard). Die Vorstellung dagegen, daß das Kochsalz überhaupt für die Blutdrucksteigerung verantwortlich gemacht werden könne, ist von einem Schüler Krehls (Löwenstein) bereits zurückgewiesen worden. Er fand, wie nicht anders zu erwarten, keineswegs einen Parallelismus zwischen Kochsalzzufuhr bzw. Retention und Höhe des Blutdrucks.

Das Wirksame ist nicht, daß Kochsalz überhaupt zurückgehalten wird, sondern daß es im wesentlichen intravaskulär retiniert wird, was nicht bei großer Ödembereitschaft und nur bei Schädigung der Nierenfunktion der Fall ist; und seine Wirkung besteht dann wohl im wesentlichen darin, daß es aus osmotischen Gründen zu einer serösen Plethora führt.

Daß echte Plethora zusammen mit Blutdrucksteigerung — ob diese als Folge jener, kann dahingestellt bleiben — vorkommt, beweisen die Fälle von Polycythaemia hypertonica (Geisböck). Daß aber Polyglobulie nicht Blutdrucksteigerung machen muß, lehren die Fälle von Vaquez u. a., in denen hochgradige Erythrämien ohne jede Blutdrucksteigerung verliefen.

2. In engem Zusammenhang mit der Lehre von der Veränderung der Blutbeschaffenheit steht die Theorie, daß bei der Nephritis Substanzen im Blute auftreten, welche den Herzmuskel zu erhöhter Arbeit anspornen. Israel dachte, daß Harnstoffretention, Erben, daß toxische Stoffe, die in der kranken Niere entstehen, Rothermund, daß ein Gift mit digitalisartiger Wirkung die Herzleistung und den Blutdruck erhöhe. Auch diese Theorie hat neuerdings in den später zu erwähnenden Versuchen von Backman eine Stütze erfahren.

Es dürfte aber durch kein Herzstimulans möglich sein, den Herzmuskel, der nichts schuldig bleibt, zu einer Mehrleistung anzuspornen und zu Hypertrophie zu zwingen, wenn ihm nicht eine Mehrarbeit in Form gesteigerter Widerstände oder größerer Minutenvolumina zugemutet wird.

Strasburger hat auf Grund von palpatorischen Messungen des Pulsdruckes, d. h. der Differenz zwischen dem systolischen und diastolischen Blutdruck, bei der Nephritis ein gegenüber der Norm vermehrtes Schlagvolum angenommen und ist daher für die alte Auffassung eingetreten, daß es die vermehrte Herzarbeit sei, die den Blutdruck steigere.

Nun ist aber die Druckamplitude in hohem Maße abhängig von der Windkesselfunktion der Aorta, und erstere wächst mit Abnahme der Dehnbarkeit der Arterien. Wir finden daher große Pulsamplituden besonders bei Hypertonien, die mit Arteriosklerose der Aorta verbunden sind. Einen Schluß auf das absolute Schlagvolumen aber gestattet die Druckamplitude nicht. Das geht schon aus der Überlegung hervor, daß bei dem äußersten Extrem, bei vollständiger Starre wie bei vollständiger Erschlaffung eines Röhrensystemes (z. B. bei hochgradiger Aorteninsuffizienz) der diastolische Druck gleich Null, die Amplitude gleich dem systolischen Maximaldruck werden muß, unabhängig von der Größe des Schlagvolumens.

Viel eher kann man aus einer Verkleinerung der Amplitude mit Überhöhung des Minimaldruckes — dessen palpatorische Messung übrigens viel unsicherer ist als die oszillatorische — einen Schluß auf die Abnahme des Schlagvolumens ziehen, und diese ist nicht selten bei renaler Blutdrucksteigerung zu beobachten.

Übrigens hat Plesch mittelst einer sinnreichen gasanalytischen Methode, die aber die Feuerprobe der Kritik noch nicht bestanden hat, keine Vergrößerung des Schlagvolumens bei Nephritis gefunden, wohl aber bisweilen eine Vermehrung der Blutmenge um fast das Doppelte. Aber gerade hier hat er die längste Umlaufsdauer des Blutes beobachtet. Daraus geht schon hervor, daß das Herz nicht der aktive, sondern der leidende Teil ist, und daß ihm vermehrte Widerstände entgegenstehen müssen. Ohne solche macht eine einfache und kompensatorische Vergrößerung des Schlagvolumens, wie sie Plesch und v. Bergmann bei Anämie gefunden haben, eine Beschleunigung der Umlaufsdauer und keine Herzhypertrophie.

3. Schon seit der Zeit Johnsons hat die Vorstellung die meisten Anhänger gehabt, daß abnorme Widerstände in der Gefäßbahn auftreten, auf welche das Herz durch Mehrarbeit antworte, wobei notwendigerweise der Blutdruck zur Überwindung der Widerstände steigen muß.

Hier hat man sich wieder drei verschiedene Möglichkeiten vorgestellt:

a) Einmal, daß mechanische Widerstände in der erkrankten Niere selbst auftreten, b) daß krankhafte organische Veränderungen der Gefäße im ganzen Körper, c) daß eine stärkere funktionelle Zusammenziehung aller Gefäße den Blutdruck in die Höhe treiben.

a) Die alte Vorstellung von Traube und Cohnheim, daß abnorme Widerstände in der Niere aufträten — ihr Vorhandensein hatte Thoma bei Durchströmungsversuchen nur für die chronisch interstitielle Nephritis bewiesen — war längst ad acta gelegt, als sie in neuester Zeit wieder auflebte.

Cohnheim ging von folgender Überlegung aus: Ein abnormer, irgendwo ins Arteriensystem eingeschalteter Widerstand erhöht deshalb den allgemeinen Blutdruck nicht, weil entweder mit der Widerstandszunahme in einem Gefäßgebiet eine entsprechend große Widerstandsabnahme in einem anderen Hand in Hand geht, oder, weil ein gewisses Quantum „überschüssig" gewordenen Blutes aus dem Kreislauf entfernt wird.

Bei Atrophie beider Nieren wird aber kein Blut überschüssig, weil die Menge des zu den Nieren fließenden Blutes von seinem Gehalt an harnfähigen Stoffen und dieser von dem Zustand des Gesamtorganismus abhängig ist.

Wenn nun einesteils die Blutmenge nicht abnimmt, andernteils nirgendwo Widerstände wegfallen — und dazu ist ja nicht der geringste Grund vorhanden —, so ist die unausbleibliche Folge, daß wegen der gesteigerten Widerstände in den Nieren die Spannung im Arteriensystem abnorm hoch wird und der linke Ventrikel hypertrophiert.

Nach dieser Vorstellung wäre doch wieder die Vermehrung der Blutmenge, und zwar nur um das Quantum, das in der Niere nicht Platz findet, die Ursache der Spannungszunahme und der Mehrarbeit.

Damit stimmt scheinbar vollkommen überein, daß sich bei totaler Unterbindung einer oder beider Nierenarterien der Blutdruck ebensowenig ändert, wie bei Amputation einer Extremität. Aber Katzenstein fand, daß bei unvollständiger Abbindung, bei Einengung der Nierenarterie eine wenn auch nur recht unbedeutende Blutdrucksteigerung eintrat. Bei längerer Abschnürung des Nierenstieles und nachheriger Lösung der Ligatur fand er Blutdrucksteigerung bis um 30 mm Hg, und er vermutete, daß dabei eine Thrombosierung der kleinen Nierengefäße entstehe, welche die Strombahn einengt.

Senator hat diese Versuche, die Alwens an Katzen nicht bestätigen konnte, an Kaninchen und Katzen mehrfach wiederholt, aber nur geringe Druckschwankungen nach unten oder oben erhalten, die sich in gleicher Weise bei bloßer Einengung wie bei vollständiger Abklemmung der Nierenarterie wie der Femoralarterie zeigten.

Bittorf hat bei Kaninchen nach Abklemmung der Aorta unterhalb der Nierenarterien, von der Arteria mesenterica superior aus eine Öl- oder Ölwismut-Emulsion in die Nierenarterien einfließen lassen, und es erfolgte darauf stets eine mehr oder weniger erhebliche Blutdrucksteigerung, die von ¼ bis über das Doppelte des Anfangswertes betrug. Vorhergehende Splanchnicusdurchschneidung hemmte den Eintritt der Blutdrucksteigerung nicht. Nachdem der Druck noch eine Zeitlang nach Aufhören der Injektion gestiegen war, hielt er sich längere Zeit auf dieser Höhe und begann dann wieder allmählich abzusinken. Wurde einige Zeit nach der Injektion die Aortenklemme unterhalb der Nierenarterie geöffnet, so sank der Blutdruck entweder auf normale Werte, oder er blieb erhöht um 40—100% des Anfangswertes.

Eine teilweise Embolisierung der Nierengefäße haben Franz Müller und Maas bei Katzen durch Injektion von Paraffinum liquidum in den einen Ast der Nierenarterie erzielt, aber keine Blutdrucksteigerung erhalten. Alwens dagegen fand, daß eine geringfügige Blutdrucksteigerung eintritt, wenn man die Nieren im Onkometer komprimiert. Alwens und Romberg erklären diese Drucksteigerung für eine hydrodynamische, bedingt durch Fortpflanzung des durch die Kompression bewirkten intrarenalen Druckes durch die Nierenarterien in den allgemeinen Kreislauf hinein.

Romberg vergleicht diesen hydrostatischen Effekt mit der Drucksteigerung in einer Wasserleitung mit zahlreichen offenen (?) Hähnen, durch deren einen man einen erhöhten Druck auf das Innere des Systems wirken läßt.

Das Bild ist mißverständlich. Der Druck von außen müßte, um im Bilde zu bleiben, durch Kompression eines an einen der Hähne angeschlossenen Gummiballons erzeugt werden. Der Kompressionsdruck würde dabei keine Rolle spielen, nur der Inhalt, und eine anhaltende Drucksteigerung in der Wasserleitung könnte doch nur bei geschlossenen und nicht bei offenen Hähnen eintreten.

Das, was bei der Nierenkompression diese Druckerhöhung bewirkt, kann ebenfalls nur die Verdrängung des in den Nieren enthaltenen Blutes in den allgemeinen Kreislauf sein, wie es der Cohnheimschen Theorie entspricht.

Die Tatsache, daß die in den Alwensschen Versuchen entstehende Drucksteigerung sich trotz der enormen Erschwerung des Nierenkreislaufes in bescheidenen Grenzen hielt und nicht entfernt mit der Drucksteigerung bei Schrumpfnieren zu vergleichen war, spricht gegen die Theorie des großen Pathologen.

Alwens zweifelt daher nicht, daß beim Zustandekommen von Blutdrucksteigerung und Herzhypertrophie Schrumpfnierenkranke toxische den Blutdruck steigernde Substanzen die erste und wesentlichste Rolle spielen müssen.

Man hat bei der mit seltener Einmütigkeit abgelehnten Theorie von Cohnheim aber drei Fragen zu unterscheiden:

1. Die Frage, wie Steigerung der Widerstände in der Niere zur Blutdrucksteigerung führen. Die mechanische Erklärung ist in der Tat gänzlich unhaltbar.
2. Die Frage, ob bei Steigerung der Widerstände in der Niere Blutdrucksteigerung eintritt. Sie wird verschieden beantwortet und bedarf dringend einer neuen experimentellen Bearbeitung, und zwar nicht im akuten, sondern im chronischen Versuche.
3. Die Frage, ob der Blutstrom abnorme Widerstände in allen denjenigen Nieren zu überwinden hat, die zu Blutdrucksteigerung führen, ist für die Nierenpathologie die Haupt- und Vorfrage. Sie ist bisher noch gar nicht eingehend geprüft worden und wird uns noch mehrfach beschäftigen.

b) Anatomische Veränderungen an den Gefäßen des ganzen großen Kreislaufes sind schon sehr frühe als Ursache der Herzhypertrophie angenommen worden. Daß bei den sog. Schrumpfnieren häufig Arteriosklerose, und zwar der großen oder kleinen Gefäße des großen Kreislaufes oder beider gefunden wird, ist nicht zu bezweifeln. Allein in einer großen Zahl der Fälle von Hypertonie ist von einer ausgebreiteten Arteriosklerose des ganzen großen Kreislaufs keine Rede (Fahr). Ferner verläuft die Arteriosklerose der großen Gefäße in der Regel ohne Herzhypertrophie und ohne Blutdrucksteigerung. Zudem trifft endlich diese auf Gull und Sutton zurückgehende Vorstellung, daß eine universelle — systematische — Erkrankung aller Gefäße der Blutdrucksteigerung (und der „Arteriosklerose") zugrunde liege, oder daß Nieren und Gefäße gleichmäßig, koordiniert erkranken, von vornherein nicht zu für die Blutdrucksteigerung der akuten Nephritis.

c) Bis vor kurzem, man kann sagen bis heute hat die Theorie Geltung behalten, welche die Ursache der Blutdrucksteigerung in einer funktionellen Kontraktion der kleinen Arterien des ganzen großen Kreislaufs erblickt. Johnson hat schon in den fünfziger Jahren des vorigen Jahrhunderts, durch anatomische Befunde gestützt, diese Erklärung versucht, die noch heute im wesentlichen das Richtige trifft: Kontraktion der kleinen Arterien — er nahm allerdings an, das mit Auswurfsstoffen überladene Blut sei für die Gewebe schädlich, und die kleinen Gefäße leisteten seinem Zuströmen unter dem Einfluß der Vasomotoren einen Widerstand — veranlaßt das Herz zu stärkerer Arbeit, und die Folge ist die gemeinsame Hypertrophie der Gefäß- und Herzmuskulatur.

Wodurch wird nun aber diese Gefäßkontraktion hervorgerufen? Auch hier finden wir die beiden Gegensätze: Ist der Vorgang schädlich, toxisch bedingt oder nützlich, von regulatorischer Bedeutung? Ist er die Folge, der Ausdruck der Niereninsuffizienz oder eine Hilfsvorrichtung, diese Insuffizienz auszugleichen, zu „kompensieren"?

Manche Autoren (Ascoli) erblicken in der Blutdrucksteigerung bereits das erste Symptom der urämischen Vergiftung.

Auch Müller meint, daß die Veränderungen am Zirkulationsapparat in naher Beziehung zur Urämie stehen; Blutdrucksteigerung und Herzhypertrophie kommen nur denjenigen Gruppen von Nierenerkrankungen zu, welche zur Urämie neigen. Bei den Nierenerkrankungen, die ohne Blutdrucksteigerung und ohne Herzhypertrophie verlaufen, fehlen auch zugleich die urämischen Symptome, es fehlen bei diesen Erkrankungsformen die Zeichen der Niereninsuffizienz.

„Man könnte also daran denken, daß die Urämiegifte identisch oder verwandt seien mit denjenigen, welche für die Blutdrucksteigerung verantwortlich sind, indem sie bei geringerer Konzentration einen Reiz auf den vasomotorischen Apparat, bei größerer eine weitergehende Giftwirkung auf das Zentralnervensystem ausüben." Für diese „chemische" Erklärung der Blutdrucksteigerung wird ins Feld geführt, daß der Blutdruck zur Zeit urämischer Zustände oft ganz besonders hohe Werte erreicht. „Richtige Urämie ohne Blutdrucksteigerung dürfte nur selten vorkommen."

Es fragt sich nur, was richtige Urämie, und was bei diesem Zusammentreffen Ursache und Wirkung ist.

Wir werden im folgenden Kapitel zeigen, daß

1. diejenige Form von Urämie, die „eklamptische", welche mit Blutdrucksteigerung und insbesondere mit einer Überhöhung des gesteigerten Blutdrucks einhergeht, nicht die richtige, sondern die falsche Urämie ist,
2. daß die eklamptisch-urämischen Anfälle gewöhnlich die Folge, nicht die Ursache der Blutdrucküberhöhung sind,

3. daß solche Anfälle auch ohne Blutdrucksteigerung auftreten können und ohne Niereninsuffizienz,
4. daß die höchsten Grade der Blutdrucksteigerung auch ohne irgend ein „urämisches“ Symptom und auch ohne Niereninsuffizienz bestehen können.

Krehl neigte nach dem Vorgange von Traube, Leube, Geigel, Leyden u. a. und insbesondere von Bier sehr zu der Annahme, daß die Blutdrucksteigerung nicht, wie Johnson dachte, als eine Abwehrreaktion, sondern als eine kompensatorische, als ein nützlicher und zweckmäßiger Vorgang anzusehen sei, welcher die schädlichen Folgen der Nierenentzündung paralysiere. Krehl dachte sich allerdings den Vorgang chemisch, durch Retention harnfähiger Stoffe, die pressorisch wirken, vermittelt, hat aber diese Vorstellung zugunsten der Annahme einer universellen Gefäßerkrankung mit veränderten funktionellen Zuständen der Gefäßmuskeln wieder aufgegeben.

„Niere und Herz scheiden den Harn ab“ meint Bier. Versagt die Niere, verkleinert sich die Filtrationsfläche, so steigt der Filtrationsdruck oder wie wir heute lieber sagen würden, die Durchblutungsgeschwindigkeit. Diese Anschauung mochte sehr einleuchten, solange man in der Theorie der Harnbereitung der Filtration den Hauptplatz einräumte. Mit dem Sturze der Filtrationstheorie wird aber auch die teleologische Erklärung unhaltbar, es sei denn, daß es gelingt, einen neuen Sinn für die nützliche Einrichtung zu finden, ein Bedürfnis klarzustellen, das zur Quelle seiner Befriedigung wird.

Liegt der als zweckmäßig gedachten Reaktion vielleicht ein Bedürfnis nach Steigerung der Durchblutungsgeschwindigkeit zugrunde? Das ist sehr wohl möglich; in dieser abgeänderten Form hat die teleologische Anschauung sogar etwas sehr Bestechendes, weil wir in der Tat als Regel feststellen konnten, daß nur diejenigen Nephropathien mit Blutdrucksteigerung verlaufen, bei denen eine Zirkulationsstörung in der Niere besteht.

Mit dieser allgemeinen teleologischen Vorstellung ist jedoch noch nicht viel gewonnen. Die teleologische Betrachtungsweise ist zweifellos heuristisch wertvoll, — ihr Wert liegt in der Anregung, die Bedürfnisfrage zu klären und möglichst unabhängig zu machen von wandelbaren Theorien —; sie ist aber wie jede teleologische Erklärung nur eine Scheinerklärung, wenn wir nicht sagen können, auf welchem Wege diese „zweckmäßige“ Blutdrucksteigerung erfolgt. Außerdem fehlt noch der Nachweis, daß sich an dieser allgemeinen „kompensatorischen“ Gefäßkontraktion gerade die Nierengefäße nicht beteiligen, was zur Erreichung des gewünschten Zweckes, Beschleunigung des erschwerten Blutstromes durch die Niere, notwendig wäre.

Klinische und histologische Befunde sprechen sogar dafür, daß das Gegenteil der Fall ist, und daß bei einem gewissen Grade der gerade auch die Nierengefäße in Mitleidenschaft ziehenden allgemeinen Gefäßkontraktion der kompensatorische Zweck vereitelt und die Niere schlechter statt besser durchblutet wird.

Das Experiment hat noch keine Antwort auf die beiden wichtigsten Fragen gegeben, wie die allgemeine Gefäßkontraktion zustande kommt, und auf welchem Wege die Blutdrucksteigerung von der Niere aus vermittelt wird, weder das akute Experiment, das in ziemlich roher Weise Einengung des Nierenfilters oder Störung der Nierendurchblutung zu erreichen suchte (Katzensteins, Alwens, Bittorfs schon erwähnte Versuche), noch das chronische Experiment, das die klinischen Verhältnisse nachahmte.

Bei den „tubulären“ toxischen Tiernephritiden hat Zondek Blutdrucksteigerungen beobachtet, die bei der Urannephritis 16—35, bei der Chromniere 17—25, bei Sublimat 10—22 cm H_2O betrugen. Da diese Blutdrucksteigerungen sich verschieden auf die blutdrucksenkende Wirkung des Pankreasextraktes verhielten, hält Z. es für unwahrscheinlich, daß der gesteigerte Blutdruck bei den verschiedenen Arten experimenteller Nierenentzündung stets durch den gleichen blutdruckerhöhenden Faktor bedingt ist.

Bei der akuten „vaskulären" Nephritis der Versuchstiere ist bis jetzt noch nie eine typische, der menschlichen vergleichbare Blutdrucksteigerung beobachtet worden, was in auffallendem Gegensatz zu der akuten menschlichen Glomerulonephritis steht. Dagegen gelang es Mayet durch chronische Cantharidinvergiftung, Beckmann, J. Strauß, Rautenberg durch vorübergehende Ureterenunterbindung Nierenschrumpfung mit Blutdrucksteigerung und Herzhypertrophie zu erzeugen.

Grawitz und Israel behaupteten schon 1879, daß nach einseitiger Nierenschädigung oder Exstirpation einer Niere entweder, bei jungen Tieren, Hypertrophie der anderen Niere, oder, bei ausgewachsenen Tieren, Hypertrophie des Herzens — und zwar ohne Blutdrucksteigerung, mit Erweiterung der Gefäßbahn — eintrete. Doch sind diese Versuche von Zander nicht bestätigt worden. Lewinski hat geglaubt, durch Einengung beider Nierenarterien bei Hunden hochgradige Nierenatrophie und Herzhypertrophie erzeugen zu können, doch halten diese Versuche, bei denen in keinem Falle die Schrumpfung auch der zweiten Niere erreicht worden ist, einer strengen Kritik nicht stand (Zander).

Päßler und Heinecke sahen nach operativer Verkleinerung einer Niere und Exstirpation der anderen ebenfalls Herzhypertrophie, sowie Blutdrucksteigerung eintreten, wenn die Operation zu einem gewissen Grade von Niereninsuffizienz geführt hatte. Sie sahen daher in der Niereninsuffizienz die Ursache der Blutdrucksteigerung, konnten aber über den Weg, auf dem sie entsteht, auch keine Auskunft geben. Das experimentelle Resultat steht in gutem Einklang mit der klinischen Beobachtung, daß bei Anurie gelegentlich erhebliche Blutdrucksteigerungen vorkommen (Müller, Brasch, eigene Beobachtungen).

In gleiche Richtung weisen die höchst interessanten Versuche von Morpurgo an Parabioseratten. Nach Exstirpation beider Nieren an einem Partner und einer Niere an dem anderen Partner stellte sich infolge der Insuffizienz der Nierenfunktion an der beiderseitig operierten Ratte eine ganz bedeutende Herzhypertrophie in wenigen Tagen ein.

Diese Beobachtungen weisen darauf hin, daß bei Niereninsuffizienz chemische Substanzen, möglicherweise retinierte, harnfähige Produkte im Blute kreisen, welche die Gefäßmuskeln zur Kontraktion veranlassen.

Man hat zur einheitlichen Erklärung, wie und warum gerade bei Nierenkranken die allgemeine Gefäßkontraktion zustande kommt, auch an Nephrolysine, Zerfallsprodukte der Niere, mit pressorischer Wirkung gedacht, aber gerade die degenerativen Formen mit Epithelzerfall verlaufen ohne, die nicht degenerativen „vaskulären" Nephritiden und Schrumpfnieren mit Blutdrucksteigerung.

Eine derartige pressorisch wirkende Substanz haben Tigerstedt und Bergmann in den Extrakten gesunder Nieren gefunden. Bingel und Strauß haben das Renin zu isolieren und zu studieren vermocht. Eine Beziehung zu pathologischen Zuständen der Niere konnte aber daraus nicht gewonnen werden; in erkrankten Nieren war diese Substanz eher vermindert.

Es lag nahe, auch auf das Prototyp der blutdrucksteigernden Substanzen, das „Adrenin[1]" zu fahnden, nachdem Cybulski, Biedl und Langlois

[1]) Die dem Renin homologe Bezeichnung Adrenin stammt von Neu, um das physiologische Sekret der Nebenniere von dem Handelspräparat mit dem Geschäftsnamen Adrenalin zu unterscheiden.

mit aller Sicherheit nachgewiesen hatten, daß auch im lebenden Tier die Nebenniere diese Substanz in das Blut liefert. Daß das Sekret der Nebenniere zur Aufrechterhaltung des normalen Blutdruckes mit beiträgt, schien aus den — allerdings von der Kritik beanstandeten — Versuchen von Strehl und Weiß hervorzugehen. Sie sahen ein beträchtliches Sinken des Blutdruckes, wenn nach Exstirpation der einen Nebenniere die Vene der anderen abgeklemmt oder durchschnitten wurde.

Neusser hat wohl zuerst an die Aufstellung eines klinischen Bildes der vermehrten Nebennierentätigkeit gedacht, und zwei Fälle von Karzinom der Nebennieren beobachtet, die unter dem Bilde der Schrumpfniere (drahtartiger Puls, Hirnblutung) verliefen, obgleich sich die Nieren als gesund erwiesen. Neusser führt zugleich einen ähnlichen Fall von Fränkel an, ein junges Mädchen, das die Erscheinungen schwerer Nephritis, mit Blutdrucksteigerung, Herzhypertrophie, Retinitis albuminurica, Eiweißharnen, Nasenbluten geboten hatte. P. m. wurde ein gefäßreicher Tumor der linken Nebenniere bei gesunden Nieren gefunden. Wir selbst haben in zwei Fällen von Hypernephrom das klinische Bild der diffusen, hypertonischen Nephritis mit Albuminurie und Blutdrucksteigerung beobachtet. Beide Erscheinungen verschwanden alsbald, nachdem die betreffende Niere mit dem Tumor entfernt worden war.

Ein anderer, leider nicht klinisch beobachteter Fall hatte das typische Bild der Hypertonie infolge von Nierensklerose geboten. Die Sektion deckte ein großes Hypernephrom der rechten Nebennierengegend mit gewaltigen Metastasen im rechten Leberlappen auf.

In Frankreich entstand unter dem Eindruck der Entdeckung von Josué, daß Adrenalin Gefäßveränderungen hervorrufe, die der Arteriosklerose sehr nahestehen, die Lehre von der Hyperepinephrie. Vaquez, Aubertin und Ambard nahmen an, daß die krankhafte Steigerung des Blutdrucks bei Nierenkrankheiten auf einer krankhaften Steigerung der Funktion der Nebenniere beruhe und beschrieben eine gleichmäßige oder umschriebene adenomatöse Hyperplasie der Nebennierenrinde. Wiesel fand dagegen bei Nephritiden mit hohen Blutdruckwerten eine Verbreiterung nicht der Rinde, sondern der Marksubstanz der Nebennieren, die ja die chromaffinen und adreninhaltigen Zellen enthält.

Von pathologisch-anatomischer Seite sind weder die von Vaquez und seinen Nachfolgern beschriebenen Rindenadenome der Nebenniere als spezifisch für Nierenkrankheiten oder chronische Hypertensionen anerkannt, noch die von Wiesel angegebenen Markhypertrophien der Nebenniere bestätigt worden.

Schur und Wiesel haben ferner das Blutserum von hypertonischen Nephritiden auf Adrenalin mit Hilfe der Ehrmannschen Froschbulbus-Methode und der Eisenchloridreaktion untersucht und geben an, daß die Nephritikersera die Brenzkatechinreaktion geben — Adrenin ist ein Abkömmling des Brenzkatechins — und daß sie selbst noch in 20facher Verdünnung die Pupille des enukleierten Froschauges erweitern. Auch im Tierexperiment fanden sie beim Kaninchen nach doppelseitiger Nierenexstirpation, sowie bei Uran-, Sublimat-, Chromnephritis, beim Hunde nur nach partiellen Nephrektomien die Froschaugenreaktion positiv, und sie kamen daher zu dem Schluß, daß bei Schrumpfnieren harnfähige Substanzen zurückgehalten werden, welche die Nebenniere zu verstärkter Absonderung reizen und dadurch Hyperadreninämie mit nachfolgender Blutdrucksteigerung und Herzhypertrophie auslösen.

Abgesehen davon, daß diese schon von den beiden Autoren selbst bald eingeschränkte Vorstellung gar nicht zutreffen würde für die Fälle von renaler Blutdrucksteigerung ohne Niereninsuffizienz, in denen keine Zurückhaltung von harnfähigen Substanzen stattfindet, so spricht auch die Tatsache nicht zugunsten dieser Lehre, daß selbst Schur und Wiesel bei zahlreichen Fällen von hypertonischer Nephritis trotz eifrigsten Bemühens eine Hyperadreninämie nicht nachweisen und andererseits trotz normalen und selbst subnormalen Blutdruckes gelegentlich, z. B. bei Pubertätsalbuminurie, stark vermehrte Adreninsekretion konstatieren konnten.

Nachdem überdies O. Connor im Gottliebschen Institute gezeigt hat, daß allein durch den Vorgang der Gerinnung Substanzen im Serum entstehen, die für das biologische Testobjekt adrenalinähnlich wirken, haben sich alle früheren Versuche am isolierten Gefäßstreifen (Kretschmer) und unsere eigenen zahlreichen Serumversuche am Laewen-Trendelenburgschen Froschpräparate als wertlos herausgestellt, und weitere Versuche, im Plasma der Nephritiker Adrenalin nachzuweisen, ergaben uns stets ein negatives Resultat, auch mit Plasma von Fällen mit Niereninsuffizienz.

Ich habe unter dem Eindruck dieser Lehre in einem Falle von permanenter Hypertonie, die Kranke war vollkommen dement und hatte Blutdruckwerte bis über 240 mm Hg, eine Nebenniere exstirpieren lassen, jedoch davon zwar keinerlei Schaden, aber auch keinerlei Nutzen und keine dauernde Drucksenkung gesehen.

Bei der später erfolgten Autopsie wog die zurückgebliebene Nebenniere 9 g, fast ebensoviel als in anderen Fällen beide Nebennieren zusammen (Marx).

Die einzige Krankheit, bei der sich mit fast allen Methoden, sowohl mit der Prüfung der Kontraktion des überlebenden Kaninchenuterus (Fränkel), als auch mit der Froschaugen- und der Froschdurchspülungsmethode, eine Vermehrung des Adrenalins nachweisen ließ, ist die Basedowsche. Aber gerade bei dieser pflegt die Blutdrucksteigerung — wenn man sich nicht durch die vorübergehende nervöse Blutdruckerhöhung bei den ersten Messungen täuschen läßt — zu fehlen.

Es stellte sich denn auch heraus, daß Schilddrüsensekret vorhandenes Adrenalin zu aktivieren vermag, ja sogar selbst die biologischen Reaktionen am Froschauge und am überlebenden Uterus gibt (Bittorf). Umgekehrt konnte unter Umständen in Fällen, in denen sicher die Adreninsekretion gesteigert ist (Zuckerstich), keine merkbare Erhöhung der vasokonstriktorischen Wirkung des Serums nachgewiesen werden (Kahn). Falta hat aber hervorgehoben, daß dieser negative Ausfall nichts gegen eine Adreninämie beweist, denn das Adrenin werde anscheinend an der Stätte seiner Wirkung fixiert. Es fehlt bis jetzt an einer ganz sicheren, unbedingt spezifischen Methode des Adreninnachweises und die Literatur enthält die merkwürdigsten, genau sich widersprechenden Angaben.

Das gleiche gilt von den Versuchen, aus dem Adreningehalt der Nebennieren p. m. Schlüsse auf ihre Überfunktion im Leben zu ziehen. Von den einen wurde bei Nierenkrankheiten starker Adreninreichtum der Nebennieren gefunden, von den anderen vermißt. (Aschoff, Marx.)

Schmorl und Ingier fanden bei der Arteriosklerose eine geringe, bei akuter Nephritis und Schrumpfniere einschließlich chronischer Nephritis und bei chronischen Herzkrankheiten eine etwas stärkere Erhöhung des durchschnittlichen Adreningehaltes. Der höchst beobachtete Adreninwert wurde aber nicht bei einer Nierenerkrankung, sondern bei einem Falle von Herzklappenfehler gefunden.

Ein Drittel der Fälle von akuter Nephritis und Schrumpfniere und die Hälfte der Fälle von arteriosklerotischer Schrumpfniere zeigten unternormalen Adreningehalt, und es wurden auch außerordentlich kleine Adreninmengen bei Nephritis und Schrumpfniere gefunden.

Das statistische Ergebnis dieser mühevollen Untersuchungen krankt an dem Begriffe des normalen oder durchschnittlichen Adreningehaltes, der aus den Adreninbestimmungen errechnet wurde, die fortlaufend wahllos an einer großen Zahl von Leichen vorgenommen wurden. Dieser Durchschnittswert gibt aber nicht den richtigen Maßstab für den normalen Adreningehalt. Es muß, wie Loeschcke in Übereinstimmung mit Cevidalli und Leoncini überzeugend nachgewiesen hat, nicht der durchschnittliche, sondern der Adreningehalt möglichst normaler, plötzlich verstorbener Personen zugrunde gelegt werden. Der durchschnittlich bei Sektionen gefundene Wert ist zu niedrig, er wird herabgedrückt durch die häufig vorkommenden, niedrigen Werte bei Individuen, die an erschöpfenden Krankheiten oder nach längerem Todeskampfe gestorben sind. Wenn man die wirklich normalen Werte zugrunde legt, so erweist sich der Adreningehalt der Nebennieren bei Nierenkrankheiten nicht als abnorm erhöht.

Ebenso unbefriedigend sind die Untersuchungen über den Zuckergehalt des Blutes bei renalen Hypertonien ausgefallen. Wenn die Blutdrucksteigerung auf einer Hyperadreninämie beruhte, so müßte, nahm man an, unbedingt die bekannte Adreninhyperglykämie auftreten. Die tatsächlichen Angaben lauten aber ganz widersprechend. Von manchen Autoren wurde das häufige Vorkommen von Hyperglykämie bei Hypertension behauptet, von anderen energisch bestritten, oder nur für solche Fälle zugegeben, die durch urämische Erscheinungen oder eine frische Eklampsie bzw. Apoplexie kompliziert sind (Neubauer, Weiland, Frank, Port u. a.).

So einleuchtend auch der Gedanke sein mag, daß den renalen Blutdrucksteigerungen eine Hyperadreninämie zugrunde liege, — wir werden auf diese Vorstellung noch einmal zurückkommen —, so kann sicherlich weder die Annahme der Franzosen von einer primären Hyperplasie der adrenalinbildenden Organe, noch die Anschauung von Schur und Wiesel von einer sekundären Mehrproduktion von Adrenin infolge Retention harnfähiger Substanzen für alle Fälle zutreffen.

Pathologische Anatomie und Physiologie geben uns also noch keine eindeutige Antwort auf die Fragen, wie und warum die nephrogene Blutdrucksteigerung zustande kommt.

Wenn wir die Erfahrungen am Krankenbette befragen, so stehen sich zwei klinische Tatsachen bis jetzt unvermittelt gegenüber:

1. Bei Harnsperre bzw. Anurie durch Ureterenverschluß oder durch Sublimatnekrose, wobei sich die Niereninsuffizienz, hier besser gesagt die Retention, in einer deutlichen Erhöhung des Rest-Stickstoffes äußert, kommt es in der Regel zur Blutdrucksteigerung.

Das spricht entschieden dafür, daß die Retention harnfähiger Substanzen adrenalinartig im Sinne einer allgemeinen Steigerung der Kontraktion auf die Gefäße wirken kann.

Gegen diese Retentionstheorie der Blutdrucksteigerung spricht aber die andere zweite Tatsache, daß wir

2. die höchsten Grade der Blutdrucksteigerung bei den gutartigen Nierenarteriensklerosen beobachten können, welche Jahrzehnte lang mit stärkster Hypertonie verlaufen und nicht zu Niereninsuffizienz und Retention führen, und daß wir

3. bei der akuten und chronischen diffusen Glomerulonephritis regelmäßig Blutdrucksteigerung eintreten sehen, auch ohne daß oder noch ehe es zu einer Retention, einer Erhöhung des Rest-N gekommen ist.

Wem drängt sich da nicht die Frage auf: Ist denn die Blutdrucksteigerung in allen Fällen durch dieselbe Ursache bedingt?

Darin liegt wohl der wundeste Punkt aller Theorien, daß bisher angenommen wurde, die Blutdrucksteigerung sei in allen Fällen gleichen Ursprungs, stets kompensatorisch, oder stets durch Niereninsuffizienz, oder stets durch Retention von Urämiegiften bedingt. Deshalb hat bisher keine Theorie zu befriedigen vermocht, und es scheint mir eine wichtige Aufgabe zu sein, hier wie bei der Lehre vom Ödem und der Urämie zu differenzieren.

Senator meinte schon, bei der Verschiedenheit der anatomischen und klinischen Verhältnisse könne die Herzhypertrophie nicht wohl in derselben Weise für alle erklärt werden. Senator macht einen Unterschied zwischen der genuinen Schrumpfniere einerseits und den chronisch-parenchymatösen Nephritiden und sekundären Schrumpfnieren andererseits. Bei letzteren befinden sich die Nieren im Zustande der stärkeren Reizung, und die Gefäße außerhalb der Niere sind stärker geschädigt, wahrscheinlich durch die infolge gestörter Nierenfunktion im Blute zurückgehaltenen Stoffwechselprodukte. Diese bedingen bei den Gefäßen die Steigerung der Durchlässigkeit und damit die Wassersucht, und auf den Herzmuskel üben sie einen Reiz aus. Geht die Erkrankung ins subchronische

Stadium über, so läßt der Reiz nach, die Wassersucht geht zurück. Aber der langsam fortwirkende Reiz bewirkt einerseits Kontraktion der Gefäße, u. U. mit Wandverdickung, andererseits Hypertrophie des Herzens, sowohl der rechten, wie der linken Hälfte, welche ja beide dem Reiz durch das Blut ausgesetzt sind. Der linke Ventrikel wird aber in stärkerem Grade hypertrophieren, weil er neben dem hämatogenen Reiz zu stärkerer Tätigkeit noch den durch die Kontraktion der Arterien gesetzten Widerstand zu überwinden hat, was bei dem rechten fortfällt.

Bei der primären, chronisch-interstitiellen Nephritis findet nach Senator entsprechend dem schleichenden Verlauf die Reizung des Gefäßapparates in entsprechend schwächerem Grade statt, es kommt daher nicht zu Wassersucht. Aber der dauernde Reiz hat ebenfalls eine Kontraktion der Gefäße und dementsprechend ebenfalls eine linksseitig überwiegende Herzhypertrophie zur Folge.

Nach dieser Auffassung ist der Vorgang in beiden Fällen doch derselbe. Nach Senator kann es nur noch fraglich erscheinen, ob auch bei der genuinen Schrumpfniere der Reiz durch die Zurückhaltung schädlicher Stoffe zustande kommt. Es wäre auch denkbar, daß eine außerhalb der Niere gelegene Schädlichkeit den primären Reiz bilde, z. B. das Blei oder die gichtische Diathese. Bei der arteriosklerotischen Schrumpfniere nimmt Senator eine Erschwerung des Kreislaufes infolge allgemeiner Starrheit der Gefäßwandungen an, wobei nach Hasenfeld besonders die Gefäße des Splanchnicusgebietes in Betracht kommen sollen. Indessen scheint es Senator nicht ausgeschlossen, daß auch die Sklerose anderer Arterien zu Herzhypertrophie führen könnte, wenn nämlich ihre Abgangsstellen in großer Zahl ergriffen sind.

Obwohl diese Vorstellungen erst vor 10 Jahren niedergelegt worden sind, können sie heute doch in keiner Weise mehr befriedigen. Wir werden uns für jede einzelne Form der Nierenkrankheiten gesondert die Frage nach dem Ursprung der Blutdrucksteigerung vorlegen, in erster Linie aber ihre Beziehungen zur Niereninsuffizienz klarstellen müssen. Daher erscheint es zweckmäßig, auch hier die erste Gruppe, in der die Blutdrucksteigerung nur bei Niereninsuffizienz auftritt, zu trennen von der zweiten und dritten, in der die Blutdrucksteigerung auch ohne Niereninsuffizienz beobachtet wird.

1. Bei der Niereninsuffizienz mit Erhöhung des Reststickstoffes könnten es wohl die retinierten, giftigen, N-haltigen, harnfähigen Substanzen sein, die adrenalinartig wirkend den Blutdruck in die Höhe treiben.

Backman hat sehr eingehende Studien über die Wirkung derartiger Abkömmlinge des N-Stoffwechsels gemacht und gefunden, daß verschiedene der physiologischen stickstoffhaltigen Stoffwechselprodukte im Tierexperiment blutdrucksteigernd wirken. Wurden mehrere dieser Stoffe gleichzeitig beim Kaninchen injiziert, z. B. 10 ccm des folgenden Gemisches:

Harnstoff	2 %
Ammoniumkarbonat . . .	0,05 %
Natriumhippurat.	1 %
Kreatin	1 %
Hypoxanthin	0,2 %
Xanthin	0,01 %
Natriumurat	0,03 %

so erhielt er eine Blutdruckerhöhung von ganz außerordentlicher Größe, deren maximaler Wert 46 mm Hg betrug, und die sehr lange andauerte. Dieselben Stoffe rufen am überlebenden und isolierten Säugetierherz eine bedeutende und langdauernde Verstärkung der Kontraktionsgröße hervor. Backman glaubt daher, daß die blutdrucksteigernde Wirkung zum Teil auf vermehrte Herzarbeit zurückgeführt werden muß. Es darf wohl angenommen werden, daß eine seröse Plethora infolge von Wasser und Kochsalzzurückhaltung auf die Größe des Ausschlages nicht ohne Einfluß ist, wenn der Tonus der Gefäße gesteigert ist.

Außer diesen bekannten harnfähigen Stoffen spielt vielleicht auch noch die Zurückhaltung jener unbekannten, chemisch noch undefinierbaren Substanzen von blutdrucksteigernder Wirkung eine Rolle, die von Bouchard und seinen Schülern, von Abelous und Bardier, Bain u. a. im Harne gefunden worden sind.

Nach alledem ist es vielleicht statthaft, bei einer Gruppe von Fällen, und zwar in erster Linie bei der Harnsperre die Blutdrucksteigerung auf Niereninsuffizienz und Harnvergiftung zurückzuführen.

Wir dürfen aber nur ganz bestimmte Fälle in diese Gruppe rechnen, und nur dann der Retention jener Substanzen einschließlich des Wassers und Kochsalzes einen Einfluß auf den Blutdruck zuschreiben, wenn sich eine erhebliche Stickstoffretention und Niereninsuffizienz nachweisen läßt.

2. Damit scheidet ohne weiteres die zweite sehr große Gruppe von Hypertensionen — wir werden später sehen, daß es die häufigsten sind — aus, welche sicher nicht durch Schädigung der Nierenfunktion, sondern nur durch die Art der Nierenerkrankung bedingt sein kann.

Wie ist nun aber bei dieser großen Gruppe von Hypertonien, welche uns bei der Besprechung der Schrumpfnieren noch eingehender beschäftigen werden, die Blutdrucksteigerung zu erklären?

Es handelt sich immer um erwachsene Personen in den höheren Altersstufen, ganz selten Ende der zwanziger Jahre, mit zunehmendem Alter an Häufigkeit zunehmend.

An einem großen klinischen Material, um dessen anatomische Untersuchung sich die Kollegen John und besonders Fahr ein großes Verdienst erworben haben, haben wir folgendes gefunden:

Bei den Formen nichtnephritischer Hypertonie, die wir früher blande (= nichtentzündliche) genannt haben und als primäre bezeichnen können, finden wir in der Regel sehr hohe Blutdruckwerte und starke Herzhypertrophie; und zwar steht der Grad der Blutdrucksteigerung und der Herzhypertrophie in einem gewissen, keineswegs absoluten Abhängigkeitsverhältnis von dem Grade der Veränderungen der Nierengefäße. In allen Fällen von primärer, nicht nephritischer Hypertonie, welche sämtlich keinerlei Erscheinungen von Niereninsuffizienz boten und autoptisch makroskopisch das Bild einer normalen oder granulierten oder geschrumpften sog. „roten Granularniere“ (Jores) in den verschiedensten Stadien darboten, ließen sich ohne Ausnahme erhebliche Veränderungen an den Nierengefäßen nachweisen, die in einer Intimaverdickung vom elastisch-hyperplastischen Typus und hyaliner oder fettiger Degeneration der verdickten Intima bestanden und das Lumen der Arterien einengten.

Diese organischen Gefäßveränderungen der Niere, die wir als präsklerotisch und da, wo in dem neugebildeten elastischen Gewebe Degenerationserscheinungen zu sehen sind, nach den grundlegenden Arbeiten von Jores als arteriosklerotisch bezeichnen müssen, sind eine konstante Begleiterscheinung der primären, nichtnephritischen Hypertonie, und fast ausnahmslos von mehr oder minder hochgradiger Blutdrucksteigerung und Herzhypertrophie begleitet. Von dieser Regel fanden wir nur ganz wenige Ausnahmen, in solchen Fällen, in denen das hohe Alter der Patienten oder andere Prozesse, die eher zur Atrophie des Herzens führen, es erklärlich erscheinen ließen, daß die Herzhypertrophie ausblieb oder sich zurückgebildet hatte.

Es verdient noch besonders hervorgehoben zu werden, daß Fahr in einer sehr großen Anzahl von Fällen sein Augenmerk ganz besonders auf den Vergleich der Gefäßveränderungen an den Nieren mit denen an den anderen Organen des Körpers gerichtet hat, und er fand, daß in keinem Falle irgend ein anderes Organ so früh und auch nur entfernt so erhebliche präsklerotische oder arteriosklerotische Veränderungen an den kleinen Gefäßen aufwies, wie gerade die Niere. Insbesondere zeigten die kleinen Gefäße von Gehirn und Darm kaum Andeutungen einer Verdoppelung der elastischen Lamellen der Interna, wenn an den Nieren bereits eine Vervielfachung der normalerweise einfachen Elastica interna das Lumen der Gefäße einengte.

Dieser Befund spricht doch sehr eindringlich gegen die Annahme von Jores, daß die Gefäßveränderungen an der Nierenarterie erst die Folge der Blutdrucksteigerung seien; denn dann wäre nicht einzusehen, warum die Nieren so überwältigend viel früher und stärker betroffen werden, und warum gerade die Präkapillaren des für den Gefäßtonus so bedeutungsvollen Splanchnicusgebietes, insonderheit des Darmes, so auffallend verschont bleiben.

Jener histologische Befund läßt sich auch ganz und gar nicht mit der alten, von Jores und Münzer wieder aufgenommenen Lehre von Gull und Sutton vereinigen, daß die Arteriosklerose der kleinen Gefäße — die beiden englischen Autoren sprechen allerdings von einer Erkrankung der Adventitia, seltener der Intima — eine Systemerkrankung darstelle, die durch Einengung des gesamten Querschnittes der Blutbahn zu Blutdrucksteigerung führe. Da, wo Veränderungen der kleinen Gefäße außerhalb der Niere gefunden werden, kann die vermeintliche Systemerkrankung nur als die Folge, nicht als die Ursache der dauernden Blutdrucksteigerung angesprochen werden. Das gibt auch Jores zu. Bei der außerordentlichen Bevorzugung der Nierengefäße kann sich also die Frage nur darum drehen: Ist die dauernde Hypertonie renal bedingt, oder hat sie gar nichts mit der Niere zu tun, mit a. W., ist die Prä- und Arteriosklerose der Nierengefäße die Ursache, oder, wie Jores sich vorstellt, die Folge der Blutdrucksteigerung?

Wir neigen im Gegensatze zu Jores zu der ersteren Annahme, nicht zum wenigsten auf Grund seiner eigenen, für das Verständnis der Arteriosklerose so wichtigen Untersuchungen.

Nach Jores ist die Neubildung der elastischen Lamellen ein beim Menschen nahezu regelmäßig vorkommender Prozeß, der sich in seinen Anfängen bis ins Kindesalter zurückverfolgen läßt. Es handelt sich also um eine funktionelle Anpassung, die in den Grenzen des Physiologischen liegt und je nach dem Grade der Abnutzung der Gefäße und mit zunehmendem Alter immer häufiger und immer stärker auftritt. Aus dieser elastisch-hyperplastischen Intimaverdickung (Präsklerose) entwickelt sich die Arteriosklerose der Gefäße. Beide Prozesse kommen in keinem Organe regelmäßiger als in der Niere und gerade in dieser in den vorgerückten Jahren außerordentlich häufig vor (Fahr). Das gleiche gilt nun auch von der genuinen oder essentiellen Hypertonie. Sie ist eine ausgesprochene Krankheit des absteigenden Lebens, des mittleren und höheren Lebensalters. Das ist kein unbedingter Beweis dafür, daß die Hypertonie renal, durch die die gleichen Altersstufen bevorzugenden Gefäßveränderungen der Niere bedingt ist. Wohl aber spricht das gelegentliche Fehlen anderweitiger Gefäßveränderungen für die von Fahr scharf betonte Sonderstellung der Niere.

Obgleich also das Experiment noch keine eindeutige Antwort auf die Frage gegeben hat, ob und auf welchem Wege Einengung des Nierenkreislaufes Blutdrucksteigerung machen kann oder nicht, so spricht doch die Häufigkeit ja Regelmäßigkeit des Zusammenfallens von Blutdrucksteigerung und Präsklerose oder Arteriosklerose gerade der Nierengefäße dafür, daß höchstwahrscheinlich die organische Veränderung, Verengerung der kleinen Nierengefäße, und nur diese es ist, welche die chronische jahre- und jahrzehntelang bestehende Hypertonie bedingt.

Hasebroeck ist der Meinung, daß jede „Insuffizienz" der kleinen Gefäße überhaupt, denen er eine aspiratorische Funktion zuschreibt, kompensatorisch zu einer aktiven Mehrarbeit der großen und größten Arterien und schließlich des Herzens führt, und zwar einer Mehrarbeit „mit pressorischer Tendenz". Eine Erklärung, wie diese Korrelation zustande kommt, enthält diese teleologische Hypothese nicht, auch berücksichtigt sie nicht diese merkwürdige Beziehung, in der gerade die Niere, und wie es scheint ausschließlich diese, zu der Steigerung des Blutdrucks steht.

Eine ganz ähnliche Auffassung findet sich schon bei Aufrecht: Das Herz wird infolge erhöhter Anstrengung hypertrophisch, weil die Vasa afferentia der Nieren ihre Elastizität eingebüßt haben und ihren Anteil an der Blutbeförderung nicht leisten können.

3. Wir haben somit zwei Gruppen von Hypertensionen zu unterscheiden: eine mit Niereninsuffizienz, eine ohne Niereninsuffizienz. In der einen erscheint die Blutdrucksteigerung durch Niereninsuffizienz ausgelöst und chemisch bedingt durch Retention von N-haltigen Gefäßgiften, in der anderen auf unbekannte Weise bedingt, aber mechanisch bzw. zirkulatorisch ausgelöst durch Verengerung und Sklerose der Nierengefäße.

Zwischen beiden steht nun noch die dritte Gruppe von nephritischer Hypertension, meist mäßigeren Grades, die akut beginnend, Tage, Wochen, Monate und Jahre dauern kann. Ich meine die akute, diffuse Glomerulonephritis mit und ohne Niereninsuffizienz und ihre Ausgangsformen, die chronische Nephritis des II. Stadiums ohne und des III. Stadiums mit Niereninsuffizienz (sekundäre Schrumpfniere).

Es ist ein prinzipieller und verhängnisvoller Irrtum der Lehre und der Praxis gewesen zu glauben, daß die Blutdrucksteigerung erst spät, beim Übergang der „chronisch parenchymatösen" Nephritis in die „interstitielle" d. h. in die sekundäre Schrumpfniere aufträte, ein Irrtum, der aus der Zeit stammt, in der mehr die Herzhypertrophie und weniger der Blutdruck berücksichtigt wurde. Dieser Irrtum konnte auch dazu verführen, die Blutdrucksteigerung ohne weiteres auf Niereninsuffizienz zu beziehen, oder gar die Blutdruckbestimmungen gewissermaßen als Ersatz für die RN-Bestimmungen zur Beurteilung der Nierenleistung zu empfehlen (Strauß).

Es kann aber gar keinem Zweifel unterliegen, daß die Blutdrucksteigerung bei der akuten Nephritis schon zu einer Zeit einsetzt, bei der chronischen des II. Stadiums dauernd zu Zeiten besteht, wo von Niereninsuffizienz und N-Retention noch keine Rede ist.

Es mag sein, daß auch bei dieser Gruppe Niereninsuffizienz zu einer bereits vorhandenen Drucksteigerung hinzutreten und diese vielleicht erhöhen kann — eine derartige Kombination kommt möglicherweise sowohl bei der akuten Nephritis wie bei der sekundären Schrumpfniere vor —, aber soviel ist sicher, daß für die Erklärung der akut mit der Nephritis einsetzenden und mit ihrer Abheilung verschwindenden Blutdrucksteigerung Niereninsuffizienz nicht verantwortlich gemacht werden kann. Im Gegenteil, Niereninsuffizienz kann u. U. die Folge der hochgradigen Gefäßkontraktion sein.

Volhard ging von der Vorstellung aus, daß die Blutdrucksteigerung nur für eine Schädigung der von der Zirkulation abhängigen Funktion der Wasserabscheidung kompensatorisch eintreten könne und glaubte eine Beziehung zwischen der Blutdrucksteigerung und der Beteiligung der Glomeruli annehmen zu dürfen.

Auch Mayet dachte an das Vorhandensein einer Beziehung zwischen den Arteriolen des Glomerulus und der Herz-Gefäßinnervation, eine unbekannte Beziehung reflektorischer, aber spezifischer Art, welche dafür sorgt, daß die geringste Kontraktion dieser Gefäße gleichsinnig beantwortet wird von den Regulatoren des arteriellen Blutstromes.

Ebenso haben Loeb und M. B. Schmidt die Vermutung ausgesprochen, daß von den Glomerulusgefäßen aus reflektorisch eine Steigerung des Tonus im Arteriensystem ausgelöst werde.

Gegen einen Spannungsreflex von den Nierengefäßen aus spricht die Tatsache, daß weder bei venöser Stauung infolge von Herzinsuffizienz oder

Einflußerschwerung, noch bei Abbindung der Nierenvenen allgemeine arterielle Drucksteigerung auftritt.

Gegen die Beziehung zu den Glomeruli wendet Jores ein, daß keineswegs alle Nierenerkrankungen, die schwere Glomerulusveränderungen aufweisen, speziell nicht die Amyloidniere mit Hypertonie verlaufen, und daß umgekehrt hochgradige Hypertonien ohne ausgedehnte Glomerulusverödung vorkommen. Diese Einwände sind aber nicht stichhaltig. Es handelt sich nicht darum, den Grad der Blutdrucksteigerung zu vergleichen mit der Zahl der verödeten Glomeruli, denn die Blutdrucksteigerung tritt ja schon zu einer Zeit auf, wo noch kein einziger Glomerulus verödet ist, sondern es handelt sich um die Frage, ob nicht die Blutdrucksteigerung denjenigen Nierenerkrankungen eigen ist, bei welchen dem Blutstrom in der Niere ein abnormer Widerstand erwächst.

Findet nun aber auch bei diesen diffusen Nephritiden und sekundären Hypertonien ebenso wie bei den primären Hypertonien eine Drosselung der Nierendurchblutung statt? Diese Frage muß sowohl für die akuten wie die chronischen Stadien entschieden bejaht werden. Ja ich muß sogar die Störung der Nierendurchblutung für das wesentliche, das pathogenetische Moment der Erkrankung halten.

Bei den akuten Formen geht regelmäßig die Drosselung der Nierenzirkulation so weit, daß die Glomeruli p. m. blutleer gefunden werden. Über den Vorgang, der dem Blut den Eintritt in den Glomerulus verwehrt und erschwert, sind wir leider noch nicht genügend unterrichtet (vgl. S. 361); wir können aber beobachten, daß die Blutdrucksteigerung wieder verschwindet, wenn es gelingt, die ungestörte Durchblutung der Glomeruli wieder herzustellen.

Bei den nichtausgeheilten diffusen Nephritiden zeigt das histologische Bild stets Veränderungen, die auf eine Erschwerung der Nierendurchblutung hinweisen. Diese können die Glomeruli allein betreffen, dann pflegt die Blutdrucksteigerung sich in bescheidenen Grenzen zu halten.

Bei höheren Graden von Blutdrucksteigerung lassen sich in der Regel außerdem deutliche Veränderungen und Verengerungen an den kleinen Nierengefäßen nachweisen, die in Endothelwucherung, zellreicher oder faseriger Intimaverdickung, der regenerativen Bindegewebswucherung, von Jores, der Endarteriitis obliterans der älteren Autoren bestehen und mit lichtungbeengender Hyalinisierung oder Verfettung der verdickten Intima der kleinsten Gefäße verbunden sein können. Diese endarteriitischen Gefäßverengerungen können sehr hochgradig sein, selbst dann, wenn die Glomeruliveränderungen ganz zurücktreten; und auch hier kann man einen auffallenden Parallelismus feststellen zwischen dem Grade der Blutdrucksteigerung im Leben und dem Grade der Gefäßveränderungen post mortem.

Ob bei der experimentellen Verkleinerung der Niere nicht auch schon ohne Niereninsuffizienz durch die relative Störung der Durchblutung, die Verkleinerung des Gefäßstrombettes der Niere eine „kompensatorische" Blutdrucksteigerung ausgelöst werden kann, das müssen neue Versuche lehren.

Für diese Auffassung fällt noch schwer ins Gewicht die Tatsache, daß die Blutdrucksteigerung ausbleibt bei dem primär degenerativen Prozesse in der Niere und den herdförmigen — infektiös embolischen — Nephritiden, bei denen die Nierendurchblutung nicht allgemein, sondern höchstens herdweise gestört ist und Gefäßveränderungen obiger Art fehlen.

Wir kommen daher auf Grund klinischer und histologischer Beobachtungen zu der Annahme, daß auch bei der 3. Gruppe, bei den diffusen Nephritiden die Blutdrucksteigerung auf demselben Wege vermittelt wird, wie bei den blanden primären Hypertonien, und ausgelöst wird durch die Störung der Nierendurchblutung, durch die im akuten Stadium diffuse funktionelle (?), im chronischen Stadium organische Drosselung der Nierengefäße und Wegsamkeitsstörung der Glomeruli.

Wir bewegen uns aber, auch wenn das auslösende Moment wirklich in der Störung der Nierendurchblutung besteht, noch völlig im Dunkeln über den Mechanismus dieser Form der renalen, d. h. der von den Nierengefäßen (reflektorisch) vermittelten Blutdrucksteigerung ohne Niereninsuffizienz.

Osthoff hat an eine Erregung des Nervus splanchnicus infolge der entzündlichen Beteiligung der Nierengefäße gedacht. Die zentripetale Splanchnicusreizung bewirke Erregung des Vasomotorenzentrums in der Medulla oblongata und damit Blutdrucksteigerung,

Dagegen ist einzuwenden, daß der entzündliche Charakter der Gefäßbeteiligung bei den Hypertonien völlig auszuschließen, bei den diffusen Nephritiden sehr zweifelhaft ist, und daß umgekehrt gerade diejenigen Nierenerkrankungen, bei denen die Gefäßbeteiligung entzündlich ist, die infektiösen eitrigen und nichteitrigen Herdnephritiden nicht zu Blutdrucksteigerung führen.

Es bleibt aber nichts anderes übrig, als anzunehmen, daß der Weg, auf dem die zirkulatorisch ausgelöste Blutdrucksteigerung entsteht, über den Splanchnicus geht.

Bekanntlich wird der allgemeine Tonus der Gefäße beherrscht von dem Tonus und der Gefäßfüllung in dem großen Bezirk der Baucheingeweide. Wir kennen keine Blutdruckänderungen höheren Grades ohne Änderungen des Tonus in diesem ausschlaggebenden Regulationsgebiet, das unter der Herrschaft des Splanchnicus steht.

Jede Reizung des Splanchnicus macht Blutdrucksteigerung durch Blutverdrängung aus den Bauchgefäßen; jede anderweitige, peripher, z. B. durch sensible Reizung, zentral, z. B. durch Asphyxie ausgelöste Blutdrucksteigerung kommt auf dem Umwege über den Splanchnicus und seine Erregung zustande.

Jede Splanchnicusreizung bewirkt aber eine Mehrausschüttung oder Mehrabsonderung von Adrenalin und nach den neuesten Ergebnissen der Physiologie ist es fraglich geworden, ob es überhaupt Erhöhungen des allgemeinen Gefäßtonus, Blutdrucksteigerungen von längerer Dauer gibt ohne die Mitwirkung der Nebennieren. Dafür liegen aus neuester Zeit genügende Beweise vor.

1. Asher hat gezeigt, daß auch bei Ausschaltung (Exstirpation) aller Baucheingeweide, auf deren Gefäße der N. splanchnicus verengernd wirkt, mit alleiniger Erhaltung der Nebennieren, Reizung der Nervi splanchnici Drucksteigerung bewirkt, und zwar kurzdauernd bei einer einmaligen Reizung, langdauernd bei passender Dauerreizung. Der Verschluß der Nebennierenvenen oder sonstige Ausschaltung der Nebennieren hob jede drucksteigernde Wirkung der Reizung auf.

2. Tscheboksaroff hat nachgewiesen, daß Splanchnicusreizung die Eigenschaft des Nebennierenvenenblutes, den Blutdruck ein wenig zu erhöhen (um 20—40 mm Hg), auf mehr als das Doppelte steigert, Elliot, daß nach Splanchnicusreizung der Adreningehalt der Nebennieren abnimmt.

3. Lehndorf beschrieb bei Splanchnicusreizung einen treppenförmigen Anstieg mit sekundärer Überhöhung des Blutdrucks.

Anrep konnte zeigen, daß die Gefäße des entnervten Beines beim ersten Blutdruckanstieg nach Splanchnicusreizung eine passive Erweiterung erfahren, beim II. Anstieg dagegen sich aktiv kontrahieren. Die Treppe sowohl, wie die lokale Gefäßkontraktion blieben aus nach Abklemmung der Nebennierenvenen. Genau das gleiche Verhalten konnte Anrep beobachten bei Ischiadicusreizung und bei Asphyxie.

Beide machen erst passive Dilatation der Gefäße des entnervten Beines, mit weiterem Blutdruckanstieg dagegen aktive Gefäßkontraktion, die nach Nebennierenabklemmung ausbleibt. Demnach beruht auch die bekannte, lokale Gefäßreaktion, mit der nach Bayliss jedes Gefäß auf einen Dehnungsreiz antwortet, in Wirklichkeit auf einer Adrenalinwirkung. Denn bei mechanischer Blutdrucksteigerung durch Aortenkompression fehlt jede lokale Reaktion, und die Beingefäße werden passiv erweitert.

Auch am Herzen ließ sich sehr schön das Hinzutreten der chemischen Komponente zur mechanischen bei Splanchnicusreizung zeigen. Bei mechanischer Blutdrucksteigerung durch Kompression der Brustaorta folgt das Herz passiv, es wird gedehnt. Bei Splanchnicusreizung tritt auch zuerst passive Dilatation ein, dann aber sekundär mit der Treppe an der Blutdruckkurve eine aktive Verkleinerung der Herzfüllung. Die gleiche Erscheinung läßt sich beobachten bei mechanischer Blutdrucksteigerung und nachfolgender Einspritzung von Adrenalin; sie bleibt dagegen aus bei Splanchnicusreizung nach Abklemmung der Nebennierenvenen[1]).

Anrep behauptet auf Grund seiner Versuche, daß jedes Ansteigen des Blutdrucks, das durch das Nervensystem vermittelt wird, „die Kooperation des Mechanismus durch die Nebenniere involviert".

Danach bliebe nichts anderes übrig, als auch für die zirkulatorisch ausgelöste renale Blutdrucksteigerung, die wir uns nicht anders, als durch das Nervensystem vermittelt denken können, die Mitwirkung des chemischen d. h. suprarenalen Regulationsmechanismus anzunehmen, ausgelöst durch eine von den Gefäßnerven der Niere ausgehende Erregung des Vasomotorenzentrums oder des Splanchnicus. Dabei müßte es sich aber nicht wie beim akuten Versuch um eine Mehrausschüttung, sondern um eine dauernde Übersekretion von Adrenin handeln.

Unter diesem Gesichtspunkte erscheinen ältere, ohne Beziehung zur Blutdrucksteigerung gemachte Untersuchungen über die Beziehungen der Niere zum Zuckerstoffwechsel in einem neuen Lichte, so die auffallende Beobachtung von Rose, daß gerade operative Eingriffe an der Niere besonders starke Hyperglykämie beim Kaninchen zur Folge haben, und die Angabe von Grünwald, wonach jede Ausschaltung der Nieren zu Glykogenschwund und schon die Entnervung der linken Niere zu Glykogenverminderung in der Leber führt. Das erinnert an die Beziehung des linken Splanchnicus zum Zuckerstich beim Kaninchen, an die Angabe Jakobjs über die innigen nervösen Beziehungen zwischen Niere und Nebenniere, und an die Experimente von Schur und Wiesel.

Daß eine dauernde Erhöhung des Adrenalinspiegels im Blute dauernde Blutdrucksteigerung bewirken kann, das haben die schönen Versuche Kretschmers mit Dauerinfusion verdünnter Adrenalinlösungen beim Kaninchen gezeigt. Der Versuch läßt sich leicht am Hunde in Medinalnarkose bestätigen, und die Konstanz des Blutdrucks und seine Abhängigkeit von der Größe der dauernd eingeführten Adrenalinmenge ist überraschend. Es fällt aber auf, daß im Laufe des über viele Stunden ausgedehnten Versuches immer größere Adrenalinmengen nötig werden, um den Blutdruck auf einer bestimmten Höhe zu halten, und daß schließlich das Tier trotz der Herzwirkung des Adrenalins an Herzinsuffizienz zugrunde geht.

Nach den angeführten Ergebnissen der Physiologie und des Tierversuches muß die Möglichkeit, ja fast die Wahrscheinlichkeit zugegeben werden, daß alle renalen Hypertensionen auf dem Umwege über die Nebenniere zustande kommen, und daß dieser chemische Mechanismus nicht nur durch die Drosselung der Nierengefäße, sondern auch durch Niereninsuffizienz ausgelöst werden kann.

Wir müßten dann annehmen, daß auch die retinierten harnfähigen Produkte des Eiweißstoffwechsels, denen Backman die blutdrucksteigernde Wirkung zugeschrieben hat, auf dem Umweg über die Nebenniere wirken. Für diese Möglichkeit spricht, daß wir (in zahlreichen, nicht veröffentlichten Versuchen von Dr. Leßer und Frau Dr. Link-Schuster) am überlebenden Froschpräparat weder durch die Backmansche, oben aufgeführte Mischung, noch durch Plasma von Fällen mit Niereninsuffizienz und hohen Rest-N-Werten eine Verlangsamung der Durchströmung hervorrufen konnten.

Für die Annahme, daß die renale Blutdrucksteigerung überhaupt auf chemischem Wege, z. B. durch — sekundäre — Adreninämie und nicht auf rein nervösem Wege vermittelt wird, spricht u. E. die bisher noch nicht genügend gewürdigte Tatsache, daß die Gefäßkontraktion sich auf alle Gefäße, ja auch auf die Kapillaren erstreckt, während bei den rein nervös vermittelten Blut-

[1]) Damit finden auch die in Krehls pathologischer Physiologie angeführten Versuche von Kandus ihre Erklärung, der bei direkter Splanchnicusreizung oder Aortenkompression Abnahme der Kammerleistung und Zunahme des Vorhofdruckes, dagegen bei sensibler Reizung, Zunahme der Kammerleistung und Abnahme des Vorhofdruckes beobachtete.

drucksteigerungen die aktive Kontraktion der Bauchgefäße zu einer passiven Erweiterung der Hirn- und Hautgefäße zu führen pflegt.

Die allgemeine Ausbreitung der Gefäßkontraktion tritt in den Fällen besonders klar zutage, in denen die Herzkraft noch nicht oder nicht mehr imstande ist, die abnorm gesteigerten Gefäßwiderstände zu überwinden. Dann kommt es zu einer allgemeinen arteriellen Ischämie, die sich auch auf die Gefäße des Augenhintergrundes und der Haut erstreckt.

Bisher war dieser Zustand nur durch den Augenspiegel der Besichtigung und der unmittelbaren Diagnose zugänglich und konnte bei der Haut nur aus der charakteristischen Blässe erschlossen werden. Noch viel überzeugender läßt sich aber der Zustand der Ischämie an den Kapillaren der Haut nachweisen, wenn man nach dem Vorgange von Lombard den Rand des Nagelfalzes bei starker auffallender Beleuchtung unter dem Mikroskope betrachtet.

Das Bild ist ungemein fesselnd und lehrreich. Man sieht normalerweise eine Reihe geradlinig und horizontal verlaufender, gleichgerichteter und gleichmäßig gefüllter Kapillarschlingen, in denen das Blut in gleichmäßigem Strome nur selten unterbrochen dahingleitet. Bei ischämischen Kapillaren ist der arterielle Teil oft haarfein ausgezogen, die Kapillaren sind meist verlängert, oft geschlängelt und schleifenbildend, vielfach ganz blutleer; dann sieht man größere Lücken zwischen den einzelnen Kapillaren, helle Stellen, in denen plötzlich wieder eine ganz feine rote Füllung auftaucht. Eine gleichmäßige Strömung ist kaum in einer Kapillare zu sehen, die Blutsäule ist mehrfach unterbrochen, gekörnt, man sieht bisweilen jedes Blutkörperchen einzeln vorbeihuschen. Der Blutstrom stockt zeitweise ganz, plötzlich geraten die roten Punkte wieder in wirbelnde Bewegung, kurz man kann alle Phasen und Stadien der ischämischen Blutzirkulation beobachten. Es ist von allergrößtem Belang, daß diese wunderschöne und dabei so einfache Methode, die wir durch die Arbeiten der Tübinger Schule (O. Müller, Krauss, Weiß) kennen gelernt haben, in allen denjenigen Fällen eine hochgradige Ischämie der Haut nachweisen läßt, in denen wir eine Ischämie der Niere angenommen hatten.

Im besonderen Teil wird eingehend zur Darstellung gelangen, daß wir bei allen den Nierenerkrankungen, die zu Blutdrucksteigerung führen, in der Nierenischämie den wesentlichen pathogenetischen Faktor für die Art des Krankheitsverlaufes und für den Übergang in das Stadium der Niereninsuffizienz erblicken. Die Besichtigung der Hautkapillaren scheint die Richtigkeit dieser Auffassung in einer geradezu überraschenden Weise zu bestätigen, ja zu beweisen.

Wir haben, seit wir diese Methode anwenden, die sichtbare Ischämie der Haut gefunden bei der akuten diffusen Nephritis, bei der chronischen diffusen Nephritis im Stadium der Niereninsuffizienz und bei der genuinen Schrumpfniere die ich a's das ischämische Stadium der Sklerose bezeichnen werde.

Wir haben die sichtbare Ischämie der Haut vermißt bei dem kardial gut kompensierten II. Stadium der chronischen diffusen Nephritis und bei der gutartigen Form der Sklerose, d. h. bei den sekundären und primären Hypertonien ohne Niereninsuffizienz, bei denen die Niereninsuffizienz nach unserer Meinung deshalb fehlt, weil es noch nicht zu allgemeiner und renaler Ischämie gekommen ist.

Wegweisend für unsere neue Auffassung von der renalen Ischämie war abgesehen von dem Studium des histologischen Bildes die Erkenntnis, daß die Retinitis albuminurica auf einer Ischämie beruht und den Vorgang in der Niere wiederspiegelt. Der Nachweis der Hautischämie liefert gewissermaßen die Probe auf das Exempel und gibt nicht nur einen neuen und schlagenden Beweis für unsere Auffassung, sondern auch ein weiteres Hilfsmittel, die renale

Ischämie zu erkennen an die Hand. Das scheint von großer diagnostischer und prognostischer Bedeutung zu sein.

Nachdem wir nun aber in der ischämisierenden Wirkung der „Blutdrucksteigerung" den wichtigsten Faktor für die Entstehung des — akuten? — nephritischen Ödems, der Niereninsuffizienz bei der Nephritis und Sklerose und, wie wir im nächsten Kapitel sehen werden, auch für einen Teil der „urämischen" Symptome erblicken, so können wir nicht umhin, die Frage von neuem zu prüfen, ob die Blutdrucksteigerung wirklich ein nützlicher kompensatorischer Vorgang ist.

Die Anhänger der Filtrationstheorie müßten die Beantwortung der Frage, ob die gestörte Harnabsonderung durch den gesteigerten „Filtrationsdruck" gebessert werde, davon abhängig machen, ob sich die Nierengefäße an der allgemeinen Gefäßkontraktion beteiligen, oder nicht.

Cavazzani hat behauptet, daß ein vermehrter Harnstoffgehalt des Blutes neben einer zentral bedingten allgemeinen Blutdruckerhöhung noch durch periphere Wirkung zu Dilatation der Nierengefäße, also zu den optimalen Bedingungen der Nierendurchblutung führt. Danach schiene sogar bei der Niereninsuffizienz die Gefäßreaktion eine „zweckmäßige" zu sein, wenngleich man sie nicht wohl wird als kompensatorisch bezeichnen können.

Für die beiden anderen größeren Gruppen der Hypertension ohne Niereninsuffizienz wird man um so eher geneigt sein, der Blutdrucksteigerung eine kompensatorische Bedeutung zuzuerkennen, je mehr Bedeutung man der Blutstromgeschwindigkeit für die Diurese zuerkennt, und je mehr man bereit ist, in der Verengerung der kleinen Nierengefäße und der dadurch bedingten Vermehrung der lokalen Widerstände die auslösende Ursache der allgemeinen Gefäßkontraktion zu erblicken.

Wenn aber der Regulationsmechanismus im wesentlichen chemisch durch Adrenin unterhalten wird, dann sind die Aussichten, daß dadurch die Nierendurchblutung gebessert wird, nicht sehr groß.

Neumann hat gefunden, daß die Nebennieren einen außerordentlich reichen Blutdurchfluß erfahren, der mit steigendem Blutdruck wächst. Bei 130 mm Hg betrug der Blutstrom 6 ccm pro g und Minute. Während der Blutdrucksteigerung durch Adrenalin ist die Blutdurchströmung der Nebenniere gesteigert, ihr Sauerstoffverbrauch wächst bis auf das Dreifache. In der Niere dagegen ist gleichzeitig der Blutdurchstrom verlangsamt und der Sauerstoffverbrauch herabgesetzt.

Aber auch hier finden sich in der Literatur widersprechende Angaben, und es wird auch von einer gefäßerweiternden Wirkung des Nebennierenextraktes (im Gegensatz zum käuflichen Adrenalin) auf die Niere berichtet (Biedl).

Bei den zu allgemeiner Ischämie führenden Nierenerkrankungen sind nun die Nierengefäße an der allgemeinen Gefäßkontraktion so sicher beteiligt, daß wir in der allgemeinen Ischämie fast ein untrügliches Zeichen der renalen Ischämie erblicken können.

Trotzdem könnte die Blutdrucksteigerung eine kompensatorische Bedeutung haben, solange das Herz imstande ist, die gesteigerten Widerstände zu überwinden.

Denn die allgemeine Gefäßkontraktion könnte die primäre und isolierte Verengerung der Nierengefäße so ausgleichen, daß die Widerstände in allen Gefäßprovinzen wieder in dem gleichen Verhältnis zueinander stehen, wie vorher.

Daß dieser kompensatorische Regulationsmechanismus schließlich versagt und zur allgemeinen und renalen Ischämie führt, das liegt nicht so sehr an der allgemeinen Kontraktion der Gefäße, als vielmehr an dem Nachlaß der Herzkraft. Es ist kaum anzunehmen, daß eine organische Verengerung der Nierengefäße solange gut ertragen und so spät zu Schrumpfung des Organs führen würde, wenn nicht infolge der Blutdrucksteigerung im Verein mit der gesteigerten Arbeit des Herzens ein normales Durchblutungs verhältnis aufrecht erhalten würde.

Wir haben wenigstens bei denjenigen Fällen von nicht ausgeheilten Nephritiden, welche sehr früh zu Nierenschrumpfung führen, oder schon im hydropischen Stadium an Niereninsuffizienz sterben, den Eindruck gewonnen, daß der mangelnde Ausgleich der Zirkulationsstörung infolge ungenügender Herzkraft zu dem ungünstigen Ausgange nicht wenig beiträgt.

Durch die allgemeine Gefäßkontraktion wird gewissermaßen der ganze Körper unter dieselben Bedingungen gesetzt, wie die gedrosselte Niere. Die Niere erhält nicht weniger, aber auch nicht mehr Blut, als die übrigen Organe unter normalen Verhältnissen. Dadurch wird das Stadium der Nierenischämie, das ohne die Wiederherstellung des normalen Durchblutungsverhältnisses viel früher eintreten würde, hinausgeschoben. Tritt aber in der Niere die finale Ischämie ein, so leidet infolge dieses Aktes ausgleichender Gerechtigkeit der ganze Organismus gleichsinnig.

Das Durchblutungsverhältnis bleibt gleich, die Durchblutung wird in allen Gebieten entweder gleich ausreichend oder gleich ungenügend.

Das schließt nicht aus, daß eine gewisse Überkompensation — z. B. der Versuch einer Einstellung auf die Möglichkeit großer Schwankungen der Nierendurchblutung wie beim Normalen — stattfindet, und daß für bescheidene Ansprüche an die Nierenfunktion auch eine geringere Blutdrucksteigerung genügen würde. Auch bei der Herzhypertrophie kommt es zu einer Überkompensation, einer Einstellung auf größere Leistungen als diejenigen waren, die zur Hypertrophie des Muskels geführt hatten.

Eine klare Einsicht wäre erst dann möglich, wenn es gelänge, bei einer endarteriitischen oder arteriosklerotischen Verengerung der Nierengefäße den gesteigerten Blutdruck dauernd herabzusetzen und den Verlauf mit einem gleichartigen Falle bei erhaltener Blutdrucksteigerung zu vergleichen. Dazu sind wir aber bis jetzt nicht in der Lage.

Diese Frage ist aber deshalb wichtig, weil es sich für den Arzt in erster Linie darum handelt, ob eine Herabsetzung des Blutdrucks aus therapeutischen Gründen erstrebt werden soll oder nicht.

Früher galt die „kompensatorische" Blutdrucksteigerung als ein noli me tangere, weil man sich allgemein vorstellte, „die Vernichtung einer Anzahl von sekretorischen Elementen müßte notwendig von einer Verringerung der Harnabsonderung begleitet sein, wenn nicht in den funktionierenden Teilen das Blut unter höherem Drucke ströme. Dadurch, daß infolge des höheren Drucks bedeutend größere Blutmengen durch das noch einigermaßen normale Nierengewebe getrieben werden, werde trotz geringerer sekretorischer Oberfläche eine stärkere Nierenabsonderung bewirkt, als bei ganz normalen Nieren und normalem Blutdruck".

Gegen diese damals herrschende Meinung, die Fortdauer einer stärkeren Urinsekretion bei Schrumpfniere rühre einzig und allein von der Steigerung des Blutdrucks und der schnelleren Blutdurchströmung in den noch gesunden Teilen der Niere her, hat Roßbach schon vor 30 Jahren in einer ganz in Vergessenheit geratenen Abhandlung schwere Bedenken erhoben, auf Grund der klinischen Beobachtung, daß die Herabsetzung des Blutdrucks durch Nitroglyzerin nicht nur keine schlimmen, sondern lauter gute Folgen hatte.

Daß jene weit verbreitete Anschauung unrichtig ist, daß die Polyurie nicht die Folge der Herzhypertrophie und der Blutdrucksteigerung ist, wurde schon S. 54 hervorgehoben. Polyurie kann bei höchstgradiger Blutdrucksteigerung fehlen und ohne diese zustande kommen.

Nach dem oben Gesagten ist gar keine Bevorzugung der Niere, keine Besserung der Nierendurchblutung durch die allgemeine Gefäßkontraktion zu erwarten, da ja das normale Durchblutungsverhältnis wieder hergestellt, die Durchblutung des Körpers gewissermaßen gleichmäßig verschlechtert wird. Bestenfalls wird die Niere wie alle übrigen Organe ebensogut durchblutet wie normal, sicher nicht besser.

Wohl aber kann es zu einer Verschlechterung der Nierendurchblutung und der Diurese kommen, wenn die allgemeine Durchblutung schlechter wird.

Es fragt sich nun, tritt diese Verschlechterung ein bei Nachlaß der „Kompensation" oder bei Überkompensation? Wenn der Blutdruck sinkt, oder wenn er steigt?

Man sollte das erstere erwarten, es kommt aber das letztere vielleicht noch häufiger vor.

Päßler bezeichnet es in seinem schönen klinischen Vortrag als eine alltägliche (?) Erscheinung, daß die Polyurie sofort einer krankhaften Harnverminderung Platz macht, sobald der Blutdruck des Nephritikers nur etwas von seiner exzessiven Höhe herabgeht. Wir können aber noch häufiger in doppelter Richtung das Gegenteil beobachten. Wir sehen oft, daß unter dem Einfluß der Behandlung der Blutdruck sinkt, und die Diurese besser wird, oder gleich bleibt, — ich habe Werte von 250 mm Hg zur Norm abfallen sehen, ohne daß eine Änderung der Diurese eintrat —, und wir sehen umgekehrt nicht selten, daß mit Ansteigen des Blutdrucks die Diurese schlechter wird. Es ist klar, daß unter beiden, anscheinend diametral entgegengesetzten Bedingungen die Abnahme der Diurese auf einer Verschlechterung der Nierendurchblutung beruhen, und daß das Herz an der Abnahme der Zirkulationsgröße schuld sein muß; aber es ist sehr merkwürdig, daß diese sowohl bei sinkendem wie bei steigendem Blutdruck zustande kommen kann.

Man sollte mit Abnahme der Herzleistung eine Abnahme der Blutdrucksteigerung erwarten. Sahli hat aber schon auf die bemerkenswerte Tatsache hingewiesen, daß es eine Hochdruckstauung, eine Insuffizienz des muskelstarken Herzens gibt, bei der der Blutdruck erhöht bleiben, ja sogar ansteigen kann.

Dieses auffallende Verhalten findet vielleicht seine Erklärung in den Gesetzen der Dynamik des Muskels im allgemeinen und des Herzmuskels im besonderen (Frank, Moritz). Die Herz (Muskel-) Kontraktion nähert sich bei steigenden Widerständen (Belastungen) der maximalen isometrischen Zuckung, bei der nur noch eine Zunahme der Spannung, aber keine Entleerung der Kammer (Änderung der Länge) mehr stattfindet.

Solange nicht die Grenze der „absoluten Kraft" des Ventrikels, der höchstmöglichen Kraftleistung erreicht ist, nehmen die Schlagvolumina ab, die erzeugten Drucke zu. Wird jene Grenze überschritten, so nehmen auch die isometrischen Spannungsmaxima ab.

Das erstere Stadium entspricht etwa dem, was wir als relative, das zweite dem, was wir als absolute Herzinsuffizienz zu bezeichnen pflegen.

In beiden Fällen ist das Schlagvolumen stark vermindert, diese Abnahme der Zirkulationsgröße ist aber im letzten Falle mit einer Abnahme des Blutdrucks, in dem ersten mit einer Blutdrucksteigerung verbunden.

Eine Herabsetzung des Blutdrucks kann dann zu einer Erholung des Herzens und zu Wiederherstellung der alten Zirkulationsgröße in der Niere führen, im anderen Falle kann eine Kräftigung des Herzmuskels zu Blutdrucksteigerung und Besserung der Nierenzirkulation führen.

Andererseits ist es durchaus möglich, daß eine zu weitgehende künstliche Herabsetzung des Blutdrucks die Zirkulation in einer Niere, deren Gefäße stark verengt sind, wesentlich beeinträchtigen, ihre Leistung stark herabsetzen und zu einer vorzeitigen Atrophie führen kann.

Jedenfalls ist die allgemeine Gefäßkontraktion ein zweischneidiges Hilfsmittel, das ganz abgesehen von der Gefahr der Gefäßzerreißung um so gefährlicher wird, je hochgradiger sie ist, und je mehr sie das Schlagvolumen des Herzens herabsetzt, dessen Kraft schließlich erlahmen muß.

Denn schließlich tritt in allen Gebieten des Organismus der Zustand der Ischämie ein, der in der Niere durch die kompensatorische Ausgleichung der Widerstände vermieden werden sollte, und damit ist unzweifelhaft die Grenze der Kompensation überschritten, und eine schädliche Überkompensation eingetreten.

Es wäre von großer Wichtigkeit zu wissen, welcher Grad von Blutdrucksteigerung in jedem einzelnen Falle nützlich ist, aber so viel läßt sich mit Sicherheit behaupten, daß mit dem Moment, wo eine Ischämie sei es am Augenhintergrund oder in den Kapillaren der Haut sich nachweisen läßt, die Gefäßkontraktion einen schädlichen Grad erreicht hat, der eine Bekämpfung der Blutdrucksteigerung als notwendig und nützlich erscheinen läßt.

Wir gingen bisher von der Vorstellung aus, daß die allgemeine Gefäßkontraktion — die vermutete, aber noch keineswegs bewiesene „regulatorische" Adreninämie — sekundär zustande kommt und ausgelöst wird von einer funktionellen oder organischen Drosselung der Nierengefäße.

Man hat aber auch die Vorstellung geäußert, daß diese Drosselung der Nierengefäße erst sekundär zustande kommt und die Folge einer primären Adreninämie sei.

Man könnte dann die besondere Neigung gerade der Nierengefäße zur angiospastischen Ischämie in Zusammenhang bringen mit der Beobachtung von Jonnescu, daß die Nierengefäße eine ganz besondere Affinität zum Adrenalin besitzen.

Es haben Adrenalinmengen, die noch keinerlei Drucksteigerungen hervorrufen, bereits Kontraktionen der Nierengefäße im Gefolge, was sich durch Verengerung des onkometrisch aufgezeichneten Nierenvolums verrät. Diese Volumveränderung überdauert auch die bei größeren Dosen eintretende Blutdrucksteigerung. Man könnte sich demnach immerhin vorstellen, daß unter einem dauernd durch Adrenalin gesteigerten Tonus die kleinen Nierengefäße zuerst und weitaus am stärksten von der nach unserer Meinung pathogenetischen Ischämie befallen werden.

Bei der akuten Nephritis, bei der manches für eine primäre funktionelle, spastische Verengerung der kleinen Nierengefäße spricht, hat Kretschmer mit der Gefäßstreifenmethode — leider auch nur im Serum — Adrenalinvermehrung gefunden, die er bei den chronischen Nephritiden vermißte, und Reichel hat in Wiederholung der Siegelschen Tierversuche bei der Erkältungsnephritis der Hunde ebenfalls eine Adreninvermehrung wiederum nur im Blutserum mittelst der Froschaugenmethode nachweisen zu können geglaubt.

Reichel gibt an: Steckt man einen Hund oder ein Kaninchen mit den Hinterpfoten auf 10 Minuten in Eiswasser und entnimmt man ihm unmittelbar nach dem Bade aus der Ohrvene Blut, so findet man darin eine ganz deutliche Adrenalinreaktion und meist schon am nächsten Tage Eiweiß und Zylinder im Urin.

Er hat auch untersucht, wie sich die Verhältnisse nach Abkühlung bei Verabreichung von Antagonisten des Adrenalins gestalten. Genau so wie Siegel mit Amylnitrit, versuchte er es mit diesem, mit Pilokarpin und mit Digalen, welche alle drei sowohl Nephritis als Adrenalinreaktion prompt verhinderten. Diuretin ergab kein eindeutiges Resultat und trotz Theophyllinmedikation entstanden nach der Kühlung Adrenalinreaktion und Nephritis.

Er erhielt ferner wie Schur und Wiesel gerade die stärkste Adrenalinämie bei Urannephritis, eine leichtere bei Cantharidinvergiftung, allerdings nicht erst nach 48 und

72 Stunden wie die gen. Autoren, sondern bereits nach einer Stunde. „Die erwähnten Noxen erzeugen nun im wesentlichen eine Glomerulonephritis, Kalium chromicum dagegen, welches in seinen Versuchen erst nach drei Tage durchgeführten Injektionen leichte Adrenalinreaktion bewirkte, affiziert hauptsächlich den tubulären Apparat."

Reichel meint, die große Adrenalinmenge erkläre uns ganz mühelos die anhaltende Kontraktion der Nierengefäße, die daraus sich ergebende Ischämie und die Ernährungsstörungen, welche die an unvollkommene Filtration geknüpfte Eiweißabsonderung, die Abstoßung von Epithelien und die Zylinderbildung nach sich ziehen.

Nach dem oben Gesagten ist aber auch durch die Reichelschen Versuche weder der Beweis erbracht, daß wirklich eine Adreninämie im Blut bestanden hat, noch bewiesen, daß die Adreninämie das Primäre ist; und die Beweiskraft dieser Versuche wird durch die geradezu prostituierende Bereitwilligkeit der Froschaugen, unter so verschiedenen Umständen eine positive Reaktion zu geben, nicht erhöht.

Denn die tubuläre Urannephritis ist sicher nicht mit der akuten diffusen Glomerulonephritis des Menschen auf eine Stufe zu stellen; daß die Siegelsche Erkältungsalbuminurie einer solchen entspricht, ist gleichfalls nicht erwiesen, und endlich ist es bisher m. W. noch niemandem, auch uns nicht, gelungen, durch länger fortgesetzte Adrenalininjektionen eine typische Glomerulonephritis mit anhaltender Blutdrucksteigerung zu erzeugen.

Gegen diese Auffassung von der primären Adreninämie und sekundären Nephritis und für unsere Annahme der primären Nierenischämie spricht vor allem die Tatsache, daß bei der akuten diffusen Nephritis die Blutdrucksteigerung abklingt, sobald es gelingt, die Nierensperre zu beseitigen, und daß die Blutdrucksteigerung bestehen bleibt, wenn die Zirkulationsstörung in der Niere zu lange gedauert und sekundäre rückbildungsunfähige Veränderungen an den Gefäßen und Glomerulis hinterlassen hat. Man wird doch nicht gar annehmen wollen, daß die primäre Abkühlungsadreninämie in solchen Fällen jahre- und jahrzehntelang bestehen bleibt.

Damit soll aber die Möglichkeit, daß eine primäre dauernde Adreninämie das Bild der Nephritis hervorrufen kann, nicht bestritten werden; für eine solche sprechen die oben erwähnten Beobachtungen bei Neubildungen der Nebenniere.

Man hat dementsprechend auch die Entstehung der Sklerose so zu deuten versucht, daß die Blutdrucksteigerung der primäre, die Veränderung der Nierengefäße der sekundäre Vorgang sei, und nach der schon erwähnten Lehre von der Hyperepinephrie könnte die Adreninämie das von Jores vermißte, noch unbekannte, schädigende Moment sein, das sowohl Blutdrucksteigerung, als Arteriosklerose der kleinen Gefäße hervorruft.

Die Vorstellung, daß die von uns auf primäre Arteriosklerose der Nierengefäße zurückgeführte genuine Hypertonie nicht renal bedingt ist, sondern entweder einer zentralen Übererregung des Vasomotorenzentrums, oder einem „Basedow" der Nebenniere ihre Entstehung verdankt, ist weit verbreitet. Sie stützt sich darauf, daß dem Stadium der „generalisierten" und renalen Arteriosklerose ein Stadium reiner Blutdrucksteigerung ohne Störung der Nierenfunktion voraufgeht, das Huchard als Présclerose bezeichnet hat. Dieses Stadium entspricht aber durchaus dem histologischen Stadium der Präsklerose der Nierengefäße, in dem auch anatomisch das Nierenparenchym gesund gefunden wird.

Aber gerade in diesem Stadium ist die histologische Präsklerose auf die Nierengefäße beschränkt, und die Lehre von der primären Blutdrucksteigerung und sekundären Arteriosklerose läßt ungeklärt, warum die Nierengefäße im klinischen Stadium der Präsklerose allein unter dem Einflusse der allgemeinen Drucksteigerung an Arteriosklerose erkranken.

Sie verzichtet überdies ganz darauf, diese „primäre" Blutdrucksteigerung mit der Niere und der sicher renalen Blutdrucksteigerung nephritischen Ursprungs in Beziehung zu bringen. Sie läßt vor allem die wichtige Tatsache aus dem Auge, daß auch die postnephritische Endarteriitis obliterans der Nierengefäße, bei der wir qualitativ sehr ähnliche, quantitativ ganz gleichwertige Verengerungen der Nierengefäße finden, genau das gleiche klinische Bild machen und den gleichen klinischen Verlauf nehmen kann, wie die Sklerose.

Hier ist u. E. nicht daran zu zweifeln, daß die Gefäßveränderungen in der Niere es sind, welche die Blutdrucksteigerung unterhalten, und ich halte daher auch bei der primären Hypertonie und „genuinen Schrumpfniere" die Sklerose der Nierengefäße für das primäre, die Blutdrucksteigerung für die Folge und für renal bedingt.

Für die primäre Rolle der Veränderungen der Nierengefäße spricht auch eine Untersuchungsreihe von Fahr (Atlas S. 56). Er hat aus 123 Fällen 3 Gruppen gebildet:

I. Fälle, bei denen die arteriosklerotische Veränderung in allen untersuchten Stückchen in beträchtlichem Maße vorhanden war, und in denen sie sich nicht nur auf die mittleren und größeren, sondern in mehr weniger ausgesprochenem Maße auch auf die kleinen Gefäße (interlobul. u. aff.) erstreckte.

II. Fälle, bei denen die Veränderung nur an den mittleren Gefäßen deutlich, an den kleinen hie und da gefunden wurde.

III. Fälle, bei denen an den kleinen Gefäßen (aff. und interlob.) die Veränderung völlig fehlte, an den mittleren (arciformes und größere Äste der interlobulares) zwar vielfach auch hyperplastische Intimaverdickung mit stellenweisem Übergang in Arteriosklerose vorhanden, vielfach aber auch fehlend war oder ganz geringfügig.

Unter den 41 Fällen der I. Gruppe fehlt die Herzhypertrophie 7 mal.
Unter den 45 Fällen der II. Gruppe fehlt die Herzhypertrophie 14 mal.
Unter den Fällen der III. Gruppe fehlt die Herzhypertrophie durchweg.

Für eine nicht periphere, sondern zentrale Übererregung des Vasomotorensystems (Schlayer spricht von einer erhöhten Anspruchsbereitschaft, Päßler von einer Erhöhung der Reizbarkeit der Gefäße) könnte man anführen, daß unter den Momenten, die bei der Entstehung der Arteriosklerose mitwirken, nervöse Einflüsse an erster Stelle stehen sollen.

Romberg gibt z. B. an, daß von 49 Fällen, die schon vor dem 40. Lebensjahr Arteriosklerose aufwiesen, 37 die Zeichen deutlicher Nervosität, meist ausgesprochener Neurasthenie darboten.

Daß eine erhöhte Anspruchsbereitschaft der Gefäße — ob als Ursache oder Folge des gesteigerten Tonus in Gefäßsystem mag dahingestellt bleiben — bei den chronischen Hypertensionen besteht, erscheint zweifellos. Sie kommt zum Ausdruck in vorübergehenden Extrasteigerungen des Blutdrucks, die sich auf die dauernde Blutdrucksteigerung aufpflanzen. Freilich sind diese Extrasteigerungen sicherlich nicht immer nervös, sondern auch oft kardial bzw. kardiorenal, durch Abnahme des Schlagvolumens bedingt und vielleicht durch Zunahme der Nierenischämie vermittelt. Sie spielen bei der Urämie und Pseudourämie eine große Rolle und werden dort noch zur Sprache kommen.

Die vorübergehende Erhöhung des Blutdrucks infolge von physischen und psychischen Reizen ist nach Horner für die beginnende Arteriosklerose besonders charakteristisch. Die mangelhafte Ausgleichung der Druckerhöhung bilde geradezu ein Frühsymptom dieser Erkrankung. Die gleiche gesteigerte Anspruchsbereitschaft und Labilität des Blutdrucks kann man aber auch bei jugendlichen, nervösen Individuen ohne Arteriosklerose beobachten.

Zum Schluß noch ein Wort über die Frage der **Arteriosklerose**, die mit den Krankheiten der Niere so vielfach verbunden ist, daß es große Schwierigkeiten gemacht hat, Klarheit in die verwickelten Beziehungen zu bringen. Besonders in die Frage nach dem Ursprung der Herzhypertrophie bei Nierenkrankheiten hat die Arteriosklerose verwirrend hineingespielt, so daß noch heute vielfach die Arteriosklerose der Nierenarterien, die ihren klinischen Ausdruck in der permanenten Hypertonie findet, meist fälschlich als Folge einer „interstitiellen Nephritis" gedeutet oder gar als Teilerscheinung einer allgemeinen, generalisierten Arteriosklerose angesprochen wird.

Daß man früher (Gull und Sutton) geneigt war, jenes Krankheitsbild auf eine allgemeine Arteriosklerose zurückzuführen, wurde schon erwähnt. Aber selbst heute findet man oft noch die Anschauung, die auch Bradford in seiner Bearbeitung der Nierenkrankheiten in Allbut und Rollestons System of Medicine vertritt, daß je stärker und je weiter verbreitet die „Arteriosklerose", desto größer die Herzhypertrophie sei.

Ich stütze mich auch hier auf das große von meinem früheren Mitarbeiter Fahr untersuchte Material, wenn ich hervorhebe, daß keineswegs der Grad der Blutdrucksteigerung und der Herzhypertrophie abhängig ist von dem Grade allgemeiner Arteriosklerose. Finden wir doch hochgradige Hypertonie und Corda bovina bei Fällen, in denen sich makroskopisch überhaupt fast keine Arteriosklerose erkennen läßt, und in denen mikroskopisch die Präsklerose und Arteriosklerose fast ausschließlich auf die Nierenarterien beschränkt ist. Und umgekehrt finden wir die höchstgradige Arteriosklerose der großen und mittleren Gefäße auch ganz ohne Herzhypertrophie und Blutdrucksteigerung.

Die außerordentlich wichtige Lehre Fahrs von der Sonderstellung der Niere ist neuerdings voll und ganz von Herxheimer bestätigt worden. Er hat die beschriebenen arteriosklerotischen Veränderungen an den kleinen Gefäßen in allen übrigen Organen entweder vermißt oder weit geringer als in der Niere gefunden, und auch dann noch nur in diesem oder jenem Organ, z. B. Pankreas oder Hoden, aber nie in einer größeren Reihe von solchen oder gar über einen großen Teil des Körpers verbreitet.

Man sollte sich daher gewöhnen, die Bezeichnung Arteriosklerose schlechthin für ein Krankheitsbild oder als Diagnose ganz fallen zu lassen, und sich darauf beschränken, am Krankenbette nur von örtlicher Arteriosklerose einzelner, der Diagnose zugänglicher Arteriengebiete zu sprechen.

So kann man von einer Sklerose der Hirngefäße, der Herzgefäße, gelegentlich auch der Darmgefäße — wenn die klinischen Erscheinungen dafür sprechen — reden, eine Atheromatose der Aorta vermuten, wenn die Pulsamplitude ohne Aorteninsuffizienz abnorm groß erscheint, aus den Erscheinungen der intermittierenden Dyspragie auch eine Sklerose der peripheren Arterien annehmen, abgesehen von der tastbaren Mediaverkalkung, und endlich eine Arteriosklerose der kleinen Nierengefäße diagnostizieren, wenn das Krankheitsbild der habituellen Hypertonie besteht; aber man kann nicht klinisch von einer Arteriosklerosis universalis, was doch unter der landläufigen Diagnose Arteriosklerose gemeint ist, reden.

Diagnostizieren können wir nur Arteriosklerose einzelner Organarterien, und nur derjenigen, deren Erkrankung klinisch in die Erscheinung tritt.

An den Nierengefäßen hat man eine primäre und eine sekundäre Prä- und Arteriosklerose und eine primäre und sekundäre Endarteriitis zu unterscheiden.

Die Frage wird nicht nur durch den Mißbrauch der Bezeichnung Arteriosklerose für beide Gefäßerkrankungen, sondern auch dadurch noch besonders verwickelt, daß zu einer Endarteriitis sekundär eine Präskelrose und Arteriosklerose und zu einer Prä- bzw. Arteriosklerose sekundär eine Endarteriitis hinzutreten kann.

Wir bezeichnen mit Jores als Präsklerose die elastisch-hyperplastische Intimaverdickung, wir sprechen von Arteriosklerose, wenn in dem neugebildeten elastischen Gewebe degenerative Veränderungen, hyaline oder fettige Degenerationen auftreten, und wir verstehen unter Endarteriitis die von Jores als regenerative Intimawucherung bezeichnete bindegewebige Intimaverdickung, die aus einer Endothelwucherung hervorgeht. Da uns diese wichtigen Gefäßveränderungen noch vielfach beschäftigen werden, sei hier nur kurz ihr Vorkommen so, wie wir glauben Ursache und Folge auseinanderhalten zu können, zusammengestellt, wobei wir die mißverständliche Bezeichnung Arteriosklerose lieber ganz aus dem Spiele lassen wollen.

Bei der diffusen Nephritis kann sich bei lang anhaltender akuter Ischämie der Nierengefäße eine Endothelwucherung und bindegewebige Intimaverdickung in den ischämischen Gefäßen wie bei der Embolie oder Unterbindung einer Arterie entwickeln. Die — mittelbare — Folge ist nach unserer Meinung die Permanenz der Blutdrucksteigerung. Diese kann sekundär zu einer elastisch-hyperplastischen Verstärkung der Wand (Präsklerose) führen; vor allem aber kommt es infolge der chronischen Störung der Durchblutung in der gedrosselten Gefäßbahn zu hyalin-fettiger Degeneration der bindegewebig verdickten Intima der kleinen und kleinsten Gefäße.

Bei der Nephrosklerose ist nach unserer Meinung die elastisch-hyperplastische Intimaverdickung (Präsklerose) das Primäre, die Blutdrucksteigerung, d. h. die allgemeine und renale Gefäßkontraktion die — mittelbare — Folge; die chronische Störung der Durchblutung verursacht degenerative, hyaline und fettige Veränderungen besonders der kleinen und kleinsten Gefäße (Arteriosklerose); es kann aber auch bei plötzlicherem Einsetzen einer stärkeren Spät-Ischämie ebenso wie bei der Nephritis zu einer „sekundären" (ischämischen) Endothelwucherung und zu bindegewebiger Intimaverdickung kommen, die ihrerseits wieder der hyalinen und fettigen Degeneration unterliegen kann.

Wenn man das alles schlechthin als Arteriosklerose bezeichnet, begibt man sich des wichtigsten Hilfsmittels, die Vorgänge an der Niere und ihre Folgen an den Nierengefäßen zu verstehen.

Es wird notwendig sein, auch den extrarenalen Gefäßen in Zukunft die primäre und sekundäre Arteriosklerose von der ischämischen Endarteriitis zu unterscheiden.

Wir werden die letztere nur an den kleinen und kleinsten Gefäßen und nur bei denjenigen hypertonischen Nierenerkrankungen zu erwarten haben, die das Stadium der allgemeinen und renalen Ischämie erreicht haben. Dagegen ist anzunehmen, daß eine jahrelang bestehende Blutdrucksteigerung auch bei guter kardialer Kompensation das Auftreten von Abnutzungserscheinungen und Arteriosklerose begünstigt. Man hat aber auch bei kurzlebigen schweren Nephritiden auffallend früh höhere Grade von Arteriosklerose gerade der großen Gefäße beobachtet und geglaubt, dafür die Mitwirkung eines toxischen Momentes anschuldigen zu müssen. Heinecke macht dafür geltend, daß gerade die mit lang dauernder Wassersucht einhergehenden Nierenerkrankungen besonders zu vorzeitiger Arteriosklerose neigen, und man könnte versucht sein, dabei an den erhöhten Lipoidgehalt des Blutes zu denken. Da es sich aber bei diesen kurzlebigen Fällen von diffuser hydropischer Nephritis gewöhnlich um solche handelt, bei denen das pathogenetische Moment der Ischämie (infolge mangelnder Herzkraft?) besonders stark und anhaltend zur Wirkung gelangt und den Verlauf beschleunigt, so liegt es näher, die Arteriosklerose der großen Gefäße auf Ernährungsstörung durch Ischämie der Vasa vasorum zurückzuführen. Auch hier besteht eine nahe Beziehung zur chronischen Adrenalinvergiftung, durch die man bekanntlich schwere Arteriosklerose der großen, nach Braun auch der kleinen Arterien machen kann.

Endlich bedarf noch die Frage der Erwähnung, welcher Herzabschnitt bei den Nierenkrankheiten hypertrophisch gefunden wird; hat doch die Tatsache, daß in vielen Fällen das ganze Herz, rechter wie linker Ventrikel, starke Hypertrophie und Dilatation aufweist, zu der Auffassung geführt, daß ein Gift in diesen Fällen im Organismus kreise, welches alle Herzabschnitte zu vermehrter Leistung anregt.

Nach der oben dargelegten Auffassung, daß für die Herzhypertrophie einzig und allein die Blutdrucksteigerung verantwortlich zu machen ist, müßten wir erwarten, daß ausschließlich der linke Ventrikel hypertrophisch gefunden wird, als derjenige Herzabschnitt, dem allein durch eine Kontraktion der kleinen Gefäße des großen Kreislaufes, sei sie durch Hyperadreninämie, durch adrenalinartige Gifte oder reflektorisch bedingt, eine Mehrarbeit erwächst.

Das trifft zunächst auch durchaus zu. Niemals ist es der rechte, stets ist es der linke Ventrikel, der zuerst und am meisten hypertrophiert. Der rechte Kammermuskel braucht nicht nur nicht hypertrophisch, sondern kann sogar atrophisch gefunden werden (Hirsch).

Wenn der rechte Ventrikel hypertrophisch gefunden wird, so ist das die Folge einer relativen Insuffizienz des muskelstarken linken Herzens. Diese äußert sich zunächst in einer unvollständigen Entleerung der linken Kammer (exzentrische Hypertrophie) und führt damit zu einer Steigerung des Druckes im linken Vorhof. Die nächste Folge ist demnach Hypertrophie dieses Herzabschnittes, dann Dilatation, und allmählich pflanzt sich diese Drucksteigerung im kleinen Kreislauf genau so, wie wir das von den Mitralfehlern her kennen, auch auf das rechte Herz, den rechten Ventrikel und schließlich auch auf den rechten Vorhof fort, so daß es oft zu einem zentrifugalen Vorhofs-Venen- und Leberpuls und gelegentlich, genau wie bei den Mitralfehlern, zur relativen Trikuspidal-Insuffizienz kommt.

Dieser Vorgang der sekundären Stauung im kleinen Kreislauf läßt sich auch klinisch deutlich verfolgen und nachweisen. Traube schrieb schon 1856: Nie habe ich Dilatation und Hypertrophie des rechten Ventrikels neben Brightscher Nierenentartung beobachtet, ohne gleichzeitig eine Affektion des Respirations- oder Zirkulationsapparates nachweisen zu können, welche erfahrungsgemäß fähig ist, eine Dilatation und Hypertrophie des rechten Ventrikels zu erzeugen. Päßler hat auch anatomisch in den Fällen, in welchen das ganze Herz hypertrophiert und dilatiert gefunden wurde, die braune Induration der Lunge nie vermißt. An einer großen Reihe in Form gehärteter paraffinierter Herzen habe ich mich schon seit vielen Jahren davon überzeugt, daß das rechte Herz im wesentlichen nur sekundär in Mitleidenschaft gezogen wird, und daß die Hypertrophie und Dilatation des linken Vorhofs und des rechten Herzens und endlich des rechten Vorhofes stets eine Folge der bei keiner anderen Herzkrankheit solange erträglichen relativen Insuffizienz des muskelstarken linken Ventrikels sind.

Wenn bei den Sklerosen, auch ohne Insuffizienz des linken Herzens gewöhnlich der rechte Ventrikel kräftiger gefunden wird als bei der Mehrzahl der chronischen Nephritiden, so ist das sehr begreiflich. Bei ersteren handelt es sich immer um gesunde, vollsaftige und leistungsfähige, bei letzteren häufig um kranke, anämische und leistungsunfähige Personen. Wo dieses nicht der Fall ist, wo es sich um kardial gut kompensierte und voll arbeitsfähige chronische Nephritiker handelt, da sind die Verhältnisse genau so wie bei der Sklerose.

Diese Gesichtspunkte gelten auch für die Unterschiede in dem Grade der linksseitigen Herzhypertrophie und Dilatation bei den verschiedenen Formen der renalen Blutdrucksteigerung.

Senator hat z. B. geglaubt, daß bei der genuinen Schrumpfniere die einfache Herzhypertrophie, bei den anderen Formen der Brightschen Krankheit die exzentrische Hypertrophie häufiger sei. Speziell gibt er an, daß die sekundären Schrumpfnieren in der Mehrzahl, die arteriosklerotischen fast regelmäßig mit exzentrischer Hypertrophie einhergehen. Cohnheim hat das mit Recht bestritten.

Die Dilatation muß abhängig sein von dem Grade der Plethora einerseits und dem Mißverhältnis zwischen Herzkraft und Gefäßkontraktion andererseits.

Man kann daher wohl sagen, die Nephritiden beginnen stets mit einer Dilatation, die Sklerosen stets mit einer konzentrischen Hypertrophie des linken Herzens.

Hochgradige Ödembereitschaft mindert aber wieder die Neigung zu Plethora und zu Dilatation.

Hochgradige Gefäßkontraktion bei fehlender Ödembereitschaft, renale Ischämie und Niereninsuffizienz sowie Nachlaß der Herzkraft befördern die Dilatation.

Man kann daher sowohl bei herzschwachen aber ödematösen Nephritiden wie bei herzkräftigen, ödemfreien, sekundären Schrumpfnieren eine Dilatation vermissen und bei sekundären wie bei genuinen Schrumpfnieren im herzinsuffizienten und ischämischen Stadium eine exzentrische Hypertrophie antreffen.

In neuerer Zeit hat Jores von neuem die Aufmerksamkeit auf die Tatsache gelenkt, daß bei manchen Schrumpfnieren die Herzhypertrophie sehr gering, bei anderen sehr stark ausgebildet ist, und er hat daraus auf eine verschiedene Ursache der Blutdrucksteigerung geschlossen und versucht, diese Beobachtung einer Trennung der sekundären und genuinen Schrumpfniere zugrunde zu legen. Man kann das auch als Regel festhalten, daß die sekundären Schrumpfnieren sich durch kleinere Herzen auszeichnen, die sog. genuinen, d. h. die hypertonischen Nierensklerosen, durch große. Aber die Regel hat viele und in der Natur der Sache begründete Ausnahmen, die gerade für die Einheitlichkeit der Entstehung der Blutdrucksteigerung sprechen.

Insbesondere kommen auch bei chronischen Nephritiden gewaltige Herzhypertrophien vor. Die Unterschiede in dem Grade der Herzhypertrophie hängen von zwei Faktoren ab:

1. von dem Grade der Blutdrucksteigerung, und
2. von der Lebensdauer.

Der Grad der Blutdrucksteigerung hängt ab von dem Grade der Ausdehnung der Gefäßveränderungen in der Niere. Diese können bei Nephritiden und Sklerosen gleich sein.

Die Lebensdauer hängt ab

einmal von der Schwere der Glomeruliveränderung,

zum anderen von der Herzkraft, die ihrerseits wieder von größtem Einfluß auf die Glomeruliveränderung ist. Auch die Lebensdauer kann bei Nephritiden und Sklerosen gleich sein.

Man darf daher nicht, wie Jores meint, bei hochgradiger Herzhypertrophie eine hochgradigere Verödung der Glomeruli erwarten, sondern das Gegenteil ist maßgebend. Gerade die hochgradigen diffusen Glomerulonephritiden haben kleine Herzen, besonders wenn eine große Ödemneigung bestanden hat.

Je geringer die Glomeruluserkrankung, je mehr sich die nephritischen Veränderungen auf die Gefäße beschränken, um so mehr ist die Aussicht vorhanden, daß dem Kranken eine längere Lebensdauer und damit eine stärkere Herzhypertrophie beschieden ist.

Bei gleich schweren Gefäß- und Nierenveränderungen ist der zweite Faktor, die Herzkraft, entscheidend; je kräftiger das Herz war und blieb, als die akute Mehrbelastung bei der Nephritis einsetzte, je besser der Kräfte- und Ernährungszustand, um so mehr Aussicht ist vorhanden, daß sich eine genügende Herzhypertrophie entwickelt.

Daß diese Aussicht bei der Sklerose von vornherein besteht, schon weil die Blutdrucksteigerung, d. h. die Mehrbelastung des Herzens ganz allmählich und aus vollster Gesundheit eintritt, leuchtet ohne weiteres ein. Man kann daher cum grano salis sagen, die sekundären Schrumpfnieren haben nicht deshalb kleine Herzen, weil sie Nephritiker sind, sondern die Nephritiker bekommen dann früh eine sekundäre (atrophische) Schrumpfniere, wenn sie ein zu schwaches Herz haben, und die Nieren der genuinen Nephrosklerosen und manche chronischen Nephritiden schrumpfen (atrophieren) deshalb so spät, weil sie ein starkes Herz haben.

Literatur.

Alwens, Experimentelle Untersuchungen über die Bedeutung der mechanischen Theorie der nephritischen Blutdrucksteigerung. Deutsch. Arch. f. klin. Med. 98, S. 137. — Ambard et Beaujard, Causes de l'hypertension artérielle. Arch. gén. de méd. 1881, Bd. 1. — Anrep, On the part played by the suprarenals in the normal vascular reactions of the body. Journ. of Physiol. XLV. S. 307. — Derselbe, Local vascular reactions. Ebenda S. 318. — Aufrecht, Zum Nachweis zweier Nephritisarten. Deutsches Arch. f. klin. Med. Bd. 53. — Aschoff, Bemerkungen zu der Schur-Wieselschen Lehre von der Hypertrophie des Nebennierenmarkes bei chronischen Erkrankungen der Niere und des Gefäßapparates. Verhandl. d. deutsch. pathol. Gesellschaft, XII. Tagung, Kiel 1908. — Ascoli, Vorlesungen über Urämie. Jena 1903. — Asher, Leon, Die innere Sekretion der Nebennieren und deren Innervation. Zeitschr. f. Biologie. Bd. 58, Heft 6, S. 274. — Backmann, Die Wirkung einiger stickstoffhaltiger, in Blut und Harn physiologisch vorkommender, organischer Stoffwechselprodukte auf den Blutdruck. Zeitschr. f. Physiol. XXVI. Nr. 4. — Bamberger, Über Morbus Brighti und seine Beziehung zu anderen Krankheiten. Volkmanns Samml. klin. Vortr. 173. — Bayer, G., Normale und pathologische Physiologie des chromaffinen Gewebes der Nebennieren. Lubarsch u. Ostertag 14. Jahrg., II. Abt. — Bayer, R., Über den Einfluß des Kochsalzes auf die arteriosklerotische Hypertonie. Arch. f. experim. Pathol. u. Pharmakol. 57, S. 162. — Beckmann, Vortrag, Würzburger physikal.-med. Gesellschaft. IX. S. 142. — Biedel, Innere Sekretion. II. Aufl. — Bier, Über Ursachen der Herzhypertrophie bei Nierenkrankheiten. Münchn. med. Wochenschr. 1900, Nr. 16. — Bingel und Claus, Weitere Untersuchungen über die blutdrucksteigernde Substanz der Niere. Arch. f. klin. Med. 100, S. 412. — Bingel und Strauß, Über die blutdrucksteigernde Substanz der Niere. Arch. f. klin. Med. 96, 476. — Bittorf, Mydriatische Wirkung von Organextrakten. Berl. klin. Wochenschr. 1911, Nr. 8. — Borberg, Das chromaffine Gewebe. Skandinav. Arch. Bd. 28, S. 91. — Brasch, Über die klinischen Erscheinungen bei langandauernder Anurie. Deutsches Arch. f. klin. Med. 1911. — Brodzki, Experimentelle Untersuchungen über das Verhalten des Blutdrucks bei Urannephritis und über den Einfluß der Nahrung bei verschiedenen Nephritisarten. Berl. klin. Wochenschrift 1906, S. 906. — Bröking und Trendelenburg, Adrenalinnachweis und Adrenalingehalt des menschlichen Blutes. Deutsches Arch. f. klin. Med. 103, S. 168. — Buttermann, Einige Beobachtungen über das Verhalten des Blutdrucks bei Kranken. Arch. f. klin. Med. 74, S. 1. — Cohnheim und Lichtheim, Virchows Arch. LXIX. 106. — Determann, Die Viskosität des menschlichen Blutes. 1910. (Reichlich Literatur.) — Ehrmann, Zur Methode des qualitativen und quantitativen Nachweises kleinster Adrenalinmengen in Blut und Körperflüssigkeiten. Deutsche med. Wochenschr. 1909. — Eichler, Über die adrenalinähnliche Wirkung des Serums Nephrektomierter und Nierenkranker. Berl. klin. Wochenschr. Nr. 46, S. 1472. — Ewald, Über die Veränderungen kleiner Gefäße bei Morbus Brightii und die darauf bezüglichen Theorien. Virchows Arch. 71, 1877, S.-A. — Fahr, Beiträge zur experimentellen Atherosklerose unter besonderer Berücksichtigung der Frage nach dem Zusammenhang zwischen Nebennierenveränderungen und Atherosklerose. Verh. d. Deutsch. pathol. Gesellsch. XV. Straßburg, S. 234. — Fischer, Über die Beziehungen zwischen anhaltender Blutdrucksteigerung und Nierenerkrankung. Deutsches Arch. f. klin. Med. 109, S. 470. — Fränkel, A., Über den Gehalt des Blutes an Adrenalin bei chronischer Nephritis und Morbus Basedow. Arch. f. experim. Pathol. u. Pharmakol. 1909. — Frank, Bestehen Beziehungen zwischen chromaffinem System und der chronischen Hypertonie des Menschen? Deutsches Arch. f. klin. Med. 103, S. 397. — Derselbe, Über die Beziehungen zwischen Niere, Nebenniere und hohem Blutdruck in der menschlichen Pathologie. Berl. klin. Wochenschr. 1911, Nr. 14. — Friedländer, Über Herzhypertrophie, Dubois Arch. f. Physiol. 1881, S. 168. — Geisböck, Die Bedeutung der Blutdruckmessung für die Praxis. Deutsches Arch. f. klin. Med. LXXXIII., 363. — Grawitz und Israel, Virchows Arch. 1879, Bd. 77, S. 315. — Groß, Zur Kenntnis der pathologischen Druckänderungen nach Beobachtungen von weiland Dr. H. Hensen. Deutsches Arch. f. klin. Med. 74, S. 296. — Grünwald, Über die Abhängigkeit des Glykogengehaltes der Leber von der Nierenfunktion. Arch. f. experim. Pathol. u. Pharmakol. 64, S. 147. — Grützner, Beiträge zur Physiologie der Harnsekretion. Pflügers Arch. XI. 370. — Gull und Sutton, On the pathology of the morbid state, commonly called chronic Brights disease with contracted Kidney („arterio - capillary-fibrosis"). Medico - chir. Transactions. 55, S. 273, 1872. — Hagelberg, Hypertension und Blutzucker. Berl. klin. Wochenschr. 1912, Nr. 40. — Hasebroek, Die Blutdrucksteigerung. Wiesbaden, J. F. Bergmann, 1910. — Heinecke, Über Beziehungen des renalen Ödems zur Arteriosklerose. Virchows Arch. 1909. Bd. 1916. S. 313. — Hirsch, Über die Beziehungen zwischen dem Herzmuskel und der Körpermuskulatur und über sein Verhalten bei Herzhypertrophie. Deutsch. Arch. f. klin. Med. 64, S. 597 u. 65, S. 55. — Hirsch und Beck, Studien zur Lehre von der Viskosität (innere Reibung) des menschlichen Blutes. Deutsches Arch. f. klin. Med. LXIX., 503. — Dieselben, Ebenda LXXII., 560. — Hoskins and Mc Clure, The relation of the adrenal glands to blood pressure. Zentralbl. f. inn. Med. u. Grenzgeb. II, Heft 12, 1912, S. 544. — Horner, Der Blutdruck des Menschen 1913. — Jakobj, Arch. f. experim. Path. u. Pharmakol. 29, S. 171. — Janowski, Der Blut- und Pulsdruck bei Arteriosklerose und Nephritis. Zeitschr. f. klin. Med. Bd. 80, S. 401. — John, Über das Vorkommen und die Bedeutung arterieller Hypertension. Med. Klin. 1913, Nr. 24. — Johnson, Med. chir. Transactions. 29, 30, 33, 42, 51. — Jonescu, Notiz über besondere Affinität der Nierengefäße zum Adrenalin. Wien. klin. Wochenschr. 1908. — Jores, Über die Beziehungen der Schrumpfnieren zur Herzhypertrophie vom patholog.-anat. Standpunkt. Arch. f. klin. Med. 94, S. 1. — Israel, Arthur, Klinische Beobachtungen über das Symptom der Hypertension. Samml. klin. Vortr. 449/450, i. Med. 135/136. — Israel, O., Über die sekundären Veränderungen der Kreislaufsorgane bei Insuffizienz der Nierentätigkeit. Berl. klin. Wochenschr. 1892, Nr. 19. — Kahn, Zuckerstich und Nebennieren. Pflügers Archiv 140, S. 209. — Katzenstein, Nephritis und Herzhypertrophie. Virchows Arch. 182, S. 327. — Krause, Der Kapillardruck. Vergleichende Untersuchungen an Gesunden und Kranken. Samml. klin. Vortr. 1914 inn. Med. Nr. 237—239. — Krehl, Über die Störung chemischer Korrelationen im Organismus. Deutsches Arch. f. klin. Med. 88, S. 382. — Derselbe, Pathol. Physiologie VII. Leipzig, F. C. W. Vogel, p. 34. — Kretschmer, Über die Ätiologie der nephritischen Blutdrucksteigerung und vergleichende experimentelle Untersuchungen über Blutdruck steigernde Substanzen. Verh. d. D. K. f. innere Medizin, XXVII. Kongr. Wiesbaden 1910. — Lehndorf, Über die Ursachen der typischen Schwankungen des allgemeinen Blutdruckes bei Reizung der Vasomotoren. Engelmanns Arch. 1908, Suppl. S. 362. — Lewinski, Über den Zusammenhang zwischen Nierenschrumpfung und Herzhypertrophie. Zeitschr. f. klin. Med. 1880, I, S. 561. — Loeb, Über Blutdruck und Herzhypertrophie bei Nephritikern. Deutsches Arch. f. klin. Med. 85, S. 348. — Loeper, Mécanisme régulateur de la composition du sang. Paris 1903. — Lombard, The Blood Pressure in the Arterioles, Capillaries and small Veins of the human Skin. Americ. Journ. of Physiol. 1912. — Löwenstein, Über die Beziehungen zwischen Kochsalzhaushalt und Blutdruck bei Nierenkranken. Arch. f. experim. Path. u. Pharmakol. 57. S. 137. — Marx, Über den Adrenalingehalt der Nebenniere. Inaugural-Dissertation Heidelberg 1912. — Materna, Auto-Adreninintoxikation bei beiderseitiger Nebennierenblutung. Zieglers Beitr. 48, S. 236. — Mayet, Démonstration expérimentale du rôle des néphrites dans la production de l'hypertrophie du coeur. Lyon méd. XCVIII, Nr. 3, 1898, S. 69. — Mosler, Über Blutdrucksteigerung und doppelseitige Nierenexstirpation. Zeitschr. f. klin. Med. 74, Heft 3 u. 4. — Müller, F., Verhandlungen der deutschen pathol. Gesellschaft IX. Tagung in Meran. Verlag von Gustav Fischer, Jena. — Münzer und Selig, Vaskuläre Hypertonie und Schrumpfniere; gleichzeitig ein Beitrag zur Lehre von der vaskulären Hypertonie überhaupt. Prager med. Wochenschr. XXXIX., 21, 1914. — Neubauer, Hyperglykämie bei Hochdrucknephritis. Biochem. Zeitschr. 25, S. 284. — Derselbe, Nephritis und Blutzucker. Arch. f. exper. Pathologie 67. S. 192. — Neumann, Oxygen exchange of suprarenal. Journ. of Physiol. XLV. p. 195. — Neusser und Wiesel, Die Erkrankungen der Nebennieren. Notnagel, II. Aufl., 1910. — Nishi, Über den Mechanismus der Diuretinglykosurie. Arch. f. experim. Pathol. S. 401. — O'Connor, Über Adrenalinbestimmung im Blute. Münchn. med. Wochenschr. Nr. 27, 1911. — Derselbe, Über den Adrenalingehalt des Blutes. Arch. f. exper. Pathol. u. Therap. 67. — Ogawa, Beiträge zur Gefäßwirkung des Adrenalins. Arch. f. exp. Pathol. u. Pharm. 67, 1912. — Osthoff, Beiträge zur Lehre von der Eklampsie und Urämie. Samml. klin. Vortr. Nr. 266. — Päßler und Heinecke, Versuche zur Pathologie des M. B. Verh. der deutsch. pathol. Gesellschaft Meran 1905. — Päßler, Über Ursache und Bedeutung der Herzaffektion Nierenkranker. Samml. klin. Vortr. 408 (i. Med. 123), 1906. — Pal, Gefäßkrisen. Leipzig 1905. — Derselbe, Über permanente Hypertonie. Med. Klin. 1909, Nr. 35—36. — Plesch, Hämodynamische Studien. Berlin 1909, A. Hirschwald. — Derselbe, Zeitschr. f. exper. Pathol. u. Therap. VI. 380. — Pollak, Kritisches und Experimentelles zur Klassifikation der Glykosurien. Arch. f. experim. Pathol. 61, S. 376. — Popielski, Über die innere Sekretion der Nebennieren. Pflügers Arch. 139, S. 571. — Port, Hypertension und Blutzucker. Deutsch. med. Wochenschr. 1913, Nr. 2. — Rautenberg, Erzeugung chronischer Nierenerkrankungen mit folgender Blutdrucksteigerung und Arteriosklerose, über Ursache und Bedeutung derselben. Deutsche med. Wochenschr. 1910, Nr. 12. — Reicher, Beziehungen zwischen Adrenalinsystem und Niere. Berl. klin. Wochenschr. 1908, Nr. 31. — Riegel, Über den Einfluß akuter Nephritiden auf Herz und Gefäße. Berlin. klin. Wochenschrift Nr. 23/24. 1882. — Derselbe, Veränderungen des Herz- und Gefäßsystems bei akuter Nephritis. Zeitschr. f. klin. Med. Bd. 7. Heft 3. — Romberg, Über Arteriosklerose. 21. Kongr. f. innere Medizin, S. 64. — Derselbe, Die Rolle der Gefäße bei inneren Krankheiten mit Ausschluß der eigentlichen Gefäßkrankheiten. Samml. klin. Vortr. Nr. 552 (i. M. 170). — Rose, Der Blutzuckergehalt des Kaninchens etc. Arch. f. experim. Path. und Pharmakol. 50, S. 15. — Roßbach, Wirkt die Herzhypertrophie und Blutdrucksteigerung bei Nierenschrumpfung kompensierend bezüglich der Harnausscheidung? Wirkung des Nitroglyzerins bei Schrumpfniere. Berl. klin. Wochenschr. 1885, Heft 3, S. 33. — Sawada, Blutdruckmessungen bei Arteriosklerose. Deutsche med. Wochenschr. 1904, Nr. 12. — Schlayer, Über die Quellen dauernder Blutdrucksteigerung. Münchn. med. Wochenschr. 1913, Nr. 1. — Schmidt, M. B., Verh. d. deutsch. pathol. Gesellsch. Meran 1905. — Schmorl und Ingier, Über den Adrenalingehalt der Nebennieren bei verschiedenen Erkrankungen. Münchn. med. Wochenschr. 1911, Nr. 19. — Schur und Wiesel, Über eine der Adrenalinwirkung analoge Wirkung des Blutserums von Nephritikern auf das Froschauge. Wien. klin. Wochenschr. Nr. 23, 1907. — Senator, Virchows Arch. LXXIII. 1878. — Derselbe, Über die Beziehungen des Nierenkreislaufs zum arteriellen Blutdruck und über die Ursachen der Herzhypertrophie bei Nierenkrankheiten. Zeitschr. f. klin. Med. 72, S. 189. — Strasburger, Ein Verfahren zur Messung des diastolischen Blutdrucks etc. Zeitschr. f. klin. Med. 1904, Bd. 54, und Deutsche med. Wochenschr. 1908, Nr. 2 u. 3. — Strauß, Zeitschr. f. diät. u. physikal. Ther. X., 1906/07. — Strauß, J., Arch. gén. de méd. 1882, Janvier. — Strehl und Weiß, Beiträge zur Physiologie der Nebenniere. Pflügers Arch. 86, S. 107. — Thoma, Zur Kenntnis der Zirkulationsstörung in der Niere bei Nephritis chronica und interstitialis. Virchows Arch. 171. — Tigerstedt, C., Zur Kenntnis des Kreislaufes bei vermehrter Blutmenge. Skandinav. Arch. f. Physiol. XX., 197. — Tigerstedt und Bergmann, Niere und Kreislauf. Skand. Arch. f. Physiol. 8. — Traube, Über den Zusammenhang von Herz- und Nierenkrankheiten. Ges. Beitr. z. Path. u. Physiol. II. 1, S. 290. — Trendelenburg, Bestimmungen des Adrenalingehaltes im normalen Blut. Arch. f. exp. Pathol. u. Therap. 1910, Bd. 63, S. 161. — Derselbe, Zur Physiologie der Nebennieren. Einfluß des Blutdrucks auf die Adrenalinsekretion. Zeitschr. f. Biol. 1911, Bd. 57. — Derselbe, Über die Adrenalinkonzentration im Säugetierblut. Arch. f. exp. Path. u. Pharm. 79. S. 154. — Tscheboksaroff, Über sekretorische Nerven der Nebenniere. Arch. f. d. ges. Physiol. CXXXVII, p. 59. — Vogelmann, Niere und Nebenniere. Arch. f. experim. Path. u. Pharm. Bd. 74, S. 420/421. — Volhard, Diskussion zu Morbus Brighti. Verh. d. Deutsch. path. Gesellsch. IX, 1905. — Weiß, Beobachtung und mikrophotographische Darstellung der Hautkapillaren am lebenden Menschen. Ein Beitrag zur Gefäßlehre. Deutsches Arch. f. klin. Med. 119, S. 1. — Wiesel, Renale Herzhypertrophie und chromaffines System. Mitt. d. Gesellsch. f. inn. Med. Wien 1907. — Wolf, Ludwig, Beiträge zur Frage über die Entstehung der Herzhypertrophie bei Nierenkrankheit. Inaug.-Diss. Erlangen 1885. — Zander, R., Morbus Brighti und Herzhypertrophie. Zeitschrift f. klin. Med. IV. Heft 1 u. 2. — Zondek, Die Beeinflussung des Blutdrucks der akuten experimentellen Nephritis des Kaninchens durch Pankreasextrakt. Deutsches Arch. f. klin. Med. 115, S. 1.

5. Die Urämie.

Als urämisch — wörtlich heißt Urhämie Überschwemmung des Blutes mit Harnstoff — bezeichnet man eine Reihe von Erscheinungen, welche zu Beginn, im Verlaufe einer Nierenerkrankung oder gegen deren Ende auftreten können.

Es sind Erscheinungen, besonders von seiten des Zentralnervensystems, welche an sich nichts Charakteristisches haben, sondern unter ätiologisch-diagnostischen Gesichtspunkten dann urämisch genannt werden, wenn Grund zu der Annahme besteht, daß eine Störung der Nierenfunktion die Ursache bildet. So schreibt Ascoli: „Maßgebend für die Feststellung der urämischen Natur des Anfalles ist nicht seine Form, sondern nur der nachweisbare Zusammenhang mit einer anatomischen oder funktionellen Schädigung der Harnorgane. Der Satz gilt in gleicher Weise für alle Erscheinungen der Urämie."

Nach der Definition von v. Jaksch „fassen wir unter dem Begriff der Urämie eine Reihe verschiedener Krankheitssymptome zusammen, welche entstehen, oder von denen wir annehmen, daß sie entstehen, wenn es aus irgend einem Grunde zur Retention der im Harne enthaltenen Substanzen kommt".

In vielen Fällen ist ein Zweifel über die Ätiologie, die „urämische" Natur der Erscheinungen nicht möglich, in anderen dagegen ist diese subjektive Bezeichnung gefährlich, weil damit das Bedürfnis nach weiterer Erforschung der Ätiologie entfällt. Es erscheint daher unter allen Umständen dringend geboten, in Krankheitsberichten sich nie mit der einfachen – subjektiven — Bezeichnung Urämie zu begnügen, sondern stets genau die objektiven Erscheinungen zu schildern. Die Möglichkeit eines Irrtums in der Wahl des Beiwortes urämisch liegt in so hohem Maße darin, daß die Erscheinungen, die man mit diesem Beiwort in Gedanken auf Niereninsuffizienz zurückzuführen pflegt, zum großen Teil nichts Spezifisches an sich tragen und in ähnlicher Kombination und Weise auch aus anderen Ursachen auftreten können, z. B. bei Rachitis, Hirngeschwülsten, Durahämatom, Bleivergiftung etc.

Die Ansichten über das, was urämisch genannt werden soll, sind überdies sehr verschieden, manche sprechen nur dann von wirklicher Urämie, wenn Krämpfe oder wenigstens Bewußtseinsstörungen vorhanden sind; die Konsequenz davon ist die Annahme, daß die Harnsperre, die den höchsten Grad der Urhämie aufweist, ohne Urämie verlaufe. In diesem Sinne würden aber auch die meisten chronischen Nephritiden, die unzweifelhaft an Niereninsuffizienz zugrunde gehen, ohne Urämie sterben. In diesem Dilemma hat man angenommen, daß die Urämie unter den verschiedensten Verkleidungen auftreten könne, und die Varianten rein symptomatisch unterschieden. So hat man nach dem vorwiegend befallenen Organsystem einen nervösen oder zerebralen oder zerebromuskulären und einen gastrointestinalen oder viszeralen Typus, oder nach der Eindringlichkeit der Symptome eine große und kleine Urämie, oder nach dem vorwiegenden Symptom eklamptische, maniakalische, dyspnoische, komatöse, paralytische, agrypnische, latente Formen (Bradford), asthenische, epileptiforme, psychotische (Reiß), oder nach der Art des Auftretens akute und chronische Formen unterschieden.

Wir wollen zunächst die am wenigsten präjudizierende Einteilung in akute und chronische Urämie im wesentlichen beibehalten und versuchen, die Symptome, die gemeinhin zu dem großen Sammelbegriff der Urämie gerechnet werden, nach pathogenetischen Gesichtspunkten neu zu gruppieren, zuvor aber einen Überblick geben über die Entwicklung, die die Lehre von der Urämie genommen hat.

Schon die Zahl der Namen, die nach der Anzahl der Erscheinungen, welche gemeinhin als urämisch bezeichnet werden, beliebig vermehrt werden könnte, zeigt, wie vielgestaltig und bunt dieses Krankheitbild ist. Unentwirrbar scheint der Knäuel, unlösbar das Problem, und die Bemühungen der vorigen Jahrhunderte, den Stein der Weisen zu finden, sind nicht zu vergleichen mit dem Aufwand von Scharfsinn und Arbeit, von spekulativer und experimenteller Forschung, die aufgewandt wurden, das Dunkel zu lüften, das über der Pathogenese dieses bald furchtbar plötzlich und erschütternd, bald tückisch schleichend auftretenden Symptomenkomplexes liegt.

Der Theorien über dieses seit Bright unaufhörlich die Geister und nicht nur die innere Medizin, sondern alle Hilfswissenschaften beschäftigende Problem sind gar viele, was immer dafür spricht, daß man der Wahrheit noch nicht sehr nahe gekommen ist.

a) Theorien der Urämie.

Da die Urämie seit der Entdeckung der Nierenkrankheiten naturgemäß mit der krankhaft gestörten Funktion dieser wichtigsten Ausscheidungsorgane des Körpers in Beziehung gebracht wurde, so lag es nahe, eine Zurückhaltung von Stoffen, die durch die gesunden Nieren ausgeschieden werden, für den urämischen Symptomenkomplex verantwortlich zu machen und die giftig wirkenden Stoffe im Harn zu suchen. Man hat zunächst die Zurückhaltung einzelner harnpflichtiger Substanzen, so von Wasser, von Harnstoff, von Extraktivstoffen wie Kreatin und Kreatinin, von Kalisalzen, von Oxalsäure u. a. m., oder als der Harnstoff sich nicht als giftig genug erwies, eine fermentative Zersetzung des Harnstoffs in kohlensaures Ammoniak, eine Ammoniämie [1]) als Ursache der Urämie angesehen. Alle diese einseitigen Auffassungen sind längst widerlegt worden. Viel weiter faßt Bouchard das Problem, der sich auf das eingehendste und systematisch mit der Giftigkeit des Urins befaßte.

Bouchard erkannte zuerst die Unmöglichkeit, die Giftigkeit des Harnes ausschließlich auf einzelne, bekannte Bestandteile des Urins zurückzuführen. Er vermochte sieben Substanzen verschiedener Wirkung aus dem Urin zu isolieren: eine diuretische, zwei krampferregende, eine sialogene, eine narkotisierende, eine pupillenverengernde und eine temperaturherabsetzende; Substanzen, die im einzelnen chemisch nicht faßbar, nur biologisch nachweisbar waren, und es schien, als ob sich die Gifte gegenseitig beeinflußten, zum Teil aufheben, zum Teil verstärken könnten.

Bouchard kommt zu dem Schlusse, die Urämie ist eine komplexe Vergiftung, an welcher zu ungleichen Teilen alle die Gifte beitragen, die entweder mit der Nahrung eingeführt werden oder normalerweise im Organismus gebildet werden.

Eine Hauptstütze seiner Lehre war die Feststellung, daß die Giftigkeit des Harnes abnimmt bei Nierenkranken, besonders bei Urämischen, während die Giftigkeit des Blutes eine Zunahme aufweist. Daß eine Aufstauung von Harnschlacken in vielen Fällen von Urämie stattfindet, haben die Untersuchungen des Blutes ergeben.

Mit der Entwicklung der physikalischen Chemie hatte man seine Hoffnung sogleich ganz auf diese neue Hilfswissenschaft geworfen und versucht, mit deren neuen Methoden das Geheimnis der Urämie zu erschließen.

In der Tat ergab die Methode der Kryoskopie, die Bestimmung des Gefrierpunktes — der den Gehalt einer Lösung an gelösten Molekülen anzeigt —, im Blute der Urämischen meist eine Erhöhung, im Harne eine Erniedrigung der molekulären Konzentration. Man hat auch schon die erhöhte Molekularkonzentration im Blute und die dadurch bedingte oder daraus zu erschließende Störung und Erschwerung des osmotischen Austausches zwischen Blut und Gewebe für die Entstehung der Urämie verantwortlich gemacht (Lindemann).

Man hat ferner die elektrische Leitfähigkeit des Blutes geprüft und gefunden, daß diese Erhöhung der molekulären Konzentration nicht auf Zunahme der Elektrolyte, sondern auf Anreicherung des Blutes mit organischen Substanzen beruht (Koranyi).

Eine solche konnte dann auch durch Bestimmung des Nicht-Eiweiß-Stickstoffes, des Filtrat- oder Reststickstoffes (v. Jaksch, Strauß) nachgewiesen werden.

Strauß hat zuerst in ausgedehnterem Maße den Einfluß der chronischen Nierenentzündungen auf die Blutflüssigkeit untersucht, und seine Beobachtungen an 69 Blutsera „haben die Tatsache bestätigt, daß bei der Urämie meistens eine Erhöhung der molekulären Konzentration des Blutes vorliegt, und daß in der Regel noch der Retentions-N in besonders hohem Grade eine Vermehrung aufweist. Strauß glaubt durch seine Untersuchungen „zur Festigung der Anschauung mit beigetragen zu haben, daß die Urämie tatsächlich ein Vergiftungsvorgang ist, der vorzugsweise durch organische Moleküle zustande kommt". Er sieht „die Urämie als die Folge einer Insuffizienz der kompensatorisch

---

[1]) Gegen die Ammoniaktheorie hat z. B. Fleischer den einfachen aber zutreffenden Einwand erhoben, daß er bei Fällen von Urämie nach Abklingen der Anfälle den frisch entleerten Urin nie alkalisch gefunden habe, was doch der Fall hätte sein müssen, wenn kohlensaures Ammoniak die urämischen Symptome bedingt hätte.

wirksamen Kräfte an, die dazu geführt hat, daß die Ansammlung giftiger Stoffwechselprodukte die Schwelle der individuellen Toleranz für die Giftstoffe überschreitet, so daß eine Reihe von Erscheinungen zustande kommen, welche je nach dem Überwiegen der einen oder anderen Giftart oder je nach der Resistenz des einen oder anderen Organsystems gegen die Giftwirkung bald in dieser, bald in jener Form manifest werden."

Bei dieser Definition lehnt Strauß es ab, eine einzige bestimmte Substanz für die Pathogenese der Urämie verantwortlich zu machen, glaubt aber dadurch, daß er mit v. Koranyi vor allem Abkömmlinge des Eiweißstoffwechsels ins Auge nimmt, die Ätiologie der Urämie doch etwas präziser zu fassen, als bzw. Bouchard.

Aber weder die Zunahme der molekulären Konzentration des Blutes, noch dessen Anreicherung mit N-haltigen Stoffwechselschlacken konnten das Wesen der Urämie befriedigend erklären. Man kann zwar umgekehrt eine Schlackenstauung nachweisen aus der Erhöhung des Reststickstoffes und diese als sicherstes Zeichen einer Niereninsuffizienz ansprechen. Es kann daher auch nicht wundernehmen, daß wir bei „Urämie" oft, ja vielleicht in der Mehrzahl der Fälle, Schlackenstauung als Folge der Niereninsuffizienz finden. Aber man kann nicht die Urämie auf Schlackenstauung zurückführen, denn es gibt sichere Fälle von Krampfurämie ohne Schlackenstauung und ohne Erhöhung der molekulären Konzentration und umgekehrt Fälle von Niereninsuffizienz mit Erhöhung des Rest-N und der molekulären Konzentration ohne die klinischen Erscheinungen der „Urämie". Dementsprechend sind auch Fälle von Urämie beschrieben worden, in denen sowohl die abnorme Ungiftigkeit des Harnes, die Bouchards Lehre hauptsächlich stützte, als auch die abnorme Giftigkeit des Blutes fehlte.

Über diese Schwierigkeit halfen auch die geistreichsten Hypothesen, wie die, daß die im Blute vermißten Gifte in die Gewebe verschwinden, oder die Annahme einer Insuffizienz der inneren Sekretion der Nieren oder gar der Leber, der man von jeher eine entgiftende Rolle zugeschrieben hat, nicht hinweg.

An diesem mangelnden Parallelismus zwischen Schlackenstauung und Urämie scheiterte die Lehre Bouchards, deren notwendige Konsequenz eine Retention von Harnschlacken in jedem Falle von Urämie sein müßte. Konstant ist eine Erhöhung des Reststickstoffes nur bei absoluter Niereninsuffizienz nachzuweisen, und nur für diese gilt die Lehre von der Harnvergiftung auch noch heute.

Neue Nahrung fanden die Bedenken gegen die Retentionstheorie in der von allen Erklärungsversuchen bis dahin vernachlässigten ärztlichen Erfahrung, daß das Krankheitsbild der unzweifelhaften Schlackenretention, der Anurie, gar nicht mit dem der „Urämie" übereinstimmte.

War auch nach dem Bilde der experimentellen Harnvergiftung wie nach den Eigenschaften der von Bouchard isolierten Harngifte ohne weiteres zuzugeben, daß das im Kapitel 2 geschilderte Bild der Anurie oder Harnsperre auch wirklich mit der Annahme einer Autointoxikation durch die sonst im Harn ausgeschiedenen Gifte seine Erklärung findet, so hob doch Ascoli mit Recht hervor, daß damit zwar auch manche Züge der Urämie als auf Harnvergiftung beruhend zu erklären seien, daß aber die übrigen, zahlreichen, von dem Bilde der Harnsperre abweichenden Züge des vielgestaltigen Krankheitsbildes der Urämie unmöglich auf Harnverhaltung zurückgeführt werden können. Dies um so weniger, als wir ja auch, was schon Christison beobachtet hatte, schwere urämische Krampfanfälle zu Zeiten reichlicher Harnentleerung auftreten sehen. „Die Harnflut vermag also das Auftreten gewisser urämischer Vorfälle ebensowenig zu verhindern, als die Harnsperre sie hervorzurufen imstande ist."

Es sind besonders die wechselvollen klinischen Bilder, die auf eine herdweise lokalisierbare Beteiligung des Zentralnervensystems hinweisen, auf die die chemische oder Retentionstheorie nicht paßte, wenngleich es dem vortrefflichen Physiologen Landois gelungen war, in ziemlich unphysiologischen Tierversuchen durch Auftragen chemisch reizender Mittel, wie Kreatin, harnsaures Ammoniak, Uratsediment, auf die bloßgelegte Hirnrinde Krampfanfälle und Koma hervorzurufen.

Der chemischen Theorie entstand ein ernster Rivale in der mechanischen oder physikalischen Theorie, die zuerst von Traube, dem genialen Zeitgenossen Frerichs, des Begründers der Lehre von der Ammoniämie, ersonnen wurde.

Traube ging von der, von ihm besonders bei Nierenkranken beobachteten Steigerung der Pulsspannung aus und nahm an, diese — er führte sie damals noch auf die vermeintlich primäre Herzhypertrophie zurück — führe bei einer hydrämischen Blutbeschaffenheit zu Hirnödem, das Hirnödem zu Kompression der Kapillaren und zu Anämie des Gehirns und seiner Zentren.

Zum Leidwesen Traubes vermochte aber der große und vielerfahrene Pathologe Cohnheim das Hirnödem bei urämischen Individuen durchaus nicht konstant zu finden. Er sagt in seinen berühmten Vorlesungen, „ich kann Sie auf das Bestimmteste versichern, daß ich in den zwei Dezennien, die seit der betreffenden Traubeschen Publikation verflossen sind, so manches Hirn von Urämischen untersucht habe, das im Feuchtigkeitsgehalt vom normalen sich nicht im geringsten unterschied. Somit kann das Hirnödem, selbst wenn es bereits intra vitam bestand — worüber bekanntlich der Sektionsbefund keinen zweifellosen Aufschluß gibt —, höchstens eine Begleiterscheinung, aber nicht die Ursache der Urämie sein."

Rosenstein, der die Traubesche Theorie am wärmsten verteidigte, legte das Hauptgewicht auf die auch von Traube als das Wesentliche erkannte Hirnanämie, — ob mit oder ohne Ödem. Die Hirnanämie allein erkläre die Unabhängigkeit des Auftretens urämisch eklamptischer Anfälle von einer Unterdrückung der Harnabscheidung, denn die chemische Theorie versage in den, wenn auch seltenen Fällen, wo eine Unterdrückung der Diurese fehle, und Urämie bei guter Harnsekretion beobachtet worden sei. Sie erkläre auch das Fehlen der Urämie bei Amyloid, bei der auch die Herzhypertrophie, das Hauptmoment der Drucksteigerung, fehlt.

Mit Traubes Vorstellung steht nach Ansicht Rosensteins gut in Einklang die beträchtliche Härte des Pulses, die konstant vor Ausbruch der urämischen Krämpfe beobachtet wird, ferner die Möglichkeit eines schnellen Vorübergehens der Erscheinungen in den Anfällen und das wechselnde Bild je nach der ergriffenen Hirnpartie.

Die Hirnanämie könne sich entwickeln entweder wie Traube es will, infolge von Hirnödem oder aber auch in ganz anderer Weise, wie z. B. bei der Bleivergiftung.

Es kann sein, meint Rosenstein, daß unter den retinierten Harnbestandteilen — und hierin liegt die Vermittelung zwischen der chemischen und mechanischen Theorie — ein Gift ist, welches hauptsächlich auf die Gefäßnerven des Gehirns wirkt, und eine akute Anämie bald dieses, bald jenes Gehirnteiles hervorruft.

„Keine Theorie der Urämie kann Anspruch auf Geltung machen, wenn sie nicht die klinischen Erscheinungen in ihrer Gesamtheit erklärt. Und dies tut keine, die nicht die Möglichkeit der Ursache in verschiedener Lokalisation im zentralen Nervensystem zuläßt, woraus allein die Vielgestaltigkeit des urämischen Symptomenkomplexes (nur Koma, nur psychische Störungen, nur Amaurose) zu erklären ist."

Am wahrscheinlichsten ist nach Rosenstein, daß die mittelbare Ursache der Urämie in Retention von Harnbestandteilen, also in einer Vergiftung des Blutes besteht, die unmittelbare in der Wirkung dieser Gifte auf die vasomotorischen Nerven aller oder einzelner Hirnprovinzen, eine Auffassung, die durch die später noch zu schildernden Tierexperimente von Fleischer gestützt zu werden schien.

Neue Nahrung erhielt diese Vorstellung von einer starken Beteiligung der Vasomotoren, nachdem Riegel den bedeutungsvollen Nachweis erbracht hatte, daß die Erhöhung der Gefäßspannung nicht die Folge, sondern die Ursache der Herzhypertrophie, und daß eine allgemeine Gefäßkontraktion das Primäre und die unmittelbare Folge der Nephritis ist. Gegen die in der Kompromißtheorie von Rosenstein enthaltene Konzession an die Retentionstheorie spricht aber die andere wichtige klinische Beobachtung Riegels, daß nach vorher durchaus normaler Urinsekretion unmittelbar mit den ersten Spuren Albumen im Harn schon die Gefäßspannung steigt, und daß nicht selten ebenso schnell die ersten urämischen Zeichen, Kopfweh und Erbrechen, auftreten. Es ist fast unmöglich, da schon an eine elektive Retention bestimmter Harnbestandteile zu glauben, wenn man berücksichtigt, wie lange diese Erscheinungen bei vollständiger Anurie fehlen können. Riegel hat denn auch die Verminderung der Diurese beim Herannahen der Urämie auf eine, mit der allgemeinen Arterienkontraktion einhergehende krampfige Verengerung der Nierengefäße bezogen.

Dies führte Osthoff zu der bereits früher (S. 153) erwähnten Vorstellung, daß die Gefäßkontraktion, der gesteigerte arterielle Druck, die hieraus entstehende Herzhypertrophie und schließlich die gesamten urämischen Symptome nur die aufs innigste zusammenhängenden Glieder einer Kette sind, deren Anfang gegeben ist in einer Erregung des vasomotorischen Zentrums, reflektorisch ausgelöst von den Vorgängen in den entzündeten Nierengefäßen. Die Zeichen erhöhter Gefäßkontraktion seien im urämischen Bilde stets aufzufinden — zuerst und zuletzt — weder als Faktor, der Böses schafft (Traube), noch als solcher, der Gutes bringt (Leube) — nur als stehendes Symptom für die Fernwirkung der Nephritis.

Ganz unabhängig von dem unbekannten Zweibrückener Arzte kommen die bekannten italienischen Kliniker Forlanini und Riva Rocci zu demselben Schlusse. Nach Forlanini „steht ein Gefäßkrampf im Mittelpunkte einer ganzen Reihe der als urämisch bezeichneten Erscheinungen und kommt in den mildesten Fällen als Blutdruckerhöhung, dann bei stärkerer Ausbildung mit örtlicher Beschränkung in dem Kältegefühl, der Kryästhesie, im Gefühl des toten Fingers, den mannigfachen Parästhesien, endlich bei Zusammenziehung der Gehirngefäße in den örtlichen und allgemeinen Lähmungen und Krämpfen zum Ausdruck" (Ascoli). Forlanini macht auch bereits auf die wichtige Tatsache aufmerksam, daß diese klinischen Erscheinungen, die besser als arteriospastische, denn als urämische bezeichnet würden, auch ohne Harnverhaltung, ja ohne anatomische Erkrankung der Nieren zu beobachten wären, aber immer nur bei solchen Krankheitsbildern, die eine gleichartige, auffallende Beteiligung des Gefäßsystems aufweisen. Es handelt sich immer um Zustände, in denen eine Hochspannung der Arterien eine hervorragende und bestimmende Rolle spielt, und zugleich eine abnorme Empfindlichkeit der Gefäßnerven besteht, die aus geringfügigen Anlässen ganz außerordentliche Blutdrucksteigerungen sich entwickeln läßt.

Pal vertritt ganz die gleiche Auffassung. Auch er hält die paroxysmale Drucksteigerung für die Ursache der transitorischen zerebralen Herderscheinungen, wobei ihm, wie Rosenstein, die transitorische Amaurose der Bleikolik als Leitmotiv dient.

Er bezeichnet diese paroxysmalen Drucksteigerungen als Gefäßkrisen. „Die Erscheinungen sind bei der Urämie im wesentlichen dieselben, wie wir sie bei schwerer Bleikolik sehen. Erst Kopfschmerz, Schwindel, dann Herdsymptome (sog. urämische Aphasie, Amaurose, Lähmungen), oder sofort Konvulsionen oder Koma, eventuell maniakalische Zustände." Auch Vaquez ist für diese Auffassung eingetreten.

Ascoli, dessen vortreffliche Monographie über Urämie (1903) ich schon mehrfach erwähnt habe, ist im Gegensatz zu seinen Landsleuten der Meinung, daß Kreislaufstörungen des Gehirns für das Zustandekommen eklamptischer Zufälle, tiefen Komas und vorübergehender Lähmungen nicht wohl verantwortlich gemacht werden können. Seine Bedenken gegen diese Hypothese einer Hirnanämie stützen sich aber im wesentlichen darauf, daß wir bei chronischer oder akuter Blutarmut, bei schwerer Bleichsucht, bei bedrohlichen Blutungen kaum je — Leichtenstern hat allerdings eine solche Beobachtung mitgeteilt — Vorkommnissen begegnen, die den urämischen Krämpfen, Lähmungen, Delirien an die Seite gestellt werden könnten, und daß die unter jenen Umständen gewöhnlichen Ohnmachtsanfälle mit eklamptischen Zufällen wenig Berührungspunkte haben.

Und während Forlanini und Riva Rocci die Angiospasmen, die nach ihrer Meinung die urämischen Zufälle auslösen, zurückführen auf die blutdrucksteigernden Substanzen, die in der Niere nachgewiesen worden sind, also auf Nephrolysine, die bei entzündlichen Erkrankungen der Niere im Blute kreisen sollen, ist Ascoli der Meinung, daß die Drucksteigerung und die nervösen Zufälle koordinierte Wirkungen dieser Nephrolysine sind. Obwohl diese Auffassung Ascolis keine Gegenliebe gefunden hat, so bedeuten doch seine kritischen Untersuchungen insofern einen großen Fortschritt, als er nicht nur eine Fülle von Material zusammengetragen und gesichtet, eine glänzende Schilderung der Klinik der Urämie gegeben hat, sondern vor allem zum ersten Male klar erkannt und ausgesprochen hat, daß die bisherige Fragestellung falsch war, und daß eine einheitliche Erklärung der Urämie nicht möglich ist.

Ich möchte daher nicht unterlassen, seine Ergebnisse mit seinen eigenen Worten folgen zu lassen (Ascoli, S. 272).

„Während das Bestreben der Forschung bisher meist dahin ging, die Urämie in einheitlicher Weise aufzufassen, so haben wir heute dem entgegen anzunehmen, daß das klinische Bild der Urämie aus mehreren ursächlich verschiedenen Teilbildern sich zusammensetzt.

Eine Anzahl von Erscheinungen darf im Sinne älterer Anschauungen auf die Zurückhaltung von Harnschlacken im Organismus bezogen werden.

Eine andere Gruppe von Vorkommnissen hat zur Schlackenstauung keine engere Beziehung; es kommt bei ihrer Auslösung vielmehr die Wirkung von Stoffen in Betracht, die dem gesunden Organismus fremd, bei Nierenkranken infolge einer krankhaften, durch den Zerfall von Nierengewebe angeregten Stoffwechselablenkung entstehen.

Die erste Reihe umfaßt die Erscheinungen der Harnvergiftung. Dieselben entbehren im allgemeinen scharfer Umrisse — ihre hervorstechendsten Züge sind eine zunehmende körperliche und geistige Schwäche und Hinfälligkeit. Die geistige Schwäche gibt sich in der Entwicklung von leichter Verworrenheit und subdeliranten Zuständen kund; manchmal geht sie in Sopor und Koma über. Ziemlich bemerkenswert ist das Verhalten des Kreislaufes; unerwartet und plötzlich einsetzende Todesfälle, die offenbar auf Herzlähmung zu beziehen sind, werden mehrfach beobachtet; auch sonst aber zeigt sich der Kreislauf ausschließlich im hemmenden Sinne beeinflußt: der Blutdruck zeigt Neigung zum Abfall. Der Puls wird weich, unregelmäßig, auch periodisch. Auch die Atmung, die meist dyspnoisch, seufzend ist, wird manchmal aussetzend, periodisch; die Erscheinung ist dem periodischen Pulse an die Seite zu stellen.

Insofern über das Vorkommen eines speicheltreibenden Stoffes im Harn berichtet wird, mag man auch krankhafte Erscheinungen seitens der Mund-Rachenhöhle — die urämische Stomatitis — dem Bilde der Harnvergiftung zurechnen. Unmittelbare Anhaltspunkte dafür liegen jedoch nicht vor.

Es lassen sich somit von den urämischen Zufällen der Sopor und das Koma, ein Teil der urämischen Geistesstörungen, Schwächezustände des Herzens, Periodizität des Pulses und der Atmung, die Stomatitis, endlich das Allgemeinverhalten der chronisch Urämischen auf die Harnvergiftung beziehen. Dabei sind die verschiedenen Erscheinungen zum Teil der Anstauung verschiedener Harnbestandteile zuzuschreiben; die Kreislaufstörungen stehen nach allem insbesondere mit der Zurückhaltung der giftigen Kalisalze in Zusammenhang, während die nervösen Zufälle auf andere Weise erklärt werden müssen.

Die krankhaften Stoffwechselprodukte, deren Erzeugung vom Zerfalle des Nierengewebes ihren Ausgangspunkt nimmt, lösen wieder bei Nierenkranken, auch bei Abwesenheit merklicher Schlackenstauung, Zufälle aus, die als die Erscheinungen der renalen Urämie oder des Nierensiechtums zusammengefaßt werden mögen.

Unter ihnen ist an erster Stelle die Blutdruckerhöhung, die in der auffallenden Härte und Spannung des renalen Pulses ihren Ausdruck findet, zu nennen. An sie reihen sich die eklamptischen Krampfanfälle, deren künstliche Auslösung durch Nephrolysine Ihnen ebenso bekannt, wie ihr Vorkommen bei Schlackengleichgewicht ist, dann soporöse und komatöse Zustände an, die unter gleichen Umständen erzeugt und beobachtet werden; diese letzteren vermögen also ebenso durch Nephrolysinwirkung, wie durch Harnsperre zustande zu kommen. Die klinische Beobachtung hätte hier im Einzelfalle, ebenso wie in Gegenwart von Geistesstörungen, die wir unter Berücksichtigung der Wirkungen des Nephrolysins auf die Gehirnrinde ebenfalls gelegentlich anders als durch die manchmal nicht nachweisbare Harnstauung erklären werden, zu entscheiden und zu unterscheiden. Örtliche Angriffe der Nephrolysine auf das Gehirn endlich — im Verein vielleicht mit Kreislaufstörungen oder anderen Nebenumständen — finden in örtlichen Krämpfen und Lähmungen, Empfindungsstörungen, Amaurose, ihren Ausdruck.

Die Ödeme der Nierenkranken gehören — soweit sie nicht Schwächezuständen des Herzens oder vorgeschrittenem Siechtum entspringen, der Harnvergiftung, der Schlackenstauung nicht an. Ihre Einteilung in die Erscheinungen des Nierensiechtums entspricht vorläufig den experimentellen und klinischen Erfahrungen am besten.

Neben den Vorkommnissen, die in diese zwei großen Gruppen eingeteilt werden, verzeichnet die Klinik der Urämie endlich eine dritte Reihe von Erscheinungen, die betreffs ihres Ursprunges weniger einfach als die bisher durchmusterten dastehen. Es handelt sich um funktionelle, namentlich aber um anatomische Erkrankungen des Magendarmrohrs, der serösen Säcke, der Haut- und der Schleimhäute; ihre Erscheinung ist verschieden, trägt jedoch ausnehmend häufig die Züge der chronischen Entzündung zur Schau. In ihren anatomischen Merkmalen unterscheiden sie sich meist nicht von den gleichartigen Vorkommnissen, die selbständig oder bei anderen Krankheiten beobachtet werden. So führt ihre unbefangene Betrachtung dazu, ihre Ursachen nicht ausschließlich in der Urämie eigenen Umständen zu suchen, sie vielmehr als die Folge von verschiedenen Schädlichkeiten aufzufassen, die den Organismus des Nierenkranken gleich allen anderen befallen, in ihm aber einen, für die Entfaltung ihrer Wirkungen besonders günstigen Boden finden. Die Erscheinungen sind also nur insofern als urämisch zu bezeichnen, als die Nierenkrankheit und Urämie die Widerstandskraft der Gewebe untergraben. Auf welche Weise dies geschehe, ist dunkel — daß die Überschwemmung des Organismus mit Harnbestandteilen dazu führe, kann behauptet, aber nicht auf Tatsachen gestützt werden; die Schädlichkeiten in der Wirkung des Nephrolysins auf den Gesamtorganismus zu suchen, liegt nahe, bedarf aber noch unmittelbarer Belege."

Es erscheint uns heute merkwürdig, daß Ascoli die Steigerung des Blutdrucks im Verlaufe der Harnsperre ganz entgangen ist, und daß er jene zu den Erscheinungen des Nierensiechtums rechnet, obwohl gerade die höchsten Blutdruckwerte ohne Nephritis und ohne Zerfall von Nierengewebe beobachtet werden. Unverständlich ist auch, daß Ascoli von der Schlackenstauung die dyspeptischen und entzündlichen Erscheinungen abtrennt, die doch bei langdauernder Harnsperre mit Vorliebe auftreten.

Am unglücklichsten erscheint aber die Wahl der Bezeichnung ‚Nierensiechtum für die der Harnsperre fremden vaskulären und zerebralen Erscheinungen, die oft bei vollsaftigen Individuen auftreten, während man mit dem Begriffe des renalen Siechtums unwillkürlich die Vorstellung verbindet, daß damit die elenden, kachektischen Individuen mit chronischer Harnvergiftung gemeint sein müssen.

Auch die Nephrolysinhypothese fand keine allgemeine Anerkennung. Man erkannte an, daß jedenfalls die Urämie nicht ganz allgemein auf eine Harnvergiftung zurückgeführt werden darf, und vermutete, daß noch irgend ein besonderes Urämiegift im Spiele sei. F. Müller hat besonders darauf aufmerksam gemacht, daß die Veränderungen am Zirkulationsapparat in naher Beziehung zur Urämie stehen müßten. „Blutdrucksteigerungen, Herzhypertrophie kommen nur denjenigen Gruppen von Nierenerkrankungen zu, welche auch zur Urämie neigen. Man kann also daran denken, daß die Urämiegifte identisch oder verwandt seien mit denjenigen, welche für die Blutdrucksteigerung verantwortlich sind, indem sie bei geringerer Konzentration einen Reiz auf die vasomotorischen Apparate, bei größerer eine weitergehende Giftwirkung auf das Zentralnervensystem ausüben."

Damit sind wir wieder bei der chemisch-toxischen Theorie angelangt.

Die jüngste Forschung hat nur wenig Neues hinzugefügt und sich über das Niveau der Hypothesen nicht erhoben.

Man hat wegen des gelegentlichen Fehlens der Schlackenstauung im Blute an Schlakkenanreicherung der Gewebe gedacht. Gewissen Substanzen gegenüber haben bestimmte Zellen eine besondere Affinität, z. B. gewisse Nervenzellen für das Morphium, andere für das Tetanustoxin. „Wir suchen diese Gifte umsonst im Blute zu einer Zeit, wo lebenswichtige Zellen bereits mit tödlicher Dosis beladen sind" (v. Noorden). Ähnliches hat man z. B. vom Ammoniak vermutet, und man hat urämische Erscheinungen, die auf eine lokalisiertere Herdschädigung im Gehirn hinweisen, auf örtliche Giftwirkung bezogen.

Andere sehen in der Mehrausscheidung von Ammoniak nur den bekannten Ausdruck einer Azidose. Auch diese ist schon als Ursache der Urämie angesehen worden (von Jaksch, Porges, Schlayer und Straub), wogegen von Noorden geltend macht, daß man im Diabetes mellitus viel höhere und viel länger dauernde Säureüberladungen des Blutes antrifft, ohne irgend eine Folgeerscheinung, die an Urämie erinnert. Auch Rolly, der sehr ausgedehnte Studien über den Grad der Blutalkaleszenz bei Gesunden und Kranken angestellt hat, fand die Blutalkaleszenz bei Urämie im allgemeinen nicht niedriger als bei anderen Erkrankungen, bei welchen das Blut in der Agone entnommen wurde. Ja es können sogar bei den schwersten urämischen Erscheinungen vollkommen normale Alkaleszenzwerte vorkommen, und in den Fällen, wo abnorm niedrige Alkaleszenzwerte gefunden wurden, fand er die Werte im allgemeinen nicht so stark erniedrigt, als beim Coma diabeticum.

Senator betrachtet die vermehrte Ammoniakausscheidung und Azidose nur als Symptom einer schweren Stoffwechselstörung, die zu einem abnormen Verlauf der Eiweißzersetzung führt (Plasmolyse). Es existiert aber für diese Annahme nur eine Beobachtung von P. F. Richter und ein Versuch v. Noordens, der mit Sicherheit beweist, daß die nephritisch-urämische Intoxikation zu erhöhtem Eiweißzerfall führen kann.

Auch experimentelle Versuche sprechen dafür, daß bei Niereninsuffizienz ein toxischer Eiweißzerfall vorkommt. Bradford hat folgende, sehr interessante Beobachtung gemacht: Tiere, denen er eine Niere ganz und von der anderen Niere soviel exstirpierte, daß nur $^1/_4$ des Gesamtnierengewichtes übrig blieb, starben nach 1—3 Wochen unter Polyurie, unter enormer Gewichtsabnahme, Muskelschwund und Schwäche, an Marasmus. Dabei ist die Harnstoffausscheidung absolut und relativ gesteigert, und trotzdem findet in Blut und Geweben eine hochgradige Anreicherung von Harnstoff und N-haltigen Stoffwechselschlacken statt.

Bradford ist geneigt, die mächtige Stoffwechselstörung im Sinne eines gesteigerten Eiweißzerfalles auf den Ausfall einer inneren Sekretion der Niere zu beziehen, während andere diesen Eiweißzerfall auf Inanition zurückführen. Aber trotz der nachgewiesenen Plasmolyse trat in Bradfords Experimenten keine eigentliche Krampfurämie auf. Auch in den Experimenten von Päßler und Heinecke, welche durch operative Nierenverkleinerung Niereninsuffizienz und Blutdrucksteigerung mit Herzhypertrophie erzielten, trat Polyurie, Schlackenstauung und Kachexie, aber „keine Urämie" ein. Endlich hat Pohl durch vorsichtige Uranvergiftung bei Tieren eine subakute Nephritis mit fast vollständigem Schwund der Epithelien bei wohlerhaltenen Glomerulis erzeugt. Seine Tiere bekamen ebenfalls mächtige Polyurie und gingen bei reichlicher Harnausscheidung unter gewaltiger Steigerung des Stoffwechsels, extrem abgemagert, kachektisch, aber nicht urämisch zugrunde. Wir kennen also einen toxischen Eiweißzerfall bei Niereninsuffizienz; er verläuft, nach Pohls Untersuchungen der N-Verteilung im Harne, qualitativ unverändert und steht mit der Urämie in keiner Beziehung.

Es ist daher auch diese Vermutung, daß durch den toxischen Eiweißzerfall eine besonders giftige Substanz (Senator, Päßler) entsteht, die Urämie auslöst, nicht begründet.

Der letzte Versuch einer einheitlichen Erklärung der Urämie durch Retention toxischer Substanzen stammt von Obermeyer und Popper. Sie konnten in der überwiegenden Mehrzahl urämischer Sera Indikan nachweisen und auch die Anwesenheit anderer aromatischer Substanzen wahrscheinlich machen. Es handelt sich aber fast durchweg um chronische Fälle, mit starker N-Retention und mit Erscheinungen, die ohne weiteres als Harnvergiftung zu deuten sind. Der einzige Fall von eklamptischer Urämie ohne N-Retention hatte eine putride Bronchitis und Pyopneumothorax, was wohl den Indikanbefund im Blute genügend erklärt. Das beigebrachte Material ist nicht geeignet, die Pathogenese der im Bilde der Harnvergiftung fehlenden Züge der Urämie zu erklären.

Der erste Versuch nach funktionellen Gesichtspunkten, das Bild der Urämie zu entwirren und eine je nach der Art der Nierenundurchlässigkeit verschiedene Entstehung der urämischen Zufälle anzunehmen, stammt von Widal.

Er unterscheidet einen brightischen Typus mit Stickstoffretention und stellt ihm einen zweiten mit Chlorretention gegenüber (Azotämie und Chlorurämie). „Die Wirkungen, die aus dem Zusammentreten beider hervorgingen, sind bis heute unter derselben klassischen Bezeichnung zusammengefaßt worden, aber man kann bei manchen Kranken den Anteil feststellen, der jeder einzelnen dieser Retentionen zukommt. Chlorurämie ist nicht die vollständige Urämie. Die Unterscheidung liefert der Harnstoffgehalt des Blutes, der prognostisch von der größten Bedeutung ist. Solange das Blut weniger als 1 g Harnstoff pro Liter enthält, haben wir es nur mit der Chlorurämie zu tun.

Die Kranken können dabei die schwersten Symptome darbieten, tiefe Ödeme, Dyspnoe, Erbrechen, eklamptische Krisen, und sich doch unter einer Kochsalzentziehungskur rasch erholen. Enthält dagegen das Blut 3—4 g Harnstoff, so muß man auf das Schlimmste gefaßt sein.

„Diese große Azotämie ist charakterisiert durch Appetitlosigkeit mit oder ohne gastrische Störungen und durch Müdigkeit und Niedergeschlagenheit. Diese ist als eine regelrechte Narkose aufzufassen, die von der einfachen mit Prostration verbundenen Müdigkeit bis zur Schlafsucht und manchmal zum vollständigen Koma führt. Bei rein azotämischen Personen, die nicht an tiefen Ödemen leiden, schließt eine solche Schlafsucht ein Erhaltenbleiben des Bewußtseins nicht aus. Der Kranke versteht die Fragen, die man an ihn richtet, aber seine Niedergeschlagenheit ist derart, daß er kaum oder mit Mühe, manchmal nur durch Zeichen antwortet. Er verfällt bisweilen in einen Zustand von schmerzhafter Ängstlichkeit, ist jeder Bewegung unfähig und leidet an allgemeinen Schmerzen mit der Empfindung des bevorstehenden Todes."

Auch Widal beschreibt den Körperverfall in der Endperiode der Azotämie' der durch Muskelschwäche und Abmagerung charakterisiert ist, in einigen Tagen einen Verlust von mehreren Kilogramm betragen kann, und er führt ihn auf eine Zersetzung des Körpereiweißes zurück.

Wir erkennen ohne Mühe nach der meisterhaften Schilderung Widals in der Azotämie — von ihm auch trockene Urämie genannt — den Zustand, den Ascoli auf die Zurückhaltung von Harnschlacken bezieht. Und es scheint, als ob es ein Teil jener der Harnsperre fremden Zufälle, für die Ascoli eine besondere Erklärung forderte, sei, die Widal mit dem Namen hydropigene Urämie belegt und auf Chlorretention zurückgeführt hat.

Chlorurämie, das heißt Chlorretention, ohne daß damit eine Retention von Chlornatrium im Blute gemeint ist, führt nach Widal zur Wasserretention und damit zu Ödem. Und es sind besonders die Ödeme der tiefen Organe, welche als Folge der Chlorretention auftreten und verschiedene schwere Symptome machen können, Symptome, die man bisher in den allgemeinen Rahmen der Urämie eingereiht hat. So sind Dyspnoe, Erbrechen, Diarrhoe nach Widal Symptome der Chlorurämie von Lunge, Magen und Darm und als Versuche des Organismus anzusehen, sich des im Gewebe zurückgebliebenen Salzes zu entledigen.

„Eine ganze Reihe von nervösen Symptomen, die im Laufe der Brigthschen Krankheit ausbrechen, haben ihre Ursache in der Schwängerung der nervösen, kortikalen und bulbären Zentren mit Chloriden. Die chronischen Kopfschmerzen, das Cheyne-Stokessche Atmen und die eklamptischen Krisen gehören hierher. Bei einem unserer Kranken verschwand die Cheyne-Stokessche Atmung bei salzloser Diät, bei einem anderen mit Lemierre beobachteten wurden eklamptische Anfälle zweimal durch zu stark gesalzene Diät hervorgerufen und setzten sofort bei salzarmer Kost aus."

Widal meint, die starke und schnelle Wirkung der Kochsalzentziehung und -belastung zeige deutlich, daß jene Symptome Folgen der Chlorurämie waren.

Der Gedanke, daß das Kochsalz die urämischen Krämpfe auslöse, war nicht mehr neu und schon von Bohne geäußert worden. Seine von Hoffmann scharf kritisierten Experimente beweisen in der Tat, daß man sogar mit Kochsalz Tiere umbringen kann. Daß dies auch für den Menschen gilt, beweist die eigenartige Beobachtung von Campbell in St. Louis: Durch ein unglückliches Versehen der Mutter erhielt ein 5jähriger Knabe statt eines Eßlöffels 450 g Kochsalz auf ca. 1 Liter Wasser per klysma, also eine gesättigte Kochsalzlösung. Einige Minuten danach stellten sich heftige Kopfschmerzen, Durstgefühl, Erbrechen, blutig-schleimige Durchfälle ein. Nach einer halben Stunde verlor das Kind das Bewußtsein und starb unter andauernden heftigen Konvulsionen 5 Stunden nach dem Einlauf.

Von einer „Kochsalzvergiftung" kann aber natürlich bei einer Chlorurämie ohne obligatorische Anreicherung des Blutes mit Chloriden gar keine Rede sein. Für Widal ist auch Chlorurämie nur gleichbedeutend mit Ödem, nach ihm gibt es kein Ödem ohne Undurchlässigkeit der Niere für Chlor. Über diesen prinzipiellen Irrtum ist bereits an anderer Stelle (S. 113) gesprochen worden.

Wenn wirklich Ödeme des Gehirns verschiedener Lokalisation für diese nervösen Zufälle verantwortlich zu machen sind, so kann die Chlorretention allein nicht Schuld an diesen Ödemen sein, denn einmal hat die französische Schule selbst eine trockene Chlorretention kennen gelehrt, ohne Ödeme, und ohne daß die Schwängerung der tieferen Organe mit Chloriden zur Urämie führte, zum anderen bleibt es danach unverständlich, warum gerade manche Formen ohne stärkeres Ödem der Haut mit einer gewissen Regelmäßigkeit zu jenen zerebralen Phänomenen und eklamptischen Anfällen etc. führen, während andere Fälle mit schwersten Ödemen der Haut fast niemals zu Urämie neigen. Vor allem aber können diese Anfälle zerebraler Urämie nach meiner Erfahrung, die ich bei Chauffard und Läderich bestätigt finde, auch bei chlorarmer Diät auftreten.

Am Schlusse dieses Überblickes, in dem nur das Wichtigste, ein winziger Bruchteil der Legion von Arbeiten über unser Problem berücksichtigt werden konnte, drängt sich die Überzeugung auf, daß keine der bisherigen Theorien alles erklärt und keine alles erklären kann, weil das, was man bisher mit dem Namen Urämie belegt hat, nicht eine pathogenetische Einheit darstellt.

Wir müssen das klinische Bild in Teilbilder, das Problem in Teilprobleme auflösen, wie das Ascoli, Widal, Pal und Vaquez versucht haben.

Auf dem von ihnen eingeschlagenen Wege müssen wir fortschreiten, und zwar will ich versuchen, auch hier den funktionellen Gesichtspunkt in den Mittelpunkt zu rücken. Die Schwierigkeit liegt darin, daß wir nur relativ selten die reinen Teilbilder, nach denen wir fahnden, reine Farben im klinischen Bilde zu sehen bekommen, sondern in der Regel eine Mischung von Teilbildern, eine Mischung von Farben, die nicht leicht zu entwirren ist.

Wir wollen daher bei der Symptomatologie von der Frage ausgehen: Welche der sog. urämischen Zufälle kommen am Krankenbette zur Beobachtung

a) auch ohne Niereninsuffizienz,
b) nur mit Niereninsuffizienz?

Zur Beurteilung der Niereninsuffizienz kann nach dem oben Gesagten die Feststellung dienen, ob eine Schlackenstauung, eine Erhöhung des Reststickstoffes im Blute nachzuweisen ist oder nicht.

In der Fragestellung a) auch ohne Niereninsuffizienz liegt ja bereits enthalten, daß diese Erscheinungen auch mit Niereninsuffizienz vorkommen können, woraus dann die Mischformen entstehen, deren Entwirrung so schwierig ist. Andererseits liegt das Zugeständnis darin, daß diese Teilbilder, die auch ohne Niereninsuffizienz beobachtet werden können, nicht Folge einer Schlackenstauung oder Harnvergiftung sein können, den Namen urämisch daher nicht verdienen.

Unsere eigenen Erfahrungen an über 1000 R N-Bestimmungen im Blute haben uns nun gelehrt, daß sowohl die Symptome der sog. akuten oder zerebralen Urämie, die wir als die eklamptischen Phänomene und Äquivalente bezeichnen wollen, als auch eine ganze Gruppe von Erscheinungen der sog. chronischen Urämie **auch ohne** Niereninsuffizienz zu beobachten sind. Wir haben daher diese letzteren als pseudourämische Symptome bezeichnet, und die Bezeichnung der echten Urämie nur für diejenigen sehr charakteristischen Erscheinungen vorbehalten, welche **nie ohne** sondern **nur mit** Niereninsuffizienz auftreten.

Wir wollen daher auch nicht mehr von einer Pathogenese der Urämie reden, sondern wollen zum ersten Male die Pathogenese der drei Gruppen von Erscheinungen behandeln und uns Rechenschaft darüber abzulegen versuchen, wie man sich das Zustandekommen 1. der akuten eklamptischen Phänomene, also der akuten Form der falschen Urämie, 2. der pseudourämischen Phänomene, also der chronischen Form der falschen Urämie, 3. der echten Urämie vorstellen kann.

b) Symptomatologie der Urämie.

α) Symptomatologie der akuten oder eklamptischen Form der (falschen) Urämie.

Die akute oder eklamptische Urämie ist gekennzeichnet durch die klonisch-tonischen Krämpfe. Sie kommt am häufigsten im akuten Stadium der diffusen Glomerulonephritis vor und in ihrer schwersten Form bei der Schwangerschaftsniere. Sie wird aber auch im Verlauf chronischer Nierenerkrankungen, besonders im letzten Stadium der chronischen Nierenentzündungen beobachtet. Bei der Anurie wird sie in der Regel vermißt, doch haben wir, wie in dem zweiten Kapitel beschrieben, auch in einem Falle von Harnsperre durch Karzinomverschluß der Ureteren eine ganz schwere akute Krampfurämie beobachtet, welche durchaus dem Bilde der Eclampsia gravidarum glich.

Der Schilderung der Symptome schicke ich die meisterhafte Beschreibung eines Schulfalles schwerer urämischer Krämpfe aus Ascolis Vorlesungen voraus. Es handelte sich um ein 28jähriges Mädchen mit chronischer Nephritis, Blutdrucksteigerung, geringen Ödemen, Retinitis albuminurica und Hyposthenurie, die wegen schwerer Krampfanfälle in die Klinik eingeliefert worden war:

„Die Kranke war nur leicht benommen; sie klagte, wie stets seit ihrer Aufnahme, über unerträglichen Kopfschmerz, gab an, seit gestern mehrmals erbrochen zu haben und von fortwährendem Brechreiz belästigt zu sein.

Auf einmal schien sie etwas ruhiger zu werden; sie machte einige kleine zuckende Bewegungen mit Kopf und Armen, und sank dann fast unmittelbar darauf mit einem Seufzer bewußtlos zurück.

Urplötzlich hatte ein Anfall allgemeiner tonischer Krämpfe eingesetzt.

Leichenblaß, mit geschlossenen Augen, fest aufeinandergebissenen Zähnen, mit leicht zurückgebeugtem Kopfe, starr ausgestreckten Gliedern, geballten Fäusten, mit zusammengezogenen Brust- und Bauchmuskeln lag die Kranke da. Nur ein mehr fühl-, denn sichtbares Beben der erstarrten Glieder deutete die zahllosen, in raschester, ineinanderfließender Folge die Muskeln durchströmenden Zuckungen an. Die gewaltsame Öffnung der Lidspalten ließ uns die Aufwärtsrollung der Augäpfel, eine mäßige Verengerung der Pupille und träge Bewegung derselben auf Lichteinfall feststellen.

Gleichzeitig mit dem Auftreten des tonischen Krampfes, der Feststellung der Brustmuskulatur hatte die Atmung ausgesetzt: das die Brust gegen die Bauchhöhle abschließende Zwerchfell war — gleich den äußeren Muskeln des Brustkorbes von tonischer Starre ergriffen — in der Ausführung seiner Atmungsbewegungen gehemmt worden. So sahen wir bald infolge der behinderten Atmung die Adern am Halse, am Kopfe anschwellen und als dicke, bläuliche Stränge unter der Haut hervortreten; die anfängliche Blässe ward immer mehr durch den blauroten Ton der Erstickung verdrängt, der sich in deutlichster, unheimlicher Weise vor allem an Lippen, Ohren, an der Nasenspitze ausprägte.

Etwa eine Minute dauerte die Entwicklung dieses gefahrdrohenden Bildes. Dann durchbrachen einige kleine Zuckungen der Lippen, der Lider, die maskenartige Starre des Gesichts, schienen einzelne wenig ausgiebige Bewegungen der Arme den Krampf der Glieder zu lösen, erfolgten einige schnappende, schluchzende Atemzüge.

Der Bann war gebrochen. Ein ungeordneter Bewegungsdrang schien an die Stelle der früheren leichenhaften Starre zu treten.

Rasch aufeinanderfolgende blinzelnde Bewegungen der Lider, grimassenhafte Verziehungen des Gesichtes, Schnapp- und Beißbewegungen, ungeordnete Zuckungen, Hervorstrecken, Wiederzurückziehen der Zunge verliehen nun dem

Antlitz ein eigentümliches Gepräge. Dabei wurde der Kopf heftig zurück-, dann wieder nach der Seite geworfen; Arme, Beine vollführten ungeordnete, schleudernde Bewegungen; die allmählich tiefer werdende Atmung erfolgte stoßweise, unregelmäßig, gleich einem krampfhaften Schluchzen.

Allmählich seltener und schwächer sich gestaltend, dauerten diese ungeordneten, allgemeinen Zuckungen etwa $1^1/_2$—2 Minuten an; während die bläuliche Hautverfärbung, die Anschwellung der Adern infolge des Wiedereinsetzens der Atmung und der Lösung der Starre sich nach und nach verloren. Zugleich vertiefte und verlangsamte sich die Atmung mit dem Nachlassen der Krämpfe, um endlich einen seufzenden, stertorösen Charakter anzunehmen.

So lag denn endlich nach Fortfall jeder krampfhaften Erscheinung, die langsam und tief, etwas schnarchend atmende, noch immer bewußtlose Kranke einem im tiefsten Schlaf versunkenen, volltrunkenen Menschen nicht unähnlich vor uns.

Der Puls, den wir während des Ablaufes der beschriebenen Erscheinungen sorgfältig überwachten, war andauernd auffallend hart, gespannt, verhältnismäßig klein; erst mit dem Nachlaß der Krämpfe nahm seine Spannung etwas ab, ohne jedoch unter die Norm zu sinken; die Füllung war eine mäßige.

Sofort und kurz nach dem Krampfanfall gelang es nicht, die Kranke durch Zuruf oder Berührung aus dem schlafähnlichen Zustand aufzurütteln, es wurden dieselben entweder gar nicht, oder nur durch ein augenblickliches Aufschlagen der Augen, oder einzelne träge Bewegungen beantwortet. Nur ganz allmählich wurde die Atmung seichter und ruhiger, der bewußtlose Zustand der Kranken dem normalen Schlafe eines Gesunden mehr und mehr ähnlich, und erwachte endlich, nach Angabe der Wärterinnen, die Kranke nach etwa 2 Stunden. Sie erschien noch etwas gleichgültig und leicht benommen, klagte über Kopfschmerzen und Abgeschlagenheit und schien für das Vorgefallene keine Erinnerung bewahrt zu haben."

Wie aus dieser Schilderung hervorgeht, entspricht das Bild des ausgesprochenen urämischen Krampfanfalles durchaus dem eines typischen epileptischen Anfalles. Das gilt sowohl von der akuten Urämie der Scharlach- oder Anginanephritis, wie von dem eklamptischen Anfall der Schwangerschaftsniere. Man kann nur sagen, daß sich das Bild der sogenannten urämischen Krämpfe durch eine geringere Monotonie auszeichnet, als der epileptische Anfall sie darbietet. Nach Bonhöffer zeigen aber auch die motorischen Äußerungen des epileptischen Anfalles „zum mindesten dieselbe Variabilität wie die des urämisch-eklamptischen."

In den leichten Fällen kann z. B. das Bewußtsein erhalten bleiben, und nur eine Muskelunruhe, ein Bewegungsdrang dem Kranken die Herrschaft über seine Glieder rauben. So beschreibt schon Bright 1836 einen Kranken, der in urämischen Krämpfen liegend, die Umstehenden bat ihn zu halten. Auch wir selbst haben gelegentlich eklamptische Krämpfe bei erhaltenem Bewußtsein beobachtet.

Der initiale Schrei pflegt bei der eklamptischen Urämie zu fehlen, und die Krämpfe bestehen weit häufiger in klonischen Zuckungen als in tonischer Starre.

In den schwereren Fällen ist die Übereinstimmung mit dem epileptischen Anfall vollständig, das Bewußtsein vollkommen erloschen, ja es kann bei der akuten Urämie vielleicht häufiger wie bei der Epilepsie zu einem Status eklampticus kommen, in welchem ein Anfall den anderen ablöst, während der Kranke Stuhl und Urin unter sich läßt, und unaufhörlich klonische Zuckungen den Körper umherwerfen. Man hat bis zu 70, 100, ja 250 Anfällen in 24 Stunden gezählt.

Ich werde nie die Fahrt von auswärts nach Mannheim vergessen, die ich eines Nachts mit einem urämisch krampfenden Kinde auf dem Schoße machte. Unaufhörlich durchfuhren blitzartige Zuckungen den bewußtlosen Körper. Endlich im Krankenhause angekommen lag das Mädchen, immer aufs neue krampfend, mit Schaum vor dem Munde, blau im Gesicht, fast erstickend da, weil unter den lebhaften Krämpfen der Brust- und Bauchmuskulatur die Atmung lebensbedrohend behindert war. Auf eine ausgiebige Lumbalpunktion ließen die Krämpfe sofort nach. An ihre Stelle trat eine starke motorische Unruhe mit Jaktation bei vollständiger Bewußtlosigkeit und endlich ein ruhiger Schlaf, aus dem die Kranke am anderen Morgen so gut wie gesund erwachte.

Die symptomatologische Übereinstimmung des typischen urämischen Krampfanfalles mit dem epileptischen drückt sich auch in der Klinik der psychischen Phänomene aus.

„Man findet Dämmerzustände, die in der Art ihres Auftretens, in der Stärke der motorischen Erregung, in der Beteiligung phantastischer, hypochondrischer Symptome und religiöser Größenideen die innere Verwandtschaft mit dem epileptischen Dämmerzustande zeigen.

Sie schließen sich mit Vorliebe direkt an eklamptische Anfälle an. Es schließt dann ein terminaler Schlaf oft die Erkrankung ab. Die Rückerinnerung ist meist summarisch, oder fehlt ganz. Bemerkenswert häufig und wohl häufiger, als bei dem einfachen, epileptischen Anfall sind retrograde Amnesien im Anschluß an die Dämmerzustände. Bekannt ist das vor allem bei den nach dem Partus aufgetretenen Eklampsien, bei denen sich die Amnesie auf die Geburt, gelegentlich sogar viel weiter zurückerstreckt.“ (Bonhoeffer.)

Als Vorboten eklamptischer Krämpfe oder auch als eklamptische Äquivalente können auch schwere psychische Erregungszustände vorkommen, die eine akute Manie imitieren können.

Bradford spricht direkt von einer maniakalischen Form der Urämie und hebt mit Recht hervor, daß der Ausbruch manischer Symptome bisweilen das erste Symptom der Urämie sein kann. Er sah wiederholt ausgesprochene kataleptische Phänomene in den Intervallen.

Auch Bonhoeffer erwähnt bereits urämische Psychosen, welche dem Typus der Amentia folgen: „Inkohärenz, Ablenkbarkeit, Neigung zu Assonanzen und Reimen, Phoneme, Gesichtstäuschungen, Verkennungen, sprunghafter Affekt entsprechend dem bald depressiven, bald gehobenen Inhalt der Vorstellungen konstituieren das Bild. Das Handeln ist ungeordnet, die Kranken entkleiden sich, schreien, sind motorisch stark erregt. Ratloses Umherstehen, Echopraxie und Echolalie wird beobachtet. Hyperkinetische Symptome begleiten die akuten urämischen Zustände meist, sei es, daß es sich dabei nur um Steigerung der Affektexpressivbewegungen oder um selbständige motorische Symptome handelt.“

Die urämischen Delirien treten auch unabhängig von Krampfanfällen auf, entweder episodisch, um wieder zu verschwinden, oder sub finem bei bestehender chronischer Urämie.

Auch hierfür ein von Raymond mitgeteiltes Beispiel aus Ascolis Vorlesungen:

„Die 27 jährige Zélie Th . . . . . hat vor 18 Monaten ohne unangenehme Beschwerden und Folgezustände geboren, befand sich in letzter Zeit, wie in ihrem Vorleben, anscheinend durchaus wohl. Anfangs April 1890 begann sie über leichtes allgemeines Unwohlsein und Kopfschmerzen zu klagen; zugleich ging in ihrem Wesen eine auffallende Veränderung vor sich, sie wurde heftig und reizbar, während sie früher stets zarten und milden Gemütes gewesen. Am Morgen des 10. April wurde sie mit blassem Gesichte, stark geschwollener aus dem Munde hervorragender, nahezu brandig aussehender Zunge im Bette gefunden; die Sprache war stark behindert. Delirien, Fieber, Zuckungen oder Unruhe, Atmungsstörungen bestanden nicht. Der herbeigerufene Arzt sprach sich dahin aus, daß jedenfalls ein hysteroepileptischer Anfall während der Nacht unbemerkt abgelaufen wäre. Die Kranke wird zunächst wegen der wunden Zunge auf eine chirurgische Abteilung aufgenommen, von dieser wird sie den 15. auf die innere Abteilung übergeführt.

Den 16. finden wir daselbst die Kranke in halb benommenem Zustande, mit blassem Gesicht, etwas gedunsenen Lidern, ohne anderweitige ausgeprägte Schwellungen vor. An sie gerichtete Fragen werden nicht entsprechend beantwortet, die Kranke bringt nur unzusammenhängende, kaum auf dieselben bezügliche Worte hervor. Soviel man aus denselben zu entnehmen vermag, glaubt sie, daß man ihrem Leben nachstelle und sie vergiften wolle. Sie vermeint, sich vor Leuten, die sie peinigen, ihr die Beine brechen möchten, verteidigen zu müssen. Doch wird durch die vorliegenden Gesichts- und Gehhalluzinationen kein merklicher Aufregungszustand veranlaßt.

Die körperliche Untersuchung weist keine gröbere Veränderung der Brust- und Bauchorgane nach.

Lähmungen, Kontrakturen, Empfindungsstörungen bestehen nicht; Harn und Kot werden ins Bett gelassen. Im mittelst Katheter entnommenen Harn ist reichlich Eiweiß enthalten.

Den 17. nimmt das Delirium durchaus die Form der akuten Manie an. Mit glänzenden, feuersprühenden Augen, gellendem Geschrei versucht die Kranke sich zu erheben, um vermeintliche feindliche Wesen zu verfolgen. Sie fuchtelt, schlägt ruhelos mit Armen und Beinen herum, versucht mit lautem Geschrei die sich ihrem Bette nähernden Personen davonzujagen. Aus ihren Worten und Ausrufen spricht ihre namenlose Angst, ermordet, gemartert zu werden. Die folgende Nacht verläuft äußerst unruhig; die Kranke muß gefesselt werden. Zeitweilig beruhigt sie sich vorübergehend und spricht einigermaßen vernünftig, um aber dann abermals in Gesichts- und Gehörshalluzinationen zu verfallen, vermeint um sich her die anklagenden Stimmen zu hören, aus denen sie annimmt, daß man sie quälen, töten will; sie sieht die Henker kommen und zeigt sich über ihr Herannahen ganz entsetzt. . . . . Der Zustand hält in gleicher Weise den 19. und 20. an. Am 31. geht die Kranke, in Koma verfallen, zugrunde.

Die Leichenöffnung ergab schwerste Erkrankung der Nieren, deren linke 70 g, deren rechte 30 g wog, während beide bei der mikroskopischen Untersuchung von interstitieller Nephritis sich befallen erwiesen. Die Gehirnhäute erschienen blutreich, das Gehirn etwas ödematös."

Bisweilen kann der Krampfanfall der akuten Urämie rein halbseitig auftreten und dann ganz der typischen Jacksonschen Epilepsie gleichen, wobei das Bewußtsein erhalten, die Sprache aufgehoben sein kann. Ein solcher Fall von Jacksonscher Eklampsie ist bei Volhard und Fahr auf S. 134 als Beispiel X beschrieben. Ich zitiere daher hier den von Chauffard ausführlich mitgeteilten Fall aus den schon mehrfach erwähnten, sehr lesenswerten Vorlesungen von Ascoli über Urämie:

Die 38jährige Wäscherin Virigine M.. . . wird den 6. IV. 86 ins Hotel-Dieu-Spital aufgenommen. Sie klagt über Schmerzen in der Nierengegend und längs des Verlaufes des linken Hüftnerven. Wir erfahren, daß die Kranke im Alter von 13, 18 und 24 Jahren akute Gelenkentzündung überstanden und 1883 durch etwa 4 Monate an einer subakuten Gebärmutterentzündung gelitten hat.

Derzeit stellt man die Gegenwart von längs des linken Hüftnerven ausstrahlenden Schmerzen, mit schmerzhaften Druckpunkten an Trochanter, Kniebeuge und innerem Knöchel fest.

Wassersüchtige Anschwellungen sind nirgends nachweisbar. Bei der Untersuchung des Herzens wird kein bemerkenswerter Befund erhoben.

Der Harn ist etwas blaß, schaumig, ohne Bodensatz und enthält große Mengen Eiweiß; die 24stündige Harnmenge ist zunächst wegen bestehenden Durchfalls nicht bestimmbar.

Die Untersuchung der Gebärmutter ergibt eine mäßige Vergrößerung und Schmerzhaftigkeit des Organs und das Bestehen von Verwachsungen mit den Beckengebilden.

Der Allgemeinzustand ist schlecht, die Kranke stark abgemagert.

Den 11. IV. um 5 Uhr nachmittags schreit die V. M. plötzlich, ohne daß irgendwelche besondere krankhafte Vorboten sich gezeigt hätten, über einen Schmerz in der Herzgegend klagend auf und wird fast unmittelbar darauf von krampfhaften Zuckungen in der rechten Körperseite ergriffen. Kopf und Augen sind krampfhaft nach rechts gewendet und werden in dieser konjugierten Ablenkung festgehalten, rechter Arm und rechtes Bein werden von rhythmischen klonischen Krämpfen geschüttelt. Die bewußtlose Kranke kommt nach einigen Minuten wieder zu sich und vermag an sie gerichtete Fragen zu beantworten.

Die Zuckungen haben nachgelassen, dennoch bemerkt man einzelne Erschütterungen der Muskulatur, die jedoch nun nicht mehr die rechte, sondern die linke Körperhälfte betreffen und den Verdacht nahelegen, daß ein zweiter Anfall auf dieser Seite ausbrechen werde. Tatsächlich zeigen sich hier auch bald ausgeprägte Krämpfe, das Bein wird gewaltsam im Hüftgelenk gestreckt, der Vorderarm gebeugt und nach einwärts gerollt, die linke Gesichtshälfte grimassenhaft verzogen, die Mundspalte nach links verschoben; die Augen werden nach links gewendet und vollführen infolge eines echten konvulsiven Nystagmus um diese Stellung leichte zuckende Bewegungen; blutiger Schaum tritt vor den Mund.

Nachdem der Anfall 10 Minuten gedauert, tritt ein leichter Nachlaß desselben mit Erschlaffung der vom Krampf betroffenen Glieder ein. Doch nur für Augenblicke: denn unmittelbar darauf schließt sich ein dritter, abermals linksseitiger und dem vorhergehenden durchaus ähnlicher Anfall an, nach dessen Nachlaß endlich die Kranke cyanotisch mit schnarchender Atmung erschöpft liegen bleibt; ihr Puls ist klein, stark beschleunigt; die Achselhöhlentemperatur 38,8°.

Ähnliche Anfälle, welche zum Teil von der einen auch auf die andere Seite übergriffen, wiederholen sich nun mehrfach in den folgenden Tagen, ohne jemals Lähmungen zurückzulassen; das Bewußtsein wird jedoch allmählich mehr und mehr getrübt; das Allgemeinbefinden und der Puls verschlechtern sich rasch; und am 16. IV. kam die Kranke zu Tode.

Die Leichenschau ergab als wesentlichen Befund starke Vergrößerung der je 300 g schweren Nieren. Die Kapsel derselben war leicht ablösbar, die Oberfläche elfenbeinweiß, mit erweiterten, stark gefüllten, auf dem weißen Grund sich scharf abhebenden Venensternen. Auf der Durchschnittsfläche zeigte sich die Nierenrinde verbreitert, spiegelnd, die Pyramiden bläulich violett. An den unteren Nierenpolen rötliche Infarkte.

Am Herzen fand man einige verruköse Vegetationen am linken Mitralsegel, sonst an den Klappen, am Endokard und Herzmuskel keinen erwähnenswerten Befund.

Das Gehirn erwies sich als durchaus normal.

Auch Lähmungen können nach einem Krampfanfall oder an Stelle eines solchen auftreten, häufiger bei der chronischen als bei der akuten Urämie. Es existieren aber doch auch Beobachtungen, bei denen die Lähmungen auf eine akute Urämie zurückzuführen und als eklamptisch-urämische Äquivalente anzusprechen sind.

Auch hierfür ein Beispiel aus Ascoli (S. 37), das von Boinet beschrieben worden ist.

„Der 37jährige Bäcker P. P. wird im April 1891 von flüchtigen Schwellungen der Beine, der Lider und des Gesichtes ergriffen. Das Sehvermögen scheint in geringem Grade geschädigt; der Kranke klagt über Mückensehen. Im Mai nimmt die Anschwellung der Beine zu, erstreckt sich auf die Schamteile und wird endlich auch an Händen und Armen bis zur Achsel bemerkbar. Im Juni tritt der Kranke deshalb ins Hotel-Dieu-Spital ein. Betreffs seiner Vorgeschichte wird noch bemerkt, daß der Kranke dem Trunke ergeben war, Syphilis nicht überstanden zu haben scheint, niemals Anzeichen von Hysterie aufgewiesen hat, persönlich stets gesund gewesen und von erblicher Belastung frei ist.

Im Krankenhaus stellte man das Vorhandensein wassersüchtiger Anschwellungen an Gliedmaßen und des Gesichtes bei spärlichem, hochgestelltem, stark eiweißhaltigem Harn fest. Das Herz ist vergrößert, der Herzschlag unregelmäßig, die Herztöne mehrfach zu Galopprhythmus vereinigt.

Dieser Zustand des Kranken macht bis zum 1. Oktober keine wesentliche Veränderung durch.

An diesem Tage wird vom wachhabenden Arzt um 7 Uhr nachmittags ein urämischer Anfall beobachtet, in dem, während der Kranke bewußtlos daliegt, sein Mund nach rechts verzogen und die rechten oberen Gliedmaßen von rhythmischen zuckenden Bewegungen, nach Art der Jacksonschen Epilepsie, erschüttert erscheinen. Der Anfall dauert 20 Minuten, mit blassem, gedunsenem Gesichte kommt dann der Kranke wieder zu sich, so daß er Fragen in durchaus befriedigender Weise zu beantworten vermag; auf das Vorgefallene kann er sich jedoch in keiner Weise besinnen. Nach Aufhören des Anfalls ist auch jede Bewegungsstörung verschwunden.

Um 9 Uhr erfolgt ein zweiter Anfall, in welchem der Mundwinkel sich abermals nach rechts verzieht und die rechten oberen, wie auch die unteren Gliedmaßen von rhythmischen Zuckungen bewegt werden.

In einem kurz darauf wieder auftretenden dritten Anfall tritt endlich eine halbseitige Lähmung an die Stelle der rechtsseitigen Krämpfe; dieselbe ist mit Gefühlsverlust der rechten Körperhälfte verbunden und hält nun durch die 20 Minuten an, welche der Anfall von Bewußtlosigkeit dauert. Sowie der Kranke aus seiner Betäubung erwacht, vermag er auch wieder zu sprechen und rechten Arm und Bein zu bewegen. Die Pupillen sind erweitert und auf Lichteinfall träg empfindlich.

Den 2. X. finden wir den Kranken bei der Frühvisite abermals bewußtlos, in ausgesprochenem urämischen Koma. Wir vermögen eine wohl ausgeprägte, schlaffe Lähmung der ganzen linken Körperhälfte, durchaus dem Folgezustande einer Herderkrankung des Gehirns gleichend, festzustellen. Wenn man die rechten oberen oder unteren Gliedmaßen von ihrer Unterlage erhebt, so fallen sie losgelassen, alsbald wieder schwer aufs Bett zurück, links jedoch verbleiben die Glieder noch etwas in der ihnen erteilten Stellung. Die Reflexe auf der rechten Seite sind erloschen. Der rechte Mundwinkel steht deutlich tiefer als der linke. Gleichsinnige Ablenkung des Kopfes und der Blickrichtung nach der einen oder der anderen Seite besteht nicht. Die Pupillen sind nicht verengt. Auf der ganzen rechten Körperhälfte scheint das Gefühl mäßig herabgesetzt.

Die Temperatur ist normal; der Puls unregelmäßig, 120 in der Minute. Es bestehen Zeichen von Lungenödem. Die Schwellungen der Arme und Beine, sowie des Gesichtes sind auffallend zurückgegangen; ihr Abfall ging zeitlich mit dem Erscheinen der nervösen Zufälle Hand in Hand. Der Harn ist spärlich, sein Eiweißgehalt bedeutend.

Diese rechtsseitige Lähmung, die mit dem IV. urämischen Anfall plötzlich, ohne vorgängige Zuckungen aufgetreten, hält vier Stunden an und schwindet mit der Rückkehr des Bewußtseins.

Den 3. X. tritt ein fünfter, der letzte Anfall urämischen Komas, abermals in Begleitung sofort eintretender Halbseitenlähmung und hysterieähnlicher Gefühlsbeeinträchtigung auf der rechten Körperhälfte auf; und abermals kehren normale Beweglichkeit und Gefühlsempfindung zugleich mit dem Bewußtsein zurück. Drei Stunden nach Einsetzen des Anfalls spricht der Kranke wieder, klagt jedoch zum erstenmal über vollständige Taubheit des linken Ohres, die erst nach vier Wochen wieder vollständig schwand.

Am 4. X. sind alle die geschilderten nervösen Erscheinungen vollständig geschwunden und wiederholen sich in der Folge nicht mehr. Es fällt nur auf, daß der Kranke für die Vorkommnisse, die sich zwei Tage vor den Anfällen und in der Folge abgespielt, durchaus keine Erinnerung bewahrt hat; dieselbe kehrt erst nach etwa 2 Wochen zurück.

Von nun an bessert sich der Zustand des Kranken fortschreitend und rasch; die Schwellungen fallen zusehends ab, der Eiweißgehalt des Harns sinkt, und die Besserung macht derartige Fortschritte, daß er März 1892 in befriedigendem Gesundheitszustande eine Reise nach Italien antreten konnte."

Daß es sich in solchen Fällen von halbseitigen, die Seite womöglich schnell wechselnden Krämpfen und Lähmungen, wobei auch die letzteren spurlos wieder zurückgehen können, um eine funktionelle Schädigung, bzw. Ausschaltung von Zentren der Großhirnrinde handeln muß, ist ohne weiteres einleuchtend. Es kann daher nicht wundernehmen, wenn gelegentlich die Lähmung auch den Tastsinn, besonders den stereognostischen Sinn mit ergreift oder Aphasie mit oder ohne Parese der rechten Körperhälfte als ein, die Umgebung mehr wie den apathischen Kranken ängstigendes Syndrom in die Erscheinungen tritt.

Auch choreatische und ataktische Bewegungen, sowie tetanische Krämpfe sind gelegentlich bei der akuten Urämie beobachtet worden.

Wir haben es bei allen diesen vom epileptiformen Typus abweichenden Erscheinungen mit rudimentären Anfällen von akuter bzw. eklamptischer Urämie zu tun, die zweckmäßig als eklamptische Äquivalente in Anlehnung an die epileptischen Äquivalente bezeichnet werden.

Zu jenen sind auch die Vorboten des Anfalles zu rechnen, zumal die typischen Prodromalerscheinungen auftreten können, ohne daß der eklamptische Anfall zur vollen Ausbildung gelangt.

Wie dem epileptischen so geht auch dem eklamptischen Anfall bisweilen, jedoch nicht immer, eine Aura voraus, die in allgemeiner Unruhe, einem Bewegungsdrang, einem Zupfen oder Hin- und Herreißen an der Bettdecke bestehen kann. Fast stets kündigt sich das Einbrechen der akuten Urämie durch Vorboten an, die aber, wie schon erwähnt, auch als eklamptische Äquivalente eine selbständige Bedeutung erlangen können. Es fehlt wohl nie eine gewisse Gedunsenheit des Gesichts und eine eigentümliche psychische Depression, eine Dösigkeit mit stumpfem und leerem Gesichtsausdruck. Den drohenden Anfall kündigt ferner ein Kopfschmerz an, der sehr heftig werden und mit Flimmern vor den Augen und Blendungsgefühl einhergehen kann. Auch heftigen Nackenkopfschmerz, Nackensteifigkeit und Kernigsches Symptom haben wir beobachtet (vgl. Fall X, S. 134, Atlas).

Dyspeptische Erscheinungen treten bei der akuten Urämie mehr zurück, doch finden sich wohl stets Appetitlosigkeit und in der Regel zugleich mit dem Kopfschmerz ein zerebrales Erbrechen und eine Verlangsamung des Pulses, die mit Nachlassen der übrigen Hirnsymptome alsbald wieder verschwinden.

Diese Trias, Kopfschmerz, Erbrechen und Pulsverlangsamung zugleich mit der Leere des Gesichtsausdruckes, gelegentlich sogar einer leichten Protrusio der Bulbi, imitieren in typischer Weise das Bild einer raumbeengenden Neubildung in der Schädelhöhle, wie wir es von der Hirngeschwulst her kennen, und wie bei dieser wird auch bei der eklamptischen Urämie der Lumbaldruck fast ausnahmslos deutlich erhöht gefunden.

Während gewöhnlich den ausgesprochenen eklamptischen Anfällen ein schweres Koma zu folgen pflegt, kommen als rudimentäre Formen auch Anfälle von Bewußtlosigkeit ohne Krämpfe vor. Dieses urämische Koma ist ein nicht seltenes und sicherlich das bedeutungsvollste eklamptische Äquivalent, das zum Tode überleiten kann, ohne daß es zu irgend einem Krampfanfall gekommen ist. Es kann ganz plötzlich eintreten, aber auch sehr allmählich. Dann klagen die Kranken über Denkunfähigkeit und Eingenommenheit des Kopfes und wir finden dieselben Vorboten wie bei der echten Eklampsie. Der Gesichtsausdruck wird traurig und leer, der Kranke statt erregt apathisch, schläfrig. Die Schlafsucht kann dann in ein vollständiges und sehr tiefes Koma übergehen, mit allgemeiner Anästhesie und Schlaffheit aller Muskeln.

Derartige Fälle, besonders von akutem urämischem Koma, können forensische Bedeutung erlangen. Ihre Unterscheidung von einer Vergiftung mit narkotischen Mitteln ist bei fehlender Anamnese schwierig. Auch vor einer Verwechslung mit einem akuten Rauschzustand ist zu warnen. Der Geruch der Ausatmungsluft ist zur Unterscheidung von diesem wie vom Coma diabeticum differentialdiagnostisch wichtig. Auch mit dem Koma nach Apoplexie wird gelegentlich das urämische Koma verwechselt besonders dann, wenn die Blutung eine stille Hirnprovinz, z. B. den Hinterhauptslappen betroffen hat. Das gerötete Gesicht, das stertoröse, wangenblasende Atmen sprechen gegen urämisches Koma, bei welchem Blässe und Gedunsenheit des Gesichts die Regel ist.

An Stelle dieser Störungen der motorischen Sphäre und des Bewußtseins treten nicht selten funktionelle Störungen der sensorischen Sphäre, und zwar entweder als Äquivalente oder als Vorboten oder Folgen der Anfälle. Oft wird über Flimmern vor den Augen und über Schwindel geklagt. Das häufigste und wichtigste eklamptische Äquivalent ist die urämische Amaurose, und es ist bezeichnend für den befangenen und benommenen Geisteszustand, daß diese plötzliche Blindheit gewöhnlich gar nicht den niederschmetternden Eindruck auf den Patienten macht, den man erwarten sollte, so daß man bisweilen erst aus der Beobachtung seines Verhaltens den sicheren Anhalt gewinnt, daß Blindheit vorliegt. Wir hatten in einem Falle den entschiedenen Eindruck, daß es sich um Seelenblindheit handelte, die dem Kranken, dessen Sensorium im übrigen frei war, gar nicht zum Bewußtsein zu kommen schien. Doch mag dies auch an dem eigenartigen Zustand von Blödigkeit gelegen haben; nach dem Anfalle bestand vollständige Amnesie.

Auch einseitige Erblindung eines Auges, mit Aufhebung der Pupillarreaktion, die Rothmann auf ein flüchtiges Ödem der Optikusscheide zurückgeführt hat, ist beobachtet worden. In der Regel ist aber die Amaurose doppelseitig, und die Augenspiegeluntersuchung ergibt dabei oft keinen genügenden Befund, so daß, zumal auch Farbenblindheit und vor allem Hemianopsie als urämisches Äquivalent beobachtet worden ist, es wohl gerechtfertigt erscheint, den Sitz der urämischen Amaurose in der Regel im Gehirne selbst zu suchen. Dafür spricht auch die Tatsache, daß die Pupillarreaktion gewöhnlich erhalten bleibt.

Wir haben aber auch doppelseitige peripher bedingte, allerdings bleibende Amaurosen in Fällen beobachtet, in denen eine hochgradige flächenhafte Atrophie auf ein langdauerndes Ödem der Netzhaut als Ursache hinwies.

Die Pupillen finden wir in der Regel bei der reinen eklamptischen Urämie weit, wie beim epileptischen Anfall.

Selten sind Reizerscheinungen von seiten des Ohres, wie Ohrensausen und -Klingen, oder Lähmungserscheinungen wie doppelseitige Taubheit vorübergehender Natur.

Rosenstein beschreibt eine Kranke mit Intermittensnephritis, bei der in wiederholtem Wechsel mit Zunahme der Ödeme die Hörfähigkeit verschwand und mit Abnahme der Ödeme wiederkehrte.

Geschmacks- und Geruchsstörungen sind wohl zu selten gesucht worden, es existiert eine Angabe über Halluzinationen dieser Sinne.

Im Gegensatz zur Harnvergiftung und zur chronischen Urämie, welche gerne zu Temperaturabfall führt, kommt bei der akuten Urämie Temperatursteigerung, ja Hyperpyrexie vor, ohne daß Krämpfe für deren direkte Auslösung verantwortlich gemacht werden können. Beim akuten urämischen Koma wird aber auch Temperaturabfall beobachtet.

Die prodromale Pulsverlangsamung geht im Anfall in Pulsbeschleunigung über. Es kann aber auch eine mit Atemnot gepaarte Pulsbeschleunigung (Herzschwäche!) die eklamptische Phase einleiten. Sehr wichtig ist die Beobachtung, daß die zur Urämie neigenden Kranken fast stets, mit sehr seltenen, aber freilich um so wichtigeren Ausnahmen, Blutdrucksteigerung aufweisen, die vor dem Anfall eine weitere Erhöhung, eine Extrasteigerung zu erfahren pflegt.

Diese prodromale Überhöhung des erhöhten Blutdrucks ist ein sehr wichtiges Warnungszeichen.

Zu den Prodromen oder Äquivalenten kann man noch eine übrigens keineswegs konstante Steigerung der Reflexe rechnen (Lion, Curschmann). Dabei kann es bei drohender Urämie schon vor dem Eintritt der Trübung des Sensoriums und auch vor der präurämischen Reflexsteigerung zum Auftreten des Babinskischen Phänomens kommen. In manchen Fällen bleibt unter Erlöschen der Sehnenreflexe das Babinskische Phänomen sogar das einzige Symptom des präurämischen und urämischen kortikalen Hemmungsfortfalles (H. Curschmann). Bei einseitigen Krämpfen tritt auch das Babinskische Phänomen nur einseitig auf, und besonders dieses Phänomen der Umformung des Plantarreflexes scheint von hoher diagnostischer Bedeutung zu sein und gehört zu den wichtigsten objektiven Symptomen des präurämischen Zustandes.

Die Atmung bei der akuten eklamptischen Urämie hat nichts besonders Charakteristisches; während der Krämpfe ist natürlich die Atmung auf das äußerste behindert, wie beim epileptischen Insult, und starke Cyanose wie bei diesem die Folge. Wir haben mehrfach einen vollständigen Atemstillstand beobachtet, und es gelang nur durch künstliche Atmung die Gefahr zu beseitigen. Cheyne-Stokessches Atmen scheint seltener bei der akuten Urämie gesehen worden zu sein, dagegen kommen heftige Anfälle von Dyspnoe häufiger vor, auch akutes Lungenödem ist beschrieben worden.

Bei Ascoli (S. 108) ist ein Fall von Pihan-Dufeuillay wiedergegeben, in welchem ein akuter Bronchialmuskelkrampf bei negativem Obduktionsbefund als Ursache der tödlichen Dyspnoe angenommen worden ist. Hier wäre weiteres kasuistisches Material sehr erwünscht. Der Bronchialmuskelkrampf, dessen urämischen Charakter Bartels gegen Rosenstein verteidigt hat, müßte eine Starre der Lungen hervorrufen wie beim anaphylaktischen Schock des Meerschweinchens, und es müßte spirometrisch oder anemometrisch die Einengung und Verlangsamung der In- und Exspiration nachgewiesen werden. Wir halten es für sehr zweifelhaft, ob ein echtes Asthma uraemicum vorkommt. Sicherlich sind sowohl die fast bei jeder akuten Nephritis zu beobachtende Atemnot, wie die Anfälle von Lungenödem rein kardial bedingt und entstehen durch Abnahme des Schlagvolumens unter Drucksteigerung im linken Vorhof, wenn der linke Ventrikel gegen die nephritische Hypertension erlahmt, also in gleicher Weise wie das kardiale Asthma der Hypertoniker. Sobald aber einmal Austritt von Transsudat stattgefunden hat, ist das Bild nicht mehr vom bronchialen Asthma zu unterscheiden, da dann das typische Bild der Stenosierung der kleinen Bronchien mit Starre und Blähung der Lungen und exspiratorischer Dyspnoe hervorgerufen wird. Auch die ausgesprochene Akzentuation des 2. Pulmonaltons weist in diesen Fällen auf die kardiale Natur der Atemstörung hin.

Dagegen scheint die von Pal beschriebene paroxysmale Hochspannungstachypnoe zerebraler Natur zu sein, da sie auf Lumbalpunktion zurückgeht. Sie entspricht vielleicht der Atembeschleunigung im Anfangsstadium des experimentellen Hirndruckes.

Widal und Lemierre rechnen zur Chlorurämie auch die Ödeme der Lunge, die sie z. B. durch subkutane Kochsalzinfusionen erzeugen konnten. Man wird aber diese Opfer einer unzweckmäßigen Kochsalzbelastungsprobe, die mehr das Herz als die Niere belastet, nicht wohl als urämisch bezeichnen dürfen, so wenig, wie man die durch Kochsalzzufuhr verstärkbaren Ödeme der Magen- und Darmschleimhaut der dyspeptischen Urämie zurechnen darf.

Eine zwangsläufige Beziehung der eklamptischen Urämie zur Diurese besteht nicht. Zwar nimmt die Urinmenge gewöhnlich vor dem Anfalle ab (Riegel), und dieses Absinken kann ebenfalls als Warnungszeichen bewertet werden. Aber es kommen auch eklamptische Anfälle trotz guter Diurese, ja sogar bei ansteigender Diurese nach Ödemmobilisation vor. Von ausschlaggebender Bedeutung für das Verständnis der Erscheinungen ist die wichtige, von uns festgestellte Tatsache, daß alle eklamptischen Phänomene auch ohne Retention von Harnbestandteilen, ohne Niereninsuffizienz, d. h. ohne Erhöhung des Harnstoffspiegels im Blute vorkommen können.

Da es aber bei den Formen der akuten Nephritis, die zur akuten eklamptischen Urämie zu führen pflegen, auch zu länger dauernder Oligurie und Anurie kommen kann, so können sich natürlich auch diese oder jene Züge der Harnvergiftung dem klinischen Bild hinzugesellen, z. B. können enge Pupillen im eklamptischen Anfalle vorkommen, Sehnenhüpfen, dyspeptische Erscheinungen, Schlaflosigkeit, trotz unüberwindlicher Müdigkeit, große Atmung etc. etc. Andererseits finden wir gar nicht selten die eklamptischen Phänomene als Abschluß der echten chronischen Urämie, die im folgenden Abschnitt beschrieben werden soll.

β) Symptomatologie der echten chronischen Urämie.

Bei der Urämie chronischer Nierenkranken können auch plötzlich alle die Erscheinungen eintreten, die wir bei der akuten Urämie kennen gelernt haben. Unter chronischer Urämie aber verstehen wir Störungen, die mehr schleichend beginnen und sich über längere Zeit hinziehen.

Der Beginn der Störung ist viel unauffälliger und in seinen Anfängen oft keineswegs eindeutig als urämisch imponierend; ja es herrscht überhaupt noch keine Übereinstimmung darüber, welche Erscheinungen unter denen, die bei chronischen Nierenkranken vorkommen, mit Recht als urämisch bezeichnet werden dürfen, und welche nicht. Wir werden auf diese Frage bei der Pathogenese der Urämie zurückkommen und zunächst nur diejenigen Symptome als echt urämische bezeichnen und schildern, welche ausschließlich bei Niereninsuffizienz zur Beobachtung kommen.

Das Krankheitsbild der echten chronischen Urämie ist der typische Ausgang aller derjenigen Nierenkrankheiten, die zu Niereninsuffizienz führen. Es wird daher im Gegensatz zur akuten eklamptischen Form kaum je im akuten Stadium einer diffusen Glomerulonephritis beobachtet, es sei denn, daß es nicht gelingt, eine langdauernde Anurie oder hochgradige Oligurie zu beheben.

Das Vorkommen der echten Urämie ist nicht an eine bestimmte Art der Nierenerkrankung geknüpft, sondern nur an die Tatsache, daß das Endstadium, das der Niereninsuffizienz, erreicht ist.

Wir finden dasselbe Krankheitsbild bei der subakuten, subchronischen und chronischen Nephritis, bei der sekundären nephrotischen wie nephritischen Schrumpfniere, beim Endstadium der genuinen Schrumpfniere, der Kombinationsform, beim Endstadium der Hydronephrose, der Prostatikerniere wie der Cystenniere, bei insuffizienten Nierentuberkulosen wie apostematösen Nephritiden. Das typische Krankheitsbild der echten Urämie wird vermißt bei den gleichen Nierenkrankheiten, solange sie sich im Stadium ausreichender Nierenfunktion befinden.

Der Besprechung der klinischen Symptome will ich zwei Beispiele vorausschicken.

1. Lina M., 18 J. alt, hatte als Kind mit 4 Jahren Schluckbeschwerden, die immer heftiger wurden, so daß sie nichts mehr schlucken konnte. Es kam zu eiteriger Entzündung der Nase. Im Anschluß daran traten geschwollene Füße auf, so daß die Mutter dem Kinde „neue Stiefel kaufen mußte". Urin sei nicht untersucht worden.

Nach Solbadekur wieder anscheinend ganz gesund. Sie hat sich gut entwickelt, nur viel über Kopfweh geklagt, besonders auch in der Schule. Vor zwei Jahren wurde im Urin zum erstenmal Eiweiß festgestellt, eine Blutdrucksteigerung bis 174 mm Hg und eine Beschränkung des Konzentrationsvermögens der Niere konstatiert. Zu dieser Zeit bestanden zuweilen leichte Schwellungen in der Knöchelgegend.

4 Wochen vor der Krankenhausaufnahme traten heftige Schmerzen im Kopfe ein und täglich 3—4 mal Erbrechen, das ihr den schimpflichen Verdacht eintrug, daß sie guter Hoffnung wäre. Die Kranke hatte viel Durst, war appetitlos, litt an Herzklopfen, bemerkte eine Abnahme der Sehschärfe. Die Füße schwollen an, und ein großes Müdigkeitsgefühl befiel die Kranke.

Am 17. November sucht Patientin das Krankenhaus auf.

Befund: Mittelgroßes, ziemlich kräftig gebautes Mädchen in ausreichendem Ernährungszustand. Blasse Hautfarbe. Das Gesicht ist gedunsen. An den Knöcheln und über dem Kreuzbein leichte Ödeme, keine Ergüsse in den Körperhöhlen. Sensorium frei, unruhiger Gesichtsausdruck. Patientin stöhnt viel und weint zeitweise. Leichter Belag der Zunge, kleine Struma. Über den Lungen nichts Besonderes.

Deutliche Herzhypertrophie, gedoppelter Spitzenstoß, systolisches Geräusch an der Herzspitze mit präsystolischem Vorschlag. An der Herzbasis schabende Geräusche, Akzentuation des II. Aortentones. Puls regelmäßig 100—110, ziemlich klein, aber gespannt, zeitweise deutlicher Alternans. Der Blutdruck beträgt bei den großen Schlägen 235, bei den kleineren 220 mm Hg, Venendruck 16 cm H_2O.

Die Leber überragt um $2^1/_2$ Querfinger den Rippenbogen, an den Extremitäten, abgesehen von Ödem, nichts Bemerkenswertes. Sehr lebhafte Patellarreflexe mit schwachem Klonus. Babinski negativ. Rest-N im Blute 130 mg %. Hämoglobin 43 %, Erythrocyten 3 430 000. Augenhintergrund: Retinitis album.

Urin 700 ccm, ist von heller Farbe, enthält $^3/_4$ ‰ Eiweiß, im Sediment mäßig viel Leukocyten, keine Erythrocyten, keine Zylinder.

Verlauf: Lediglich unter Strophantustherapie Schwinden der Ödeme und Gewichtsabnahme um 10 Pfund, obgleich die Harnmengen nicht über 900 ccm steigen, spez. Gewicht konstant 1011—1012.

Die Kranke liegt stets stöhnend zu Bett, klagt über Kopfschmerzen, ist auffallend gleichgültig, schließt, wenn man sie sich selbst überläßt, die Augen, spricht mit langsamer, eintöniger Stimme. Sie erbricht nach jeder Nahrungsaufnahme, ist appetitlos, schläft nachts nur wenig.

Am 10. November wird an der Streckseite der Arme ein blaßrötlicher Hautausschlag bemerkt, kleine, stecknadelkopf- bis linsengroße Effloreszenzen, die sich um die Follikel gruppieren. Sie erinnern in ihrem Aussehen an ein Masernexanthem, verursachen starken Juckreiz. Im Laufe des Tages breitet sich dieser Ausschlag auch über die Brust und das Gesicht aus, am folgenden Tag auch über die Unterschenkel und über den Rücken. Der Juckreiz ist so stark, daß die Kranke sich blutig kratzt, dabei macht sie geistig einen etwas frischeren Eindruck, klagt auch weniger über Kopfschmerzen. Stets sehr starker Durst. Die Reflexe haben eine weitere Steigerung erfahren, deutlicher Klonus, Babinski aber negativ. Im Laufe des Nachmittags werden wechselnd bald an den Händen, bald in der Mundpartie klonische Zuckungen sichtbar, und gegen Abend verfällt die Kranke in einen lethargischen Zustand, läßt sich z. B. Blut entnehmen, ohne sich um den Vorgang irgendwie zu kümmern. Die Urinmenge beträgt an diesem Tage nur 185 ccm. Der Rest-N im Blute 189 mg $^0/_0$. Blutdruck 220 mm Hg.

Am 12. November: Die Lethargie hat wesentlich zugenommen, die Kranke liegt mit geschlossenen Augen und einem gleichgültigen Gesichtsausdruck im Bett. Auf Fragen gibt sie richtige Antworten, kommt allen Aufforderungen nach. Dabei macht sie einen kataleptischen Eindruck, öffnet den Mund und vergißt ihn wieder zu schließen, hebt den Arm hoch, ohne ihn aus eigener Initiative wieder herunterzunehmen. Ab und zu zeigen sich blitzartige, klonische Zuckungen in Arm und Bein, auch im Fazialisgebiet. Der Hautausschlag hat jetzt den ganzen Körper ergriffen, ist besonders stark im Gesicht. An der Oberlippe eine knapp pfennigstückgroße Herpesblase.

Lumbalpunktion: Druck 400 mm H_2O. Reaktion alkalisch. Erythrocyten 2 670 000. Am nächsten Tage ist der Zustand der gleiche, nur sind die Zuckungen an den Extremitäten und im Fazialisgebiet häufiger geworden. Die Patientin verbreitet mit der Atemluft einen stark urinösen Geruch und atmet mit periodischen Unterbrechungen, ohne An- und Abschwellen.

In den folgenden Tagen blaßte der Hautausschlag langsam ab, der Juckreiz war aber immer noch stark. Sich selbst überlassen, lag die Patientin wie schlafend im Bett, reagierte aber stets auf Anruf sofort, schien sogar zuweilen geistig etwas frischer wie vorher. Stets häufiges Erbrechen, sehr gesteigerte Reflexe und Muskelzuckungen. Der Urin ist spärlich, 400—550 ccm, spez. Gewicht zwischen 1009 und 1013.

Am 16. XI.: Erythrocytenzahl 2 800 000.

Am 17. XI.: Rest-N im Blute 290 mg $^0/_0$.

Am 18. XI. entleerte Patientin überhaupt keinen Urin.

Am 19. XI. betrug der Rest-N im Blutserum 286 mg $^0/_0$, Hämoglobin 38 $^0/_0$, Erythrocyten 2 080 000.

Am 20. XI.: Starke Zunahme der Somnolenz. Nur auf lauten Anruf reagiert die Kranke, öffnet für einen Augenblick die Augen, um sie jedoch sofort wieder zu schließen. Auf Fragen antwortet sie gelegentlich nur mit Ja oder Nein. Die Atmung ist dauernd periodisch, 4—5 tiefe Atemzüge, darauf lange Pause.

Am 21. XI.: Zustand unverändert. An der Haut der Unterarme und im Gesicht zahlreiche, blaurote rundliche Flecke von ungefähr Pfennigstückgröße, ebensolche, aber kleinere an den Stellen, wo Patientin aufliegt; in ihrem Aussehen erinnert diese Hautverfärbung an die Leichenflecke. Der Blutdruck ist in den letzten 4 Tagen dauernd gesunken, von 195 bis 155 mm Hg. Rest-N im Blutserum 331 mg $^0/_0$. Hämoglobin 42 $^0/_0$, Erythrocyten 2 500 000. Die Kranke läßt alles unter sich gehen.

Am 23. XI.: ist Patientin sehr unruhig, ruft oft nach der Schwester und behauptet auf dem Boden, nicht im Bett zu liegen. Dabei liegt sie mit geschlossenen Augen da und wendet beim Sprechen nicht einmal den Kopf. Die Atmung ist unverändert, die Reflexe sind lebhaft. Die Zuckungen im Gesicht und an den Extremitäten sind nicht mehr so häufig wie früher. In diesem Zustand kommt Patientin ohne ausgesprochenes Koma in der Nacht ad exitum.

Klinische Diagnose: Chronische diffuse Nephritis III. Stadium von 14 jähriger Dauer; sekundäre Schrumpfniere; symptomloser Verlauf, endarteriitische Form.

Autopsie (Dr. Löschcke), Gesamtbefund: Chronische Glomerulonephritis (sekundäre Schrumpfniere), Herzhypertrophie, Stauungsorgane, Cökaldrüsentuberkulose, Mesenterialdrüsentuberkulose.

Herzgewicht 465 g. Beide Nieren sehr stark verkleinert, Gewicht 55 bzw. 65 g. Kapsel fest sitzend, aber ohne Substanzverlust abziehbar. Oberfläche feinhöckerig, von rötlich grauer Farbe, mit zahlreichen kleinen Blutungen. Querschnitt blaß, Grenze zwischen Rinde und Mark überall sehr unregelmäßig und verwaschen, die Rindenbreite überall vermindert, aber unregelmäßig. Zeichnung außerordentlich trübe und verwaschen.

Mikroskopisch: Nur sehr wenige Glomeruli intakt, sehr zahlreiche total hyalinisiert, andere teilweise hyalin. Vielfach Verwachsungen von Schlingen mit der Kapsel, vereinzelt Blutungen in die Kapsel und in die Tubuli. Vereinzelte Kapselverdickungen; Tubuli z. T. atrophiert oder geschwunden, meist stark dilatiert. Tubuli vereinzelt hyalin tropfig degeneriert. Im Interstitium starke diffuse Bindegewebswucherung, stellenweise Rundzellen, vereinzelte Parenchyminseln ohne Bindegewebswucherung, im ganzen gut erhalten.

Gefäße zeigen in allen Kalibern vereinzelt Elasticahyperplasie, fast durchweg sehr starke bindegewebige Intimawucherung, vielfach bis zur Gefäßobliteration. Muskularis vielfach sehr dürftig, an manchen Stellen herdförmig durch Bindegewebe ersetzt.

Venen ohne Befund.

2. Karl R., 47 Jahre, Gußputzer. Der früher stets gesunde Mann erkrankte vor 9 Jahren im Anschluß an eine heftige Erkältung, wobei Schluckbeschwerden bestanden, an Nierenentzündung. Es bestanden mehrere Wochen lang Ödeme, nach 8 wöchiger Krankheit fühlte sich der Patient aber wieder so gut, daß er seine Arbeit aufnahm. Er bemerkte in der nächsten Zeit noch zuweilen leichtere Schwellungen im Gesicht, legte dieser Erscheinung jedoch keinen Wert bei und ging der Arbeit weiter nach. Abgesehen von einer gelegentlich auftretenden Müdigkeit und etwas Kopfweh hatte R. in der Folgezeit nichts zu klagen. Er hatte jedoch stets viel Durst, ließ viel Urin. Bei mehreren Untersuchungen erwies sich der Harn stets eiweißhaltig ($1—1^1/_2$ ‰).

September 1913 mußte der Patient wegen zunehmender Müdigkeit und Hinfälligkeit, Anschwellung der Unterschenkel etc. die Arbeit wieder aussetzen. Er befand sich ein Jahr lang in ärztlicher Behandlung. Nach einer Kur in Bad Wildungen fühlte er sich bedeutend wohler, nahm seine Arbeit wieder auf. Anfang des Jahres 1915 fiel ihm bei stärkerer Anstrengung auf, daß er sehr schnell Atemnot und Herzklopfen bekam. Die Beine waren abends stets etwas angeschwollen, morgens war die Schwellung wieder verschwunden. Nach einigen Wochen wurde die Atemnot stärker, es trat ein Lungenkatarrh auf, und seit dieser Zeit war der Patient nicht mehr imstande auszugehen. Er war sehr müde und matt, appetitlos, schlief schlecht, hatte viel Durst und viel Kopfschmerzen. Dabei bemerkte er eine wesentliche Verschlechterung der Sehschärfe, die im Laufe der Zeit noch zunahm. Im November 1915 stellten sich stärkere Schwellungen der unteren Extremitäten ein, und auch die Handrücken waren ab und zu leicht geschwollen. Die in den letzten Wochen immer mehr zunehmende Atemnot und Engigkeit auf der Brust, Schmerzen in der rechten Bauchgegend, Kopfweh, allgemeine Hinfälligkeit und zunehmende Sehschwäche, veranlaßten den Patienten am 11. I. ins Krankenhaus zu gehen.

Aufnahmebefund: Mittelgroßer, kräftig gebauter Mann in reduziertem Ernährungszustand. Starke Ödeme der Beine und des Rückens. Geringer Ascites. Blasse Cyanose der Haut des Gesichts, der Extremitätenenden und der Schleimhäute. Das Gesicht ist mit Schweiß bedeckt, der Kranke atmet kurz und angestrengt, kann nur mit Mühe einige Worte herausbringen. Dünnes, struppiges Haar. Starkes Vorspringen der Augäpfel. Starrer Blick. Pupillen eng, reagieren auf Licht. Venenstauung am Halse. Diffuse Bronchitis über der Lunge. Herz nach links verbreitert, Spitzenstoß $1^1/_2$ Querfinger außerhalb der Mamillarlinie. Herztöne rein, präsystolischer Galopp, Akzentuation des II. Aortenton. Sehr kleiner, unregelmäßiger, beschleunigter Puls. Blutdruck 195 mm Hg. Starke Schwellung der Leber. Vereinzelte leichte Zuckungen in den Extremitäten. Sehnenreflexe sehr lebhaft. Greif- und Knipsreflex an der Hand positiv. Kein Babinski. Sensorium frei, aber große Schwäche. Urin von heller Farbe, gibt starke Eiweißreaktion. Im Sediment vereinzelte Erythrocyten, keine Zylinder. Auf Herzmittel wird der Puls kräftiger, die Atmung leichter, und am Morgen des nächsten Tages ist das Allgemeinbefinden wesentlich gebessert, jedoch schläft der Patient über Nacht gar nicht.

Am 13. I. Blutdruck 190 mm Hg. Venendruck 16 cm H_2O, Rest-N im Blute 118 mg %, Hämoglobin 42 %, Erythrocyten 2 170 000.

Das Allgemeinbefinden ist leidlich gut, der Patient fühlt sich aber sehr schwach und hinfällig, sieht blaß, fahl aus.

Am 14. I.: Wesentliche Verschlechterung des Allgemeinbefindens, verfallenes Aussehen. Patient liegt mit geschlossenen Augen zu Bett, dämmert vor sich hin, erwacht aber sofort auf Anruf und gibt auf Fragen richtige Antworten. Die Atmung ist unregelmäßig, einige tiefe Atemzüge wechseln mit kürzeren oder längeren Atempausen. Fortwährend beobachtet man einzelne leichte klonische Zuckungen, bald in den Händen, bald in den Beinen. Wenn der Kranke aufrecht im Bette sitzt, treten zeitweise ruckartige Zukkungen des ganzen Rumpfes auf. Die Reflexe sind sehr lebhaft. Im Laufe des Tages steigerte sich dieser Zustand von Hinfälligkeit und Schlafsucht, jedoch läßt jedes Geräusch im Saal den Kranken aus seinem Dämmern aufschrecken, wobei er erschrocken und wie fremd im Saal umherblickt und auch gelegentlich verworrenes Zeug redet. Der Kranke kommt aber jedesmal rasch wieder zu vollem Bewußtsein.

Der Lumbaldruck beträgt 180—200 mm H_2O. In der Atempause steigt der Lumbaldruck um 30—40 mm H_2O.

Im Augenhintergrund findet sich eine Neuroretinitis albuminurica. In den nächsten Tagen mehrfaches Erbrechen. Keine wesentliche Änderung des Zustandes.

Die Urinmengen betrugen 800—1200 ccm, steigen weder auf Herzmittel, noch auf Euphyllininjektionen an. Die Pulsfrequenz steigert sich bis auf 140—150 Schläge in der Minute.

Am 17. I. beträgt der Rest-N 131 mg %. Der Kranke macht einen zunehmend verfallenen Eindruck, ist schwerer wie vorher auf Anruf zu fixieren, blickt, aus seinem Schlafe erweckt, mit leeren, erschrockenen Augen um sich, ist einige Augenblicke desorientiert, redet irr, fährt mit den Händen auf der Bettdecke umher, als ob er etwas suche, glaubt zuweilen Tiere zu sehen. Häufige Zuckungen in den Extremitäten und nach wie vor beim Sitzen ruckartiges, den ganzen Körper erschütterndes Zusammenfahren. Der Kranke sitzt schlaff und kraftlos in sich zusammengesunken, vorn überfallend, ist völlig geistesabwesend, nimmt von seiner Umgebung nicht die geringste Notiz. Es fallen ihm die Augen zu, und er atmet vertieft, 4—5 mal, worauf lange Atempausen folgen. Er klagt, daß alle Speisen kalt seien, auch eine sehr heiße Fleischbrühe weist er zurück, weil sie nicht warm genug sei. Seit 3 Tagen besteht bei Tag und Nacht ununterbrochener Singultus. Im Laufe des 17. I. ließ der Kranke nicht mehr wie 170 ccm Urin. Per Katheter ließen sich am 18. I. 1250 ccm Urin aus der Blase entleeren. Der Rest-N betrug am 18. I. 148 mg%. Der Kranke sitzt mit starrem, geistesabwesendem Blick und zurückgebogenem Kopfe im Bett, blickt öfters wie suchend im Saale umher, wobei man den Eindruck hat, daß er etwas sehen wolle, was er nicht sehen könne. Fortwährend geht ein ruckweises Zucken durch den ganzen Körper. Der Mund ist weit geöffnet, das Gesicht hat einen stieren Ausdruck. In diesem Zustand ohne Eintreten eines ausgesprochenen Komas kommt der Kranke in der folgenden Nacht zum Exitus.

Klinische Diagnose: Chronisch diffuse Nephritis von 9jähriger Dauer, III. Stadium. Endarteriitische Form.

Autopsie (Dr. Löschcke), Gesamtbefund: Chronische Glomerulonephritis. Sekundäre Schrumpfnieren. Hypertrophie und Dilatation des Herzens. Ausgedehnte tuberkulöse Narben beider Lungen. Glatte Atrophie des Zungengrundes, Ödeme, Ascites, Hydrothorax, fibrinöse Perikarditis.

Herzgewicht 590 g. Nieren stark verkleinert, 80 und 90 g. Kapsel erschwert abziehbar. Oberfläche unregelmäßig, höckerig, mit großen dunkelroten narbigen Partien, dazwischen blasse Höcker und zahlreiche Cysten. Im Querschnitt ist die Rinde sehr stark verschmälert, die Zeichnung außerordentlich undeutlich, die Rindensubstanz sehr stark graurot und gelbfleckig. Grenze zwischen Rinde und Markkegel überall verwaschen.

Eine Reihe von Glomeruli wohl erhalten, sehr groß. Bei anderen Verwachsungen einzelner Schlingen mit der Kapsel, bei zahlreichen Glomerulis Kapselverdickungen, in wenigen hyaline Schlingen, zahlreiche Glomeruli meist in Gruppen stehend, total hyalinisiert. Tubuli in großen Inseln wohl erhalten, aber erweitert, ihr Epithel kubisch mit deutlichem Bürstenbesatz und guter Zellstruktur, dazwischen in größeren narbigen Partien Fehlen oder hochgradige Atrophie der Tubuli. Interstitium fast durchweg vermehrt, z. T. sehr hochgradig und derb, vielfach Rundzellenherde. Gefäße fast durchweg verändert, vielfach geschlängelt. Fast in allen Kalibern findet sich Elasticahyperplasie, daneben sehr vielfach bindegewebige Intimawucherung bis zum totalen Gefäßverschluß, letzterer auch in Gefäßen ohne Elasticahyperplasie, besonders in den Art. interlobulares. Vielfach finden sich Ausfälle in der Muskularis der Gefäße und an diesen Stellen dann sehr starke Intimawucherung.

Eine klassische Beschreibung der Symptomatologie findet sich bei Frerichs:

„Die chronische Form der Urämie beschleicht ihre Opfer allmählich, unvermerkt und tötet sie fast jedesmal. Man beobachtet oft schon früh bei M. Brightii im Ausdruck des Gesichtes und im Benehmen der Kranken eine gewisse geistige Trägheit und Schläfrigkeit. Die Kranken klagen über dumpfen Kopfschmerz oder ein wüstes Gefühl im Kopfe, ihre Augen werden matt und ausdruckslos, die Züge ihrer Physiognomie hängend; sie leben teilnahmslos für sich hin, sind vergeßlich und gleichgültig, in ihren Bewegungen langsam und träge. Diese Zufälle vermindern sich wieder, wenn die Harnabsonderung reichlicher wird, sie verschwinden auch wohl für eine Zeitlang gänzlich. In anderen Fällen nehmen sie mehr und mehr an Intensität zu, die Schläfrigkeit wird allmählich zur Betäubung. Die Kranken können anfangs noch durch lautes Anrufen und Rütteln geweckt werden und geben dann vernünftige Antworten, später wird dies unmöglich, sie versinken in immer tiefere Lethargie, die Respiration wird nun stertorös und geht endlich in Todesröcheln über. Meistens liegen die Betäubten ruhig, ohne zu sprechen, seltener delirieren sie. Im letzteren Falle murmeln sie leise vor sich hin, einige Worte und Sätze, welche sie unzählige Male wiederholen, und die den ganzen ihnen gebliebenen Überrest ihres früheren Ideenreichtums zu umfassen scheinen. Dem Eintritt des Todes gehen oft Konvulsionen voraus: Zittern der Hände, Zuckungen der Gesichtsmuskeln und endlich über das ganze willkürliche Muskelsystem verbreitete klonische Krämpfe.

Diese langsam, auf insidiöse Weise vorschreitende Störung des Nervenlebens, welche wir als chronische Form der Urämie bezeichneten, ist die gewöhnlichste bei M. Brightii. Sie kann sich wochenlang hinziehen, sie kann zeitweise aussetzen und wiederkehren, ehe der Tod die Szene schließt. Sie ist, weil sie in einer wegen vorschreitender organischer Veränderung stetig abnehmenden Harnexkretion ihren Grund hat, die gefährlichste von allen, eine meist zuverlässige Botin des letalen Ausgangs der Nierenkrankheit."

Aus der meisterhaften Schilderung von Frerichs geht schon hervor, daß es sich bei der chronischen Urämie nicht um eklamptische Phänomene, nicht um ein „Aufblitzen" von epileptiformen Krämpfen, nicht um den plötzlichen Ausbruch eines Komas handelt, sondern um eine schleichende Vergiftung, die sich subjektiv in einer allgemeinen Niedergeschlagenheit und zunehmenden Müdigkeit, objektiv in einer zunehmenden Schwäche und Hinfälligkeit äußert. Das Bewußtsein kann dabei lange, ja bis zum Tode erhalten bleiben, so daß es gelingt, die Kranken aus dem lethargischen Schlaf- oder Dämmerzustand vorübergehend zu erwecken und zu einer verständigen Antwort zu bewegen. Oft hat man Gelegenheit, bei solchen Urämien mit ganz klarem Bewußtsein das Phänomen des Einschlafens während der Unterhaltung zu beobachten. In anderen Fällen geht die geistige Stumpfheit ganz allmählich in ein Koma über, aus dem der Kranke nicht mehr erwacht. Es kommen gelegentlich kurzdauernde Verwirrungszustände mit Desorientiertheit vor, doch sind die Kranken dann doch in der Regel zu fixieren. In seltenen Fällen werden auch förmliche Delirien beobachtet, die man bei den stets sehr heruntergekommenen Kranken z. T. als marantische oder Inanitionsdelirien ansehen darf. Doch spielt dabei auch der Grad der Hirnanämie eine wichtige Rolle.

Diesem lethargischen Endstadium geht eine Periode der Müdigkeit voraus, die meist zu wenig charakteristisch ist, um als Vorbote der chronischen Urämie erkannt zu werden. Der Kranke hat keine Lust mehr zum Arbeiten, zur Lektüre, er wird gleichgültiger, energielos. Bei Schulkindern fällt ein Nachlassen der Aufnahmefähigkeit auf.

Zu der Abnahme der geistigen und körperlichen Aktivität gesellen sich oft schon früh dyspeptische Symptome, welche das Bild so beherrschen können, daß man direkt von einer viszeralen Urämie gesprochen hat. Vor allem ist eine Abnahme des Appetits charakteristisch und als Frühsymptom zu verwerten; freilich gibt es selbst von dieser Regel Ausnahmen. Wir sahen Kranke, die noch bis 8 Tage vor dem Tode mit gutem Appetit normale Portionen und sogar Fleisch verzehrten.

Mit dem Manifestwerden des urämischen Zustandes steigert sich in manchen Fällen die Appetitlosigkeit zu einem absoluten Widerwillen gegen jede Nahrungs-, ja sogar Flüssigkeitsaufnahme. Öfters besteht schon früh ein förmlicher Ekel vor Fleisch oder Bouillon, schon vor ihrem Geruch, ja vor ihrer Vorstellung; dem Kranken wird schon übel, wenn man davon spricht. Bisweilen ist die Phantasie oder das Auge hungriger als der Mund. Der Kranke spricht den Wunsch nach irgendeiner besonderen Speise oder einem Leckerbissen aus. Und doch widersteht ihm, wenn sein Wunsch erfüllt wird, die Nahrungsaufnahme. Oder der Kranke beginnt mit Appetit zu essen, um nach wenigen Bissen die Gabel aus der Hand zu legen.

Durchaus nicht regelmäßig, aber doch sehr häufig, gesellen sich zu diesen subjektiven auch objektive dyspeptische Symptome. Erbrechen fehlt selten und ist bei der reinen Form der echten Urämie im Gegensatz zur eklamptischen nicht mit Kopfschmerz oder Pulsverlangsamung, den Symptomen des Hirndruckes verbunden. Bisweilen werden wiederholt große Mengen wässeriger oder galliger Flüssigkeit erbrochen, in der sich leicht Harnstoff nachweisen läßt. Das Erbrechen kann ganz unstillbar auftreten und jede Nahrungs- oder Flüssigkeitsaufnahme unmöglich machen. Oder der Kranke wird durch beständigen Singultus gequält, auch ein Symptom von übler Vorbedeutung.

Der Durst kann sehr quälend sein, zumal wenn seine Befriedigung durch das Erbrechen unmöglich gemacht wird; doch sehen wir gerade bei dem ominösen Nachlaß der — kompensatorischen — Polyurie nicht selten auch ein Nachlassen des Durstes gerade im Stadium der dem Ende zuneigenden absoluten Niereninsuffizienz, so daß es schwierig oder unmöglich wird, eine Steigerung der Flüssigkeitszufuhr per os zu erreichen. Dabei klagen die Kranken aber oft über eine durch kein Trinken verminderte Trockenheit und ein Brennen im Munde und im Rachen. Die Zunge fühlt sich in der Tat eigentümlich trocken an, sie zeigt einen gelbbräunlichen oder schwarzbräunlichen Belag bei brennrotem Rande, und sie wird rissig und schwer beweglich. Der Rachen ist trocken, gerötet, glänzend wie überfirnißt. Der Kranke hat das Gefühl, als ob eine zähe, klebrige Masse die Zunge bedecke, den Mund ausschmiere, die er vergeblich durch Abkratzen zu beseitigen versucht. Es kommt zu Blutungen des Zahnfleisches, zu Schwellung und Entzündung der ganzen Zahn- und Mundschleimhaut mit profuser Absonderung eines harnstoffhaltigen Speichels; der vordem ganz charakteristische eigentümliche „urinöse“ Geruch aus dem Munde, der zum Teil an zersetzten Urin, zum Teil an Schmierseife erinnert, wird nun zum pestilenzialischen Foetor stomatiticus. Bisweilen kommt es zu richtiger Geschwürsbildung im Munde. An den Gaumbogen-, den Mund- und Wangenschleimhäuten treten weiße Flecken auf, die sich als Nekrosen wie bei der Angina Vincenti entpuppen und wie bei dieser ein Geschwür zurücklassen.

Bisweilen kommt es bei diesen Stomatitiden auch zu Entzündungen der Speicheldrüsen, mit Schwellung der Parotis- und Unterkiefergegend, Kieferklemme, und der elende, jämmerliche Zustand läßt Arzt und Patient das Ende herbeiwünschen.

Wie im Munde, so kann es auch an Magen- und Darmschleimhaut zu Entzündung, ja zu Geschwürsbildungen kommen. Dann treten Durchfälle an Stelle der Obstipation, in seltenen Fällen kann das klinische und anatomische Bild ganz dem Bilde der echten Dysenterie gleichkommen.

Man kann zweifelhaft sein, ob diese Neigung zur Entzündung und Verschwärung der Mund-, Magen- und Darmschleimhäute auf einer Herabsetzung der Widerstandsfähigkeit des vergifteten und entkräfteten Organismus oder auf einer spezifisch entzündungserregenden bzw. nekrotisierenden Eigenschaft der Giftstoffe beruht, die das Wesen der urämischen Toxikose ausmachen. Erstere spielt wohl eine Rolle bei der großen Neigung der chronischen Urämien zu infektiösen Prozessen und deren schlechten Prognose, — Erysipele, Karbunkel, Pneumokokkenpneumonien, Meningitiden usw. kommen als finale Komplikationen vor. Für eine spezifisch entzündungserregende Giftwirkung spricht andererseits das fast regelmäßige Auftreten einer Perikarditis gegen Ende der echten chronischen Urämie, das schon Bright aufgefallen ist. Der Versuch, sie auf eine bazilläre Infektion zurückzuführen, kann als gescheitert angesehen werden, und mit Banti ist man wohl allgemein wieder zur Auffassung Brights zurückgekehrt, daß sie toxischen Ursprungs ist. Diese urämische Perikarditis macht bisweilen Symptome wie Schmerz unter dem Brustbein oder bei der Atmung mit plötzlicher Atemhemmung und reflektorischen, blitzartigen Kontraktionen der oberen Bauchmuskeln im Inspirium wie bei der Pleuritis diaphragmatica, oder Pulsirregularität und leichten Temperaturanstieg, oder in seltenen Fällen die Erscheinungen der „Einflußstauung", wenn es zur Exsudatbildung kommt. Meist verläuft sie subjektiv symptomlos und verrät sich nur durch das schon fühl- oder auch nur hörbare Reiben. Bisweilen wird selbst dieses intra vitam vermißt.

Auch echte urämische Hauterkrankungen, Knötchenausschläge, sind beschrieben worden. Diese „Urämiden" (vgl. Beisp. S. 187) treten wohl am meisten in Form von erst makulösen, dann mehr und mehr sich papulös und vesikulös entwickelnden Hautrötungen auf, die durch alle Zeichen der Dermatitis kompliziert werden können (Gruber).

Wir sahen bei einer sekundären Schrumpfniere im Stadium der Niereninsuffizienz eine viele Tage anhaltende heftig juckende Urtikaria des Gesichtes, neben einem quälenden Pruritus, wobei an den juckenden Hautstellen winzigste blasse Knötchen in der Haut aufschossen. In einem von Gruber histologisch untersuchten Falle von Urämie infolge von Nierentuberkulose war im Stadium der schweren Dyspepsie ein exanthemartiger Hautausschlag aufgetreten, der sich vor allem an den Streckseiten der Arme und über den Knien bemerkbar machte. Der Ausschlag bestand in einer fleckigen Rötung; die Flecken waren punktförmig bis linsengroß, zum Teil konfluierend. Die größeren zeigten eine deutliche Erhabenheit und Neigung zu zentraler Bläschenbildung. In der Gegend des einen Ellenbogenhöckers waren die roten Quaddeln zu einer unregelmäßigen roten, etwas ins Violett spielenden Platte zusammengeflossen. Mikroskopisch fand Gruber entzündliche Herde, die im wesentlichen aus einer Anhäufung von polymorphkernigen Zellen bestanden und im Zentrum alle Zeichen der Nekrose, Kern- und Zellzerfall der infiltrierenden Elemente und der Blutgefäße erkennen ließen. Der Befund entspricht nach Gruber einer herdförmigen Dermatitis mit Nekrose.

Auch peliosisartige Hautblutungen kommen vor, und auch andere Dermatosen und Dermatitiden scheint die Urämie kopieren zu können. Ob man die Knötchenausschläge, die zu einer Art Erythem zusammenfließen und später kleieförmig abschuppen und ausheilen, zu den Urämiden rechnen darf, scheint mir sehr fraglich. Man sieht derartiges bisweilen bei akuten Nephritiden ohne Niereninsuffizienz.

Man hat auch auf diesem kleinen Teilgebiete wie auf dem ganzen Felde der Urämie nicht scharf genug gesondert und wird in Zukunft nur diejenigen Hautaffektionen zu den Urämiden rechnen dürfen, die im Gefolge einer unzweifelhaften Niereninsuffizienz auftreten. Damit wird auch eine Fehlerquelle, auf die die Literatur hinweist, vermieden, daß Hautleiden wie impetiginöse Ekzeme etc., die in Wahrheit die Ursache der Nephritis darstellen, fälschlich als ihre Folge und als urämisch angesprochen werden.

Chauffard und Läderich machen auf die Neigung der chronischen Nierenkranken zu Arzneiexanthemen aufmerksam, z. B. nach Chloral. Wir sahen erst kürzlich bei einer Kriegsnephritis ein ungewöhnlich starkes, die ganze ödematöse Haut überflutendes Arzneiexanthem nach Antipyrin und mehrfach hochgradige Überempfindlichkeit gegen Jod.

Bisweilen tritt auch bei Fällen von chronischer Urämie ein eigenartiges Phänomen auf der Haut ein, das beim ersten Anblick wie ein Ausschlag imponiert. Die Haut ist bedeckt von pigmentierten Fleckchen und Streifchen und daneben sieht man ihren Ursprung in Gestalt zahlloser Kratzeffekte, ein Bild, das uns bei Leber- und Herzkranken geläufig ist. Die Veranlassung, ein sehr heftiges Jucken, kann das subjektiv peinlichste Symptom der Urämie sein. Dieser urämische Pruritus kann anfallsweise auftreten, oder dauernd vorhanden sein, und ist mit unerträglichem Jucken an den Beinen, besonders an den Geschlechtsteilen, aber auch an Schultern, Hals und Extremitäten verbunden. Er wird häufiger bei Frauen, wie bei Männern beobachtet.

Das urämische Hautjucken kann als Frühsymptom der chronischen Urämie auftreten, ja als erstes und einziges subjektives Symptom erst zur

Entdeckung einer bis dahin latenten chronischen Nephritis führen. Es kann zugleich auch das weitaus quälendste Symptom der Urämie sein, den Kranken des Schlafes und jeder Ruhe berauben und zur Verzweiflung bringen. Obwohl es besonders gern bei Fällen von Azotämie vorzukommen scheint, ist diese doch nicht als einzige Ursache, sondern nur als eine der Bedingungen seines Auftretens anzusprechen. Denn merkwürdigerweise kann dieses quälende Symptom, wie die Widalsche Schule gefunden hat, auf eine Lumbalpunktion verschwinden.

Daß es nicht durch die bei Urämie beobachtete Harnstoffablagerung erklärt werden kann, geht schon daraus hervor, daß diese vorkommt, auch ohne daß Hautjucken besteht. Es erscheinen dann sub finem vitae besonders im Gesicht, an der Stirne, an den Schläfen, den Nasolabialfalten, den Kopfhalsfalten oder auch am ganzen Körper äußerst feine, dichtstehende Beschläge, die wie ein feiner Reif oder wie Mehltau aussehen und sich bei mikroskopischer Prüfung nach Zusatz von Salpetersäure als Harnstoffkristalle entpuppen.

Übrigens wird der Schlaf nicht nur durch den Juckreiz gestört. Schlaflosigkeit ist eine häufige Klage der chronisch-urämischen Kranken. Trotz der eigentümlichen Apathie und bewußten Benommenheit wächst bisweilen ihre Reizbarkeit, die sich in Verstimmung, Nörgelsucht und Unruhe äußert und den Schlaf verhindert. Ein kurzes Eindösen wechselt mit häufigem schreckhaften Erwachen und das durch große Müdigkeit gesteigerte Ruhebedürfnis findet keine Befriedigung.

Denn zu den wichtigsten und prägnantesten Symptomen der chronischen Urämie gehört auch das Symptom, das schon bei der Harnsperre als fast pathognomonisch beschrieben worden ist, eine ausgesprochene Muskelunruhe. Diese kann sich von gelegentlichen oder dauernd auftretenden blitzartigen, fibrillären Zuckungen steigern bis zu flüchtigen Kontraktionen größerer Muskelpartien oder ganzer Muskeln, welche zu ausgesprochenem Sehnenhüpfen und selbst gröberen Bewegungseffekten führen. Aber niemals gewinnen diese die elementare Kraft und Ausbreitung, welche die epileptiformen Anfälle der eklamptischen Urämie auszeichnen. Mit einer Erregung der motorischen Rindenfelder haben die vielfach auch fälschlich als Krämpfe bezeichneten urämischen Muskelzuckungen sicherlich nichts zu tun. Ihre ganze Erscheinungsform und die häufig nachweisbare erhöhte mechanische Erregbarkeit der Muskeln und peripheren Nerven weist vielmehr darauf hin, daß sie medullären oder in der Peripherie ansetzenden Reizen bzw. einer erhöhten peripheren Erregbarkeit ihre Entstehung verdanken.

Die Sehnen- und Periostreflexe sind häufig erhöht, aber das Babinskische Zeichen ist bei der reinen Urämie nie vorhanden. Der Knipsreflex an den Fingern (vgl. S. 73) ist oft ein frühzeitiges und sehr wichtiges Symptom der urämischen Intoxikation, doch kommen auch echte Urämien ohne jede Reflexsteigerung vor, und auch ein allmähliches Erlöschen der vorher normalen oder lebhaft gesteigerten Reflexe haben wir wiederholt gesehen.

Die schon bei den Symptomen der Anurie erwähnte Druckempfindlichkeit der Muskulatur kann bei den chronischen Urämien sehr hohe Grade erreichen.

Auch Wadenkrämpfe und neuralgische Schmerzen werden als prämonitorische subjektive Symptome angegeben.

Der Kopfschmerz, der die akute eklamptische Urämie fast stets begleitet, ist bei der echten chronischen Urämie geradezu selten und gehört nicht zu den Erscheinungen der reinen Azotämie. Das gleiche gilt von der Amaurose ohne Augenhintergrundsbefund. Die Pupillen, bei der eklamptischen Urämie weit, zeigen bei der echten Urämie mit Niereninsuffizienz die charakteristische Myose, wie bei der Harnsperre und der experimentellen Harnvergiftung.

Retinitis albuminurica ist bei den Nierenkranken mit Niereninsuffizienz außerordentlich häufig, doch nicht regelmäßig vorhanden. Wir dürfen sie aber nicht zu den echten urämischen Symptomen rechnen, da wir sie auch ohne Niereninsuffizienz beobachten können. Das gleiche gilt von der Neigung zu Blutungen und von der Anämie.

Die Widalsche Schule rechnet dagegen alle drei zu den typisch-azotämischen Symptomen. Darunter versteht Widal aber solche, welche bei einer Nephritis unmittelbar an Azotämie denken lassen, ohne daß jedoch zwischen dem Auftreten der Symptome und dem Grad der Azotämie eine bestimmte Abhängigkeit bestünde. Damit verlieren diese Symptome ihren spezifisch urämischen Charakter; es ist aber richtig, daß wir sie vorwiegend bei denjenigen chronischen Nierenkrankheiten finden, die zur Urämie neigen, und bei den Formen vermissen, die nicht zu Niereninsuffizienz zu führen pflegen.

Man kann sie daher vielleicht als prämonitorische Symptome der Urämie, aber nicht als urämische im strengen Sinne bezeichnen.

Zum Blutbilde der Urämie gehört vielleicht noch der Befund einer Leukozytose und einer Verzögerung der Gerinnungsfähigkeit des Blutes, beides Erscheinungen, denen wir bei der künstlichen Urämie später wieder begegnen werden.

Nach unserer Definition der echten Urämie braucht hier nicht noch besonders hervorgehoben zu werden, daß wir bei dieser, und zwar stets schon vor dem Auftreten der ersten urämischen Symptome eine deutliche Erhöhung des Harnstoffspiegels im Blute nachweisen können. Der R.-N übersteigt vor einer echten Urämie wohl stets 100 mg N in 100 Blut und beträgt nicht selten wesentlich mehr. Im weiteren Verlauf, insbesondere mit Beginn der dyspeptischen Symptome findet regelmäßig ein weiterer, meist rapider Anstieg des Harnstoffspiegels im Blute statt, doch werden bei der chronischen Urämie nur sehr selten so exorbitant hohe Werte wie bei der Harnsperre gefunden.

Die Atmung ist bei der echten chronischen Urämie fast immer in ganz charakteristischer Weise verändert. Die Atmung wird vertieft und hörbar; sie kann vollständig der Kußmaulschen großen Atmung gleichen und von der bei diabetischer Azidose oder Salizylvergiftung nicht zu unterscheiden sein. Auch gilt von dieser urämischen Atmung das gleiche, was Kußmaul bei der diabetischen Atmung hervorhebt: „Der Kontrast der allgemeinen Schwäche mit der Stärke der respiratorischen Bewegungen ist eine der auffallendsten Eigentümlichkeiten in dem Bilde." Pal unterscheidet eine laute und eine große Atmung, doch dürften beide Typen nur graduell voneinander verschieden sein. Es empfiehlt sich diese Art der Bezeichnung für das charakteristische — wenn auch natürlich nicht für Urämie, sondern wohl nur für Azidose überhaupt pathognomonische — Phänomen mehr, wie die des „Asthma uraemicum" oder der „urämischen Dyspnoe" (Weiß). Mit dem durch exspiratorische Dyspnoe charakterisierten Stenosenatmen des Asthma hat die laute und große Atmung nichts gemeinsam, und subjektiv wird keine Atemnot empfunden.

Die große Atmung wird in der allertypischsten Weise nicht etwa nur während des finalen Komas, in welchem ein Lungenödem den Atemtypus bald ändert, sondern auch tagelang vorher bei vollkommen freiem Sensorium beobachtet.

Das zweite charakteristische Merkmal der echten urämischen Atmung ist ihre Unregelmäßigkeit. Im präkomatösen Stadium und im Koma selbst aber auch schon bei vollerhaltenem Bewußtsein kommen Atempausen von mehreren Sekunden, jedoch ohne das rhythmische An- und Abschwellen des Cheyne-Stokesschen Typus vor.

Durch Lumbalpunktion wird das große Atmen nicht oder höchstens ungünstig beeinflußt (Pal).

Vielleicht gehört hierher die sehr seltene Form der „urämischen Dyspnoe", welche von Rauhigkeit der Stimme, verlängertem und pfeifenden Inspirium und Einziehung begleitet ist. Nach Chauffard und Läderich handelt es sich um einen (toxischen?) Spasmus glottidis, der bisweilen die Tracheotomie nötig machen soll.

Die Körpertemperatur zeigt im Gegensatz zur eklamptischen Urämie, bei der Temperatursteigerung beobachtet wird, mehr die Neigung zum Absinken wie bei der Harnsperre. Es finden sich Zahlen von 32, ja 30° in Axilla angegeben, doch ist gerade der Temperaturabfall nichts Spezifisches und nicht als differentialdiagnostisches Merkmal z. B. gegenüber dem diabetischen Koma zu verwerten, da auch bei diesem die Körpertemperatur schnell zu sinken pflegt.

Der Blutdruck zeigt bei der chronischen Urämie kein charakteristisches Verhalten. Es fehlt die kritische Extrasteigerung des Blutdrucks mit Ausbruch der echten Urämie, die wir bei der eklamptischen Urämie oder auch bei den pseudourämischen Phänomenen gewöhnlich beobachten können. Der pressorische Einfluß der Harnintoxikation, der bei der Harnsperre so deutlich zu konstatieren ist, entzieht sich bei der chronischen Vergiftung unserer Beobachtung, da es sich fast stets um Fälle mit Blutdrucksteigerung handelt.

In den sehr seltenen Fällen, in denen es bei anhypertonischer Nierenerkrankung zur Niereninsuffizienz und Urämie kommt, ist als Folge der ersteren wie bei der Harnsperre eine „urämische" Blutdrucksteigerung zu erwarten, vorausgesetzt, daß das Grundleiden (Tuberkulose, Amyloid, Sepsis), oder die urämische Kachexie nicht die Reaktionsfähigkeit der Gefäße beeinträchtigt, und daß das Herz zu dieser Mehrleistung fähig ist.

Bei den hypertonischen Formen, die zur echten Urämie führen, läßt sich in keiner Weise abschätzen, welchen Einfluß die Intoxikation auf den ohnehin gesteigerten Blutdruck ausübt. Gar nicht selten sehen wir sogar die Blutdrucksteigerung mit Fortschreiten der urämischen Vergiftung allmählich abnehmen und den Blutdruck auf normale Werte absinken, auch ohne daß noch andere Anzeichen für ein Erlahmen des hypertrophischen Herzens nachzuweisen wären.

γ) Symptomatologie der chronischen Pseudourämie.

Bei chronischen Nierenleiden kommen noch eine ganze Reihe von Erscheinungen vor, die man gemeinhin zur chronischen Urämie rechnet. Sie unterscheiden sich aber von den Symptomen der echten chronischen Urämie sehr wesentlich dadurch, daß sie nicht spezifisch sind, sondern auch bei Nichtnierenkranken auftreten können. Sie kommen z. B. in reinster Form auch bei der chronischen Bleivergiftung, manche dieser sog. urämischen Symptome aber auch bei Herz- und Gefäßkrankheiten vor.

Ihr Auftreten ist also nicht an das Vorhandensein einer Niereninsuffizienz gebunden und daher auch nicht von so ungünstiger Vorbedeutung.

Die Erscheinungen gleichen nicht nur darin, sondern auch symptomatisch durchaus den bei der akuten eklamptischen Form der Urämie beschriebenen und sind zum Teil mit diesen identisch.

Wir finden auch bei chronischen Fällen die gleichen transitorischen Herderscheinungen von seiten des Gehirns: Amaurose, Hemiopie, Hörstörungen, Aphasie, Astereognosie, vorübergehende Mono- und Hemiplegien, ja sogar epileptiforme Krampfanfälle und die gleichen subjektiven Erscheinungen wie Schwindel, Kopfschmerz, Flimmern oder plötzliches Dunkelwerden vor den Augen, Migräneanfälle, zerebrales Erbrechen, während die schweren dyspeptischen Erscheinungen bei chronischen Nierenkranken ohne Niereninsuffizienz fehlen. Denn die bei chronischen Nephrosen ohne und mit Amyloid so häufigen Durchfälle, die ebenfalls noch mit Vorliebe als urämisch bezeichnet werden, haben mit Urämie nicht das Geringste zu tun.

Die erwähnten Erscheinungen der sog. chronischen zerebralen Urämie stehen, wie gesagt, denen der akuten eklamptischen Form sehr nahe, es fehlt nur gewöhnlich die starke Beeinträchtigung des Bewußtseins, die der akuten Form besonders eigene Neigung zu Dösigkeit, Benommenheit oder Koma, und die Plötzlichkeit des Auftretens. Die subjektiven Erscheinungen zeichnen sich ferner bei der chronischen Pseudourämie durch größere Hartnäckigkeit und Dauer aus.

Das gilt in erster Linie von dem sog. urämischen Kopfschmerz, der oft als erstes und einziges subjektives Symptom auf das Bestehen einer chronischen Nierenerkrankung hinweist. Seine diagnostische Bewertung wird dadurch nicht geringer, daß wir daran zweifeln, ob er mit dem Kennwort urämisch im strengen Sinne versehen werden darf. Dieser pseudourämische Kopfschmerz, der gerade bei der echten Urämie zu fehlen pflegt, kann bei chronischen Nierenleiden enorm heftig, anhaltend oder intermittierend auftreten und in nächtlichen Exazerbationen an den gefürchteten Kopfschmerz der Syphilitiker erinnern. Seine Bedeutung wird oft verkannt, besonders dann, wenn er ganz das typische Verhalten des halbseitigen Schmerzes bei Migräne zeigt und in allen Details die echte Migräne kopiert.

Ich sah auch eine seit Jahren häufig auftretende Migräne einem heftigen Nackenkopfschmerz weichen, als der Kranke in das Vorstadium der Niereninsuffizienz eingetreten war (vgl. Sklerosen, Beispiel S. 542). Bartels sah einen Kranken, der während der Dauer des Migränenanfalles fast vollständigen Verlust des Tastvermögens an der Gesichtshaut und an den Fingern der leidenden Seite aufwies. Der Kranke hatte fast jede Woche einen solchen Anfall durchzumachen, und schließlich stellte sich das Tastgefühl an den Fingern nicht wieder her, und es verblieb ein beständiges Gefühl von Kribbel und Pelzigsein.

Auch bei den anderen transitorischen Herderscheinungen kann man die gleiche, für das Verständnis der pseudourämischen Phänomene sehr wichtige Beobachtung machen, daß nach mehrfacher Wiederholung einer vorübergehenden Amaurose, Aphasie, Hemiplegie, schließlich ein dauernder Ausfall resultiert, der beweist, daß an die Stelle funktioneller Störungen im Zentralorgan nunmehr eine organische Läsion getreten ist. Damit entpuppen sich manche der sog. urämischen transitorischen Phänomene als prämonitorische Symptome einer anatomischen Herderkrankung, was uns darin bestärkt, sie von der eigentlichen Urämie abzutrennen und als pseudourämische zu bezeichnen.

In diese Gruppe der pseudourämischen Symptome gehören nun auch die sog. urämischen Geistesstörungen. Denn ihr Auftreten ist bei der sog. chronischen Urämie ebensowenig wie bei der akuten an Niereninsuffizienz gebunden; ja, es ist sogar direkt auffallend, wie selten bei der echten Urämie infolge reiner unkomplizierter Niereninsuffizienz schwerere psychische Veränderungen beobachtet werden.

Diese pseudourämischen psychischen Störungen, die oft mit peinlicher Plötzlichkeit auftreten und die Umgebung in Atem halten, bestehen bald nur in einer leichten Desorientiertheit, die energischem Zuspruch noch weicht, bald in einer vollständigen Verwirrtheit, oder in depressiver Gemütsstimmung mit Apathie; oder der Kranke wird leicht reizbar, unruhig, widerborstig, aggressiv; ängstliche Wahnvorstellungen, Halluzinationen, Vergiftungsideen können den Kranken in große Unruhe versetzen, die sich in Schreien und Toben äußert.

Die depressiven Zustände können zu Suizid führen, wie wir zweimal gesehen haben.

Ein sehr eigenartiger Fall ist in unserem Atlas als Beispiel (Nr. XXXXIII S. 243) mitgeteilt, in welchem während der Krankenhausbehandlung ein schwerer, drei Wochen dauernder Zustand vollständiger Verwirrtheit beobachtet werden konnte.

Ich verweise betreffs der Symptomatologie dieser vielgestaltigen psychotischen Zustände auch auf den speziellen Teil S. 554, und das typische Beispiel S. 542, das zu einer Verwechselung mit progressiver Paralyse Veranlassung gab. Hier möge noch ein Beispiel aus der Beobachtung Bonhoeffers Platz finden, das nach dem ganzen

Verlauf erkennen läßt, daß es sich um ein chronisches Nierenleiden, und zwar allem Anschein nach um eine Sklerose ohne Niereninsuffizienz gehandelt hat.

54jähriger Mann, chronische interstitielle Nephritis seit Jahren. In letzter Zeit mehr Kopfschmerz, Erbrechen, gelegentlich akutes Auftreten urämischer Anfälle und Delirien. 3‰ Eiweiß. Wechselnde Desorientierung, glaubt sich auf Reisen, bei Bekannten, schachspielend, unterhält sich mit Frauenzimmern, läuft umher, sieht Gestalten und Fratzen in der Nacht, verkennt die Personen. Spricht unausgesetzt in verwaschener Sprache, auf seine deliranten Erlebnisse antwortend, will fort, dazwischen Krankheitsgefühl, große Unlust, sich auf Exploration einzulassen. Deutlich benommen. Hört auf, Nahrung zu sich zu nehmen, behauptet vergiftet zu werden. Überführung nach der Klinik. Hier psychisch folgendes Bild: zeitlich ungenau, örtlich gut orientiert, verlangt Entlassung, seine Hierherbringung sei Freiheitsberaubung, droht mit Behörden und Zeitungen. Starke ängstliche Erregung, drängt aus dem Zimmer, zerschlägt Gläser, Scheiben. Fortdauernde Unruhe, offenbar durch — halluzinierte — Angstvorstellungen bedingt: man wolle ihn umbringen, vergiften, nimmt deshalb keine Nahrung, starker Widerstand beim Verbringen ins Bad, in die Packung, wäscht sich nicht, läßt mehrfach unter sich. Spricht von einem Kreis, der ihn beseitigen, ihm sein Geld abnehmen wolle. Nichts Delirantes mehr. Konsequentes Verhalten. Läßt sich nicht untersuchen, abweisend gegen jeden Explorationsversuch.

Gänzlich schlaflos, auch nachts dauernder Entlassungsdrang.

Nach viertägigem Klinikaufenthalt morgens plötzlich geordnet. Ißt, ist zugänglich, es sei ihm alles wie ein Traum, berichtet von ängstlichen Erlebnissen.

$^1/_4$‰ Eiweiß. Schnelle Besserung, gute Nahrungsaufnahme, guter Schlaf, nach zehn Tagen Entlassung nach Hause. 1‰ Eiweiß. Dort fortdauernde Besserung, keine urämischen Symptome mehr, gute Einsicht für die Psychose. Nach Monaten wieder kurzdauernde delirante Phase. Rasches Abklingen und Entwicklung von Krankheitseinsicht. Exitus ein Jahr nach der Aufnahme an Herzdegeneration.

Besonders charakteristisch für die Pseudonatur dieser Gruppe der sog. chronisch-urämischen Phänomene sind diejenigen, welche auf eine Beteiligung der bulbären Zentren und der Peripherie hinweisen. Unter diesen spielt wie bei der akuten, eklamptischen Form der falschen Urämie so auch bei ihrer chronischen Form die Blutdrucksteigerung eine große und ausschlaggebende Rolle. Man hat freilich auch diese vielfach, aber ganz mit Unrecht zu den echt urämischen Symptomen gerechnet. Ihre Pathogenese ist in dem voraufgehenden Kapitel besprochen worden. Hier soll nur erwähnt werden, daß bei chronischen Nierenaffektionen mit permanenter Hypertension auch kritische Extrasteigerungen des Blutdrucks vorkommen, die zu den pseudourämischen Symptomen zu rechnen sind und ihrerseits die ernsteren pseudourämischen zerebralen Phänomene oft begleiten oder sogar auslösen.

Mit der habituellen Hypertension und den paroxysmalen Extrasteigerungen des Blutdrucks hängen aufs innigste die Atemstörungen der falschen chronischen Urämie zusammen.

Man hat unter den urämischen Atemstörungen die reine Dyspnoe und das urämische Asthma, das anfallsweise auftritt, unterschieden, doch läßt sich eine scharfe Grenze nicht ziehen, da auch die reine Dyspnoe paroxystisch auftreten und alle Übergänge zum Asthma aufweisen kann. Dagegen unterscheidet sich die pseudourämische Dyspnoe sehr wesentlich von der großen oder lauten Atmung der echten Urämie und ist schon ex juvantibus stets als kardial bedingt zu erkennen.

Das gleiche gilt von dem sog. Asthma uraemicum, das Huchard als Dyspnée ptomainique oder als toxalimentäres Asthma bezeichnet hat, und das vielfach noch besonders in Frankreich als urämischer Vorbote angesehen wird.

Der Kranke — es handelt sich wohl ausnahmslos um Fälle mit hohem Blutdruck und starker Herzhypertrophie — bemerkt schon bei Tage eine auffallende Atemnot bei jeder Anstrengung, beim Treppensteigen, Bergaufgehen, ja schon beim An- und Auskleiden. Die Sprechweise ist charakteristisch kurzatmig und abgehackt. Auf Befragen gibt der Kranke bisweilen an, daß die Füße des Abends dicker sind als morgens, und daß er nachts Urin lassen muß.

Seine Hauptklage aber bilden die Nächte. Allnächtlich schreckt er, kaum eingeschlafen, aus angstvollem Traume auf, mit einem beklemmenden Druck auf der Brust. Er muß sich aufsetzen oder ans Fenster gehen, und es folgt ein echter Asthmaanfall mit hörbarem Pfeifen und verlängerter Exspiration. Nach 1—2 Stunden läßt die Atemnot etwas nach, und der Kranke kann schließlich, mit Kissen unterstützt, in mehr sitzender als ruhender Lage noch einige Stunden unruhigen Schlummers finden. Aber Tage und Wochen lang kehren diese Anfälle wieder und rauben ihm den ersehnten Schlaf.

In seltenen Fällen tritt dieses Asthma mit großer Heftigkeit auf, und ist der erste Anfall zugleich der letzte und beschließt die Szene. Bisweilen kommt es bei dem Anfall zur Expektoration einer schaumigen, rosa gefärbten Flüssigkeit; aus dem unvollständigen wird ein vollständiges Lungenödem mit Erstickungsgefühl, kalten Schweißen; aber auch solche schwere Anfälle können sich im Laufe von Monaten, ja Jahren mehrfach wiederholen.

Die zweite Form der sog. urämischen Atemstörungen ist der periodische Atemtypus, das Cheyne-Stokessche Atmen, bei welchem auf jede Periode von An- und Absteigen der Atemtiefe eine Pause mit vollständiger Apnoe folgt. Man hat dieses Phänomen direkt als die wahre „Urémie respiratoire" oder als eine nervöse dyspnoische Urämie bezeichnet, und zwar als ihre schwerste und ernsteste Form bewertet, und den periodischen Atemtypus als für die chronische Urämie charakteristisch angesehen, weil auch bei der experimentellen Harnsperre periodisches Atmen beobachtet worden ist. Aber auch dieses Phänomen hat mit der echten Urämie gar nichts zu tun und ist als pseudourämisches zu bezeichnen. Bei reiner Harnvergiftung haben wir wohl Atempausen, aber niemals das charakteristische periodische An- und Abschwellen der Atmung beobachtet.

Diese eigenartige Periodizität ist nicht nur auf das Atemzentrum beschränkt, sondern sie scheint sich auch auf die übrigen Zentren zu erstrecken, sogar auf das Sensorium. Der Kranke ist während des Anstiegs der Atmung bei Bewußtsein, wird unruhig, Muskelzuckungen treten auf; mit Eintritt der Apnoe wird er ruhig und versinkt in einen halb komatösen Zustand, aus dem er mit Eintritt der Atmung wieder erwacht. Die Pupille, während der Atmung weit, wird im Zustand der Apnoe eng. Der Blutdruck steigt und fällt mit der Atmung, ein paradoxes Verhalten.

Endlich müssen unter den Symptomen der sog. chronischen Urämie, die auch ohne Urhämie vorkommen, die „Plejaden" der sog. „kleinen Urämie" erwähnt werden. Dieulafoy rechnete dazu den Kopfschmerz, die Seh- und Hörstörungen, die Neigung zu Nasenbluten, Anfälle von neuralgischen Schmerzen, von Muskel-, insbesondere Wadenkrämpfen und das Phänomen des toten Fingers. Von diesen „kleinen Zeichen des Brightismus" sind die Kopfschmerzen, Seh- und Hörstörungen schon unter den Symptomen der akuten und chronischen falschen Urämie besprochen worden, sie gehören nicht zu den echten urämischen Symptomen. Die Neigung zu Nasenbluten findet sich in ganz ausgesprochenem Maße auch bei den reinen Hypertonien ohne jede Spur von Niereninsuffizienz. Die neuralgischen Schmerzen und Muskelkrämpfe sind neben der Muskelüberempfindlichkeit schon bei den echt urämischen Symptomen erwähnt worden, sie sind aber zu wenig charakteristisch, als daß man sie mit Sicherheit gerade dieser Gruppe zuteilen könnte. Nicht selten handelt es sich um typische Anfälle von intermittierendem Hinken, die bekanntlich auch ohne Niereninsuffizienz, aber mit Vorliebe bei den chronischen Hypertonien auftreten. Der Pruritus kommt gerade bei den Azotämien besonders häufig vor, man kann ihn aber auch nicht als spezifisch urämisch bezeichnen, da er auch Herzkranke nicht selten belästigt und durch die Entlastung des Spinaldruckes günstig beeinflußt wird.

Das Phänomen des toten Fingers kommt sicherlich auch ohne Niereninsuffizienz vor. Es kann mit Parästhesie und lokalem Kältegefühl einhergehen. Die Fingerspitzen oder die ganze Hand, seltener die Zehen werden blaß und blutleer, steif und unempfindlich. Sogar symmetrische Asphyxie (Raynaudsche Krankheit) ist beschrieben worden. Manche Kranke werden durch ein eigentümliches Kältegefühl belästigt — Dieulafoy hat es als Kryästhesie bezeichnet. Sie klagen über kalte Füße, fürchten sich vor jedem Zug und haben das Bedürfnis Knie und Füße in Decken zu hüllen.

Alle diese als pseudourämisch bezeichneten Erscheinungen haben mit den eklamptischen Phänomenen das gemeinsam, daß sie auch ohne Niereninsuffizienz vorkommen. Man kann sie daher nicht der Niereninsuffizienz zur Last legen und darf sie nicht mit den echt urämischen zusammenwerfen. Es versteht sich von selbst, daß die pseudourämischen ebenso wie die eklamptischen Phänomene auch bei Niereninsuffizienz vorkommen können, die Erfahrung lehrt sogar, daß ihr Auftreten durch das Vorhandensein einer Niereninsuffizienz begünstigt wird.

Die Symptomatologie des proteusartigen, bisher mit dem Sammelnamen der Urämie bezeichneten Krankheitsbildes wird dadurch so besonders kompliziert, daß nur relativ selten ganz reine Formen zur Beobachtung gelangen, häufig gemischte Bilder auftreten. So finden wir bisweilen bei einer Nephritis, die zu eklamptischen Phänomenen geführt hat, auch die Nierenfunktion schwer geschädigt und dem entsprechend neben den eklamptischen auch echt urämische Züge. Häufiger kann man die umgekehrte Beobachtung machen, daß bei einer chronischen Niereninsuffizienz auch eklamptische und pseudourämische Phänomene gerade in den Endstadien sich den echturämischen zugesellen.

Ehe wir den Versuch machen können, eine Erklärung für diesen begünstigenden Einfluß der Niereninsuffizienz auf das Auftreten von Symptomen, die auch ohne Niereninsuffizienz zustande kommen, zu suchen, müssen wir uns erst mit der Pathogenese der drei Gruppen von Symptomen beschäftigen.

c) Pathogenese der Urämie.

α) Pathogenese der eklamptischen Anfälle und Äquivalente. Die eklamptische oder akute zerebrale Urämie ist charakterisiert durch den großen epileptiformen Anfall und das Koma oder durch herdförmige transitorische Reiz- oder Ausfallserscheinungen, Krämpfe oder Lähmungen, und die Äquivalente: Kopfschmerz, Erbrechen, Benommenheit, Amaurose, motorische Unruhe, Jaktation.

Daß die Gift- oder Retentionstheorie diese auch ohne jede Schlackenstauung zu beobachtende Form der sog. Urämie nicht zu erklären vermag, wurde schon hervorgehoben. Auch Hilfshypothesen wie die einer zufällig wechselnden Giftbeladung einzelner Zentren des Gehirns oder der Oblongata verlieren den Boden unter den Füßen durch den Nachweis, daß eklamptische Phänomene und Äquivalente auch ohne Funktionsstörung der Niere auftreten, ja sogar bei gesunden Nieren, z. B. bei Rachitis oder bei angioneurotischen Ödemen oder bei Chlorose (Lenhartz) beobachtet werden können.

Gegen die Annahme einer diffusen oder lokalen Giftimprägnation des Gehirns spricht auch entschieden die klinisch zu beobachtende Tatsache, daß es bisweilen schon durch eine ausgiebige Lumbalpunktion gelingt, die eklamptischen Syndrome zu beseitigen, oder durch einen Aderlaß, dessen entgiftende

Wirkung um so weniger hoch angeschlagen werden darf, als er bei der echten urämischen Vergiftung wirkungslos bleibt.

Auch die angiospastische Theorie von Rosenstein, Osthoff, Riva Rocci, Forlanini, Pal, Vaquez, welche die eklamptischen Phänomene und Äquivalente auf die Blutdrucksteigeruug zurückführen und als Gefäßkrisen bezeichnen wollen, befriedigt gerade bei der sog. akuten Urämie nicht, so sehr sie geeignet erscheint, die pseudourämischen Symptome zu erklären. Denn die klinische Erfahrung lehrt, daß gerade der eklamptische Anfall und seine Äquivalente gelegentlich, wenn auch sehr selten, ohne Blutdrucksteigerung vorkommen, und umgekehrt sehr häufig die höchst erreichbaren Blutdrucksteigerungen ohne eklamptische Phänomene.

Mit der Annahme einer reinen spastischen Kontraktion der Hirngefäße, die an sich durch Sauerstoffmangel recht wohl die transitorischen Herderscheinungen der akuten Urämie erklären könnte, steht die klinische Beobachtung in Widerspruch, daß es sich bei der akuten eklamptischen Urämie stets um eine ausgesprochene Steigerung des Hirndruckes handelt, die sich in der Regel in einer oft sehr hochgradigen Steigerung des Lumbaldruckes äußert; kann doch der Augenhintergrund sogar durchaus das Bild der Stauungspapille darbieten, wie bei Hirntumor. Wir geben daher der mechanischen Theorie den Vorzug und nehmen an, daß den eklamptischen Phänomenen ein extra- oder intrazelluläres Ödem des Gehirns zugrunde liegt.

Wir nehmen damit für eine Gruppe der sog. urämischen Erscheinungen, für die eklamptischen Phänomene, eine der ältesten Theorien wieder auf, die zuerst von Traube, allerdings zur Erklärung des Gesamtbildes der Urämie und für die Encephalopathia saturnina aufgestellt worden ist.

Traube stellte sich vor, daß aus dem Zusammentreffen von hydrämischer Blutbeschaffenheit und Blutdrucksteigerung infolge von Herzhypertrophie eine gesteigerte Transsudation im Gehirn erfolge. Die Folge sei Ödem und Kompression der kleinen Gehirngefäße und schließlich Anämie des Gehirns, die je nach ihrer Lokalisation Krampfanfälle oder Koma auslöst.

Man wird gerne die inzwischen unhaltbar gewordene Vorstellung preisgeben, daß Herzhypertrophie und Hydrämie die Ursache des Hirnödems seien; das Wesentliche der Traubeschen Theorie ist die Vorstellung, daß ein Ödem und eine dadurch bedingte Störung der Blutversorgung des Gehirns oder einzelner Zentren den diffusen oder herdförmigen Hirnerscheinungen der Urämie, und zwar wie wir einschränkend hinzufügen müssen, nur der eklamptischen Form derselben, zugrunde liegt.

Daß die Kardinalsymptome der eklamptischen Urämie, epileptiforme Krämpfe und Koma durch Aufhebung der Blutzirkulation im Gehirn, sei es durch Ligatur der 4 Hirnarterien (Kußmaul und Tenner), sei es durch Absperrung aller abführenden Venen (Landois), sei es durch Hirndruck (v. Leyden) erzeugt werden können, das ist allgemein bekannt. Es soll aber noch besonders hervorgehoben werden, daß nicht ein einziges Symptom in dem vielgestaltigen und doch so einheitlichen Bilde der eklamptischen Urämie vorkommt, das nicht durch Hirndruck hervorgerufen und erklärt, in den Symptomen des experimentellen oder klinischen Hirndrucks wiedergefunden werden könnte. Das gilt sowohl von den Kopfschmerzen, dem Erbrechen, Schwindel, der Pupillenerweiterung, Tachypnoe, motorischen Unruhe, die auf Durareizung bezogen werden können, als von den Reiz- und Lähmungserscheinungen der motorischen und sensorischen Rindenzentren und der Hyperthermie, als auch von den medullären Symptomen der Pulsverlangsamung, dem periodischen Wechsel der Pupillenweite und Atemtiefe und der rhythmischen Schwankung des überhöhten Blutdrucks. Es gibt anderseits kein Gift, das in gleich typischer Weise alle diese verschiedenartigen Symptome der eklamptischen Urämie und des Hirndrucks ohne diesen selbst hervorrufen könnte.

Wenn die Traubesche Theorie bisher keinen Anklang gefunden hat, so lag dies einmal an der Zwangsvorstellung von einer einheitlichen Pathogenese der Urämie und demgemäß an der Unmöglichkeit, alle sog. urämischen Phänomene durch die Annahme eines Hirnödems zu erklären, zum andern daran, daß man autoptisch zwar immerhin in manchen, aber doch keineswegs in allen Fällen von Urämie ein Hirnödem nachweisen konnte. Dies wurde selbst dann nicht immer post mortem konstatiert, wenn wirklich die eklamptische Form der Urämie in vita bestanden hatte. Die Einwände entfallen, soweit sie sich auf Fälle von Urämie bezogen haben, die wir heute nicht zu den eklamptischen Formen rechnen würden. Wenn aber auch in solchen das Hirnödem bisweilen vermißt wird, so liegt

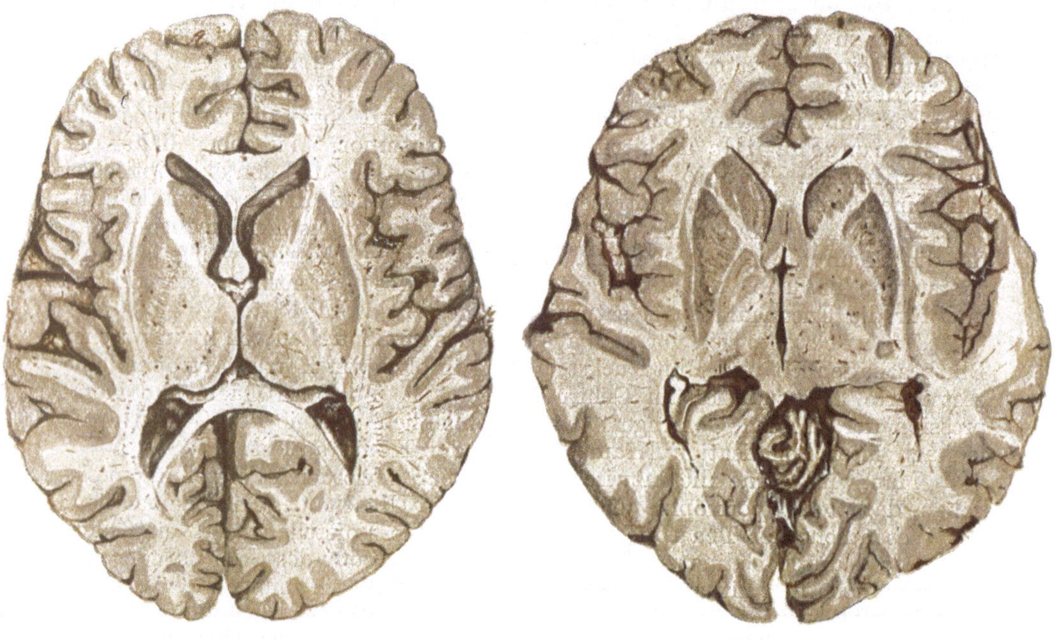

Abb. 1. Abb. 2.

Die Abbildungen sind insofern nicht ganz befriedigend, als die Horizontalschnitte nicht in derselben Ebene liegen. Sie mußten nach dem gehärteten Präparat hergestellt werden, und es fehlt leider bei beiden die wichtige räumliche Beziehung zur Schädelkapsel.

das an der Schwierigkeit, bei der üblichen Hirnsektion den Nachweis zu führen, ob ein Hirnödem in vita bestanden hat oder nicht. Die von Reichardt angegebene Methode zum Nachweis einer Hirnschwellung, welche in einer genauen Ausmessung des Volumens von Schädelhöhle und Gehirn besteht, ist zu kompliziert und hat sich bisher nicht einzubürgern vermocht. Es scheint aber, als ob das neuerdings von Löschcke an unserer Anstalt angewandte Verfahren, das übrigens Marchand schon vor Jahren beschrieben hat, ein gutes, wenn auch immer noch unvollständiges Urteil über den Grad der Hirnschwellung gestattet:

Wenn man dem Sägeschnitt folgend durch das Gehirn in situ einen Horizontalschnitt legt, so sieht man an den beiden im Schädel belassenen Hirnhälften den Zustand der Hirnschwellung sehr gut daran, daß das Gehirn den Schädelraum prall ausfüllt, und daß die Hirnventrikel u. U. fast vollständig verschlossen nicht mehr als Hohlraum (Abb. 1), sondern nur als linearer Spalt (Abb. 2) sich darstellen.

Man kann sich danach gut vorstellen, daß es in manchen Fällen statt zu der üblichen Steigerung des Lumbaldruckes, die den pathologischen Hirndruck schon klinisch beweist, zu einem Absinken des Lumbaldruckes und Versiegen der Lumbalflüssigkeit kommen kann, und daß bisweilen und gerade in den schwersten Fällen von Hirnschwellung der günstige Erfolg der Lumbalpunktion ausbleibt.

Schon dem Entdecker der Lumbalpunktion, Quincke, war die Steigerung des Lumbaldruckes bei Urämie aufgefallen. Am höchsten (396 mm H_2O im Durchschnitt) fand er den Druck da, wo Krampfanfälle das Symptomenbild beherrschten und wo Kopfschmerzen im Vordergrunde standen (312 mm im Durchschnitt).

Die Sektion ergab gewöhnlich Ödem der weichen Hirnhäute. Manchmal war die Hirnsubstanz alleiniger oder vorwiegender Sitz des Ödems; Hydrozephalus von irgend welcher Bedeutung fand sich nie. „Zum Unterschied von den meisten Fällen seröser Meningitis ist also bei der Urämie die Exsudation nicht ventrikulär, sondern überwiegend kortikal und parenchymatös; lokale Ursachen müssen für die Flüssigkeitsansammlung bestehen, da im übrigen Körper Ödem nicht vorhanden war.“ Da es sich in 18 von den 20 Quinckeschen Fällen um vorgeschrittene Schrumpfnieren, also nicht um reine eklamptische, sondern um solche mit Niereninsuffizienz gehandelt hat, konnte er nur zu dem Schlusse kommen, daß an dem Symptomenbilde der Urämie der Druck der Flüssigkeit nicht ganz unbeteiligt ist.

Der Einwand, den z. B. Chauffard und Läderich gegen die Ödemtheorie erhoben haben, daß zerebrale Urämie auch auftreten könne bei „brightiques soumis à un régime déchloruré et incapables par consequent de faire des oedemes“, ist nicht aufrecht zu erhalten, nachdem uns die Erfahrung gelehrt hat, daß das Kochsalz nur ein begünstigender Faktor, aber keineswegs die Ursache des Ödems ist, daß auch Wasserzufuhr die Entwicklung von Ödem begünstigen und eklamptische Phänomene auslösen kann, ja daß Ödeme ohne Gewichtszunahme nur durch Wasserverschiebung im Körper entstehen, bei trockener Kochsalzretention ausbleiben können. Achard und Paisseau haben sogar während einer täglichen Harnstoffzufuhr von 20 g innerhalb von 3 Tagen Gesichtsödem und tödliche Urämie auftreten sehen. Wir müssen daher auch die Widalsche Vorstellung, daß eine Impermeabilität der Nieren für Chlor und eine Retention desselben, eine Chlorurämie, die eklamptischen Phänomene bedinge, ablehnen.

Es ist nicht die Schwängerung der kortikalen Zentren mit Chloriden, sondern ihre ödematöse Durchtränkung, genauer gesagt, ihre Volumzunahme im abgeschlossenen Raume, die den wesentlichen Vorgang darstellt. Aber allein die unzweifelhafte Tatsache, daß es schon gelingt durch die Zufuhr des ödembefördernden Salzes oder bloß von Wasser echte eklamptische Krämpfe auszulösen, beweist schon zur Genüge, daß die Lehre von der Giftretention fallen gelassen werden muß.

Wir haben in einem Falle von akuter diffuser Nephritis bei einem Mädchen, das beständig die rechte Seitenlage einhielt, rein linksseitige Krämpfe bei erhaltenem Bewußtsein auftreten sehen. Daß das Urämiegift dem Gesetze der Schwere folge, wird wohl auch der überzeugteste Anhänger der Gifttheorie nicht annehmen wollen. Derartige Beobachtungen von halbseitiger oder nur einzelne Zentren des Gehirns in Mitleidenschaft ziehender Funktionsstörung sprechen aber ebenso wie die therapeutischen Erfolge der Lumbalpunktion und ganz besonders die prophylaktischen Erfolge der kochsalz- und wasserarmen oder einer Hunger-Diät für die Annahme eines mechanischen Faktors bei der Entstehung des Sauerstoffmangels im Gehirn, den wir im letzten Grunde für die eklamptischen Zufälle verantwortlich machen müssen, und gegen die Annahme, daß dieser durch reine angiospastische Ischämie zustande kommt.

Wohl aber kann die arterielle Ischämie bei der Entstehung des Hirnödems eine große Rolle spielen.

Im Abschnitt 3 (S. 120) wurde bereits die Vermutung geäußert, daß die Ischämie besonders dann, wenn sie akut einsetzt, zu einer Schädigung der Kapillarfunktion und zu abnormer Durchlässigkeit der Gefäße führen kann, und wir haben dort das akute nephritische Ödem von dem nephrotischen unterschieden und als kardio-vaskuläres oder ischämisches Ödem bezeichnet.

Es fragt sich nun, ob wir Anhaltspunkte dafür haben, daß bei der akuten Nephritis auch die Hirngefäße sich an der allgemeinen Ischämie beteiligen.

A priori sollte man meinen, daß gerade bei der akuten Hypertension der Einwand, den Bradford gegen die Gefäßkrampftheorie erhoben hat, zu Recht bestehen müßte, daß viel eher eine passive Überdehnung der Hirngefäße als eine krampfige Verengerung derselben zu erwarten ist.

Im Tierversuch (Spina) kommt es z. B. bei intravenöser Injektion von Nebennierenextrakt zu einer starken Erweiterung der Gehirngefäße, so daß bei eröffnetem Duralsack eine bis zum Hirnprolaps führende Hyperämie auftreten kann (Biedl). Biedl und Reiner sahen aber Kontraktion der Hirngefäße, wenn sie das Nebennierenextrakt hirnwärts in die Karotis einspritzten.

Wir können uns nicht vorstellen, daß eine akute passive Überdehnung der Hirngefäße an sich schon eine Bildung von Ödem und Erhöhung des Gehirndruckes hervorruft.

Eine Steigerung des arteriellen Druckes mit passiver Dilatation der Gehirngefäße führt zwar zu Volumzunahme des Gehirns, aber zu einer Besserung der Durchblutung (Geigel) und die Volumvermehrung wird ausgeglichen durch stärkere Entleerung der Venen und Verdrängung von Liquor in den Rückenmarkskanal oder seine natürlichen Abflußwege (Kocher). Eine Hirndrucksteigerung kann daher durch arterielle Hyperämie bei ungeschädigten Gefäßen nicht zustande kommen, wohl aber dann, wenn die Gefäße im Sinne einer vermehrten Durchlässigkeit geschädigt sind. Das gefäßschädigende Moment könnte bei der Nephritis die Ischämie sein, vorausgesetzt, daß sie sich auf die Kapillaren des Gehirns erstreckt.

Diese Sonderfrage ist für die noch so sehr der Aufklärung bedürftige allgemeine Pathogenese der beiden Kardinalsymptome überhaupt, des nephritischen Ödems wie der nephritischen Blutdrucksteigerung, von prinzipieller Bedeutung: Denn wenn bei der allgemeinen Ischämie der akuten Nephritis die Hirngefäße passiv erweitert und trotzdem abnorm durchlässig wären, so würde das ein schwerwiegendes Argument gegen unsere Annahme der kardiovaskulären ischämischen Entstehung der nephritischen Ödeme bilden, und dafür sprechen, daß doch die abnorme Gefäßdurchlässigkeit auch bei der akuten Nephritis wie bei der Nephrose durch ein chemisches Agens gesteigert würde. Finden wir andererseits auch an den Hirngefäßen eine Ischämie, so spricht das wiederum entschieden dafür, daß die allgemeine Gefäßkontraktion nicht auf vasomotorischem, sondern auf chemischem Wege zustande kommt, denn bei allen vasomotorisch vermittelten Blutdrucksteigerungen geben die Hirngefäße nach.

Wir haben aber nun einen Anhaltspunkt für den Zustand der Hirngefäße in den Gefäßen der Gesichtshaut und des Augenhintergrundes. Die erstere zeichnet sich stets durch eine markante gedunsene Blässe aus, und im Augenhintergrunde finden wir in dem akuten Stadium der diffusen Nephritis, in dem die eklamptische Urämie droht, eine ausgesprochene arterielle Ischämie, während die Venen gestaut sind. Wir finden ferner in diesem Stadium auch ein Ödem des Sehnervenkopfes und seiner nächsten oder weiteren Umgebung, das sehr wohl aus dem hydropigen Einfluß der — akuten — arteriellen Ischämie erklärt und durch die venöse Stauung verstärkt werden kann.

Wir dürfen daher wohl annehmen, daß gleichsinnige Vorgänge sich auch innerhalb der Schädelhöhle abspielen, und daß hier in gleicher Weise ein ischämisches Ödem entstehen und durch venöse Stauung verstärkt werden kann.

Diese wiederum muß bei jeder Vermehrung des Inhaltes der starren Schädelkapsel durch den wachsenden Binnendruck zustande kommen und könnte ihrerseits die Störung der Hirndurchblutung noch weiter steigern.

Die Möglichkeit, daß auch eine angiospastische Ischämie allein zu so hochgradiger Störung der Sauerstoffversorgung des Gehirns führen kann, daß das klinische Bild der eklamptischen Urämie entsteht, läßt sich nicht sicher ausschließen; die Frage käme darauf hinaus, ob auch ohne die Wirkung der Einklemmung durch die Schädelkapsel die gleiche Asphyxie am entkapselten Gehirn entstehen könnte. Die oben angeführten Gründe, die Wirksamkeit der mechanischen Momente für die Entstehung und Beseitigung der Hirnerscheinungen sprechen gegen die rein angiospastische Entstehung der Hirnanämie, wenigstens im akuten Stadium der diffusen Nephritis.

Es erscheint sehr plausibel, daß derselbe pathogenetische Faktor der Ischämie bei gleichem Grade der Zirkulationsstörung verschiedene Reaktionen auslösen kann, je nachdem er mehr plötzlich oder sehr allmählich zur Geltung gelangt (vgl. S. 447).

Wir können uns wohl vorstellen, daß bei einer akuten Ischämie eine Schädigung der Endothelien zustande kommt, die sich in abnormer Durchlässigkeit äußert, während eine ganz allmählich zunehmende, chronische Ischämie bei gleichem oder sogar höherem Grade der Zirkulationsstörung diesen hydropigenen Effekt vermissen läßt. Zugleich müssen wir aber auch annehmen, daß die Zellen des Gehirns selbst auf eine akute Ischämie anders und stärker ansprechen, als auf eine ganz allmähliche Abnahme der Blutversorgung.

Es kommen nun aber auch bei den degenerativen Nephrosen, bei denen das wichtige ischämisierende Moment der Blutdrucksteigerung ganz fehlt, eklamptische Phänomene, wenn auch sehr selten, vor.

Hier ist die Annahme einer Giftretention mit Rücksicht auf die gut erhaltene Nierenfunktion noch weniger zulässig wie bei der Nephritis, aber auch die Gefäßkrampftheorie versagt hier vollständig, und auch das Hirnödem kann nicht auf eine ischämische Gefäßschädigung zurückgeführt werden. Hier müssen wir für die Entstehung des Hirnödems dieselben — hypothetischen — hydropigenen Stoffe verantwortlich machen, die bei der Nephrose die allgemeine und hochgradige Ödembereitschaft zu bedingen scheinen.

Hier bildet der Faktor der abnormen Gefäßdurchlässigkeit allein, ohne das Hinzutreten der ischämischen Zirkulationsstörung und der Blutdrucksteigerung die Grundlage des Hirnödems.

Ein Hirnödem kommt bei der Nephrose aber nur dann zustande, wenn die Wassersucht einen ganz außerordentlich hohen Grad erreicht, und auch Kopf und Gesicht stark in Mitleidenschaft gezogen hat. Es kann also das Hirnödem nicht nur ohne Niereninsuffizienz, sondern auch ohne allgemeine Gefäßkontraktion durch hochgradige Ödembereitschaft einerseits und ohne allgemeine abnorme Gefäßdurchlässigkeit durch hochgradige allgemeine Gefäßkontraktion andererseits zustande kommen.

Nephrose und Nephritis verhalten sich demnach in mehr als einer Hinsicht entgegengesetzt. Bei der Nephrose wird das Gehirn gewissermaßen zuletzt von dem Ödem ergriffen, bei der Nephritis kann es das erste Organ sein, das ein Ödem aufweist.

Bei der Nephrose werden Einflüsse, die die Gehirndurchblutung **fördern**, auf den Flüssigkeitsaustritt aus den durchlässigen Gehirngefäßen und auf die Entstehung eines Hirnödems begünstigend wirken.

Bei der Nephritis dagegen wird durch Einflüsse, die die Gehirndurchblutung **beeinträchtigen**, die ischämische Gefäßdurchlässigkeit erhöht und die Entstehung von Hirnödem und Hirnquellung begünstigt werden.

Sobald aber einmal ein raumausfüllendes Hirnödem besteht, so müssen Hirndruck- d. h. eklampsiebefördernd nicht nur alle diejenigen Faktoren wirken, welche den Flüssigkeitsaustritt aus den abnorm durchlässigen Gefäßen steigern, wie Kochsalz- und Wasserzufuhr, sondern auch diejenigen, welche den **Bluteintritt** in die Schädelhöhle **steigern**, weil durch die raumausfüllende Wirkung des Ödemes und die damit verbundene venöse und Liquor-Stauung der Ausgleich jeder Volumvermehrung erschwert oder unmöglich gemacht wird.

Dann tritt mit wachsendem Druck gegen die unnachgiebige Dura und Schädelkapsel auch eine Entspannung — ein „Flottieren" — der Hirngefäße ein, die ihrerseits die Transsudation noch mehr begünstigen, aber auch das normalerweise vor Druckschwankungen so sorgfältig geschützte Gehirn schädigen mag. Diese durch den Gegendruck eintretende Entspannung der Hirngefäße, die sich bisweilen am Krankenbett durch enorme Pulsationen des Liquor in dem Steigrohr verrät, macht auch das häufige Vorkommen einer Gefäßzerreißung, einer Hirn- oder Meningealblutung verständlich[1]).

Man sollte von einem vermehrten Blutandrang zu den Hirngefäßen und von einer Steigerung des Blutdruckes eine Besserung der gestörten Sauerstoffversorgung des Gehirnes und umgekehrt eine Abnahme der Gehirndurchblutung in erster Linie dann erwarten, wenn der gesteigerte Blutdruck sinkt. Die Erfahrung lehrt aber, daß die eklamptischen Phänomene und Äquivalente bei der Nephritis mit Vorliebe bei hochgradiger Blutdrucksteigerung vorkommen, und daß ihrem Eintritt häufig aber keineswegs immer eine Extrasteigerung des Blutdrucks voraufgeht.

Von besonderem theoretischen Interesse ist nun die Frage, ob dies **paroxysmale Extrasteigerung des Blutdruckes**, die dem Anfall so häufig vorausgeht, die Folge des Hirndruckes oder die Ursache des Anfalles oder aber eine Begleiterscheinung desselben ist und einer der Erregung der motorischen Zentren gleichsinnigen Erregung des Vasomotorenzentrums entspricht, so wie **Nothnagel** eine koordinierte Erregung des vasomotorischen Zentrums beim **epileptischen** Anfall angenommen hat. **Chauffard** hat diese Auffassung vertreten. Er stützt sich auf die Experimente von **Fr. Frank**, der bei beliebiger Reizung der motorischen Zentren stets eine Miterregung des Vasomotorenzentrums beobachtet hat, und teilt einen Fall von traumatischer Porenzephalie im Stirnlappen mit, der im Status epilepticus 217 Anfälle in 53 Stunden hatte, wobei jedem Anfall eine Blutdrucksteigerung von 200 auf 270 oder 280 mm Hg voraufging.

Gegen diese Auffassung spricht aber ebensowohl der unzweifelhaft günstige Einfluß jedes Eingriffes, der den Blutdruck herabsetzt, wie dies **Osthoff** schon hervorgehoben und **Pal** besonders betont hat, als auch der ungünstige Einfluß aller mit Blutdrucksteigerung einhergehenden Zufälle. Hat doch schon **Charcot** beobachtet, daß bei der Urämie der Ausbruch der allgemeinen Konvulsionen durch Gemütsbewegung — wir dürfen heute wohl sagen, durch die damit verbundene Blutdrucksteigerung — befördert werden kann.

---

[1]) **Vaquez**, der, wie erwähnt, die eklamptische Phänomene und Äquivalente auf die Hypertension zurückgeführt hat, macht besonders auf mikroskopische Blutbeimengungen, „épistaxis méningées", mit nachfolgender Lymphocytose im klaren Lumbalpunktat aufmerksam.

Gerade die innige Beziehung zwischen eklamptischer Urämie und Blutdrucksteigerung hat ja zur Begründung der Hochspannungstheorie geführt und Osthoff veranlaßt, schon 1886 die Reizung des Vasomotorenzentrums durch eine ungewöhnlich starke Innervation des Splanchnicus für das Wesentliche sowohl bei der Urämie wie bei der Eclampsia gravidarum zu halten und anzunehmen, daß die von dort ausgelöste Kontraktion der kleinsten Körperarterien auch die Gefäße des Mittel- und Großhirnes so verengert, daß eine Anämie dieser Regionen entsteht, in deren Folge Koma und Konvulsionen nach Analogie zu den Kußmaul-Tennerschen Versuchen zustande komme.

Wenn wir auch diese Vorstellung aus mehrfachen, bereits erwähnten Gründen ablehnen, so zweifeln wir doch nicht daran, daß die Extrasteigerung des Blutdrucks das Auftreten eklamptischer Phänomene begünstigt oder sogar auslöst.

Um diese paradoxe Wirkung zu verstehen, müssen wir von der klinisch leicht durch Lumbaldruckmessung feststellbaren Tatsache ausgehen, daß vor Ausbruch der manifesten eklamptischen Erscheinungen ein gewisser Grad mehr oder weniger latenten Hirndrucks besteht. Eine Steigerung des Blutdrucks, die normalerweise durch Ausweichen der Zerebrospinalflüssigkeit leicht ausgeglichen wird, wird bei schon bestehendem Hirndruck in dem geschlossenen Schädelraume um so mehr eine hydraulische Preßwirkung entfalten, je mehr bereits die schmale subdurale Flüssigkeitsschicht verdrängt ist. Damit hat die Möglichkeit eines Druckausgleiches aufgehört und die Gehirnoberfläche wird unmittelbar gegen das harte Schädeldach gepreßt. Diese hydraulische Druckwirkung kann daher auch zustande kommen, wenn durch Spinalpunktion der Liquordruck vermindert wird. Doch wird dieser Eingriff wieder günstig auf die Entleerung der Venen wirken, deren Stauung das Hirnödem vermehrt und unterhält, und er wird andererseits dann unmittelbar den Hirndruck und die hydraulische Wirkung der Blutdrucksteigerung vermindern, wenn das Ödem vorwiegend extrazellulär, die Hirndrucksteigerung vorwiegend durch Zunahme der Ventrikelflüssigkeit bedingt war.

Wir müssen es uns versagen, genauer auf die eigenartigen Bedingungen der Hirnzirkulation und ihre Störungen einzugehen, es soll nur noch die 3. Möglichkeit erwähnt werden, daß eine Extrasteigerung des Blutdrucks nicht nur die Ursache, sondern auch die Folge des Hirndruckes sein kann, aber nur dann, wenn die intrazerebrale Drucksteigerung auch das vasomotorische Zentrum in der Medulla oblongata betrifft. Der Fall kann z. B. dann eintreten, wenn der Liquordruck die Höhe des diastolischen Blutdrucks übersteigt, oder wenn durch die Zunahme des Gehirnvolumens die Medulla oblongata in das Foramen magnum verdrängt und gegen die harte Wand des Wirbelkanals gepreßt wird. Sobald die bulbären Zentren anämisiert werden, dann kommt eine kompensatorische Blutdrucksteigerung periodischen Charakters zustande, mit rhythmischem Wechsel zwischen Blutleere und Blutfüllung der komprimierten Gefäße, die auch von periodischer Erregung und Lähmung des Atemzentrums begleitet ist (vgl. S. 224).

Bei der akuten eklamptischen Urämie ist es aber die Ausnahme, daß die Kompressionsanämie sich bis auf die lebenswichtigen Zentren der Medulla oblongata erstreckt und sich durch rhythmische Schwankungen des überhöhten Blutdrucks und Cheyne-Stokessches Atmen verrät.

Daß die gewöhnliche, nichtperiodische, prämonitorische Blutdrucksteigerung die Folge, gewissermaßen ein Frühsymptom des Hirndruckes ist, etwa ein eklamptisches Äquivalent darstellt, ist nicht anzunehmen. Dazu ist sie nicht konstant genug, sie wird auch bei ausgesprochenem Hirndruck nicht renalen Ursprungs vermißt. Im Tierversuch hat man zwar auch reflektorische Blutdruckanstiege bei Reizung der Dura oder der Hirnrinde beobachtet, die rasch wieder abklangen; es kann aber, wie Cushing gezeigt hat, bei sehr vorsichtiger und langsamer Steigerung des Hirndruckes eine Erregung des Vasomotorenzentrums völlig ausbleiben, bis der Hirndruck die kritische Höhe des diastolischen Blutdruckes überschreitet, und jener „Kampf auf Leben und Tod“ zwischen Blutdruck und Hirndruck beginnt, der sich in dem Rhythmus der Traube-Heringschen Wellen, in dem periodischen Obsiegen und Unterliegen des Vasomotorenzentrums verrät. Bei beliebigen Drucken, die nur das Großhirn betreffen, kann ferner die asphyktische Erregung des Vasomotorenzentrums vollständig ausbleiben.

Die Frage, wie die paroxysmale Überhöhung des Blutdrucks bei renaler Blutdrucksteigerung zustande kommt, wurde schon in Abschnitt 4 S. 158 gestreift.

Wenn wir von alimentären Einflüssen, wie Wasser- und Salzzufuhr, die unter den abnormen Bedingungen der akuten Nephritis eine Blutdrucksteigerung auslösen können, absehen und die Möglichkeit, daß eine Zunahme der angiospastischen Widerstände in der Niere eine die allgemeine Gefäßkontraktion steigernde und damit blutdruckerhöhende Rolle spielen können, als unkontrollierbar beiseite lassen, so ist es möglicherweise in erster Linie der Nachlaß der Herzkraft, der unter Abnahme des Schlagvolumens zu einer Überhöhung des Blutdrucks führt. Wenn wir auch hier Ursache und Wirkung noch nicht streng auseinanderhalten können, so ergibt sich für die Behandlung doch der wichtige Gesichtspunkt, die Überhöhung des Blutdrucks zu verhüten und mit besonderer Sorgfalt auf das Herz zu achten.

Aus dem Gesagten geht hervor, daß wir zwar in dem Sauerstoffmangel des Gehirns die einzige Ursache der eklamptischen Phänomene erblicken, daß aber sehr verschiedene Bedingungen und Kombinationen von Bedingungen zu dieser Grundlage der eklamptischen Urämie führen können. Von den 3 Faktoren, die das klinische Bild der Nierenerkrankungen zusammensetzen, der Störung der Nierenfunktion, der Blutdrucksteigerung und der Ödembereitschaft, kommt der erstgenannte, bisher allein angeschuldigte Faktor am wenigsten in Betracht, höchstens insofern, als eine Störung der Partialfunktion der Wasserabscheidung einen Hilfsfaktor in Gestalt der hydrämischen Plethora darstellen kann. Der maßgebende Einfluß des zweiten Faktors, der Blutdrucksteigerung, d. h. der allgemeinen Gefäßkontraktion, wurde bereits eingehend besprochen. Es bleibt noch übrig ein Wort über den Einfluß des dritten Faktors, der Ödembereitschaft, d. h. der allgemeinen oder partiellen Gefäßdurchlässigkeit zu sagen.

Wenn diese wirklich im akutesten Stadium der Nephritis durch die kardiovaskuläre Komponente der Ischämie bedingt wird, so trägt doch sicherlich im weiteren Verlauf einer nicht rasch zur Abheilung gebrachten Nephritis die chemische Komponente der sekundären Parenchymdegeneration der „nephrotische Einschlag“ nicht wenig zur Ausbreitung und Hartnäckigkeit der Ödeme bei. Eine Unterscheidung der beiden Komponenten ist natürlich nicht möglich, wenn wir von den Extremen der abnorm hohen und abnorm geringen Blutverdünnung absehen. Ein Unterschied kommt aber in der klinischen Beobachtung zum Ausdruck, daß das Auftreten eklamptischer Syndrome durch einen gewissen Grad von Ödembereitschaft begünstigt, durch einen hohen Grad von Ödembereitschaft dagegen erschwert wird; begreiflicherweise deshalb, weil bei sehr starker Neigung zu Ödem die Transsudation in der Peripherie so erleichtert wird, daß es nicht zu einer bevorzugten Flüssigkeitsauspressung in der Schädelhöhle kommt. Erst bei ganz abundanten Ödemen, die auch Gesicht und Kopf stark in Mitleidenschaft ziehen, scheint es wieder leichter zu Hirnödem zu kommen, und zwar **auch ohne** die begünstigende Wirkung der Blutdrucksteigerung.

Bartels, dessen klassisches Werk über die Nierenkrankheiten man auch heute noch nicht ohne ein Gefühl der Beschämung aus der Hand legen kann, hatte gegen die **Traube**sche Theorie ganz besonders den Umstand geltend gemacht, daß urämische Symptome sehr häufig bei Nierenkranken vorkommen, welche entweder niemals zuvor oder wenigstens zur Zeit des Ausbruches der Zufälle nicht mit Hydrops behaftet sind. **Bartels** hatte auch das schon beobachtet, „daß urämische Zufälle durchaus nicht vorwiegend bei wassersüchtigen Nierenkranken vorkommen, daß vielmehr, so lange wie die wassersüchtige Schwellung im Zunehmen begriffen ist, urämische Zufälle verhältnismäßig selten beobachtet werden. „Wiederholt ist es mir dagegen", fährt **Bartels** fort, „vorgekommen, daß urämische Erscheinungen der schwersten Art auftraten, wenn ich durch künstlich, mittelst Schwitz- oder Laxinkuren eingeleitete profuse Wasserentziehungen eine plötzliche Resorption der hydropischen Ergüsse und damit ein rapides Abschwellen der Kranken herbeiführte." Als höchst merkwürdigen Fall der Art führt **Bartels** folgenden an:

„Ein 36jähriger, sehr robuster und muskulöser Landmann aus Dithmarschen suchte am 5. Juni 1863 im hiesigen Krankenhause Hilfe wegen allgemeiner Wassersucht, welche angeblich seit 6—7 Wochen bestehen sollte. Vorher hatte der Mann 18 Monate lang mit Unterbrechungen an Febris intermittens quartana gelitten. Seit Beginn der Wassersucht hatte das Fieber aufgehört. Die allgemeinen Hautdecken des Kranken waren schmutzig graugelb gefärbt, die Schleimhäute bleich. Die Verdauung war ungestört und der Appetit gut, die Harnabsonderung war, nach Aussage des Kranken, schon seit längerer Zeit sehr spärlich. Die sehr geringe Menge Urin, welche in den ersten 24 Stunden nach Aufnahme des Kranken entleert wurde, war trübe, hatte ein spezifisches Gewicht von 1033, enthielt eine enorme Menge von Eiweiß, sowie zahlreiche hyaline Harnzylinder und Epithelzellen aus den Harnkanälchen der Nieren.

Bei diesem Kranken wollte ich einen Versuch machen, den überaus lästigen Hydrops — das Skrotum war zum Umfange eines Kindskopfs angeschwollen, die ödematöse Vorhaut posthornförmig gekrümmt — durch die von **Liebermeister** empfohlene Schwitzkur zu beseitigen. Zu diesem Ende wurde der Kranke schon am Tage nach seiner Aufnahme in ein Vollbad von reichlich 39° C gesetzt, in welchem er, während die Temperatur des Badewassers auf gleicher Höhe erhalten wurde, länger als eine halbe Stunde verweilte. Dann wurde er zum Behufe des Nachschwitzens in wollene Decken gepackt. Es brach auch sofort ein ganz profuser Schweiß aus. Während der Kranke noch so schweißtriefend dalag, begann plötzlich ohne alle Vorboten ein heftiges Zucken der Gesichtsmuskeln, dem alsbald ein vollständiger epileptiformer Anfall folgte. Als die Krämpfe vorüber und der Kranke kurze Zeit komatös dagelegen war, schlug er die Augen auf und verfiel nun in einen maniakalischen Zustand, schrie, tobte, schlug und biß nach den Umstehenden, bis abermals epileptiforme Krämpfe eintraten, denen abermals ein kurz dauerndes Koma und dann dieselben Wutanfälle folgten. So wiederholte sich dieselbe Szene mit derselben Aufeinanderfolge der Erscheinungen viermal innerhalb einer Stunde. — Dann kam der Kranke vollständig zur Besinnung, klagte am Abend nur noch über etwas Kopfweh, fühlte sich matt und angegriffen, sonst aber ganz wohl. — Die folgende Nacht schlief der Kranke schlecht, fühlte sich dennoch am Morgen ganz wohl. Zu meinem nicht geringen Erstaunen fand ich nun das Skrotum und den Penis ganz abgeschwollen und die noch am gestrigen Tage durch Ödem prall gespannte Haut beider Oberschenkel schlaff und runzelig. Niemals früher hatte der Kranke an epileptischen Anfällen gelitten und auch während der sechs Wochen, welche er nach diesem Tage noch im Krankenhaus zubrachte, kehrten dieselben nicht wieder. — Eine fernere Folge dieses ersten Bades war eine reichlichere Harnabsonderung, wodurch täglich gegen 30 g Harnstoff ausgeschieden wurden. Ich trug denn auch kein Bedenken, die Schwitzkur in der angegebenen Weise fortzusetzen, welche denn auch ohne alle Beschwerden ertragen wurde und den Erfolg hatte, daß der Kranke, als er auf sein Verlangen entlassen wurde, zwar noch mit Albuminurie behaftet, aber doch von seinem Hydrops ziemlich befreit war."

Das plötzliche Auftreten der urämischen Symptome in diesem Falle kann **Bartels** sich nur auf folgende Weise erklären: „Die enormen Wasserverluste durch die Haut haben eine Resorption der hydropischen Flüssigkeiten aus dem Unterhautzellgewebe und den serösen Säcken der Körperhöhlen bewirkt. Dadurch sind auch der Harnstoff und sonstige exkrementelle Bestandteile, welche in diesen Flüssigkeiten enthalten waren, sich also gewissermaßen in einem für den Organismus unschädlichen Depot befanden, wieder in die Blutbahn gelangt und haben nun, vielleicht unter Mitwirkung der durch das heiße Bad erhöhten Körpertemperatur, jene gewaltigen Nervensymptome veranlaßt, welche mit der unmittelbar auf das Bad folgenden reichlichen Harnabsonderung sofort verschwanden und bei anhaltend reichlicher Sekretion auch nicht wiederkehrten, obgleich schon am Tage nach diesen Anfällen das heiße Bad wiederholt wurde. — An ein ganz akut auftretendes und ganz transitorisches Gehirnödem während des Schwitzens wird doch niemand glauben wollen.“

Warum nicht? Im Gegenteil, niemand wird seit Entdeckung der Lumbalpunktion durch Bartels genialen Nachfolger an etwas anderes glauben wollen, wie an ein ganz transitorisches Gehirnödem, an eine Verschiebung des Wassers nach Kopf und Gehirn durch Kongestion nach abundanter Resorption von Ödem, am wenigsten jedenfalls an eine ganz akut auftretende und ganz transitorische Vergiftung durch Harnstoff und sonstige exkrementelle Bestandteile, die auch weiterhin noch tagelang in großen Mengen entleert wurden, und deren Retention im Blute nachweislich keine eklamptischen Anfälle bewirkt.

Nach der Beschreibung der ungeheuren Wassersucht, der gewaltigen Albuminurie, dem Sedimentbefund, dem spezifischen Gewicht des Harnes, — es fehlt leider eine Angabe über Pulsspannung und Herzbefund — kann es sich um einen jener seltenen, für die Lehre von der eklamptischen Urämie so wichtigen Fälle von reiner Nephrose gehandelt haben. Das heiße Bad, das die Mobilisation der Ödeme eingeleitet hat, und die arterielle Hyperämie des Kopfes haben hier die Rolle der Blutdrucksteigerung für die Eklampsie gespielt und gewissermaßen das Ödem nach dem Gehirn gelenkt.

Gerade diese sehr seltenen Fälle von eklamptischer Urämie bei Nephrosen, bei denen das von Traube als unerläßlich für die Entstehung der Urämie aufgestellte Postulat, die Blutdrucksteigerung, fehlt, sind hervorragend geeignet, die Ödemtheorie zu stützen, und es wäre von besonderem Interesse, gerade in diesen Fällen den Einfluß der Anfälle auf den vorher normalen Blutdruck zu beobachten und auf die als unwahrscheinlich hingestellte pressorische Wirkung des — einfachen, nicht medullären — Hirndrucks bei fehlender renaler Blutdrucksteigerung zu fahnden.

Daß das lokale Hirnödem auch ohne allgemeine Ödembereitschaft entstehen kann, das geht schon aus den oben angeführten Beobachtungen Quinckes und den bisherigen Ausführungen hervor; doch haben wir kaum je eklamptische Phänomene ohne Gedunsenheit oder Schwellung des Gesichtes und nie ohne eine, aus der nachfolgenden Gewichtsabnahme zu erschließende Wasserretention beobachtet. Nicht selten kann man, wie erwähnt, im Augenhintergrunde eine Schwellung des Sehnervenkopfes mit Überfüllung der Venen oder Ödeme von flächenhafter Ausbreitung feststellen. Wir dürfen diese wohl als eine Teilerscheinung des Hirnödems ansprechen, das auf diese Weise unmittelbar für unsere Sinne wahrnehmbar wird.

Anhang:

Die Eclampsia gravidarum.

Die absolute Übereinstimmung zwischen dem klinischen Bilde der sog. akuten, unserer eklamptischen Urämie und dem der Eclampsia gravidarum zwingt uns auch auf dieses außerordentlich schwierige Kapitel hier einzugehen.

Nachdem man mit seltener Einmütigkeit die Vorstellung, daß die Eklampsie als Urämie aufzufassen sei, deshalb aufgegeben hat, weil ihr keine Niereninsuffizienz[1]) zugrunde liegt, so muß mit Nachdruck darauf hingewiesen werden, daß das gleiche auch für die eklamptische Form der Urämie — d. h. für die Urämie sensu strictiori der früheren Autoren — gilt. Es wäre daher verlockend, wieder zu der alten Auffassung von Frerichs zurückzukehren, der die Eklampsie mit der Urämie identifizierte, wenn nicht zunächst gewichtige Bedenken gegen eine so einfache Lösung dieses kompliziertesten aller Probleme sprächen.

Der wichtigste Einwurf gegen diese Auffassung dürfte wohl der klinisch und vor allem anatomisch scheinbar wohl definierte Begriff der als Schwangerschaftstoxikose bezeichneten Allgemeinkrankheit sein, und es schien bisher nicht angängig, die schweren klinischen und anatomischen Befunde (Hämoglobinämie, Hämoglobinurie, Ikterus, Lebernekrosen, multiple Kapillarthrombosen, albuminöse und fettige Entartung des Herzmuskels) allein auf den renalen Prozeß zu beziehen.

Hatte aber der insbesondere von Schmorl festgelegte anatomische Befund zu der Anschauung verleitet, daß die Eklampsie ein einheitlicher Krankheitsprozeß sei, dem charakteristische und typische Organveränderungen zugrunde liegen, so war doch nicht zu übersehen, daß der Grad und die Ausdehnung der zu beobachtenden Organveränderungen nicht in Einklang zu bringen sind mit der Schwere gerade des eklamptischen Symptomenbildes, z. B. der Zahl der Anfälle. Ja, man lernte Fälle kennen, die anatomisch durchaus dem typischen Bilde der Eklampsie entsprachen, klinisch aber keinerlei eklamptische Krämpfe oder Äquivalente geboten hatten.

Diese Beobachtung — ich verweise hier auf die vortreffliche Darstellung der Schwangerschaftstoxikosen von Neu — führte dazu, der typischen eklamptischen Graviditätstoxikose, wie das Krankheitsbild auf Grund des anatomischen Befundes bezeichnet wurde, eine atypische aneklamptische Graviditätstoxikose gegenüber zu stellen, der der gleiche anatomische Befund zukommt.

Dadurch erscheint aber der eklamptische Symptomenkomplex seines spezifischen Charakters entkleidet; das Wesentliche in der neuerdings auf Plazentarfermente zurückgeführten Autointoxikation ist der anatomische Befund und ihre obligatorische Verknüpfung mit dem Fortpflanzungsgeschäft der Frau.

Die eklamptischen Krämpfe sind nur ein — fakultatives — Symptom, das als solches sich ebensowenig von den Krämpfen der eklamptischen Urämie unterscheidet, wie die posteklamptischen psychotischen Zustände von den posturämischen. Damit wird der eklamptische Symptomenkomplex einer Analyse zugängig, auch wenn wir über das Wesen der Graviditätstoxikose noch nicht genügend unterrichtet sind.

Ja es scheint erlaubt, die Frage aufzuwerfen: Sind alle Fälle, die den eklamptischen Symptomenkomplex in der Schwangerschaft oder dem Puerperium darbieten, auf die hypothetische Schwangerschaftstoxikose zurückzuführen?

Wenn es eine Graviditätstoxikose ohne Krämpfe gibt, warum sollte es nicht auch eklamptische Krämpfe in graviditate ohne Toxikose geben?

Die Tatsache, daß fast in allen Fällen die typischen als toxisch gedeuteten Organveränderungen nachgewiesen wurden, spricht nicht gegen diese Möglichkeit, da die verschiedenen Untersucher selbst hervorheben, daß der Grad der histologischen Veränderungen in den einzelnen Fällen außerordent-

[1]) Man hat dies aus dem Vorkommen von Schwangerschaftseklampsie bei guter Diurese geschlossen; Zangemeister hat aber auch auf Grund von RN-Bestimmungen im Blute bewiesen, daß Niereninsuffizienz bei jener fehlen kann, was eigenen Beobachtungen durchaus entspricht.

lich verschieden ist, bald nur eben angedeutet bei zahlreichen Anfällen, bald enorm hochgradig, wenn nur ein oder gar kein Anfall stattgefunden hatte.

Berücksichtigen wir ferner, daß die plazentare Toxininvasion, die der Toxikose zugrunde gelegt wird, schon physiologisch in der Schwangerschaft stattfinden soll, und daß es alle Übergänge von den einfachen Schwangerschaftsbeschwerden über die Schwangerschaftsniere bis zur tödlichen Vergiftung gibt, so erscheint es begreiflich, daß in allen Fällen, die den eklamptischen Symptomenkomplex geboten hatten und gestorben sind, typische Veränderungen gefunden wurden, welche auf eine, wenn auch ganz verschieden hochgradige Toxikose hinweisen. Gemeinsam ist allen die Gravidität, aber nicht der Grad der Intoxikation.

Für die Berechtigung, das klinische Syndrom der eklamptischen Krämpfe von dem Begriff der Graviditätstoxikose loszulösen, spricht ferner die Tatsache, daß in vielen Fällen auch klinisch die hochtoxischen Symptome, wie Ikterus, Hämoglobinurie usw., die besonders bei den tödlich verlaufenden Fällen beobachtet werden, ganz zurücktreten. Gerade in jenen zur Heilung gelangenden Fällen bietet das Krankheitsbild für den Internen genau das Bild der diffusen hypertonischen Nephritis, und die eklamptischen Syndrome sprechen in gleicher Weise auf die medikamentösen, diätetischen oder entlastenden Maßnahmen an, wie bei der gewöhnlichen Nephritis, ja sie lassen sich, wie es scheint, wie bei dieser verhüten, wenn die Schwangerschaftsnephritis frühzeitig genug in geeignete Behandlung kommt. Gar nicht zu reden von den Fällen, in denen eine unzweifelhafte chronische Nephritis in graviditate unter dem Einfluß der Geburt zu eklamptischen Krämpfen führt.

Selbst wenn man die Schwangerschaftsniere, die sich klinisch wie eine diffuse Nephritis verhält, als Folge oder Teilerscheinung der Toxikose ansieht, so muß man schon aus der außerordentlichen Verschiedenheit des Verlaufes zugeben, daß die einzelnen Fälle trotz des gemeinsamen Symptomes der Krämpfe sich sehr verschieden verhalten bezüglich des toxischen Einschlags, bezüglich des Grades der Intoxikation, d. h. der Allgemeinerkrankung, soweit er sich überhaupt nach den klinischen und anatomischen Befunden, die an einen toxischen Ursprung denken lassen, abschätzen läßt.

Es drängt sich hier sofort die Frage auf, steht die Toxikose überhaupt in einem ursächlichen Verhältnis zu dem eklamptischen Symptomenkomplex, oder ist dieser nicht vielmehr identisch mit der eklamptischen Urämie, während die Toxikose nur in einem in jedem Falle verschieden hohen Grade nebenherläuft?

Ehe wir diese Frage beantworten, müssen wir uns klar zu machen versuchen, wie das eklamptische Syndrom bei der Schwangerschaft zustande kommt.

Man hat hier die gleichen Theorien ventiliert wie bei der Urämie. Die berufenen Frauenärzte haben mit der Entwicklung der Lehre von der plazentaren Graviditätstoxikose dem fermentartigen Plazentargift neben hämolytischen und gerinnungserregenden Eigenschaften eine spezifische krampferregende Wirkung zugeschrieben (Veit).

Die Internen und Pathologen haben dagegen von jeher zu der Annahme geneigt, daß die Erklärung, die für die urämischen Krämpfe gegeben wurde, auch für die eklamptischen der Eklampsie gelten müsse.

Rosenstein hat schon für die Eklampsie wie für die Urämie und Bleikolik das Auftreten von reflektorischen arteriellen Gefäßkrämpfen als unabweisbar angenommen. Ganz besonders hat Osthoff die Bedeutung der hohen Spannung für das Entstehen des eklamptischen Anfalls betont und sie auf abnorme durch den schwangeren Uterus ausgelöste Splanchnicuserregung zurückgeführt.

Diese Vorstellung einer angiospastischen Hirnanämie unter dem Einfluß der Blutdrucksteigerung kehrt auch bei Pal und Vaquez wieder, wobei letzterer eine vasokonstriktorische Erregung auf toxischer Basis (Adrenalin) annimmt, während Pal die Spasmen der Gehirngefäße wie bei der Nephritis als die Folge der Hochspannung betrachtet.

Ich brauche hier die Gründe nicht zu wiederholen, welche bei der akuten Urämie gegen die Annahme einer rein angiospastisch bedingten Hirnanämie sprechen.

Es scheint mir aber außer Zweifel, daß der eklamptische Symptomenkomplex bei der Schwangerschaftseklampsie in derselben Weise zustande kommt, wie die eklamptische Urämie bei der Nephritis, nämlich durch Hirnanämie infolge von Hirnödem und Hirndruck, und daß alles, was dort über den ödembefördernden Einfluß der ischämisierenden Gefäßkontraktion, die der Hochspannung zugrunde liegt, gesagt wurde, auch hier zutrifft.

Die Angabe, daß anatomisch nur in der Mehrzahl der Fälle, aber nicht in allen Hirnödem gefunden wurde, verdient um so mehr mit der Marchand-Löschckeschen Methode nachgeprüft zu werden, als Zangemeister sogar in viva bei der Eclampsia gravidarum ein hochgradiges Hirnödem mit enormer Duraspannung nachgewiesen hat. Man darf nur nicht stets eine abnorme Flüssigkeitsansammlung in der Schädelhöhle erwarten, sondern muß auch auf eine Volumzunahme des Gehirnes achten, und nicht vergessen, daß der Befund an der Leiche nicht dem Zustande im Leben entsprechen kann, weil p. m. die in ihrer raumausfüllenden Wirkung gar nicht abzuschätzende Erektion des Gehirnes durch den hochgespannten Blutstrom und ebenso die venöse Stauung fehlt.

Darauf beruht wohl Rosensteins Warnung, man dürfe nicht übersehen, daß ein Ödem sehr gut vorhanden gewesen sein kann, wo der pathologische Anatom solches nicht findet.

„Nichts ist unsicherer als der Nachweis des Ödems in der Leiche."

Zangemeister ist der einzige Geburtshelfer, der den Zustand der Eklampsie mit dem des Hirndrucks vergleicht und ein Hirnödem als Grundlage der eklamptischen Krämpfe ansieht, die das Auftreten der Krämpfe vorbereitet. Als krampfauslösenden Faktor sah auch er Gefäßspasmen im Gehirn an, die unter dem Einfluß der Wehen entstehen, und er nahm an, daß jene erst die zum Krampfanfall führende Hirnanämie bedingen. „Während ein normales Gehirn die Druckschwankungen, die durch die Wehen reflektorisch bedingt werden, verträgt, reagiert ein Gehirn, welches infolge Ödems bereits unter einem erhöhten Druck steht, mit Krämpfen."

Diese Auffassung, die der Gefäßkrampftheorie noch sehr nahe steht, bedarf nur einer geringen Modifikation. Das Wesentliche ist hier, wie bei der eklamptischen Urämie das Hirnödem, die Volumenzunahme, die den normalen Ausgleich bei Druckschwankungen verhindert. Der Einfluß der Wehen, mit deren periodischem Auftreten schon Schatz die Periodizität der Anfälle in Beziehung gebracht und auf deren Bedeutung Pal bereits eindringlich hingewiesen hat, dürfte aber mehr in ihrer blutdrucksteigernden und hydraulischen Wirkung, welche die Kompressionsanämie der Gehirnrinde verstärkt, als in einem reflektorischen Krampf gerade der Hirngefäße zu suchen sein.

Wenn wir die Analogie zwischen eklamptischer Urämie und Eklampsie weiter verfolgen, so dürfen wir wohl auch für die Entstehung des Hirnödems die gleichen Faktoren ins Auge fassen. In erster Linie steht hier wie dort die Blutdrucksteigerung, die von Vinay, Vaquez und Nobécourt, Füth und Krönig, Jaschke u. a. konstatiert, aber in ihrer pathogenetischen Bedeutung bisher noch nicht genügend gewürdigt worden ist. Nach unserer

Erfahrung zeichnet sich gerade die sog. Schwangerschaftsniere, die man daher besser als Nephritis bezeichnet, durch sehr ausgesprochene Blutdrucksteigerung aus und ist durch die dieser zugrunde liegende ischämisierende allgemeine Gefäßkontraktion eo ipso, auch ohne das Hinzutreten der toxischen Komponente einer spezifischen Fermentvergiftung, zu dem Auftreten der eklamptischen Urämie hervorragend disponiert.

Das auslösende Moment für die eigentlichen Anfälle bilden, wie dies Zangemeister ganz besonders hervorhebt, zweifellos die Wehen, seien es nun Schwangerschafts-, Geburts- oder Nachwehen: „Die Eklampsie ist absolut an eine Epoche gebunden, in welcher Wehen auftreten.“

Zangemeister gibt an, wiederholt beobachtet zu haben, daß mit dem Moment, wo eine Wehe angeregt wurde, um die Plazentarexpression auszuführen, ein eklamptischer Anfall einsetzte. Besonders beweisend sind auch Beobachtungen wie die, daß eine Eklampsie so lange fortdauerte, bis die Uterustamponade wieder entfernt wurde (Hammerschlag), oder zurückgebliebene Blutkoagula ausgestoßen wurden (Zangemeister).

Das was bei den Wehen den Anfall auslöst, kann wiederum nur die mit der Wehe verbundene Extrasteigerung des Blutdrucks sein, die sich auf die schon vorhandene permanente aufsetzt und den schon bestehenden durch Ödem oder Hirnschwellung hervorgerufenen Hirndruck bis zur Anämie steigert.

Durch die Untersuchungen der genannten Autoren und von Wiesner und Pflugbeil ist erwiesen, daß die Blutdrucksteigerung unverkennbar und regelmäßig sehr hoch vorhanden ist, ehe der Anfall beginnt. Das ist so deutlich, schreibt Zweifel, daß alle Beobachter den Anfall voraussagen können, zu einer Zeit, wo die bewußtlose Kranke noch regungslos daliegt. Dieses wichtigste Ergebnis der Blutdruckbestimmungen beweise, daß ein Gefäßkrampf dem Anfall vorausgehe und als erste Erscheinung des einzelnen eklamptischen Anfalles einsetze.

Wir sehen auch hier eine weitgehende Analogie zur eklamptischen Urämie. Aber die unzweifelhafte krampfauslösende Wirkung der mit der Wehe einsetzenden Blutdrucksteigerung spricht entschieden dafür, daß diese nicht das erste Symptom, sondern die (Hilfs-)Ursache des Anfalles ist.

Die Analogie erstreckt sich noch weiter: Schröder fand, daß zwischen den Tagesquanten des Urins bei graviden Nephritischen und dem Blutdruck eine weitgehende umgekehrte Proportionalität besteht. Mit dem Steigen und Fallen jener sinkt und steigt der Blutdruck. Bei großen Urinmengen ist ceteris paribus der Blutdruck gering, bei kleinen hoch. Auch läßt sich aus der Blutdruckkurve ein Bild des klinischen Verlaufes, des subjektiven Befindens in der Schwangerschaft und besonders deutlich im Wochenbett rekonstruieren. Bei steil ansteigender Kurve klagt die Frau über Beschwerden — die wir als eklamptische Äquivalente bezeichnen würden — Kopfschmerz, Schwindel, Benommenheit, Erbrechen, die mit dem Gipfel der Kurve auch ihren Höhepunkt erreichen und mit dem Abfalle sich in demselben Maße, wie der Blutdruck sinkt, bessern.

Das sind Beobachtungen, die sich in nichts von denen unterscheiden, die wir auch bei einer gewöhnlichen hypertonischen Nephritis mit Neigung zur akuten Urämie machen können (vgl. auch Riegel S. 172), und die beweisen, daß die Abnahme der Diurese nicht die Ursache der Urämie, sondern die Folge der Gefäßkontraktion ist. Hat doch auch kein Geringerer als Cohnheim die Schwangerschaftsniere selbst auf einen Krampf der Nierengefäße zurückgeführt.

Nach alledem dürfen wir wohl die Pathogenese der Anfälle bei der eklamptischen Urämie wie bei der Eclampsia gravidarum für identisch halten.

Ganz kürzlich hat Zangemeister die vollkommene Übereinstimmung zwischen dem Bilde des experimentellen Hirndrucks und dem klinischen Bilde der Eclampsia gravidarum auf das eingehendste beschrieben und damit diese Krankheit der Theorien wieder auf den Boden von Tatsachen gestellt, die zu neuen und klaren Fragestellungen führen.

Zangemeister hält die Hirndrucksteigerung für das Primäre und sieht ihre Ursache in einem Hirnödem, das sich als Teilerscheinung eines allgemeinen hydropischen Zustandes gewisser Schwangeren — also unabhängig von der Niere — entwickelt.

Die präeklamptische Blutdrucksteigerung sieht er als die Folge des Hirndruckes an und führt sie auf eine Vasomotorenerregung zurück, die entweder mittelbar durch Reizung der Dura bzw. Hirnrinde oder unmittelbar durch Kompression der Zentren in der Medulla oblongata entstehen kann.

Die Krämpfe entstehen nach Zangemeisters Auffassung infolge der von den Wehen ausgelösten Blutdruckattacken, die wegen der gesteigerten Erregbarkeit des Vasomotorenzentrums abnorm hochgradig ausfallen und entweder die komprimierte Gefäßbahn des Gehirns durchsetzend als „postanämischer Reiz" (S. Mayer) oder aber als mechanischer Reiz, als „Commotionsinsulte" wirken müssen.

Zangemeister hält also weder die Ödembereitschaft, noch die Drucksteigerung für renal, noch die Störung der Nierenfunktion für nephritisch bedingt, sondern die Abnahme der Nierendurchblutung mit Abnahme der Diurese für eine Folge des vom Vasomotorenzentrum ausgehenden Gefäßspasmus.

Ich stimme mit Zangemeister darin durchaus überein, daß eine Funktionsstörung der Niere weder für die Ödembereitschaft, noch für die Blutdrucksteigerung verantwortlich gemacht werden kann, und daß die pathologische Abweichung der Nierenfunktion die Folge der renalen Zirkulationsstörung ist. Ich kann mich aber nicht dazu entschließen, die Niere ganz auszuschalten und das Hirnödem für die Folge der allgemeinen Ödembereitschaft mancher Graviden, die Blutdrucksteigerung für die Folge des Hirndrucks zu halten. Dafür steht die Blutdrucksteigerung zu sehr im Brennpunkte des klinischen Bildes der sog. Schwangerschaftsniere, auch in Fällen, die keine Zeichen von Hirndruck bieten und ohne Eklampsie die Geburt vollenden.

Durch diese Divergenz zwischen der extrarenalen und renalen Theorie des Hirndruckes wird aber der Gewinn unserer neuen, auf ganz verschiedenen Wegen und unabhängig voneinander gewonnenen Auffassung der Eklampsie als Hirndruckfolge nicht beeinträchtigt. Im Gegenteil. Aus der Einheitlichkeit der Auffassung ergeben sich für die Praxis wichtige Gesichtspunkte für die Behandlung und Verhütung des Hirndrucks; die Uneinigkeit darüber, wie der Hirndruck zustande kommt, führt für die Theorie an Stelle der vergeblichen Suche nach Urämie- und Eklampsiegiften zu neuen und klaren Fragestellungen.

Diese Fragen sind dieselben Grundfragen, die uns in den beiden voraufgehenden Abschnitten so eingehend beschäftigt haben, dieselben, die das Verständnis der Brightschen Krankheit bis heute verschleiern, dieselben, die aus der lokalen Erkrankung eine Allgemeinkrankheit, aus dem Problem der Nierenpathologie ein Problem der allgemeinen Pathologie machen:

Wie kommen die beiden wichtigsten Kardinalsymptome, die Blutdrucksteigerung, d. h. die allgemeine Gefäßkontraktion, und die Ödembereitschaft, d. h. die abnorme Gefäßdurchlässigkeit zustande, und in welchem Verhältnis stehen sie zur Niere, zur Schwangerschaft, zur Geburt und zur sog. Graviditätstoxikose?

Nachdem wir den Anfall und seine Äquivalente mit der akuten Urämie identifiziert und von der hypothetischen Toxikose losgelöst haben, müssen wir auch hier die Möglichkeit ins Auge fassen, daß nicht eine Bedingung für alle Fälle, sondern verschiedene Bedingungen in Frage kommen, unter denen diese beiden Faktoren bei der Schwangerschaft und Geburt entstehen können. Sie können eine extrarenale oder renale Ursache haben, sie können schon vor der Schwangerschaft oder der Geburt bestanden haben oder erst durch die Schwangerschaft oder den Geburtsakt hervorgerufen werden, sie können endlich mit der „Toxikose" in Zusammenhang stehen oder ohne diese zustande kommen.

1. Die Blutdrucksteigerung:

a) Es kann sich bei der sog. Schwangerschaftsniere, die ja in erster Linie in Betracht kommt, um eine spezifische („toxische"?) hypertonische Nephritis ex graviditate handeln.

Hier erhebt sich wiederum die schon in Abschnitt 4 S. 159 erörterte Frage, ob die allgemeine Gefäßkontraktion, die der Blutdrucksteigerung zugrunde liegt, renal oder extrarenal bedingt ist.

α) Die Blutdrucksteigerung könnte extrarenal bedingt sein durch spezifische pressorisch wirkende (Plazentar?) Toxine. Dieses vasokonstriktorische Gift könnte bei adrenalinartiger Wirkung auch die Nierengefäße in Mitleidenschaft ziehen und nicht nur Ischämie der Niere, Albuminurie, Oligurie, Anurie bedingen, sondern auch schuld sein an dem — ischämischen — Ödem des Gehirns und an den degenerativen und nekrotischen Veränderungen des Parenchyms der Nieren und anderer Organe.

Bis jetzt fehlt der Nachweis einer derartigen vasokonstriktorischen Substanz im Blute der Fälle von Schwangerschaftstoxikose mit und ohne Eklampsie.

Es könnte sich aber auch um eine nicht toxische, vom Uterus ausgehende Übererregung des Splanchnicus handeln, welche „die Kooperation des — chemischen — Mechanismus durch die Nebenniere involviert". (Vgl. S. 154.)

Man hat auch an eine Dyshormonie, wie Cohnstein die Störungen in den chemischen innersekretorischen Korrelationen des Organismus genannt hat, gedacht. Die Vermutung, daß gegen Ende der Schwangerschaft eine Hyperadrenalinämie besteht, hat sich nicht bestätigen lassen (Neu). Es wäre aber ganz besonders wichtig, dieses negative Resultat auf seine Beweiskraft bei Hypernephromfällen mit Blutdrucksteigerung zu prüfen.

Die Dyshormonie könnte auch in einer Überfunktion des Intermediärteils der Hypophyse bestehen.

Für eine derartige extrarenale Genese der Blutdrucksteigerung, wie sie beim Hypernephrom unter dem klinischen Bilde der diffusen Nephritis in Erscheinung treten kann, könnte man den außerordentlich schleichenden Beginn der Schwangerschaftsnierenerkrankung anführen.

β) Die dieser Nephritis wie jeder anderen diffusen Nephritis zugrunde liegende Ischämie könnte primär lokal auf die Niere beschränkt, und die allgemeine Gefäßkontraktion und Blutdrucksteigerung die Folge der Drosselung der Nierengefäße wie bei jeder anderen Nephritis sein.

Für die renale Genese der Blutdrucksteigerung und den primären Charakter der renalen Ischämie spricht vielleicht die Beobachtung, daß die nicht ausgeheilten Schwangerschaftsnieren genau die gleichen endarteriitischen Intimawucherungen der Nierengefäße aufweisen und genau dasselbe typische klinische Bild darbieten, wie die chronischen Nephritiden und sekundären hypertonischen Schrumpfnieren anderer Genese.

b) In manchen Fällen dürfte es sich aber auch um eine gewöhnliche — nicht spezifische — diffuse Nephritis in graviditate handeln. Dafür spricht die auffällige Beobachtung, daß in manchen Monaten, z. B. bei naßkalter Witterung, die Eklampsiefälle sich häufen, bei warmem trockenem Wetter ausbleiben.

Das — übrigens sehr seltene — Fehlen von Albuminurie genügt nicht, um eine echte — spezifische oder nicht spezifische — hypertonische Nephritis als Ursache des eklamptischen Symptomenkomplexes auszuschließen, wie gleichartige Beobachtungen bei der Scharlach- und Angina-, Erkältungs- und Kriegsnephritis lehren.

Ebensowenig kann deshalb eine hypertonische Nephritis ausgeschlossen werden, weil der histologische Befund an den Glomeruli bisweilen überraschend geringfügig ist und in einem auffallenden Mißverhältnis zu Eindeutigkeit und Schwere des klinischen Krankheitsbildes steht. Das haben ältere und neuere ganz gleichartige Beobachtungen bei der Friedens- und Kriegsnephritis überzeugend gelehrt.

Doch besteht die Geringfügigkeit des histologischen Befundes, wenn wirklich eine frische Glomerulonephritis vorliegt, nur in der Geringfügigkeit und Unauffälligkeit der Reaktion des Epithels und der fehlenden des Zwischengewebes auf eine sehr charakteristische und obligatorische Blutarmut oder -leere aller Glomeruli; ohne diese keine diffuse Glomerulonephritis.

Maßgebend ist der klinische Nachweis der typischen Erscheinungen der renalen und allgemeinen Zirkulationsstörung vor der Geburt und vor Auftreten der Anfälle. Ich sehe aber keine Möglichkeit klinisch eine Nephritis in graviditate unbekannter Ätiologie von einer spezifischen Nephritis ex graviditate oder von einer durch primäre Hyperadreninämie vorgetäuschten Nephritis zu unterscheiden.

c) Sicherlich handelt es sich in einer Reihe von Fällen um Nephritiden in graviditate, wenn chronisch Nierenkranke in der Schwangerschaft eklamptische Anfälle bekommen. Herzfeld hat in nicht weniger als 38 von 81 Sektionsfällen chronische Nephritis konstatiert, „und zwar in einem solchen Maße, daß wohl nicht anzunehmen ist, daß die Nierenveränderungen erst während der Schwangerschaft oder durch diese entstanden seien". Diese Angabe bedarf allerdings dringend der Nachprüfung nach neuzeitlichen Gesichtspunkten und histologischen Erfahrungen. Daß aber chronische Nephritiden in der Schwangerschaft Eklampsie bekommen können, daran ist nicht zu zweifeln.

d) Endlich handelt es sich allem Anschein nach in einer nicht ganz kleinen Zahl von Fällen um eine doppelseitige Ureterenkompression, auf die Kundrat besonders aufmerksam gemacht hat. Herzfeld, der unter Kundrats Leitung arbeitete, hat unter 81 autoptischen Fällen 18 mal eine beiderseitige Ureterenkompression nachgewiesen. Es ist sehr bemerkenswert, daß es sich in diesen Kundratschen Fällen immer um Erstgebärende handelte, bei denen der erste eklamptische Anfall mit dem Beginn der Geburtstätigkeit zur Beobachtung kam. „Es kann sich in diesen Fällen nicht um eine plötzlich eingetretene Kompression des Ureters handeln, sondern es muß ein längere Zeit konstant sich steigernder Druck gegen die Ureteren ausgeübt worden sein, wie man daraus erkennen kann, daß die Wandung des dilatierten Ureters nicht, wie man vermuten sollte, außerordentlich verdünnt, sondern im Gegenteil hypertrophisch erscheint" (Herzfeld).

Es ist sehr begreiflich, daß man von geburtshilflicher Seite den Versuch entschieden abgelehnt hat, die Eklampsie durchweg auf Ureterenkompression, mit der sich bekanntlich schon die ältesten Theorien (Halbertsma 1871) beschäftigen, zurückzuführen. Wenn man aber einmal sich mit dem Gedanken vertraut macht, daß verschiedene Ursachen zu den beiden pathogenetischen Bedingungen und zum Manifestwerden des eklamptischen Symptomenkomplexes führen können, so wird man auch der Ureterenkompression einen Platz unter der Sonne einräumen und eine Reihe von Fällen, wie dies neuerdings Sippel besonders betont hat, auf jene zurückführen müssen. Nicht ohne Absicht habe ich in dem Kapitel Anurie (S. 75) einen derartigen Fall mitgeteilt, in welchem doppelseitige Ureterenkompression durch Karzinom zu dem klassischen Symptomenkomplex der Eklampsie geführt hat. Derartige Fälle sind freilich selten. Rolly hat aus der Literatur neun Fälle zusammengestellt und zwei beschrieben, in denen Myome zu Ureterenkompression und tödlicher urämischer Eklampsie geführt haben. Er spricht in solchen Fällen von „Urämie, mit der sicher die Eklampsie manchmal verwechselt werde". Wie soll man aber diese Verwechslung vermeiden? Jedenfalls spricht die Tatsache, daß Ureterenkompression und Anurie bei Schwangeren relativ häufig, bei Nichtschwangeren außerordentlich selten zu eklamptischen Krämpfen führt, dafür, daß der Zustand der Schwangerschaft das Zustandekommen des Hirnödems begünstigt.

Vielleicht spielt hier sogar der Geschlechtsunterschied eine Rolle. Es ist mir wenigstens kein Fall bekannt geworden, in dem eine Anurie beim Manne zu eklamptischen Krämpfen geführt hat.

Als Hilfsmoment zur Entstehung von Hirnödem unter dem Einfluß einer vorübergehenden oder dauernden Blutdrucksteigerung käme noch die Schwangerschaft selbst in Betracht, einmal die Veränderung des Wasserhaushaltes und die Vermehrung von Blut- und Gewebsflüssigkeit, zum andern die erhöhte Ödembereitschaft der Graviden und eine gesteigerte Disposition zu Hirnschwellung, die sie mit den jugendlichen Individuen zu teilen scheinen, und endlich die gesteigerte Erregbarkeit der Hirnrinde der Schwangeren (Zuntz und Blumreich).

e) Der Geburtsakt als solcher könnte endlich bei ungewöhnlicher langer Dauer und heftigen Krampfwehen durch die damit verbundene Gefäßkontraktion nach Art der Bleikolik in vorher gesunden Nieren zu einer spastischen Ischämie und wie bei der Bleiniere zu den Erscheinungen einer diffusen Glomerulonephritis führen mit Blutdrucksteigerung, Ödembereitschaft und Hirnödem wie bei der Bleieklampsie.

Der pathogenetische Faktor der Blutdrucksteigerung wäre in diesem Falle zwar spezifisch, aber nicht toxisch und wiederum extrarenal bedingt.

2. Die Ödembereitschaft:

a) In allen den bisher genannten Fällen würde die Ödembereitschaft wie bei der Nephritis möglicherweise eine Folge der allgemeinen Gefäßkontraktion und Zirkulationsstörung, also kardiovaskulär-ischämisch (vgl. S. 120 und 204) bedingt sein. Das gilt insbesondere für die eigentliche Schwangerschaftsniere, besser -nephritis und für den Hydrops gravidarum, der in der Regel mit Blutdrucksteigerung verbunden (Jaschke), wenigstens bald von dieser gefolgt ist.

Mit der Hypothese der kardiovaskulären Genese würde sehr gut übereinstimmen, daß der Hydrops der Schwangeren von mechanischen Faktoren stark beeinflußt wird und auf Bettruhe, Einschränkung der Salz- und Flüssigkeitszufuhr, Anregung der Schweißsekretion und auf Digitalis (Zangemeister) gut anzusprechen pflegt. Daß diese Faktoren nach unserer Meinung extrarenal angreifen, durch Besserung nicht der Nieren-, sondern der allgemeinen Zirkulation entwässernd wirken, braucht nach dem, was in Abschnitt 3 auseinandergesetzt worden ist, hier nicht noch besonders ausgeführt zu werden.

b) Da aber der Faktor der Ödembereitschaft allein auch ohne Blutdrucksteigerung bei der eklamptischen Urämie der Nephrosen einem Hirnödem zugrunde liegen kann, so muß auch bei den eklamptischen Symptomen der Schwangerschaftsnierenerkrankung die gleiche Möglichkeit erwogen werden. Die Ödembereitschaft könnte dann mittelbar renal und chemisch wie bei der

Nephrose bedingt sein, wenn in der Schwangerschaft auch eine rein degenerative Erkrankung ohne Blutdrucksteigerung, das, was wir Nephrose nennen, vorkommt.

Man hat die Leydensche Schwangerschaftsniere vielfach als Nephropathie bezeichnet und damit einen primär degenerativen Charakter der Erkrankung gemeint.

Es scheint aber, daß es sich bei der Schwangerschaftsniere um eine sekundäre Degeneration handelt, die abhängig ist von der Störung der Blutversorgung, von der (primären oder sekundären?) renalen Ischämie der mit (renaler oder extrarenaler?) Blutdrucksteigerung einhergehenden Erkrankung.

Der Nachweis, daß in und infolge der Schwangerschaft auch eine primär degenerative Nephrose mit hochgradiger Albuminurie und starker (chemisch-toxischer) Ödembereitschaft ohne allgemeine Gefäßkontraktion vorkommt, ist noch nicht erbracht. Es kann daher auch noch nicht die Frage diskutiert werden, ob diese hypothetische Schwangerschaftsnephropathie = Nephrose mit der „Toxikose" in Beziehung steht oder nicht, und ob sie den Namen in oder ex graviditate verdient.

c) Ob bei Graviden auch eine selbständige toxische oder dyshormonale (Unterleistung der Schilddrüse?) Steigerung der Gefäßdurchlässigkeit vorkommt, die weder mit der Zirkulation noch der Niere etwas zu tun hat, darüber läßt sich heute noch gar nichts aussagen.

Unsere Auffassung, daß nicht eine Bedingung — die Schwangerschaftstoxikose, die jetzt an die Stelle der vermuteten fötalen Vergiftung getreten ist —, sondern verschiedene Bedingungen zum Ausbruch der Eklampsie bei Graviden führen können, wird trefflich illustriert durch Beobachtungen, wie folgende, von Zweiffel-Glockner mitgeteilte:

In einer Leipziger Gummifabrik waren vier Mädchen durch Schwefelkohlenstoff vergiftet worden. Eines derselben war schwanger und bei diesem traten Krämpfe auf, die in jeder Hinsicht das Bild der Eklampsie boten. Es wurde in die Frauenklinik verlegt, wo es unentbunden starb. Die Sektion „bot alle Zeichen einer Eklampsie". Leider ist nichts Genaueres über die Schwere der Organveränderungen angegeben.

Ein Gegenstück dazu bietet ein Fall von Löhlein dem Älteren, der beobachten konnte, daß bei einer älteren Primipara eine mäßige Karbolintoxikation eine ausgesprochene Eklampsie (fünf schwere Anfälle) zum Ausbruch kommen ließ. Löhlein folgerte daraus mit Recht, daß diese Intoxikation, als welche die Eklampsie angesehen werden müsse, zum mindesten nicht immer eine fötale Vergiftung zu sein braucht.

Daß der Fötus als „Giftquelle" nicht in Betracht kommt, ist durch die seltenen Fälle von Nephritis gravidarum und Eklampsie bei Blasenmole (Krömer) bewiesen worden.

Ich habe bisher der herrschenden Lehre der Frauenärzte das Zugeständnis gemacht, das noch sehr unsichere Fundament der Schwangerschaftstoxikose der Darstellung zugrunde zu legen. Es ist nicht unmöglich, daß von der überwältigenden Fülle von Beobachtungen an Kriegsnephritiden ein Lichtstrahl ausgeht, der den Nebel der Plazentarhypothese aus dieser noch etwas dunklen klinischen Lehre verjagt. Es sind nämlich bei seltenen und schweren Fällen von Kriegsnephritis anatomische Befunde erhoben worden, die sehr stark an das Bild der eklamptischen bzw. Graviditätstoxikose erinnern, z. B. Ikterus, Blutzerfall mit starker Pigmentablagerung in der Niere, Leber- und Herzmuskelentartung (Jungmann). Das sind von der Nierenfunktion unabhängige Befunde, durch deren Vorkommen im Schützengraben die „Toxikose" ihres spezifischen Charakters als Schwangerschaftserkrankung ganz entkleidet zu werden droht.

Ein einziger Fall von Kriegsnephritis, bei dem der Sektionsbefund das gleiche typische anatomische Bild wie bei der Schwangerschaftstoxikose entrollt, kann das zierliche Gebäude der Plazentartheorie der Eklampsie über den Haufen werfen.

Auch in der Nephritislehre hat uns die im Hinblick auf die Funktion der Niere so naheliegende Vorstellung von einer Autotoxikose sehr lange, bis heute, im Bann gehalten.

Ich erinnere nur an die herrschende und auch von mir noch im Atlas vertretene Vorstellung von der toxischen Entstehung der Retinitis albuminurica und an unsere Vermutung, daß das Hinzutreten eines autotoxischen Momentes aus der gutartigen Sklerose die bösartige Kombinationsform macht. Dieses Problem wird uns im besonderen Teil (vgl. S. 505) noch sehr eingehend beschäftigen. Ich möchte hier nur vorwegnehmend einschalten, daß nichts dagegen, aber sehr vieles dafür spricht, daß beide bisher als toxisch gedeutete Vorgänge als ischämische anzusprechen sind.

Ebenso halte ich es für durchaus möglich, ja wahrscheinlich, daß auch die pathognomonischen Organveränderungen der Eklampsie nicht toxisch, sondern zirkulatorisch bedingt sind. Das gilt nicht nur von den degenerativen Prozessen in der Niere, „die sich zu Nekrosen steigern können", sondern auch von den hämorrhagischen und anämischen Nekrosen der Leber, den Nekrosen im Pankreas, den Blutungen und Infarktbildungen in den Nebennieren, den degenerativen Prozessen im Herzmuskel und den Blutungen und Erweichungsherden im Gehirn. Sogar die Anzeichen von Hämolyse und der gelegentlich beobachtete Ikterus bedürfen durchaus nicht eines Toxines zur Erklärung; bei sehr schweren — wie wir annehmen ischämischen — Leberzellschädigungen kann, ja muß es zu autolytischen Vorgängen und zu Freiwerden hämolytischer Fermente kommen.

Die Einheitlichkeit des pathologisch-anatomischen Befundes bleibt auch bei dieser Auffassung gewahrt, insofern, als unter den beschriebenen Organveränderungen sich keine findet, die nicht durch eine schwere ischämische Zirkulationsstörung zustande kommen könnte.

Diese Vorstellung hat vor der Lehre von der Toxikose den Vorzug, einer klinischen Prüfung zugänglich zu sein. Sie weist wiederum eindringlich darauf hin, daß der Schlüssel zum Verständnis der Eklampsie wie der Nephritis in der Lösung des Rätsels liegt, auf welchem Wege die nicht nur pathognomonische, sondern auch pathogenetische Blutdrucksteigerung, die allgemeine und renale Gefäßkontraktion zustande kommt.

β) Die Pathogenese der pseudourämischen Symptome.

Bei der Schilderung der Symptomatologie der chronischen Formen der falschen Urämie war schon die große Ähnlichkeit mit den Symptomen der akuten, eklamptischen Form der falschen Urämie und die wichtige Tatsache hervorgehoben worden, daß beide Symptomgruppen auch ohne Niereninsuffizienz zur Beobachtung kommen und daher nicht auf Giftretention zurückgeführt werden können. Eine scharfe Unterscheidung der beiden Gruppen als akut und chronisch läßt sich auch nicht streng durchführen. Denn es gibt Fälle, die wenigstens die eklamptischen Äquivalente in durchaus chronischer Weise darbieten, und andererseits solche pseudourämische Zerebralerscheinungen, die wegen der Plötzlichkeit ihres Auftretens ebensogut als akute bezeichnet werden können. Das Auftreten der akuten eklamptischen Anfälle ist auch keineswegs auf die akute Nephritis beschränkt, sondern kommt — freilich sehr selten — auch bei den chronisch verlaufenden Nephrosen, und häufig bei chronischen oder wenigstens subakuten Nephritiden im Stadium der Niereninsuffizienz vor. Dagegen treten die von uns als pseudourämische bezeichneten Phänomene ausschließlich bei chronischen Nierenkrankheiten auf, und nur bei solchen, die mit Blutdrucksteigerung einhergehen.

Worin liegt nun die Wesensverschiedenheit bei der großen Ähnlichkeit der Symptome?

Als führende Symptome der chronischen Pseudourämie können uns die peripheren Phänomene des toten Fingers und des intermittierenden Hinkens und die bulbären des Cheyne-Stokesschen Atmens dienen.

Daß das Phänomen des toten Fingers und des Weißwerdens der Extremitäten auf einen Spasmus der Gefäße zu beziehen ist, leuchtet ohne weiteres ein. Man nimmt auch allgemein an, daß der Schmerz beim intermittierenden Hinken auf einem Gefäßkrampf beruht, und es scheint, daß dieser unterhalb einer organisch veränderten, meist wohl verengten Stelle eines größeren Gefäßes dann einsetzt, wenn an die Durchblutung eines Organes größere Ansprüche gestellt werden. Statt der physiologischen Erweiterung, die normalerweise jede stärkere Inanspruchnahme eines Organes begleitet, tritt in pathologischen Verhältnissen unterhalb der stenosierten Stelle der Gefäßbahn eine verkehrte Reaktion, ein Spasmus auf, der vielleicht einer Ermüdungsreaktion (Weber) entspricht.

Wir nehmen nun an, daß die zerebralen transitorischen Herdsymptome in gleicher Weise auf Spasmen der betreffenden Gehirngefäße zurückzuführen sind, daß es sich also hier um angiospastische Aphasien, Hemiopien, Amaurosen usw. handelt.

Letzten Endes werden nach dieser Annahme die pseudourämischen Zerebralsymptome ebenfalls wie die eklamptischen durch lokale Hirnanämie hervorgerufen, aber auf diese Fälle scheint uns die für die Eklampsie eifrig von Osthoff, Pal, Vaquez verfochtene und für diese von uns abgelehnte Gefäßkrampftheorie zuzutreffen. Es handelt sich hier nicht um eine mehr weniger akut einsetzende Hypertension bei zartwandigen, jugendlichen Gefäßen, deren Durchlässigkeit wir uns unter dem Einfluß der — allerdings auch angiospastischen — Zirkulationsstörung gesteigert denken, sondern meist um eminent chronische Hypertensionen, um Fälle, die schon viele Jahre oder Jahrzehnte ihre Blutdrucksteigerung hatten. Das Ziel, dem diese chronischen Hypertonien zusteuern, ist eine allgemeine und renale Ischämie. Wenn nun gelegentlich, gewissermaßen vorzeitig, anfallsweise in einzelnen Gefäßgebieten lokalisierte Ischämien auftreten, so liegen diesen Gefäßspasmen häufig (vielleicht immer?) arteriosklerotische Gefäßveränderungen zugrunde.

Diese Annahme wird nicht nur durch die autoptische, sondern auch durch die klinische Erfahrung bestätigt, daß die transitorischen Herdsymptome oft nur die Vorläufer einer arteriosklerotischen Thrombose sind.

Derartige Beispiele sind uns aus der Literatur und aus der eigenen Erfahrung mehrfach bekannt. Ich erinnere an den Patienten von Bartels (S. 197), der im Anschluß an oft wiederholte Migränefälle, die mit fast vollständigem Verlust des Tastvermögens einhergegangen waren, schließlich Tastlähmung an den Fingern und Parästhesien dauernd behielt.

Osler erzählt in einer interessanten Abhandlung über „Transient attacks of aphasia and paralyses in states of high blood pressure and arterio-sclerosis", unter wie eigentümlichen Umständen er diesem Krankheitsbild zum ersten Male begegnet ist.

Als junger Arzt in Montreal war er eng befreundet mit einem in jeder Hinsicht vorbildlichen 63jährigen Kollegen George Roß, der bis auf einen Anfall von Kurzatmigkeit an einem heißen Tage immer ganz gesund gewesen war. Dieser wachte eines Nachts von der Nachtglocke auf, und wie er die rechte Hand nach der Streichholzschachtel ausstrecken wollte, merkte er, daß sie kraftlos war. Er machte mit der Linken Licht und klingelte. Als der Diener kam, konnte er kein Wort herausbringen. Er war sich ganz klar darüber, daß er einen Schlaganfall erlitten hätte; um so größer war sein Erstaunen, als er nach vier Stunden den Arm wieder bewegen und, wenngleich etwas undeutlich, wieder sprechen konnte. Als Osler ihn am anderen Morgen sah, war er wieder ganz wohl, die Sprache war klar, und es bestand keine Spur von Lähmung. Osler fand die Arterien wie Peitschenschnüre, den Spitzenstoß außerhalb der Mamillarlinie, kurz „den üblichen Befund".

Das war die erste von einer ganzen Reihe vorübergehender Attacken von Aphasie, Monoplegie und Hemiplegie, die sich über vier oder fünf Jahre erstreckten, mit Intervallen von bester Gesundheit. Eines Tages aber bekam er auf der Rückreise von Europa einen Anfall von partieller Paraplegie und starb in zwei Tagen.

Ein anderes Beispiel aus dem Aufsatz von Osler stammt von Peabody, den Osler als den ersten Autor erwähnt, der sich eingehend mit diesen Erscheinungen beschäftigt und eine plausible Erklärung dafür gegeben hat.

Ein 65jähriger Mann mit ausgesprochener Arteriosklerose hatte einen Anfall von transitorischer Hemiplegie ohne Bewußtseinsverlust. Im Laufe von zehn Tagen bekam er vier oder fünf derartige Anfälle, in denen er die Sprache verlor. Er starb in einem schweren Anfall von vollständiger rechtsseitiger Hemiplegie und Bewußtlosigkeit. P. m. wurde eine schwere und ausgebreitete Arteriosklerose in den Hirngefäßen gefunden, aber keine Herdläsion, weder lokales Ödem noch Blutung oder Erweichung.

Peabody nahm an, daß eine spasmodische Kontraktion der Muskularis der mittleren Gehirnarterien oder ihrer Äste hinzutritt zu der arteriosklerotischen Einengung des Lumens und vorübergehend Ischämie wichtiger Zentren des Gehirns auslöst, und daß beim tödlichen Anfall die Ischämie so lange gedauert hat, daß der Tod eintrat, aber nicht lange genug, um eine Erweichung herbeizuführen.

Peabody hat schon die vermutete herdförmige spastische Ischämie und den entsprechenden Funktionsausfall verglichen mit den sichtbaren Spasmen der Netzhautgefäße und der transitorischen Amaurose.

Osler teilt diese Fälle in drei Kategorien ein:

a) Gesunde Individuen mit hohem Blutdruck, aber ohne Zeichen von Arteriosklerose an den sicht- oder fühlbaren Arterien. — Das schließt natürlich, wie uns die Erfahrungen am Sektionstisch bestätigen, selbst vorgeschrittene Sklerose der nicht sicht- oder fühlbaren Nieren-, Herz- oder Hirngefäße nicht aus.

b) Patienten mit sehr ausgesprochener Arteriosklerose, bei denen die zerebralen Anfälle ohne Vorboten auftreten, bisweilen als prämonitorische Symptome („signal symptoms"). Das sind die häufigsten Fälle.

c) Patienten mit sehr vorgeschrittener Arteriosklerose und deutlichen Hirnerscheinungen wie progressive Geistes- und Körperschwäche. Da kommen alle möglichen Typen dieser transitorischen Erscheinungen vor, selbst Krampfanfälle! Die Anfälle sind am häufigsten im Greisenalter, aber sie kommen auch in der 5. und 6. Dekade vor.

Osler selbst hatte früher Zweifel, ob man bei sklerotischen Gefäßen einen Gefäßkrampf annehmen dürfe, aber ein Fall von Raynaudscher Krankheit, bei welchem wiederholt Anfälle von transitorischer Aphasie, Hemiplegie und Bewußtlosigkeit, bisweilen zusammen mit den Anfällen von lokaler Asphyxie und Nekrose auftraten, überzeugte ihn, daß intermittierende spastische Gefäßverschlüsse auch in den Gehirngefäßen zustande kommen können, und er meint wohl mit Recht, daß der transitorische Charakter der Anfälle im Verein mit der vollständigen Rückkehr der Funktion keine andere Deutung zuläßt.

Ein treffliches Beispiel ist auch der von Wagenmann beschriebene Fall eines 63jährigen Mannes, bei dem sich längere Zeit hindurch fast täglich oder in mehrtägigen Intervallen Verdunkelung des rechten Auges einstellte. Diese Erscheinung dauerte minutenlang, bis selbst einige Stunden, um dann wieder zu schwinden. In einem solchen Anfall fand Wagenmann totale Amaurose des rechten Auges mit aufgehobener Pupillarreaktion. Die Augenspiegeluntersuchung ergab Kontraktion der Netzhautarterien und Entleerung der Venen. Diese Erscheinungen schwanden nach einigen Minuten, worauf das Sehvermögen des Kranken wieder normal wurde. Es wurde eine Iridektomie ausgeführt, worauf die Anfälle wegblieben. Doch trat nach etwa einem halben Jahr wieder ein Anfall auf und mit diesem kam es zu einer partiellen Thrombose der Arteria centralis retinae.

Auch Weiß hat in einem der rezidivierenden Erblindungsanfälle die zeitweise Entleerung und Wiederfüllung der Gefäße ophthalmoskopisch beobachtet. Der Patient litt zugleich an Krampfanfällen der linken Hand, bei welchem ihm die Finger eingeschlafen waren. Die Anfälle von Erblindung wiederholten sich oft bis zu dreimal am Tage. Der Gefäßverschluß dauerte etwa $^1/_2$ Stunde. Auf seiner Höhe bestand Amaurose. Nach Wiederherstellung der Zirkulation blieb aber das Sehvermögen noch eine weitere halbe Stunde herabgesetzt.

Pal hält die Arteriosklerose hier für die Folge der Gefäßkrämpfe.

Uns scheint die umgekehrte Annahme viel plausibler zu sein; weil Arteriosklerose der größeren Gefäße besteht, deshalb treten wie beim intermittierenden Hinken in den kleinen Gefäßen des betreffenden Stromgebietes Spasmen auf.

Das gelegentliche Auftreten der angiospastischen Phänomene, besonders der peripheren bei jugendlichen Individuen mit chronischer Nephritis, schließt nicht aus, daß auch bei diesen schon arteriosklerotische Veränderungen an den Gefäßen eine auslösende Rolle spielen. Im einzelnen Falle ist p. m. auf den Zustand der peripheren Gefäße wohl noch nicht mit der nötigen Genauigkeit geachtet worden. Es ist aber sichergestellt, daß bei chronischen Nephritiden in auffallend jugendlichem Alter schon schwere „Arteriosklerose" und zwar in Form der Endarteriitis vorkommt, die hier unzweifelhaft als sekundäre, als Folge der Nephritis und der nephritischen Drucksteigerung bzw. Gefäßkontraktion angesprochen werden muß.

Andererseits ist nicht zu verkennen, daß gerade bei den genuinen Hypertonikern oft eine auffällige Übererregbarkeit der Vasomotoren (z. B. abnorm starke Gefäßkontraktion auf Kältereiz [O. Müller]) und Neigung zu plötzlichen Gefäßerweiterungen (Fluxionen) besteht. Da sind Zweifel darüber, was ist das Primäre? durchaus berechtigt. Ist es die Arteriosklerose der Gefäße, welche die exzessiven vasomotorischen Reaktionen auslöst, oder sind nicht die Individuen mit labilen Vasomotoren dadurch, daß sie während eines wechselvollen Lebens auf jeden Reiz mit starken, überschießenden Gefäßreaktionen antworten, besonders zur Arteriosklerose disponiert?

Im ersten Falle hätten wir es mit einer primären Arteriosklerose und einer sekundären erworbenen Übererregbarkeit der Gefäße, im zweiten Falle mit einer primären angeborenen oder erworbenen Übererregbarkeit der Gefäße und sekundärer Arteriosklerose zu tun.

Da man an einer vererbbaren Disposition zur Arteriosklerose nicht zweifeln kann, so wäre es durchaus möglich, daß diese sich in der Jugend in einer abnormen Labilität der Vasomotoren äußerte.

Es mag sein, daß die Neigung zu abnormen Gefäßreaktionen bei dem Zustandekommen der angiospastischen pseudourämischen Phänomene neben der lokalen Arteriosklerose eine gewisse Rolle spielt.

Das unterliegt wohl keinem Zweifel, daß es sich in den als Beispiel angezogenen Fällen um das, was wir heute als Nierensklerosen bezeichnen, gehandelt hat. Auch Forlanini hatte wohl solche Fälle von „blander Hypertonie" im Auge, wenn er als Beleg für die arteriospastische und nicht urämische Natur der geschilderten, von uns als pseudourämische bezeichneten Erscheinungen zwei klinische Tatsachen anführt: 1. die enorme Steigerung, die der Blutdruck gelegentlich der schweren Anfälle erfährt, und 2. den nicht seltenen Mangel jeder Harnverhaltung nicht nur, sondern auch jeder anatomischen Veränderung der Nieren. Denn die „klinisch und anatomisch dunkel bleibenden Fälle, bei denen neben der täuschenden Ähnlichkeit der äußeren Erscheinungen eine gleichartige auffällige Beteiligung des Gefäßsystems" [d. h. eine abnorme Blutdrucksteigerung] „hervortritt", gehören, wie wir heute wissen, den gutartigen Nierensklerosen an, die ja auch heute noch vielfach ganz zu Unrecht als interstitielle Nephritiden oder mit Recht als genuine mit Unrecht als Schrumpfnieren bezeichnet werden. Nur müssen u. E. diese angiospastischen Phänomene, wie im vorhergehenden auseinandergesetzt wurde, pathogenetisch unterschieden werden von den eklamptischen, was bei der großen Ähnlichkeit und Gleichartigkeit der zerebralen Herdsymptome im einzelnen Falle, besonders dann, wenn es sich nicht um eine Nierensklerose, sondern um eine chronische Nephritis handelt, Schwierigkeiten bereiten kann.

Die Frage, ob auch diesen angiospastischen Phänomenen bei chronischer Hypertension stets eine paroxysmale Extrasteigerung des Blutdruckes vorausgeht, wie dies bei den eklamptischen Phänomenen die Regel ist, ist noch nicht mit Sicherheit zu beantworten. Es kommen jedenfalls zugleich mit den lokalen auch „universelle Gefäßkrisen", d. h. paroxysmale Blutdrucksteigerungen bei diesen chronischen Hypertonien vor, aber auch bei Arteriosklerotikern ohne habituelle Hypertonie (Pal).

Auch hier erhebt sich die Frage: was ist das Primäre? Entsteht die lokale Gefäßkrise infolge einer universellen Blutdrucksteigerung, oder ist die Blutdrucksteigerung die Folge einer lokalen angiospastischen Gefäßkontraktion?

Beides ist denkbar. In der Regel ist wohl der Anstieg des Blutdrucks das Moment, welches im Bereich des arteriosklerotisch erkrankten Gefäßgebietes den lokalen Gefäßspasmus auslöst. Dafür sprechen die Anfälle von intermittierendem Hinken oder Angina pectoris zu Beginn einer Muskeltätigkeit, die in deren weiterem Verlaufe nachlassen; dafür spricht die eingehende klinische Beobachtung von Pal, der bei anhypertonischen Arteriosklerotikern den Anfällen von Angina pectoris oft eine paroxysmale Blutdrucksteigerung voraufgehen sah. Doch ist diese Frage ebensowenig geklärt wie die nach der Ursache der auffallenden paroxysmalen Druckanstiege in derartigen Fällen.

Ich vermute, daß durch Nachlaß der Herzkraft und Abnahme der Durchblutung die allgemeine Gefäßkontraktion gesteigert werden kann, und daß die Gefäßkontraktion lokal besonders stark ausfällt, wenn noch außerdem die Durchblutung durch eine Gefäßwanderkrankung stärker herabgesetzt ist.

Auch die zweite Möglichkeit, daß lokale Gefäßspasmen reflektorisch eine universelle Blutdrucksteigerung auslösen, ist nicht von der Hand zu weisen. Man könnte z. B. daran denken, daß 1. Gefäßkontraktionen speziell in der Niere zu allgemeiner Blutdrucksteigerung führen, nachdem wir wissen, daß gerade dieses Organ und die Lichtung seiner Gefäße in einer so eigenartigen Beziehung zum allgemeinen Tonus der Gefäße steht; 2. daß ein lokaler Gefäßspasmus dann zu einer allgemeinen Blutdrucksteigerung führt, wenn der örtlich beschränkte Gefäßkrampf die Arterien der lebenswichtigen bulbären Zentren betrifft.

Denn nach den experimentellen Untersuchungen von Naunyn und Schreiber und insbesondere von Cushing wird jede Anämie, d. h. Störung der Sauerstoffversorgung dieser Zentren mit einer Gefäßkontraktion in der Peripherie (Anämie des Splanchnicusgebietes) und einer regulatorischen Blutdrucksteigerung beantwortet. Wird im Experiment diese Anämie der Zentren durch einen gemessenen Druck von außen erzeugt, so tritt eine wellenförmige Blutdrucksteigerung ein, und der erhöhte Blutdruck schwankt in rhythmischen Perioden um eine Mittellage, welche dem Drucke entspricht, mit dem die bulbären Zentren komprimiert werden. Naunyn sowohl wie Cushing haben bei diesen Experimenten bereits rhythmische Schwankungen der Atmung und der Pupillenweite gesehen. Die Atmung steht still, wenn der Blutdruck unter den Hirndruck sinkt und das Atemzentrum anämisiert wird, sie kommt wieder in Gang, wenn das durch Anämie erregte Gefäßzentrum den Blutdruck über den Hirndruck steigert. Genau die gleichen rhythmischen Schwankungen der Erregung bulbärer Zentren, der Atmung, des Blutdrucks, des Vagus, der Iris lassen sich beim Cheyne-Stokesschen Atmen beobachten, und es fällt der Stillstand der Atmung mit dem Wellental, das An- und Abschwellen der Atmung mit dem Wellenberg der rhythmischen Blutdruckschwankung zusammen. Wir dürfen diese Erscheinung als ein Symptom einer bulbären Ischämie betrachten, und diese da, wo ein entsprechender Hirndruck fehlt, auf die allgemeine oder eine lokale Gefäßkontraktion zurückführen. Wir haben daher auch dieses eindrucksvolle Phänomen, das bei der Arteriosklerose und Hypertonie besonders mit Nachlaß der Herzkraft nicht selten vorkommt, bisweilen Wochen und Monate anhält, und unter Umständen unter Besserung der Herzkraft wieder verschwindet, nicht zu den toxisch-urämischen, sondern zu den arteriellen, pseudourämischen zu rechnen.

Natürlich ist auch bei den chronischen Hypertensionen die Möglichkeit einer Drucksteigerung in der Schädelhöhle stets gegeben; speziell das Phänomen des Cheyne-Stokesschen Atmens und die ihm zugrunde liegende Anämie der bulbären Zentren kann auch durch Hirndruck, durch Anpressen des Bulbus an die unnachgiebige Knochenhülle und Einpressen der empfindlichen Organe in das Foramen magnum entstehen. Wir sehen ja auch oft genug neben den pseudourämischen Symptomen bei chronischer Hypertension die Phänomene auftreten, die auf eine pathologische Steigerung des Hirndruckes hinweisen und sich von den transitorischen angiospastischen Erscheinungen durch größere Konstanz bzw. längere Dauer auszeichnen. Kopfdruck, Kopfschmerz, Schwindel, Erbrechen sind sicher nicht in allen Fällen auf Arteriosklerose und Spasmen der Gehirngefäße, sondern auch oft, bei chronischen Nephritiden wohl meist, auf gesteigerten Hirndruck bzw. Hirnödem zurückzuführen. Bei diesen weist schon die bezeichnende Gedunsenheit des Gesichtes darauf hin, daß es sich um einen gleichartigen Zustand innerhalb der Schädelhöhle handelt, und man kann in solchen Fällen chronischen, in seiner Stärke wechselnden Kopfschmerzes dem Kranken am Gesichte ablesen, wie er sich zurzeit befindet. Die Bestimmung des Lumbaldruckes kann oft, wenn auch nicht immer, als Kriterium dienen, ob es sich um arterielle Phänomene oder um chronische eklamptische Äquivalente — wie man die Hirndrucksymptome bezeichnen kann — handelt.

Umgekehrt kann man aus dem Fehlen der allgemeinen Hirndrucksymptome auf die angiospastische Genese transitorischer Zerebralerscheinungen schließen.

Wahrscheinlich können die subjektiven Erscheinungen von Kopfdruck und Schwindel noch auf eine dritte Weise, durch arterielle Fluxion und plötzliche Hyperämie entstehen, die ihrerseits wieder eine Steigerung des Hirndruckes begünstigen. Speziell bei der habituellen Hypertonie haben wir es häufig mit vollblütigen Individuen von großer Labilität der Vasomotoren zu tun und können oft Blutandrang nach dem Kopfe mit Rotwerden des Gesichtes beobachten, analog den „Wallungen", über welche die Frauen in den Wechseljahren klagen.

Die epileptiformen Krampfanfälle, die bei chronischen Nephritiden auftreten, wird man wohl immer mit den akut-eklamptischen identifizieren und auf Hirnschwellung zurückführen können. Dagegen erscheint es fraglich, ob diese Vorstellung auch auf die seltenen Fälle von allgemeinen Krämpfen bei habituellen Hypertonien zutrifft. In manchen Fällen, in denen die Krämpfe periodisch auftreten, handelt es sich wohl um Spätepilepsien auf arteriosklerotischer Basis. In anderen Fällen, besonders des Spätstadiums, in dem die allgemeine Ischämie dem Krankheitsbilde den malignen Stempel aufdrückt (vgl. S. 505), könnten die Krämpfe möglicherweise auch durch einen angiospastischen Vorgang zustande kommen, d. h. ohne Volumenzunahme des Gehirns und ohne den Faktor „der Einklemmung" in die starre Schädelhöhle. Die Frage ist deshalb schwer zu entscheiden, weil Sauerstoffmangel allein schon genügt, um bei diesem ganz besonders zur Quellung geneigten Organe zu einer Volumzunahme zu führen.

Was endlich die psychischen Veränderungen betrifft, so läßt sich über ihre Pathogenese nur so viel sagen, daß auch sie allem Anschein nach in erster Linie an arteriosklerotische Veränderungen der Hirngefäße gebunden sind und sich auch symptomatologisch von den psychischen Alienationen der Arteriosklerotiker wohl nicht unterscheiden. Es handelt sich um chronische Störungen der Ernährung, der Blutversorgung des Gehirns und darin ist neben dem vaskulären ohne weiteres auch der kardiale Faktor als pathogene Bedingung mit enthalten; sehen wir doch auch bei chronischer kardialer Dekompensation allein „pseudourämische" psychische Störungen bisweilen auftreten und umgekehrt bei Hypertonikern nach Besserung der Herzkraft verschwinden. Das was diesen pseudourämischen Phänomenen ihren spezifischen Stempel aufdrückt und sie von den Erscheinungen der gewöhnlichen Arteriosklerose insbesondere der Hirngefäße unterscheidet, das ist das Hineinspielen der — renalen — Hypertonie mit ihrer Neigung zu Überaktivität der Gefäße und Unteraktivität des Herzens.

Es ist möglich, daß auch Ernährungsstörungen und Schädigungen des Gehirns durch chronisches Ödem in manchen Fällen eine Rolle spielt, zumal wir ja auch im Anschluß an akute eklamptische Phänomene Psychosen von kürzerer oder längerer Dauer beobachten können. Es wäre aber auch darauf zu fahnden, ob nicht eine chronische und länger dauernde, nicht nur rasch vorübergehende Ischämie des Gehirns zu ähnlichen miliaren Degenerationsherden führen kann, wie wir sie aus der gleichen Ursache bei der Retinitis albuminurica in der Netzhaut beobachten. Hier ist erst von der mühevollen Kleinarbeit der Kasuistik und sorgfältiger histologischer Untersuchung eines klinisch gut beobachteten Materials ein genauerer Einblick zu erwarten.

So viel kann nur mit Sicherheit gesagt werden, daß die psychischen Veränderungen bei chronischen Hypertonien auch ohne Niereninsuffizienz, wie es scheint aber nicht ohne Arteriosklerose wenigstens der größeren Hirngefäße, beobachtet werden, weshalb sie nicht zu den urämischen, sondern zu den pseudourämischen Symptomen gerechnet werden müssen.

Das gleiche gilt nun auch von anderen nicht transitorischen, sondern anhaltenden Erscheinungen, die bisher allgemein als toxisch-urämische oder azotämische angesprochen worden sind. Ich nenne hier vor allem die Retinitis albuminurica. Wir sind im Laufe unserer weiteren Untersuchungen zu der Überzeugung gelangt, daß auch dieses Symptom zu Unrecht auf eine Giftwirkung bezogen worden ist. Wir kommen auf diese Frage bei der Kombinationsform zurück (S. 505); es soll hier nur die sichere klinische Tatsache hervorgehoben werden, daß wir die Retinitis albuminurica auch ohne Niereninsuffizienz beobachten können; wir haben in ihr das Symptom zu erblicken, das uns am sichersten anzeigt, daß die allgemeine Gefäßkontraktion einen Grad angenommen hat, der die Durchblutung und Leistungsfähigkeit der Niere bedroht.

Auch dieses Symptom kann vorzeitig oder einseitig auftreten, wenn lokale organische Gefäßveränderungen die Durchblutungsverhältnisse besonders ungünstig gestalten. Es kann mit Besserung der Durchblutung, sei es durch Nachlaß der Gefäßkontraktion oder Steigerung der Herzkraft verschwinden.

Bisher war der Augenhintergrund die einzige Stelle, an der die Ischämie der direkten Beobachtung zugänglich ist. Seit wir die Möglichkeit haben, auch an den Kapillaren des Nagelfalzes den Grad der ischämisierenden Gefäßkontraktion zu beurteilen, ist es von besonderem Interesse, den Zustand der beiden Gefäßgebiete zu vergleichen. Die Übereinstimmung ist außerordentlich wichtig und lehrreich und gestattet Schlüsse auf den Zustand der Nierengefäße zu ziehen. Ich möchte hier nur eine sehr bemerkenswerte Analogie hervorheben. An der Niere ist schon durch Thomas' Untersuchung bekannt, daß sich neue Gefäßverbindungen zwischen Vas afferens und efferens herstellen, wenn der Kreislauf im Glomerulus unwegsam geworden ist. An der Haut hat Weiß bei chronischen Nephritiden auffallende Gefäßneubildung und Anastomosen an den Kapillaren beschrieben, und das gleiche Phänomen läßt sich auch im Augenhintergrunde beobachten. So beschreibt Bahr im Augenhintergrunde eines unserer im Atlas als Beispiel aufgeführten Fälle von Retinitis albuminurica — ohne Niereninsuffizienz — „Gefäßneubildungen, welche offenbar an Stelle obliterierter Gefäße einen Verbindungsweg geschaffen haben". Daß diese Gefäßneubildungen nicht ohne Bedeutung für die Funktion sind, haben wir daraus geschlossen, daß auf dem einen Auge, wo sie vorhanden waren, das Sehvermögen wesentlich besser war als auf dem anderen Auge, wo sie fehlten und wo — infolgedessen? — stärkere Atrophie bestand.

Zu den Symptomen oder Folgen einer chronischen zerebralen und allgemeinen Ischämie möchte ich auch die Müdigkeit, die Abnahme der körperlichen und geistigen Leistungsfähigkeit, des Gedächtnisses, die Anämie und die Abmagerung rechnen, alles Erscheinungen, denen wir auch bei Niereninsuffizienz regelmäßig begegnen, die wir aber auch schon vor Eintritt der Niereninsuffizienz und ohne Rest-N-Erhöhung im Blute beobachten können, wenn die Erkrankung in das Stadium der allgemeinen Ischämie eingetreten ist. Das schließt nicht aus, daß diese Erscheinungen auch auf toxischem Wege zustande kommen können, kann doch auch die Niereninsuffizienz selbst sowohl die Folge, als auch die Ursache einer allgemeinen Ischämie sein und zu einer allgemeinen Gefäßkontraktion führen.

Daß das häufigste Symptom der chronischen Hypertension, die Dyspnoe und das nächtliche Asthma **kardialen** Ursprungs ist, wurde schon bei der Symptomatologie erwähnt. Es ist das typische Symptom einer relativen Insuffizienz des muskelstarken Herzens, und wir sehen hier alle Übergänge bis zum ausgeprägten Bilde des Lungenödems.

Man kann diese kardialen Asthmafälle insofern dem echten Bronchialasthma an die Seite stellen, als auch beim kardialen ein Transsudat, dessen Zähflüssigkeit durch Schaumblasen enorm gesteigert wird, die Bronchiolen stenosiert und ein Exspirationshindernis bildet, das wie beim Bronchialasthma zu der typischen Lungenblähung führt. Es mag sein, daß auch die Lungenstarre (Basch, Großmann), d. h. der gesteigerte Druck in den Lungengefäßen an der Ausatmungserschwerung beteiligt ist.

Daß weder nervöse, noch „toxalimentäre" Einflüsse diese charakteristische Form des nächtlichen Asthmas bedingen, wird schlagend dadurch bewiesen, daß es mit der Sicherheit eines Experimentes gelingt, die Anfälle selbst dann, wenn sie wochenlang allnächtlich wiederkehrten, mit einem Schlage zu beseitigen durch Trockendiät.

Daß diese Anfälle besonders gerne nachts auftreten, hängt wohl mit der nächtlichen Resorption okkulter kardialer Ödeme, die in Nykturie ihren Ausdruck findet, zusammen. Durch den plötzlichen Einstrom wird das Herz akut, aber vorübergehend überlastet, und bei Trockendiät tritt alsbald Verschwinden der oft nicht sichtbaren Ödeme und Erholung des muskelstarken Herzens ein.

In manchen Fällen dieses pseudourämischen Asthmas spielen aber auch die schon mehrfach erwähnten paroxysmalen Extrasteigerungen des Blutdrucks eine wichtige Rolle. Landois hat unter den urämischen Atemstörungen eine als eigenartig herausgehoben, in welcher es sich um Anfälle starker Erregung des vasomotorischen Zentrums in der Medulla oblongata handele. Er möchte dieselben demgemäß richtiger als Angina pectoris vasomotoria auf urämischer Basis bezeichnen.

Er schreibt: „Ich habe zuerst das von den Klinikern nunmehr allgemein anerkannte Bild der Angina pectoris vasomotoria benannt und beschrieben, jener anfallsweisen Vasomotorenreizung, bestehend in einer Kontraktion der arteriellen Gefäße, welche hart und dünn werden, während die Haut, zumal an Händen und Füßen, erblaßt und erkaltet, unter Kribbeln und Prickeln in den Fingerspitzen. Der durch die Gefäßkontraktion gesteigerte

Blutdruck erzeugt Pulsvermehrung, sowie das Gefühl der Depression, der Angst, des Erlöschens der Lebensfunktion und selbst schmerzhaften Herzklopfens.

Zu dieser Form gehören offenbar Fälle, wie die folgenden von Allbut beschriebenen:

„Die Anfälle treten vornehmlich bei der Schrumpfniere, und zwar zumeist nachts, hervor. Das Antlitz ist blaß, weder geschwollen noch zyanotisch. Die Arteriae radiales et temporales sind gespannt wie Saiten, das Herz scheint herausspringen zu wollen. Gegen Ende des Anfalls erfolgt gewöhnlich Auswurf mit Blut gemischt. Auf der Höhe des Anfalls besteht das vesikuläre Atmen fort. Der erste Anfall tritt meist nach einer geistigen Anstrengung oder Gemütsaufregung hervor." Auch Allbut faßt das Leiden auf als beruhend auf einer Kontraktion der kleineren Arterien.

Diese Anfälle entsprechen durchaus dem, was Pal als allgemeine Gefäßkrise bezeichnet hat. Fraglich ist nur, ob diese nächtlichen Asthmaanfälle stets durch eine paroxysmale Extrasteigerung des Blutdrucks ausgelöst werden, oder ob nicht die relative Insuffizienz des muskelstarken Herzens allein oder im Anschluß an die oben erwähnte nächtliche Ödemresorption das anfallsweise Asthma bedingen und ihrerseits die Gefäßkrise auslösen kann. Wir neigen sehr dazu, die paroxysmale Extrasteigerung des Blutdrucks, wie S. 158 erwähnt, für die Folge der relativen Herzschwäche, der Abnahme des Schlagvolumens (unter Annäherung an die maximale isometrische Zuckung), anzusehen. Jedenfalls ist in der Regel eine deutliche Steigerung des Venendruckes als Ausdruck einer Überfüllung des Kreislaufes und einer Erlahmung des rechten, bei ungenügender Entleerung des linken Ventrikels nachzuweisen. Daß der Zustand des Herzens an der Entstehung auch der kritischen Extrasteigerung des Blutdruckes nicht unbeteiligt ist, geht aus dem nachhaltigen Effekt der Trockendiät und Ausbleiben der Krisen nach Kräftigung des Herzmuskels hervor.

Man kann demnach die eklamptischen und pseudourämischen Phänomene zusammenfassen als die akuten und chronischen Phänomene der **falschen Urämie.** Es handelt sich um Störungen, die auch ohne Niereninsuffizienz, also unabhängig von einer Störung der Nierenfunktion auftreten und das gemeinsam haben, daß eine Zirkulationsstörung das pathogene Moment darstellt.

Die Zirkulationsstörung kann eine allgemeine, aber lokal besonders betont sein, sie kann dauernd oder nur vorübergehend bestehen, akut einsetzen oder mehr allmählich eintreten, bei chronischem Verlauf aber wieder plötzlich sich steigern.

Die Folgeerscheinungen wird man sich entsprechend verschieden etwa folgendermaßen vorstellen dürfen:

a) Wenn die kardiovaskuläre Zirkulationsstörung akut einsetzt, überwiegt der Faktor der Gefäßdurchlässigkeit und es treten auf dem Boden des anhaltenden allgemeinen Hirndrucks (Allgemeinerscheinungen: Pulsverlangsamung, Kopfschmerz, Erbrechen) die vorübergehenden und lokalisierten Anämien einzelner Provinzen des Gehirns (örtliche oder allgemeine Krämpfe, Amaurose usw.) oder der Medulla (Cheyne-Stokessches Atmen) auf. Auf die Lokalisation der örtlich beschränkten Ödeme sind mechanische Faktoren von Einfluß (doppelseitige Amaurose bei Rückenlage, Hemiopie und Halbseitenkrämpfe oder -Lähmung bei Seitenlage).

Diese Form der Zirkulationsstörung ist

1. an die Einklemmung des Gehirns in die Schädelhöhle gebunden,
2. ist für sie der Faktor der Gefäßdurchlässigkeit maßgebend,
3. sie kann daher bei sehr hochgradiger Gefäßdurchlässigkeit auch ohne den Faktor der Gefäßkontraktion zustande kommen.

b) Wenn die kardiovaskuläre Zirkulationsstörung sich ganz allmählich entwickelt, so überwiegt der Faktor der Gefäßkontraktion. Dann kommt es zu den Erscheinungen der allgemeinen Ischämie (Müdigkeit, Abnahme des Gedächtnisses, der Leistungsfähigkeit, Kopfschmerz (?) Schwindel) ohne oder mit geringer Neigung zu Ödemen. Auf dem Boden der allgemeinen und anhaltenden Gefäßkontraktion kann es zu vorübergehender und herdförmiger, angiospastischer Ischämie kommen (transitorische Amaurose oder Lähmung oder Krämpfe, psychische Störung!).

Das Moment, das hier die herdförmige Steigerung der Ischämie bedingt, ist ebenfalls ein mechanisches, die lokale Erkrankung der Gefäße.

Diese Form der Zirkulationsstörung ist

1. nicht an die Einklemmung des Gehirns in die Schädelhöhle gebunden,
2. ist für sie der Faktor der Gefäßkontraktion maßgebend.
3. Lokale angiospastische Phänomene können daher unter dem Einfluß lokaler Arteriosklerose auch ohne allgemeine Gefäßkontraktion zustande kommen.

c) Es kann im Verlaufe einer mit chronischer Hypertension einhergehenden Erkrankung auch mehr subakut ein Stadium der Ischämie eintreten, dann können sich die beiden Formen der Zirkulationsstörung mit und ohne Steigerung der Gefäßdurchlässigkeit ineinander schieben.

d) Ein Teil der falschen urämischen Symptome ist rein kardial bedingt, fast allen liegt vielleicht mittelbar ein Nachlaß der Herzkraft d. h. ein Mißverhältnis zwischen vis a tergo und peripheren Widerständen zugrunde.

Der einzige Beitrag, den die Niereninsuffizienz und insbesondere Glomeruliinsuffizienz zu diesen Zirkulationsstörungen liefern kann, ist der, daß Wasserretention das Herz überlasten, den Venendruck erhöhen und die Transsudationen steigern kann.

Daß die zunehmende N-Retention im Stadium der Nieren-(Tubuli)-insuffizienz einen befördernden Einfluß auf das Zustandekommen der falschen Urämie ausübt, konnten wir nicht feststellen. Man sieht zwar nicht selten pseudourämische und relativ häufig eklamptische Phänomene im Stadium der Niereninsuffizienz, und zwar die ersteren nur bei sehr chronischen, die letzteren mit Vorliebe bei mehr subakuter Verlaufsart, aber nicht als Folge der Niereninsuffizienz, sondern als Folge der Zunahme des Mißverhältnisses zwischen Herzkraft und Gefäßkontraktion, die seinerseits sowohl den Nachlaß der Nierenfunktion wie die Neigung zu eklamptischen und arteriellen Phänomenen zur Folge hat.

Um so mehr muß prinzipiell daran festgehalten werden, daß alle Phänomene der falschen Urämie ohne Ausnahme auch ohne Niereninsuffizienz d. h. ohne pathologische Erhöhung des R. N.-Spiegels im Blute und ohne Giftretention zustande kommen können.

Anhang:

Die Eclampsia und Encephalopathia saturnina.

Anhangsweise soll hier auch der von alters her insbesondere auch von Traube und Rosenstein u. a. zum Vergleich herangezogenen Bleivergiftung gedacht werden, deren zerebrale Erscheinungen von den einen als Paradigma für die Vorgänge bei der Urämie, von den anderen als urämische Folgen der Bleiniere angesehen worden sind.

Auch hier stehen sich bisher die beiden Theorien, die mechanische und die Krampftheorie, unvermittelt gegenüber. Es scheint mir aber, daß auch hier wie bei der falschen Urämie beide Teile recht haben.

Bei der Eclampsia saturnina sehen wir genau dasselbe Bild wie bei der eklamptischen Urämie. Ein typisches Beispiel hat Seegelken aus der Klinik von Stintzing beschrieben:

Ein 20jähriger Malergehilfe leidet an chronischer Bleivergiftung und Kolikanfällen mit langsamem, starkgespanntem Puls, die täglich mit großer Heftigkeit auftreten. Plötzlich stellen sich ohne Vorboten Krämpfe ein, die in klonischen Zuckungen bestehen, in den rechten Gesichtsmuskeln anfangen und später auf die ganze rechte Körperhälfte übergreifen. Der Anfall dauert drei Minuten; es werden 25 Anfälle gezählt. In der anfallsfreien Zeit sind der rechte Arm und das rechte Bein vollständig gelähmt; es entsteht rechtsseitiger Zungenbiß. Der Urin wird unwillkürlich in die vorgelegte Bettflasche entleert und enthält kein Eiweiß. Der Lumbaldruck ist stark erhöht, 310 mm. Es werden 60 ccm der anfangs klaren (spinalen?), später trüben (zerebralen?) Flüssigkeit abgelassen. Der Druck beträgt zum Schlusse 80 mm. Nach der Lumbalpunktion kehrt das Bewußtsein zurück. Der Kranke hat Gesichts- und Gehörshalluzinationen heiteren Inhalts, ist sehr unruhig, versucht aus dem Bett zu steigen — nach 36 Stunden besteht wieder ein normales körperliches und geistiges Verhalten.

Wenn wir von den Schmerzen und dem Urinbefund absehen, so ist das Krankheitsbild der Eclampsia saturnina nicht nur ähnlich, sondern identisch mit dem der eklamptischen Urämie: Blutdrucksteigerung zur Zeit der Kolik mit paroxysmalem Anstieg beim Kolikanfall, prodromale Abnahme der Diurese, plötzliches „Aufblitzen" der Krämpfe, die auch halbseitig auftreten und von Lähmung gefolgt sein, durch Kopfschmerz, Amaurose und andere Äquivalente vertreten werden können, posteklamptische Geistesstörungen, erhebliche Steigerung des Lumbaldruckes und verhältnismäßig große Mengen Lumbalflüssigkeit, autoptisch Hirnödem (Tanquerel des Planches, Traube).

Mir scheint, daß die Bleikolik bei der Bleieklampsie dieselbe Rolle spielt, wie die Wehen bei der Schwangerschaftseklampsie, und das blutdrucksteigernde und krampfauslösende Moment darstellt.

Wenigstens möchte ich die Frage aufwerfen, ob nicht auch die Bleieklampsie absolut an eine Epoche gebunden ist, in welcher Koliken auftreten (vgl. S. 214). Gemeint ist hier natürlich die Bleieklampsie bei der frischen Bleivergiftung; daß auch bei der chronischen Bleischrumpfniere im ischämischen Endstadium eklamptisch-urämische Krämpfe auftreten können, ohne Koliken, versteht sich von selbst.

Heubel konnte schon 1871 auf Grund seiner Tierexperimente der Annahme Rosensteins, daß den Krampfanfällen der Eclampsia saturnina eine kapillare Anämie des Gehirns zugrunde liegt, beistimmen. Er lehnt aber den Versuch, diese auf die adstringierende oder kontrahierende Wirkung des Bleies auf die Hirngefäße zurückzuführen, entschieden ab. Er schreibt: „Erwägt man, daß man in der Mehrzahl der Fälle bei Sektionen der unter den Symptomen der Eclampsia saturnina zugrunde gegangenen Hunde das Gehirn nicht nur anämisch, sondern ödematös findet, daß ferner eine Zunahme des Wassergehaltes der Hirnsubstanz dieser Tiere sich nachweisen läßt, daß unter diesen Umständen wohl unzweifelhaft das Ödem durch Kompression der Hirngefäße die arterielle Anämie bedingte —, so scheint mir die Annahme, daß in diesen Fällen das Gehirnödem die Ursache der Anämie war, hinlänglich motiviert."

Für die Entstehung des Hirnödems bei der Bleieklampsie kommt nur das Moment der akuten Ischämie in Frage. Daß dieses recht hohe Grade erreichen und während der Bleikolik auch für sich allein ohne Ödem einen transitorischen Funktionsausfall bewirken kann, lehrt eine sehr interessante Beobachtung von Elschnig.

Ein 25jähriger Anstreicher, der an Koliken erkrankt war, erblindete plötzlich, während eines neuerlichen heftigen Schmerzanfalles vollständig und verlor kurz darauf das Bewußtsein. Als er mehrere Stunden später wieder zu sich kam, war er vollständig blind, und erst allmählich trat eine langsame Besserung des Sehvermögens wieder ein. In diesem Falle konnte Elschnig das seltene Phänomen einer Anämie durch arteriellen Gefäßkrampf beobachten (Pal). Die Beobachtung ist sehr lehrreich, doch dürfte die rein angiospastische Genese der zerebralen Reiz- und Ausfallserscheinungen ohne sekundäres Ödem bei der akuten Hochspannung die Ausnahme und nicht die Regel sein.

Auf der anderen Seite haben wir in der bei sehr alten chronischen Bleivergiftungen vorkommenden Encephalopathia saturnina m. E. das Gegenstück zur chronischen Pseudourämie. Soweit es sich dabei nicht um chronisch-eklamptische Äquivalente, d. h. Hirnödem handelt, spielen Gefäßveränderungen, arteriosklerotischer, endarteriitischer und periarteriitischer Natur die Hauptrolle. Ihre organischen Folgen in Gestalt von multiplen Blutungen oder Erweichungen bilden einen der häufigsten Befunde bei der Encephalopathia saturnina.

Aber auch hier bei der sog. chronischen Bleivergiftung kommen lokalisierte und transitorische Ausfallserscheinungen vor, die nur funktionell bedingt sein können, und wir dürfen annehmen, daß auch hier funktionelle angiospastische Gefäßverengerungen auf dem Boden der organischen eine vorübergehende Ischämie bedingen. Maßgebend für die Lokalisation ist die organische Gefäßveränderung, maßgebend für den transitorischen Charakter die superponierte funktionelle Gefäßverengerung.

Hier wie bei der Nierensklerose liegt eine andauernde Hypertension zugrunde, und an den Nierengefäßen finden wir die gleiche, und zwar ganz besonders hochgradige Endarteriitis obliterans, wie bei der nicht ausgeheilten Schwangerschaftsniere und der sekundären Schrumpfniere.

Wir haben dann ein Krankheitsbild vor uns, das in der Mitte steht zwischen der unausgeheilten — ursprünglich akuten — Nephritis und der ganz chronischen — genuinen —

Sklerose, ein Krankheitsbild, das pathogenetisch der ersteren, in der Verlaufsart der letzteren nähersteht. Die dauernde Blutdrucksteigerung, die wir auf die bleibenden Veränderungen der Nierengefäße zurückführen, hat aber nichts mehr mit der unmittelbaren Giftwirkung des Bleies zu tun, und sie muß, ebenso wie ihre Folgen in Form der akuten oder chronischen Zirkulationsstörung im Gehirn von der Symptomatologie der chronischen Bleivergiftung losgelöst und zu den Folgeerscheinungen der chronischen Bleinephritis geschlagen werden. Es liegt heute keine Veranlassung mehr vor, „die ganze Reihe der durch einen entschieden chronischen Verlauf sich auszeichnenden Symptome und Erscheinungsformen der Encephalopathia saturnina, wie Kopfschmerz, anhaltende Schlaflosigkeit, niedergeschlagene Gemütsstimmung, Stupor, Verminderung des Gedächtnisses, die verschiedenen Formen von Geistesstörung, wie Melancholie, Manie usw. von Affektionen der Gehirnsubstanz abhängig zu machen, die durch direkte Einwirkung des im Gehirn abgelagerten und vielfach nach derartigen Erkrankungen im Gehirn nachgewiesenen Bleies bedingt werden" (Heubel), da wir die gleichen Erscheinungen bei gleichartig verlaufenden chronischen Hypertensionen ohne Bleivergiftung beobachten können.

γ) Pathogenese der echten chronischen Urämie, der Harnvergiftung.

Wenn wir die Symptome, die wir darum als die der echten Urämie bezeichnet haben, weil sie nur unter der Bedingung vorkommen, daß eine Niereninsuffizienz besteht, mit dem typischen Bilde der Harnsperre (vgl. S. 72) vergleichen, so ergibt sich eine fast vollständige Übereinstimmung.

Das Krankheitsbild entspricht auch durchaus dem, was Widal als große Azotämie bezeichnet hat. Die wesentlichsten Merkmale sind, entsprechend einer eigentümlichen Kombination von Reiz- und Lähmungserscheinungen, folgende:

1. Allgemeine geistige und körperliche Müdigkeit, Schwäche, Schlafsucht und eine Abstumpfung, die Widal als „veritable Narkose" bezeichnet hat.
2. Damit kontrastieren die Erregungserscheinungen: Muskelzucken, Sehnenhüpfen und Steigerung (ohne Umformung) der Reflexe, Pupillenverengerung, Blutdrucksteigerung, große und ev. aussetzende Atmung.
3. Eine rapide Abmagerung, ein förmlicher Muskelschwund, der die Annahme eines „toxischen Eiweißzerfalles" (Bradford, Senator, Richter) gerechtfertigt erscheinen läßt.
4. Ganz im Vordergunde stehen dyspeptische Erscheinungen: Appetitlosigkeit, Singultus, Erbrechen. In engem Zusammenhang damit steht
5. die Neigung zu Entzündung und Nekrose: Stomatitis, Gastritis, Enteritis, nekrotische Geschwüre der Mund-, Magen-, Darmschleimhaut, der Haut; Perikarditis.
6. Temperaturabfall.
7. Urinöser Geruch.
8. Fehlen der Krämpfe.

Das Bild ist zwar ein durchaus einheitliches, aber nicht immer gleich vollständig. Im einzelnen Falle können diese oder jene Züge fehlen; es kommen z. B. Fälle zur Beobachtung, die während des ganzen Verlaufes keine Steigerung der Reflexe, kein Muskelzucken aufgewiesen haben, oder solche, die bis zuletzt die große Atmung vermissen lassen, oder sterben, ehe es zu entzündlichen Komplikationen gekommen ist. Aber das Gesamtbild ist doch stets ein sehr charakteristisches, und wir dürfen wohl, wie Ascoli das zum Teil schon getan hat, die Erscheinungen der Harnsperre wie die ihnen wesensgleichen Erscheinungen der echten chronischen Urämie auf die Zurückhaltung von Harnschlacken im Organismus, auf eine Harnvergiftung zurückführen.

Für diese Gruppe von Erscheinungen, in der die Krämpfe fehlen, können die beiden anderen, zur Erklärung der Krämpfe gegebenen Theorien, die Gefäßkrampf- und Ödemtheorie ohne weiteres ausscheiden. Das ganze Bild ist das einer schweren Intoxikation, und hier behauptet die dritte der drei Urämietheorien, die Gift- oder Retentionstheorie das Feld.

Man hat freilich auch hier an der Berechtigung gezweifelt, die zum Tode führenden Urämien der chronischen Nephritiden auf Retention und Harnvergiftung zurückzuführen, weil es sich fast stets um Fälle handle, die bis zum Tode eine nur wenig verminderte oder annähernd normale Harnmenge und so viel Stickstoff ausscheiden, als der stark herabgesetzten Nahrungszufuhr entspräche (Bradford). Allein es handelt sich dabei ausnahmslos um Fälle von Isosthenurie, d. h. um Fälle, welche die ausgesprochene qualitative Änderung der Nierenfunktion aufweisen, die wir als charakteristisch für Niereninsuffizienz kennen gelernt haben. Derartige Kranke haben dann schon Wochen und Monate lang unkontrollierbare Mengen Stickstoff retiniert, und der Vergleich zwischen der Höhe des R-N. im Blute und der N-Konzentration im Harne ergibt, daß solche Fälle, um eine genügende Ausfuhr der Harnschlacken zu gewährleisten, eine abundante Polyurie haben müßten. In allen diesen Fällen besteht also ausnahmslos eine N-Retention und eine starke Herabsetzung der Anspruchsfähigkeit der Niere, über deren Grad die einfache quantitative Bestimmung der Harnstoffausfuhr nichts aussagt.

Die Übereinstimmung des klinischen Bildes der chronischen Urämie mit dem der Harnsperre im zweiten, toxischen Stadium zwingt daher zu der Annahme, daß wir es auch in jenen Fällen ohne Anurie mit einer Harnvergiftung zu tun haben, d. h. mit einer Vergiftung mit denselben Substanzen, die bei vollständiger Unterdrückung der Harnentleerung unter den gleichen Erscheinungen den Tod herbeiführen (vgl. S. 72).

Merkwürdigerweise lauten die Angaben über das Krankheitsbild, das bei Tieren nach vollständiger Unterdrückung der Harnausscheidung entsteht, durchaus nicht übereinstimmend. Feltz und Ritter fanden z. B. nach Unterbindung der Nierengefäße einige Stunden nach der Operation Nahrungsverweigerung, abundantes Erbrechen, Würgen, beständige schleimige, sehr fötide Darmentleerungen, großen Durst, am zweiten Tage Steigerung der Erregbarkeit des Markes, Steigerung der Reflexe, Muskelzucken oder beständiges Muskelzittern und Schauern, dann echte Krampfanfälle mit nachfolgender tiefer Abgeschlagenheit und Abnahme der Erregbarkeit, zuletzt Temperaturabfall und tiefes Koma. Bei der Sektion ergab sich etwas Hirnödem, Kongestion der Leber, der Milz, des Darmes und Magens. Im Blut fanden sie eine Vermehrung des Harnstoffes und der Extraktivstoffe.

Bei ihren späteren Versuchen haben sie die Ureteren unterbunden und zum Teil weniger heftige Durchfälle, sehr ausgesprochenes Muskelzittern und Muskelzucken, Zähneklappern wie im Schüttelfrost, hochgradigen Durst, wobei der Hund in das Wasser beißt, statt es zu schlucken, aber keine Krampfanfälle beobachtet. Doch ist ihnen diese auffallende Differenz vollständig entgangen.

Limbeck hat die Ureteren unterbunden oder die Nieren exstirpiert und, wie er ausdrücklich hervorhebt, danach niemals Krämpfe beobachtet. Die Tiere gingen nach 40—60 Stunden zugrunde. Nach der Operation stellen sich bald die Zeichen einer allgemeinen Depression ein. Die Tiere fressen nicht, saufen begierig, doch wird das Wasser meist sofort erbrochen; sie fallen in einen narkotischen Zustand. Die Erregbarkeit der Muskeln ist nicht gesteigert, die Reflexe sind herabgesetzt. Die Temperatur sinkt stets. Mit Zunahme der Schlaftrunkenheit wird die Atmung tiefer und langsamer, schließlich bleibt die Atmung stehen. Der Atemstillstand tritt regelmäßig vor dem Herzstillstand ein und ist die Todesursache. Oft geht ihm ein Stadium periodischer Atmung voraus, das hin und wieder dem Cheyne-Stokesschen ähnlich ist. Am Herzen konstatierte Limbeck Pulsverlangsamung infolge zentraler Vagusreizung, und seine Kurven zeigen die typischen Vaguspulse mit zusammengekuppelten Perioden und enormen Blutdruckschwankungen. Bei Vagusausschaltung durch Atropin kann der Blutdruck — wie Limbeck meint, infolge Frequenzsteigerung — übernormale Werte erreichen. Im letzten Stadium tritt Blutdrucksenkung ein, doch bleibt das Vasomotorenzentrum erregbar. In einigen Fällen sah Limbeck Zittern und fibrilläre Muskelzuckungen, aber niemals Krämpfe. Nach Limbeck ist das Vergiftungsbild vollständig der Wirkung eines narkotischen Giftes vergleichbar.

Fleischer und Wernigk haben beim Hunde den Ureter unvollständig abgeklemmt und wiederum regelmäßig heftige Konvulsionen ante mortem beobachtet, in einem Falle sogar ausgesprochene Krampfanfälle mit lang nachdauerndem Trismus und Koma. Sehr merkwürdig ist ihre Beobachtung, daß den Konvulsionen Pupillenerweiterung und Erbrechen, dann Blaßwerden des Augenhintergrundes voraufging, und bei Trepanationen sahen sie vor Beginn des Komas eine ausgesprochene Anämie des Gehirnes. Seine Schnittfläche zeigte keine Blutpunkte, das Organ war weiß wie Porzellan. Die Sektion ergab überhaupt eine hochgradige Anämie der Haut — in vita blutete die Haut beim Einschneiden nicht —, der Schleimhäute und der Muskeln. Nur die Leber war stets, die Lunge bisweilen hyperämisch, so daß man sich erstaunt fragen mußte, wo eigentlich das Blut hingekommen war.

Von ganz besonderem Interesse sind die experimentellen Untersuchungen, die mit Hilfe der von Sauerbruch und Heyde in die experimentelle Pathologie eingeführten Methode der Parabiose gewonnen worden sind. Sauerbruch hat gezeigt, daß es gelingt, zwei Tiere durch seitlichen Leibschnitt und Naht von Haut und Muskulatur und ev. auch Peritoneum so miteinander zu vereinigen, daß das künstliche Paar lange am Leben bleibt. Es kommt dabei eine derartige Kommunikation von Gefäß- und Lymphbahnen zustande, daß der Austausch der Körperflüssigkeit und Säfte gewährleistet wird.

Diese Methode der künstlichen Vereinigung der Tiere zu einer biologischen Einheit hat für die experimentelle Pathologie bereits höchst interessante Ergebnisse gezeitigt. Hier kommen nur diejenigen Versuche in Betracht, die über den Einfluß, den die doppelseitige Nierenexstirpation eines parabiotischen Partners auf den nicht operierten ausübt, berichten. Es hat sich herausgestellt, daß dieser Eingriff von parabiotischen Tieren länger überlebt wird als von Einzeltieren, daß aber auch das nicht operierte Tier dadurch schwer, meist tödlich erkrankt.

Mopurgo ist es gelungen, Ratten bei derartiger Versuchsanordnung neun Monate lang am Leben zu erhalten.

Birkelbach hat bei zweiseitiger Exstirpation der Nieren eines parabiotischen Partners ebenfalls gefunden, daß die Lebensdauer der vereinigten Ratten wesentlich länger war (3—6 Wochen), als die des nephrektomierten Einzeltieres, das die Operation nur wenige Tage überlebte. Die Nieren des nichtoperierten Tieres setzen sofort kompensatorisch mit Mehrausscheidung ein, und sie hypertrophieren. Trotzdem treten dieselben Krankheitserscheinungen auf, wie beim Einzeltier, nur später: Mattigkeit, Dyspnoe, Apathie und schließlich Koma, und zwar erkranken beide Tiere, bisweilen der nichtoperierte Partner zuerst. Ein Zustand schwerster Kachexie bildet sich bei den längere Zeit überlebenden Tieren heraus. Die Tiere werden apathisch, verweigern die Nahrung, werden vollständig reaktionslos gegen äußere Reize und sterben in der Regel ohne Krampferscheinungen. Doch hat Birkelbach in zwei Fällen Krämpfe auftreten sehen, und zwar bei einem Paare zwei Tage nach dem II. Akt der Nierenexstirpation. Zuerst traten bei dem operierten Tiere in schneller wiederkehrender Folge klonische Krämpfe auf, der Kopf befand sich in ständigem starkem Tremor. Auf äußere Reize hin reagierte der ganze Körper mit mehr oder weniger langdauernden klonischen Zuckungen. Zwei Stunden später traten auch bei dem nichtoperierten Tiere Krampfanfälle auf, aber weniger heftig und häufig. Beide Tiere sind apathisch, Abwehrbewegungen oder Flüchten nach Kneifen werden nicht mehr beobachtet, dagegen treten bei Berührung sofort heftige Krämpfe auf.

Auch der anatomische Befund, den Birkelbach erhob, bietet besonderes Interesse: Beim operierten Partner bestand allgemeine Hyperämie und Stauung, an allen inneren Organen, beim nichtoperierten Tier hochgradige Anämie. Das Tier erschien wie ausgeblutet. Die vergrößerten Nieren sahen wie gekocht aus. Das Herz schien bei beiden Tieren vergrößert und hypertrophisch. In einem Falle beobachtete Birkelbach echte urämische Magengeschwüre. Endlich hat Birkelbach noch eine Beobachtung gemacht, die dafür spricht, daß nach doppelseitiger Nierenexstirpation trotz ausreichender Kompensation durch die Nieren des Partners eine Toxinbildung zustande kommt. Der Harn des mit dem nierenlosen Partner in Parabiose lebenden Tieres tötet in Dosen von 0,5—1 ccm, in die Bauchhöhle weißer Mäuse injiziert, diese innerhalb 4—6 Stunden unter den schwersten Krampferscheinungen, während normaler Rattenharn in gleichen Dosen reaktionslos vertragen wird.

Man begreift nun die Schwierigkeit, die Tierexperimente für die Pathogenese der Urämie zu verwerten, wenn schon der scheinbar doch einfach zu überschauende Tierversuch in der Hand verschiedener Experimentatoren ganz verschiedene Resultate gibt.

Noch größer werden die Schwierigkeiten, wenn es sich um die Frage handelt, welche Substanzen des Harnes es sind, deren Zurückhaltung giftig und unter allen Umständen tödlich wirkt.

Schon die ältesten Autoren hatten die organischen Bestandteile, die N-haltigen Extraktivstoffe des Harnes in Verdacht, insbesondere den Harnstoff (Wilson), dessen Anhäufung im Blute ebenfalls schon zu Brights Zeiten nachgewiesen worden war.

Feltz und Ritter haben in ihrer sehr eingehenden Experimentalarbeit zunächst den Nachweis geführt, daß Hunde, denen man die Nierengefäße unterbindet, innerhalb von drei Tagen an „Urämie" sterben, und daß frisch filtrierter Urin in einer Menge, die dem Deputat von dreimal 24 Stunden entspricht, und in einer Konzentration von 1017—1020 bei intravenöser Injektion Hunde unter ähnlichen — wie sie glauben, identischen — Erscheinungen tötet. Diese sind: Erbrechen, Temperaturabfall, Herz- und Atemstörungen und endlich ante mortem tetanische Krämpfe.

Die einzelnen Extraktivstoffe, wie Harnstoff, Harnsäure und Urate, Hippursäure und Hippurate, Kreatin und seine Salze, Leuzin, Tyrosin, Guanin, Xanthin, Hypoxanthin, Taurin, in der dem dreitägigen Deputat entsprechenden Menge und in größerer Dosis eingespritzt, wurden ohne Störung vertragen, desgleichen viel größere Mengen destillierten Wassers, dessen hämolytische Wirkung sie beobachten. Die Giftigkeit des Urins wächst und sinkt mit Zu- oder Abnahme seiner Konzentration. Wenn es nicht gelang, echte, sich wiederholende eklamptische Anfälle zu erzeugen, so lag das nach ihrer Meinung daran, daß entweder der Giftstoff zu rasch ausgeschieden wurde, oder zu schnell zum Tode führte. Die Ansicht anderer Autoren, daß die Giftigkeit des Urins besonders dem Harnstoff zuzuschreiben sei, führen sie auf eine Verunreinigung des Präparates mit Ammoniak zurück. Sie behaupten auch, daß die Extraktivstoffe, nach Unterbindung der Nierengefäße intravenös injiziert, das Ende nicht beschleunigen.

Ein Hund von 5,5 kg stirbt in der Tat erst nach 67 Stunden trotz Injektion von 5 g Harnstoff; ein zweiter von 6,5 kg mit 12 g Harnstoff wird aber schon nach 22 Stunden somnolent, gerät in eine Art von Erstarrung, bekommt Muskelzucken und schon 30 Stunden p. op. viertelstündlich wiederkehrende Krampfanfälle, einige Stunden später tetanische Krisen und stirbt im Koma nach 40 Stunden. Ein Hund von 10 kg mit unterbundenen Ureteren erhält 1 g Kreatin und 2 g Kreatininchlorid in 200 Wasser intravenös, ohne daß der Tod, der in 50 Stunden eintrat, beschleunigt worden wäre.

Feltz und Ritter haben endlich aus einem durch mehrfaches Gefrierenlassen auf 1,100 spez. Gewicht konzentrierten Urin durch wiederholtes Fällen, Aufkochen etc. und Dialyse eine Lösung erhalten, die im wesentlichen die organischen Bestandteile, wenig Chlor und Spuren anderer Salze enthielt. Wurde diese Hunden injiziert, so konnten sie außer abundanter Salivation und Diurese keine giftigen Eigenschaften mehr feststellen.

Die beiden Autoren kommen endlich zu dem Schlusse, daß die organischen Harnbestandteile ganz unschädlich sind, und daß die Kalisalze es sind, die dem Urin seine Giftigkeit verleihen. In einer Verdünnung, wie sie dem Urin entspricht, rufen sie dieselben Erscheinungen wie dieser hervor: Erbrechen oder Würgen, Herz- und Atemstillstand, Temperaturabfall und tetanische Krampfanfälle mit anschließendem Kollaps und Tod.

Aus diesem Ergebnis ihrer Versuche haben die beiden Autoren den Schluß gezogen, daß die Urämie auf einer Kalivergiftung beruhen müsse.

Es ist nun keine Frage und durch zahlreiche Vor- und Nachuntersucher bestätigt worden, daß die Kalisalze sehr giftig sind, ja vielleicht den größten Teil der Harngiftigkeit bedingen. Nachdem wir aber gesehen haben, daß die reine Urämie sowohl bei der Harnsperre wie bei der chronischen Niereninsuffizienz gerade durch das Fehlen der stürmischen Krampferscheinungen gekennzeichnet ist, die experimentelle Urin- und Kalivergiftung dagegen durch die tetanischen Krämpfe, denen allerdings auch dyspeptische Erscheinungen, Atemstörungen und Temperaturabfall vorausgehen, so wird gerade das regelmäßige Auftreten der Krämpfe, auf das die Erklärungsversuche der Krampfurämie so großen Wert gelegt haben, uns davon abhalten, die echte Urämie mit der experimentellen Harn- bzw. Kalivergiftung zu identifizieren.

Der Irrweg der beiden Autoren ist außerordentlich lehrreich und zwingt zu größter Vorsicht und Bescheidenheit in der Verwertung tierexperimenteller Ergebnisse für klinische Fragen: In der Meinung, daß zur Urämie Krampfanfälle gehören, haben Feltz und Ritter zufällig mit einer von den klinischen Verhältnissen sehr abweichenden Versuchsanordnung (Nekrotisierung der Nieren) Harnsperre mit Krämpfen erzielt, das Ausbleiben der Krämpfe bei besserer Versuchsanordnung (Ureterenunterbindung) übersehen, und endlich, weil der Urin bei gewöhnlicher Ernährung Kalisalze enthält, deren dreitägiges Deputat ein Tier unter tetanischen Krämpfen tötet, haben sie die Kalisalze des Urins für die Entstehung der Urämie verantwortlich gemacht. Ihr Wunsch „puisse la clinique nous donner raison", mit dem sie ihre Arbeit schließen, ist daher ihnen, wie allen denjenigen Autoren, welche die Urämiefrage allein durch das Tierexperiment lösen wollten, nicht in Erfüllung gegangen.

Aber auch von experimenteller Seite haben die beiden Autoren bald scharfen Widerspruch erfahren.

Bouchard bezeichnet es als den dunklen Punkt ihrer Lehre, daß sie nur eine toxische Substanz im Harne gelten lassen wollen und der Teilvergiftung durch andere Substanzen keine Rechnung tragen. Er behauptet, der Urin sei giftiger als eine dem Urin entsprechende Kalilösung. Eine solche töte anders, als der Urin, nämlich mit Krämpfen und Opisthotonus, und unter Herzstillstand.

Der normale Tagesurin dagegen mache keine Krämpfe, der durch Kohle entfärbte Urin töte erst in $1^1/_2$facher Dosis ebenfalls ohne Krämpfe, obwohl er doch alle Kalisalze des Urins enthält. Trotz der größeren Dosis bleibe die Kaliwirkung maskiert. In dem Symptomenbilde der experimentellen Harnvergiftung, die nicht durch Herzstillstand tötet, könne weder die charakteristische Pupillenverengerung, noch die Diurese, noch die Hypothermie, noch die Salivation durch Kaliwirkung erklärt werden. Um gar die Urämie auf Kalivergiftung zurückführen zu können, müßte man vorerst im Serum eine Kalianhäufung finden. Dieses enthalte aber nur Spuren von Kali. Aber selbst eine Kaliretention zugegeben, so würde diese keine Urämie erklären können, die ohne Krämpfe verlaufe, und im Krankheitsbilde der Urämie die Narkose, das Koma und das dominierende Symptom der Myosis nicht erklären können. Alle diese Symptome aber würden erklärt durch das Zusammenwirken aller sieben im Urin enthaltenen Giftstoffe, die auf S. 170 aufgeführt worden sind.

Unbegreiflicherweise verfällt nun aber Bouchard in den entgegengesetzten Fehler und stellt folgende Berechnung auf:

1 kg Mensch liefert in 24 Stunden soviel Urin, um 461 g Tier zu töten.

Der Anteil der Mineralsubstanzen kann folgendermaßen angegeben werden:

Ka	tötet	217 g
Na	„	30 „
Ca	„	10 „
Mg	„	7 „
Mineralien insgesamt		264 g
Harnstoff tötet		63 g

Es bleiben noch zu töten 134 g.

An Kohle adsorbiert werden $^1/_3$ der Giftstoffe = 154 g.

Ein Sechzehntel davon = 14 g ist Kali, bleiben übrig 140 g.

Diese Zahl überschreitet nur um 6 die 134, die noch zu erklären waren, das kommt auf die allen Schätzungen anhaftenden Fehler, vielleicht auch daher, daß die Kohle etwas Harnstoff und einige andere Mineralien adsorbiert, oder auch daher, daß der Urin antagonistische Gifte enthält!

Dieser Berechnung liegt die ganz abenteuerliche Vorstellung zugrunde, daß ein in seiner Urinkonzentration vollständig ungiftiger Körper bei seiner Injektion in Mengen, die unendlich weit unter der Giftschwelle liegen, dennoch an der Giftwirkung des Harnes einen seiner — ungiftigen — Menge entsprechenden Anteil hätte.

Mit demselben Rechte hätte Bouchard das Wasser in seine Rechnung mit aufnehmen können, dessen Toxizität er — NB. für destilliertes — auf 122 g pro kg Tier angegeben hat. Sagt er doch ausdrücklich, man dürfe eine Substanz, deren Giftigkeit geprüft werden soll, nicht in mehr als 90 g Wasser pro kg lösen. Die 24 stündige Wassermenge von 1 kg Mensch = ca. 25 g würde danach rund 200 g Tier töten!

Die Giftigkeit des Urins setzt sich also nach Bouchard zusammen aus der Giftigkeit der mineralischen Bestandteile zu 57%, wovon auf Kali allein 47% entfallen, aus der Giftigkeit des Harnstoffes mit ca. 13% und der Giftigkeit anderer unbekannter organischer Substanzen mit ca. 30%.

Demnach, so schließt Bouchard, umgreift die Urämie mehrere verschiedene Vergiftungen, denen die verschiedenen Symptome zuzuschreiben sind.

Den Beweis dafür, daß die Urämie eine Vergiftung durch diese Harngifte ist, sieht Bouchard darin, daß der Urin von Urämischen viel weniger giftig ist als der normale. „Die Urämiker sind Kranke, deren Urin seine Giftigkeit verloren hat. An dem Tage, an welchem die sog. urämischen nervösen Zufälle auftreten, hört der Urin auf, giftig zu sein. Die gesamte 24 stündige Urinmenge eines Urämischen ist nicht imstande, bei intravenöser Injektion einen Hasen zu töten, und ist nicht giftiger als destilliertes Wasser. Ja sogar weniger giftig, denn man kann mit 120 ccm destillierten Wassers bei intravenöser Injektion 1 kg Tier töten, während die gleiche Menge urämischen Urins ohne irgend ein Symptom sogar ohne Pupillenkontraktion ertragen wird.“

Diese Lehre schien gestützt zu werden durch die Angabe anderer Autoren, daß das Blutserum der Urämischen entsprechend giftiger sei als das normale. So z. B. behauptete

Herter, daß nach doppelseitiger Ureterenunterbindung das Serum für ein anderes Tier der gleichen Spezies stark toxisch und krampferregend wirke, ohne sich daran zu stoßen, daß die Unterbindung der Ureteren bei dem Blutspender selbst in der Regel gar keine Krämpfe macht.

Bei der Nachprüfung der Angaben über Hypotoxizität von Harn und Hypertoxizität von Serum Eklamptischer habe ich selbst früher reichlich Gelegenheit gehabt, mich von der Unzulänglichkeit dieser Methoden zu überzeugen. Es ist bei intravenöser Injektion unmöglich, eine Zahl oder auch nur ein Intervall anzugeben für den Giftigkeitsgrad eines Serums. Die Schnelligkeit der Injektion ist für den Ausfall des Versuches von größerer Bedeutung als die Serummenge, und die Eigengiftigkeit des artfremden Serums an sich so hoch, daß von einem Mehr oder Weniger bei der enormen Fehlerbreite gar nicht gesprochen werden kann. Das gleiche gilt, wenn auch in geringerem Maße, von dem Urin, auf dessen Toxizität seine Konzentration von allergrößtem Einfluß ist. Derselbe Urin, der sich als enorm giftig erweist, kann in isotonischer Verdünnung kaum wirksam sein bei der intravenösen Einspritzung. Danach würde es auch sehr verständlich erscheinen, wenn der isotonische Urin von — isosthenurischen — Urämischen sich als sehr ungiftig erwiese. Aber obwohl weder die Methode, noch einzelne Angaben Bouchards der Kritik durch sorgfältige Nachprüfer standgehalten haben, hat sich doch besonders in Frankreich die Praxis dieser Methode bemächtigt, und die Verwendung der Harngiftigkeit zu diagnostischen und prognostischen Zwecken, die v. Noorden scharf aber gerecht als pseudowissenschaftlichen Humbug bezeichnet, hat Hekatomben von Kaninchen das Leben gekostet.

Wenn wir von der ganz unmöglichen Giftaddition Bouchards absehen und die Möglichkeiten der Retention einzelner giftiger Harnbestandteile ins Auge fassen, so kommen nur drei in Betracht: Von den mineralischen Substanzen nur die Kalisalze, von den bekannten organischen Substanzen nur der Harnstoff und endlich die unbekannten organischen Substanzen.

1. Die Kalisalze. Aus der Giftigkeit des durch die Nierenarbeit weit über die Giftigkeitsschwelle konzentrierten Harnes berechnen zu wollen, wieviel Kali bei der Niereninsuffizienz retiniert wird, ist natürlich ein Unding. Es kann sein, daß viel weniger Kali retiniert wird, als der Gesunde in derselben Zeit ausscheidet, weil die Nahrungsaufnahme beim Urämiker sehr bald nachläßt, es kann auch sein, daß mehr Kali frei wird, dadurch, daß das Eiweiß der Zelle, die viel Kali enthält, abgebaut wird; es kann endlich auch soviel Wasser retiniert werden, daß die Kalikonzentration die Giftschwelle nicht überschreitet. Nachdem Gottlieb gezeigt hat, daß die Giftwirkung der Kalisalze erst bei einer ganz bestimmten Konzentration im Serum eintritt, kommt für die Frage, ob Kaliretention irgend eine Rolle bei der Urämie spielt, alles auf die Höhe des Kalispiegels im Blute an. Was bis jetzt darüber bekannt ist, spricht gegen eine Mitwirkung des Kali an dem Vergiftungsbilde, das ja auch klinisch durchaus von dem der Kalivergiftung abweicht. Bei Hunden mit unterbundenen Ureteren, die allerdings die Harnsperre nur wenige Tage überleben, haben Snyers, Limbeck u. a. im Gegensatz zu Feltz und Ritter jede Kalivermehrung im Blute vermißt, wenn das Blut noch ante mortem entnommen wurde. So fand z. B. Limbeck

vor der Ureterenunterbindung 0,0498, nach derselben 0,0485,
„ „ „ 0,0572, „ „ 0,0546% KCl im Blute.

Erben fand bei einer sekundären Schrumpfniere, die zuletzt vier Tage lang anurisch war und unter zunehmender Somnolenz im Koma zugrunde ging, keine Spur einer Kalivermehrung im Serum, sondern sogar Verminderung des Kali sowohl im Serum als in den Erythrocyten.

Die Möglichkeit wäre immerhin nicht ausgeschlossen, daß nach sehr langdauernder Harnsperre beim Menschen schließlich doch eine Erhöhung des Kalispiegels eintritt und einen Einfluß auf Herz oder Atmung gewinnt. In solchen Fällen wären quantitative Kalibestimmungen im Serum des ante (nicht post) mortem entnommenen Blutes notwendig. Daß die Kaliretention bei chronischen Urämien, die noch bis kurz vor dem Tode eine leidliche, wenn auch isosthenurische Diurese aufgewiesen haben, eine Rolle spielt, ist außerordentlich unwahrscheinlich.

2. Die unbekannten organischen Substanzen. Unbekannten organischen Substanzen, die alkohollöslich und an Kohle nicht adsorbierbar waren, schrieb Bouchard die narkotisierende und die speicheltreibende Wirkung seiner Harnextrakte zu. Unter den alkoholunlöslichen glaubte er ein krampferregendes, ein myotisch wirkendes und ein temperaturherabsetzendes Gift unbekannter Zusammensetzung gefunden zu haben. Die drei letzteren wurden von Kohle adsorbiert und repräsentieren, wie erwähnt, 30% der Harngiftigkeit.

Da der sichtbare Effekt der Schüttelung mit Blutkohle die Entfärbung des Harnes ist, so hat man daran gedacht, den Harnfarbstoffen die toxische Wirkung zuzuschreiben.

Doch fand Hymans van den Bergh in einem Falle den entfärbten Harn giftiger als den nativen. Nach Sacaze dagegen soll es gelingen, durch Behandlung mit Tierkohle dem Urin die Hälfte seiner Giftigkeit zu nehmen. Er hat die Kohle mit Äther extrahiert und das mit Wasser aufgenommene Extrakt sehr giftig gefunden, nach einer Stunde trat Somnolenz, einige kleine Konvulsionen, Temperaturabfall, Atemstörung und nach zwei Stunden Tod im Koma ein.

Auf die vergeblichen Bemühungen, diese Giftstoffe chemisch zu identifizieren oder giftige Alkaloide aus dem Harne darzustellen, braucht hier nicht eingegangen zu werden. Von größerem Interesse sind die Untersuchungen von Abelous und Bardier, die als eine Fortsetzung und Vertiefung der ziemlich an der Oberfläche bleibenden und etwas flüchtigen Versuche Bouchards angesehen werden können.

Abelous und Bardier fanden im Urin unter den alkohollöslichen Körpern eine ungiftige Substanz, die weder an Kohle adsorbiert, noch von Bleiazetat gefällt wird, aber durch Fällung als Oxalat aus ätherischer Lösung gewonnen werden kann. Diese Substanz ist adialysabel. Sie löst im Tierexperiment eine starke Erregung des Atem- und des Vaguszentrums, eine Hypersekretion der Speichel- und Nasendrüsen, eine leichte Narkose und vor allem eine enorme Blutdrucksteigerung aus. Diese Blutdrucksteigerung kam auch nach Durchschneidung des Halsmarkes und Zerstörung des Rückenmarkes noch intensiv zur Wirkung, was dafür spricht, daß sie wie das Adrenalin peripher an den Gefäßmuskeln angreift. Merkwürdigerweise haben sie diese Substanz, die sie Hypertensin nennen, nur im normalen menschlichen Harn gefunden, im Harn von Tieren dagegen nicht, und sie auch im Urin von Arteriosklerotikern vermißt.

Die winzigen Substanzmengen, die sie darstellen konnten, reichten zu einer genaueren chemischen Charakterisierung nicht aus, doch glauben sie sagen zu können, daß es sich um ein komplexes Amin handelt, das in seinen Eigenschaften zugleich dem Trimethylamin und dem Amylamin nahe steht, sich von ihnen aber durch seine viel mächtigere Wirkung bei viel kleineren Dosen unterscheidet.

Neben diesem ungiftigen Hypertensin fanden sie nun noch eine zweite hochgiftige Substanz von antagonistischer Wirkung im Urin, die den Blutdruck stark herabsetzt, das Hypotensin. Dieses ist alkoholunlöslich und wird von Kohle adsorbiert. Es ist adialysabel. Ihr Präparat gab die Eiweißreaktionen, und sie glauben daher, daß es sich um eine Art von Proteosen handelt.

Man kann das Urohypotensin durch Alkoholfällung des durch Gefrieren eingeengten Harnes und nachfolgende Dialyse des alkoholunlöslichen Rückstandes oder durch Sättigung des Urins mit gepulvertem Ammonsulfat, Waschen des Niederschlages mit Alkohol, Dialyse des in Wasser aufgenommenen Niederschlages und neue Fällung mit Alkohol erhalten.

Es handelt sich anscheinend um Bouchards myotisch wirkende Substanz. Die physiologischen Wirkungen des Hypotensin sind folgende:

a) Wenige Zentigramm des Hypotensin bei Kaninchen intravenös injiziert rufen hervor:

1. Punktförmige Myosis; es handelt sich um eine Reizung des Okulomotorius, denn die Reizung des Halssympathicus bewirkt noch Mydriasis;
2. Vasodilatation der Ohren und der Konjunktiva;
3. Torpor, das Tier bleibt unbeweglich mit halbgeschlossenen Augen, wie somnolent, den Kopf auf dem Tisch.
4. Die Atmung wird stark verlangsamt;
5. die Temperatur um 1—2 Grad erniedrigt.
6. Inkonstante Symptome sind Tränenlaufen und Speichelfluß.
7. Bei Hunden stellt sich sehr heftiges Erbrechen ein.
8. Nach unterletalen Dosen tritt in den folgenden Tagen eine sehr auffallende Abmagerung ein, und es kommt bisweilen zu einem Spättod nach scheinbar vollständiger Wiederherstellung.

b) Bei größeren Dosen (10—15 cg pro kg) kann der Tod zwei Stunden nach der Einspritzung im Koma eintreten.

c) Bei noch größeren Dosen (18—20 cg pro kg) erfolgt der Tod ganz plötzlich bei intensiver Myose und mit einigen kurzen krampfartigen Zuckungen, ohne daß man eine intravenöse Gerinnselbildung anschuldigen könnte, denn beim hirudinisierten Tiere findet sich das gleiche plötzliche Ende.

Bei der Autopsie der akut oder später gestorbenen Tiere finden sie

1. Starke Kongestion der Lungen mit Infarkten, bisweilen Ödem.
2. Ausgesprochene Hyperämie des Gehirns.
3. Bei Spättod beiderseitige „Nephritis parenchymatosa", deren Folge die Urämie ist.

Die geschilderten Symptome bleiben aus, wenn die Hypotensinlösung mit Kohle behandelt oder einige Minuten stark erhitzt wird. Ein kurzes Aufkochen schadet nicht.

Die Autoren haben diese Substanz Hypotensin genannt wegen seiner außerordentlich merkwürdigen Wirkung auf die Zirkulation. Sehr kleine Dosen (3 mg pro kg) genügen, um den Blutdruck deutlich herabzusetzen. Bei Dosen von 1—2 cg pro kg sinkt der Blutdruck unter leichter Steigerung der Pulsfrequenz rapid um 60—100 mm Hg, hebt sich nur sehr langsam wieder und erreicht bei größeren Dosen auch nach einer Stunde noch nicht den Anfangswert.

Diese blutdrucksenkende Wirkung beruht auf einer Reizung der Vasodilatatoren, denn der herabgesetzte Druck steigt auf Adrenalininjektion oder auf zentrale Vagusreizung. Die Reizung der Vasodilatatoren muß peripheren Ursprungs sein, denn sie ist nach Halsmarkdurchschneidung und Rückenmarkszerstörung noch nachweisbar.

Merkwürdigerweise ist diese Reizung der Vasodilatatoren am stärksten an den Gefäßen des Gehirns. Wenn man gleichzeitig den Blutdruck und die Volumkurve des Gehirns schreibt, so steigt die letztere mit dem Fallen des Blutdrucks beträchtlich an, um mit dessen Anstieg allmählich wieder abzusinken.

Abelous und Bardier haben nun noch die interessante Beobachtung gemacht, daß eine künstliche, durch Aderlaß oder Injektion von Natrium nucleinicum herbeigeführte Leukocytose die Widerstandsfähigkeit gegen das Urohypotensin beträchtlich steigert, so daß ein vorbehandeltes Tier eine Dosis nach kurzer Erkrankung ohne Gewichtsverlust übersteht, auf die das Kontrolltier mit viel schwereren Vergiftungserscheinungen und starker Abmagerung antwortet.

Abelous und Bardier sprechen zum Schluß ihre Überzeugung dahin aus, daß die Giftigkeit des Urins in der Hauptsache dem Urohypotensin zuzuschreiben ist, da diese Substanz von dem größten Teil der übrigen Urinbestandteile getrennt, in relativ kleinen Dosen den Tod unter den Hauptsymptomen der Urämie hervorruft, und daß die Urämie selbst größtenteils auf einer Anhäufung dieses Giftes im Körper beruht. Das Vergiftungsbild zeige alle die klinischen Symptome der Urämischen und die Autopsie dieselben makroskopischen und mikroskopischen Organveränderungen, die für den Tod an Urämie charakteristisch sind.

Die Lehre von der Harnvergiftung ist in ein ganz neues Stadium getreten durch die interessanten Analogien, die H. Pfeiffer entdeckte zwischen der künstlichen Urämie, dem Verbrühungstode, dem anaphylaktischen Schock und anderen Eiweißzerfallstoxikosen, der Hämolysinvergiftung und der photodynamischen Lichtschädigung. Pfeiffer hat gezeigt, daß das Krankheitsbild der durch doppelseitige Nierenexstirpation urämisch gemachten Tiere klinisch und pathologisch-anatomisch genau mit dem des protrahierten anaphylaktischen Schocks übereinstimmt, und behauptet, daß das „Anaphylatoxin" identisch ist mit dem eigentlichen giftigen Bestandteil des normalen Harnes.

Nierenexstirpation erzeugt eine „Retentionsurämie", jede Eiweißzerfallstoxikose ist eine „Überproduktionsurämie".

Das Gift, welches bei Reinjektion des heterologen Serums durch die Reaktion zwischen Immunkörper + Antigen + Komplement und dem infolge dieser Reaktion eintretenden fermentativen Abbau von Eiweiß entsteht, ist identisch mit der giftigen Substanz des normalen Harns, identisch mit der giftigen Substanz, die im Wittepepton enthalten ist.

Bei der Hautverbrühung, beim anaphylaktischen Schock, bei der Peptonvergiftung, bei der Hämolysinvergiftung und allen anderen möglichen Bedingungen eines gesteigerten Eiweißzerfalles nimmt die Toxizität von Harn und Blutserum bedeutend zu, und die intraperitoneale Injektion dieses dem Schock entstammenden Harnes verursacht bei Mäusen und Meerschweinchen genau dieselben Phänomene, wie sie bei dem anaphylaktischen Schock, dem Verbrühungstode, der Peptonvergiftung, der Vergiftung mit alkohollöslichen Harnrückständen und bei Nierenexstirpation auftreten.

Weiße Mäuse verfallen in einen Zustand von Mattigkeit, gesteigerter Reflexerregbarkeit, mit klonischen Zuckungen in den Hinterbeinen. Kneifen der Tiere löst heftige Krämpfe aus, die in vollständige Muskelstarre übergehen können. Schließlich geraten die Tiere unter fortwährendem Sinken der Körpertemperatur in einen rauschähnlichen Zustand, in dem sie wie betrunken umhertaumeln, und der Tod tritt eventuell nach langer Agone unter Cheyne-Stokesscher Atmung ein.

Beim Meerschweinchen sind die Symptome weniger stürmisch, aber auch ganz gleich denen des protrahierten anaphylaktischen Schocks: Parese der Hinterbeine, Sträuben des Felles, Spannung der Bauchdecken, Singultus, profuse Diarrhoe, mühsames Atmen und Temperaturabfall.

Nach Pfeiffer besteht zwischen der Intensität der Vergiftung und dem Grad und der Dauer des Temperaturabfalles ein vollständiger Parallelismus, der gestattet, aus der Temperaturreaktion die allgemeintoxische Wirkung des Harnes und damit die Größe der anaphylaktischen Schädigung quantitativ zu messen.

Bei subkutaner Injektion von Harn, dessen Toxizität durch einen parenteralen Eiweißzerfall gesteigert ist, oder von Serum nephrektomierter Tiere entsteht weiterhin beim Meerschweinchen (nicht bei der Maus) eine lokale Nekrose, die genau der als Arthussches Phänomen bekannten Nekrose entspricht, die bei anaphylaktischen Meerschweinchen nach Antigenapplikation entsteht.

Endlich besitzt derartiger hochtoxischer Harn die Fähigkeit, in kleinsten Mengen rote Blutkörperchen zu agglutinieren.

Es lassen sich also drei verschiedene Giftwirkungen unterscheiden, die voneinander unabhängig sind, in verschiedenen Harnen in verschieden hohen Graden auftreten und durch vorsichtige Hitzebehandlung isoliert vernichtet werden können. Es handelt sich demnach um drei verschiedene Substanzen, eine allgemein toxische, temperaturherabsetzende, eine nekrotisierende und eine agglutinierende, von denen die letztere nicht, die ersteren gut dialysabel sind.

Besonders wichtig erschien nun die Angabe von Pfeiffer, daß sich alle drei toxischen Faktoren auch im normalen künstlich konzentrierten Harne nachweisen lassen. Der native Harn hat weder agglutinierende, noch nekrotisierende Wirkung; 2 ccm intraperitoneal injiziert lösen nur geringfügige Allgemeinerscheinungen, aber doch schon eine leichte Temperatursenkung oder eine Fieberreaktion aus. Viel intensivere Ausschläge nach jeder Richtung hin erhält man, wenn man die Alkoholextrakte von Harnen nach vorausgehender schonender Einengung im Vakuum verwendet. In den Konzentrationen von 1 : 5 bis 1 : 10 Harn tritt nach peritonealer Einverleibung das typische Bild des schweren anaphylaktischen Schocks mit Temperatursturz und Übergang in anhaltendes Fieber nach der Erholung auf. Das Blutbild verändert sich im Sinne einer schweren Leukopenie, welche nach der Erholung in Leukocytose umschlägt. Bei intravenöser Einspritzung gehen Meerschweinchen blitzartig zugrunde und bieten den typischen Befund der blassen, stark ballonierten Lungen. Bei der Maus entsteht das oben beschriebene Bild des rauschartigen Exzitationsstadiums mit typischen Anfällen tonischer Starre im Temperaturminimum, also genau dasselbe Krankheitsbild, das man erhält, wenn man ihr hochtoxischen nativen Harn von einer Eiweißzerfallstoxikose einspritzt, oder ihr eigenes Körpereiweiß zum Zerfall bringt, oder ihr die Eiweißbausteine in Form von Witte-Pepton direkt einbringt. Von der Subkutis aus erzeugen derartige Alkoholextrakte eingeengter Normalharne beim Meerschweinchen im Verlauf von 1—2 Stunden die typische Nekrose, und endlich besitzen sie sehr deutliche agglutinierende Eigenschaft. Es ist möglich, durch Absättigung mit Erythrocyten die agglutinierende Substanz zu entfernen, während die allgemein toxische und die nekrotisierende Komponente zurückbleibt.

Daß das Bild nach Harnvergiftung nicht nur ähnlich, sondern identisch mit dem Vergiftungsbilde ist, welches man bei Einverleibung von Eiweißbausteinen bekommt, geht nach Pfeiffer auch aus folgenden Feststellungen hervor: Die Injektion von toxischen Mengen eingeengter normaler Harnrückstände vermag, am Temperatursturz ausgewertet, gegen eine neuerliche Einspritzung in kurzen Zeitintervallen zu schützen. Die Vorbehandlung mit entsprechend gewählten Dosen toxischer Harne gewährt für sensibilisierte Tiere einen Schutz gegen die Reinjektion, ebenso einen Schutz gegen eine erstmalige Vergiftung mit Hämolysinen. Pfeiffer konnte also auch in diesem Punkte eine völlige Analogie mit dieser für die Anaphylaxie von Biedl und Kraus entdeckten Peptonwirkung dartun.

Der Identität der Giftstoffe entsprechend findet Pfeiffer die gleiche biologische Reaktion des Organismus bei künstlicher Retentionsurämie, Harnvergiftung und Eiweißzerfallstoxikosen: Abnahme der Blutgerinnbarkeit, Zunahme des antitryptischen Titers, Leukocytose mit voraufgehender oder nachfolgender Leukopenie, und das gleiche pathologisch-anatomische Bild: am Zentralnervensystem entzündliches Ödem, verbunden mit Erscheinungen des Hirndrucks, in der Peripherie Blutüberfüllung, an Magen und Darm Katarrh, Ekchymosen und Geschwüre, endlich schwere parenchymatöse und fettige Entartung der Niere, der Leber und des Herzmuskels.

Von besonderem Interesse ist im Hinblick auf das Bild der Urohypotensinvergiftung die Angabe, daß hier wie dort eine gesetzmäßige Abweichung der Blutversorgung, eine enorme Dilatation der kleinsten Gefäße beobachtet wird. Dadurch kommt es zu einer solchen Blutüberfüllung in der Peripherie, daß es aussieht, „als ob die verbrühten Tiere sich in ihre Kapillaren hinein verbluteten und das Herz wie eine leergehende Pumpe arbeite“ (Falk). Man vergleiche damit den Sektionsbefund des in Parabiose mit einem nephrektomierten Partner befindlichen Tieres (S. 232), das in der Tat sein Blut in das Gefäßsystem des nierenlosen Gefährten entleert.

Auch für die nierenschädigende Wirkung der Eiweißzerfallstoxikose erkennen wir das Gegenstück in der schweren Nierenschädigung des parabiotischen Partners bei künstlicher Niereninsuffizienz. Pfeiffer vermutet übrigens auch, daß bei protrahiertem Verlauf der Toxikose sich zu der Überproduktionsurämie noch eine Retention hinzugesellt infolge der Schädigung und Erschöpfung der Nieren. Er schließt das aus einem Absinken der Harngiftigkeit und Ansteigen der Serumgiftigkeit. Hier wäre durch Bestimmung des Reststickstoffes im Blute der Nachweis der Niereninsuffizienz zu führen.

Sehr bemerkenswert ist auch die Beobachtung, daß dem Spättod infolge von Verbrennung eine beträchtliche Steigerung des Eiweißzerfalles mit rapider Abmagerung vorausgeht. Pfeiffer vermochte bei der kurzdauernden Urämie durch Harnsperre keine Analogie dazu aufzuzeigen. Eine solche besteht aber bei der chronischen Niereninsuffizienz und bei der Harnvergiftung; ich erinnere an den toxischen Eiweißzerfall und an die rapide Abmagerung bei künstlicher Nierenverkleinerung (Bradford), bei der subakuten Urannephritis Pohls und bei der Urohypotensinvergiftung von Abelous und Bardier.

Pfeiffers Ergebnisse werden in interessanter Weise bestätigt und erweitert durch Heyde und Vogt. Auch sie konstatieren bei verbrannten Tieren, die am 5. oder 6. Tage unter zunehmender Mattigkeit und Temperaturerniedrigung starben, in der letzten Harnprobe die starke Zunahme der Giftigkeit und im Sektionsbefund Erweiterung des rechten Vorhofs, Hyperämie des Magendarmkanals, bisweilen deutliche Geschwürsbildung und besonders eine auffallende Hyperämie der Gehirngefäße. Die gleiche Steigerung der Harngiftigkeit fanden sie unter allen möglichen Bedingungen, unter denen arteigenes Eiweiß parenteral zugrunde ging, z. B. bei kalter Stauung, bei Weichteilquetschungen, bei Röntgenbestrahlungen etc. Ja sie fanden auch im Experiment bei Einpflanzung arteigener Eiweißkörper genau die gleichen klinischen und anatomischen Veränderungen wie bei der Verbrennung, insbesondere auch dann, wenn bei parabiotischer Vereinigung zweier Tiere nur bei dem einen eine Thoraxquetschung, eine Hirnerschütterung oder eine Implantation ausgeführt worden war. Sie fanden auch bei diesem Parabioseexperiment den gleichen Anstieg der Harngiftigkeit und den gleichen anatomischen Befund wie bei der künstlichen Niereninsuffizienz durch Entnierung des einen Partners.

Alle diese Experimente legen den Schluß nahe, daß der Bestandteil des Harnes, dessen Retention das Vergiftungsbild der echten Urämie auslöst, herrühren könnte von einem parenteralen Eiweißabbau, der in bescheidenem Umfange schon unter normalen Bedingungen anzunehmen ist. Danach wäre die echte Urämie allgemein als Eiweißzerfallstoxikose, das Krankheitsbild als protrahierter anaphylaktischer Schock aufzufassen.

Über die chemische Konstitution dieses Pfeifferschen Harngiftes von dreifacher Giftwirkung hat der Entdecker sich des Urteils enthalten, und nur angegeben, daß es sich um dialysable und niedrigstehende Spaltprodukte der Eiweißkörper handelt, für die ein wohlstudiertes Paradigma in der Peptonvergiftung gegeben ist. Heyde und Vogt glauben den Schleier lüften zu können und nehmen an, daß das Methylguanidin das Harngift sei, weil es den typischen anaphylaktischen Schock und das klassische Bild des Verbrühungstodes und der Vergiftung mit dem toxischen Prinzip Pfeiffers auslöse, und weil es im Harne Verbrannter sich in größerer Menge vorfinde als im Harne Normaler. Sie behaupten sogar, daß eine präventive Methylguanidinvergiftung eine Schutzwirkung ausüben könne gegen Anaphylaxie, gegen eine zweite Methylguanidinvergiftung selbst, gegen Peptonvergiftung und gegen den toxischen Harn.

Zurzeit ist eine eingehende Kritik der Pfeifferschen Theorie noch nicht möglich. Am schwächsten ist wohl die Behauptung begründet, daß es sich in allen Fällen von Eiweißzerfall sowohl wie im normalen Harn um ein und dasselbe toxische Prinzip handelt. Auch hier ist übrigens der Einwand erhoben worden, daß seine Giftwirkung auf Kalisalzen beruhe. Busson und Kirschbaum haben gezeigt, daß Meerschweinchenharn einer 0,84%igen Kalisalzlösung entspricht, und daß eine solche in Dosen von 1,5—2 ccm intrakardial injiziert, einen typischen anaphylaktischen Schock beim Meerschweinchen auslöst. Der Einwand Pfeiffers, daß die Giftigkeit des Harnes unabhängig von seinem spezifischen Gewicht, also von der Konzentration seiner Salze, sondern nur abhängig von den parenteralen

Zerfallsvorgängen sei, ist nicht überzeugend, denn letztere können sehr wohl von einer Zunahme der Kalisalze im Harne begleitet sein, und diese Verschiebung des Salzgehaltes braucht keineswegs im spezifischen Gewicht zum Ausdruck gelangen. Andererseits ist für die Prüfung der Harngiftigkeit die intravenöse und intrakardiale Injektion anderer als blutisotonischer Lösungen prinzipiell zu verwerfen, und darin sind Busson und Kirschbaum zu ihrem Nachteile von der Pfeifferschen Vorschrift abgewichen.

Bemerkenswert ist die Übereinstimmung in dem klinischen und anatomischen Bilde bei der Hypotensin-Vergiftung, der durch das Harngift Pfeiffers oder das Methylguanidin von Heyde und Vogt; um so auffallender ist die Angabe, daß das Urohypotensin von Abelous und Bardier unlöslich in Alkohol und adialysabel, die beiden anderen Prätendenten aber alkohollöslich und gut dialysabel sind.

Hier eröffnet sich der experimentellen und klinischen Nachprüfung ein weites Feld. Die nekrotisierende, entzündungserregende und nierenschädigende Wirkung des Hypotensins wie des Pfeifferschen Giftes würden nicht nur die urämischen Erscheinungen von seiten der Haut, des Magens und des Darmes und die urämische Perikarditis, sondern auch die auffallende klinische Beobachtung dem Verständnis näher bringen, daß bei einer chronischen Nephritis bisweilen ganz plötzlich, aus dem Stadium einer durch Polyurie leidlich kompensierten Niereninsuffizienz heraus, eine Verschlechterung der Diurese eintritt, die die Katastrophe herbeiführt: Die chronische Niereninsuffizienz führt zur Retention nierenschädigenden Giftes. Das gibt dem Nierenrest den Rest, die polyurische Diurese versiegt, und die absolute Niereninsuffizienz bricht herein. Die klinische Beobachtung spricht allerdings dafür, daß dieser Nachlaß der Diurese nicht toxisch, sondern kardial bzw. kardiovaskulär bedingt ist.

Die Auffassung des urämischen Vergiftungsbildes als eines chronischen anaphylaktischen Schocks, d. h. als einer Zerfallstoxikose könnte darin eine Stütze finden, daß bei der echten Urämie in der Tat eine Steigerung des Eiweißzerfalles, ein förmlicher Muskelschwund zu beobachten ist, und man könnte versucht sein, damit auch manche, besonders die stillen Symptome wie die Leukocytose, die Verlangsamung der Blutgerinnung, die Anämie, den Temperaturabfall zu erklären.

Damit sind aber die Analogien erschöpft und ihnen stehen doch recht erhebliche Verschiedenheiten in den klinischen und anatomischen Bildern der echten chronischen Urämie und der Zerfallstoxikose gegenüber. Vor allem fehlt bei der Urämie das markanteste Symptom sowohl der Hypotensin-, wie der Peptonvergiftung, die enorme Dilatation und Hyperämie der kleinen Gefäße der Peripherie; statt ihrer wird in der Regel das Gegenteil beobachtet.

Am meisten Bedenken erregt aber der Versuch der Pfeifferschen Schule, auch die Eklampsie als akuten anaphylaktischen Schock zu deuten. Nachprüfer haben die für die Theorie erforderliche Steigerung der Harngiftigkeit nicht finden können, und Zinsser hat sogar gezeigt, daß die Methode Pfeiffers, den Grad der anaphylaktischen Schädigung durch Harninjektion nach der Tiefe und Dauer der Temperaturreaktion auszuwerten, auf schwachen Füßen ruht, insofern als verschiedene Meerschweinchen auf die gleiche Dosis desselben Harnes außerordentlich verschieden reagierten. Andererseits wurde bei Masern und anderen Infektionskrankheiten, ja bisweilen bei Gesunden, eine stark erhöhte Harngiftigkeit — ohne Eklampsie — gefunden.

Es wird sich empfehlen, zur Nachprüfung der Pfeifferschen Theorie ganz reine Fälle von Retentionsurämie zu wählen. Die Eklampsie eignet sich am wenigsten zum Ausgangspunkt der neuen Forschung. Hier werden durch das Hineinspielen der Schwangerschaft die Verhältnisse gleich wesentlich komplizierter. Durch das Vorwerfen des augenblicklich so begehrten und beliebten Bissens der Anaphylaxie kann man der Hydra des Zweifels den Mund nicht stopfen. Sofort steht die neue Frage auf, warum ist dann die echte Urämie keine Eklampsie? Aber vieles, insbesondere der autoptische Befund bei der — eklamptischen oder aneklamptischen — Graviditätstoxikose mag von den Anhängern dieser Lehre dafür ins Feld geführt werden, daß jene eine Eiweißzerfallstoxikose darstellt; und von diesem Gesichtspunkte aus wären dann gerade die Fälle mit sehr starkem und sehr geringem toxischen Einschlag zu prüfen. Aber selbst wenn man in jedem Falle von Eclampsia gravidarum Anhaltspunkte für einen parenteralen Eiweißzerfall finden würde — was nach den bedeutungsvollen Untersuchungen Abderhaldens über die Abwehrfermente und den Plazentarabbau bei Graviden zu erwarten ist —, so würde man sich doch sehr davor hüten müssen, gleich die Eklampsie mit einer Autoanaphylaxie zu identifizieren. Denn das Tertium comparationis ist die Gravidität und nicht der eklamptische Symptomenkomplex.

Mag man dann auch die bis jetzt noch unbewiesene Graviditätstoxikose als „Produktionsurämie“ auffassen, so bliebe immer noch zu erklären, warum die eklamptischen Syndrome bei der reinen, angeblich wesensgleichen Retentionsurämie fehlen. Wir müßten dann doch wieder zu der oben niedergelegten Auffassung zurückkehren und, statt in der Anaphylaxie die Ursache der Eklampsie zu sehen, nach den Bedingungen oder Hilfsfaktoren fahnden, welche unter so verschiedenen pathologischen Kombinationen, wie hochgradige oder geringgradige Schwangerschaftstoxikose, Nephritis in oder ex graviditate, Ureterenkompression, den eklamptischen Symptomenkomplex hervorrufen.

Vorläufig ist die Lehre von der Produktionsurämie selbst noch zu wenig fest gegründet, um sie für die Lehre der Retentionsurämie zu verwerten, und der mißglückte Versuch, zwei so grundsätzlich verschiedene Krankheitsbilder wie die Eklampsie als Produktionsurämie mit der echten Urämie als Retentionsurämie einheitlich aufzufassen, erweckt ein unüberwindliches Mißtrauen gegen die Anwendung der Methode der neuesten Hilfswissenschaft der Immunitätslehre auf das klinische Problem der Urämie.

Die Frage, ob die unbekannten giftigen Substanzen des Harnes im klinischen Krankheitsbilde der echten Urämie eine Rolle spielen, ist noch nicht spruchreif. Wir dürfen dabei nicht vergessen, daß im Harne durch die Tätigkeit der Nierenzellen Substanzen entstehen können, die im Blute gar nicht vorhanden sind und daher nicht retiniert werden können. Eine gesteigerte Harngiftigkeit kann z. B. auch auf einer Vermehrung der Harnkolloide (Přibram) beruhen, die bei gesteigerter Nierentätigkeit in erhöhtem Maße ausgestoßen werden und parenteral sehr giftig wirken können, bei Unterdrückung der Harnabsonderung aber gar nicht in das Blut gelangen.

Auch die Konzentrationsarbeit der Niere kann dem Harne giftige Eigenschaften verleihen (Kalisalze), die dem Blute bei Retention der entsprechenden, im Tierversuche tödlichen Harnmenge abgehen.

Alle diese Faktoren sind bei der Frage, ob die giftig wirkenden Substanzen des normalen Harnes mit den Giften des pathologischen Eiweißzerfalls einerseits und den unbekannten urämigenen Retentionsgiften andererseits identisch sind, wohl zu berücksichtigen, und in der Methode müssen Kalisalzwirkung, osmotische Störungen und die Harnstoffwirkung ausgeschlossen werden.

Alkoholextrakte eingeengter Harne enthalten nämlich noch soviel Salze und so große Mengen von Harnstoff, die schon allein, wie ich mich überzeugt habe, bei intraperitonealer Injektion Temperatursturz, bei intrakutaner Nekrosen machen können, daß man nicht weiß, wie die Schädigung auf die bekannten und die unbekannten Gifte zu verteilen ist.

Hier bleibt alles noch von der Prüfung der Serumgiftigkeit zu erwarten, wobei für empfindlichere Versuchstiere wie Kaninchen und Hunde die hämolytische Wirkung des artfremden Menschenserums durch Wärmeinaktivierung ausgeschaltet werden muß. Nach Pfeiffer ist das normale Serum ungiftig, auch bei Verwendung von Alkoholextrakten und nachfolgender Einengung im Vakuum. Leider fand Pfeiffer nicht einmal bei nephrektomierten Tieren stets einen Anstieg der Serotoxizität, was doch der Theorie nach erwartet werden müßte. Es ist sehr bezeichnend, daß bei Ureterenunterbindung (wobei die Niere geschädigt wird) in 60%, bei nephrektomierten dagegen nur in 18% der Fälle eine erhöhte Serumgiftigkeit nachzuweisen war. Das spricht dafür, daß im ersteren Falle wohl Abbauprozesse an den im Organismus zurückgelassenen, aber geschädigten Nieren eine größere Rolle spielen, als die Niereninsuffizienz.

Aber selbst dann, wenn wirklich in jedem Falle von echter Urämie sich Eiweißzerfallsgifte im Blute nachweisen ließen — wir konnten keine abnorme Giftigkeit des enteiweißten Serums von Fällen mit hohen R-N-Werten feststellen (Engel) —, so würde das noch keineswegs beweisen, daß diese Zerfallsgifte die Ursache der Urämie sind. Sondern dann wäre erst noch die Frage aufzuwerfen, ob es sich bei der Retentionsurämie tatsächlich um eine Retention normaler Eiweißspaltprodukte handelt, oder ob nicht hier der durch die Harnstoffüberschwemmung pathologisch gesteigerte Eiweißzerfall (vgl. S. 175) die Quelle der Gifte ist. Im letzteren Falle würde die Urämie erst sekundär, infolge der Harnstoffretention zu einer Eiweißzerfallstoxikose, und diese nur eine Begleiterscheinung bzw. eine Folge der Niereninsuffizienz sein. Hier müssen wir erst viel klarer sehen, die hämatogenen Gifte des normalen Harnes (unter Ausschaltung der nephrogenen) und die des pathologischen Eiweißzerfalles erst genau kennen und chemisch zu identifizieren lernen, um die Frage ihrer Identität entscheiden zu können.

Daß das Vergiftungsbild der echten Urämie auf die Zurückhaltung von Abbauprodukten des Eiweißes zurückgeführt werden muß, das unterliegt keinem Zweifel. Es fragt sich nur, ob die bekannten normalen Endprodukte des Stickstoffstoffwechsels oder die unbekannten Zerfallgifte, die Produkte eines unvollständigen parenteralen Eiweißabbaues die Träger der Giftwirkung sind.

Ehe wir uns entschließen, die chemisch undefinierbaren Harngifte der Franzosen oder die ebenso unbekannten Zerfallsgifte Pfeiffers verantwortlich zu machen, müssen wir erst prüfen, ob nicht die Zurückhaltung jener bekannten organischen Substanzen genügt, um das Vergiftungsbild auszulösen.

3. Der Harnstoff. Von den bekannten organischen Stoffen kommt deshalb ausschließlich der Harnstoff, den schon die älteste Theorie von Wilson für die Entstehung der Urämie verantwortlich gemacht hat, in Frage, weil dieser in viel höherem Maße bei jeder N-Retention zurückgehalten wird als alle anderen N-haltigen bekannten Harnbestandteile, und weil diese hinwiederum nach den übereinstimmenden Angaben der Experimentatoren in den in Betracht kommenden Dosen ungiftig sind.

Bouchard hat aber auch die Möglichkeit auf das bestimmteste abgelehnt, daß eine Harnstoffretention im Vergiftungsbilde der Urämie eine Rolle spiele. Der Harnstoff sei nur bei enormen Dosen, welche die osmotischen Verhältnisse stören, giftig, in Dosen von 5,5 bis 6,3 g pro kg Tier. Um einen Menschen zu töten, dazu sei das Harnstoffdeputat von 16 Tagen nötig, während doch die urämischen Anfälle bei der Anurie bisweilen schon am Ende des zweiten, oder Anfang des dritten Tages erschienen, wo der Mensch noch nicht den achten Teil der toxischen Menge produziert habe.

Nach Bouchard hat ein Mensch mit Harnsperre von Rechts wegen nach 52 Stunden zu sterben, da nach seiner Rechnung 1 kg lebender Substanz in 52 Stunden soviel Gift bildet, um 1 kg zu töten. Daß der Tod bisweilen länger auf sich warten läßt, „erklärt" Bouchard kurzerhand damit, daß infolge der Digestionsstörung weniger Gift resorbiert, infolge der Stoffwechselstörung weniger Gift gebildet wird. Er behauptet, es gäbe wenig Körper, die so wenig giftig seien, wie der Harnstoff; Zucker, Natron bicarbonicum, ja Wasser seien viel giftiger.

Statt giftig zu sein ist der Harnstoff nützlich durch seine Eigenschaft, diuretisch zu wirken. Dieser wohltätige Einfluß aber bleibt aus, wenn die Niere krank, undurchlässig ist, oder wenn nicht genug Harnstoff im Körper gebildet wird. Das ist z. B. der Fall bei der Uraemia hepatica, wenn die Leber keinen (?) Harnstoff mehr bereitet, dann sähe man trotz gesunder Niere dieselben Symptome auftreten, wie bei der Urämie. Bouchard schließt mit der eben so geistreichen wie unrichtigen Bemerkung, daß der Harnstoff, der solange das Schreckgespenst der Ärzte gewesen sei, nur dann schadet, wenn er fehlt.

Bouchard ignoriert hier der Theorie zuliebe, daß in der Tat bei der Harnsperre wie bei der echten Urämie der Harnstoff sich in enormen Mengen anhäuft, und zwar nicht nur im Plasma, sondern in fast denselben Mengen in den Blutkörperchen, in sämtlichen Körperflüssigkeiten und Körperzellen (Soetbeer), insbesondere auch den Muskelzellen (Hedin). Es handelt sich hier wirklich um Harnstoffdosen, die wegen der Durchlässigkeit der Zellwände für Harnstoff zwar nicht das osmotische Gleichgewicht zwischen den Gewebezellen und -Flüssigkeiten, wohl aber die osmotischen Bedingungen des Körpers im hohen Maße verändern. Was Bouchard an Zahlen anführt, läßt sich mit mehr Recht gegen als für seine Auffassung verwerten. Wenn er z. B. meint, es sei das Harnstoffdeputat von 16 Tagen nötig, um einen Menschen zu töten, so stimmt die Lebensdauer des Menschen bei Harnsperre mit dieser Zahl fast überein, es sind sogar Anurien von längerer Dauer beschrieben worden. Dabei ist noch zu berücksichtigen, daß eine Harnstoffüberschwemmung des Körpers zu einer rapiden Muskeleinschmelzung und überschießender Harnstoffausschwemmung (Heilner), eine Harnstoffretention daher auch zu abnormer Harnstoffbildung führt.

Ebenso stehen die von ihm angegebenen, schon von Gréhant und Quinquaud ermittelten Zahlen für die Giftigkeit des Harnstoffes in bestem Einklang mit den experimentell und klinisch ermittelten Zahlen über die Höhe der Harnstoffretention von tödlich verlaufenen Fällen von Harnsperre. Gréhant und Quinquaud haben gezeigt, daß Tiere unter toxischen Erscheinungen sterben, wenn man ihnen reinen Harnstoff in der Menge von $^1/_{100}$—$^1/_{200}$ ihres Gewichtes subkutan einspritzt. Das unmittelbar nach dem Tode entnommene Blut enthielt ca. $6^1/_2$ g Harnstoff. Weill hat diese Experimente wiederholt und subkutan 6 g pro kg Tier = $^1/_{166}$ des Körpergewichtes in 50 $^0/_0$iger Lösung eingespritzt. Die Symptome waren folgende: Die Tiere wurden ängstlich, bekamen intensiven Durst, nach einer Viertel- bis einer Stunde fielen sie auf die Seite, bisweilen trat etwas Diarrhoe auf, in den folgenden Stunden wurden die Atmungsbewegungen flacher und häufiger, es kam zu hochgradiger Dyspnoe, dann trat Muskelhüpfen und krampfhaftes Muskelzucken auf; bisweilen kam es zu allgemeinen Krämpfen und förmlichen tetanischen Anfällen; beim Hund wurde öfters Delirium beobachtet. Endlich trat vier bis zwölf Stunden nach der Einspritzung der Tod ein.

Sehr interessant ist die Anmerkung von Weill, daß das Experiment nur gelingt, wenn man den diuretischen Effekt des Harnstoffs vermeidet durch eine voraufgehende Entchlorung der Tiere durch möglichst salzarmes Futter in der Vorperiode. Zwei salzreich ernährte Kontrolltiere, denen während des Experimentes Salzwasser gereicht wurde, bekamen eine formidable Diurese und waren nach drei Tagen wieder hergestellt, aber sehr abgemagert. Weill nimmt an, daß der Harnstoff nur in Gegenwart von Kochsalz diuretisch wirke, es wäre aber möglich, daß diese interessante Beziehung nicht renal, sondern extrarenal begründet ist, und daß chlorarme Tiere nicht genug Zellwasser speichern und zur Diurese abgeben können.

Bei den gelungenen Experimenten fand nun Weill ante mortem 5,6—6 g Harnstoff im Liter Blut, und er hebt hervor, daß auch beim Menschen mit Harnstoffretention die verschiedenen Untersucher als Höchstwerte 5—6 g pro Liter Blut gefunden haben. Diese Übereinstimmung spreche dafür, daß der Organismus auf die Dauer nicht mehr als 5 g Harnstoff im Liter Blut ertragen könne.

Die Widalsche Schule sieht daher in der Harnstoffanreicherung des Blutes mit Recht mehr als ein bloßes Testsymptom. Ihre sehr vorsichtige Schlußfolgerung lautet: Ohne leugnen zu wollen, daß im Laufe der Azotämie gewisse Schlacken wie die Polypeptide eine noch dunkle Rolle spielen, so halten wir es doch für ungenügend begründet, abzulehnen, daß die übermäßige Harnstoffretention an der Entstehung gewisser azotämischer Symptome und dem tödlichen Verlauf einen Anteil hat (Weill).

Man darf sogar noch einen Schritt weiter gehen und auf Grund des auf S. 56 wiedergegebenen Tierversuches von Oertel und Voit und der Bestätigung durch die französischen Autoren behaupten, daß durch eine Vergiftung mit reinem Harnstoff in Dosen, die den beim Menschen retinierten Harnstoffmengen entsprechen, das klinische Bild der echten Urämie erzeugt werden kann.

Es ist hier die Frage aufzuwerfen, ob die tödliche Wirkung einer so enormen Harnstoffretention eine spezifische, dem Harnstoff zuzuschreiben ist, oder ob es sich nicht um eine obere Grenze des osmotischen Druckes handelt, durch welche die Lebensbedingungen der Körperzellen aufs schwerste beeinträchtigt werden. Eine derartige Auffassung liegt der osmotischen Theorie der Urämie zugrunde, welche zuerst von Koranyi aufgestellt und besonders von Lindemann vertreten worden ist. Lindemann faßt das Ergebnis seiner Blutuntersuchungen folgendermaßen zusammen:

1. Bei Nierenentzündungen ist die Konzentration des Blutserums normal, solange keine urämischen Symptome bestehen.

2. Tritt die Urämie ein, so ist die Konzentration des Blutserums und damit der osmotische Druck desselben erhöht. Die Gefrierpunktserniedrigung erreicht Werte bis zu 0,7°.

3. Diese Erhöhung des osmotischen Druckes ist der allgemeine Ausdruck der bestehenden Störung bei der Urämie. Mit dieser Erhöhung des osmotischen Druckes lassen sich die meisten Befunde bei Urämie in befriedigender Weise erklären.

4. Die Erscheinungen, welche nach Injektion großer Mengen konzentrierter Salzlösungen in die Blutbahn auftreten, sind dieselben, wie bei der Urämie; sie treten mit der Konzentrationserhöhung des Blutes auf, wenn

5. die Elimination der angehäuften Stoffe aus dem Blute nicht mehr vor sich gehen kann, weil die Aufnahmsfähigkeit der Gewebe und Organe des Körpers erschöpft ist.

Daß diese osmotische Theorie von vornherein nicht für alles das, was man bisher zur Urämie gerechnet hat, z. B. nicht für die eklamptische und die Pseudourämie, zutrifft, das braucht hier nicht erst noch besonders begründet zu werden.

Neuerdings hat aber Münzer unter Anerkennung meines Standpunktes, daß mit der Bezeichnung „Urämie" offenbar pathogenetisch verschiedene Symptomenkomplexe signiert erscheinen, sich ganz der Auffassung Lindemanns angeschlossen, „wenigstens für die mit Mattigkeit, chronischer Dyspnoe, zeitweisen Kopfschmerzen und Erbrechen, Muskelunruhe und Sehnenhüpfen einhergehenden Formen, bei denen die Untersuchung des Blutes wohl stets eine außerordentliche Vermehrung des Filtrat-Stickstoffes ergeben wird".

„Wer das Bild experimenteller Salzvergiftung einerseits, urämisch Kranke anderseits öfters gesehen hat, der ist überrascht, in welcher Weise beide Zustände die gleichen Erscheinungen darbieten, für den ist es auch — besonders bei Berücksichtigung der chemischen Befunde — nicht zweifelhaft, daß es sich bei einer Zahl urämischer Kranker um die Folgeerscheinungen „allgemeiner Salzwirkung" (Schmiedeberg-Hofmeister) handelt."

Es ist keine spezifisch-chemische Wirkung dieses oder jenen Salzes, dieser oder jener Körper, nicht des Harnstoffes, nicht des Kochsalzes; es sind die physikalischen Eigenschaften der Körper, die hier zur Wirkung kommen, „Vergiftungserscheinungen, welche durch Zufuhr von Salzen unabhängig von deren chemischer Natur hervorgerufen werden" (Münzer). „Die Störung im Haushalte bzw. der Ausscheidung aller jener Körper, welchen die Erscheinungen allgemeiner Salzwirkung gemeinsam sind, führt, sei es akut, sei es chronisch, zu den Erscheinungen der Urämie."

Bei der Salzvergiftung haben die Autoren Blutdrucksenkung, Atmungsstörung — die Atmung wird anfangs frequenter und angestrengter, mit zunehmender Blutdrucksenkung langsamer und tiefer, mitunter ausgesprochen schnarchend —, Pulsverlangsamung durch Vagusreizung, starke Diurese und einen Zustand gesteigerter Reflexerregbarkeit beobachtet. Es kommt bei Berührung des Tieres zu Zusammenzucken des ganzen Körpers, dann zu fibrillärem Zucken und Muskelunruhe, Tremor der Extremitäten und endlich zu klonischen und tonischen Krampfanfällen. Der Wassergehalt des Blutes nimmt trotz einer ausgiebigen Diurese nicht nur nicht ab, sondern sogar allmählich zu. Das Blut zeigt also niemals eine Eindickung, sondern es findet eine starke Wasserströmung aus den Geweben in das Blut statt. „Hierdurch kommt es zu einer Austrocknung der Gewebe zu einer Zeit, wo das Blut noch seinen Wassergehalt auf normaler Höhe festhält" (Münzer).

Die Frage ist heute noch nicht zu entscheiden, ob einzelne und welche Symptome der echten Urämie auf eine Austrocknung der Zentren zurückzuführen sind. Unsere urämischen Kranken mit ihrer abnormen Trockenheit von Haut und Schleimhäuten und Zwangspolyurie bieten oft alle Zeichen eines extremen Wassermangels. Es fragt sich aber, ob auch bei der Harnsperre, wo eine Wasserabfuhr durch die Diurese unmöglich ist, der Abstrom von Wasser aus den Geweben in das Blut, der sich mit Sicherheit aus der Blutverdünnung nachweisen läßt, so stark ist, daß man von einer Austrocknung der Zentren sprechen kann. Diese ist doch bei der Salzvergiftung die Folge der wichtigen Eigenschaft der Zellmembranen, für Salz und Wasser verschieden durchlässig zu sein. Die Zellen (z. B. rote Blutkörperchen) schrumpfen in einer hypertonischen Salzlösung, weil ihre Wände für Salz viel weniger durchlässig sind, als für Wasser. Sie schrumpfen aber nicht in einer isotonischen Salzlösung, die durch Harnstoff hypertonisch gemacht wird, weil die Zellwände für diesen ebensogut durchlässig sind, wie für Wasser. Wenn daher unter dem Einfluß einer Harnstoffanhäufung eine Austrocknung der Zentren zustande kommt, so kann sie nicht auf einer Salzwirkung, d. h. nicht auf dem Unterschiede der osmotischen Drucke zwischen Zellinhalt und umgebender Flüssigkeit, beruhen.

Das schließt nicht aus, daß die Änderung der osmotischen Bedingungen, die Zellinhalt und Umgebung gleichmäßig betrifft, die Lebensbedingung der Zelle beeinträchtigen, und daß die unter der entwässernden Wirkung des Harnstoffes zustande kommende Austrocknung der Gewebe ähnliche Erscheinungen macht, wie die Salzvergiftung. Möglicherweise kommt aber auch eine Schädigung der Zelle durch die spezifische Harnstoffwirkung zustande, die z. B. beim roten Blutkörperchen sich in der Neigung zur Hämolyse äußert.

Gegen die osmotische Theorie der Urämie als Salzvergiftung läßt sich noch ein Einwand erheben, der auch gleichzeitig gegen die Widalsche Lehre geltend gemacht werden kann. Es ist richtig, daß bei der Harnsperre stets, bei der echten Urämie häufig, und zwar bei längerer Dauer der finalen Oligurie, die Maximalwerte der Harnstoffretention von 5—6 g pro Liter Blut und entsprechend niedrige Gefrierpunktswerte beobachtet werden, so daß in diesen Fällen sowohl von einer Harnstoff- wie von einer „Salzvergiftung" gesprochen werden könnte. Es ist aber wichtig, zu betonen, daß keineswegs alle Fälle von echter Urämie diese hohen und höchsten Harnstoffwerte im Blute aufweisen. Wir sehen Kranke unter den typischen Symptomen einer Urämie erliegen bei Harnstoffwerten, die 2—3 g im Liter Blut nicht überschreiten. In solchen Fällen fehlt auch die hochgradige Erniedrigung des Gefrierpunktes des Blutes, welche die osmotische Theorie der Urämie zu stützen geeignet wäre.

Daraus läßt sich aber nur soviel schließen, daß die klinischen Symptome der Urämie vielleicht mehr von der Harnstoffwirkung, als von der osmotischen Störung abhängen. Die Tatsache ferner, daß der Tod bei Nierenkranken im Stadium der Niereninsuffizienz auch schon eintreten kann, ehe der tödliche Grad der Harnstoffvergiftung erreicht ist, spricht nicht dagegen, daß die urämischen Erscheinungen die Folge der Harnstoffretention sind. Sie beweist nur, daß der Tod nicht immer die Folge derselben zu sein braucht. Dem entspricht durchaus die klinische Erfahrung, daß das Herz in der Regel über das Schicksal der Nierenkranken entscheidet, daß ein Nachlaß der Herzkraft sowohl Folge, als auch Ursache der Niereninsuffizienz sein und auch den Tod herbeiführen kann, ehe die Rest-N-Werte an der höchsten, unmittelbar lebensbedrohenden Grenze angelangt sind. Das gilt besonders für die chronisch-hypertonischen Formen im Stadium der ischämischen Kachexie. Sogar bei der Harnsperre, bei der die maximalen Harnstoffwerte im Blute am häufigsten erreicht werden, haben wir den Eindruck gewonnen, daß das unter der wachsenden Hydrämie erlahmende Herz die unmittelbare Todesursache bildet.

Es muß aber daneben zugegeben werden, daß nicht nur ein mangelnder Parallelismus besteht zwischen dem Grade der Harnstoffretention und der Lebensgefahr, sondern auch eine gewisse Disproportionalität zwischen der Höhe des Harnstoffspiegels und der Schwere der klinischen urämischen Erscheinungen, insofern, als diese bei der akuten Harnstoffretention erst bei höheren Harnstoffwerten einzutreten pflegen, als bei ganz chronischen Retentionsurämien. Es ist möglich, daß dabei die Unterschiede in dem Grade der Wasserretention oder in dem Grade der allgemeinen Zirkulationsstörung eine Rolle spielen, und daß die echt urämischen Symptome noch eine weitere Differenzierung erfahren müssen.

Auf Erklärungsversuche möchte ich hier nicht eingehen und nur bemerken, daß die Toleranz gegen Harnstoff anscheinend von der Leber nicht unabhängig ist. Wir haben wenigstens wiederholt die merkwürdige Beobachtung gemacht, daß bei Kranken mit Lebercirrhose und Ascites, denen mäßige Dosen Harnstoff als Diuretikum gegeben wurde, ein 24 Stunden anhaltender Verwirrungszustand und Schlafsucht aufgetreten ist.

Auch die Frage, ob nicht die Anreicherung der Körperflüssigkeiten mit Ammoniak, die an der Leiche mit der einfachen Methode des in Salzsäure getauchten Glasstabes regelmäßig nachzuweisen ist, im klinischen Bilde der echten Urämie eine Rolle spielt, mußte von neuem geprüft werden.

Wir kommen auf Grund der angeführten experimentellen und klinischen Beobachtungen zu dem Schlusse, daß die Harnstoffretention die wesentliche und notwendige Bedingung und höchst wahrscheinlich auch die Ursache der echten Urämie ist. Wir müssen die Frage offen lassen, ob einzelne Symptome und welche als unspezifische Folgen der Austrocknung der Gewebe anzusehen sind, ob etwa der toxische Eiweißzerfall, ob Ammoniämie zu dem Vergiftungsbilde beiträgt, und ob und wie die Toleranz des Organismus gegen die Harnstoffwirkung durch die der chronischen hypertonischen Niereninsuffizienz eigentümliche allgemeine und hepatische Zirkulationsstörung beeinflußt wird. Die Abtrennung der echten Urämie von den falschen urämischen Symptomen wird jedenfalls Veranlassung geben, das Krankheitsbild der experimentellen Urämie und Harnstoffvergiftung von neuem eingehend zu studieren.

Die entwickelte neue Auffassung der Urämie bringt keine neuen Theorien, sondern sie knüpft eng an die Vorstellungen der alten Meister an. Die Ödem-, die Gefäßkrampf- und die Gifttheorie kehren wieder, nur mit der wichtigen Einschränkung, daß keine für alle sogen. urämischen Symptome, jede nur für eine bestimmte Gruppe von Erscheinungen Geltung behält.

Dieser Dreiteilung entspricht die pathogenetische Beziehung zu den drei wichtigsten Folgen der Nierenerkrankungen für den Gesamtorganismus, den drei Kardinalfaktoren der Gefäßdurchlässigkeit, der Gefäßkontraktion und der Niereninsuffizienz.

Wenn wir diese Beziehung auf die Namengebung anwenden, so können wir statt von eklamptischer Urämie von Hirndrucksymptomen, statt von pseudourämischen von angiospastisch-ischämischen, und statt von echt urämischen von toxischen Symptomen sprechen.

In der folgenden Übersicht ist der Versuch gemacht, die Symptome nach diesem pathogenetischen Gesichtspunkte zu ordnen.

Die falsche Urämie		Die echte Urämie
Die eklamptischen Phänomene der akuten und chronischen Urämie (Die Symptome des allgemeinen und des durch Hirnödem lokalisierten Hirndrucks; passive Ischämie)	Die pseudourämischen Phänomene der sogen. chronischen Urämie (Die Symptome der allgemeinen und der durch Arteriosklerose lokalisierten Ischämie; aktive Ischämie)	Die echten urämischen Phänomene der akuten und chronischen Urämie (Die toxischen Symptome der Harnstoffvergiftung)
Dösigkeit Apathie Stupor Koma	desgleichen (kommen auch bei kardial dekompensierten Hypertonien vor)	desgleichen
— —	Abnahme des Gedächtnisses	— —
— —	Abnahme der körperlichen und geistigen Leistungsfähigkeit	desgleichen
Müdigkeit	desgleichen	
Schlafsucht	desgleichen	
— —	Schlaflosigkeit	
Kopfschmerz	desgleichen	— —
Schwindel	desgleichen	— —
Flimmern vor den Augen	desgleichen	— —
Erbrechen	— —	desgleichen unstillbar (ohne Kopfschmerz)
Appetitlosigkeit	— —	Appetitlosigkeit
— —	— —	Singultus (urinöser Foetor ex ore)
— —	Abmagerung	desgleichen
— —	Kachexie	desgleichen
Pulsverlangsamung	— —	— —
Stauungspapille, oder Ödem des Sehnervenkopfes, Venenstauung	Neuroretinitis albuminurica mit Degenerationsherden und Blutungen	— —
eklamptische Krämpfe	epileptiforme Krämpfe	— —
auch halbseitig	desgleichen	
— —	— —	Muskelzucken, Sehnenhüpfen
— —	— —	Muskelüberempfindlichkeit
— —	Kryästhesie, toter Finger (desgleichen, bei organisch. Hirnläsion durch Blutung oder Erweichung)	Hautjucken
gesteigerte Sehnenreflexe		gesteigerte Periostreflexe
		Knips- und Greifreflex
Babinski	— —	Anfangs Steigerung, später Erlöschen der Sehnenreflexe
Kernig	— —	
ev. Fehlen der Bauchdeckenreflexe		
Amaurose	desgleichen (transitorisch)	— —
Hemiopie	desgleichen „	— —
Aphasie	desgleichen „	— —
Monoplegie	desgleichen „	— —
Hemiplegie	desgleichen „	— —
Psychose	desgleichen	— —
Delirium	desgleichen	(desgl. sub finem)
Hochspannungstachypnoe	Bewegungsdyspnoe	tiefe (große) Atmung
periodisches Atmen (Cheyne-Stokes) mit rhythm. Blutdruckschwankung	desgleichen	nicht periodische, aber aussetzende Atmung
zerebrale (?) Überhöhung des Blutdrucks	— —	— —
kardiale (?) Überhöhung des Blutdrucks	desgleichen	Blutdrucksteigerung und -senkung
Asthma cardiale	desgleichen	— —

Aus der Gegenüberstellung geht hervor, daß manche Erscheinungen sowohl der falschen, wie der echten Urämie angehören, und daß die beiden Formen der falschen Urämie viele Symptome gemeinsam haben und gemeinsam haben müssen. Wir können daher in einer rein symptomatischen Unterscheidung der verschiedenen Urämieformen in epileptiforme, asthenische und psychotische (Reiß) keinen Fortschritt erblicken. Asthenisch kann auch eine Hypertonie im ischämischen Stadium sein, noch ehe die Harnstoffretention begonnen oder höhere Grade erreicht hat, und eine psychotische Störung kann sowohl die Folge einer eklamptischen Urämie, wie einer kardioarteriellen Zirkulationsstörung beim Hypertoniker sein.

Der Endzweck der Unterscheidung ist doch schließlich ein praktischer. Für die Therapie ist es von größter Bedeutung das zirkulatorische Moment bei der falschen Urämie zu berücksichtigen, für die Prognose ist es von ausschlaggebender Bedeutung, die toxischen Symptome zu kennen und von den zirkulatorischen zu unterscheiden. Als Unterscheidungsmerkmal hat uns gedient der Gesichtspunkt der Niereninsuffizienz, wir haben aber als toxische nur diejenigen Symptome angesprochen, die nicht ohne N-Retention vorkommen.

Strauß hat meine, in einer Aussprachebemerkung auf dem Deutschen Kongreß für innere Medizin 1911 zuerst niedergelegte Dreiteilung der urämischen Symptome voll und ganz angenommen und ebenfalls versucht, eine tabellarische Übersicht über die drei verschiedenen Urämieformen zu geben. Er geht dabei aber von zwei Grundsätzen aus, die wieder zu einer Verwischung der Bilder führen und die pathogenetische Unterscheidung der Symptome ganz außer acht lassen. Einmal unterscheidet er nach dem in diesem Falle ganz und gar nicht anwendbaren Grundsatze a potiori fit denominatio, zum anderen besteht seine Unterscheidung lediglich in der Angabe, ob die betreffenden Symptome bei den drei Formen der Urämie häufig, meist, zuweilen, gelegentlich, selten oder nicht vorkommen. Damit ist für die Unterscheidung der Urämieformen wenig gewonnen.

Strauß rechnet zur Urämie in engerem Sinne die Fälle mit sehr hohen Werten für den R.N. (150 mg und mehr, aber manchmal auch zwischen 120 bis 150 mg), zur eklamptischen oder angiospastischen Pseudourämie die Fälle mit normalen oder nur mäßig erhöhten Werten für den Rest-N (unter 70—80 mg).

Man kann aber keineswegs alle diejenigen Symptome, die bei einer Niereninsuffizienz unter erhöhten Rest-N-Werten vorkommen, zur echten Urämie rechnen. Es versteht sich von selbst, daß neben toxischen auch Hirndrucksymptome und angiospastische Phänomene auftreten können, und ob diese Vermischung häufig oder selten vorkommt, trägt nicht genug zur Unterscheidung bei. Wesentlich ist nur die Frage, ob bestimmte Phänomene nur bei Niereninsuffizienz, nicht ohne diese Bedingung zustande kommen.

Gerade das häufige Zusammentreffen von mehreren der drei pathogenetischen Faktoren hat die reinliche Scheidung bisher so erschwert. Es ist z. B., um nur einige schwerwiegende Fehlschlüsse dieser statistischen Methode herauszugreifen, nicht richtig, daß Kopfschmerz und Schwindel bei der echten Urämie meist und oft hochgradig vorhanden sind, bei der eklamptischen Urämie zuweilen fehlen, oder nur schwach ausgeprägt sind. Gerade das Gegenteil trifft zu. Der Kopfschmerz ist das typische und regelmäßigste Symptom der eklamptischen Urämie, und er fehlt ganz bei der echten Urämie, wenn sie nicht mit Hirndruck gepaart ist. Ebensowenig gehören doppelseitige Krampfanfälle oder Amaurose, die nach Strauß zuweilen bzw. gelegentlich bei der echten Urämie vorkommen sollen, in das Krankheitsbild der echten Urämie, denn sie sind, wie es scheint, niemals toxisch bedingt.

Gerade weil die toxischen und zirkulatorischen Symptome so oft interferieren und sich gegenseitig beeinflussen können, deshalb ist eine reinliche Abtrennung der toxischen Phänomene der Harn(stoff?)vergiftung so wichtig; es bleibt noch genug zu tun übrig, um die Pathogenese der nichttoxischen, zirkulatorischen Phänomene genauer kennen zu lernen und den Anteil zu ermitteln, den die verschiedenen Faktoren der Gefäßdurchlässigkeit, der — akuten oder chronischen — Gefäßkontraktion, der Venen- und Lymphstauung, der Blutbeschaffenheit, der Schwere, der Arteriosklerose und nicht zum wenigsten der Herzkraft an dem Zustandekommen und der Lokalisation der Kreislaufstörungen haben.

d) Die Behandlung der Urämie.

α) Die Behandlung der akuten eklamptischen Urämie.

Die beste Behandlung der eklamptischen Urämie besteht in ihrer **Verhütung**. Diese hat eine sorgfältige Analyse der im einzelnen Falle vorliegenden und vorwiegenden funktionellen Störungen zur Voraussetzung. An der Entstehung des pathogenetischen Hirnödemes kann jeder der 3 Faktoren, die in stets wechselnder Schattierung das Mosaik des vielgestaltigen Krankheitsbildes der Nierenkrankheiten zusammensetzen und den 3 Urämieformen zugrunde liegen, beteiligt sein: Die Ödembereitschaft, die Beteiligung des Herz- und Gefäßapparates, die Störung der Nierenfunktion.

1. Sehr hochgradige — chemisch bedingte? — Ödembereitschaft kann für sich allein zur eklamptischen Urämie führen, bei den rein degenerativen Nierenerkrankungen (Nephrosen) ohne Blutdrucksteigerung, wenn nicht rechtzeitig der schrankenlosen Ausdehnung der Wassersucht Halt geboten wird. Hier gelingt es gewöhnlich leicht, die Ausbreitung des Ödems auf den Kopf und das Gehirn zu verhüten, durch eine strenge, antihydropische, d. h. NaCl- und wasserarme Diät.

2. Am häufigsten droht aber die eklamptische Urämie bei der akuten diffusen Nephritis, mit und ohne Niereninsuffizienz, sowohl bei Fällen mit hochgradiger allgemeiner Wassersucht als auch bei Fällen ohne deutliche Ödeme, deren Neigung zur eklamptischen Urämie sich nur durch eine leichte Gedunsenheit des Gesichts verrät. Hier bei der akuten Nephritis spielt der 2. kardiovaskuläre Faktor, sowohl für die — ischämisch bedingte? — Ödembereitschaft überhaupt, als auch für die Entstehung des Hirnödemes und des Hirndrucks, die Hauptrolle. Dieser Faktor setzt sich aus 2 Komponenten zusammen, der vaskulären und kardialen.

a) Es wurde mehrfach erwähnt, daß der eklamptischen Urämie eine Extrasteigerung des Blutdrucks voraufgeht; ihre Unterdrückung oder Beseitigung vermag den Anfall zu verhüten. Eine sorgfältige und häufige Kontrolle des Blutdrucks ist daher unbedingt erforderlich. Solange wir nicht wissen, ob bzw. in welchen Fällen diese Extrasteigerung zentral oder renal oder kardial bedingt ist, können wir sie nur rein symptomatisch bekämpfen. Osthoff hat Pilokarpin in kleinen, noch nicht Schweiß erzeugenden Dosen empfohlen (0,005 bis 0,01 subkutan). Nach Pals interessanten Mitteilungen ist Papaverin oft sehr wirksam. Er gibt es als salzsaures Salz in Dosen von 0,02 per os und 0,04 bis 0,06 subkutan. Auch ein Versuch mit Coffein, Diuretin, Theocin oder Euphyllin erscheint gerechtfertigt, wenn die Diurese mit Anstieg des Blutdrucks gesunken ist.

b) Wichtiger ist es, die kardiale Komponente zu erkennen und rechtzeitig zu behandeln. Das Auftreten von Dyspnoe und die Akzentuation des II. Pulmonaltones, präsystolischer Galopp oder diastolischer Rückstoß an der

Herzspitze weisen früh auf zunehmende Drucksteigerung im linken Vorhof hin, oft läßt sich aber auch schon eine Drucksteigerung im rechten Vorhof durch Venendruckmessung exakt nachweisen, oder aus der verstärkten Pulsation der Venen am Halse, die auch im Sitzen nicht leerlaufen, und vor allem aus der geschwollenen Leber schließen.

Hier sind die in der Behandlung der Nierenkranken so häufig angezeigten 2 Wege zu beschreiten, einmal die Blutmenge herabzusetzen, zum anderen das Herz zu kräftigen. Ersteres wird unblutig erreicht durch Hunger und Durst, oder wenigstens durch kochsalz- und wasserarme Unterernährung, die möglichst der Anwendung von Herzmitteln vorausgehen soll, das zweite durch eine rechtzeitige und ausreichende Digitalisierung; gewöhnlich kommt der Raschheit der Wirkung wegen nur eine intravenöse — weniger gern intramuskuläre — Strophantusinjektion in Frage.

3. Der dritte Faktor, die Niereninsuffizienz, führt allein für sich weder zu Ödem noch zu Hirnödem, also auch nicht direkt zur eklamptischen Urämie, sondern nur auf Umwegen, indirekt, durch Verstärkung der Hydrämie und damit der kardiovaskulären Komponente einerseits, und zu gesteigertem Flüssigkeitsaustritt andererseits dann, wenn die Durchlässigkeit der Gefäße abnorm gesteigert ist. Es ist nicht die Gift-, sondern die Wasserretention, die eklampsiebefördernd wirkt, und nach den besprochenen Grundsätzen mit Wasser- und NaCl-Entziehung behandelt werden muß. Die Giftretention führt nicht zur eklamptischen falschen, sondern zur echten Urämie.

Von einer Entgiftung kann man sich gerade bei der drohenden eklamptischen Urämie gar keinen Erfolg versprechen, da sie gar nicht toxisch bedingt wird. Eine „Giftableitung" auf die Haut oder den Darm kommt daher nicht in Frage, höchstens eine Wasserableitung. Aber es muß die Erzeugung von Schweiß wenigstens bei Ödematösen sehr vorsichtig geschehen, weil gerade dann, wenn eine Störung des Wasserausscheidungsvermögens besteht, durch Ödem-, d. h. Wassermobilisation, die Herzgefahr, durch stärkeren Blutandrang nach dem Kopfe die Hirngefahr gesteigert wird.

Die Störung der Nierenfunktion gibt also keine neuen Indikationen für die Verhütung der eklamptischen Urämie, es sei denn, daß sie schon im akuten Stadium auftritt und so hochgradig ist, daß eine Dekapsulation der Nieren angezeigt erscheint.

In allen Fällen darf nicht versäumt werden, für regelmäßige, eher breiige, als feste Stuhlentleerung zu sorgen.

Daß strengste Bettruhe schon des Grundleidens wegen notwendig ist, versteht sich von selbst. Immerhin ist die erst während des Krieges übereinstimmend gemachte Beobachtung sehr bemerkenswert, daß die Eklampsiegefahr durch jeden Transport enorm gesteigert wird.

Allen eklampsiebefördernden Faktoren trägt am besten Rechnung die von uns geübte, mehrtägige Hunger- und Durstbehandlung, die bei der Behandlung der akuten Nephritis noch eingehend besprochen werden soll.

Durch rechtzeitige Anwendung dieser einfachen Maßregel gelingt es fast immer den Ausbruch der eklamptischen Anfälle zu verhüten, vorausgesetzt, daß die Beobachtung und Behandlung frühzeitig genug einsetzen kann. Das gilt auch für die Verhütung des eklamptischen Symptomenkomplexes der Schwangerschaftsnierenerkrankung.

Seit Einführung der Fastenkur haben wir bei einer akuten Nephritis kaum mehr eine eklamptische Urämie ausbrechen sehen, auch dann nicht, wenn eklamptische Äquivalente, wie Kopfschmerz, Dösigkeit, Amaurose usw. bereits die Bereitschaft zur Eklampsie verkündeten[1]).

Für die **Behandlung** des ausgesprochenen Anfalles haben sich als souveräne Mittel erwiesen, die Lumbalpunktion und der Aderlaß.

In leichteren Fällen ohne oder ohne erhebliche Blutdrucksteigerung genügt eine ausgiebige, ev. wiederholte Lumbalpunktion allein, um die schwer geschädigte Zirkulation im Gehirn wieder herzustellen.

In schweren Fällen mit hoher Extrasteigerung des Blutdrucks genügt die ein- oder selbst mehrmalige lokale Entlastung nicht immer, um die Hirnschwellung zu beseitigen, da ist ein dreister Aderlaß unbedingt angezeigt. Die konsequente Anwendung des Aderlasses bei „Urämie" ist schon von Bright und Christison geübt, in neuerer Zeit besonders von Heubner und Walko warm geraten worden.

Die Lumbalpunktion war in Frankreich schon vielfach zu diagnostischen und prognostischen Zwecken bei Urämie gemacht worden. Man glaubte aus dem Harnstoffgehalt die Diagnose Urämie und aus der Höhe des Harnstoffspiegels die Prognose stellen zu können. Dabei haben Pierre Marie und Guillain, Babinski u. a. schon die günstige Wirkung auf den „brightischen" Kopfschmerz und die „nervöse" Urämie festgestellt. Carrieu läßt es noch offen, ob jene auf der Entfernung von Toxinen oder auf einer Erleichterung der Zirkulation im Gehirn beruht.

Auch in Deutschland wurde die Lumbalpunktion hier und da (Leube, Bäumler, Seiffert) unter den Methoden der Behandlung der Urämie erwähnt, sie mußte aber vor der reinlichen Scheidung der verschiedenen Urämieformen naturgemäß oft im Stiche lassen (Hürter). Eine klare Anzeige wurde erst nach der Abtrennung und pathogenetischen Sonderstellung der eklamptischen Urämie möglich, und ausschließlich zur Behandlung dieser wurde sie zuerst von Volhard, später von Frey aus der Gerhardtschen Klinik empfohlen. Eine Entfernung von Toxinen darf man von ihr nicht erwarten.

Auch dem Aderlaß schrieb man allgemein eine entgiftende Wirkung zu. Nachdem wir heute wissen, daß die eklamptische Urämie auch ohne Niereninsuffizienz zustande kommt, kann es gar keinem Zweifel mehr unterliegen, daß die Wirkung dieses empirisch bewährten Eingriffes anders, vorwiegend mechanisch zu erklären ist. Die Giftstoffe, die bei der echten Urämie im Blute sich anhäufen, sind überdies so gleichmäßig über die gesamten extra- und intrazellulären Körperflüssigkeiten verteilt, daß auch ein abundanter Aderlaß den Giftspiegel so wenig wie den Rest-N-Spiegel im Blute verändern kann. Der große Nutzen eines ausgiebigen Aderlasses bei der eklamptischen Urämie beruht wohl in erster Linie auf der Entlastung des Gefäßsystems. Diese kommt aber nicht nur durch die Entfernung einer ziemlich rasch sich ersetzenden Blutmenge, sondern auch durch die eigenartige reflektorische, gefäßerweiternde Wirkung des Aderlasses zustande, die sich insbesondere auch auf die Nierengefäße zu erstrecken scheint (Jehle). Pal, der den urämischen Anfall als eine nicht einmal spezifische pressorische Gefäßkrise auffaßt, sieht in der blutdruckherabsetzenden, depressorischen Wirkung des Aderlasses den einzig wirksamen Faktor.

Sicherlich trägt diese, wenn sie zustande kommt, was aber durchaus nicht immer der Fall ist, wesentlich dazu bei, die Gefahr weiterer Transsudation in das Gehirn zu beseitigen. An diesem günstigen, der vaskulären Komponente Rechnung tragenden Erfolge ist aber auch die Herabsetzung des Venen-

---

[1]) Wir haben einmal bei einer durch die Fastenkur ausgelösten rapiden Ödemmobilisation einen eklamptischen Anfall auftreten sehen, eine gleichlautende Beobachtung ist von Magnus-Alsleben mitgeteilt worden.

druckes und der Zähflüssigkeit des Blutes, sowie vor allem die Entlastung des Herzens beteiligt, da wohl immer die kardiale Komponente eine Hauptrolle spielt, und endlich wird durch den Aderlaß auch der kapillare Faktor der — kardiovaskulären — Ödembereitschaft in günstigem Sinne beeinflußt, denn der Aderlaß befördert den Einstrom von Gewebsflüssigkeit in das Blut, in diesem Falle die Resorption von Hirnödem.

Unter dem Eindrucke der osmotischen Theorie der Urämie hat man vielfach (Leube, Reitter) empfohlen, dem Aderlaß eine Infusion einer hypotonischen (0,5%igen) NaCl-Lösung folgen zu lassen, die man nach Erkennung der Kochsalzgefahr durch eine $4^1/_2$%ige Traubenzuckerlösung ersetzt hat (Strauß). Obwohl man gewöhnlich ohne Infusion auskommt, kann an dem günstigen Erfolg in manchen Fällen nicht gezweifelt werden. In anderen Fällen ist der Erfolg ausgeblieben, in einigen hat man unzweifelhaft damit schwer geschadet (Sippel, Zangemeister). Es fehlt noch an einer klaren Anzeige, in welchen Fällen das Verfahren angezeigt und richtig ist.

Zunächst erscheint es unverständlich, daß bei einem Zustand, der durch Wasser- und NaCl-Einschränkung verhütet werden kann, eine intravenöse Kochsalzinfusion überhaupt von Vorteil sein soll. Das Geheimnis des Erfolges liegt sicher nicht in einer Giftverdünnung, sondern in der mächtigen Anregung der Diurese durch die plötzliche Überschwemmung mit Wasser. Gelingt es damit, den Nierenverschluß zu sprengen, so ist der wichtigste, eklampsiebefördernde Faktor, die Drosselung der Nierengefäße beseitigt, der Blutdruck sinkt ab, und die Wendung zum Besseren tritt ein. Genau die gleiche zauberhafte Wirkung sehen wir ja auch bei unseren ganz akuten Nephritiden nach dem erfolgreichen therapeutischen Wasserversuch eintreten.

Wenn aber der diuretische Effekt und die entspannende Wirkung der mächtigen Diurese das Wesen des Erfolges ausmacht, so ist es verständlich, daß die Infusion nutzlos bleibt oder schädlich wirkt, wenn die Diurese ausbleibt.

Wir haben früher bei Fällen von Niereninsuffizienz, bei denen eine entsprechende Diurese nicht auftreten konnte, sowohl nach reichlichen Wassergaben per os eklamptische Äquivalente, als auch nach intravenösen Infusionen eklamptische Anfälle eintreten sehen. Auch Machwitz und Rosenberg verfügen über einen Fall, bei dem die intravenöse NaCl-Infusion (1 Liter) nach Aderlaß (300 ccm) „mit der Sicherheit eines Experimentes prompt einen eklamptischen Anfall ausgelöst hat".

Eine scharfe Anzeige für diesen Eingriff ist deshalb so schwer zu geben, weil wir nicht im voraus sagen können, ob es gelingen wird, die Nierensperre zu sprengen. Man kann nur sicher sagen, in welchen Fällen das nicht gelingen wird, nämlich bei denjenigen subakuten oder chronischen Nephritiden, die im Endstadium sich befinden, d. h. bereits Fixation der Konzentration aufweisen und kurz ante finem eine eklamptische Urämie bekommen. In diesen Fällen wird man sich, wenn die Lumbalpunktionen nicht genügen, unbedingt auf Aderlaß allein beschränken und unter vorübergehender Einstellung der Flüssigkeitsaufnahme die Herzbehandlung einleiten. Daß man in allen den Fällen, die nicht mit Diurese ansprechen, durch zu große Kochsalzinfusion auch sonst schwer schaden und z. B. Lungenödem hervorrufen kann, leuchtet ohne weiteres ein. Das heißt, den Teufel durch Beelzebub austreiben.

Wir selbst halten die Infusion im Anschluß an den Aderlaß meist für unnötig.

Bei der therapeutischen Lumbalpunktion kann man ausgiebig Flüssigkeit ablassen, das muß aber sehr langsam und tropfenweise geschehen, indem die Öffnung des Ablaufrohres nur wenig unter den Spiegel des Lumbaldruckes gesenkt wird, damit nicht durch zu plötzliche Entlastung des Druckes in der

Schädelhöhle Zerreißung von Hirngefäßen und Apoplexien eintreten, wie dies von Reusch und Weinländer beobachtet worden ist.

In Fällen mit starker Blutdrucksteigerung ist es vielleicht vorsichtshalber zweckmäßig, vor der Lumbalpunktion einen entlastenden Aderlaß zu machen.

Um der Wiederkehr der Anfälle vorzubeugen, ist bis zur vollständigen Wiederkehr des Bewußtseins und bis zum Verschwinden aller eklampsieverdächtigen Zeichen eine Abstinenz von jeder Nahrungs- und Flüssigkeitszufuhr einzuhalten. Wir geben noch 2—3 g Chloralhydrat intravenös oder per rectum in 10 %iger Lösung (oder Bromkali nach Empfehlung von Reiß) und raten, den Patienten nach Stroganoffs Vorschrift für die konservative Eklampsiebehandlung bei absoluter Ruhe zu halten, im Halbdunkel, aber unter beständiger Wache. Gegebenenfalls kann der Aderlaß (ev. mit nachfolgender Infusion) wiederholt werden, bei niedrigem Blutdruck kann man sich begnügen, die Lumbalpunktion mehrfach zu wiederholen, und ausgiebig, aber langsam Flüssigkeit abtropfen zu lassen. Bei ganz schweren Fällen von Status eclampticus könnte eine Palliativtrepanation des Schädels in Frage kommen, wie sie Zangenmeister in einigen Fällen von puerperaler Eklampsie angewandt hat. Wir sind bisher stets ohne diesen Eingriff ausgekommen und würden bei akuter Nierenerkrankung eine Nierendekapsulation vorziehen.

Es liegen Beobachtungen vor, in denen nach der Dekapsulation die schweren urämischen Dauererscheinungen wie abgeschnitten aufhörten. Wir haben sogar in einem Falle von subakuter extrakapillärer, also sicher unheilbarer Nephritis mit hochgradiger Niereninsuffizienz nach der quoad Nierenfunktion erfolglosen Dekapsulation die eklamptischen Züge ganz aus dem Krankheitsbilde verschwinden sehen, obwohl die Niereninsuffizienz weiter bestehen blieb und unter den Erscheinungen der echten Urämie zum Tode führte.

In einem anderen Falle von nicht ausgeheilter diffuser Nephritis mit sehr hohen Blutdruckwerten und rasenden Kopfschmerzen trat laut Krankengeschichte nach der zweizeitigen, im Abstand von einigen Wochen vorgenommenen Dekapsulation je einer Niere jedesmal eine erhebliche Senkung des Blutdruckes und Nachlaß des Kopfschmerzes ein.

Alle diese noch nicht ganz sicher aufgeklärten, günstigen Wirkungen von Aderlaß, Infusion oder Wasserzufuhr, Dekapsulation, auf den Blutdruck und Zustand der Nierengefäße zwingen zu der Annahme, daß neben den organischen intraarteriellen bzw. intrakapillären Widerständen auch ein funktionelles, angiospastisch-reflektorisches Moment an der Drosselung der Nierengefäße sich beteiligt. Diese intimen Vorgänge der Gefäßregulation bedürfen noch sehr des eingehenden Studiums. Zu ihnen gehört auch die unzweifelhaft günstige Wirkung einer so kleinen, lokalen Blutentziehung, wie sie durch Blutegelapplikation an die Schläfen erreicht wird, auf die Kopfschmerzen und den Augendruck der Nephritiker.

Selbstverständlich ist in allen Fällen auch das Herz genauestens zu überwachen und nach den unter Verhütung besprochenen kardialen Indikationen zu behandeln.

Bei sorgfältiger Analyse des Anteils, den jeder der drei Hauptfaktoren, der kapillare, der kardiovaskuläre und der renale Faktor an dem einzelnen Krankheitsbilde hat, und entsprechender Behandlung gelingt es fast immer, die Gefahr der einst so gefürchteten „akuten Urämie" abzuwenden, und in Fällen von Niereninsuffizienz selbst dann noch die Symptome der Hirnschwellung zu beseitigen, wenn schon der Tod an Harnvergiftung vor der Türe steht.

Wir haben bei akuter Nephritis seit vielen Jahren keinen Todesfall an eklamptischer Urämie ohne Niereninsuffizienz mehr erlebt, und nur mehr ganz selten einen Aderlaß aus dieser Anzeige nötig gehabt.

β) **Behandlung der falschen chronischen Urämie**: In die große Gruppe der falschen chronischen Urämie wurden aus didaktischen Gründen alle diejenigen Symptome aufgenommen, welche früher fälschlich zur chronischen Urämie gerechnet wurden, aber nicht zur echten Urämie gehören. Das einigende Band ist also nur die Tatsache, daß sie auch ohne Niereninsuffizienz vorkommen.

1. Unter ihnen können wir als chronisch-eklamptische Phänomene diejenigen abtrennen, welche klinisch genau den eklamptischen Äquivalenten entsprechen und mit einer Erhöhung des Lumbaldruckes einhergehen. Sie sind wie jene zu behandeln und werden durch die Lumbalpunktion oft, aber nicht immer, gemindert oder beseitigt. Merkwürdigerweise gehört zu diesen auch der Pruritus. Da aber gerade die chronisch-eklamptischen Phänomene in erster Linie dem kardiovaskulären Faktor ihre Entstehung verdanken, so müssen sie immer auch kardial behandelt werden, durch vorübergehende salzarme Trockenkost, ev. Aderlaß und Herzmittel, die dem chronischen Verlauf der relativen Herzinsuffizienz entsprechend, über längere Zeit hinaus angewandt werden müssen (chronische Digitaliskur oder häufig wiederholte Strophantusinjektionen). Auch bei den chronischen eklamptischen Phänomenen kann man mit sehr gutem Erfolg von Fasttagen und ev. — bei gut erhaltener Nierenfunktion — von nachfolgender Wasserüberschwemmung Gebrauch machen. Wir verwenden dazu gerne den Wasserversuch, nüchtern $1^1/_2$ l Wasser, gegebenenfalls unter Zusatz von 0,5 Theophyllinnatrium.

Bei dem chronischen Kopfschmerz mit und ohne Augenhintergrundsbefund sind lokale Blutentziehungen an den Schläfen bisweilen recht wirksam. Auch heiße Fuß- und Handbäder, Sinapismen, trockene Frottierungen der Haut, und andere, wenig eingreifende, hydropathische Prozeduren können versucht werden. Man kommt aber nicht immer ohne die Anwendung der bekannten Kopfwehmittel und ihrer zahlreichen, je nach Individualität des Kranken oder des Arztes verschieden wirksamen und gebräuchlichen Kombinationen zur symptomatischen Bekämpfung des Kopfschmerzes aus. (Beispiel: Phenacetin 0,3, Coffein 0,1, Pyramidon 0,15, Chinin sulf. 0,135, Magnes. ust. 0,04.)

Für regelmäßige ausgiebige und mühelose Stuhlentleerung ist unbedingt Sorge zu tragen.

2. Als arterielle, angiospastische oder pseudourämische Symptome haben wir diejenigen ausgesondert, bei denen allein die vaskuläre Komponente im Vordergrunde steht, die allgemeinen oder lokalen „Gefäßkrisen" (Pal), die sich durch Blutdrucküberhöhung auszeichnen. Da aber die letztere auch wahrscheinlich vorwiegend kardial bedingt wird, so rückt auch für diese Phänomene die Herzbehandlung und Flüssigkeitsbeschränkung an erste Stelle. Daneben kann auch den funktionellen und anatomischen Veränderungen der Gefäße durch gefäßerweiternde Mittel Rechnung getragen werden (Pilokarpin, Papaverin, vgl. S. 250; Nitroglyzerin in 1 $^0/_0$iger alkoholischer Lösung, 3mal tgl. 1 Tropfen, jeden Tag um einen Tropfen steigend bis zu 3mal tgl. 5 Tropfen, oder 2stdl. eine MBK-Komprette à 0,0005 g; Erythroltetranitrat in Pillen oder Kompretten à 0,005; Rhodan ist von Pauli und Pal empfohlen worden in an- und absteigenden Dosen von 1—2—3 g).

Die von Askanazy bei Angina pectoris empfohlenen Coffein- und Theobrominpräparate, die in der Tat bei der angiospastischen Verengerung der Koronargefäße oft Wunder wirken, können auch bei Spasmen anderer Gefäßgebiete, insbesondere des Gehirnes mit Nutzen angewandt werden. Huerter empfiehlt folgende Kombination: Camphorae monobromatae 4,0, Diuretini 4,0, Coff. natr. salicyl. 2,0 Mass. pil. q. s. ut f. pil. Nr. 50, 3mal tgl. 2 Pillen.

3. Endlich gehören zu diesen fälschlich als urämisch bezeichneten Erscheinungen rein kardial bedingte, die sich durch Steigerung des Venen-

druckes auszeichnen, wie z. B. das „urämische“ Asthma. Dieses reagiert so ausgezeichnet auf Flüssigkeitsbeschränkung, daß man in typischen Fällen allnächtlich wiederkehrenden Asthmas eine ungestörte Nachtruhe voraussagen kann, wenn der Kranke von Mittag ab sich jeder Flüssigkeitsaufnahme enthält.

Die Behandlung der relativen Herzinsuffizienz steht also, bei der Unmöglichkeit einer Beeinflussung der organischen Gefäßveränderungen durchaus im Vordergrunde der Therapie aller der fälschlich zur chronischen Urämie gerechneten Symptome.

Selbst bei den höchstwahrscheinlich auf dem Boden der Arteriosklerose entstehenden Störungen, wie das Cheyne-Stokessche Atmen, oder die psychischen Verwirrungszustände oder anginösen Beschwerden, ist immer der Versuch zu machen, durch Besserung der Herzkraft die Durchblutung der betreffenden Organe zu heben. Die erstaunliche Besserung der Psychose in dem S. 198 mitgeteilten Falle von Bonhöffer ist nur durch die Erholung des Herzens unter Nachlaß der Stauungsalbuminurie von 3 auf $^1/_4{}^0/_{00}$ zu erklären.

Der Arzt sollte ferner nie versäumen, auch auf die Blutkonzentration der kardiovaskulär bedrohten Fälle zu achten und lieber mehrmals zu oft, als einmal zu wenig zur Ader zu lassen, zumal auch bei denjenigen Hypertonien, die Blutungen im Augenhintergrund aufweisen. Die Erfahrung lehrt, daß diese als Frühsymptome der Arteriosklerose der Hirngefäße zu betrachten sind (Raecke) und ernstlich auf die Gefahr eines drohenden Schlaganfalles hinweisen. Im übrigen kommt alles auf die Allgemeinbehandlung der Fälle an, auf die hier verwiesen werden muß.

γ) **Behandlung der echten Urämie**: Wenn sich das Schicksal einer insuffizienten Niere erfüllt hat, und der Nierenrest nicht mehr genügt, kann keine ärztliche Kunst die tödliche Urämie aufhalten, solange es nicht gelingt, neue Nieren einzupflanzen.

Eine Behandlung der echten Urämie gibt es daher nicht, es sei denn, daß die Niere selbst noch nicht am letzten Ende ihrer Leistungsfähigkeit angekommen ist, und die Diurese nur infolge Nachlassens der Herzkraft stockt. Dann kann man durch rechtzeitiges Eingreifen und Antreiben des Herzens noch eine gewisse Spanne Zeit gewinnen.

Die Verhütung der echten Urämie, d. h. der Harnstoffvergiftung, kann nur in einer rechtzeitigen Einschränkung der Eiweißzufuhr in der Nahrung bestehen, und zwar muß die Verringerung der N-Zufuhr dem Grade der Schädigung der N-Ausscheidung und der Größe der N-Retention angepaßt werden.

Durch diese diätetische Maßregel in Form einer völligen Sistierung der N-Zufuhr läßt sich bei der vorübergehenden Niereninsuffizienz der akuten Nephritis ein gefährlicher Grad von N-Retention mit Sicherheit verhüten; bei chronischer Niereninsuffizienz kann durch eine Herabsetzung der N-Zufuhr auf 3—5 g (20—30 g Eiweiß) das Ansteigen des Harnstoffspiegels lange hinausgeschoben werden; nicht selten gelingt es sogar, schon erheblich gesteigerte Rest-N-Werte wieder herabzudrücken und die ersten toxischen Symptome der echten Urämie noch einmal zu beseitigen, vorausgesetzt, daß nicht bereits die dyspeptischen Symptome die Überhand gewonnen haben und eine reichliche Kohlehydrat- und Fettnahrung (Kartoffeln, Reis, Mehlspeisen, Gemüse, Obst, Zucker, Wein, Eigelb, Sahne, Butter, Speck, Pflanzenbutter etc) verhindern. In dem Anfangsstadium der Vergiftung sind gegen das Frühsymptom des Erbrechens Magenspülungen (ev. mit Chloroformwasser) bisweilen zweifellos wirksam.

Aderlässe haben nach unseren Erfahrungen, die von Gutmann und Wolf bestätigt werden, auf die N-Retention gar keinen Einfluß; das schließt nicht aus, daß sie unter Umständen auf den Allgemeinzustand sehr günstig wirken, wenn kardiale oder Hirndrucksymptome nebenher bestehen.

Von der Forcierung der Flüssigkeitszufuhr, insbesondere durch intravenöse Kochsalzinfusion zur Anregung von Diurese sind wir ganz abgekommen, wir haben davon mehr Schaden als Nutzen gesehen.

Ist einmal die Intoxikation ausgesprochen, dann kann man nur symptomatisch die Leiden des Kranken zu lindern suchen und für Euthanasie, d. h. für einen gnädigen Tod sorgen. Die sogen. vikariierende oder kompensatorische Gift- oder Harnstoffausscheidung durch Speichel, Darm oder Haut anregen zu wollen, wie dies früher oft theoretisch empfohlen wurde, ist ein ebenso vergebliches Bemühen, wie der Versuch, durch Aderlaß zu „entgiften", oder durch Diuretika den insuffizierten Nierenrest zu stärkerer N-Ausscheidung zu zwingen. Gegen das am meisten quälende Erbrechen können auch jetzt noch Magenspülungen ev. mit Chloroformwasser angewandt werden — wenn der Kranke nicht zu elend ist. Man kann auch einen Versuch mit Atropin oder mit Kokainbelladonnatropfen machen: Cocain. hydrochl. 0,6, Tct. belladonn. 6,0, Aq. amgydal. am. ad 20; mehrmals tgl. 15 Tropfen.

Wir haben zweimal die Jejunostomie in Lokalanästhesie machen lassen, wegen unstillbaren Erbrechens, der Erfolg war nicht ermutigend. Zwecklos ist es, den Kranken irgendwie zur Nahrungsaufnahme zu zwingen. Die drohende Inanition kann man durch intravenöse Einspritzungen von Traubenzuckerlösungen hintanhalten. Wir verwenden dazu 250 ccm einer 20 $^0/_0$igen Lösung, wie sie Büdingen bei Koronarsklerose empfohlen hat, und haben danach günstige Wirkung auf das Herz und vorübergehend Nachlaß des Erbrechens gesehen.

Die Mundpflege darf nicht vernachlässigt werden. Mit Narcoticis (Morphium - Atropin) sei man ruhig freigebig. Oft — man kann wohl sagen immer — atmen Arzt und Angehörige auf, wenn die Erlösung eingetreten ist.

Literatur.

Abelous et Bardier, Action hypertensive de l'urine de l'homme normal. Première recherche sur l'uro-hypertensine. Journ. d. physiol. et de pathol. gén. Nr. 4, Juillet 1908. — Dieselben, L'urohypertensine. Journ. de physiol. et de pathol. générale. Nr. 1, Janvier, 1909. — Dieselben, L'urohypotensine. Journ. de physiol. et de pathol. générale. Nr. 5, Septembre 1909. — Ascoli, Vorlesungen über Urämie. Jena 1903. — Aronson und Sommerfeld, Über die Giftigkeit des Harnes bei Masern und anderen Infektionskrankheiten. Deutsche med. Wochenschr. 1912, Nr. 37. — Bartels, Handbuch der Krankheiten des Harnapparates. Leipzig 1875 (Ziemssens spez. Pathol. u. Therap. IX, 1). — Bergh, Hymanns v. d., Über die Giftigkeit des Harnes. Zeitschr. f. klin. Med. 1898, Bd. 35, S. 53. — Birkelbach, Die Wirkung doppelseitiger Nierenexstirpation bei Parabiose-Ratten. Zeitschrift f. exper. Pathol. u. Therap. 1910, Bd. 8. — Blum, Die Harnvergiftung. Samml. klin. Vortr. 1904, Nr. 365. — Bonhoeffer, Die symptomatischen Psychosen im Gefolge von akuten Infektionen und inneren Erkrankungen. Verlag Deuticke, Leipzig 1910. — Bouchard, Leçons sur les autointoxications dans les maladies. Paris 1887. — Bradford, Diseases of the Kidney in Albutt and Rolleston, System of Medecine, 1910. — Busson und Kirschbaum, Studien über Anaphylaxie. Zentralbl. f. Bakt. etc. Bd. 65, S. 507. — Carrieu, De la valeur diagnostique, pronostique et thérapeutique da la fonction lombaire dans l'urémie nerveuse. Revue de médecine. Octobre 1911. — Chancellor, Über die Beziehungen des Harngiftes zur Eklampsie. Zeitschr. f. d. ges. exper. Med. 2, 1914, S. 29. — Curschmann, Über die diagnostische Bedeutung des Babinskischen Phänomens im präurämischen Zustand. Münch. med. Wochenschr. 1911, Nr. 39. — Derselbe, Über die diagnostische und prognostische Bedeutung der Sehnen- und Hautreflexe bei Nephritis und Urämie. Verhandl. d. D. Kongr. f. inn. Med. Wiesbaden 1909. — Cushing, Physiologische und anatomische Beobachtungen über den Einfluß von Hirnkompression auf den intrakraniellen Kreislauf und über einige verwandte Erscheinungen. Mitteil. a. d. Grenzgeb. d. Med. u. Chir. Bd. 9. — Czerny, Versuche über Bluteindickung und ihre Folgen. Arch. f. exper. Pathol. u. Therap. Bd. 34, S. 268. — Dorner, Die Diagnose der Urämie mittelst Indikanbestimmung in Blutserum, Transsudaten und Exsudaten. Deutsch. Arch. f. klin. Med. Bd. 113. — Erben, Studien über Nephritis. Zeitschr. f. klin. Med. Bd. 50, S. 441.

— Esch, Über Harn- und Serumtoxizität bei Eklampsie. Münch. med. Wochenschr. 1912, H. 9, S. 461. — Feltz et Ritter, De l'urémie expérimentale. Paris 1881. — Fleischer, Über Urämie. Verhandl. d. IV. Kongr. f. inn. Med. — Derselbe, Beiträge zur experimentellen Pathologie der Nieren. Verhandl. d. VI. Kongr. f. inn. Med. Wiesbaden 1887. — Franz, Über das Verhalten der Harntoxizität in der Schwangerschaft, Geburt und im Wochenbett. Arch. f. Gyn. Bd. 96, H. 2. — Frerichs, Die Brightsche Nierenkrankheit und deren Behandlung. Eine Monographie, Braunschweig 1851. — Frey, Lumbalpunktion bei Urämie. Korrespondenzbl. f. Schweiz. Ärzte 1912, Nr. 17. — Geigel, Die Zirkulation im Gehirn und ihre Störungen. Virchows Arch. 1890, Bd. 119. — Geis, Die Beziehungen der Gefäßerkrankungen der Netzhaut zu denen des Gehirns. Klin. Monatsblatt f. Augenheilk. XLIX. 1911. — Gibson, Cheyne-Stokes Respiration. Edinburg 1892. — Gluzinski, Zur Frage der Ausscheidung der Chloride im Harne bei Nierenerkrankungen. Wien. klin. Wochenschr. 1908, Nr. 14. — Gréhant et Quinquaud, L'urée est un poison. C. rend. Acad. des sciences 1884, S. 383. — Gruber, Zur Kenntnis der urämischen Hauterkrankung. Prag. med. Wochenschr. XXXIX, 1914, Nr. 12. — Gutmann und Wolf, Wie beeinflussen Aderlässe den Reststickstoffgehalt des Blutserums von Urämikern? Deutsch. Arch. f. klin. Med. Bd. 118. — Hedin, Über die Permeabilität der Blutkörperchen. Pflügers Arch. f. d. ges. Physiol. 1897, Bd. 68, S. 229. — Heilner, Über die steigernde Wirkung des subkutan eingeführten Harnstoffes auf den Eiweißstoffwechsel. Zeitschr. f. Biol. 1909, Bd. 52, S. 216. — Herter, Recherches expérimentales sur l'intoxication urémique. La semaine médicale 1897. — Heubel, Pathogenese und Symptome der chronischen Bleivergiftung. Berlin 1871. — Heubner, Die Behandlung der Urämie bei der akuten Nephritis im Kindesalter mittelst großer Blutentziehungen. Charité-Annalen, XXIX. Jahrg. — Heyde und Vogt, Studien über die Wirkung des aseptischen chirurgischen Gewebszerfalles und Versuche über die Ursache des Verbrennungstodes. Zeitschr. f. d. ges. exper. Med. 1913, Bd. 1, S. 59. — Hofmeister, Zur Lehre von der Wirkung der Salze. Arch. f. experim. Pathol. u. Pharm. XXV. 1889. — Hohlweg, Über das Verhalten des Reststickstoffes des Blutes bei Nephritis und Urämie. Deutsch. Arch. f. klin. Med. 1911, Bd. 104. — Derselbe, Über das Verhalten des Reststickstoffes bei Nephritis und Urämie. Verhandl. d. Deutsch. Kongr. f. inn. Med. Wiesbaden 1911. — v. Jaksch, Urämie. Real-Enzyklop. d. ges. Heilk. 4. Aufl. — Derselbe, Weitere Beobachtungen über die Mengen des im Blute des kranken Menschen sich vorfindenden Harnstoffes. Zeitschr. f. Heilk. 1903, Bd. 24, H. 11. — Javal, La chlorurémie dans la grossesse et l'éclampsie puerpérale. La Gynécologie 1910. — Jehn, Beiträge zur Parabiose. Zeitschr. f. exper. Pathol. u. Therap. 1909, Bd. 6. — Kaufmann, Über die diagnostische und prognostische Bedeutung der Sehnen- und Hautreflexe bei Nephritis und Urämie. Inaug.-Diss. Heidelberg 1911. — Krehl, Pathologische Physiologie. 7. Aufl. — Kövesi und Rôth-Schulz, Pathologie und Therapie der Niereninsuffizienz bei Nephritiden. Leipzig 1904. — Landois, Die Urämie. II. Aufl. Wien-Leipzig 1891. — Derselbe, Über die Erregung typischer Krampfanfälle nach Behandlung des zentralen Nervensystems mit chemischen Substanzen unter besonderer Berücksichtigung der Urämie. Wien. med. Presse, 1887. — Lichtwitz, Über chemische Gleichgewichte und Endzustände im Stoffwechsel. Hoppe-Seylers Zeitschr. f. physiol. Chemie, Bd. 77, H. 5. — Lilienstein, Psychoneurosen bei Herzkrankheiten. Arch. f. Psychiatrie u. Nervenkrankheiten Bd. 52, H. 3. — Limbeck, Zur Lehre von der Urämie. Prag. med. Wochenschr. 1892, S. 81. — Derselbe, Zur Lehre von der urämischen Intoxikation. Arch. f. experim. Pathol. u. Pharm. Bd. 30, S. 180. — Lindemann, Die Konzentration des Harnes und Blutes bei Nierenkrankheiten mit einem Beitrag zur Lehre von der Urämie. Arch. f. klin. Med. 1900, Bd. 65, S. 1. — Loeper, Mécanisme régulateur de la composition du sang. Paris 1903. — Lüdke und Schüller, Untersuchungen über die Nephrolysine. Deutsch. Arch. f. klin. Med. 1912, Bd. 108. — Machwitz und Rosenberg, Über Urämie. Deutsche med. Wochenschr. 1915, Nr. 38. — Müller, F., Morbus Brighti. Deutsche Pathol. Gesellsch. Meran 1905. — Münzer, Urämie und Harnstoffgehalt des Blutes. Prag. med. Wochenschr. XXXVII. 1912. — Derselbe, Zur Lehre von der Wirkung der Salze. Arch. f. exper. Pathol. u. Pharmakol. Bd. 41. — Naunyn und Falkenheim, Arch. f. exper. Pathol. Bd. 4. — Obermayer und Popper, Über Urämie. Zeitschr. f. klin. Med. Bd. 72, H. 3 u. 4. — Osler, Transient attacks of aphasia and paralyses in states of high blood pressure and arterio-sclerosis. The canadian medical Association Journ. Oktober 1911. — Paetsch, Zwei Fälle von sekundärer Schrumpfniere mit urämischer Hemiplegie. Zeitschr. f. klin. Med. III, S. 209. — Pal, Die Atmungsstörungen der Urämischen. Med. Klin. 1912, Nr. 50. — Derselbe, Über den akut urämischen Anfall und seine Behandlung. Wien. med. Wochenschr. 1913, Nr. 39. — Derselbe, Experimentelle und klinische Studien über die Wirkung des Papaverins. Wiener med. Wochenschr. Nr. 17, 1913. — Derselbe, Über die Papaverinreaktion der glatten Muskeln, ihre diagnostische und therapeutische Verwertung. Med. Klin. 1913, Nr. 44. — Päßler, Beiträge zur Pathologie der Nierenkrankheiten nach klinischen Beobachtungen bei Anurie. Verhandl. d. Kongr. f. inn. Med. München

1906. — Derselbe, Beitrag zur Pathologie der Nierenkrankheiten nach klinischen Beobachtungen bei totaler Harnsperre. Deutsch. Arch. f. klin. Med. 1906, Bd. 87. — Pfeiffer, Experimentelle Studien zur Lehre von den Autointoxikationen. Zeitschr. f. Hyg. u. Infektionskrankh. 1906, Bd. 54. — Derselbe, Weitere experimentelle Beiträge zur Ätiologie des primären Verbrühungstodes. Wien. med. Wochenschr. 1907, Nr. 9. — Derselbe, Über das Auftreten peptolytischer Fermente im Serum verbrühter Kaninchen. Münch. med. Wochenschr. 1914, Nr. 20, S. 1099—1101. — Derselbe, Das Problem des Verbrühungstodes. Studie zur Pathologie und Pathogenese der thermischen Allgemeinschädigung. Wien 1913. — Pfeiffer und Albrecht, Zur Kenntnis der Harntoxizität des Menschen bei verschiedenen Krankheitszuständen. Zentralbl. f. d. ges. inn. Med. u. ihre Grenzgeb. Bd. 2, H. 3, S. 120. — Pfeiffer und Jarisch, Zur Kenntnis der Eiweißzerfallstoxikosen. Zeitschr. f. Immunitätsforsch. u. exper. Therap. 1912, Bd. 16, H. 1. — Philipp, Der gegenwärtige Standpunkt der Urämiefrage. Prag. med. Wochenschr. XXXVIII. 1913, Nr. 16. — Derselbe, Über das Verhalten des Harnstoffes und des Reststickstoffes im Blute von Nephritikern. Med. Klin. 1913, Nr. 23. — Pick, Über Hemianopsie bei Urämie. Deutsch. Arch. f. klin. Med. LVI. — Pilcz, Klinik der arteriosklerotischen Geistesstörungen. Wien. med. Wochenschr. 1911, Nr. 5—8. — Popielski, Über die Eigenschaft des Harnes den Blutdruck herabzusetzen. Zentralbl. f. Physiol. Bd. 34, S. 635. — Popper, Über Urämie. Zeitschr. f. klin. Med. 72, H. 3 u. 4. — Raecke, Die Frühsymptome der arteriosklerotischen Gehirnerkrankung. Berlin, Verlag Hirschwald 1913. — Quincke, Zur Pathologie der Meningen. Zeitschr. f. Nervenheilk. 1910, 40. — Reichardt, Über die Untersuchung des gesunden und kranken Gehirns mittelst der Wage. Jena 1906. — Reichardt, Über einige normale und krankhafte Vorgänge in der Hirnsubstanz. Sitzungsber. d. Physikal. med. Gesellsch. Würzburg, 15. Dez. 1910. — Reiß, Zur Klinik und Einteilung der Urämie. I. Teil. Zeitschr. f. klin. Med. Bd. 80, H. 1 und 2. II. und III. Teil. Zeitschr. f. klin. Med. Bd. 80, H. 5 u. 6. — Reusch, Ein Fall von Exitus nach Lumbalpunktion. Med. Klin. 1913, Nr. 26. — Rolly, Experimentelle Untersuchungen über den Grad der Blutalkaleszenz bei Gesunden und Kranken. Deutsche Zeitschr. f. Nervenheilk. Bd. 47 u. 48. — Rosenberg, Über Indikanämie und Hyperindikanämie bei Nierenkranken und Nierengesunden. Münch. med. Wochenschr. 1916, Nr. 4. — Derselbe, Über Hyperkreatininämie der Nephritiker und ihre prognostische Bedeutung. Münch. med. Wochenschr. 1916, Nr. 26. — Rosenstein, Über Encephalopathia saturnina und ihre Beziehungen zur Urämie. Virchows Arch. 1867. — Derselbe, Die Pathologie und Therapie der Nierenkrankheiten. III. Aufl. Berlin 1886. — Sacaze, Utilité de la saignée dans les nephrites infectieuses avec accidents graves. Rev. de méd. 1893, Bd. 13. — Derselbe, Rev. de méd. XIII, 1893, S. 46. — Sauerbruch und Heyde, Weitere Mitteilungen über die Parabiose bei Warmblütern mit Versuchen über Ileus und Urämie. Zeitschr. f. exper. Pathol. u. Therap. 1909, Bd. 6. — Schmidt, Über den Gehalt der Gewebe an abiuretem Stickstoff. Inaug.-Diss. Gießen 1908. — Seegelken, Lumbalpunktion als therapeutischer Eingriff bei Encephalopathia saturnina. Münch. med. Wochenschr. 1896, Nr. 47, S. 1161. — Sippel, Über Gefahren der subkutanen Kochsalzinfusion bei Eklampsie. Deutsch. med. Wochenschr. 1910, Nr. 1. — Derselbe, Zur Frage der Infusion physiologischer Kochsalzlösung. Deutsche med. Wochenschr. 1912, Nr. 17. — Soetbeer, Die Sekretionsarbeit der kranken Niere. Hoppe-Seylers Zeitschr. f. physiol. Chem. Bd. 35, H. 2. — Stadthagen, Über das Harngift. Zeitschr. f. klin. Med. Bd. 15. — Derselbe, Über die Harnvergiftung. Zeitschr. f. klin. Med. XV, S. 383. — Straub und Schlayer, Die Urämie eine Säurevergiftung? Münch. med. Wochenschr. 1912, Nr. 11. — Strauß, Zur blutreinigenden Funktion der Nieren. Berl. klin. Wochenschr. 1902, Nr. 23. — Derselbe, Der Reststickstoff in seinen Beziehungen zur Urämie und zur Prognose von Nephritiden. Deutsch. Arch. f. klin. Med. Bd. 106. — Derselbe, Über Urämie. Berl. klin. Wochenschr. 1915, Nr. 15, S. 369. — Tiedemann und Keller, Über Ammoniakausscheidung aus dem Munde von Urämikern. Deutsch. Arch. f. klin. Med. Bd. 95. — Traube, Eine Hypothese über den Zusammenhang, in welchem die sogenannten urämischen Anfälle zur Erkrankung der Nieren stehen. Ges. Beitr. z. Pathol. u. Physiol. Bd. 2, I. Abt., S. 551. Berlin 1871. — Tschertkoff, Indikanämie und Urämie (Azotämie). Deutsche med. Wochenschr. 1914, Nr. 36. — Vaquez, La tension artérielle dans le saturnisme aigu et chronique. Semaine méd. 30. IX. 1904. — Derselbe, De la tension artérielle pendant la grossesse et les suites de couches. Valeur diagnostique et pronostique de l'élévation de la pression artérielle au cours de l'éclampsie puerpérale. Bull. de la société d'obstétrique de Paris. 15. II. 1906. — Vaquez et Esmein, Des „Epistaxis" méningées au cours des maladies hypertensives. Bull. de la soc. des hôp. de Paris. 23. XI. 06. — Volhard, Experimentelle und klinische Studien zur Pathogenese der Eklampsie. Inaug.-Diss. Halle. Monatsschr. f. Geburtsh. u. Gyn. 1897. — Derselbe, Verh. d. XXVIII. Kongr. f. inn. Med. Wiesbaden 1911. S. 317. — Volhard und Fahr, Beiträge zur Nierenpathologie. Internat. Kongr. f. Pathol. Turin 1911. — Dieselben, Die Bright'sche Nierenkrankheit. Klinik, Pathologie und Atlas. Springer 1914. — Wagenmann,

Beiträge zur Kenntnis der Zirkulationsstörungen in den Netzhautgefäßen. Gräfes Arch. 1895, Bd. 44, S. 219. — Walko, Über den therapeutischen Wert und die Wirkungsweise des Aderlasses bei Urämie. Zeitschr. f. Heilk. 22, N. F. 2, S. 312. — Weber, Hirnarteriosklerose. Sitzg. d. Med. Gesellsch. in Göttingen, 4. Mai 1911. — Weill, L'azotémie au cours des nephrites chroniques. Verl. Steinheil, Paris 1913. — Weinländer, Apoplexie mit letalem Ausgang nach Lumbalpunktion bei Urämie. Münch. med. Wochenschr. 1913, Nr. 49, S. 2749. — Westphal, Über Encephalopathia saturnina. Arch. f. Psychiatrie XIX, S. 3. — Widal, Die Kochsalzentziehungskur in der Brightschen Krankheit. Deutsch. Kongr. f. inn. Med. 1909. — Widal et Javal, La chlorurémie gastrique. Extrait des Comptes rendus des séances de la société de biologie. Séance du 19 mars 1904. — Dieselben, La Rétention de l'urée dans le mal de Bright. Semaine médicale du 5 juillet 1905. — Dieselben, Le mécanisme régulateur de la rétention de l'urée et l'indice de rétention uréique dans le mal de Bright. Comptes rendus des séances de la société de biologie. Séance du 22 octbr. 1904. — Winterberg, Über den Ammoniakgehalt des Blutes gesunder und kranker Menschen. Zeitschr. f. klin. Med. Bd. 35, S. 389. — Zinsser, Über die Toxizität des menschlichen Harnes im puerperalen Zustand und bei Eklampsie. Zentralblatt f. Gynäk. 1913, Nr. 14.

6. Die Albuminurie.

Seit der Entdeckung Cotugnos im Jahre 1770, daß der Harn Nierenkranker durch Hitze gerinnt, gilt die Ausscheidung von Eiweiß im Harne für das Symptom der Nierenkrankheiten und wird in seiner Bedeutung als solches viel häufiger über- als unterschätzt. Es handelt sich für den Arzt vor allen Dingen darum, zu diesem Symptom die richtige Stellung zu finden. Das wird erschwert dadurch, daß wir über die Bedingungen, unter denen Eiweiß im Harne auftritt, noch wenig wissen.

Kompliziert wird die Frage der Albuminurie außerdem noch dadurch, daß ihr Fundament, das Dogma, der normale Harn sei eiweißfrei und jede Albuminurie pathologisch, im Laufe der Jahre stark erschüttert worden ist. Man hat sogar von einer physiologischen Albuminurie gesprochen und davon wieder eine normale Albuminurie unterschieden.

Unter dem unglücklichen Namen der physiologischen Albuminurie wird eine geringgradige, aber mit den gewöhnlichen Methoden bei Betrachtung der gut beleuchteten Harnprobe gegen einen dunklen Hintergrund noch deutlich nachweisbare Eiweißausscheidung verstanden, die meistens intermittierend ist und sich bei anscheinend vollständig gesunden Individuen findet, aber sicherlich stets unphysiologisch ist. Auch diese minimale Eiweißausscheidung der Gesunden tritt nur im Stehen auf und geht auf in dem Begriff der später zu besprechenden orthostatischen Albuminurie.

Physiologisch ist nur die normale Albuminurie, d. h. die Tatsache, daß sich aus dem normalen, filtrierten, nach den gewöhnlichen Methoden eiweißfreien Harn nach Einengung oder durch Ausschütteln mit Chloroform kleinste Spuren von Eiweiß darstellen lassen (Posner, Mörner).

Senator stellte sich vor, daß die Knäuelgefäße nicht absolut undurchlässig für Eiweiß wären, und daß das „aus den Knäuelgefäßen gepreßte Transsudat“ Spuren von Eiweiß enthält. „Auf dem Wege durch die Harnkanälchen wird der Gehalt an Eiweiß in der vorbeiziehenden Flüssigkeit noch geringer, denn auf diesem Wege mischt sich das Sekret der Epithelien der Harnkanälchen hinzu, welches die sog. spezifischen Harnbestandteile in wäßriger, wahrscheinlich konzentrierter Lösung enthält und, was bei den herrschenden Anschauungen keines Beweises bedarf, frei von Eiweiß ist.“ Nach unseren heutigen Anschauungen verhält es sich höchstwahrscheinlich umgekehrt. Das Sekret der Glomeruli ist normalerweise wohl eiweißfrei, die Tubuliepithelien dagegen stoßen mit dem Sekret Zellbestandteile, Kolloide, ab, die man mit mehr Recht als die Quelle des normalen Harneiweißes ansehen darf. Mörner fand in Harnen mit hohem spezifischem Gewicht mehr Eiweiß, als in Harnen mit niedrigem, bei letzteren bisweilen gar kein Albumen.

Mit diesem normalen — ohne besondere Methode der Einengung nicht nachweisbaren — Eiweißgehalt des Harnes hat das Problem der Albuminurie nichts zu tun, und die sog. physiologische Albuminurie ist keineswegs als eine quantitative Steigerung der normalen Eiweißausscheidung bis zur Schwelle der Erkennbarkeit aufzufassen, wie wir später sehen werden. Wir kehren also zu der alten Auffassung zurück, daß jede mit den gewöhnlichen groben Methoden im uneingeengten Harn nachweisbare Albuminurie pathologisch ist.

Die normale Albuminurie äußert sich höchstens in einer minimalen Trübung bei Zusatz von Essigsäure (ohne Ferrocyankali), die nach Mörners Untersuchungen eine Verbindung der im normalen Harn vorhandenen Chondroitinschwefelsäure mit den normalen Spuren von Albumen darstellt.

Als Quelle des Eiweißes im Harne kommen

1. die Eiweißsubstanzen des Blutplasmas und des dem Blutplasma entstammenden flüssigen Inhaltes der Gewebsspalten und Lymphkapillaren,
2. die Eiweißkörper der Epithelzellen der Nieren in Betracht.

Eine Ausschüttung ihres Zellinhaltes in die Harnkanälchen kommt bei Entartungsprozessen der Epithelien vor (Groß). In solchen Fällen treten aber auch stets die Eiweißkörper des Blutplasmas, wie der gerinnbare Inhalt der Glomeruluskapseln beweist, in reichlicher Menge in den Harn über, und eine Unterscheidung der beiden Möglichkeiten und Abschätzung des aus dem Blute und aus den Epithelien stammenden Eiweißanteiles ist noch unmöglich. Die Eiweißabgabe aus den Nierenzellen tritt jedenfalls für die Mehrzahl der Albuminurien sehr zurück gegenüber dem Austritt von eiweißhaltiger Flüssigkeit aus den Blutgefäßen, Gewebsspalten und Lymphgefäßen.

Eine Unterscheidung dieser drei denkbaren Eiweißquellen ist noch ebensowenig möglich, und für die eigentlichen Nierenerkrankungen noch gar nicht, für die Stauungsalbuminurien unvollständig im Tierexperiment versucht worden. Es scheint nach Experimenten, die Senator unternommen hat, um den Ort der Eiweißausscheidung festzustellen, daß nach kurzdauernder Abklemmung der Nierenarterie das Eiweiß aus den Gefäßschlingen des Glomerulus austritt, bei kurzer Abklemmung der Vene zuerst in den Harnkanälchen. Bei Ureterenunterbindung fand Senator eine ungeheure Erweiterung der Lymphräume (Ödem, namentlich im Nierenmark).

Die Bedingungen, unter denen Eiweiß die Epithelzellen der Niere durchdringt, sind schon in diesen einfach scheinenden Versuchsanordnungen sehr kompliziert. Denn eine kurzdauernde Abklemmung der Nierenarterie führt nicht nur zu einer schweren Schädigung der äußerst empfindlichen Knäuelepithelien, sondern auch infolge brüsken Wiedereinschießens des Blutes durch die durch Blutabschluß gelähmten und erweiterten Gefäße zu einer stark vermehrten Transsudation. Ebenso wird durch die Venenstauung nicht nur die Transsudation stark gesteigert, sondern auch das Epithel durch Behinderung der Sauerstoffzu- und Kohlensäureabfuhr schwer geschädigt, und Ureterenunterbindung führt nicht nur zu einer Harn- und Lymphstauung, sondern auch zu venöser Stauung durch Kompression der Venenbündel des Markes (Hermann) und schließlich zu einer Anämie des ganzen Organes. Man kann daher auch nicht eine rein mechanische Vermehrung der Transsudation als Ursache der Albuminurie bei derartigen grob mechanischen Zirkulationsstörungen der Niere anschuldigen (Senator) und auf die Annahme einer Schädigung der Gefäß- und Epithelwandung verzichten, weil z. B. die Eiweißausscheidung schon auftritt, wenn die Nierenarterie nur wenige Sekunden abgeklemmt wird und bald wieder verschwindet. Wir können uns aber keine Vorstellung darüber machen, worin die Funktionsstörung besteht, die den Übertritt von Eiweiß durch die austauschenden Häute der Niere gestattet, und nicht entscheiden, ob die Gefäßwand oder die Epithelwand oder beide abnorm durchlässig werden.

Ribbert glaubte früher, daß der von dem Bau der normalerweise für Eiweiß durchlässigen Kapillaren abweichende Bau der Knäuelgefäßwände unter normalen Verhältnissen den Durchtritt von Eiweiß verhindert, und spricht dem Epithel des Glomerulus jede Bedeutung dafür ab. Er schreibt im Jahre 1881: „Wir wissen aus der Entwicklungsgeschichte der Glomeruli, daß die ursprünglich hohen, dem Harnkanälchenepithel anatomisch gleichen Zellen, wie sie das blinde Ende der Harnkanälchen zusammensetzen und den Gefäßknäuel bei seiner Bildung umgreifen und überziehen, im weiteren Verlauf der Entwicklung immer platter werden, um schließlich nur als äußerst dünne Schuppen der Kapillarwand aufzusitzen. Es deutet diese Entwicklung darauf hin, daß die Epithelien nach der Herstellung der Verbindung zwischen Gefäßknäuel und Harnkanälchenlumen keiner Funktion mehr vorstehen. Ihre Abplattung erleichtert die Kommunikation zwischen Gefäßinnerem und Kapsellumen und macht die geforderte Wirkung durchaus unwahrscheinlich. Wir können von Zellen nicht viel erwarten, die so dünn sind, daß sie auf Querschnitten der von ihnen überzogenen Gefäßwand nur da sichtbar sind, wo ihr Kern liegt, die nur durch Silberbehandlung in ihren Umrissen zur Anschauung gebracht werden können." Wir denken heute über die Funktion dieses ungemein dünnen Zellbelages wesentlich anders und trauen ihm aktive Leistungen zu, die jedes menschliche Vorstellungsvermögen übersteigen. Und wenn wir uns heute überhaupt für eine der beiden Auffassungen, der Ribberts, daß die Gefäßwand des Knäuels, und der Heidenhains, daß der Zellbelag des Knäuels normalerweise den Durchtritt von Eiweiß verhindert, entscheiden und sie nicht kombinieren sollen, so werden wir unbedingt der letzteren den Vorzug geben müssen, und die Ursache der meisten Albuminurien in einer abnormen Durchlässigkeit der Knäuelepithelien suchen, zu der sich in manchen Fällen eine abnorme Durchlässigkeit der Epithelien der Harnkanälchen gesellt.

Die Bedingungen, unter der die Epithelien in ihrer Funktion so beeinträchtigt werden, daß sie die Fähigkeit, Eiweiß zurückzuhalten, einbüßen, lassen sich in zwei große Gruppen sondern.

1. Die Zellen können indirekt geschädigt werden durch Störungen der Blutversorgung der Niere.

2. Die Zellen können direkt erkranken, durch Gifte jeder Art einschließlich der bekannten und unbekannten Erreger der Entzündung und Degeneration geschädigt werden. Da diese ihrerseits aber auch die Gefäße der Niere stark in Mitleidenschaft ziehen, so spielen auch in dieser Gruppe die indirekten Zellschädigungen durch Zirkulationsstörung eine große Rolle.

Früher hat man auch mit Vorliebe

3. von einer hämatogenen Albuminurie gesprochen, ja sogar die Brightsche Krankheit lange Zeit auf eine Änderung der Blutmischung zurückgeführt. In neuerer Zeit hat v. Noorden noch für die Albuminurie der Jugendlichen, bei denen der Harn auf bloßen Essigsäurezusatz eine Eiweißtrübung aufweist, eine Änderung der Blutmischung, also eine hämatogene Ursache, vermutet und von einem Diabetes albuminosus gesprochen. Nachdem aber Mörner gezeigt hat, daß es sich dabei auch nur um eine Serumalbuminurie handelt, und um die Gegenwart der eiweißfällenden Chondroitinsäure, ist von diesen dyskrasischen Albuminurien nichts mehr übrig geblieben, als die alimentäre Albuminurie, welche nach sehr reichlicher Aufnahme von Eiweiß, insbesondere von rohem Eiereiweiß, und in besonders reichlichem Maße nach parenteraler Zufuhr (z. B. auch von Serum) beobachtet wurde.

Hier handelt es sich um den Übergang eines artfremden, im Verdauungskanale gar nicht oder nicht vollständig assimilierten Eiweißes in das Blut, und es gehört zu den vielen rätselhaften Leistungen der Nierenepithelien, daß sie das artfremde Eiweiß nicht zurückhalten, sondern mit dem Harne ausscheiden. Mit der einfachen Erklärung, daß diese Albuminurie auf der leichteren „Filtrierbarkeit" des Hühnereiweißes beruht, wird man sich heute nicht mehr begnügen. In der Regel wird gleichzeitig mit dem körperfremden Eiweiß auch Serumalbumin mit ausgeschieden. Wir können daher annehmen, daß auch dieser Prozeß mit einer Schädigung der Nierenepithelien verbunden ist.

Letzten Endes weist also jede Albuminurie auf eine Schädigung der Nierenepithelien hin. Für die Beurteilung dieses Symptomes ist es aber wichtig, sich klar zu machen, daß

1. diese Epithelschädigung funktionell sein kann, d. h. ohne sichtbare Erkrankung, insbesondere ohne bleibende Störung verlaufen kann;

2. daß diese Funktionsstörung des Epithels nicht mit einer Störung der sekretorischen Funktion der Niere verbunden sein muß;

3. daß der Grad der Eiweißausscheidung in der Regel keinen Schluß auf die Ursache der Albuminurie zuläßt, mit der einzigen Ausnahme, daß ganz hochgradige Albuminurien fast nur bei degenerativen Prozessen in der Niere angetroffen werden.

Die Art der Eiweißausscheidung, das Verhältnis von Serumalbumin zu Serumglobulin, das als Eiweißquotient bezeichnet worden ist, gestattet keine bindenden

Schlüsse (F. A. Hoffmann, Groß). Auch ist die Methode der quantitativen Globulinbestimmung noch zu unsicher.

Die Albuminurie ist also nichts weniger als eine Diagnose, sondern nur die Veranlassung, eine solche auf Grund der Vorgeschichte und aller übrigen Symptome zu stellen. Wer, wie das noch heute so häufig geschieht, auf Grund des einmaligen Reagenzglasbefundes den nur zu üblichen schematischen Heilplan entwirft, d. h. im wesentlichen Kochsalz und Fleisch verbietet und Milch verordnet, der gleicht einem Arzte, der jeden Kranken, der einmal hustet, in eine Lungenheilstätte schicken würde, ganz gleichgültig, ob es sich um einen Rachenkatarrh oder Luftröhrenkatarrh oder Keuchhusten oder Aneurysma, oder Lungenentzündung usw. handelt.

Die Feststellung des Symptomes einer Albuminurie stellt den Arzt zunächst vor die außerordentlich wichtige Frage: Handelt es sich um eine direkte oder um eine indirekte, um eine organische oder funktionelle Schädigung der Nierenepithelien, mit anderen Worten: Handelt es sich um eine Nierenerkrankung oder nicht.

Der Beschreibung und Unterscheidung der verschiedenen Formen von Nierenerkrankungen ist das ganze folgende Werk gewidmet. Hier soll daher nur von den funktionellen Albuminurien weiterhin die Rede sein, welche durch Kreislaufstörungen in der Niere hervorgerufen werden und nach deren Beseitigung alsbald wieder verschwinden, ohne eine bleibende Nierenschädigung zu hinterlassen.

Diese **zirkulatorischen** Albuminurien können peripher oder zentral bedingt sein. Peripher durch lokale oder allgemeine venöse Stauung oder durch lokale oder allgemeine Ischämie.

Im Experiment erweisen sich gerade die Nierengefäße als besonders erregbar gegen Reize, und sie antworten mit einer krampfigen Zusammenziehung unter Verkleinerung des Organs auf jede periphere Reizung, z. B. des Ischiadicus, des Vagus, des Splanchnicus, ganz besonders auf Reizung der Medulla, oder z. B. auf Abkühlung oder Überhitzung der Haut, und auf jede angiospastische Ischämie der Niere folgt eine kurzdauernde Albuminurie.

Ein Beispiel einer peripher bedingten Albuminurie durch venöse Stauung ist die von J. Schreiber gefundene Albuminurie nach Thoraxkompression, die 8—17‰ betragen und mehrere Stunden andauern kann. Jehle konnte gleichartige Albuminurien durch Kompression der Vena cava mittelst Druck auf das Epigastrium rechts von der Aorta erzeugen. Ein Kuriosum stellt der von Falkenheim beobachtete Fall dar, bei dem nur in linker Seitenlage durch den Druck einer vergrößerten Milz auf die Nierenvene Albuminurie auftrat.

Am häufigsten ist die zirkulatorische Albuminurie zentral, d. h. kardial bedingt und tritt in der alltäglichen Form der Stauungsalbuminurie bei allen möglichen Herzkrankheiten mit Nachlassen der Herzkraft in die Erscheinung.

Wieweit die Herabsetzung der Zirkulationsgeschwindigkeit in der Niere, wieweit eine Steigerung des Venendruckes dabei eine Rolle spielt, läßt sich nicht abschätzen, da beide Bedingungen am Krankenbett fast stets zusammenwirken. Das Wesentliche ist eine Störung der inneren Atmung der Nierenzellen, insbesondere der Glomerulusepithelien, und zwar scheint bei der Stauungsalbuminurie Sauerstoffmangel die geringere, ungenügende Entfernung der Kohlensäure die Hauptrolle zu spielen.

Die Stauungsalbuminurie erlangt in zwei klinisch wohl charakterisierten Formen eine besondere praktische Bedeutung:

1. in dem Krankheitsbilde der zentral, i. e. kardial bedingten Stauungsniere,
2. in dem Krankheitsbilde der durch periphere Stauung bedingten orthotischen Albuminurie.

a) Die Stauungsniere.

Das Krankheitsbild der Stauungsniere ist bereits an anderer Stelle (Külbs, Bd. II, S. 968) erwähnt worden und jedem Arzte bekannt und geläufig. Weniger bekannt ist der Einfluß, den auch auf das Zustandekommen dieses Krankheitsbildes extrarenale Faktoren ausüben.

Das Allgemeinbild ist ausgezeichnet durch die starke Neigung zu Ödemen und durch Fehlen der Blutdrucksteigerung.

Das Harnbild ist ausgezeichnet durch Abnahme der Harnmenge und der NaCl-Konzentration einerseits, durch Zunahme der Gesamtkonzentration und den Farbstoffreichtum des hochgestellten, dunklen, urobilin- und urobilinogenreichen Harnes andererseits, der beim Erkalten reichlich das bekannte Uratsediment ausfallen läßt.

Sehr bemerkenswert ist die schon von Koranyi hervorgehobene Tatsache, daß die Zusammensetzung des Harnes bei Herzinsuffizienz ihre strenge physiologische Harmonie mit dem Stoffwechsel einbüßt. Mit anderen Worten, die Variabilität der Harnabscheidung, die wir als das bezeichnendste Merkmal der normalen Harnbereitung in den Vordergrund gestellt haben, verschwindet. Es werden in gleichen Zeiträumen fast gleiche Harnmengen von fast gleicher Konzentration abgesondert. Das erinnert an die Beobachtung bei Niereninsuffizienz, aber die Ursache dieser mangelnden Variabilität ist eine ganz andere, und das Harnbild ist total verschieden von dem bei der Niereninsuffizienz. Während bei dieser die einzelnen Harnportionen gleich dünn sind und die osmotische Konzentration des Blutes aufweisen, finden wir bei der kardial bedingten Konstanz der Harnabscheidung stets gleich hochkonzentrierte, hypersthenurische Harnportionen von annähernd gleichem NaCl- und wechselndem N-Gehalt.

Die stickstoffhaltigen Bestandteile werden in der Regel in hoher und höchster Konzentration und meist in genügender Menge ausgeschieden. Eine Niereninsuffizienz mit stärkerem Anwachsen des Rest-N wird bei der reinen Stauungsniere nicht, oder nur äußerst selten beobachtet.

Der quantitativen N-Ausscheidung sind trotz bester Konzentration gewisse Grenzen gezogen durch eine höchstgradige Herabsetzung der Harnmenge. Wie es scheint, kommt auch in äußerst seltenen Fällen ein geringer Nachlaß der Konzentrationsarbeit der Nierenepithelien bei schwerster Störung der Zellatmung vor, niemals aber im Verein mit einer kompensatorischen Polyurie, da diese sowohl ein reichliches Wasserangebot, wie eine ausreichende Blutversorgung und Entlüftung der Zellen zu Voraussetzungen hat, die beide bei der Stauungsniere fehlen.

Die gegenteilige Angabe Senators (S. 158) beruht auf der irrigen Vorstellung, daß sich eine Schrumpfniere infolge langdauernder Stauung entwickeln könne.

Der guten Nierenfunktion entsprechend wird Jod und Phenolphthalein gut oder wenig verlangsamt ausgeschieden. Die Milchzuckerausscheidung dagegen ist bei der Stauungsniere außerordentlich gestört, weshalb schon Schlayer diese Probe bei Stauungszuständen als ungeeignet bezeichnet hat.

Der Stauungsharn gibt in der Regel auch mit Essigsäure allein bereits eine Trübung (vgl. S. 259). Der Eiweißgehalt kann recht hohe Grade bis zu 10‰ erreichen, in der Regel ist er aber gering, und er kann insbesondere auch dann, wenn das allgemeine Krankheitsbild und schwere Ödeme auf eine hochgradige „Stauung" hinweisen, sehr gering sein.

Zylindrurie ist ein sehr häufiger Befund, es fehlen aber gewöhnlich die epithelialen, und immer die doppelbrechenden Elemente. Rote und weiße

Blutkörper kommen auch bei der Stauungsniere vor. Der Sedimentbefund ist nicht charakteristisch und ebensowenig wie der Grad der Albuminurie differentialdiagnostisch zu verwerten.

Charakteristisch für das Harnbild der Stauungsniere ist also die Herabsetzung der NaCl- und Wasserausscheidung, und man hat daraus weitgehende Schlüsse auf die Teilfunktionen der Niere überhaupt gezogen und geglaubt, das Krankheitsbild, d. h. die hochgradige Ödembereitschaft, auf die isolierte Störung einer Teilfunktion zurückführen zu können.

Wir brauchen hier nicht mehr auf die Vorstellung, daß den Glomerulis nicht nur die Wasser-, sondern auch die NaCl-Ausscheidung obliege, und daß die Herabsetzung der NaCl- und Wasserausscheidung eine Folge der mangelnden Glomerulusdurchblutung und die Ursache der Ödeme sei, einzugehen und noch weniger auf den Gedanken, daß das Harnbild der Stauungsniere durch gesteigerte Rückresorption in die Tubuli zu erklären sei.

Wir können heute nicht mehr daran zweifeln, daß die Funktion der NaCl-Konzentration, wie die der Konzentrierung überhaupt, den Tubulis zukommt und haben Grund anzunehmen, daß die Fähigkeit, schnell große Wassermengen auszuscheiden, den Glomerulis eigen ist. Während es nun durchaus erklärlich erscheint, daß diese letzteren bei ungenügender Blutstrom*geschwindigkeit* nicht imstande sind, rasch großen Ansprüchen zu genügen, so erscheint es doch unverständlich, daß die schlechte NaCl-Ausscheidung bei der Stauungsniere auf einem Unvermögen der Tubuli beruhen soll, einzig und allein gerade das NaCl zu konzentrieren, trotz erhaltener Konzentrationsfähigkeit allen übrigen Substanzen gegenüber. Allein schon dieser Unterschied in dem Konzentrationsvermögen, das Mißverhältnis zwischen NaCl- und Gesamtkonzentration, das in dem Ansteigen des viel bearbeiteten *Koranyi*schen Quotienten $\frac{\triangle}{\mathrm{NaCl}}$ zum Ausdruck kommt, legt die Vermutung nahe, daß die mangelnde NaCl-Ausscheidung nicht auf einem Unvermögen, dieses eine Salz zu konzentrieren, sondern auf einer Herabsetzung des NaCl-*Angebotes* beruht.

Wir werden daher erst zu prüfen haben, ob überhaupt die Herabsetzung der NaCl- und Wasserausscheidung bei der Stauungsniere auf einer Störung des Ausscheidungsvermögens beruht und nicht vielmehr *extrarenal* bedingt ist.

Zur Entscheidung der Frage haben wir zwei Möglichkeiten:

1. Die Untersuchung der Nierenfunktion bei Steigerung der Ansprüche. Maßgebend für die Beurteilung ist aber nicht etwa die quantitative, sondern die *qualitative* Ausscheidung, d. h. die Prüfung, ob überhaupt ein steiler Diureseanstieg bei starker Wasserzufuhr, und ob eine hohe NaCl-Konzentration bei NaCl-Angebot möglich ist:

2. Die Untersuchung des Blutes auf Zurückhaltung von NaCl und H_2O.

1. Die Prüfung der Nierenfunktion.

a) Die Frage, ob die Stauungsniere bei starkem Wasserangebot überhaupt steile Diureseanstiege vollbringen kann, muß nach unseren Beobachtungen für manche Fälle von hydropischer Stauungsniere bejaht werden. Ja man kann bisweilen, so paradox dies klingt, durch den Wasserversuch einen Stauungshydrops mobilisieren und die Entwässerung einleiten. In anderen Fällen gelingt es nicht, durch Wasserzufuhr einen erheblichen Diureseanstieg zu erzeugen.

Auch *Nonnenbruch* hat aus der *Gerhardt*schen Klinik derartige Beobachtungen mitgeteilt und den extrarenalen Charakter der Wasserzurückhaltung dadurch bewiesen, daß bei *intravenöser* Wasserzufuhr ein Diureseanstieg erfolgte, wenn per os gegebenes Wasser keinen Ausschlag erzielte. Für einen Teil der Fälle ist damit die Frage schon entschieden, daß die schlechte Wasserausscheidung bei der Stauungsniere nicht auf einer Schädigung der Glomerulifunktion, — oder auf einer hochgradigen Verlangsamung gerade der Glomerulidurchblutung —, sondern auf extrarenalen Ursachen beruht. Für einen anderen Teil der Fälle muß durch die Blutuntersuchung die Frage entschieden werden, ob neben der extrarenalen Ursache auch noch eine Schädigung der Glomerulifunktion selbst an der schlechten Wasserausscheidung beteiligt ist.

b) Auch die Frage, kann die Stauungsniere NaCl konzentrieren, ist für manche Fälle von hydropischer Stauungsniere ohne weiteres zu bejahen, denn es kommen spontan gute, ja sehr hohe NaCl-Konzentrationen bei solchen Fällen vor. In anderen Fällen steigt die an sich niedrige NaCl-Konzentration des Harnes auch dann nicht, wenn das Angebot per os erhöht wird. Es wäre falsch, darin einen Beweis des Unvermögens der Niere zu sehen, das NaCl stärker zu konzentrieren, solange nicht der Nachweis erbracht wird, daß der Kochsalzspiegel im Blute abnorm hoch sein kann bei niedriger NaCl-Konzentration im Harne. Eine einmalige NaCl-Zulage genügt keineswegs, den Kochsalzspiegel des Plasmas genügend zu erhöhen, und bei stärkerer Ödembereitschaft entweichen die im Vergleich zu dem ungeheuren Wasserreservoir verschwindend kleinen NaCl-Mengen aus dem zirkulierenden Blute, ohne das Angebot für die Niere zu steigern. Nur bei systematischer Untersuchung der einzelnen Harnportionen in kleinen Zeitintervallen kann auch unter solchen Umständen ein vorübergehender Anstieg der NaCl-Konzentration beobachtet werden, der bei Untersuchung des Gesamturins der Beobachtung entgeht. Bei intravenöser NaCl-Zufuhr wird man schwerlich einen Anstieg der NaCl-Konzentration vermissen, doch ist diese Methode aus therapeutischen Gründen besser zu vermeiden.

Die Prüfung der Nierenfunktion ergibt demnach,

daß das hydropische Krankheitsbild der Stauungsniere mit Herabsetzung der NaCl- und Wasserausscheidung bestehen kann bei gutem NaCl- und Wasserausscheidungsvermögen der Nieren und

daß das Wasser- und NaCl-Ausscheidungsvermögen bei intravenöser Zufuhr sich als gut erweisen kann, wenn die Wasser- und NaCl-Ausscheidung bei stomachaler Zufuhr stark herabgesetzt ist.

Beide Tatsachen beweisen, daß in vielen Fällen die mangelnde Wasser- und NaCl-Ausscheidung auf extrarenalen Ursachen, d. h. auf mangelndem Angebot beruht. Es bleibt aber die Frage offen, ob dazu auch noch eine renale Komponente hinzutreten kann, d. h. ob auch bei sichergestelltem Wasser- und NaCl-Angebot die Wasser- und NaCl-Ausscheidung der Stauungsniere herabgesetzt sein kann. Diese Frage läßt sich nur mittelst der 2. Prüfungsmethode beantworten, durch

2. die Untersuchung des Blutes auf Wasser- und NaCl-Retention.

a) Der Wassergehalt des Blutes bei der Stauungsniere. In der Literatur findet sich seit Hammerschlag, Gumprecht und Stintzing, Grawitz und anderen Autoren mit fast überzeugender Häufigkeit die Angabe, daß bei der Stauungsniere mit Stauungsödem eine Hydrämie sich finde, ein Blutödem, d. h. eine Wasseranreicherung des Blutes, die eine renal bedingte Wasserretention beweisen würde. Aber gerade die Hydrämiefrage lehrt sehr eindringlich, wie schwierig die Beurteilung der Blutzusammensetzung ist. Man hat nämlich auf eine Verwässerung des Blutes geschlossen aus einer Abnahme des spezifischen Gewichts, oder einer Abnahme der Trockensubstanz, oder aus einer Abnahme des Lichtbrechungsvermögens, das durch die einfache Methode der Refraktometrie in neuerer Zeit vielfach bestimmt wurde.

Alle diese Methoden kommen auf das gleiche hinaus, ihre Ausschläge beruhen im wesentlichen auf einer Abnahme des Eiweißgehaltes im Serum der Stauungskranken, auf einer Hypalbuminose, und es fragt sich nur, ob es gestattet ist, daraus auf eine Wasseranreicherung, eine seröse Plethora des Blutes zu schließen.

Wir glauben nicht, daß dieser Schluß berechtigt ist, wenn wir diese Hypalbuminose bei ödematösen Herzkranken finden, bei denen ein keineswegs eiweißarmes Transsudat in breitem Strome die Blutbahn verlassen hat. Es handelt sich da doch um viele Liter einer eiweißhaltigen Flüssigkeit, und die Ab- und Zunahme des Eiweißgehaltes des Blutes bei Zu- und Abnahme der Ödeme dürfte zur Genüge und besser erklärt werden aus dem Ab- und Zustrom des Stauungstranssudates aus und zu dem Blute als auf einem Schwanken der Anspruchsfähigkeit der Niere für Wasser.

Uns erscheinen diese nur den Eiweißgehalt des Serums angebenden Methoden ganz ungeeignet, um die wichtige Frage zu klären, ob bei dem Stauungsödem auch eine renal bedingte, intravaskuläre Wasserretention infolge einer Funktionsstörung der Stauungsniere vorkommt. Beweiskräftig scheint uns nur eine sehr genaue und sorgfältige Zählung der roten Blutkörperchen in solchen Fällen zu sein, und wir finden bei jeder echten, renal bedingten Hydrämie eine deutliche Verminderung der suspendierten Zellen in der Raumeinheit des Blutes.

Bei dekompensierten Herzkranken dagegen ist eine Verdünnung der Suspension etwas sehr Seltenes, das Gegenteil ist die Regel, d. h. wir finden die Zahl der roten Blutkörper normal oder erhöht; bekanntlich kommen sogar vorübergehende Polycythämien bei kardialer Stauung vor.

Aus diesem Grunde hat schon Koranyi Zweifel geäußert, ob die Abnahme des Lichtbrechungsvermögens allein auf eine Blutverwässerung zurückzuführen sei, und er meint, die Hydroplasmie sei höchstens teilweise eine

Folge der Wasserretention. Ihre andere Ursache sei der Umstand, daß die Gewebe den Bedarf an Nährstoffen in der Zeiteinheit aus verhältnismäßig wenig Blut decken, und daher den Eiweißgehalt usw. des Plasmas ungewöhnlich weitgehend ausnützen.

Die zum Beweise angeführten Versuche seiner Schüler Engel und Scharl, nach denen die Brechungszahl des Serums bei abnehmender Diurese kleiner, bei zunehmender größer wird, lassen sich aber vielleicht ebensogut oder besser für die Annahme verwerten, daß die Diurese wie die Brechungszahl abnimmt, weil eiweißhaltige Flüssigkeit die Gefäße verläßt, und zunimmt, wenn ihre Resorption wieder in Gang kommt; in solchen Fällen hätte man ein entgegengesetztes Verhalten der Zahlen der roten Blutkörperchen zu erwarten. Wir (Keller und Weinmann) fanden wenigstens ganz unabhängig von Loeper und genau wie dieser bei zunehmender Diurese eine Abnahme der Zahl der roten Blutkörperchen und umgekehrt.

Andererseits kann man aus der absoluten Zahl der roten Blutkörperchen und ihrer häufigen Erhöhung bei dekompensierten Herzkranken auch nicht ohne weiteres auf eine Eindickung und einen Wassermangel des Blutes schließen, da der Sauerstoffmangel an sich zu einer Vermehrung der roten Blutkörperchen führt, und andererseits ein Herzkranker auch anämisch sein kann; wohl aber berechtigen Schwankungen der Blutkörperchenzahlen im einzelnen Falle zu Schlüssen auf Schwankungen des Wassergehaltes. Eine renale Wasserzurückhaltung dürfen wir dann annehmen, wenn im einzelnen Falle die Zahl der roten Blutkörperchen bei Wasserangebot sinkt.

Das Wasserangebot kann durch Wassergabe per os erfolgen, doch macht die verschlechterte Resorption und der unkontrollierbare Abstrom aus den durchlässigen Gefäßen den Erfolg sehr unsicher. Es kann intravenös erfolgen, und man kann dem Abstrom durch Hochlagerung der Beine entgegenwirken. Das Wasserangebot kann aber auch endogen durch Steigerung der Resorption, durch Mobilisierung des Ödemwassers infolge intravenöser Euphyllininjektion bewirkt werden. Erst dann, wenn danach eine Abnahme der roten Blutkörperchen ohne Diureseanstieg eintritt, kann auf eine Stauungsinsuffizienz der Glomeruli für die Wasserabscheidung geschlossen werden.

Daß eine solche durch die Ödembereitschaft und den starken Abstrom des angebotenen Wassers aus den Gefäßen in die Gewebsmaschen ganz verdeckt werden kann, ist nicht anzunehmen, da wir bei renaler Insuffizienz der Wasserabscheidung trotz hochgradiger renaler Ödembereitschaft meist eine Verminderung der roten Blutkörperchen auftreten sehen.

In schwersten Fällen von Stauungsniere kommen nun in der Tat derartige echte Hydrämien geringen Grades ohne Diurese vor, diese Ausnahmen bestätigen aber die Regel, daß die Wasserretention in der überwiegenden Mehrzahl der Fälle extrarenal bedingt ist, und lange Zeit rein extrarenal bedingt bleibt, bis die Zirkulationsstörung, die zuerst und am stärksten die Peripherie beeinträchtigt, auch nach den zentraler gelegenen Organen heraufsteigt.

Daß die refraktometrisch ermittelte Hydroplasmie bei Herzkranken in der Regel nicht renal bedingt ist, geht schon aus den Beobachtungen von Engel und Scharl an der Klinik Koranyis hervor: Sie fanden, daß eine reichliche Wasserzufuhr bei Herzkranken mit gestörter Kompensation zwar zu Gewichtszunahme und Wasserretention führte, aber das Brechungsvermögen des Serums nicht im mindesten beeinflußte.

Koranyi hat daraus mit Recht gefolgert, daß der durch erhöhte Zufuhr vermehrte Wassergehalt des Körpers außerhalb der Blutbahn in den Geweben zurückgehalten wird. Strauß hat auch die Beobachtung gemacht, daß zwischen der Wassersucht der Herzkranken und dem Grade ihrer Hydroplasmie keine engere Beziehung besteht. Er hat ebenfalls refraktometrisch einen deutlichen Unterschied zwischen kardiogenem und nephrogenem Hydrops beobachtet und fand bei letzterem eine viel stärkere Hydrämie, als bei ersterem. Stärker erniedrigte Werte für die Brechungszahl waren bei kardialem Hydrops nur zur Zeit maximaler Herzinsuffizienz zu beobachten.

Strauß meint daher, daß die nephrogene Flüssigkeitszurückhaltung sich in erster Linie in den zirkulierenden Säften abspiele, während die kardiogene vorzugsweise in den Geweben stattfinden dürfte.

Nach unserer Auffassung von der extrarenalen Entstehungsweise aller Ödeme können wir diesen prinzipiellen Unterschied zwischen renaler und kardialer Flüssigkeitsretention um so weniger gelten lassen, als wir auch renale (nephrotische) Ödeme, ohne intravaskuläre Wasserretention kennen gelernt haben. Die richtige Beobachtung von Strauß beruht nach unserer Meinung darauf, daß bei renalen(insbesondere nephritischen) Hydropsien häufiger, bei kardialen sehr selten neben der extrarenalen Störung der Kapillarfunktion eine Störung der Nierenfunktion vorhanden ist, die sich in echter Hydrämie äußert.

b) Der NaCl-Gehalt des Blutes bei der Stauungsniere. Für die Frage des Angebotes an die Niere ist nur der NaCl-Gehalt des Plasmas bzw. des Serums, nicht des Gesamtblutes, maßgebend, und jener ist bei der Stauungsniere in der Regel abnorm niedrig. Dagegen ist der Gehalt der Blutkörperchen an Chlorionen höher als normal. Wir kommen auf diese interessante Erscheinung im Stauungsblute noch zurück. Aus der Tatsache der Chlorarmut des Stauungsplasmas geht schon ohne weiteres hervor, daß die Chlorarmut des Harnes nicht auf einer renalen Ursache, sondern auf mangelndem Angebot beruht.

Es kann aber auch künstlich durch reichliche NaCl-Zufuhr der NaCl-Gehalt des Serums über die Norm erhöht (Loeper) und trotzdem die Gesamt-NaCl-Ausscheidung durch den Harn ganz ungenügend sein. Auf eine Schädigung der Nierenfunktion für die NaCl-Ausscheidung dürfen wir aber bei hoher NaCl-Konzentration im Blute nur dann schließen, wenn die NaCl-Konzentration des oligurischen Stauungsharnes herabgesetzt ist, denn eine quantitative NaCl-Ausscheidung ist ebenso wie die quantitative N-Ausscheidung auch bei bester Konzentration unmöglich, wenn es an dem nötigen Solvens, an dem nötigen Wasserangebot, oder an dem Wasserausscheidungsvermögen fehlt.

Ida Hoff hat geglaubt, man dürfe eine niedrige NaCl-Konzentration im Blute auf die refraktometrisch ermittelte Hydroplasmie beziehen, und sie hat aus einer Umrechnung auf den normalen Brechungsindex = Eiweißgehalt des Blutes eine — absolute — intravaskuläre NaCl-Retention berechnet. Das ist aber natürlich ebensowenig statthaft, wie die Annahme einer intravaskulären H_2O-Retention lediglich auf Grund einer Abnahme des Brechungsvermögens des Blutes.

Im übrigen wäre die absolute NaCl-Retention bei gegebener Wasserretention aus osmotischen Gründen leicht erklärlich und erlaubte keinen Schluß auf eine Störung des NaCl-Ausscheidungsvermögens oder gar auf die Bedeutung der NaCl-Retention für die Ödementstehung.

Die Untersuchung des Blutes ergibt demnach ebenfalls, daß in den weitaus meisten Fällen von hydropischer Stauungsniere eine Wasser- und NaCl-Retention im Serum fehlt, und daß die mangelnde H_2O- und NaCl-Ausscheidung extrarenal bedingt ist. Eine renale Komponente kommt nur dann in Frage, wenn das Serum bei Wasserangebot wasserreicher wird unter Verminderung der Blutkörperchenzahl, und wenn bei künstlich erhöhtem NaCl-Gehalt des Serums der Harn nicht maximale NaCl-Konzentration aufweist.

Wir verstehen nun, warum die einzelnen Harnportionen bisweilen eine so auffällige Konstanz, insbesondere des NaCl-Gehaltes aufweisen. Durch die Verlangsamung der Zirkulation und Resorption werden die Schwankungen des oralen exogenen Angebotes ganz ausgeglichen, und die Gleichmäßigkeit der Ausscheidung entspricht einer Gleichmäßigkeit des wirklichen endogenen Angebotes im Blute. Es hat also nicht die Niere ihre Variabilität verloren, sondern die „Vorniere“.

Wenn wir uns nunmehr der Frage, warum die H_2O- und NaCl-Ausscheidung bei der Stauungsniere herabgesetzt ist, von neuem zuwenden, so liegt auf der Hand, daß wir von allen renalen Erklärungsversuchen von vornherein absehen müssen. Die Vorstellung Koranyis, daß aus den Glomerulis eine fast völlig reine NaCl-Lösung ausgeschieden wird, daß in den Kanälchen ein äquimolekulärer Austausch gegen chlorfreie Bestandteile der Blutflüssigkeit stattfindet, und daß der NaCl-Gehalt des Harnes bei Stauung abnimmt, weil das Glomerulussekret langsamer durch die Kanälchen abfließt und demnach den NaCl-Teilchen für den osmotischen Austausch gegen chlorfreie Bestandteile längere Zeit zur Verfügung steht, müssen wir heute für die Harnbereitung im allgemeinen und für die Entstehung des Stauungsharnes im besonderen ablehnen.

Die Frage lautet vielmehr, warum ist bei der Stauung das Wasser- und NaCl-Angebot, der Wasser- und NaCl-Gehalt des Blutserums herabgesetzt? Die Antwort auf diese Frage geben die interessanten Beobachtungen von Zuntz, Hamburger, Gürber, Limbeck, Köppe u. a., daß unter dem Einflusse von Kohlensäure der Chlorgehalt und der Wassergehalt des Serums abnimmt. Unter dem Einfluß der Kohlensäure wird das nicht diffusible, an Eiweiß gebundene Alkali in den roten Blutkörperchen gespalten, und das Serum oder eine isotonische NaCl-Lösung wird bei Durchleiten von CO_2 durch Blut oder Eintragen CO_2-gesättigter Blutkörperchen in NaCl-Lösung alkalisch. Da die roten Blutkörperchen viel mehr Kali, das Serum viel mehr Na enthalten, und diese Unterschiede auch bei CO_2-Behandlung bestehen bleiben (Gürber), nimmt Köppe an, daß die Wand der roten Blutkörperchen für Kationen undurchlässig ist, und nur ein Austausch der Anionen stattfindet. Für ein CO_3-Ion, das das rote Blutkörperchen verläßt, treten zwei Cl-Ionen in das Blutkörperchen ein, infolgedessen steigt der osmotische Druck im roten Blutkörperchen, was zu einer Steigerung der Wasseraufnahme in die Zelle unter Vergrößerung ihres Volums und Quellung führt. Der Vorgang ist reversibel, bei Entlüftung der roten Blutkörperchen mittelst eines Sauerstoffstromes tritt Wasser und Chlor aus den Blutkörperchen aus, und die durch CO_2 herbeigeführte Steigerung der Alkalinität des Plasmas verschwindet. Die gequollenen Blutkörperchen geben leichter ihren Farbstoff ab, ihre Durchlässigkeit nimmt unter Einwirkung der CO_2 zu (Hamburger).

Koranyi und seine Schüler haben bereits gezeigt, daß diese wichtigen Vorgänge im Blute sich nicht nur im Reagenzglas unter Einwirkung der Kohlensäure abspielen, sondern auch für das Blut des Stauungskranken Geltung haben. Seinen Gefrierpunkt fand Koranyi abnorm niedrig, und er entdeckte, daß diese erhöhte molekulare Konzentration bei Sauerstoffdurchleitung zur Norm oder fast zu Norm herabsinkt, also von Kohlensäureanhäufung herrührt. Dementsprechend fand Kovács den NaCl-Gehalt eines Serums vor der Sauerstoffdurchleitung deutlich erniedrigt (0,52%), nach der Sauerstoffdurchleitung normal (0,59%). Wir selbst fanden in einem Falle von Herzinsuffizienz im Serum des cyanotischen Venenblutes unter Sauerstoffabschluß 0,512% NaCl, nach Durchleitung von Sauerstoff 0,57, defibriniert mit Sauerstoff geschüttelt 0,592, im Pleurapunktat 0,58%; im Serum unter Sauerstoffabschluß 5 Minuten nach einer Euphyllininjektion 0,524, im Serum unter Sauerstoffabschluß 5 Stunden nach einer Euphyllininjektion 0,55%[1]).

Das gleiche gesetzmäßige Verhalten gegen die Kohlensäureeinwirkung zeigen aber auch andere Körperzellen, z. B. der Leber oder der Niere, die Leukocyten (Hamburger), sicherlich auch die Endothelien der Blut- und Lymphgefäße; und wir dürfen annehmen, daß dieser Austausch von Wasser und NaCl gegen kohlensaures Alkali in allen Körperzellen und Geweben stattfindet und für die Abgabe der Kohlensäure aus den Geweben in das Blut, für den Transport von Wasser und Salz vom Blute zur Niere und für die Abgabe von Wasser und Salz in der Niere eine große Rolle spielt.

Wir können uns den wahrscheinlich noch viel komplizierteren Vorgang etwa folgendermaßen vorstellen:

Bei ausreichender Entlüftung der Gewebe gehen Quellung unter Wasser- und NaCl-Aufnahme und Karbonat-Abgabe, und Entquellung unter Sauerstoffaufnahme, Wasser- und NaCl-Abgabe regelmäßig und unmerklich vor sich, und die Wasser- und NaCl-Ladung der roten Blutkörperchen wird nach ihrer Entlüftung in der Lunge und Kohlensäureabdunstung frei in das Plasma abgegeben und der Niere zur Ausscheidung angeboten. Bei Verlangsamung der Durchblutung kommt es zu einer Störung der inneren Atmung der Gewebe und ungenügender Kohlensäureentfernung, die Zellen bleiben NaCl- und wasserreich und gequollen, die Membranen werden abnorm durchlässig, und es ergießt sich ein eiweiß- und karbonathaltiger Kochsalz-Wasserstrom in die Maschen der Gewebe. Der Transport leidet, denn bei Verlangsamung der Durchströmung der Lunge wird in der Zeiteinheit ein zu kleiner Teil der kohlensäurehaltigen, gequollenen und kochsalzreichen Blutkörperchen in der Lunge entlüftet und entladen.

Bei geringgradiger Stauung kann sich die Schädigung auf die Stellen stärkster Zirkulationsverlangsamung in der Peripherie und an den abhängigen Teilen beschränken, dann führt die ungenügende Kohlensäureentfernung zu einer rein extrarenalen Wasser- und NaCl-Retention; bei hochgradiger Stauung werden auch die Nierenzellen ungenügend entlüftet, die Glomerulusmembran quillt, und es kommt nicht mehr zu der prompten Ent-

---

[1]) Sehr aufgefallen ist uns, daß das Blut vom Stauungskranken sich viel schwerer durch einen Sauerstoffstrom arterialisieren läßt, als das Venenblut des Normalen und daß das Serum dabei leicht eine rötliche Färbung durch Hämoglobinaustritt bekommt.

quellung, die eine profuse Wassersekretion ermöglicht und eine so reichliche Blutversorgung und rasche Durchströmung, wie sie die Glomerulusschlingen in der Norm garantieren, zur Voraussetzung hat. Möglicherweise wird unter diesen Umständen auch Wasser und NaCl in den Epithelien der Niere wie in den Blutkörperchen festgehalten.

Eine ganz befriedigende Erklärung dieser Zellvorgänge unter dem Einfluß der Kohlensäure steht zwar noch aus. Für unsere Frage genügt es aber, sich gegenwärtig zu halten, daß die eigenartige Störung der Harnabsonderung bei der Stauungsniere wahrscheinlich durch den Einfluß der Kohlensäure auf Blut und Gewebe zustande kommt und bei besserer Durchblutung und Entlüftung alsbald wieder verschwindet, und daß die charakteristische Abnahme der Wasser- und NaCl-Ausscheidung in erster Linie und im wesentlichen extrarenal bedingt ist.

Die bemerkenswerten und diagnostisch wertvollen Schwankungen des Koranyischen Quotienten $\frac{\triangle}{\mathrm{NaCl}}$ haben nichts mit der Niere zu tun; wir finden sie ja auch bei ganz gesunden Nieren, z. B. bei Thrombosen der Schenkelvenen, bei Exsudatbildungen, bei der Pneumonie. Das Mißverhältnis in der Ausscheidung des Chlors im Vergleich zur Ausscheidung der anderen festen Substanzen, die relative Abnahme der Chlorausscheidung hängt ab von dem Grade der Zirkulationsstörung (-verlangsamung) in der Peripherie, alles was die Zirkulation beeinträchtigt, wie Aufstehen, Anstrengung usw. führt zur Abnahme des Chlorangebotes, alles was die Zirkulation und die Zellentlüftung bessert, wie Hochlagerung der Beine, Sauerstoffeinatmen (Kovács), Herzmittel, führen zu einer Erhöhung des Chlorangebotes. Jede Beeinträchtigung des inneren Gasaustausches führt zu Quellung und abnormer Durchlässigkeit der Zellen und Gefäßendothelien und verlangsamt die Resorption und auch die Zirkulation durch Erhöhung der Viskosität des Blutes und der Widerstände in der Gefäßbahn — (venöses Blut übt einen Kontraktionsreiz auf die Gefäßwand aus, E. Hering) — und verlangsamt den Transport von Wasser und Salz. Besserung des Zellgaswechsels fördert die Entquellung und damit die Resorption, die Zirkulation und den Transport.

Da die Durchlässigkeit der Zellen mit wachsender Quellung zunimmt, so wird der Grad der Albuminurie proportional sein dem Grade der Zirkulationsstörung, speziell in der Niere, und einen annähernden Schluß erlauben, ob und wie stark der renale Faktor der Schädigung des Wasserausscheidungsvermögens an dem Harnbilde beteiligt ist. Und wir dürfen die zirkulatorische Schädigung der „Vornieren"funktion (die ebenfalls mit einer Art von „Albuminurie" — in die Gewebsspalten — verbunden ist), allein für die Entstehung des Allgemeinbildes der kardialen Stauung verantwortlich machen, wenn die Eiweißausscheidung im Harne nur geringfügig ist.

Mit anderen Worten: Die zentrale, kardiale Stauung fängt nicht mit der Niere an, sondern hört bei der Niere auf, und auf das allgemeine Krankheitsbild hat die Verlangsamung der Zirkulation in der Niere den geringsten, die in der Peripherie den größten Einfluß.

Wie die Diuretika bei Störungen des Gaswechsels in der Peripherie eingreifen, die Entquellung und damit die Resorption befördern, ist eine noch ungelöste Frage (vgl. S. 128). Es ist möglich, daß sie vorwiegend vaskulär angreifen und durch Beschleunigung der allgemeinen und renalen Zirkulation wirken. Man kann wenigstens nach einer intravenösen Euphyllininjektion nicht nur eine Abnahme des arteriellen Blutdruckes (Blum), sondern auch eine erhebliche Senkung des Venendruckes (Keller) beobachten.

Histologisch erweist sich die blutreiche, blaurot gefärbte, derbe Stauungsniere im wesentlichen intakt. Die Glomeruli sind vergrößert und blutüberfüllt, die Kapseln enthalten das eiweißhaltige Transsudat. Das interstitielle Gewebe ist ödematös geschwollen, besonders im Nierenmark. Die Kapillaren und Lymphbahnen besonders in der Umgebung der Venen und Sammelröhren sind erweitert. Die Kapselepithelien können geschwellt erscheinen, die Kanälchen mit Zylindern erfüllt sein. Aber zu einer Glomerulitis (Ribbert) kommt es nicht, eine Stauungsnephritis gibt es nicht und ebensowenig eine Stauungsschrumpfniere. Was früher als solche beschrieben worden ist, das erweist sich heute als eine hypertonische Nierensklerose mit Stauung. Die einfache Stauung ohne Blutdrucksteigerung und ohne Arteriosklerose führt nicht zu Schrumpfung des Organes, es sei denn, daß embolische Verstopfung einzelner oder mehrerer Gefäßzweige zu vereinzelten oder multiplen eingezogenen Infarktnarben Veranlassung gibt.

b) Die lordotische (orthotische, orthostatische, zyklische, intermittierende) Albuminurie.

Man erkannte sehr früh, daß diese funktionelle Albuminurie besonders häufig im jugendlichen Alter auftrat, z. B. in der Pubertät, in einer Periode, in der „die Knaben kraftlos, schwach und blaß werden" (Gull). Der begünstigende Einfluß des Alters zeigt sich erst nach dem fünften Lebensjahr, erreicht sein Maximum in der Zeit der Geschlechtsreife und sinkt danach wieder ab. Man stellte eine hereditäre und familiäre Disposition zur funktionellen Albuminurie fest. Auch dem Wachstum mußte ein begünstigender Einfluß zugeschrieben werden und man sprach von einer Wachstumsalbuminurie. Raudnitz fand bei Bürgerschülern in 46,5%, unter den höchst aufgeschossenen in 100% Albumen.

Man suchte den Grund der Albuminurie in einer konstitutionellen Gewebsschwäche, einem allgemeinen Infantilismus, oder einer infantilen, in der Entwicklung zurückgebliebenen Niere.

Man fand die Albuminurie häufiger bei schwächlichen, zarten, vasomotorisch labilen, bei neuropathisch belasteten Individuen mit Degenerationsmerkmalen, bei skrofulösem Habitus u. a. m., aber die positiven Befunde bei Erwachsenen, nicht im Wachstum begriffenen, bei nicht im Wachstum zurückgebliebenen, nicht schwächlichen, nicht neuropathischen, nicht skrofulösen Individuen, zeigten immer wieder, daß man nicht die Ursache, sondern nur begünstigende Faktoren der Albuminurie erkannt hatte. Insbesondere war die ebenfalls sehr früh beobachtete Tatsache einer Erklärung bedürftig, warum diese Form der Albuminurie nur intermittierend, als zyklische Albuminurie (Pavy) in Erscheinung tritt, morgens auftritt, im Laufe des Vormittages ansteigt und abends wieder verschwindet.

Worin ist dieser Zyklus begründet?

Man hat als auslösende Ursachen der physiologischen Albuminurie mit erstaunlicher Beharrlichkeit Muskelarbeit, Verdauung, kalte Bäder, geistige Anstrengung und heftige Gemütsbewegungen angeführt (Senator), aber jede der vier vermeintlichen Ursachen erwies sich als wirkungslos.

Die Albuminurie nach Sportleistungen konnte unmöglich mit der zyklischen Albuminurie, die schon beim Aufstehen eintritt, identifiziert werden. Pollitzer hat später jene treffend mit der Dyspnoe nach starken körperlichen Anstrengungen verglichen und als Atemlosigkeit der Niere bezeichnet.

Der Einfluß der Verdauung, den man besonders deshalb für wirksam hielt, weil die Albuminurie nach dem Frühstück auftritt, erwies sich ebenfalls als höchst unzuverlässig, ja Edel fand im Gegenteil, daß das harntreibend wirkende Mittagessen die Albuminurie zum Verschwinden brachte, und daß bei Ausfall des Mittagessens die Albuminurie stark anstieg.

Den Einfluß der Kälte und des kalten Bades hat schon Pavy bestritten, und geistige Anstrengungen und heftige Gemütsbewegungen kommen als auslösende Momente kaum in Frage, vielleicht als begünstigende; Rapp fand bei Kadetten vor dem Absolutorium 33%, danach 11% albuminurisch.

Von großer Bedeutung für das Verständnis der zyklischen Albuminurie war die Beobachtung, daß sich die vermeintliche relative Durchlässigkeit des Nierenfilters nur außer Bett, und zwar im Stehen zeigte, im Sitzen nicht. Stirling bezeichnet sie zum erstenmal 1887 richtig als Haltungsalbuminurie. Heubner glaubte, der Akt des Aufrichtens sei besonders als auslösendes Moment anzusprechen und schuf den Namen orthotische = Aufrichtungsalbuminurie; da sie aber auch im Stehen eintritt, wenn der eiweißauslösende Einfluß des aktiven Aufrichtens künstlich vermieden wird, so ist die von Teißier später empfohlene Bezeichnung der orthostatischen Albuminurie ebenso berechtigt, ja besser, denn Stehen wirkt viel stärker eiweißtreibend als Gehen. Heubner meinte, es sei wirklich einzig und allein der Wechsel von der horizontalen (oder sitzenden) zur vertikalen Stellung des Körpers, der die Eiweißausscheidung zur Folge hat. „Keine der sonstigen Bedingungen, die zu einer physiologischen Albuminurie führen, wie übermäßige Muskelanstrengungen, reichliche oder besonders geartete Nahrungszufuhr, geistige Anstrengung oder gemütliche Erregung, kalte Bäder usw. haben auf die Eiweißausscheidung des Orthotikers begünstigenden Einfluß, im Gegenteil, mäßige Bewegung ebenso wie Nahrungsaufnahme wirken ihr entgegen."

Warum löst nun aber bei manchen Individuen dieser Wechsel in der Körperhaltung eine Eiweißausscheidung aus? Liegt dies an einem besonderen Verhalten der Niere oder an einem besonderen Verhalten des Individuums?

Hypothesen, wie die einer physiologischen, angeborenen relativen Undichtigkeit des Nierenfilters waren bei einer pathologischen Erscheinung, die in der Regel erst nach dem 5. Lebensjahr auftritt, und nach dem Abschluß des Wachstums wieder verschwindet, mehr als unbefriedigend. Annahmen, wie die einer speziellen Fragilität des Nierenepithels oder einer Anomalie der Nierengefäße schwebten ebenso in der Luft. Zahlreiche ältere Beobachter hatten sich im Laufe der Jahre von der Harmlosigkeit der orthostatischen Albuminurie überzeugt, und ein allerdings einzig dastehender Obduktionsbefund von Heubner war negativ. Man mußte also die Reaktion des zyklischen Albuminurikers auf den Haltungswechsel mit der des Gesunden vergleichen und kam so zu dem Begriff des Orthotikers und des Orthostatismus. Edel fand bei solchen Individuen ein Absinken des Blutdrucks in den albuminurischen Phasen und eine abnorme Labilität des Blutdrucks beim Orthotiker. Er spricht von einer raschen Ermüdbarkeit des Herzens und einer unrichtigen Innervation und bezieht sie auf das Krankheitsbild des Wachstumsherzens von Germain Sée. Das subjektive Gefühl der Erschlaffung geht Hand in Hand mit der Albuminurie.

Man vermutete, daß eine relative Kreislaufinsuffizienz das auslösende Moment der Albuminurie sei, Porges spricht von einer mechanischen Albuminurie. Normalerweise werde die Wirkung der Schwere auf die venöse Zirkulation durch Klappen und Muskelaktion ausgeglichen. Bei dem Orthotiker fehle diese Dämpfung wegen der Erschlaffung der Gewebe.

Erlanger und Hooker konnten eine ganz ähnliche Vorstellung durch scheinbar beweiskräftige Versuche stützen. Sie sahen bei allmählicher Aufrichtung des in einem Rahmen fixierten Orthotikers bei einem Winkel von 40° das Eiweiß auftreten und vermuteten, „daß eine ungleiche Verteilung nicht nur des Blutes, sondern überhaupt der Gewebsflüssigkeit im Gesamtkörper die wesentliche Rolle spielen dürfte: ein Niveauwechsel des gesamten Flüssigkeitsstandes des Körpers, und zwar zugunsten seiner unteren Hälfte, dessen Rückwirkungen auf die Zirkulation in den Nieren der Gesunde mittelst vasomotorischer Regulation bzw. Verengerung zu weit werdender Blutbahnbezirke begegne, während der Orthotiker dieser Fähigkeit ermangle" (Heubner). Für die Richtigkeit dieser Annahme schienen zwei interessante Versuche zu sprechen: Beim Aufheben der Körperschwere durch Eintauchen des aufrechten Gesamtkörpers in Wasser verschwand das Eiweiß aus dem Urin, das vorher beim einfachen Stehen vorhanden gewesen war. Ebenso trat beim Aufrichten des Patienten kein Albumen auf, wenn eine pneumatische Gummihose aus doppelwandigem Gummi, die fest am Körper anlag und bis an die Hüften reichte, bis zu einem Druck von 50 mm Hg aufgeblasen wurde.

Erlanger und Hooker fanden ferner regelmäßig zugleich mit dem Auftreten der Eiweißausscheidung

1. eine Zunahme des Minimaldruckes ohne Steigerung des Maximaldruckes,
2. infolgedessen eine Abnahme der Amplitude,
3. eine Zunahme der Pulsfrequenz,
4. keine Abnahme des Amplitudenfrequenzproduktes.

Übereinstimmend mit Edel, aber unabhängig von ihm fanden sie, daß alle Momente, die den Pulsdruck erhöhten, z. B. Bewegung, Einnahme von Mahlzeiten das Eiweiß verminderten oder zum Verschwinden brachten und umgekehrt.

Erlanger und Hooker nehmen daher eine Zirkulationsstörung in der Niere, eine Herabsetzung des Pulsdruckes in der Niere als Ursache der Albuminurie an, obgleich der Gesunde unter den gleichen Bedingungen die gleichen Änderungen des Pulsdruckes aufwies, ohne mit Albuminurie zu reagieren.

Für die Annahme, daß Zirkulationsveränderungen in der Niere die Albuminurie auslösen, schienen zwei Beobachtungen zu sprechen:

1. Der häufige Befund von Herzveränderung: Tachykardie, Verbreiterung der Herzdämpfung, Akzentuation des II. Pulmonaltones, Herzklopfen (Schaps, Lommel); doch fand Lommel die gleichen Erscheinungen des Cor iuvenum (Krehl) auch bei fast ebensovielen der untersuchten Adoleszenten ohne Albumen.

2. Das Verhalten des Harnes. Schon den ältesten Beobachtern war die dunkle Farbe, die hohe Konzentration, der Urobilinreichtum des orthotischen Harnes und die Steh-Oligurie im Gegensatz zur Liege-Polyurie des Orthotikers aufgefallen. Loeb hat bei Orthostatikern infolge des Aufstehens eine deutliche Zunahme des Koranyischen Quotienten $\frac{\Delta}{\text{NaCl}}$ gefunden, d. h. eine Zunahme der Achloride und Abnahme der Chloride, ein Verhalten, das für die Stauungsniere charakteristisch ist. Er glaubt damit der kardiovaskulären Theorie der orthostatischen Albuminurie eine gewichtige Stütze gegeben zu haben. In der Tat ist diese relative Abnahme der NaCl-Ausscheidung charakteristisch für die Stauung, nur ist die Zurückhaltung des NaCl, wie schon mehrfach hervorgehoben wurde, nicht in die Niere, sondern in die von der Stauung betroffenen Gewebe zu verlegen.

Auch Loeb konnte bei allen seinen Fällen dieselben Befunde am Herzen erheben wie Schaps und Lommel, das Cor iuvenum Krehls, dessen Wesen noch dunkel ist. Soviel glaubt Loeb mit Sicherheit sagen zu können:

„Ein Orthostatiker hat keinen normalen Zirkulationsapparat. Steht nun ein Orthostatiker auf, so wird, wie bei jedem Menschen — darauf hat Senator jüngst hingewiesen — der Druck in der V. cava inferior und damit in der V. renalis ansteigen. Ein normaler Mensch reagiert aber darauf laut Ausweises der Urinuntersuchung nicht mit einer Verlangsamung der Blutzirkulation in der Niere, im Gegenteil, meist wird sie beschleunigt gefunden. Es müssen also normaliter Regulationsvorrichtungen, Reflexe da sein, die das Ansteigen des Druckes in der Cava inferior oder vielleicht richtiger das Eintreten einer venösen Nierenhyperämie hintanhalten. Tritt sie aber beim Orthostatiker ein — und das Verhalten des Urins und der aus den einfachsten hydrodynamischen Gesetzen folgernde Druckanstieg in der Vena renalis läßt keinen anderen Schluß zu —, so kann das nur in dem Ausbleiben des normalen Reflexes seinen Grund haben; wo die Reflexstörung liegt, in den Kreislauforganen selber oder in den Vasomotoren, entzieht sich vorläufig unserer Kenntnis."

Gegen die Annahme, daß die Reflexstörung in den Kreislauforganen liegt, spricht doch aber die Beobachtung, daß der gleiche kardiale Symptomenkomplex auch ohne orthostatische Albuminurie zu beobachten ist. Ebenso kann man auch die vasomotorische Reaktion des Orthostatikers, Pulsbeschleunigung, Ansteigen des Minimaldruckes, Absinken der Amplitude bis zu Ohnmachtsanwandlungen, wie mein Mitarbeiter John beschrieben hat, bei Rekonvaleszenten antreffen, ohne orthostatische Albuminurie.

In dieser Verlegenheit hat man in neuester Zeit zur Umkehr einer alten Hypothese gegriffen, die sich in alter, wie in neuer Form jedem Beweise entzieht. Stirling, der erste Autor, der die Haltungsänderung zuerst als auslösendes Moment der Albuminurie erkannt hatte, hatte sich vorgestellt, daß mit der plötzlichen Haltungsänderung ein plötzliches Einschießen von Blut in die Niere stattfindet, die erweiterten Nierengefäße oder ihre Nerven erhielten einen Schock, der sie einige Zeit lähme.

Im Gegensatz zu dieser Auffassung nehmen besonders Wiener Autoren einen orthostatischen Reflex auf die Niere an, der sich in einem Krampf der Glomeruli, in einer reflektorischen Beeinflussung der Nierenepithelien äußert.

Demgegenüber erscheint es wie eine Erlösung, daß eine sorgfältige Beobachtung des Mechanismus der Orthose zu der Entdeckung geführt hat, daß das Moment, welches den orthostatischen Albuminuriker vom gesunden und von dem nicht albuminurischen Orthostatiker unterscheidet, die Lordose der Lendenwirbelsäule ist. Es ist das große Verdienst Jehles, dieses einzige Weizenkorn einer Tatsache in der seit Jahrzehnten angehäuften Spreu von Hypothesen über diesen Gegenstand gefunden zu haben.

Man hatte schon früh die merkwürdige Beobachtung gemacht, daß die orthostatische Albuminurie beim Sitzen ausbleibt (Klemperer), daß sie ferner abnimmt oder verschwindet beim Bergsteigen (Edel), daß sie im Stehen bei rechtwinkelig vorgebeugtem Oberkörper ausbleibt oder verschwindet (Erlanger und Hooker), daß aufrechtes Knien die Albuminurie hervorruft, hockendes Knien dagegen nicht (Nowak). Die gleiche Beobachtung machte Jehle unabhängig von diesem Autor, und er sah als erster, daß bei allen orthostatischen Albuminurien in den Stellungen, in denen eine Albuminurie eintritt, eine pathologische Lordose der Lendenwirbelsäule als auslösendes Moment angeschuldigt werden mußte. Beweisend für seine Auffassung war die folgende Versuchsordnung.

1. Jehle wies nach, daß die Albuminurie ausblieb oder verschwand, wenn er die pathologische Lordose bei aufrechter Haltung korrigierte. Es genügt dazu vollständig, daß der Patient im Stehen einen Fuß auf einen Stuhl stellt, dann tritt keine Lordose der Lendenwirbelsäule und keine Albuminurie ein. Es bedarf dazu also keiner „Zwangsmaßregel", wie Gipsmieder und Gummizüge, die die Kritik zu Unrecht beanstandet hat als „Maßnahmen, durch die man einen Menschen zum „Aufstehen" bringen kann, ohne daß er eine aufrechte Haltung einnimmt" (Pollitzer).

Es genügt auch, wovon ich mich selbst überzeugt habe, eine Belehrung des Patienten, die Lordose aktiv zu korrigieren.

Ich habe wiederholt die beme kenswerte Beobachtung gemacht, daß die orthotische Albumin rie regelmäßig ausbleibt, wenn der Kranke beim Aufstehen, Stehen oder Gehen aktiv den Bauch einzieht.

2. Die Albuminurie tritt auch beim liegenden Orthostatiker auf, wenn man eine wirksame Liegelordose erzeugt. Daß dabei der Ausfall des hydrostatischen Druckes eine große, stauungsvermindernde Rolle spielt, erscheint durchaus einleuchtend und daher begreiflich, daß die Liegelordose weniger wirksam, als die Stehlordose ist, und, um ebenso wirksam zu sein, stärker sein muß als diese.

In der Regel genügt aber nach meinen Beobachtungen schon die Bauchlage, um beim Orthostatiker Albuminurie hervorzurufen.

3. Es gelang Jehle auch bei gesunden, nicht albuminurischen Kindern dann eine Albuminurie hervorzurufen, wenn er bei ihnen künstlich durch Modellierung der Wirbelsäule über ein dem Lordotiker nachgebildetes Holzschema eine Lordose erzeugte.

Die größte Beweiskraft kommt entschieden der ersten Versuchsanordnung zu, mag man die kritischen Bedenken gegen eine durch zwangsweise Verbiegung der Wirbelsäule provozierte Albuminurie teilen oder nicht, und jeder Versuch, die überzeugende Lehre Jehles abzulehnen, muß zu dieser einfachen Tatsache Stellung nehmen, daß bei einer so natürlichen Haltungsänderung, wie sie das Aufstellen eines Fußes auf einen Stuhl, oder das Einziehen des Bauches darstellt, die orthostatische Albuminurie trotz aufrechten Stehens ausbleibt. Das Ausbleiben der Albuminurie in korrigierter Haltung beseitigt jeden Zweifel an dem lordotischen Charakter der Albuminurie auch dann, wenn dem Beobachter das Bestehen einer Lordose oder der Zeitpunkt, in dem das Individuum eine lordotische Haltung eingenommen hat, entgangen ist.

Die Jehlesche Lehre macht mit einem Schlage viele Absonderlichkeiten der orthostatischen Albuminurie verständlich, so die eingangs erwähnten begünstigenden Faktoren, z. B. die Bevorzugung der jugendlichen Individuen in einem bestimmten Alter, das etwa dem Stadium der 2. Streckung entspricht, in dem eine gewisse Lordose der Lendenwirbelsäule als physiologisch anzusehen ist. Bei sehr rasch wachsenden, hochaufgeschossenen, bei schwächlichen, skrofulösen, neuropathischen leicht ermüdenden Individuen wird diese Lordose leicht zu einer pathologischen, besonders bei Zwang zu aufrechter Haltung und bei eintretender Ermüdung, was aufs beste übereinstimmt mit den Beobachtungen, daß stramm ausgeführte Bewegungen in aufrechter Haltung keine Albuminurie hervorrufen, und daß das Gefühl allgemeiner Schlappheit oft mit dem Auftreten der Albuminurie zusammenfällt.

Die Jehlesche Arbeit ist reich an kleinen, interessanten Beispielen, in denen erst eine sorgfältige Absuchung des Tageslaufes die Momente des Tages entdeckte, an denen die — Albuminurie auslösende — lordotische Haltung eingenommen worden war, z. B. nur beim Kämmen des Haares, beim Gurgeln oder beim Ankleiden, Festmachen des Rockes bei Mädchen, bei der rückwärtigen Befestigung des Hosenträgers bei Knaben; beim Blick an die Decke, oder bei der Tanzstunde in der Ausgangsstellung mit extrem auswärtsgestellten Füßen, oder beim Handstand, oder beim Sitzen in der Schule, wenn die Kinder aus orthopädischen Gründen gezwungen wurden, die Arme auf dem Rücken verschränkt zu halten; sogar im Liegen kann bei Bauchlage eine lordotische Albuminurie entstehen, beim Stehen im Bett auf schwankender Unterlage Lordose und Albuminurie ausbleiben, beim Stehen auf dem Boden auftreten.

Jehle hält auch, wie es scheint mit Recht, die Albuminurie der Neugeborenen für eine mechanische, bedingt durch die erste Streckung des im Mutterleibe stark kyphotisch fixierten Kindes. Die Albuminurie nach kalten Schwimmbädern führt er auf die bekannte lordotische Haltung beim Schwimmen zurück, und auch die Häufigkeit der „physiologischen" Albuminurie der Soldaten erscheint nun verständlich aus dem häufigen Zwang, eine stramme lordotische Haltung einzunehmen und lange unter ermüdenden Bedingungen zu stehen. Nach unserer Beobachtung führt die Stellung in Stillgestanden weniger leicht zu lordotischer Haltung, als die in Rührt Euch, wobei der Bauch losgelassen wird und die Beckenneigung zunimmt.

Ich konnte bei der Einstellungsuntersuchung von Rekruten durch Betrachtung der Wirbelsäule leicht diejenigen herausfinden, die eine „physiologische Albuminurie" aufweisen.

Auf eine Anregung von Loeschcke haben wir neuerdings besonders auf die Beweglichkeit der Brustwirbelsäule geachtet und bei allen unseren letztbeobachteten Fällen von orthotischer Albuminurie der Jünglinge eine auffallende Steifigkeit und Starre der Brustwirbelsäule bei leicht kyphotischer Fixation gefunden. In diesen Fällen ist die Lordose der Lendenwirbelsäule lediglich eine ausgleichende (kompensatorische).

Einer unserer Orthostatiker mit fixierter runder Kyphose der Brustwirbelsäule bekam die stärkste Albuminurie im Sitzen, und zwar beim Klavierspielen. Er hatte unverhältnismäßig (atavistisch) lange Arme und saß mit stark zurückgebeugtem Oberkörper und stärkster Lendenlordose am Klavier.

Wir haben keine Veranlassung, diese Haltungsalbuminurien bei Gesunden etwa von der orthostatischen zu trennen, weil klinisch die Merkmale der statischen Neurose fehlen. Hingegen bietet das von Pollitzer bis in die feinsten Züge sorgfältig ausgeführte Gemälde des neurotischen Orthostatismus Hinweise genug, die die Neigung des Orthostatikers zu einer pathologischen lordotischen Haltung verständlich erscheinen lassen.

Die orthostatischen Kinder sind oft apathisch, Knaben fallen durch ihre weichliche, unmännliche Art auf, die Erwachsenen waren zum Teil von hypoplastischem Typus, zum Teil vom ausgesprochenen Neuropathen bis zum echten Dégénéré. Die subjektiven Beschwerden bestehen in häufig unvermittelt einsetzenden Kopfschmerzen besonders bei Anstrengung und Aufmerksamkeit (Schule), in Schwindel und Übelkeit bei längerem Stehen, flüchtigen Schmerzen besonders in der Nierengegend. Als ein bisher unbekanntes Symptom beschrieb Pollitzer den trockenen Reizhusten der Orthotiker und auch ein Asthma orthoticum. Objektiv findet man bei den meist zarten, grazil gebauten, zum Teil hochaufgeschossenen, zum Teil im Wachstum zurückgebliebenen Individuen eine charakteristische Hypotonie des Muskel- und Bandapparates, die Pollitzer als die Ursache der nicht seltenen statischen Lordose Jehles anspricht. Ihr entspricht ein rundlicher, gleichmäßig aus der Thoraxapertur hervorquellender, wie gedrechselt aussehender Lordosebauch.

Die Augen sind oft schön, auffallend glänzend und charakteristisch umrändert (haloniert). Zu den Symptomen der neurotischen Orthostatie zählt Pollitzer die oft eigentümliche fleckige Akrocyanose, die auf eine allgemeine Störung der Zirkulation hinweist.

Das Zwerchfell zeigt einen auffallenden Hochstand im Liegen, Tiefstand im Stehen. Als Ursache der abnormen Schwankung des Zwerchfellstandes sieht Pollitzer die Hypotonie der Muskeln an. Seine Folge und die der Schlaffheit des Bandapparates im Mediastinum ist die Hochlagerung und scheinbare Verbreiterung des Herzens im Liegen, der Tiefstand und die Beweglichkeit des Herzens im Stehen.

Der Herzmuskel soll nach Pollitzer an der allgemeinen Hypotonie beteiligt sein; ihr entspricht eine Dilatation des rechten Herzens mit Akzentuation oder Spaltung des II. Pulmonaltons im Liegen, die im Stehen schwindet und einer Akzentuation des II. Aortenlons Platz macht. Eine Hypertrophie des linken Ventrikels besteht nicht, sie wird nur vorgetäuscht durch die erethische Aktion, den schnellenden, abnorm deutlichen Spitzenstoß. Im Stehen schrumpft das im Liegen verbreiterte Herz infolge Steilstellung und besonders starken Abschwellens beider Herzabschnitte zu oft überraschender Kleinheit zusammen. Das Herz liefert also zwei verschiedene Bilder, im Liegen die „Wachstumsdilatation", im Stehen das „Tropfenherz".

Aus dem Fehlen der Aortendämpfung am Manubrium sterni und der Pulsation in jugulo schließt Pollitzer mit Ortner auf ein enges und abnorm zartes Gefäßsystem, das sich durch eine charakteristische orthostatische Reaktion auszeichnet: Frequenzsteigerung im Stehen, Pulsverlangsamung im Liegen, Blutdrucksteigerung mit Ansteigen des diastolischen Druckes und Abnahme der Amplitude im Stehen, Blutdrucksenkung im Liegen.

Pollitzer nimmt nun an, daß gleichzeitig mit diesem reflektorischen Phänomen am Zirkulationsapparat, aber unabhängig von ihm, d. h. nicht zwangsläufig verknüpft mit diesem auch ohne Albuminurie vorkommenden Phänomen, der orthostatische Reflex an der Niere auftritt. Dem Spiel und Gegenspiel am Zirkulationsapparat — orthostatisch Sympathicusreizung, klinostatisch Hochstand des Vagotonus — entspricht orthostatisch Albuminurie oder Oligurie infolge Krampfes der Glomeruli und reflektorischer Beeinflussung der Nierenzelle, klinostatisch Polyurie und Alkaleszenz des Urins als Zeichen einer abnorm hohen Zirkulationsgeschwindigkeit in der Niere. Aus der Beobachtung, daß im lordotischen Liegen die Oligurie ausblieb und nur Albuminurie eintrat, d. h. aus der „Tatsache, daß die Lordose nur den renalen Anteil des orthostatischen Reflexes ohne seinen kardialen Anteil auslöst", hat Pollitzer die Ansicht geschöpft, „daß jene Orthostaten, welche auf Lordose im Liegen Albuminurie bekommen, den allererregbarsten Typus darstellen".

Ganz abgesehen von der Unwahrscheinlichkeit der Vorstellung eines lordotischen und orthotischen Reflexes auf die Niere, und eines stundenlang anhaltenden Krampfes gerade der Glomeruli, ist nicht einzusehen, 1. warum der Reflex bei einem vormals orthostatischen Albuminuriker, der eiweißfrei geworden ist, ausbleibt, obwohl er in seinen Beschwerden und in der orthostatischen Reaktion des Zirkulationsapparates vorläufig noch Orthotiker geblieben ist, 2. warum der Reflex ausbleibt, wenn der Orthostat sein eines Bein auf einen Stuhl stellt oder den Bauch einzieht und die Lordose ausgleicht, aber nicht die statische Neurose verliert.

Einen besonderen Typ stellen nach Pollitzer die erwachsenen Orthotiker dar.

Es handelt sich um meist sehr groß gewachsene Männer jenseits des 18. Lebensjahres mit kleinem Ober- und langem Unterkörper, einem Mißverhältnis zwischen oberem und unterem Körperbau, das in neuerer Zeit zu der Semiotik des erweiterten Begriffes des Status lymphaticus gezählt wird, das wir aber auch (Loeschcke) bei jugendlichen Fällen kardialer Stauung finden, und das vielleicht auch auf die orthostatische oder lordotische Stauung bezogen werden darf. Die Fälle weisen nach Pollitzer die ausgesprochenen Zeichen des Status lymphaticus auf. Dazu gesellen sich eunuchoide Symptome und feminine Zeichen, Enge des Gefäßapparates; das Tropfenherz ist zum dauernden Zustand geworden. Es fehlt dementsprechend die orthostatische Reaktion des kardiovaskulären Apparates, der sich mehr durch allgemeine Labilität auszeichnet. Hypotonie des Zwerchfelles und Lordosebauch sind häufig sehr ausgesprochen. „Muskulatur und Psyche sind mit dem bekannten Ausdruck ‚Schlappheit' charakterisiert."

Der Grad der orthostatischen Albuminurie ist sehr wechselnd, zu seiner Auslösung nimmt Pollitzer auch hier das Nervensystem in Anspruch.

Auffallend wenig ist in der Literatur der orthotischen Albuminurie von dem Einfluß der Masturbation die Rede; ihr Nachweis ist ja auch oft schwer, ihr Eingeständnis setzt eine besondere Einstellung des Arztes voraus. Die Schilderung des jugendlichen Orthotikers entspricht aber ganz dem Bilde, das man zeichnen müßte, um eine allgemeine Schilderung des Typus des Onanisten zu geben. Uns ist seit Jahren das Zusammentreffen von orthotischer Albuminurie mit Masturbation aufgefallen, und das Zurücktreten der orthotischen Albuminurie bei entsprechender Wirkung der Beratung und Aufklärung.

Heubner spricht nicht von diesem in seiner Einwirkung auf das Nervensystem, das Herz, die Ermüdbarkeit, die Körperhaltung wohl gelegentlich gewürdigten, aber nicht genügend zugänglichen Faktor, er bemerkt aber, daß er bei orthotisch-albuminurischen Mädchen, die nahe an der Pubertät stehen, ganz regelmäßig eine starke desquamative Vulvitis findet, die sich mit dem Verschwinden der Albuminurie wieder zu verlieren pflegt, bei den in der Pubertät stehenden Knaben und Jünglingen im orthotischen Urin öfters Samenfäden und eigentümliche Fragmente einer wahrscheinlich aus der Prostata stammenden, glänzenden Substanz.

Auch das Adoleszentenherz scheint mir häufig mit dem Cor masturbantium zusammenzufallen, und es verlohnt sich zu prüfen, ob nicht der nervöse Orthostatismus z. T. eine Folge dieser Insulte auf das jugendliche Nervensystem in der Zeit der Pubertät und des Wachstums ist.

Statt also sich mit Pollitzer vorzustellen, daß das Albuminurie auslösende Moment der orthostatische Reflex auf die Niere ist, der auch in manchen Fällen durch eine Lordose sogar im Liegen ausgelöst werden kann, liegt es doch sehr viel näher, Jehles Auffassung anzunehmen, daß die Lordose die Albuminurie auslöst, und mit ihm zuzugeben, daß daneben die vasomotorischen Momente, die beim Orthotiker sich abspielen, eine gewisse Rolle für den Grad der Albuminurie spielen können, nachdem bei demselben Individuum zu verschiedener Zeit auf denselben Insult hin eine verschieden hochgradige Albuminurie entstehen kann.

Die auch von Edel, Krehl, Pollitzer betonte Abhängigkeit des Grades der Albuminurie vom Gefäßnervensystem haben Meyer und Jungmann bei einer aus 4 Kindern bestehenden Familie mit orthotischer Albuminurie in jahrelanger Beobachtung immer wieder feststellen können. Es fiel zunächst auf, daß die Kinder jedesmal nach dem Gang in die ärztliche Sprechstunde eine viel stärkere Albuminurie zeigten, als sonst nach ähnlichen Bewegungen. Auch bei im Hause vorgenommenen körperlichen Übungen (aufrechte und lordotische Körperhaltung usw.) war die Eiweißausscheidung stets viel geringer, als wenn die gleichen Bewegungen in der Poliklinik vorgenommen wurden. Der Gang dorthin war für die Kinder immer mit einer gewissen Erregung verbunden, und ebenso wurde jedes außergewöhnliche Ereignis (Examina, Konfirmation) von starker Albuminurie beantwortet, während bei Fernhaltung der psychischen Momente unter sonst gleichen Bedingungen die Harnbeschaffenheit fast normal war.

Die Beobachtung, daß die bei normalen, nicht lordotischen Personen provozierten Albuminurien auch in aufrechter Haltung rascher verschwinden, als die orthostatischen Albuminurien im Liegen, glaubt Jehle auf die Funktion der Nierenkapsel zurückführen zu dürfen, und er sieht eine Minderwertigkeit dieser — sehr hypothetischen — Kapselfunktion beim Orthostatiker auch als einen unterstützenden Hilfsfaktor an.

Als wirksames Moment bei der Lordose hat Jehle die venöse Stauung angesehen, für welche gerade die Nieren bekanntlich außerordentlich empfindlich sind. Ob die Stauung durch eine Knickung oder Zerrung der venösen Gefäße oder Abklemmung der Hohlvenen durch die veränderte Zwerchfellstellung oder durch Zerrung des Ureters hervorgerufen wird, läßt Jehle dahingestellt. Die letztere Möglichkeit kann wohl außer Betracht bleiben. Eine ganz klare Vorstellung, wie und wo die Stauung durch die Lordose, die ihren tiefsten Punkt in der Höhe des I. oder II. Lendenwirbels hat und haben muß, wenn sie wirksam sein soll, angreift, haben wir noch nicht.

Nach einem Präparat, das Loeschcke durch totale Formolfixation einer künstlich lordotisch gemachten Leiche gewonnen hat, scheint es, daß die Vena cava durch Lordosierung der Wirbelsäule stark abgeplattet wird.

Auch Weith und Scholder haben sich an der Leiche davon überzeugt, daß durch die Lordose eine deutliche Abplattung der Vena cava eintritt, und bei einem Durchströmungsversuch, in dem sie in die Nierenvenen Wasser unter einem konstanten Druck von 6 cm einfließen ließen und die Ausflußgeschwindigkeit in der Lungenvene maßen, fanden sie, daß bei Lordosierung der Wirbelsäule im Liegen die Durchströmungsgeschwindigkeit um mehr als die Hälfte abnahm. Daß die orthostatische Albuminurie in der Regel im Laufe des Tages abklingt, erklären sie aus einer Kompensation durch Anbahnung eines Kollateralkreislaufes, und der gleichen Kompensation ist nach ihrer Meinung zuzuschreiben, daß manche Lordotiker die Albuminurie im Stehen vermissen lassen.

Der Harnbefund weist ebenfalls darauf hin, daß die Stauung nicht nur die Nierenvenen, sondern die Vena cava trifft, und zwar in der Durchtrittsstelle durch das Zwerchfell, denn 1. ist der Stehurin bei orthostatischer Albuminurie, wie schon von den frühesten Beobachtern konstatiert wurde, oft auffallend reich an Urobilin, was dafür spricht, daß die Stauung sich auch auf die Leber erstreckt;

2. finden wir die gleichen Erscheinungen im Harn, wie bei kardialer Stauung, die auf eine Beteiligung der extrarenalen Faktoren, auf eine Stauung in der Peripherie hinweisen: orthostatische Oligurie, relative Abnahme des NaCl im oligurischen Harn einerseits, andererseits klinostatische Polyurie und Neigung zu Alkaleszenz des Harnes, was nicht auf eine abnorm hohe Zirkulationsgeschwindigkeit in der Niere, sondern auf Mobilisation von Gewebswasser infolge des Liegens hinweist.

Wie beim Stauungsharn finden wir auch bei der orthostatischen Albuminurie den vielfach als für diese charakteristisch beschriebenen sog. Essigsäurekörper im Harn, der die Gegenwart eiweißfällender Substanzen, wie z. B. Chondroitinschwefelsäure beweist. Ferner ist bei orthotischer Albuminurie das häufige Vorkommen von Oxalatkristallen, eine hohe Kalikonzentration, die im Esbachschen Reagens eine schneeflockenartige Fällung von Kalipikrat bewirkt, und eine so hohe Harnstoffkonzentration beobachtet worden, daß bei der Salpetersäureprobe ein Kristallbrei von salpetersaurem Harnstoff die Probe fast erstarren ließ (Přibram).

Früher hat man grundsätzlich nur solche Fälle zur echten orthostatischen Albuminurie gerechnet, bei denen keinerlei Formelemente im Urin nachweisbar waren. In neuerer Zeit mehren sich aber die Angaben, daß auch bei echter orthostatischer Albuminurie hyaline und granulierte Zylinder und selbst rote Blutkörper gefunden worden sind. v. Noorden hebt hervor, daß die bei der zyklischen Albuminurie auftretenden Zylinder vergängliche Gebilde sind. Es ist ihm oft gelungen, in dem ganz frischen Urin solcher Patienten Zylinder nachzuweisen, während er schon nach wenigen Stunden nichts mehr davon enthielt. Auch Jehle fand solche häufig im frisch gelassenen Harne, besonders bei einer Versuchsanordnung, die stärkere Albuminurie auslöste, und zwar auch bei der provozierten Albuminurie gesunder Individuen, die er z. B. durch Druck auf die Wirbelsäule unterhalb des Brustbeines oder durch künstliche Lordosierung nicht orthotischer Kinder erzeugte. Auch in diesem Punkte unterscheidet sich der Harn der Orthotiker nicht von dem bei kardialer Stauung, und es darf der Zylinderbefund nicht als Beweis einer „entzündlichen“ oder ernsteren Erkrankung der Niere herangezogen werden.

Die Prüfung der Nierenfunktion ergibt bei liegendem Orthostatiker natürlich vollkommen normales Verhalten. Im Stehen scheidet schon der Gesunde beim Wasserversuch die große einmalige Wassergabe langsamer aus, wie im Liegen, der lordotische Albuminuriker aber zeigt eine erhebliche Verlangsamung und Herabsetzung der Wasserabscheidung; doch nimmt stets mit zunehmender Harnmenge die Albuminurie ab, wie dies Edel schon nach der Mahlzeit und unter dem Einfluß von Diureticis beobachtet hatte. Man darf aus dieser Abnahme der Wasserabscheidung beim Gesunden wie beim lordotischen Albuminuriker aber nicht auf eine geringere Leistungsfähigkeit der Nieren im Stehen schließen, sondern nur auf ein geringeres Wasserangebot durch extrarenale Wasserretention, wie dies bei der „Stauungsalbuminurie“, und als solche ist die orthostatische anzusprechen, eingehend begründet worden ist.

Das gleiche gilt vom NaCl. Es wird im Beginn der Albuminurie, bisweilen sogar schon vor dieser retiniert und nach einiger Zeit trotz Fortbestehens der Albuminurie in normaler oder übernormaler Konzentration, oder aber auch noch längere Zeit in verminderter Menge ausgeschieden, was in dem schon erwähnten Ansteigen des Koranyischen Quotienten $\frac{\Delta}{\mathrm{NaCl}}$ seinen Ausdruck findet.

Stejskal meint, die orthostatische Niere sei auch im Liegen abnorm durchlässig, weil man ihr durch Diuretika mehr NaCl entziehen könne, als der gesunden. Das beruht aber sicher nicht in einer Änderung der Reizschwelle für NaCl, sondern auf einer im Liegen verstärkten NaCl-Zufuhr aus den Geweben und auf dem extrarenalen Einfluß des Diuretikums.

Die Polyurie im Liegen ist ebenfalls nur die Folge der extrarenalen Wasserzurückhaltung im Stehen. Eine nächtliche Polyurie als Folge dieser lordotischen Wasserretention unter Tags kann die Hilfsursache des Bettnässens älterer Kinder sein.

Daß die Gesamtfunktion der Niere bei der harmlosen, allmählich verschwindenden Albuminurie nicht leidet, versteht sich von selbst, das Konzentrationsvermögen der Niere ist vollständig erhalten, und jede Störung der Nierenfunktion oder der N-Ausscheidung schließt eo ipso die Annahme einer funktionellen orthostatischen Albuminurie aus.

Die **Differentialdiagnose** ergibt sich nach dem Gesagten von selbst. Es kommt ja nur eine Verwechslung mit solchen Fällen von Nephritis in Frage, die einen deutlichen Einfluß der aufrechten Haltung auf die Eiweißausscheidung erkennen lassen, und das sind wohl nur solche Nephritiker, die nebenbei zufällig Lordotiker sind, oder infolge von Ermüdung lordotische Haltung einnehmen.

Zwei negative Merkmale liefern stets die sichere Entscheidung:

1. Das Fehlen der Blutdrucksteigerung.
2. Das Fehlen von Albuminurie im Liegen oder in korrigierter Haltung.

Als allerwichtigstes Moment, das bisher noch kaum Erwähnung gefunden hat, muß hervorgehoben werden, daß die orthostatisch-lordotische Albuminurie stets ohne die pathologische Blutdrucksteigerung und ohne Herzhypertrophie verläuft.

Wenn früher unliebsame Verwechslungen vorgekommen und Ausgänge scheinbar orthotischer Albuminurien in Schrumpfniere beobachtet worden sind, so liegt das lediglich an einer ungenügenden Bewertung dieses Hauptsymptomes. Auch geringe Blutdrucksteigerungen, die sich in der Regel nur in den ersten Tagen der Aufnahme zeigen und bei Bettruhe verschwinden können, sind sehr verdächtig, und bei längerem Bestande der Krankheit läßt sich dann auch trotz zeitweiligen Verschwindens der Blutdrucksteigerung eine Herzhypertrophie zum mindesten röntgenologisch nachweisen, welche den Fall zu einer diffusen Nephritis stempelt. In solchen Fällen von abklingender oder nicht ausgeheilter Nephritis, die nebenbei eine lordotisch-orthotische Albuminurie aufweisen, wird man dann auch nicht das zweite Kriterium vermissen und stets im Nachturin Spuren von Albumen oder mikroskopisch Zylinder, Leukocyten, Blutkörperchen oder Schatten, oder auch nur chemisch Blutfarbstoff nachweisen können.

Das gleiche gilt für die nicht abgeheilten herdförmigen Nephritiden ohne Blutdrucksteigerung, sowie für die „Pädonephritis" Heubners, deren günstige Prognose übrigens eine Verwechslung weniger bedenklich macht. Heubner rechnet hierzu mit Recht chronisch-hämorrhagische Nephritiden, die ohne Albuminurie verlaufen können, aber im Sediment Blut und Zylinder aufweisen. Das Wesentliche ist Fehlen der Blutdrucksteigerung und ein positiver Sedimentbefund. Es wurde auch orthotisches Verhalten beobachtet, doch war der Morgenurin nicht immer ganz eiweißfrei. In diesen Fällen handelt es sich um die infektiöse Herdnephritis, die auf S. 477 beschrieben wird

Der einzige Sektionsbefund Heubners ist leider nicht beweisend. Es handelte sich um eine geringgradige Albuminurie, über deren orthostatisches Verhalten nichts berichtet wird, bei schwerer Magenatonie mit spärlichen hyalinen und granulierten Zylindern. Das Kind starb am 13. Tag nach einer Infektion mit Scharlach und Diphtheroid. Es fanden sich zahlreiche, kleine, zerstreute Herde und Rundzellenanhäufungen, die wir heute zweifellos als „septisch-interstitielle Nephritis nach Scharlach" (vgl. S. 490) bezeichnen müssen. Die Glomeruli waren intakt, an den Kanälchenepithelien fanden sich ausgedehnte Fettinfiltrate.

Bei der Differentialdiagnose ist als eine Fehlerquelle zu beachten und zu vermeiden, daß der Nachturin infolge von Vermischung mit Resturin nach einer voraufgegangenen Albuminurie ev. noch eine schwache Eiweißreaktion geben kann, doch sind diese Irrtümer durch entsprechende Vorsichtsmaßregeln (wiederholte Urinentleerungen im Liegen vor dem Einschlafen) leicht zu verhüten. Zur sicheren Entscheidung ist eine mehrfache und systematische Untersuchung des Harns nach Liegen, Stehen ohne und mit korrigierter Haltung und womöglich eine klinische Beobachtung unerläßlich.

Pollitzer hat neuerdings neben dem rein neurotischen Typus noch einen läsionellen Typus der orthostatischen Albuminurie aufgestellt, der, wenn seine Annahme richtig ist, in die Gruppe der herdförmigen Nephritiden (S. 474) gehören würde. Er glaubt, daß die große Mehrzahl der orthostatischen Albuminurien in diese Gruppe gehören und wirft damit von neuem die längst ad acta gelegte Frage: „Funktionell oder nephritisch?" auf.

Pollitzer geht aus von der Häufigkeit der orthostatischen Albuminurie im Alter von 9—10 Jahren und von der Tatsache, daß bei einem Teil derselben keinerlei sonstige Zeichen der statischen Neurose zu finden sind. „Indem also bei der echten statischen Neurose die Albuminurie mehr als das verborgenste und eigenartigste Symptom, dem immer noch ein gewisses Maß von Mystik anhaftet, die Aufmerksamkeit auf sich lenkt, treten bei diesen die Mehrzahl bildenden Fällen die anderen Faktoren hinter dem renalen Symptom der Eiweißausscheidung zurück." Schon der geringe Grad von Erscheinungen statischer Neurose macht diese Fälle für Pollitzer verdächtig auf Pädonephritis.

Was führt aber Pollitzer als Beweis an? Die Beobachtung, daß diese Fälle entweder Tonsillitis oder Tonsillenpfröpfe oder Neigung zu solchen oder Hypertrophie der Tonsillen und Drüsenschwellung oder Angina in der Anamnese hatten, oder daß in der Familie derartige Erkrankungen vorkommen. Er sieht eine Insuffizienz des lymphatischen Rachenringes als das ätiologische Moment für die orthostatische Albuminurie ohne statische Neurose an.

Als Beweis für den läsionellen Charakter der Albuminurie führt Pollitzer an:

1. Daß bei manchen dieser Fälle im Harn bei der Prüfung der „spezifischen Diurese" 4 Stunden nach Wasserzulage im Stehen nicht die höchsten Konzentrationsgrade erreicht wurden.

So einfach liegen die Verhältnisse aber doch nicht. Dieser scheinbare Funktionsausfall kann lediglich durch die orthotische Stauung bedingt werden, indem die Kochsalzwerte im Harn im Stehen aus extrarenalen Gründen absinken und andererseits die im Stehen verzögerte Wasserausscheidung sich länger hinzieht. Aber eine exakte Prüfung der Nierenfunktion im Liegen ergibt bei der orthostatischen Albuminurie stets ein tadellos erhaltenes Konzentrationsvermögen.

Nicht viel besser steht es mit dem

2. Beweis, daß eine Chondroiturie ein Frühsymptom läsioneller, d. h. entzündlicher Nierenveränderung sei.

Es wurde oben schon erwähnt, daß der früher als Nukleoalbumin bezeichnete „Essigsäurekörper", der von jeher bei der orthostatischen Albuminurie gefunden worden ist, nach den Untersuchungen Mörners aus Serumalbumin besteht, das dann aus dem Harne durch Essigsäure allein ausgefällt wird, wenn der Harn eine der eiweißfällenden Säuren, insbesondere die Chondroitinschwefelsäure enthält. Man kann daher auch bei eiweißfreiem oder durch Chloroformschüttelung eiweißfrei gemachtem Harn die Gegenwart der eiweißfällenden Chondroitinschwefelsäure dadurch nachweisen, daß man dem Harn 1 ccm einer einprozentigen Serumlösung zusetzt, wobei auf Essigsäurezusatz eine dichte Fällung von chondroitin-schwefelsaurem Eiweiß auftritt.

Bei Verdünnung des Harnes wird die Reaktion noch empfindlicher, größere Eiweißmengen hemmen die Reaktion.

Pollitzer fand nun hauptsächlich im eiweißfreien Nachturin von — läsionellen — Orthotikern starke Chondroitinreaktion, auch bei ständig zu Bett liegenden orthotischen Albuminurikern. Er fand ferner Chondroitin bei vielen, wenn auch nicht in allen Fällen von fiebernden Anginen, bei Chorea minor, im Beginn eines Abdominaltyphus, bei schwerem Brechdurchfall, in pleuritischem Exsudat und glaubt, daß die Chondroitinschwefelsäure im Gewebe als Produkt des entzündlichen oder degenerativen Untergangs von Zellen, und zwar vielleicht in erster Linie von Endothelzellen sich bildet. „In der Niere dürfte es vermutlich der entzündlich lädierte Glomerulusapparat sein, bei dessen Abbau sie entsteht, und damit scheint uns die Chondroitinurie noch Läsionen dieses Apparates anzuzeigen, für deren Nachweis das Mikroskop bisher versagte."

Es ist nicht recht einzusehen, warum die Chondroitinschwefelsäure gerade den Nieren und warum gerade den Endothelzellen der Niere entstammen soll, warum nicht auch der entzündlichen Schädigung anderer Organe und Zellen, und es bedarf die Frage nach der Herkunft der Chondroitinschwefelsäure und nach ihrer pathologischen Bedeutung noch dringend einer Klärung.

Bemerkenswert ist allerdings die Angabe Pollitzers, daß bei den zufällig in letzter Zeit ausschließlich zur Beobachtung gekommenen Fällen von Erwachsenen oder fast Erwachsenen, anamnestisch und klinisch rein neurotischen männlichen Orthotikern, in keinem Falle im Nachturin eine pathologische Chondroitinurie nachweisbar war. Umgekehrt gibt er an, daß bei dem läsionellen Typus der orthostatischen Albuminurie meist auch im Nachtharn eine abnorm intensive Essigsäurefällung zu finden war.

Ich möchte nicht unterlassen, hier die Beobachtung eines so erfahrenen Autors wie v. Noorden anzuführen, daß sowohl das reichliche Auftreten der durch Essigsäure fällbaren Eiweißkörper, wie auch das Auftreten reichlicher Oxalatsedimente prognostisch als günstig zu betrachten ist und gegen Nephritis spricht.

Durch die Abtrennung einer zweifelhaften läsionellen Gruppe wird das Rätsel der orthotischen Albuminurie nicht gelöst, denn auch die Annahme minimaler entzündlicher Veränderungen erklärt doch keineswegs den ungeheuren Unterschied in der Albuminurie beim Liegen und Stehen, den die gewöhnlichen Nierenentzündungen nicht aufweisen.

Wir haben es dann doch mit einer leichtesten organischen Nierenveränderung zu tun, die aber im Gegensatz zu allen anderen im Stehen die Merkmale der orthotischen Albuminurie aufweist. Diese gerade bedürfen der Erklärung, und da scheint die Hervorhebung des mechanischen Momentes der Lordose doch mehr Klarheit zu schaffen, als die Betonung der zweifelhaften oder sehr geringfügigen läsionellen Veränderung.

Bei aller Anerkennung der Bedeutung der Angina für die Ätiologie der Nephritis, insbesondere der rezidivierenden herdförmigen ohne Blutdrucksteigerung, liegen, wie mir scheint, die Beziehungen der orthostatischen Albuminurie zu den nierengefährdenden Krankheiten, wie Scharlach und Angina, abgesehen von dem schwächenden und schubweises Wachstum befördernden Einfluß der Rekonvaleszenz, doch meist oberflächlicher. Sie bilden die äußere Veranlassung zur Untersuchung des Harnes, der sicher bei unzähligen Adoleszenten unter Tags gelegentlich Eiweiß enthält, ohne daß die Albuminurie entdeckt oder beobachtet wird.

Die **Prognose** der orthotisch-lordotischen Albuminurie ist unbedingt gut. Das geht aus vielen Nachuntersuchungen hervor, die Jahre und Jahrzehnte nach Feststellung der Albuminurie angestellt wurden. Die Neigung zur Eiweißausscheidung kann jahrelang bestehen bleiben und schwindet ganz oder fast ganz mit Abschluß des Wachstums. So manches ehemals orthotisch albuminurisches Mädchen hat als Frau ohne jede Nierenstörung Geburten und Wochenbetten überstanden.

Das gibt sogar Pollitzer zu, daß das funktionelle Trauma an sich, das die Niere eines neurotischen Orthotikers beim Aufstehen erleidet, nie zu weiteren anatomischen Konsequenzen zu führen scheint. „Es ist eine harmlose Eigenheit." Wenn Pollitzer fortfährt: „Die Prognose der Individuen liegt in den Tonsillen, als dem exponiertesten Punkt des lymphatischen Systems; dort wird auch die wichtigste Aufgabe der Therapie einzusetzen haben", so gilt das vielleicht cum grano salis für die echten herdförmig-infektiösen Nephritiden, aber der orthotische Charakter ihrer Albuminurie wird von den Tonsillen nicht beeinflußt. Die Prognose der Nephritiden, die unter dem Einfluß der mechanischen Stauung im Stehen eine Steigerung ihrer minimalen Albuminurie aufweisen, hängt nicht von ihrem orthotischen Einschlag, sondern von der Ausdehnung der Entzündung ab. Für diese Formen könnte höchstens die Frage aufgeworfen aber schwerlich mit ja beantwortet werden, ob eine Ausheilung durch das tägliche Trauma der Orthose gestört, und der Verlauf in ungünstigem Sinne beeinflußt wird. Jede konstante Albuminurie scheidet für die Frage der Prognose der orthostatisch-lordotischen Albuminurie vollkommen aus, ob sie nun unter dem Einfluß des Stehens zunimmt oder nicht.

Behandlung. Der wichtigste Teil der Behandlung ist die richtige Diagnose und die dadurch gewonnene Einsicht von der Harmlosigkeit dieser Form der Albuminurie. Man darf, glaube ich, annehmen, daß bei weitem die größte Mehrzahl der orthotischen Albuminurien unerkannt und daher unbehandelt bleibt — zum Glücke; denn trotz der eindringlichsten Warnungen v. Noordens vor der beklagenswerten und beschämenden Schematisierung in der Behandlung der Albuminurie gibt noch immer vielfach der Eiweißbefund im Reagenzglas das Signal, auf das beklagenswerte Objekt das ganze Rüstzeug der schematischen Nierenbehandlung loszulassen, von der wochenlangen Liege- und Milchkur bis zum Verbot jeden Genusses von Gewürzen, insbesondere des Salzes, der Anweisung gar kein oder wenig und immer nur weißes Fleisch zu genießen und die Nieren häufig zu durchspülen, und endlich gar dem Rate, in Ägypten Heilung von einem Leiden zu suchen, das nur in der Phantasie des durch den Eiweißbefund hypnotisierten Arztes besteht, und z. B. während des Militärdienstes auf einfachere und billigere Weise von selbst verschwindet.

Eine solche Beobachtung machte v. Noorden schon vor 25 Jahren. Er fand bei einer Reihe schwächlicher Rekruten starke Albuminurie und riet zur Entlassung. Sie wurde höheren Orts nicht genehmigt, weil der Oberstabsarzt, der nur den Morgenurin zur Untersuchung bekam, denselben frei von Eiweiß befunden hatte. Nach 2 Monaten hatten sich die Rekruten zu muskelkräftigen und gesunden Leuten entwickelt und ihre Albuminurie verloren. Seitdem hat v. Noorden in Übereinstimmung mit Heubner und insbesondere Edel die übliche Schonungstherapie für die orthotische Albuminurie unbedingt verworfen.

Bei der heutigen Auffassung, die die lordotisch-orthotische Albuminurie als ein Symptom eines statischen Mißverhältnisses zwischen Wachstum und Körperkraft ansieht, versteht sich von selbst, daß jede Nierenbehandlung zwecklos, ja unsinnig und schädlich ist, und daß einzig und allein eine Kräftigung des Körpers das Ziel der Behandlung bilden kann. Ich habe seit Jahren in solchen Fällen jeden Sport, insbesondere Rudern und Radfahren erlaubt, Turnen und ganz besonders Wanderungen im Gebirge empfohlen und nur Gutes davon gesehen. Man wird heute besondere Übungen zur Kräftigung der Bauch- und Rückenmuskulatur empfehlen, z. B. aus der Zusammenstellung der vortrefflichen Übungen von Müller das Beinkreisen im Liegen, das Aufrichten aus flacher Rückenlage bei fixierten Füßen und gebeugten Knien etc. Stark lordosierende Übungen wird man zweckmäßig vermeiden, um die abnorme Biegsamkeit der Lendenwirbelsäule nicht zu fördern und zu unterhalten, beim Schwimmen die Rückenlage bevorzugen lassen, aber kalte Bäder keineswegs verbieten.

Die Neigung der Mütter, das Kind zum Geradesitzen und Geradehalten zu ermahnen, ist zu bekämpfen, wenn dabei die Kinder, wie so oft, eine lordotische Haltung einnehmen. Weith und Scholder haben bei 92 Mädchen im Alter von 10—15 Jahren bei dieser Geradehaltung im Sitzen ohne Anlehnung in 25%, bei den 12jährigen in 38,4%, Albumen beobachtet. Bei der von den Lehrern in der Schule mit Vorliebe geforderten Haltung sitzend angelehnt, die Hände auf dem Rücken, hatten von 96 Kindern 14% der

Knaben und 23% der Mädchen Albuminurie! Geradehalter sind unbedingt zu verwerfen.

Daß in der Diät keinerlei Einschränkung geboten ist, versteht sich von selbst. Eine rasche Beseitigung der Albuminurie hat eigentlich nur psychologisches Interesse, mit Rücksicht auf die Ängstlichkeit der Umgebung, und die „besorgten Mienen der Eltern". Jehle hat gerade in den Familien der Kollegen die Erfahrung über jene trostlosen Folgen machen können, die diese an sich so harmlose Erkrankung manchmal nach sich ziehen kann: „In solchen Fällen erreicht man mit einer guten Prognose nur wenig; das Kind wird trotzdem geschont und entsprechend erzogen, und die Heilung unter zahllosen Harnanalysen erwartet. Diese Zeit kann aber für das Kind eine verlorene Jugend bedeuten, die niemals wiedergegeben werden kann. Denn die sehr verschiedenartigen Freuden in den einzelnen Altersphasen der Kinderjahre wechseln und schwinden so rasch, daß sie schon nach einer kurzen Spanne Zeit nicht mehr ersetzt werden können. In solchen Fällen erachte ich es als angezeigt, durch ein rasches Beheben der Albuminurie das Vertrauen der Eltern zu gewinnen, und ich habe durch dieses Vorgehen schon manche ‚Nierenentzündung' von weiteren ‚therapeutischen Maßregeln' befreit."

Zur Beseitigung der Albuminurie bedarf es nur einer Korrektur der Körperhaltung. Jehle hat dies mechanisch durch Anlegen eines Mieders erreicht, das nur dadurch eine abnorme Lordose verhindert, daß ein Zug auf die Unterbauchgegend ausgeübt wird. Jede Behinderung des Oberkörpers wird dabei vermieden. Auch eine feste Leibbinde tut schon dieselben Dienste.

Man kann die gleiche Wirkung aber auch bei verständigen Patienten durch eine entsprechende Belehrung und die Gewöhnung erreichen, beim Stehen eine aktive Haltung einzunehmen, d. h. den Bauch einzuziehen und fest zu halten, Becken und Schultern etwas vorzunehmen. Sehr wichtig ist auch in entsprechenden Fällen eine verständige Beratung, freundschaftliche Aussprache über die Schädlichkeit und Unmännlichkeit der Masturbation und ihre Verhütung durch geregelte Zeiteinteilung, Ablenkung, Kräftigung des Körpers und des Willens und durch Sublimierung der vorzeitig erweckten Triebe. Daß es auch chlorotische, unterernährte Fälle mit hochgradigen orthotischen Beschwerden gibt, deren Allgemeinzustand unabhängig von der orthotischen Albuminurie eine Ruhekur erfordert, braucht hier nur angedeutet zu werden.

Literatur.

Ascoli und Bonfanti, Weitere Untersuchungen über alimentäre Albuminurie. Münch. med. Wochenschr. 1903, Nr. 41. — Askanazy, Über den Wassergehalt des Blutes und Blutserums bei Kreislaufstörungen, Nephritiden etc. Deutsch. Arch. f. klin. Med. 59, S. 385. — Edel, Über die Abhängigkeit der zyklischen Albuminurie von der Zirkulation. Deutsche med. Wochenschr. 1903, Nr. 36 u. 37. — Engel, Über orthotische Albuminurie bei Nephritis. Münch. med. Wochenschr. 1907, Nr. 45. — Engel und Scharl, Die Konzentrationsveränderung des Blutserums nach Wasseraufnahme. Zentralbl. f. klin. Med. 60, S. 225 u. Koranyi II, S. 63. — Erlanger and Hooker, An experimental study of blood pressure and of puls pressure in man. Johns Hopkins Hosp. Rep. 1904, S. 145. — Fischl, Über lordotische Albuminurie. Med. Klin. 1910, Nr. 18. — Grawitz, Über die Veränderung der Blutmischung infolge von Zirkulationsstörung. Deutsch. Arch. f. klin. Med. Bd. 54, S. 588. — Groß, Über die Eiweißkörper des eiweißhaltigen Harnes. Deutsch. Arch. f. klin. Med. Bd. 86, 1906, S. 578. — Guerber, Sitzungen der med.-physikal. Ges. zu Würzburg. Febr. 1895. — Gull, Brit. med. Journ. I, S. 675. — Hamburger, Zur Kenntnis der lordotischen Albuminurie. Wien. klin. Wochenschr. 1912, S. 262. — Derselbe, Osmotischer Druck und Ionenlehre in den medizinischen Wissenschaften. Wiesbaden 1914. — Hammerschlag, Über Hydrämie. Zeitschr. f. klin. Med. Bd. 21, 1892. — Heubner,

Die chronischen Albuminurien im Kindesalter. Ergebn. d. inn. Med. u. Kinderheilk. Bd. 2. J. Springer. — Ida Hoff, Über die Frage der Kochsalzretention bei Nephritis, Herzkranken und Pneumonie und über die Entstehung der Ödeme. Korrespondenzbl. f. Schweiz. Ärzte. 1913, Nr. 45. — Hürter, Untersuchungen am arteriellen menschlichen Blute. Deutsch. Arch. f. klin. Med. Nr. 81, S. 35. — Jehle, Die Albuminurie. Berlin, J. Springer 1914. — John, Über die Technik und klinische Bedeutung der Messung des systolischen und diastolischen Blutdrucks. Deutsch. Arch. f. klin. Med. 93, S. 542. — Klemperer, Über zyklische Albuminurie. Zeitschr. f. klin. Med. 1887, S. 168 u. Berl. klin. Wochenschr. 1889, S. 864. — Köppe, Physikalische Chemie in der Medizin. Wien 1900, Alfred Hölder. — Koranyi, Physikalisch-chemische Methoden und Gesichtspunkte in ihrer Anwendung auf die pathologische Physiologie des Kreislaufs in Physikalische Chemie und Medizin von Koranyi und Richter, Bd. 2, Leipzig, 1903. — Kovács, Experimentelle Beiträge über die Wirkung von Sauerstoffinhalationen. Berl. klin. Wochenschr. 1902, Nr. 16. — Leube, Über Ausscheidung von Eiweiß im Harn der gesunden Menschen. Virchows Arch. 72, S. 145. — Derselbe, Zur Frage der physiologischen Albuminurie. Deutsche med. Wochenschrift 1905, Nr. 3. — Derselbe, Über physiologische Albuminurie. Therap. d. Gegenw. 1902. — Limbeck, Pathologie des Blutes. 1896. — Loeb, Bemerkungen über orthostatische Albuminurie. Therap. d. Gegenw. Dezember 1905. — Derselbe, Klinische Untersuchungen über den Einfluß von Kreislaufsänderungen auf die Urinzusammensetzung. Deutsche Zeitschr. f. klin. Med. Bd. 83, S. 452. — Lommel, Über Pubertätsalbuminurie. Deutsch. Arch. f. klin. Med. Bd. 78. — Lüdke und Sturm, Über orthotische Albuminurie bei Tuberkulose. Münch. med. Wochenschr. 1911, Nr. 19. — Matthes, Notiz über das Verhalten des Blutdrucks bei der Pubertätsalbuminurie. Deutsch. Arch. f. klin. Med. 82, Heft 5 u. 6. — Mörner, Untersuchungen über die Proteinstoffe und die eiweißfällenden Substanzen des normalen Menschenharnes. Skandinav. Arch. f. Physiol. 6, S. 332, 195. — Nonnenbruch, Zur Kenntnis der Funktion der Stauungsniere. Deutsch. Arch. f. klin. Med. Bd. 110, 1913, S. 162. — v. Noorden, Über Albuminurie. Zeitschr. f. Urol. Bd. 1, Heft 12, S. 1017. — Oertel, The cyanotic induration of the Kidney (Russel Sage inst. of pathol. New York). Journ. of med. res. 26, S. 267, 1912. Ref. Kongreßzentralblatt. — Oswald, Zyklische Albuminurie und Nephritis. Deutsche Zeitschr. f. klin. Med. 26, S. 72. — Pavy, On cyclic Albuminuria. Lancet 1885, Bd. 2, S. 706. 1888. — Pelnár, Zur Pathogenese der orthostatischen Albuminurie. Zentralbl. f. inn. Med. 1905, Nr. 42. — Petry, Über die Verteilung der CO_2 im Blute. Hofmeisters Beitr. 3, S. 247. — Pollitzer, Ren juvenum. Beitr. z. Kenntn. d. orthostat. Albuminurie. Urban u. Schwarzenberg 1913. — Derselbe, Zur Kenntnis der Beziehungen zwischen Niere und Tonsille und zur Diagnose okkulter tonsillogener Nierenläsionen. Med. Klin. 1913, Nr. 51. — Porge, Contribution à l'étude pathogénique de l'albuminurie de croissance. Revue mens. des mal. de l'enfance, Dec. 1901. — Posner, Über physiologische Albuminurie. Berl. klin. Wochenschr. 1885, Nr. 41, S. 654. — Přibram, Über die Albuminurie. Die deutsche Klinik. Leyden u. Klemperer, Bd. 4. — Rapp, Die physiologische Albuminurie. Militärärztl. Zeitschr. 1903, Nr. 1. — Raudnitz, Wissenschaftliche Gesellschaft deutscher Ärzte Böhmens. 16. November 1910. — Reiß, Die refraktometrische Blutuntersuchung und ihre Ergebnisse für die Physiologie und Pathologie des Menschen. Ergebn. d. inn. Med. u. Kinderheilk. Bd. 10, S. 531. — Ribbert, Nephritis und Albuminurie. Bonn 1881. — Schaps, Beiträge zur Lehre der orthotischen Albuminurie. Arch. f. Kinderheilk. 1903. — Schreiber, Über experimentell an Menschen zu erzeugende Albuminurie. Arch. f. exp. Pathol. u. Pharmakol. 19 u. 20 und Berl. klin. Wochenschr. 1890. — Senator, Die Albuminurie in physiologischer und klinischer Beziehung und ihre Behandlung. Berlin 1890, Hirschwald. — Stintzing und Gumprecht, Wassergehalt und Trockensubstanz des Blutes beim gesunden und kranken Menschen. Deutsch. Arch. f. klin. Med. Bd. 53, S. 265. — Stirling, Albuminuria on the apparently healthy. Lancet 1887, S. 1157. — Derselbe, Cyclic or postural albuminuria. Lancet 1888. — Strauß, Untersuchungen über den Wassergehalt des Blutserums bei Herz- und Nierenwassersucht. Zeitschr. f. klin. Med. Bd. 60, Heft 5 u. 6. — Strauss und Chajes, Refraktometrische Eiweißbestimmungen und ihre klinische Bedeutung. Zeitschr. f. klin. Med. 52. — Teissier, Les albuminuries orthostatiques. Revue de méd. 55. S. 233, 1905. — Veil, Beitrag zum Studium der gutartigen Albuminurien. Münch. med. Wochenschr. 1913, Nr. 49. — Weith und Scholder, L'albuminurie lordotique dans les écoles de Lausanne. Schweiz. Rundsch. f. Med. Nr. 17 (31. Mai 1913). — Wohlwill, Der Kaliumgehalt des menschlichen Blutes bei wechselnden Zirkulationsverhältnissen in der Niere. Arch. f. exp. Pathol. u. Pharmakol. Bd. 54, S. 389.

7. Geschichte und Einteilung der hämatogenen Nierenerkrankungen.

a) Geschichte.

Das Problem der Einteilung der Nierenkrankheiten, der Einordnung der verwirrenden Fülle von Varietäten und klinischen Verlaufsmöglichkeiten in ein System, hat schon den unsterblichen Entdecker der Brightschen Krankheit intensiv beschäftigt. Die Versuche zur Lösung dieses Problems, die Bemühungen, die anatomischen Vorgänge zu verstehen und zu unterscheiden und mit den klinischen Erscheinungen in Beziehung zu bringen, bilden die eigentliche Geschichte der Nierenkrankheiten, nachdem schon Bright und seine Zeitgenossen die Klinik der Nierenkrankheiten so erschöpfend beschrieben haben, daß wenig noch auf diesem Gebiet zu tun übrig blieb.

Wenn man will, kann man sogar in der Einteilung von Bright schon die Grundlinien zu dem Systeme finden, das dieser Darstellung zugrunde liegt und der gemeinsamen Arbeit zwischen Kliniker und Pathologen seine Entstehung verdankt. Denn schon Bright spricht von degenerativ, entzündlich und vaskulär bedingten Veränderungen, und es scheint, als ob seine drei Formen, wenigstens zum Teil, wirklich diesen drei Entstehungsmöglichkeiten der Nierenkrankheiten, die seinen Namen tragen, entsprochen haben.

Bei der ersten Form scheint ihm ein Zustand der Entartung zu bestehen. Die Niere ist abnorm weich, etwa normal groß, von hellgelber Farbe, bei blasser Färbung der Pyramiden. Im vorgerückten Stadium wird die Oberfläche höckerig. Diese Form findet Bright bei der, durch Schwindsucht oder lange dauernde Diarrhöen herbeigeführten Kachexie. Sie entspricht etwa unserer degenerativen Form, die wir Nephrose nennen, mit und ohne Amyloid.

Die zweite Form ist leicht granuliert und gefleckt, infolge der Abscheidung grauweißlicher Massen in die Zwischensubstanz; es scheint, als wären feine Sandkörner in die Substanz eingelagert. Die Konsistenz ist weicher, die Niere bald mächtig vergrößert, bald normal groß oder kleiner. Diese Form entspricht vielleicht unserer Nephritis, der eigentlichen „Nierenentzündung".

Bei der dritten Form ist die Niere stark granuliert, gelappt, rauh durch zahlreiche, nadelkopfgroße Höcker von gelber, roter, oder purpurner Farbe. Das Organ ist in allen Teilen geschrumpft und hart, wie Faserknorpel. Diese Form entspricht etwa unserer Nierensklerose, freilich einschließlich der sekundären Schrumpfniere.

Bright war sich auch schon darüber klar, daß noch andere Zustände der Niere, die sich nicht in den drei Formen unterbringen ließen, Albuminurie verursachen können. Er äußert sogar bereits die Vermutung, daß die erste Form vielleicht nie über das erste Stadium hinausgeht, daß sie noch Fälle enthält, die möglicherweise zur zweiten Form gehören, und er hält es für möglich, daß die Fälle der zweiten und dritten Form vielleicht nur Stadien eines einheitlichen Krankheitsprozesses sind.

Damit legt Bright schon den Finger auf die beiden Hauptschwierigkeiten, welche bis in die allerneueste Zeit die besten Kenner irre führen, nämlich die Schwierigkeiten, einmal die degenerativen Prozesse von den sog. entzündlichen zu trennen, zum anderen die Ausgangsstadien der „Entzündung", die sekundären Schrumpfnieren von den primären, vaskulär bedingten, zu unterscheiden. Diese zwei Fragen beherrschen die ganze weitere Forschung, nachdem einmal die Brightsche Lehre, daß Wassersucht und Albuminurie die Folge organischer Nierenerkrankungen seien, angenommen war.

Zunächst hatte der große englische Arzt noch einen schweren Stand, sowohl gegen die übereifrigen Anhänger, die nun aus jeder Albuminurie auf eine organische Nierenerkrankung schließen zu dürfen glaubten, wie gegen die Zweifler, die in humoral-pathologische Anschauungen verstrickt erst recht zu beweisen suchten, daß die Albuminurie nur eine Teilerscheinung einer Allgemeinerkrankung, einer Art von Albuminose sei — wie man die supponierte Disposition zu übermäßiger Absonderung eiweißhaltiger Flüssigkeit nennen könnte — und daß die Nierenkrankheiten als eine Folge der Albuminurie angesehen werden müßten.

Auch diese Vorstellung, daß die Nierenkrankheiten die Folge, wenn auch nicht der Albuminurie, so doch einer fehlerhaften Blutmischung seien, hat sich bis in die neueste Zeit erhalten. Zunächst wurde aber den dykrasischen Spekulationen der Boden entzogen durch die sorgfältige klinische Nachprüfung, welche die Brightsche Lehre in Frankreich durch Rayer erfuhr. Er erklärte zuerst mit Bestimmtheit die Veränderung der Nieren bei der Brightschen Krankheit für entzündlich und gab ihr den noch heute allgemein gebräuchlichen Namen. Seine „Néphrite albumineuse" ist dadurch charakterisiert, daß der Harn beträchtliche Mengen Eiweiß mit oder ohne rote Blutkörperchen und weniger Salze und Harnstoff, als normal enthält. Das spezifische Gewicht ist fast immer herabgesetzt, es kommt im Beginn oder im weiteren Verlaufe zu Wassersucht des Zellgewebes und der serösen Höhlen.

In ein neues Stadium trat die Lehre von der Brightschen Krankheit mit dem Beginn der mikroskopischen Erforschung der Organveränderungen, wobei die gründliche Arbeit deutscher Forscher die Führung übernahm, nachdem in England Bowmann durch seine grundlegende Untersuchung über den feineren Bau der Niere ihr den Boden bereitet hatte.

Henle beschreibt eingehend das mikroskopische Verhalten der Nieren in den zur Brightschen Krankheit gerechneten Fällen: Das Wesen des Prozesses ist die Absetzung eines entzündlichen Exsudates aus den Gefäßen, das zum Teil in die Harnkanälchen sich ergießt und als schlauchförmige Faserstoffgerinnsel im Harne erscheint, zum anderen Teil im Stroma sich organisiert und zu einer Vermehrung des Fasergewebes führt, wobei das Organ eine Umwandlung erfährt, welche „Zirrhose der Niere" genannt werden kann.

Reinhardt vertrat 1850 als Erster die Auffassung, daß die makroskopisch so verschiedenen Formen der Krankheit alle als einheitlich entstanden zu denken sind. In allen Fällen handelt es sich um eine diffuse Entzündung, die entweder in verschiedenem Grade oder in verschiedenen Stadien angetroffen wird, wobei er als erstes Stadium das einfach entzündliche, als zweites das der Fettinfiltration, als drittes das der Atrophie unterscheidet.

Ein Jahr später erschien die berühmte Monographie des Berliner Klinikers Frerichs, welcher auf eigenen histologischen und klinischen Untersuchungen fußend, den Morbus Brighti erschöpfend, nach anatomischen, klinischen, ätiologischen und therapeutischen Gesichtspunkten bearbeitet.

Frerichs vertritt ebenfalls einen streng unitarischen Standpunkt, und zwar in beiden eingangs erwähnten Hauptfragen und betont die Einheitlichkeit sowohl der akuten Formen, als der atrophischen. Übrigens vermeidet er den Ausdruck Entzündung. „Veränderungen in dem hydrostatischen Druck, in der Elastizität, dem Porendurchmesser der Gefäßwandungen, sei es, daß sie durch mechanische Stauung des venösen Blutstromes, oder durch veränderte Innervation der Kapillaren, auf direktem oder reflektiertem Wege veranlaßt werden, haben hier, wie überall, wo sie vorkommen, einen bestimmten Einfluß auf die Vorgänge der Transsudation. Es stellt sich unter solchen Verhältnissen zunächst vermehrte Durchschwitzung ein, — die reichliche Harnausscheidung, welche man oft bei Herzkranken beobachtet, gibt hierfür einen Beleg —, sodann treten Stoffe aus, denen unter gewöhnlichen Druckverhältnissen der Durchgang verwehrt war, zuerst Eiweiß, sodann auch Faserstoff, endlich zerreißen die Wandungen der Kapillaren, und Blutflüssigkeit als solche verläßt die Gefäße."

Von diesem Gesichtspunkte aus teilt Frerichs die anatomischen Veränderungen der Nieren beim Morbus Brighti in drei Formen, welche zugleich als Stadien des zugrunde liegenden Prozesses betrachtet werden können:

Erstens das Stadium der Hyperämie und der beginnenden Exsudation.

Zweitens das Stadium der Exsudation und Umwandlung des Exsudates.

Drittens das Stadium der Rückbildung, der Atrophie.

Frerichs unterscheidet in seiner differentiellen Diagnostik den Morbus Brighti ausdrücklich von der „Nephritis vera", die mit heftigem Schmerz in der Nierengegend verbunden ist, auf eine Niere sich beschränkt und gerne mit Eiterung endigt.

An einer anderen Stelle bemerkt er: „Es kommt im allgemeinen selten vor, daß ein Teil des Exsudates beim Morbus Brighti sich in Eiter umwandelt. Rayer rief zur Erklärung dieser Eiterbildung eine akzidentelle Entzündung zu Hilfe; ich glaube nicht, daß man dazu genötigt ist, weil nichts Auffallendes darin liegt, daß das Faserstoffexsudat, wenn es an einzelnen Stellen der Niere sich in größerer Menge anhäuft, hier, wie überall in Eiter verfällt."

Frerichs unterscheidet den Morbus Brighti auch von der einfachen Albuminurie, gibt aber andererseits an, die Albuminurie bei Herz- und Lungenleiden sei nur gradweise von dem Exsudationsprozesse verschieden, der dem Morbus Brighti zugrunde liege. Sie gehe oft, namentlich bei Herzkranken, unmittelbar in diesen über, indem nach und nach mit dem Eiweiß kleine Mengen von Faserstoff austreten, welcher durch sein Gerinnen innerhalb der Harnkanälchen die Degeneration einleitet.

Merkwürdigerweise lehnt Frerichs auch den Standpunkt, den schon Bright bezüglich der Herzhypertrophie als Folge der Nierenerkrankung eingenommen hatte, ab und sagt, der einzige Einfluß, welchen die im Verlaufe des Morbus Brighti sich einstellende Veränderung der Blutmischung auf das Herz äußert, sei die Verkleinerung desselben, welche bemerklich wird, sobald die Anämie einen hohen Grad erreicht. „Der bei weitem größere Teil der Herzhypertrophien geht der Entwicklung unserer Krankheit voraus und bildet ein mächtiges Kausalmoment derselben, um so mehr, je störender die Art der Erkrankung auf die Bewegung des venösen Blutes einwirkt."

Endlich nimmt Frerichs in den zwei Hauptfragen des Morbus Brighti eine durchaus ablehnende Stellung ein, sowohl bezüglich der Annahme, daß die Granularentartung als Nierenzirrhose mit der Leberzirrhose verglichen werden könne und durch Neubildung von narbig sich kontrahierendem Bindegewebe sich entwickelt, als auch in der Frage der Dualität der frischen Prozesse: Es gibt keine primäre fettige Degeneration ohne Entzündung. Die Fettablagerung in den Epithelien muß als Folge und nicht als Ursache der Exsudationsprozesse betrachtet werden.

Er faßt seine Ansichten etwa folgendermaßen zusammen: „Wir sind zu der Annahme neuerer Autoren, daß der als Brightsche Krankheit beschriebene Symptomenkomplex von verschiedenartigen, in den Nieren verlaufenden, pathologischen Vorgängen veranlaßt werden könne, weder berechtigt, noch verpflichtet, weil alle in den Leichen der an Morbus Brighti gestorbenen Individuen vorkommenden Strukturveränderungen der Nieren sich mit streng wissenschaftlicher Schärfe auf einen und denselben Exsudationsprozeß zurückführen lassen. Die Brightsche Krankheit, so verschieden sie sich auch im Laufe der Zeit gestalten möge, ist im wesentlichen überall dieselbe; die große Mannigfaltigkeit der anatomischen Läsionen, welche zwischen der Hyperämie der fettreichen Infiltration und der Atrophie der Niere liegen, bildet eine ununterbrochene Kette, deren einzelne Glieder wir als eng verbunden erkennen, sobald wir den Maßstab, den uns die wechselnde Intensität des exsudativen Prozesses und die stetig fortschreitende Metamorphose seiner Produkte in die Hand gibt, anzulegen gelernt haben."

Bezüglich der Bezeichnung des Prozesses ist Frerichs in einiger Verlegenheit und sagt: Wer jede Ausschwitzung von Eiweiß und Faserstoff zur Entzündung rechnet, mag die Brightsche Nierenkrankheit eine diffuse Nephritis nennen. Diese Bezeichnung paßt aber nicht da, wo venöse Stauung die Ursache ist, und sie bleibt ungenau insoweit, als man die gewöhnlich vorhandene örtliche Beschränkung der Exsudation auf kleine Partien des Kapillargefäßsystems, auf die Glomeruli, darin nicht wiedergibt. Er läßt es daher lieber, um bei Niemandem das philologische Gewissen zu beirren, bei der herkömmlichen Bezeichnung Brightsche Krankheit.

Ich habe den Standpunkt von Frerichs eingehender geschildert, weil er am schärfsten das eine Extrem, den rein unitarischen Standpunkt vertritt, wie er mit geringen Einschränkungen lange Zeit in Deutschland herrschend geblieben ist und in Frankreich heute noch vertreten wird.

Die prinzipiell unitarische Auffassung des Morbus Brighti wurde nicht berührt durch die Abtrennung der Rokitanskyschen Speckniere und der Stauungsniere.

Meckel entdeckte 1853 in den speckig entarteten Organen, wie Leber, Niere, Milz, eine eigentümliche Substanz, die mit Jod und Schwefelsäure eine Farbenreaktion gab. Virchow gab ihr wegen der Ähnlichkeit dieser Reaktion mit der Jodstärkereaktion den Namen Amyloid, und als Traube auch klinisch die Amyloidniere vom Morbus Brighti zu unterscheiden gelehrt hatte, ist diese, obgleich mit Albuminurie und oft mit Hydrops verbunden, als eine, von der Brightschen Krankheit anatomisch wie klinisch gänzlich verschiedene Affektion allgemein anerkannt und von dieser definitiv abgetrennt worden. Freilich, wie wir sehen werden, zu Unrecht.

Ebenso hat Traube die Stauungsniere vom Morbus Brighti abgetrennt, obwohl bei ihr im Harn Eiweiß und Faserstoffgerinnsel gefunden werden, und gegen den Widerspruch Bambergers, der diesen Harnbefund als untrügliches Zeichen der Entzündung angesprochen wissen wollte.

Die wichtigen Arbeiten englischer Autoren, insbesondere die von Johnson, vermochten damals die unitarische Auffassung noch nicht zu erschüttern, obwohl dieser in den beiden Hauptfragen, sowohl für die akuteren Stadien, wie in der Frage der Granularentartung, einen ebenso extrem dualistischen Standpunkt vertrat, wie Frerichs einen unitarischen.

Johnson unterschied, nach Ausschluß der Stauungs- und Amyloidniere, von der akuten desquamativen Nephritis einmal die chronisch verlaufende Form der fettigen Entartung des Epithels als große weiße Niere, eine Bezeichnung, die später zu zahlreichen Verwechslungen Anlaß gegeben hat; ferner beschrieb er als erster eine primäre Schrumpfniere, seine chronisch desquamative Nephritis, welche niemals aus dem ersten oder zweiten Stadium von Frerichs hervorgehen, sondern stets selbständig sich entwickeln sollte. Gemeinsam ist aber bei Johnson noch für alle Formen die Ätiologie: Verunreinigung des Blutes, und der Angriffspunkt: die Epithelien der Harnkanälchen, welche in dem Bestreben, die schädlichen Substanzen aus dem Blute zu entfernen, erkranken, sich abstoßen oder verfetten.

Die Betonung der primären Epithelläsion durch Johnson drängte zunächst das Interesse an dem Streit über die unitarische oder dualistische Auffassung mehr in den Hintergrund, die Frage nach dem Wesen der Entzündung in den Vordergrund.

Virchow anerkannte die Bedeutung und den primären Charakter der Epithelläsion, erklärte sie aber zugleich für entzündlich und schuf den neuen Begriff der „parenchymatösen Entzündung". Virchow unterschied, je nach der Intensität der Epithelveränderung, eine katarrhalische, eine croupöse und eine parenchymatöse Nephritis. Die Degeneration der Epithelien ist an das Auftreten der schwersten Form, an die parenchymatöse Entzündung gebunden.

Einen ganz entgegengesetzten Standpunkt wie der große Pathologe nahm der berühmte Kliniker Traube ein. Nachdem Beer unter Virchows eigener Ägide auf das Vorkommen und die Bedeutung des Bindegewebes in der Niere und speziell ihrer Rindenschicht hingewiesen hatte, erklärte Traube die Epithelveränderung für unzweifelhaft sekundär, die Entzündung für „interstitiell", den Ausdruck parenchymatöse Nephritis für unhaltbar, eine Auffassung, die um so mehr Boden gewann, als Cohnheim wieder die Beteiligung des Gefäßapparates für das Wesentliche bei der Entzündung erklärt hatte.

Rosenstein suchte die Gegensätze zu vermitteln, indem er vorschlug, nur von diffuser Nephritis zu sprechen, in dem Sinne, daß sowohl Epithelien als Bindegewebe den Ausgangspunkt der Entzündung bilden. Im übrigen steht er nach Abtrennung der Stauungs- und Amyloidniere durchaus auf dem unitarischen Boden von Frerichs, auch dann noch, nachdem Virchow hervorgehoben hatte, daß man bei den früher unter dem Namen Morbus Brighti zusammengefaßten Zuständen der Niere unterscheiden müsse, ob die Veränderungen von den Gefäßen (amyloide Entartung) oder den Epithelien (parenchymatöse Nephritis), oder von dem interstitiellen Bindegewebe (indurative Form) ausgehen.

Damit hatte Virchow eigentlich schon die alte Lehre von den drei Stadien im Prinzip aufgegeben. Immerhin bedeutete seine Unterscheidung nach dem Ausgangspunkt der Erkrankung keine strenge Trennung der Formen, indem Virchow hinzufügt, daß jene drei verschiedenen Formen keineswegs immer rein vorkommen, daß vielmehr häufig zwei von ihnen, zuweilen alle drei in derselben Niere gleichzeitig bestehen.

Während in Deutschland die Kontroverse über das Wesen der Entzündung schwebte, war in England die Lehre von der Dualität der Nierenerkrankungen zur Geltung gelangt. Wilks bekämpfte die Frerichssche Einteilung, insbesondere die Lehre vom Übergang des zweiten ins dritte Stadium: Von einer Einheitlichkeit des Prozesses könne keine Rede sein. Es fehle bei der Schrumpfniere ein Vorstadium der Wassersucht, die zum klinischen Bilde der großen weißen (Schwell-)Niere gehört. Nachdem ferner Johnson die primäre Nierenschrumpfung, freilich als Folge chronischer Epitheldesquamation, beschrieben hatte, spricht Grainger Stewart von „Brights diseases" im Plural und unterscheidet:

Erstens die wachsige Entartung mit 3 Stadien, der Degeneration der Gefäße, der Transsudation und der Atrophie.

Zweitens die parenchymatöse Entzündung mit 3 Stadien, der Hyperämie, der Verfettung und der Atrophie.

Drittens die Nierenzirrhose, mit primärer Hypertrophie des Bindegewebes und sekundärer Atrophie der anderen Gewebsbestandteile und Hypertrophie der kleinen Arterien.

Er gibt zu, daß Entartung und Entzündung häufig in Atrophie übergehen könne, aber die sekundäre Nierenatrophie unterscheide sich von der primären Nierenzirrhose dadurch, daß bei letzterer primär eine absolute Vermehrung des interstitiellen Bindegewebes stattfinde, das die Epithelien erdrückt, bei der sekundären aber nur eine relative, in dem Maße, wie durch die primäre Entartung oder Nekrobiose des Epithels Platz geschaffen wird.

Einen ganz neuen Gesichtspunkt bringen die Engländer William W. Gull und Henry G. Sutton in die Frage der genuinen Nierenschrumpfung. Sie fassen die Brightsche dritte Form, die Nierenatrophie, nur als eine Teilerscheinung einer Allgemeinerkrankung auf, einer allgemeinen Arterio-capillary-fibrosis, die sich im ganzen Organismus, am häufigsten an den Arterien der Niere, der Pia mater, der Retina, des Herzens, der Lunge, des Magens, der Milz entwickelt. Sie gehen sogar soweit, daß sie die Symptome der Brightschen Krankheit durch Gefäßveränderungen erklären — die Kopfschmerzen aus der Periarteriitis der Meningen, die Dyspepsie aus der Periarteriitis der Magenschleimhautgefäße, die Trockenheit der Haut aus der Periarteriitis der Hautgefäße — und allen Ernstes vorschlagen, nur die Periarteriitis universalis als Morbus Brighti zu bezeichnen, wobei sie in dem Paradoxon gipfeln, daß demnach Morbus Brighti ohne Nierenerkrankung bestehen könne.

Obgleich die Auffassung von Gull und Sutton für viele ihrer Fälle, z. B. die jugendlichen, sicher nicht zutraf, und obgleich sie in unzulässiger Verallgemeinerung das Wesen der Brightschen Krankheit völlig verkannten, so enthält ihre Lehre doch manche Vorstellungen, die erst in neuester Zeit wieder aufleben und zur Geltung kommen.

Ganz ähnlich ging es der glücklichen Idee von Kelsch, welche die andere Frage nach der Dualität der nicht indurativen Nephritis zu lösen im Begriff stand.

In Frankreich hatte die dualistische Anschauung bezüglich der Schrumpfniere Anklang gefunden, nur rechnete Lecorché die Stauungsniere wieder zu seiner primären interstitiellen Nephritis, seiner Sklerose der Niere hinzu. Diese genuine Nierenschrumpfung nun erklärte Kelsch allein für entzündlich, für die einzige Form, die den Namen Nephritis verdiene, denn hier allein handle es sich um eine Einlagerung und Organisation von embryonalen Zellen mit nachfolgender Atrophie. Die sog. parenchymatöse Nephritis sei keine Entzündung, sondern eine anämische Nekrose. Diese sei in der Regel nicht von zelliger Infiltration und interstitieller Bindegewebsentwicklung begleitet. Die große weiße Niere beruhe auf einer primären Degeneration des Epithels; diese sei die Folge ungenügender Ernährung und komme nur bei kachektischen und tuberkulösen Individuen vor. Die Epitheldegeneration sei oft mit amyloider Entartung verbunden, sehr selten mit interstitieller Nephritis kombiniert, von Entzündung sei keine Rede. Die Erkrankung der Nieren nach Scharlach sei eine wirkliche insterstitielle Entzündung.

Man erkennt ohne weiteres, daß Kelsch es zum Teil mit der degenerativen Erkrankung, die wir heute als Nephrose bezeichnen, zu tun gehabt hat, und daß seine Auffassung sehr glücklich gewesen wäre, wenn sie nicht durch Einseitigkeit und Übertreibung zu Widerspruch herausgefordert hätte. Seine Auffassung hat daher weder in Frankreich, noch in Deutschland Gegenliebe gefunden.

Frerichs Schüler, Bartels, dem wir in jener Zeit (1875) die wichtigste, noch heute mit Genuß zu lesende Monographie verdanken, glaubt denn auch die Unrichtigkeit der Auffassung von Kelsch sowohl vom ätiologischen, als auch vom anatomischen und klinischen Standpunkte aus beweisen zu können. Er behält für die Frage der „Nephritis“ den unitarischen Standpunkt bei. Um so schärfer aber betont er zum ersten Male in Deutschland den dualistischen für die Frage der Nierenschrumpfung. Bartels lehnt für den akuten Prozeß die von Traube vorgeschlagene Bezeichnung „interstitielle“ Nephritis ab und behält für sie den Ausdruck „parenchymatöse“ bei, weil er gerade bei den akuten Fällen nie eine Schwellung der Epithelien mit einem albuminösen Transsudat aus den Blutgefäßen vermißt habe, auch dann nicht, wenn das intertubuläre Bindegewebe noch keine Veränderung zeigte. Die dominierende Bedeutung der Vorgänge an den Glomerulis war ihm noch unbekannt.

Von der akuten und chronischen parenchymatösen Nephritis nun trennt Bartels nach dem Vorgange von Liebermeister, Johnson, Samuel Wilks, Grainger Stewart streng die genuine Schrumpfniere, die Bindegewebsinduration der Niere, die er unglücklicherweise als interstitielle Nephritis, im Gegensatz zur parenchymatösen, bezeichnet — eine Namengebung, die sich bis auf den heutigen Tag erhalten und unendlich viel Verwirrung gestiftet hat.

Bartels ist durch die klinische Beobachtung zu der Überzeugung gelangt, daß die Form des Nierenschwundes, welche bis dahin von den deutschen Autoren als das dritte Stadium der Brightschen Krankheit angesehen worden war, das Ergebnis eines durchaus selbständigen Krankheitsprozesses ist, welcher ganz unabhängig von den, als parenchymatös beschriebenen, diffus entzündlichen Vorgängen in den Nieren auftritt und verläuft. Und zwar liegt für ihn außer allem Zweifel, daß die genuine Nierenschrumpfung, — das sog. dritte Stadium der Brightschen Krankheit, die Zirrhose der Niere nach Liebermeister, Grainger Stewart, — das Resultat einer primären Wucherung des intertubulären Bindegewebes ist. Dieser Prozeß führt von vornherein zu einem Schwund der Drüsensubstanz, dem keine entzündliche Schwellung des Gesamtorganes vorausgeht. Dieser Schwund befällt nicht gleichzeitig die ganze Masse der Nierenrindensubstanz, sondern tritt fleckweise an der Oberfläche auf und breitet sich sehr allmählich von den zuerst befallenen Stellen in die Fläche und in die Tiefe aus.

Bartels wäre sogar geneigt, Gull und Sutton recht zu geben, wenn die beiden englischen Autoren nicht so weit gingen, die beschriebenen eigenartigen Vorgänge an den kleinen Gefäßen der Niere als Teilerscheinung eines, über das gesamte Arteriensystem oder einen großen Teil desselben verlaufenden Allgemeinleidens anzusehen, und gar das Lungenemphysem für einen wesentlichen und integrierenden Bestandteil des Krankheitsbildes zu halten.

Bartels verwahrt sich schon gegen die Verwechslung der „primären“ Nierenschrumpfung mit der „sekundären“ Form, welche zuweilen der Ausgang einer chronischen parenchymatösen Nephritis ist. Es komme bei der sekundären Schrumpfniere niemals zu so exzessiver Verkleinerung der Nieren, wie bei ausgesprochenen Fällen genuiner Schrumpfnieren. Es sei schon ganz ungewöhnlich, wenn die früher große, geschwollene Niere wieder so verkleinert wird, daß sie an Umfang einer normalen Niere gleicht, sehr selten finde man sie kleiner. Das Fehlen von Cysten, das schon von Gull und Sutton betonte Fehlen der charakteristischen Veränderungen an den Gefäßen, unterscheide sie von der primären Schrumpfniere, bei der Bartels niemals die Fetteinlagerungen im interstitiellen Bindegewebe gesehen habe.

Es kann aber heute gar nicht mehr zweifelhaft sein, daß Bartels diese Verwechslung, gegen die er sich verwahrt, sehr oft selbst passiert ist, und daß es sich z. B.

in seinem Falle 21, bei dem 18 jährigen Mädchen, das an einer vermeintlich genuinen Schrumpfniere mit urämischen Erscheinungen starb, um eine sekundäre Schrumpfniere gehandelt hat.

Auch seine Annahme, es käme bei der sekundären Schrumpfniere nicht zu so starker Verkleinerung der Niere, wie bei der genuinen, ist ganz irrig. Genau das Umgekehrte ist der Fall.

Der Hauptgrund dieser Verwechslung liegt in dem noch heute weit verbreiteten Irrtum, daß nur solche Formen als sekundäre Schrumpfnieren anerkannt werden können, die ein hydropisches Stadium durchgemacht haben. Dies trifft aber bei der Mehrzahl der sekundären Schrumpfnieren nicht zu, denn gerade die nicht zu alarmierendem Hydrops führenden akuten Glomerulonephritiden heilen, weil unerkannt und unbehandelt, oft nicht aus und führen zur sekundären Schrumpfniere.

Seit Bartels hat sich die unglückselige Namengebung und Unterscheidung zwischen parenchymatöser und interstitieller Nephritis im ärztlichen Sprachgebrauch eingenistet und ist bis heute nicht zu verdrängen gewesen. Das praktische Bedürfnis nach Unterscheidung der klinisch so differenten Bilder besiegte die theoretischen Einwände gegen diese Terminologie, ungeachtet dessen, daß Weigert nachwies, wie unlogisch und irreführend diese dogmatische Unterscheidung ist.

Weigert beschrieb als chronisch hämorrhagische Nephritis eine große, rote, bunte oder weiße Niere, der ein sehr gemischter Charakter zukommt, wenn man die herkömmlichen Zeichen der parenchymatösen Nephritis und der Nierenschrumpfung wiederfinden will. Der chronisch parenchymatösen Nephritis entspricht im Krankheitsbilde der eiweißreiche Harn, ferner die Anwesenheit der Ödeme, der kurze Krankheitsverlauf; der Nierenschrumpfung entsprechen die Herzhypertrophie, die Retinalveränderung, die urämischen Erscheinungen. Diese Nierenveränderung hat aber auch noch Zeichen an sich, die man immer als charakteristisch für die akute Nephritis angesehen hat, nämlich die Hyperämie und die Blutungen. Versagen hier schon die klinischen Unterscheidungsmerkmale, so noch viel mehr die histologischen.

Weigert beantwortet die Frage: Gibt es eine (chronisch) parenchymatöse Nephritis (inkl. der amyloiden Formen) ohne die interstitiellen Zell- und Bindegewebsanhäufungen und ohne die Schrumpfungsprozesse, wie sie nur den roten kleinen Nieren zukommen sollen? nach seinen Erfahrungen mit Nein, und konstatiert, daß die interstitiellen Veränderungen einen Unterschied zwischen den parenchymatösen chronischen Nephritiden und der katexochen so benannten Nierenschrumpfung nicht ergeben. Die Parenchymläsion ist das Primäre, die Affektion der Epithelien und der Glomeruli, welche mit Schwund des Zellmaterials einhergeht, der Ausgangspunkt des Prozesses. Die Entzündung, Rundzellenemigration und Bindegewebsneubildung ist die physiologische Reaktion, das Sekundäre.

In der Epithelveränderung ist das wesentlichste Moment der „interstitiellen“ Nierenentzündung zu suchen, das ist das einheitliche pathogene Prinzip. Alle Formen der chronischen Nephritis und die akuten verdienen daher auch den Namen einer entzündlichen Nierenschrumpfung im mikroskopischen Sinne. Die Anwesenheit des Amyloids macht hierin keinen Unterschied.

Weigert schlägt daher folgende Einteilung der Nierenkrankheiten vor, wobei er die einfachen Degenerationen nicht mitrechnet.

1. In die erste Gruppe gehören diejenigen Formen, bei denen im Bindegewebe oft nur kleinzellige Wucherungen sind (akute Nephritis). Dabei finden sich Blutungen. Klinisch hat man einen sparsamen Harn, reichlich Eiweiß, weiße und rote Blutkörperchen, Zylinder, manchmal Ödeme, keine Herzhypertrophie.

2. Gruppe. Subchronische Form (von Weigert zuerst als chronisch hämorrhagische Nephritis beschrieben). Es finden sich vielfach schon Binde-

gewebsbildungen in den Interstitien, den Malpighischen Kapseln, Endarteriitis obliterans, ohne Verkleinerung der ganzen Niere. Dabei Blutungen, Herzhypertrophie, Retinitis, Urämie, Ödeme, eiweißreicher Harn mit spärlichem Blut, geringere oder größere Mengen desselben.

3. Gruppe. Chronischere Formen. Stärkere, schon makroskopisch erkennbare Schrumpfungen, mit Erhaltung größerer Teile des Parenchyms. Dabei Herzhypertrophie etc. Wechselndes Verhalten der Ödeme, des Eiweißgehalts, der Harnmenge bei verschiedenen Individuen.

4. Gruppe. Ganz chronische Formen. Granularatrophie. Stark verkleinerte Niere, mit sehr wenig erhaltenem Parenchym. Zusammenhängende Schrumpfungsherde. Herzhypertrophie etc. Keine Ödeme, reichlicher eiweißarmer Harn.

Weigert trennt von der eigentlichen Nephritis ab:

I. die Albuminurie, bei der post mortem gar keine besonderen Gewebsveränderungen in der Niere gefunden werden,

II. die Stauungsniere,

III. eine Gruppe, bei welcher das Epithel wesentliche Veränderungen, Trübung, Verfettungen zeigt, ohne daß das Zwischengewebe tangiert erscheint. Dieser Gruppe gehören die akut verlaufenden, rasch ausheilenden parenchymatösen Degenerationen an.

Weigert erklärt „zu seinem Bedauern" ausdrücklich, er habe die „eigentliche" parenchymatöse Nephritis ohne Amyloid, die einen chronischen Verlauf hat, von Ödemen regelmäßig begleitet ist, einen eiweißreichen Harn aufweist, nur ausnahmsweise Herzhypertrophie und Retinitis zeigt, und die nur selten Urämie entstehen läßt, nie gesehen.

Die Auffassung Weigerts ist prinzipiell von großer Bedeutung, und die allgemeine Lehre, daß Untergang von hochwertigem spezifischem Parenchym Ersatz durch das minderwertige Bindegewebe zur Folge hat, unbestreitbar richtig. Unrichtig war aber, die Gewebsläsion als Bedingung, die Bindegewebsentwicklung als Kriterium der Entzündung anzusehen. Dieses Kriterium versagt bei der frischen, rein degenerativen Erkrankung und daher entging ihm wohl auch jene „eigentliche" parenchymatöse Nephritis, und es wurde in der Folge, abgesehen von den unwesentlichen akuten Degenerationen, die Dualität der frischen Prozesse endgültig aufgegeben.

Weigerts Lehre basierte auf seiner Auffassung von dem Wesen der Entzündung überhaupt. Die Geschichte der Brightschen Krankheit spiegelt im kleinen die Geschichte der großen Fragen der Pathologie, insbesondere der Entzündungslehre wieder. Die Entzündung mit ihren charakteristischen Gefäßveränderungen und Auswanderung von Leukocyten ist nach ihm ein regenerativer Prozeß, die Folge der primären Gewebsdefekte.

Demgegenüber sah Cohnheim im allgemeinen das Primäre und Wesentliche, das klinisch und anatomisch durchgreifende Merkmal in der entzündlichen Gefäßalteration, und er zeigte, daß die klinischen Kardinalsymptome der akuten Nephritis im besonderen sich sehr wohl aus der alleinigen entzündlichen Alteration der Glomeruluskapillaren erklären lassen.

Und hatte man früher in den Zeiten, als man über die Frage der parenchymatösen Entzündung diskutierte, unter Parenchym im wesentlichen die Epithelien der Harnkanälchen verstanden, so wurden nun auch die Glomeruli mit einbegriffen, ja sie rücken an die erste Stelle.

Klebs schuf den Begriff der Glomerulonephritis; Langhans, Nauwerck, Hansemann, Ribbert beschrieben die entzündlichen Veränderungen der Glomeruli bei der parenchymatösen Nephritis und machten auf ihre ausschlaggebende Bedeutung für die Pathogenese der Krankheit aufmerksam.

Ribbert erklärt die Glomerulonephritis für einen sämtliche diffuse Nephritiden begleitenden Prozeß; aber es handelt sich nicht nur um ein Nebeneinander, sondern die Glomerulonephritis leitet jede diffuse Nephritis ein. Die sämtlichen verschiedenen Formen sind als gleichwertige Unterabteilungen der gemeinsamen Anfangsveränderung zu betrachten.

Aufrecht tritt dagegen ebenso scharf für eine dualistische Auffassung der Nephritis ein und hält die akute und die chronische Nephritis für wesensverschieden:

Die akute parenchymatöse, die chronisch-parenchymatöse Nephritis und die weiße Schrumpfniere gehören in das Gebiet der tubulären Nephritis, welche mit trüber Schwellung, Verstopfung der Henleschen Schleifen und Erweiterung der Harnkanälchen beginnt und bei chronischem Verlauf die Vasa afferentia in Mitleidenschaft zieht. Von diesen hängen die Veränderungen der Glomeruli ab. Dagegen beginnt die bisher sogenannte chronische Nephritis mit ihrem Ausgang in die rote Schrumpfniere als vaskuläre Nephritis. In frühem Stadium dieser vaskulären Nephritis entsteht durch Hinzutreten einer tubulären Nephritis die chronisch-hämorrhagische Nephritis; dem vorgeschrittensten Stadium der vaskulären Nephritis, der roten Schrumpfniere, hat sich ausnahmslos eine tubuläre Nephritis hinzugesellt.

Nauwerck stellt den Satz auf, daß das klinische Bild der akuten Nephritis ohne Entzündung der Glomeruli undenkbar ist, an anderer Stelle sagt er freilich: Für gewisse chronische Formen des Morbus Brighti halte ich es zum mindesten noch nicht für bewiesen, daß die gegenwärtig mit so großer Vorliebe in den Vordergrund gestellte Glomerulonephritis in der Tat allemal den Ausgangspunkt bildet.

Bei Nauwerck finden wir zum ersten Male eine klare Definition des „Parenchyms". Er betont die Notwendigkeit, scharf zu trennen zwischen den spezifischen und nicht spezifischen Formelementen der Niere, zwischen den Epithelialbestandteilen und dem Blutgefäßbindegewebsapparat, und zwar auch im Bereich des Glomerulus, der nimmermehr im pathogenetischen Sinne als Einheit aufgefaßt werden darf, solange er funktionierende Epithelien einerseits und Kapillaren andererseits aufweist. Nauwerck fragt nun: Beginnt die Entzündung beim Morbus Brighti an den Epithelialbestandteilen oder an dem Blutgefäßbindegewebsapparat? mit anderen Worten: Ist Weigerts Parenchymläsion das Primäre, oder Cohnheims Gefäßalteration? Nauwerck beantwortet die Frage dahin, daß die primäre Parenchymläsion für den Morbus Brighti als durchgreifendes pathogenetisches Prinzip nicht aufrecht erhalten werden könne. Mit Bestimmtheit müsse hervorgehoben werden, daß eine Nierenentzündung mit ihren Merkmalen der Exsudation und Proliferation bestehen kann, ohne Erkrankung der spezifischen Gewebsbestandteile. Die Affektion des Gefäßapparates ist das Primäre, Wichtigste, die Parenchymläsion, je nach dem Grade der Gefäßveränderung, die Folge.

Nauwerck war, wie es scheint der erste, der ganz klar die Abhängigkeit der Parenchymveränderungen von der Glomerulizirkulation erkannt hatte. Bei der Bedeutung, die diese damals noch wenig beachtete Erkenntnis heute gewonnen hat, möchte ich nicht unterlassen, seine durchaus neuzeitlich anmutende Auffassung, die allerdings auch heute noch nicht allgemein anerkannt ist, wörtlich anzuführen. Nauwerck schreibt: „Über die Gründe, welche bei der frischen Nierenentzündung diese Verödung der Glomeruli und der Harnkanälchen verursachen, läßt uns Weigert im unklaren. Ich selbst habe diese Befunde nur dann gesehen, wenn entweder an den interlobulären Arterien und den Vasa afferentia oder an den Glomeruluskapillaren Prozesse verliefen, welche imstande waren, in erster Linie durch Verengerung des Gefäßlumens die Zirkulation derart zu behindern, daß eine Verödung der Knäuel eintrat, welcher sich dann eine funktionelle Atrophie der zugehörigen Harnkanälchen anschloß. Atrophische Tubuli contorti ohne gleichzeitige Glomerulusverödung sind mir bisher nicht begegnet. Hier kommen hauptsächlich in Betracht Endothelwucherungen mit Verdickung der Intima, Quellungen der Kapillarwände, endlich thrombotische Verschlüsse. . . . . Die Schwellungs- und Wucherungszustände an den Endothelien der Arterien und Kapillaren sind nicht selten zu einer Zeit schon nachzuweisen, da das sezernierende Parenchym in fast völliger Unversehrtheit verharrt."

Auch diese Auffassung, vom allgemein pathologischen Standpunkte richtig und wichtig, schoß in ihrer Nutzanwendung auf die Niere über das Ziel hinaus und vernachlässigte ihrerseits wieder die Möglichkeit einer primären Epitheldegeneration. Infolgedessen behauptete wiederum v. Kahlden, aus seinen Untersuchungen (notabene bei der Chromnephritis) gehe mit Sicherheit hervor, daß die akute Nephritis in ihren Anfangsstadien einen überaus einheitlichen Prozeß darstellt und immer mit einer anatomisch nachweisbaren Veränderung am funktionierenden Parenchym oft ohne interstitielle Veränderungen beginnt. Der Schluß, daß Beide recht haben, hätte nahe gelegen, wurde aber damals noch nicht gezogen.

Hatte Nauwerck bei der akuten Nephritis die Gefäßalteration in den Vordergrund gerückt, so betont Ziegler das gleiche bei den chronischen indurativen Formen. Auch für diese muß Weigert sich eine Kritik gefallen lassen.

Weigert hatte die von Bartels gemachte Trennung zwischen parenchymatöser und interstitieller Nephritis wieder aufgehoben und beide anatomisch als einheitlichen Prozeß betrachtet, weil die interstitiellen Veränderungen keine anderen, als quantitative Unterschiede ergeben hatten.

Ziegler lehnt mit Recht diese unitarische Auffassung ab. Er hält merkwürdigerweise die „parenchymatöse" = sekundäre Schrumpfniere für etwas sehr Seltenes, gibt das Vorkommen einer interstitiellen indurativen Nephritis zu, rückt aber für die Genese der Schrumpfniere Zirkulationsstörungen an erste Stelle:

„Die Arteriosklerose ist die wichtigste und häufigste Ursache der Nierenschrumpfung, und zwar nicht nur der leichten, sondern auch der höchsten Grade. Ein nicht geringer Teil der kleinen roten Nieren ist infolge von Arteriosklerose geschrumpft. Oft ist, wie Gull und Sutton meinen, diese Sklerose auch in anderen Organen bemerkbar, und die Nierenatrophie ist nur eine Teilerscheinung einer über einen großen Teil des Körpers verbreiteten Erkrankung des Gefäßsystems. Nicht selten aber ist die Arteriosklerose auf die Niere oder einige wenige Organe beschränkt."

Die Bedeutung der Zieglerschen Untersuchungen wurde damals von der Klinik noch nicht genügend gewürdigt. Wagner wie Rosenstein halten die Gefäßveränderungen bei der Schrumpfniere vorwiegend für sekundär, von den Symptomen der durch Ziegler vom Morbus Brighti abgetrennten arteriosklerotischen Schrumpfniere ist nicht die Rede. Beide stehen noch auf dem streng unitarischen Standpunkt.

Rosenstein erkennt zwar Bartels das Verdienst zu, die Lehre von dem Bestehen der drei Stadien der Nephritis und die Vorstellung, daß eine Form sich stets aus der anderen herausentwickle, in ihrer Allgemeingültigkeit bekämpft zu haben. Er hält aber seine Unterscheidung zwischen parenchymatös und interstitiell für verfehlt und meint, die Zeichnung seiner Krankheitsbilder habe einen mehr schematischen, als lebenswahren Charakter; die erweiterte anatomische Untersuchung habe ebensowenig die Existenz einer ausschließlich parenchymatösen Erkrankung der Niere beweisen können, als sich klinischerseits nach einmal stattgehabter Schrumpfung erkennen lasse, ob dieselbe sekundärer oder primärer Natur ist. Rosenstein drängt daher darauf, nicht mehr die parenchymatöse und interstitielle Nephritis in der Diagnose scheiden zu wollen, sondern sich nur die Erkennung der diffusen Nephritis in ihren verschiedenen Zuständen als Aufgabe zu stellen. Konsequenterweise unterscheidet er nur zwischen akuter diffuser Nephritis und chronischer diffuser Nephritis und teilt erstere ein nach ätiologischen Gesichtspunkten, letztere nach grob anatomischen.

Dabei zwängt er in das Prokrustesbett der chronischen Nephritis drei klinisch und anatomisch so verschiedene Formen, wie die große weiße Niere, die gefleckte oder glatte Schrumpfniere und die granuläre Schrumpfniere.

Weniger gewaltsam ist Wagners Einteilung.

Er unterscheidet:

I. den akuten Morbus Brighti,
II. den chronischen Morbus Brighti und
III. die Schrumpfniere oder granulierte Nierenatrophie.

Er unterteilt

die I. Gruppe nach ätiologischen Gesichtspunkten,
die II. in vier Unterarten:

1. die subakute oder chronische diffuse Nephritis, die große weiße Niere,
2. der gewöhnliche Morbus Brighti, die sog. sekundäre Schrumpfniere,
3. der chronisch hämorrhagische Morbus Brighti ohne Ödeme,
4. der akute hämorrhagische Morbus Brighti bei bisher symptomloser chronischer Nephritis.

Bei der III. Hauptform, der Schrumpfniere, hält er merkwürdigerweise die von vielen gemachte Unterscheidung in primäre und sekundäre Schrumpfniere für überflüssig und jede Schrumpfniere für einen mehr oder weniger abgelaufenen Zustand.

Von den Berliner Klinikern war v. Leyden ebenfalls nicht der Ansicht, daß man eine parenchymatöse und interstitielle Form der Entzündung prinzipiell unterscheiden dürfe. Die leichteren Formen verlaufen im ganzen oberflächlich (parenchymatös), den schweren folgen tiefere Veränderungen, interstitielle Wucherungen und später narbiges Bindegewebe. Man solle daher die dogmatische Unterscheidung in parenchymatös oder interstitiell fallen lassen.

Auch die Nierenschrumpfung kann v. Leyden nicht, wie Bartels es nach dem Vorgange der Engländer tut, als einen besonderen Prozeß auffassen, sondern nur als ein einheitliches Symptomenbild, das der Diagnose im ganzen unschwer zugänglich ist. Es sind mehrere Prozesse, welche zu demselben Ausgang und demselben Symptomenbilde führen:

1. die sekundäre Schrumpfniere, also das dritte Stadium von Frerichs,

2. die Amyloidschrumpfniere, wobei entweder die Amyloidentartung zuerst besteht und zur Schrumpfung führt, oder umgekehrt.

Als 3. Art bezeichnet Leyden mit Recht eine nicht geschrumpfte Form der großen, weißen Niere, welche bei Lebzeiten die vollen Symptome der Nierenschrumpfung darbieten kann,

als 4. die genuine Schrumpfniere von Bartels, die Gichtniere der Engländer, die rote Granularatrophie.

Für diese Form schließt Leyden sich auf Grund der Nachprüfungen von Thoma und Ewald der Lehre von Johnson, Gull und Sutton an. Die von diesen beschriebene Gefäßveränderung kann

a) sekundär vorkommen, d. h. im Gefolge einer chronischen diffusen Nephritis,

b) primär, als erste Erkrankung der Niere und als Ursache der weiter in ihr stattfindenden und schließlich zur Schrumpfung führenden interstitiellen und parenchymatösen Veränderungen.

Leyden schlägt vor, diese auf primärer Gefäßerkrankung beruhende Form als Arteriosklerose oder Sklerose der Niere zu bezeichnen. Anatomisch findet man sowohl die von Gull und Sutton beschriebene, hyaline Entartung der Gefäße, als auch die von Thoma und Ewald beschriebene Endarteriitis; beide kommen fast ohne Ausnahme gleichzeitig vor und können als Arteriosklerose zusammengefaßt werden.

Leyden machte schon die wichtige Beobachtung, daß diese Erkrankung vorkommt, ohne daß die Niere p. m. sich als geschrumpft erweist, und daß in den frühen Stadien der Nierensklerose das Krankheitsbild nicht sowohl die Symptome einer Nieren-, als einer Herzkrankheit darbietet. Die exquisite Granularatrophie dieser Form dagegen unterscheide sich symptomatisch nicht wesentlich von den anderen Formen der Nierenschrumpfung.

Senator hinwiederum schließt sich Bartels insofern an, als auch er das Vorkommen einer genuinen Schrumpfung zugibt, die häufiger, wie die sekundäre sei; er betont aber, daß eine scharfe Abgrenzung von der chronisch-parenchymatösen Nephritis in klinischer wie anatomischer Hinsicht schwierig oder unmöglich sei, weshalb für viele Fälle die Bezeichnung „chronische diffuse Nephritis“ passe. Es hänge wesentlich von dem Verlaufe ab, ob die Erscheinungen mehr der einen, oder der anderen Form entsprechen. Vielleicht, meint Senator, könnten die parenchymatösen Entzündungen zu den interstitiellen disponieren.

1880 hat sich Senator gleich Gull und Sutton für das Vorkommen einer, auf allgemeiner Gefäßerkrankung beruhenden und zur Schrumpfniere führenden Nephritis ausgesprochen und diese Gefäßerkrankung auch als Arteriosklerose aufgefaßt.

In der letzten deutschen Monographie (1899 und 1906), die wir diesem Kliniker verdanken, nimmt Senator einen vermittelnden Standpunkt ein, der, wie jeder Kompromiß, bei dem Versuche, jeder Möglichkeit und Anschauung Rechnung zu tragen, an Präzision zu wünschen übrig läßt.

Dasjenige, was ihm für die Gesamtauffassung von prinzipieller Bedeutung zu sein scheint, ist folgendes:

Die Verschiedenheit der Formen wird bedingt durch den Verlauf und die Dauer. Diese sind abhängig von der Intensität der Schädigung. Je heftiger der Reiz, desto diffuser die Nephritis, um so stärker ausgeprägt sind neben den Parenchymveränderungen die entzündlichen Erscheinungen im interstitiellen Gewebe.

Bei schwächerer und kurzdauernder Reizwirkung wird zuerst das Parenchym (Epithel der Harnkanälchen und Glomeruli) ergriffen. Eine akute interstitielle Nephritis ohne Parenchymveränderungen gibt es nicht. Die parenchymatösen Erscheinungen ohne interstitielle Veränderungen sind als erstes Stadium der Entzündung aufzufassen.

Die akute Nephritis ist also entweder eine „parenchymatöse“ — und zwar je nachdem die Epithelien der Harnkanälchen oder der Glomeruli besonders ergriffen sind, eine „tubuläre“ (parenchymatöse schlechtweg genannt), oder „Glomerulo“-Nephritis — oder eine „diffuse“ Nephritis im eigentlichen Sinne, d. h. außerdem noch mit Beteiligung des interstitiellen Gewebes einhergehend, was immer der Ausdruck einer heftigeren Entzündung ist. Bei längerer Dauer der Krankheit treten zu den primären parenchymatösen regelmäßig interstitielle Prozesse hinzu (Weigert). Es gibt also streng genommen keine chronisch-parenchymatöse Nephritis, sondern nur in dem Sinne, daß die parenchymatösen Veränderungen die primären und überwiegenden sind.

Obwohl Senator das Vorkommen einer akuten, rein interstitiellen Nephritis leugnet, gibt er zu, daß es eine chronische Entzündung des Bindegewebes gäbe, die aber begleitet oder sehr bald gefolgt werde von Degenerationszuständen des Parenchyms; nachher ist der schließliche Ausgang bei der chronisch-parenchymatösen wie bei der chronisch-interstitiellen derselbe, nämlich Schrumpfung der Niere. Dasselbe tritt auch in den gleichfalls chronischen

Fällen ein, in welchen unzweifelhaft eine Arteriosklerose oder eine Aplasie der Arterien mit mangelnder Blutzufuhr der Ausgangspunkt der Erkrankung ist. Die Folge davon ist eine Verödung der Glomeruli und Atrophie der Harnkanälchen, an welche sich eine Zunahme des Bindegewebes anschließt.

Die nicht von Sklerose oder Aplasie der Arterien abhängigen chronischen Formen der Nephritis können aus einer akuten Nephritis hervorgehen, oder aber von vornherein sich selbständig und schleichend entwickeln.

Es kann demnach weder von einer einheitlichen Auffassung der Brightschen Krankheit im Sinne von Reinhardt und Frerichs, noch von einer streng dualistischen im Sinne von Wilks und Bartels die Rede sein; jede von beiden Auffassungen enthält etwas Richtiges, keine von ihnen ist allein berechtigt.

Senators Einteilung ist folgende:

1. Akute Nephritis:
   a) parenchymatöse Nephritis, tubuläre und Glomerulo-Nephritis,
   b) diffuse Nephritis (als Anhang: Nephritis haemoglobinurica, Cholera-, Schwangerschaftsnephritis).
2. Die chronische diffuse Nephritis ohne Induration (chronische, parenchymatöse, subchronische Nephritis).
3. Chronische diffuse Nephritis mit Induration:
   a) sekundäre Induration (sekundäre Schrumpfniere),
   b) primäre indurative (chronisch-interstitielle) Nephritis,
   c) arteriosklerotische Induration (als Anhang: die einfache, nicht entzündliche Nierenatrophie).

Er hebt ausdrücklich hervor, daß sowohl die in der Mitte stehende Form der chronischen diffusen Nephritis weder von der akuten, noch von der indurativen Form scharf abzugrenzen ist, als auch die einzelnen Formen der Schrumpfniere unter sich eine reinliche Scheidung nicht zulassen. Der klinische Ausgang der verschiedenen Schrumpfnieren sei stets das Bild der klassischen, von Traube meisterhaft geschilderten Schrumpfniere und in der Regel der Tod durch Urämie.

Auch in Frankreich hat die Lehre von der Nephritis ähnliche Stadien durchgemacht. Nochmalige Erwähnung verdient die Auffassung von Kelsch (1874), daß sich von der interstitiellen Entzündung eine parenchymatöse Form abtrennen lasse, welche nur chronisch auftrete, und bei der es sich nicht um wirkliche Entzündung, sondern nur um Entartung der Epithelien ohne Beteiligung des interstitiellen Gewebes handle.

Lancereaux (1875) unterschied die Néphrite epithéliale von der primären diffusen Nephritis, bei welcher der Entzündungsprozeß im interstitiellen Gewebe einsetzt und erst sekundär die Epithelien der Harnkanälchen ergriffen werden. Er weist auch schon darauf hin, daß es eine Form von diffuser Nephritis gibt, welche von einer allgemeinen Arterienerkrankung abhängt.

Die dualistische Auffassung, von Charcot in seinen berühmten Vorlesungen vertreten, fand auch in Frankreich wieder ihre Gegner; man konstastierte mit Bamberger, Weigert und Dieulafoy „formes mixtes“, die sowohl parenchymatös als interstitiell seien.

Cornil und Brault trennten

a) diffuse Nephritis, welche je nach Dauer und Vorwiegen der glomerulären, epithelialen oder interstitiellen Entzündung ihren Ausgang nimmt entweder in die große weiße (glatte oder granulierte) Niere, oder in die mittelgroße und kleine, weiße Niere;

b) néphrites systématiques mit Zirrhose, glandulären oder arteriellen Ursprungs.

Mit Lecorché und Talamon (1888) trat auch in Frankreich die Läsion des Glomerulus in den Brennpunkt des Interesses: Jede Nephritis ist von Anfang an zugleich interstitiell und epithelial, aber der Ausgangspunkt ist die Läsion des Glomerulus und Kanälchenepithels; die Bindegewebsproliferation ist ein sekundäres Phänomen, „le tissue conjonctif tendant à remplacer les éléments sécréteurs détruits", — was genau der grundlegenden Auffassung Weigerts entspricht. Schließlich gelangt man auf verschiedenen Wegen von einem Ausgangspunkt zum Malum Brigthi.

Damit kehrte man in Frankreich wieder zur unitarischen Auffassung zurück, auf der man auch heute noch steht. Brault wie Dieulafoy halten zwei Faktoren für das Wichtigste: Die Intensität des Zerstörungsprozesses, die je nach der Ätiologie verschieden ist, und die Dauer.

Demnach käme als Einteilungsprinzip nur die Ätiologie in Betracht. In dem neuesten französischen Lehrbuch von Chauffard und Laederich kommt diese unitarische Auffassung klar zum Ausdruck: „Il n'y a donc bien, si on le veut, qu'un mal de Bright!" (S. 187). Auch sie verzweifeln an einer Einteilung nach anatomischen Gesichtspunkten. Man habe in den letzten Jahren die sterile Diskussion über die anatomische Klassifizierung verlassen. Quel médécin n'a été surpris de trouver à l'autopsie des reins ne présentant pas le type anatomique prévu?

Es kommt darauf an, für den einzelnen gegebenen Fall seinen Platz in der großen Reihe der verschiedenen Typen zu suchen, die alle miteinander eng verwandt sind. Die ätiologische Einteilung genügt nicht, schon weil wir oft keine Ursache, oft zu viele Ursachen und bei ein und derselben Ätiologie die verschiedensten anatomischen Endbilder sehen. Und doch muß die Ätiologie ins Auge gefaßt werden, aber weniger ihrer Natur nach, als nach dem Grad und der Dauer der schädlichen Wirkung, und allein die zeitliche Entwicklung des Prozesses gestattet eine Klassifikation. Für Niere und Leber gilt als ihre Auffassung:

1. Wird das Organ von einer pathogenen Ursache plötzlich und energisch betroffen, so unterliegen alle Glomeruli und Epithelien, und es kann bis zur akuten Nekrobiose der sezernierenden Elemente kommen. In solchen Fällen von sog. parenchymatöser Nephritis entsteht die große weiße Niere, deren entzündliche Natur Kelsch 1874 leugnete und für eine Degeneration der Niere erklärte.

2. Greift die pathogene Ursache weniger heftig an, so führt sie bei kurzem Angriff zu einer akuten oder subakuten Nephritis, die sowohl epithelial als interstitiell ist und in Schrumpfung übergehen kann. Dauert die Schädlichkeit länger an, so entsteht eine chronisch verlaufende Nephritis, die zu ganz diffuser Läsion und zu sekundärer Atrophie der Niere führt.

3. Die sog. interstitielle Nephritis „atrophique et urémigène" ist das Spätresultat jener schleichenden Vergiftungen, welche die glomerulo-tubulären Sekretionseinheiten eine nach der anderen zerstören und schließlich nur einen fast rein fibrösen Nierenrest zurücklassen.

Nieren- wie Leberzirrhose sei demnach der Ausdruck einer Abwehrtätigkeit des Organes und bis zu einem gewissen Grade eine Abwehr- und Schutzreaktion.

Die interstitielle Nephritis sei nicht, wie Lanceraux, Cornil und Brault wollten, une néphrite arterielle, une cirrhose vasculaire, sondern: Artériosclérose et néphrite atrophique sont des coeffets de l'intoxication. Il faut dire néphrite interstitielle avec artériosclérose et non par artériosclérose.

In England werden drei Hauptgruppen unterschieden (Bradford 1910):

1. Die akute Nephritis mit zwei Formen, einer mit und einer ohne Hydrops. Die Ursache dieser Verschiedenheit des Verlaufes ist dunkel, die Ätiologie ist die gleiche.

2. Die chronische Nephritis mit der großen weißen Niere einschließlich der Amyloidniere und der kleinen (contracted) weißen Niere.

3. Die Granularniere, mit zwei Formen von gleicher Prognose und Symptomatologie, einer primär renalen Form mit toxischer Blutdrucksteigerung und sekundärer Arteriosklerose und einer arteriosklerotischen Form, in der die Nierenveränderungen nur Folge einer generellen, weitverbreiteten Arteriosklerose sind.

Auf der 9. Tagung der Deutschen pathologischen Gesellschaft, welche in Meran 1905 während der Naturforscher- und Ärzteversammlung stattfand, und zwar gemeinsam mit deren Sektion für innere Medizin, stand der Morbus Brighti als Hauptthema auf der Tagesordnung. Hier kam eine gewisse Resignation, ja Enttäuschung und das Eingeständnis zum Ausdruck, daß wir noch fast nichts wissen (Orth). Die Unterscheidung zwischen parenchymatöser und interstitieller Nephritis wurde als überlebt verworfen, andererseits aber die Bezeichnung doch wieder zugelassen für die Fälle, in denen entweder das Parenchym oder das Gefäßbindegewebe überwiegend ergriffen ist.

Ponfick machte besonders auf die Bedeutung des entzündlichen Exsudates aufmerksam, das durch Anfüllung der Kapseln der Glomeruli diese direkt ausschalten, oder in Form von Zylindern die Tubuli verstopfen kann; in beiden Fällen kommt es zu Inaktivität der Glomeruli und zu sekundärer Schrumpfung.

In einem glänzenden Korreferat rät Müller, die Bezeichnung „Nephritis“ nur für die mit Beteiligung der Gefäße, Exsudation und Proliferation einhergehenden Prozesse zu reservieren, und er schlägt für diejenigen Krankheitsprozesse der Nieren, welche entweder nur degenerativer Art sind, oder bei denen die entzündliche Natur nicht über allem Zweifel steht, den Namen Nephrose vor. Müller verstand darunter freilich gerade diejenigen hydropischen Formen der großen weißen Niere, die Löhlein als primäre Glomerulonephritiden entlarvt hat. Eine klinische Trennung zwischen Nephrose und Nephritis scheint Müller daher — begreiflicherweise — undurchführbar. Auch er äußert große Bedenken gegen die übliche Einteilung in parenchymatöse und interstitielle Formen.

Bei der sog. chronisch-parenchymatösen Nephritis handelt es sich fast immer um eine diffuse Erkrankung, mit Beteiligung der Blutgefäße, der Glomeruli und der Interstitien. Dabei prävalieren die Epithelveränderungen durchaus nicht immer in der Weise, wie man es nach den Angaben der klinischen Lehrbücher annehmen könnte. Wenn trotzdem von klinischer Seite der Begriff der chronisch-parenchymatösen Nephirtis beibehalten wird, so geschieht dies weniger, um einen pathologisch-anatomischen Zustand, als um ein klinisches Krankheitsbild zu bezeichnen, nämlich die mit Ödem einhergehenden Formen der chronischen Nierenkrankheiten. Aber umgekehrt gehören die ohne Ödem verlaufenden Formen keineswegs alle in das Gebiet der Schrumpfniere.

Die Angabe, daß bei der chronisch-parenchymatösen Nephritis die Herzhypertrophie fehle, treffe nicht zu. Die Blutdrucksteigerung sei wohl regelmäßig vorhanden und es kämen sogar hohe Grade vor. Eine Ausnahme machen nur die chronisch-parenchymatösen Nierenerkrankungen der Tuberkulösen. Aber diese unterscheiden sich in so vielen wesentlichen Punkten von den anderen Fällen dieser Art, daß man sie wohl besser davon abtrennen sollte.

Da die gebräuchliche Einteilung versagt, schlägt Müller vor, die Nierenkrankheiten auf Grund ihrer Ätiologie und nicht nach ihrer pathologisch-anatomischen Basis einzuteilen, wobei er sich aber nicht verhehlt, daß auch die ätiologische Einteilung eine Lücke hat, da wir in vielen Fällen von Schrumpfniere und namentlich von chronisch-hydropischen Nierenkrankheiten über die Ätiologie im unklaren bleiben.

Zum Schluß wirft Müller noch die wichtige Frage auf, inwieweit sich die sekundären Schrumpfnieren von den primären unterscheiden. Er nimmt an, daß es sich bei den letzteren, wenn man von der arterio-sklerotischen Schrumpfniere absieht, größtenteils um die Folgen einer langwierigen Giftwirkung handelt, welche aber in ihrem Verlauf niemals zu Ödemen oder zu akuten Symptomen geführt hatte.

Pathologisch-anatomisch biete die sekundäre Schrumpfniere mehr das Bild der weißen, die primäre gewöhnlich das Bild der roten Granularatrophie. Da aber von diesen scheinbar genuinen Schrumpfnieren viele sich auf eine, vor Jahren und Jahrzehnten überstandene akute Nephritis zurückführen lassen, so werde man kaum geneigt sein, einen durchgreifenden Unterschied zwischen den primären und sekundären Schrumpfnieren aufzustellen.

Die Meraner Tagung hat demnach die Frage nach der Einteilung der Nierenerkrankungen nach pathogenetischen Gesichtspunkten nicht gefördert. In dieser Hinsicht herrschte in dem einen Punkte Übereinstimmung, daß nur die gemeinsame Arbeit von klinischer und pathologisch-anatomischer Seite die Grundlage liefern könne für eine zukünftige befriedigendere Bezeichnung und Einteilung der Nierenkrankheiten.

Seit der Meraner Tagung, auf welcher sowohl M. B. Schmidt auf Grund des Materials der Krehlschen Klinik, als auch Volhard auf die Bedeutung der Glomeruliveränderungen für die Blutdrucksteigerung hingewiesen hatten, sind von pathologisch-anatomischer Seite noch wichtige Mitteilungen gemacht worden.

Löhlein hat die überragende Bedeutung der Glomerulonephritis in einer ausgezeichneten Monographie scharf hervorgehoben und hält eine einheitliche Auffassung des Morbus Brighti sensu strictiori für gerechtfertigt: So gut wie alle „chronischen Nephritiden mit Hydrops", die aus einem klinisch klaren, oder auch nur einem verschleiert akuten Anfangsstadium hervorgehen, entsprechen pathologisch-anatomisch nachweislich verschiedenen Ausgängen der histologisch scharf definierten akuten Glomerulonephritis nach Langhans. Konsequenterweise bezeichnet er alle diejenigen diffusen hämatogenen Nephropathien, die im Beginn keinerlei charakteristische entzündliche Erscheinungen aufweisen, nicht als Nephritis. Alle diese Nephropathien seien ätiologisch scharf charakterisiert und lassen sich demgemäß leicht als Phosphorniere, Sublimatniere, Schwangerschaftsniere eindeutig bezeichnen.

Löhlein glaubt, auch die fettig degenerativen und regressiven Prozesse bei Amyloid ebenso wie die bei chronisch diffuser Nephritis, da sie in gleichartiger Verteilung bei anderen Nierenerkrankungen nicht vorkämen, nicht anders, als durch die Beeinträchtigung der Glomeruluszirkulation und -funktion erklären zu können. Trotz jahrelanger Nachprüfung ist ihm ein klinisch typischer Fall von chronisch-parenchymatöser Nephritis nicht begegnet, in dem die genaue histologische Untersuchung nicht den Nachweis typischer Glomerulusveränderungen gestattet hätte.

Hier ist nun freilich auch Löhlein die Form entgangen, die schon Weigert vergeblich zu finden bemüht war. Die „eigentliche" reine, parenchymatöse Nephritis, die wir im folgenden als Nephrose bezeichnen. Mit Recht sagt zwar Löhlein: Schwere vorgeschrittene Glomerulusveränderungen nachweislich entzündlicher Genese gehen immer mit wohl charakterisierten Parenchymveränderungen einher, aber er schießt über das Ziel hinaus, wenn er fortfährt, gleichartige, wohl charakterisierte Parenchymveränderungen finden sich in der gleichen Verbreitung nie ohne gleichzeitiges Bestehen von Glomerulusveränderungen.

Wie wir in dem Kapitel Nephrose sehen werden, finden wir die schwersten Veränderungen am Parenchym ohne „entzündliche" oder amyloide Veränderungen der Glomeruli.

Andererseits bedeutet aber die (mit der Nauwerckschen identische) Auffassung Löhleins — „die von der Mehrzahl der maßgebenden pathologischen Anatomen zurzeit nicht als zutreffend anerkannt werde" —, daß die Veränderungen der Glomeruli in ganz hervorragendem Maße für die Schicksale des Parenchyms verantwortlich sind, einen großen Fortschritt, das erste Morgenrot der Befreiung aus den Fesseln der Gifttheorie, und diese Auffassung ist grundlegend geworden für die Anbahnung eines Verständnisses des Chronischwerdens der Nephritis.

Löhlein hat auch schon den wichtigen Vorschlag gemacht, die herdförmigen Erkrankungen anatomisch streng von den diffusen zu unterscheiden, und als eine Form der herdförmigen die hämorrhagische Herdnephritis auf embolischer Basis bei infektiöser Endokarditis beschrieben.

Die zweite Hauptfrage der Nierenpathologie, welche die Pathogenese der Schrumpfniere betrifft, ist in Bestätigung der grundlegenden Untersuchungen Zieglers wesentlich gefördert worden durch die Nachprüfung der alten histologisch noch gar unpräzisen Befunde von Gull und Sutton durch Friedemann, Jores und Fahr.

Ersterer hat auf die in Schrumpfnieren so häufig vorkommende elastisch hyperplastische Intimaverdickung aufmerksam gemacht und diese hypertrophischen Prozesse mit der Blutdruckerhöhung in Beziehung gebracht.

Jores faßte jene als ein Vorstadium der Arteriosklerose auf und zeigte, daß die Arteriosklerose der kleinen Nierenarterien charakteristisch ist für die genuine Schrumpfniere, die sich von der sekundären Schrumpfniere durch den höheren Grad von Herzhypertrophie unterscheide.

Jores räumt deshalb der genuinen Schrumpfniere, die der arteriosklerotischen sehr nahe stehe, eine Sonderstellung ein, spricht aber doch noch von einer „interstitiellen Entzündung" dabei und meint, daß die starken Gefäßveränderungen ebenso wie die hochgradige Herzhypertrophie extrarenal bedingt seien und parallele Folgen eines noch unbekannten blutdrucksteigernden Agens.

Fahr bestätigte an unserem Material das regelmäßige Vorkommen von elastisch hyperplastischer Intimaverdickung und Arteriosklerose der Nierengefäße bei den Hypertonien, die Jores zur genuinen Schrumpfniere rechnet, hält aber mit mir die anatomischen Gefäßveränderungen der Niere für das primäre, vielleicht durch funktionelle Überlastung bedingt, die Blutdrucksteigerung für die Folge.

Als den letzten Versuch, die akuten Nierenkrankheiten nach rein histologischen, den ersten Versuch, die chronischen nach formalpathogenetischen Gesichtspunkten einzuteilen, gebe ich die Einteilung, die Aschoff in der neuen Auflage seines Lehrbuches aufgestellt hat.

A. Die akuten Entzündungen.

I. Entzündungen mit vorwiegender Reaktion am Gefäßbindegewebe.

a) Die exsudativ seröse Form.

b) Die exsudativ leukocytäre Form — eitrige Nephritis.

1. Hämatogene, deszendierende Form, embolische Nephritis und metastatische oder Ausscheidungsnephritis.

2. Urinogene, aszendierende Form.
3. Traumatische, eitrige Nephritis.

c) Die exsudativ lymphocytäre oder proliferierende Form — Nephritis interstitialis acuta.

II. Entzündungen mit vorwiegender Reaktion am Filtrations- und Sekretionsapparat. — Glomerulotubuläre Nephritiden.

a) Die tubuläre Form — tubuläre Nephritis.
b) Die glomeruläre Form — Glomerulonephritis.
Abart: Hämorrhagische Herdnephritis nach Löhlein.
Beide zusammen = glomerulotubuläre-parenchymatöse Nephritis.

B. Das chronische Nierenleiden.

I. Nephropathia chronica inflammatoria (sekundäre Schrumpfniere).

II. Nephropathia chronica degenerativa — auf der Basis von Stoffwechselstörungen.
Nephropathia glycosurica, diabetica, urica, gravidarum, amyloidea.

III. Nephropathia chronica circulatoria.

1. Nephropathia albuminurica orthostatica adulescentium.
2. Nephropathia atherosclerotica senilis (fortgeleitete Atherosklerose der Nierengefäße).
3. Nephrocirrhosis genuina (selbständige Atherosklerose der Nierengefäße).

Dem Kliniker erscheint hier Zusammengehöriges getrennt, zu Trennendes zusammengestellt. Von klinischem Standpunkte erscheint es wichtiger, die herdförmigen Nephritiden von den diffusen zu unterscheiden, als die Formen je nach der Lokalisation der Entzündung am Gefäßbindegewebe oder am Sekretionsapparat zu trennen.

Ferner rechnet Aschoff vermutlich unsere Nephrosen zur tubulären Nephritis. Auf die Frage, ob man die Degenerationszustände am Parenchym als entzündlich bezeichnen soll oder nicht, kann hier nicht eingegangen werden. Wenn man an dem Begriff der parenchymatösen Entzündung festhalten will, so würde die Bezeichnung epitheliale Nephritis mehr zusagen, weil wir bei den in Betracht kommenden Formen am Epithel der Glomeruli die gleichen degenerativen Prozesse finden können, wie an den Tubulis.

Befremdend wirkt für den Kliniker die Auffassung der orthostatischen Albuminurie als chronisches Nierenleiden und ihre Einordnung in eine Gruppe mit der genuinen Schrumpfniere, noch befremdender die Gleichstellung der — wohl stets arteriosklerotischen — Gichtniere und gar der Schwangerschaftsniere mit der Amyloidniere. Kein Beispiel zeigt besser wie dieses, wie unmöglich es für den Morphologen ist, ohne den Kontrollschlüssel des Klinikers das vielfach verriegelte Geheimfach der Pathogenese zu öffnen, das diesem wieder ohne den Schlüssel der Pathologie ewig verschlossen bleibt.

Und doch entspricht die monopathologische Einteilung von Aschoff noch mehr dem klinischen Bedürfnis, wie der von klinischer Seite stammende Vorschlag, nach rein „funktionellen" Gesichtspunkten vaskuläre und tubuläre Nephritiden zu unterscheiden (Schlayer). Selbst wenn die vom Tierexperiment auf den Menschen übertragene Methode gestattete, mit Sicherheit eine Funktionsstörung der Tubuli einerseits und der Nierengefäße andererseits nachzuweisen, so hätte der Arzt damit für die Unterscheidung der Nierenkrankheiten noch sehr wenig gewonnen, da auf die Milchzuckerprobe nicht nur alle akuten herdförmigen und diffusen Glomerulonephritiden, sondern auch die chronischen Formen aller Art mit Amyloid, mit Arteriosklerose, die sekundären und genuinen Schrumpfnieren, ja schon die Altersveränderungen der Nieren positiv reagieren.

Aber es wäre schon etwas gewonnen, wenn es mit Sicherheit gelänge, die — primären — epithelialen Degenerationen — der Ausdruck tubulär ist, wie schon erwähnt, zu eng — von allen übrigen Formen, bei denen das Gefäßsystem den Angriffspunkt der Erkrankungen bildet, abzutrennen. Aber selbst das gelingt mit Hilfe der Schlayerschen Methoden nicht, anscheinend deshalb, weil auch bei den am Epithel unmittelbar — und doch nur durch Vermittelung der Gefäße — angreifenden Erkrankungen das Gefäßsystem mitgeschädigt wird. Fehlt doch bis heute noch der Nachweis, daß unter den menschlichen Nierenerkrankungen überhaupt reine „tubuläre" Funktionsstörungen vorkommen ohne gleichzeitige vaskuläre.

Die Tatsache, daß bei fast allen und insbesondere bei den „vaskulären" Nierenerkrankungen des Menschen Milchzucker schlecht ausgeschieden wird, ist entschieden von Belang. Aber es lassen sich aus dem Grade dieser „vaskulären" Funktionsstörung weder prognostische noch differentialdiagnostische Schlüsse auf die Art der Gefäßerkrankung ziehen, und es läßt sich noch keine Brücke schlagen zwischen dem Zustand vermehrter oder verminderter Erregbarkeit der Nierengefäße im Tierexperiment und der Art der Milchzuckerausscheidung einerseits und den pathologischen Abweichungen der Nierenfunktion insbesondere der Wasserausscheidung bei den menschlichen Nierenerkrankungen andererseits.

Nach dem was über die Verteilung der Funktionen auf die einzelnen Abschnitte der Niere im 2. Abschnitt gesagt worden ist, ist wenig Aussicht vorhanden, eine Einteilung nach dem Orte der Funktionsstörung treffen zu können oder auch nur zu wollen. Und der Versuch, eine Einteilung nach der Art der Funktionsstörung zu treffen, etwa nach der Störung der Wasser-, der Kochsalz-, der Stickstoffausscheidung, würde ebenso zu bewerten sein, wie eine Unterscheidung der Herzkranken nach der Art der Rhythmusstörung.

Daher eignet sich auch der Gesichtspunkt der Niereninsuffizienz nicht zur Einteilung der Nierenkrankheiten, wohl aber zur näheren Bezeichnung der jeweiligen Phase im Ablauf jeder einzelnen Art der Nierenerkrankung. Und auch dies nur deshalb, weil jede Art, wenn auch auf verschiedenem Wege und in außerordentlich verschiedener Geschwindigkeit dem Ziele der Niereninsuffizienz als dem klinischen Endresultate zustrebt.

Die Funktionsstörung ist nicht die Krankheit, sondern ein vieldeutiges Symptom. Auch das Mikroskop entschleiert uns nur in seltenen Ausnahmefällen das Bild der Krankheit. In der Regel ist das histologische Bild auch nur ein Symptom, und keineswegs immer ein eindeutiges. Nur die richtige Deutung des histologischen Symptoms kann uns zusammengehalten mit dem klinischen Symptom der Funktionsstörung erst durch die Synthese die richtige Vorstellung von dem ablaufenden oder längst abgelaufenen, stets durch den Faktor der Zeit komplizierten Krankheitsvorgange geben.

Auf diesen kommt alles an. Alle anderen Einteilungsversuche sind Notbehelfe.

Sind die Krankheitsvorgänge geklärt, und erweisen sie sich als verschieden, so ist die gesuchte Einteilung gegeben. Sie ist nicht Selbstzweck, sondern Mittel zum Zweck. Sie soll Krankheitsbegriffe schaffen und damit die babylonische Sprachverwirrung beseitigen, so daß unter demselben Namen jeder dasselbe versteht; sie soll den Arzt in den Stand setzen auf Grund eines richtigen Krankheitsbegriffes die richtige Behandlung, und was gerade bei den Nierenkranken besonders wichtig ist, die richtige Vorhersage zu treffen.

Dieser selbstverständlichen Forderung kann weder eine funktionell-, noch histologisch-, noch eine klinisch-symptomatische, sondern nur eine **pathogenetische** Einteilung entsprechen.

b) Einteilung.

Im vorhergehenden Abschnitt ist das Ziel einer pathogenetischen Einteilung gesteckt worden. Wie wenig es bis vor kurzem erreicht war, geht aus dem Überblick über die Geschichte der Brightschen Krankheit zur Genüge hervor.

Noch in der letzten Auflage seines Lehrbuches, 1911, konnte Aschoff schreiben, das Kapitel der Nierenentzündungen gehört unzweifelhaft zu dem am wenigsten geklärten der ganzen Medizin. Um die gleiche Zeit betont auch Löhlein in seinem Sammelreferat in den „Ergebnissen der inneren Medizin" die Unklarheit, die auf dem Gebiete der Nierenpathologie herrscht. „Bei Lichte besehen", schreibt Löhlein, „ist die weitaus wichtigste Quelle aller Unsicherheit und aller Irrtümer die gleiche, nämlich unsere trotz aller Bemühungen noch äußerst mangelhafte Kenntnis von der normalen Funktion der Niere, vor allem von der Beteiligung der einzelnen spezifischen Organbestandteile an ihrer Leistung." Ich glaube nicht, daß darin der wesentliche Grund einer Skepsis gegen die anatomischen Forschungsergebnisse, deren weite Verbreitung Löhlein mit Recht beklagt, gelegen hat, sondern ich sehe ihn in der Unmöglichkeit, aus dem Zustandsbild an der Leiche den zeitlichen Verlauf abzuleiten. Die Momentaufnahme eines Eisenbahnzuges sagt uns nicht, ob der Zug steht, vorwärts oder rückwärts fährt, und eine einmalige Feststellung von Hochwasser an der Neckarbrücke nicht, ob es sich um Stauwasser vom Rhein oder um Hochwasser vom Neckar handelt.

Immer und immer wieder beschäftigt, ja quält uns die Frage: Was ist das Primäre? Was ist die Ursache, was Folge? Diese Frage ist es, welche der Deutung der histologischen und klinischen Symptome so große Schwierigkeiten bereitet. Diese Frage kann meines Erachtens nur durch die gemeinsame Arbeit zwischen dem Kliniker, der den Ablauf der Erscheinungen beobachtet, und dem Pathologen, der nur das Momentbild der letzten Lebensstunde betrachtet, gewissermaßen die Leichenmaske abnimmt, befriedigend gelöst, oder wenigstens einer befriedigenden Lösung näher gebracht werden. Ich glaube, daß diese gemeinsame Arbeit vielleicht noch mehr als die experimentelle Forschung — von der Löhlein eine Überbrückung der Lücke erhofft, die zwischen den klinischen und anatomischen Anschauungen über die Nierenpathologie noch klafft — berufen ist, diese empfindliche Lücke nicht nur zu überbrücken, sondern zu schließen, und ihrerseits mit neuen und klaren Fragestellungen an die Türe des Tierexperimentes zu klopfen.

Einen derartigen Versuch stellt die 1914 erschienene Arbeit von Volhard und Fahr, „Klinik, Pathologie und Atlas der Brightschen Krankheit" dar; ihr klinischer Teil ist mit wichtigen durch Fortschreiten der Erkenntnis notwendig gewordenen Änderungen in dieses Handbuch übernommen worden. Eine vollständige Einflechtung der überwältigenden Fälle des ganzen seither beobachteten Materials war in dieser angespannten Zeit nicht möglich, ich muß mich darauf beschränken hervorzuheben, daß alle seitdem gemachten klinischen und histologischen Beobachtungen mich noch mehr in der Überzeugung gefestigt haben, daß ein vollständiger Einklang zwischen Klinik und Pathologie auf diesem viel umstrittenen Gebiete möglich, und daß der Kliniker bei Kenntnis der Vorgeschichte und genügender Beobachtungszeit und -Möglichkeit wenn auch nicht immer, so doch sehr häufig in der Lage ist, festzustellen und anzugeben, welche Art und welches Stadium der Nierenkrankheiten der Anatom finden wird.

Klinik und Pathologie waren seit Bartels gewohnt, die unter dem Namen der Brightschen Krankheit zusammengefaßten hämatogenen Nierenkrankheiten in die zwei großen Gruppen der parenchymatösen und interstitiellen Formen zu scheiden.

Diese Bezeichnung war unzweckmäßig, da man unter histologischen Namen klinisch-symptomatische Unterschiede verstand. Sie war sachlich unrichig, weil histologisch fast alle sog. parenchymatösen Formen gleichzeitig interstitiell und fast alle sog. interstitiellen Formen gleichzeitig parenchymatös sind, insofern, als die den Namen gebende Bindegewebsentwicklung fast stets auf Parenchymuntergang beruht (Weigert).

Die symptomatische Unterscheidung beruhte auf dem Vorherrschen der zwei Kardinalsymptome, der Wassersucht bei der parenchymatösen Form, der Blutdrucksteigerung bei der interstitiellen Form.

1. Die sogenannten parenchymatösen, nicht indurativen Formen.

Wir fanden unter dem gleichen „parenchymatös-hydropischen" Krankheitsbilde zwei prinzipiell verschiedene Formen, die sich nur durch das angeblich „interstielle" Symptom der Blutdrucksteigerung unterschieden. Es stellte sich heraus, daß dieser klinischen Unterscheidung auch wichtige anatomische Unterschiede zugrunde liegen, und daß die auffällige Eigenart der einen Gruppe, nicht zu Blutdrucksteigerung und Herzhypertrophie zu führen, auch histologisch einen sehr bemerkenswerten und eindeutigen Ausdruck findet.

Makroskopisch können wir bei Fällen der einen wie der anderen Gruppe die große weiße Niere finden bei Kranken, die bis auf das Verhalten des Blutdruckes ganz das gleiche klinische Bild geboten haben. Das hat bisher die Abtrennung der Formen so erschwert und zu der falschen Auffassung geführt, daß es sich bei der sog. chronischen parenchymatösen Nephritis um eine prinzipiell einheitliche Form der Nierenstörung handelt.

Die Blutdruckmessung erlaubt aber fast noch sicherer wie das histologische Bild eine scharfe Abtrennung der Gruppe ohne jede Beteiligung von Herz- und Gefäßsystem. Und zwar ist das histologische Bild bei den Fällen der großen weißen (eigentlich gelben) Niere ohne Blutdrucksteigerung dadurch charakterisiert, daß wir auch histologisch alle Erscheinungen an den Glomerulis vermissen, die wir seit Nauwerck und Löhlein für die Entstehung der — sekundären — degenerativen Veränderungen am Epithel verantwortlich machen müssen. Es konnte sich also in diesen Fällen, in denen das Kardinalsymptom des Hydrops allein vorhanden war, nicht um eine sekundäre, mittelbare, von der gestörten Glomerulusfunktion und -zirkulation abhängige „glomerulo-nephritische" Epitheldegeneration handeln, sondern nur um eine unmittelbare, primäre, degenerative Erkrankung des Parenchyms.

Wir haben diese Formen unter Benutzung des von F. Müller für alle nicht entzündlichen Nierenerkrankungen vorgeschlagenen Namens als Nephrosen bezeichnet, von den parenchymatösen Nephritiden abgetrennt, und das klinische und histologische Bild dieser bis dahin praktisch unbekannten Form genauer beschrieben.

F. Müller hat diese Unterscheidung nur deshalb nicht durchgeführt, weil er glaubte, eine Trennung sei unmöglich: „Ist es schon schwierig, im histologischen Bilde zu entscheiden, ob eine wirkliche Entzündung vorliegt oder eine einfache Degeneration, so haben wir am Krankenbette gar keine Möglichkeit, diese beiden Formen zu trennen, weil viele degenerativen Erkrankungen der Nieren dieselben klinischen Erscheinungen machen, als wie die entzündlichen Nephritiden im engeren Sinne." Eine Unterscheidung sei oft nur dann möglich, wenn wir die Ätiologie, d. h. die Anamnese des speziellen Falles in Betracht ziehen und die Erfahrung zu Hilfe nehmen, bei welchen klinischen Formen von Nierenkrankheiten auf dem Sektionstische entzündliche Veränderungen der Niere gefunden werden.

Nun läßt uns aber gerade bei der klassischen Form der rein degenerativen Nierenerkrankung die Ätiologie ganz im Stich. Denn diese ist gänzlich unbekannt, ja es ist geradezu charakteristisch für die echte genuine Nephrose, daß wir sie auf keine der bekannten nierenschädigenden Ursachen zurückführen können; und gerade hier bewährt sich unser Prinzip, die Fälle nach der Beteiligung von Herz und Gefäßen zu unterscheiden, am besten, nachdem alle früheren Versuche, diese Form von der „entzündlichen" weißen Niere abzutrennen, gescheitert sind.

Letztere wird repräsentiert durch diejenigen Fälle von Glomerulonephritis, bei welchen im Anschluß an eine echte akute Nierenentzündung sich ein Krankheitsbild entwickelt, das ebenfalls als „chronisch parenchymatöse" Nephritis bezeichnet, klinisch und makroskopisch anatomisch der echten genuinen Nephrose zum Verwechseln ähnlich sieht. Denn wie bei dieser, beherrscht auch bei jener entzündlichen Form die Wassersucht das Bild, und wird post mortem eine „große weiße Niere" gefunden.

Makroskopisch wird der Ungeübte kaum imstande sein, die große weiße oder gelbe Niere der primär degenerativen Nephrose von derjenigen glomerulitischen Ursprungs zu unterscheiden, bei welcher klinisch gewöhnlich Hämaturie und vor allem Blutdrucksteigerung auf den primär vaskulär bedingten Prozeß hinweisen.

Mikroskopisch ist aber bei dieser vaskulären — sekundären — weißen Niere mit Hydrops eine starke und sicherlich primäre Beteiligung der Glomeruli nachzuweisen (Löhlein).

Hier ist die schwere Schädigung des Epithels, die nach unserer Vermutung bei der Nephrose den Hydrops bedingt, eine Folge der Glomerulitis, die durch länger anhaltende Drosselung der Gefäße, Blutleere der Schlingen, Stockung des Blutstroms und der Sauerstoffzufuhr zu einer anämischen Degeneration des Epithels führen kann. Dort bei der Nephrose ist die Blutversorgung ungestört. Wenn es sich dabei ebenfalls um eine Störung der Verbrennung handelt, so kann diese nicht auf Sauerstoffmangel, sondern nur auf einer Hemmung des Zellstoffwechsels beruhen.

In diese Gruppe der Nephrosen, die sich übrigens durch einen ganz besonders chronischen Verlauf auszeichnen, gehören nun auch die Nierenveränderungen, die sich nach Löhlein schlechterdings nur negativ gemeinschaftlich charakterisieren lassen, nämlich durch das Fehlen eigentlich entzündlicher Veränderungen in den Glomerulis. „Sie sind", schreibt Löhlein, „im Gegensatz zu den Glomerulonephritiden, wie besonders F. Müller hervorgehoben hat, im allgemeinen leichter Reparation zugänglich", wie die Diphtherie, Cholera, Gelbfieber, Malaria, Sublimatniere usw. Löhlein erwähnt an dieser Stelle auch die Schwangerschaftsniere, weil sie fast immer unmittelbar nach der Geburt zu rascher und in der Regel vollständiger Heilung kommt.

Wie sehr dieses Unterscheidungsmerkmal versagt, geht aus dem jahrelangen Verlauf der genuinen Nephrosen einerseits und der raschen und sicheren Heilbarkeit der Mehrzahl der Fälle von frischer diffuser Nephritis andererseits, zu der auch die Schwangerschaftsnephritis gehört, hervor. Ihre nicht ausgeheilten Formen sind klinisch und histologisch keine Nephrosen, sondern echte diffuse Nephritiden mit Blutdrucksteigerung und Herzhypertrophie.

Das Symptom der Blutdrucksteigerung lehrt uns also, daß in dem einen Falle von großer weißer Niere mit hochgradigem Ödem eine sekundäre Parenchymdegeneration vorliegt, die Weigert mit Recht nicht von den übrigen Nierenentzündungen abgetrennt wissen wollte, und deren Ausgang von einer Glomerulonephritis Löhlein scharf hervorgehoben hat.

Das dauernde Fehlen der Blutdrucksteigerung zeigt uns in einem anderen, im übrigen ganz gleichartigen Falle, daß eine primär degenerative Nierenerkrankung vorliegt, die aber im Vergleich zur Nephritis verhältnismäßig selten vorkommt, und auf dem Sektionstisch so selten zu sein scheint, daß Löhlein angibt keinen derartigen Fall ohne Glomerulitis, Weigert keinen ohne Amyloid gesehen zu haben.

Es ist hier der Ort, auf die Frage des Amyloids kurz einzugehen.

Die Amyloidniere ist früher als eine Krankheit für sich beschrieben worden. Doch ist es stets aufgefallen, wie häufig dabei das klinische Bild der chronisch parenchymatösen Nephritis, wie selten Herzhypertrophie, Retinitis albuminurica und Urämie beobachtet werden konnte.

Wir haben an unserem Material — in welchem allerdings die von anderen Autoren ganz selten beobachtete rote Amyloidniere ohne Eiweiß fehlt — den Eindruck gewonnen, daß man die ausgesprochene Amyloidniere nicht von der Nephrose ohne Amyloid unterscheiden kann und darf, und daß man die Amyloidentartung der Gefäße als eine Komplikation ansehen muß, die sich der sicheren Diagnose entzieht. Das Wesentliche an dem klinischen Bilde der sog. Amyloidniere ist die Nephrose, die aus der gleichen Ätiologie entstehen kann, wie das Amyloid, und wir finden klinisch — abgesehen von der Neigung zu Niereninsuffizienz bei der Amyloidnephrose — genau dieselben Erscheinungen, ob die Nephrose mit Amyloid kompliziert ist oder nicht.

Das Gleiche gilt von der Amyloidschrumpfniere und der nephrotischen Schrumpfniere. Diese sehr seltene Form der Schrumpfniere ohne Blutdrucksteigerung entsteht aus einer Nephrose, das klinische Bild ist das der sekundären nephrotischen Schrumpfniere, gleichgültig ob sie mit Amyloid kompliziert ist oder nicht.

Die Amyloidentartung der Gefäße ist bloß eine Komplikation, so wie die Arteriosklerose der Gefäße eine Komplikation der sekundären nephritischen entzündlichen Schrumpfniere ist. Nur greift die Amyloidentartung der Gefäße noch weniger in das klinische Bild ein, wie ihre arteriosklerotische Entartung, die wenigstens den Blutdruck zu beeinflussen vermag.

Ganz von der Hand zu weisen ist jedenfalls die Annahme, daß allein in der Amyloidentartung der Gefäße die Ursache der mit Amyloid komplizierten Nephrose und die Ursache der Schrumpfung zu sehen sei, da genau die gleichen klinischen und anatomischen Bilder — abgesehen natürlich von der Amyloidreaktion — gefunden werden können, ohne daß Amyloid hinzugetreten ist. Doch muß die Möglichkeit ja Wahrscheinlichkeit zugegeben werden, daß hochgradige Amyloidose zu einer Störung der Blutversorgung der Glomeruli führen und damit die Regenerationsfähigkeit des primär erkrankten Epithels beeinträchtigen, die Atrophie beschleunigen und den Eintritt der Niereninsuffizienz bewirken kann.

Streng genommen müßte demnach die Komplikation des Amyloids ganz aus der klinischen Einteilung wegbleiben, da wir sie nicht sicher diagnostizieren können, und es ist nur ein Kompromiß mit den bisherigen Anschauungen, wenn wir die Nephrosen bekannter Ätiologie, bei denen weitaus am häufigsten diese Komplikation auftritt, einteilen in Fälle mit und ohne Amyloid — vorausgesetzt, daß die Fälle ad exitum gekommen und histologisch untersucht worden sind.

Im übrigen dürfen wir das gelegentliche Vorkommen von amyloider Entartung der Gefäße bei sonst gesunden oder entzündlich geschrumpften Nieren der histologischen Registratur überlassen.

Wir hatten als wichtigstes Merkmal der rein degenerativen Nierenerkrankungen die Tatsache kennen gelernt, daß bei ihnen ausnahmslos die Blutdrucksteigerung fehlt.

Die klinische Beobachtung ergab aber bald, daß man den Satz nicht umkehren und nicht folgern darf, daß in jedem Falle, in welchem Blutdrucksteigerung fehlt, eine degenerative Nephrose vorhanden sein muß. Wir fanden auch häufig Formen, die klinisch und histologisch sich unzweifelhaft als echt entzündlich erweisen und doch die Blutdrucksteigerung dauernd vermissen lassen.

Es handelt sich dabei um eine Gruppe von meist hämorrhagischen Nephritiden, die sich klinisch weniger als histologisch voneinander unterscheiden, aber auch da vielfach Übergänge untereinander aufweisen.

1. Als Repräsentant kann die embolische Herdnephritis Löhleins dienen, welche die Endocarditis infectiosa fast regelmäßig begleitet. Hier handelt es sich um Kokkenembolien. Die pathogene Ursache wird dadurch besonders deutlich, daß sich die Kokken an den Herzklappen ansiedeln und als kleine Bröckel von Reinkultur in den Kreislauf gelangen.

2. Dieser embolischen Herdnephritis ist als eine histologisch zwar recht verschiedene, aber prinzipiell gleichartige Form an die Seite zu stellen die septisch interstitielle Herdnephritis, wie sie Reichel bei Scharlach beobachtet hat; auch hier ist die Grundkrankheit eine septische Infektion, die embolisch-infektiöse Natur der einzelnen Infiltrate unzweifelhaft. Zum Unterschied von der vorigen Herdnephritis kommt es hier nicht zu einer lokalen Anreicherung und Reinkultur der im Blute kreisenden Mikroorganismen an den Herzklappen. Sie bilden daher keine embolischen Pfröpfe, die ein Vas afferens oder eine Glomerulusschlinge verstopfen können, sondern nur kapillare Embolien, deren Nachweis im Zentrum der interstitiellen Herde vielfach nicht zu erbringen ist.

3. Es kommt nun aber noch eine 3. Form der hämorrhagischen Herdnephritis ohne Blutdrucksteigerung vor, von gleicher Ätiologie wie die letztgenannte herdförmige, aber auch wie die diffuse Glomerulonephritis mit Blutdrucksteigerung. Es handelt sich auch hier stets um septisch-infektiöse Prozesse, wie Scharlach, Angina, Erysipel usw., ohne daß es in jedem Falle gelänge, die Infektionserreger im Blute nachzuweisen. Wohl aber gelingt dieser Nachweis wie es scheint regelmäßig im Harne (Scheidemandel).

Diese Form ist klinisch sehr häufig, kommt aber nur ganz außerordentlich selten, durch Zufall, zur Sektion, da das Nierenleiden selbst nicht zum Tode führt. In den wenigen autoptisch verifizierten Fällen hat die histologische Untersuchung den herdförmigen Charakter der Erkrankung bestätigt, den die Klinik wegen des Fehlens der Blutdrucksteigerung angenommen hatte.

Diese Form hat mit den beiden obenerwähnten Formen das gemeinsam, daß es sich um eine herdförmige Entzündung handelt, mit der diffusen Nephritis das gemeinsam, daß es sich um eine Glomerulonephritis handelt.

Das diffuse Auftreten der Erkrankung bei jener spricht dafür, daß ein im Blute gelöstes, wenn auch von vielleicht denselben Mikroorganismen stammendes Toxin das krankmachende Agens bildet, das herdförmige Auftreten bei dieser dafür, daß das chemotaktisch wirkende Agens im Blute suspendiert, an die korpuskulären Elemente der Entzündungserreger gebunden ist. Die diffuse Erkrankung spricht für eine toxische, die herdförmige Entzündung für eine infektiöse Ursache.

Wir müssen demnach die herdförmige Glomerulonephritis — bei der es übrigens mit Vorliebe auch zu interstitiellen Infiltraten kommt — den beiden anderen embolisch infektiösen Herdnephritiden an die Seite stellen. Alle drei bilden zusammen eine pathogenetisch einheitliche Gruppe, die der infektiösen Herdnephritis. Ihre histologischen Unterschiede werden bedingt durch die Verschiedenheit in der Virulenz der Keime und der Form ihrer Verschleppung.

Damit lehrte uns die Kontrolle des Blutdrucks trotz der gleichen Ätiologie eine zweite, wichtige, in der Pathogenese begründete Unterscheidung zu treffen, und von der diffusen — toxischen? — Glomerulonephritis mit Blutdrucksteigerung die herdförmige — infektiöse — Entzündung ohne Blutdrucksteigerung zu trennen.

Beide wurden bisher unter stillschweigendem Verzicht auf die Konstanz des führenden Symptomes der Ödemneigung, die bei den Herdnephritiden ebenfalls fehlt, zu den parenchymatösen Nephritiden gerechnet, und durch das — keineswegs auf die Verlaufsart aller Fälle passende — Beiwort „akute“ oder auch hämorrhagische Nephritis von den „chronischen“ parenchymatösen (= hydropischen) Nephritiden, aber ohne besondere Betonung pathogenetischer Differenzen unterschieden.

Denn parenchymatös, d. h. hydropisch erschien auch nicht selten die akute hämorrhagische, hämorrhagisch verlief auch nicht selten die chronische parenchymatöse Nephritis.

Wenn wir die Neigung zu Hämaturie als das bezeichnendste Merkmal der sog. akuten parenchymatösen Nephritiden herausgreifen und die Neigung zu Wassersucht als das Kennzeichen der chronischen parenchymatösen Nephritiden beibehalten, so ergibt die Berücksichtigung des entscheidenden Symptomes der Blutdrucksteigerung eine Zweiteilung jeder der beiden Gruppen: Wir erhalten

eine parenchymatöse (= hydropische) Nephritis ohne Blutdrucksteigerung = Nephrose;

eine hämorrhagische (nicht hydropische) Nephritis ohne Blutdrucksteigerung = Herdnephritis;

eine hämorrhagische (hydropische oder anhydropische) Nephritis mit Blutdrucksteigerung = akute diffuse Glomerulonephritis;

eine parenchymatöse (hydropische) Nephritis mit Blutdrucksteigerung = chronische diffuse Glomerulonephritis.

Die beiden letztgenannten Formen mit Blutdrucksteigerung gehören pathogenetisch zusammen, die beiden erstgenannten ohne Blutdrucksteigerung aber, die Nephrose und die Herdnephritis müssen unter sich und von den beiden Verlaufsarten der diffusen Glomerulonephritis streng unterschieden werden.

Die Unterscheidung der beiden Hauptgruppen ohne Blutdrucksteigerung, der Nephrose von der herdförmigen Nephritis, wird dadurch erleichtert, daß bei dieser das fehlt, was die Nephrose in zweiter Linie charakterisiert, das Ödem und die hochgradige Albuminurie, dagegen fehlt bei jener in der Regel die Hämaturie, die den entzündlichen Formen eigen ist.

Die Bezeichnungen akut, subakut oder chronisch sind, wie F. Müller schon hervorgehoben hat, als Einteilungsprinzip nicht zu gebrauchen, sondern nur auf den einzelnen Fall jeder Kategorie anwendbar.

Im praktischen Gebrauch enthalten sie sowohl eine prognostische Bedeutung, als auch ein Urteil über das Stadium, in welchem sich der Kranke befindet, als auch ein Urteil über die Krankheitsdauer, als auch ein Urteil über den Krankheitsbeginn und -Verlauf.

Diese ungemein verschiedensinnige Verwendung der Beiworte führt zu den gröbsten Verwechslungen und Verwirrungen.

Unter einer akuten Nephritis versteht man sowohl eine plötzlich einsetzende Erkrankung, als auch ein bestimmtes Stadium derselben, unter Umständen auch mehr schleichend beginnenden Krankheit, und zwar ein Stadium, in dem noch völlige Heilung erwartet werden kann.

Als subakute Nephritis wird von dem einen eine nicht mehr ganz frische oder eine abklingende, von dem anderen eine rasch zum Tode führende Erkrankung bezeichnet. Eine chronische Nephrose ist eine langdauernde Erkrankung von schleichendem Beginn, eine chronische Nephritis eine nicht abgeheilte und unheilbar gewordene Erkrankung.

Es ist zur Verständigung unabweisbar notwendig, daß diese Bezeichnungen nur einsinnig gebraucht werden, und wohl am besten, sie im Sinne der Pathologen für das Tempo des Ablaufes der Erkrankung zu verwenden. Eine subakute, subchronische oder chronische Nephritis ist eine stürmisch, langsam oder ganz langsam zum Tode führende Erkrankung. Das akute Stadium kann man als Früh-, das chronische Stadium als Dauerstadium, den Beginn als plötzlich oder schleichend bezeichnen, und man kann von heilbaren und unheilbaren oder unausgeheilten Erkankungen und von frischen und älteren oder alten Fällen sprechen.

2. Die sog. interstitiellen indurativen Formen.

Für das klassische klinische Symptom der sog. chronischen interstitiellen Nephritis galt das kardiovaskuläre Syndrom der Herzhypertrophie und Blutdrucksteigerung, für das der „Schrumpfniere" die Hyposthenurie und Polyurie, also nach unserer Definition die Zeichen der Niereninsuffizienz. Doch wurde im ärztlichen Sprachgebrauch diese Unterscheidung nicht durchgeführt, sondern jede hypertonische Nierenerkrankung schlechthin als Schrumpfniere bezeichnet.

Nachdem wir, wie soeben dargelegt, gerade das vermeintlich „interstitielle" Symptom der Blutdrucksteigerung als pathognomonisch für die diffuse (Glomerulo-) Nephritis, und zwar sowohl für ihre akuten als auch für ihre chronischen Stadien erkannt hatten, mußte es sich zunächst um die Lösung der alten Streitfrage handeln, ob alle sog. interstitiellen, d. h. hypertonischen Formen lediglich chronische — indurative — diffuse Glomerulonephritiden sind oder nicht; und ferner war die fast ebenso alte Frage zu beantworten, ob die Blutdrucksteigerung in einer zwangläufigen Beziehung zu dem Kardinalsymptom der „Schrumpfniere", der Polyurie und Hyposthenurie, d. h. zur Niereninsuffizienz steht, deren Kompensation die Blutdrucksteigerung nach der bisherigen Auffassung dienen sollte.

Wir fanden nun das für die diffuse Nephritis bezeichnende kardiovaskuläre (interstitielle) Kardinalsymptom einerseits mit und ohne Niereninsuffizienz und andererseits mit und ohne Beziehung zu einer chronisch gewordenen diffusen Nephritis.

1. Die klinische Beobachtung ergab, daß ein Teil dieser sog. interstitiellen Nephritiden zweifellos aus einer ehemals akuten — hydropischen oder anhydropischen, hämorrhagischen oder nicht hämorrhagischen — diffusen Glomerulonephritis hervorgeht, daß die nichtausgeheilten diffusen Nephritiden das Kardinalsystem der Blutdrucksteigerung rein oder vermischt mit den anderen Kardinalsymptomen der Nephritis, der Hämaturie und der Ödembereitschaft, dauernd beibehalten, und daß manche lange Zeit ohne Niereninsuffizienz verlaufen können. Diese stellen das Vorstadium der sog. sekundären Schrumpfniere dar, die ihrerseits neben dem Kardinalsymptom der Blutdrucksteigerung auch noch das 4. Kardinalsymptom der Hyposthenurie und Polyurie aufweist und damit einen klinisch bösartigen Charakter annimmt.

Wir haben das letztere Stadium mit Niereninsuffizienz als III. oder Endstadium, die nicht ausgeheilte (chronische) Nephritis ohne Niereninsuffizienz als II. oder Dauerstadium bezeichnet, um diese Form abzugrenzen von dem I. (akuten) Frühstadium der Glomerulonephritis, in dem die Erkrankung noch zur Ausheilung gebracht werden kann.

Anatomisch fanden wir bei den — bald mehr als „parenchymatös" (hydropisch), bald mehr als „interstitiell" (anhydropisch-hypertonisch) imponierenden — sekundären Schrumpfnieren das Narbenstadium einer — abgelaufenen — „Entzündung", und, wie Jores hervorgehoben hat, alle Übergänge zur diffusen Glomerulonephritis mit starken Veränderungen am Parenchym.

Die anatomische Bezeichnung sekundäre „Schrumpf"-Niere ist hier zu eng, denn wir finden dieselben klinischen Symptome und das charakteristische Verhalten der Nierenfunktion, die fehlende Variabilität — als Ausdruck der maximalen Arbeit des Nierenrestes — auch bei schweren unausgeheilten Nephritiden von kurzem Verlauf, welche zwar zu einer — raschen — Ausschaltung eines großen Teils der sekretorischen Elemente, aber noch nicht zu wirklicher Schrumpfung geführt haben.

Ferner ist die Bezeichnung „sekundäre" Schrumpfniere zu eng, wenn man sie auf das Endstadium der chronischen diffusen Glomerulonephritis beschränken wollte. Denn zu den sekundären Schrumpfnieren gehören doch auch diejenigen Formen ohne Blutdrucksteigerung, welche sich aus einer degenerativen Parenchymerkrankung mit oder ohne Amyloid unter Schrumpfung des gewucherten Bindegewebes entwickelt haben, und auch diejenigen Schrumpfnieren, welche vielleicht den Ausgang einer akuten herdförmigen, nicht ausgeheilten Nephritis bilden könnten. Aschoff hat freilich geglaubt, die genuine Schrumpfniere auf derartige akute interstitielle Nephritiden zurückführen zu können, doch müßte man diese Fälle, wie ich Löhlein beipflichte, wenn sie überhaupt vorkommen, als sekundäre Schrumpfnieren im Anschluß an eine akute interstitielle Nephritis zu bezeichnen haben.

2. Neben diesem II. und III. Stadium der nicht ausgeheilten (chronischen) diffusen Nephritis fanden wir aber unter den sog. interstitiellen Formen noch weit häufiger das klinische Kardinalsymptom der Blutdrucksteigerung mit gewaltiger Herzhypertrophie allein, ohne jedes andere der 3 übrigen Kardinalsymptome, und weder klinisch, noch histologisch irgend eine Beziehung zu einer voraufgegangenen Nephritis.

Auch unter diesen „genuinen" Formen, die unzweifelhaft nicht auf eine nicht ausgeheilte Nephritis zurückzuführen waren, mußten wir auf Grund der Prüfung der Nierenfunktion zwei Typen unterscheiden,

a) eine gutartige kardiale Form, mit gut erhaltenem Wasserausscheidungs- und Konzentrationsvermögen, und

b) eine bösartige, renale Form, mit gestörter Nierenfunktion, Polyurie, verzögerter Wasserausscheidung und Unfähigkeit der Konzentration, bei der sich also das 4. Kardinalsymptom der Niereninsuffizienz zur reinen genuinen Hypertension hinzugesellt.

a) Die anatomische Untersuchung hat ergeben, daß die gutartige, kardiale Form restlos alle diejenigen Fälle umgreift, welche Ziegler und Jores als rote Schrumpfniere oder rote Granularniere, arteriosklerotischen, nicht entzündlichen Ursprungs, herausgegriffen haben; aber nicht nur diese, sondern auch ihre Vorstadien.

Die anatomische Bezeichnung rote „Schrumpf"-Niere ist auch für diese Form viel zu eng. Denn wir finden fast in der Mehrzahl dieser Fälle von gutartiger Hypertonie noch keine Schrumpfung der Niere und bisweilen oft noch nicht einmal Granulierung der Oberfläche (John).

Nach den histologischen Untersuchungen meines früheren Mitarbeiters John und nach den in unserer gemeinsamen Arbeit niedergelegten Erfahrungen von Fahr konnte es aber gar keinem Zweifel unterliegen, daß wir hier bei der gutartigen Form von Hypertonie nur verschiedene Spielarten eines und desselben pathologischen Prozesses zusammenfassen.

Wir fanden bei diesem ganz ungeheuer häufigen Krankheitsbilde bald normal große, bald leicht granulierte, bald wenig, bald stark geschrumpfte, bald grob gelappte Nieren mit einzelnen Infarktnarben; bald gar kein, bald wenig, bald viel neugebildetes Bindegewebe, entweder kaum vereinzelt, oder häufiger, oder sehr zahlreiche Glomeruli verödet.

Allen gemeinsam sind zwei charakteristische Merkmale:

1. Elastisch hyperplastische Wucherung der Intima der Nierengefäße mit oder ohne Degenerationserscheinungen, Verfettung und hyaliner Entartung des neugebildeten elastischen Gewebes der Intima. Also Präsklerose und Arteriosklerose der Nierengefäße in den verschiedensten Graden.
2. Das Fehlen degenerativer Erscheinungen am nichtbeteiligten Parenchym und das Fehlen irgend erheblicher Entzündungserscheinungen.

Der Kranke bietet, wie schon vor vielen Jahren Leyden hervorgehoben hat, ein rein kardiales Krankheitsbild mit verschieden starkem Einschlag von arteriosklerotischen Zügen, je nachdem sich diese gleichsinnige Erkrankung außer in den Nieren, auch in den Herz-, Hirn- oder peripheren Gefäßen lokalisiert. Wir haben diese Form als gutartige genuine Hypertonie, oder als einfache, blande Nierensklerose bezeichnet.

b) Die zweite Form, die sich durch die Erscheinungen der Niereninsuffizienz von der ersten unterscheidet, und die wir daher als renale der kardialen, als bösartige der gutartigen Form der Nierensklerose gegenübergestellt haben, entsprach dem Krankheitsbild, das der Kliniker als genuine Schrumpfniere bezeichnet hat. Sie unterscheidet sich durch den hohen Grad der Blutdrucksteigerung einerseits von der Mehrzahl der sekundären Schrumpfnieren, durch die Erscheinungen der Niereninsuffizienz: Polyurie, Verzögerung der Wasserausscheidung und Konzentrationsunfähigkeit andererseits von der gutartigen Hypertonie, der einfachen Nierensklerose.

Das Krankheitsbild setzt sich demnach klinisch aus zwei Komponenten zusammen, aus den kardialen Erscheinungen der Nierensklerose und den nephritischen Symptomen der sekundären Schrumpfniere. Es wurde bisher von den Unitariern als letztes Stadium der Entzündung (gleich sekundäre Schrumpfniere, mit der es oft verwechselt worden ist) angesehen, von den Dualisten als eine überaus schleichende, primäre, interstitielle Nephritis gedeutet, welche in langsamen Schüben nacheinander kleine zerstreute Bezirke in den Nieren ergreift.

Histologisch fanden wir nun die beiden Komponenten, die das klinische Krankheitsbild charakterisieren, wieder: 1. Die starke Arteriosklerose der kleinen und kleinsten Gefäße, wie bei der gutartigen Sklerose, und 2. frischere oder ältere als entzündlich gedeutete Veränderungen an den Glomerulis, degenerative am Parenchym, wie bei der sekundären Schrumpfniere, aber in herdförmiger Anordnung (Fahr).

Wir haben diese Form als Kombinationsform bezeichnet, denn wir sahen das Wesen der genuinen sc. malignen Schrumpfniere der Kliniker darin, daß sich nephritische Prozesse kombinieren mit einer älteren, ursprünglich gutartigen Arteriosklerose der kleinen und kleinsten Nierengefäße.

Wir haben damals schon hervorgehoben, daß die Fälle von Kombinationsform sich alle dadurch auszeichnen, daß speziell die kleinsten Gefäße in besonders hohem Grade von der Arteriosklerose betroffen sind, in höherem Grade, als in der Mehrzahl der gutartigen, kardial verlaufenden Sklerosen. Doch kommen, wenn auch seltener, gutartige, blande Hypertonien, sogar ohne Schrumpfung vor, bei denen die arteriosklerotischen Veränderungen sich ebenfalls auf die kleinsten Gefäße erstrecken und ebenso hochgradig gefunden werden, wie bei der Kombinationsform, so daß Grad und Ausdehnung der Arteriosklerose keinen prinzipiellen Unterschied darstellen (vgl. Volhard u. Fahr, anat. Teil S. 66).

Wir nahmen als möglich, ja wahrscheinlich an, daß diese starke Störung der Nierenzirkulation das Auftreten der aufgepfropften, nicht diffusen, sondern herdförmigen, nephritischen Veränderungen begünstigt, und als sicher, daß diese nicht infektiösen Ursprungs sind, wie die gewöhnlichen herdförmigen Nephritiden, sondern toxischen bzw. autotoxischen Schädigungen entspringen. Soviel ließ sich jedenfalls an der Hand ganz früher Fälle mit Sicherheit sagen, daß die starken Gefäßveränderungen fraglos als das Primäre, das weitaus Ältere, aufzufassen sind, und daß die typischen Erscheinungen der „interstitiellen Nephritis“, die Blutdrucksteigerung und Herzhypertrophie schon lange vor dem Auftreten der „entzündlichen“ Komponente bestanden haben.

Damit zerfiel auch die II. Hauptgruppe, die der chronisch interstitiellen Nephritiden, in zwei pathogenetisch wesensverschiedene Erkrankungsformen, die sich durch die Beziehung zur diffusen Nephritis unterscheiden, und jede derselben wieder in zwei Untergruppen, die sich durch die Symptome der Niereninsuffizienz unterscheiden.

1. Mit Herzhypertrophie und Blutdrucksteigerung (und mit oder ohne Hydrops oder hydropisches Vorstadium) verlaufen die chronischen diffusen Glomerulonephritiden; wir können sie als sekundäre (nephritische) Hypertonien bezeichnen.

Unter diesen weisen die Erscheinungen der Niereninsuffizienz (Hyposthenurie und Polyurie) nur die Endstadien auf; wir können sie als sekundäre (nephritische) Schrumpfnieren bezeichnen.

2. Mit Herzhypertrophie und Blutdrucksteigerung (aber ohne renalen Hydrops und ohne hydropisches Vorstadium) verlaufen die unendlich viel häufigeren diffusen Präsklerosen und Arteriosklerosen der Nierengefäße; wir können sie als primäre (nicht nephritische, sondern genuine) Hypertonien bezeichnen.

Unter diesen weist nur ein kleiner Teil die — nephritischen — Symptome der Niereninsuffizienz auf; wir können diese „Kombinationsformen“ als primäre (genuine) Schrumpfnieren bezeichnen.

Daß die Durchführung dieser scharfen Unterscheidung zwischen primärer und sekundärer Hypertonie bzw. Schrumpfniere bis dahin so große Schwierigkeiten machen konnte und im einzelnen Falle noch machen kann, das lag und liegt, wie S. 163 schon ausführlicher besprochen worden ist, nicht nur an der mißbräuchlichen Verwendung der Bezeichnung Arteriosklerose für wesensverschiedene Gefäßveränderungen, sondern vor allem auch daran, daß sich sowohl eine primäre Hypertonie sekundär mit klinisch und histologisch als nephritisch imponierenden Veränderungen kombinieren kann (Kombinationsform), als auch eine nephritische Hypertonie klinisch und histologisch einen arteriosklerotischen Einschlag erhalten kann (sekundäre nephritische Hypertonie bzw. Schrumpfniere + Arteriosklerose der Nierengefäße).

Eine etwas schematisierte tabellarische Zusammenstellung der klinischen Symptome und der histologischen Grundlagen der von uns unterschiedenen Formen ergab folgendes Bild:

Tabelle I.

Differentialdiagnostisches Schema.

	Klin. Symptom der	Erscheint gebunden an die	Kommt vor bei	Sie werden unterschieden durch das Symptom der	das unterscheidende Symptom
„parenchymatöse“	Wassersucht	Epitheldegeneration	der reinen Degeneration (Nephrose) der echten Entzündung (Nephritis)	Blutdrucksteigerung	fehlt ist vorhanden
„parenchymatöse“	Hämaturie	Entzündung	der herdförmigen Nephritis der diffusen Nephritis	Blutdrucksteigerung	fehlt ist vorhanden
„interstitielle“ Nephritiden	mäßige Blutdrucksteigerung und geringe Herzhypertrophie	diffuse Beteiligung der Nierengefäße	der chron. diffusen Glomerulonephritis dem Endstad. derselben = sekundäre Schrumpfniere	Konzentrationsunfähigkeit	fehlt ist vorhanden
„interstitielle“ Nephritiden	Hochgradige Blutdrucksteigerung und starke Herzhypertrophie	diffuse Arteriosklerose der Nierengefäße	der gutartigen Hypertonie, d. blanden Sklerose der bösartigen Kombinationsform, Sklerose plus Nephritis der sek. nephrit. Schrumpfniere plus sek. Arteriosklerose der Nierengefäße	Störung der Nierenfunktion bis Konzentrationsunfähigkeit	fehlt ist in verschiedenem Grade vorhanden ist in höchstem Grade vorhanden
„interstitielle“ Nephritiden	Konzentrationsunfähigkeit = Maximalleistung des Nierenrestes	Ausschaltung eines großen Teils der sekretorischen Elemente	dem Endstadium der Nephrose = sek. nephrotische Schrumpfniere dem Endstadium der Nephritis = sek. nephrit. Schrumpfniere dem Endstadium der Kombinationsform	Blutdrucksteigerung und Herzhypertrophie	fehlt ist in mäßigem Grade vorhanden ist in hohem Grade vorhanden

Auf die Ätiologie nahm unsere Einteilung keine Rücksicht. Denn die Ätiologie eignet sich am wenigsten als Einteilungsprinzip, weil wir bei einem großen Teil der Formen sie nicht kennen, bei einem anderen Teil für verschiedene Formen die gleiche Ätiologie finden. Z. B. treffen wir nach Scharlach und Angina etwa ebensooft die herdförmige, wie die diffuse Entzündung, bei Tuberkulose die diffuse, die herdförmige Glomerulonephritis und die Nephrose mit und ohne Amyloid. Es wird sich sogar zeigen, daß jede der verschiedenen entzündlichen Formen bei der gleichen Ätiologie auftreten kann, und die gleiche Form bei verschiedener Ätiologie.

Nachdem die histologische Untersuchung gezeigt hatte, daß den verschiedenen klinisch wohl unterscheidbaren Formen in der Regel auch ein bestimmt charakterisiertes anatomisches Bild entspricht, so stand nichts mehr im Wege, nach pathologisch-anatomischen Gesichtspunkten einzuteilen, aber nicht nach dem Ort der Läsion, sondern nach der Art der Erkrankung, d. h. es stand nichts mehr im Wege zum ersten Male eine pathogenetische Einteilung zu treffen, und drei Hauptgruppen zu unterscheiden:

Degenerative, entzündliche und arteriosklerotische Prozesse. Wir haben die degenerativen als Nephrosen, die entzündlichen als Nephritiden und die arteriosklerotischen als Sklerosen bezeichnet.

Unsere Einteilung hat demnach gelautet:

Pathogenetisches System der Brightschen Nierenkrankheiten.

A. Degenerative Erkrankungen: **Nephrosen,** genuiner und bekannter Ätiologie, mit und ohne amyloide Entartung der Gefäße.
  I. Akuter Verlauf.
  II. Chronischer Verlauf.
  III. Endstadium: Nephrotische Schrumpfniere ohne Blutdrucksteigerung.
  Unterart: Nekrotisierende Nephrosen.

B. Entzündliche Erkrankungen: **Nephritiden.**
  1. Herdförmige Nephritiden ohne Blutdrucksteigerung.
    a) Die herdförmige Glomerulonephritis.
      I. Akutes Stadium.
      II. Chronisches Stadium.
    b) Die (septisch-)interstitielle Herdnephritis.
    c) Die embolische Herdnephritis.
  2. Diffuse Glomerulonephritiden mit obligatorischer Blutdrucksteigerung. Verlauf in drei Stadien:
      I. Das akute Stadium,
      II. Das chronische Stadium ohne Niereninsuffizienz.
      III. Das Endstadium mit Niereninsuffizienz.
    Alle 3 Stadien können verlaufen:
      a) ohne nephrotischen Einschlag;
      b) mit nephrotischem Einschlag, d. h. mit starker und diffuser Degeneration des Epithels („Mischform“).

C. Arteriosklerotische Erkrankungen: **Sklerosen.**
  I. Die blande. gutartige Hypertonie = reine Sklerose der Nierengefäße.
  II. Die Kombinationsform: Maligne genuine Schrumpfniere = Sklerose plus Nephritis.

Diese pathogenetische Einteilung trug dem Bedürfnis der Klinik wie der Pathologie in gleicher Weise Rechnung und hat vielfach Zustimmung gefunden (Schittenhelm, Umber, Machwitz und Rosenberg, Knack,

Lippmann, Heß, Löffler). Sie hat sich auch weiterhin im täglichen Gebrauche vortrefflich bewährt und ihre Feuerprobe bei der Beurteilung der ungemein zahlreichen Nierenerkrankungen des Feldheeres bestanden.

Nach Abschluß unserer gemeinsamen Arbeit hat die fortgesetzte eingehende Beschäftigung mit der Histologie und der Vergleich der histologischen Symptome mit den klinischen noch einige neue Beobachtungen zutage gefördert, die zu einer Klärung der beiden wichtigsten, noch ungelösten Fragen nach der Ursache des Chronischwerdens der Nephritis und nach der Pathogenese der Kombinationsform geführt, und eine neue Auffassung und ein besseres Verständnis der diffusen Nephritis angebahnt haben.

Den Anstoß gab die Beobachtung, daß alle mit erheblicher Blutdrucksteigerung einhergehenden Glomerulonephritiden subakuten, subchronischen oder ganz chronischen Verlaufes schwere Veränderungen der Nierengefäße aufweisen, die nicht dem Typus der elastisch-hyperplastischen Intimawucherung, d. h. der Präsklerose und Arteriosklerose entsprechen, sondern die Merkmale der bindegewebigen Intimawucherung tragen, die Jores als „regenerative" von der elastisch-hyperplastischen getrennt hat und nicht zur Arteriosklerose, sondern zur Endarteriitis obliterans rechnet. Diese Beobachtung führte zu der Vorstellung, daß diese hochgradigen organischen Gefäßveränderungen endarteriitischer Natur in gleicher Weise für die Permanenz der Blutdrucksteigerung verantwortlich gemacht werden müssen, wie die elastisch-hyperplastische Form der Intimawucherung bei der Sklerose.

Das regelmäßige Zusammentreffen hochgradiger Intimaverdickung endarteriitischer oder präsklerotischer Art mit hochgradiger Blutdrucksteigerung sprach für eine gleichartige Wirkung auf den Kreislauf. Der abweichende Bau der Intimaverdickung sprach für eine andere Genese.

Die ganz besonders wichtige Beobachtung, daß eine gleich hochgradige, bindegewebige Intimaverdickung einerseits bei stürmisch, andererseits bei ganz chronisch verlaufenden Fällen der diffusen Glomerulonephritis, und hier sogar auch ohne schwerere Glomeruliveränderungen vorkommt, sprach endlich dafür, daß es sich dabei um eine Folge des akuten Prozesses handeln müsse, um eine zurückbleibende Schädigung der Gefäße, welche auch in solchen Fällen das Chronischwerden der Nephritis, d. h. die Permanenz der Blutdrucksteigerung bedingt, in denen die bleibende Schädigung des Parenchyms gering, die Funktion gut erhalten geblieben ist.

Das führte wieder zu der Erkenntnis, daß das Wesen der chronischen Nephritis nicht in einer chronischen, d. h. permanent fortwirkenden Entzündung, nicht in dauernder Einwirkung schädlicher „Gifte" oder „Reize" besteht, sondern auf dem Zurückbleiben rückbildungsunfähiger Veränderungen beruht, welche entweder die Glomeruli allein, oder die Glomeruli und die Gefäße, oder aber auch ausschließlich die Gefäße betreffen können.

Diese Endarteriitis obliterans, die man bisher für die Folge der Glomerulusverödung gehalten hatte, erschien damit im Gegenteil für alle Fälle von ganz chronischem hypertonischem Verlaufe als das wesentliche Moment des Chronischwerdens und des Fortschreitens der Erkrankung und als Ursache der nachträglichen Degeneration der kleinsten Gefäße und der nachträglichen Verödung derjenigen Glomeruli, die das akute Stadium in funktionsfähigem Zustande verlassen haben.

Damit erscheint die chronische Nephritis und ihr Ausgang in sekundäre Schrumpfniere nicht mehr als das Produkt einer unerklärlichen, beständig fortwirkenden Krankheitsursache, sondern als das Produkt einer abgelafenen Erkrankung, als die Folge einer **bleibenden Zirkulationsstörung** in der Niere. Und wir müssen aus dem Fortschreiten des Prozesses auf eine allmähliche Zunahme der Zirkulationsstörung schließen, die man z. T. auf die Narbenschrumpfung der bindegewebigen Intimawucherung, z. T. aber auch auf die mit der Blutdrucksteigerung verbundene, gesteigerte renale Gefäßkontraktion zurückführen kann.

Damit erscheint aber auch der „nephritische Einschlag" in der Entwicklung der Kombinationsform auf dem Boden der Sklerose und die Gleichartigkeit der klinischen und anatomischen Krankheitsbilder bei der sekundären und genuinen Schrumpfniere in einem neuen Lichte.

Die Hilfshypothese einer autotoxischen „Entzündung" war der üblichen Auffassung von dem Wesen der Krankheitsvorganges, von der toxischen Entstehung der Nephritis, und war der üblichen Deutung der histologischen Bilder entsprungen, nach denen man alle proliferativen Prozesse, insbesondere die Wucherungen des Kapselepithels, unbedingt für entzündlich halten mußte.

Jores bestritt den entzündlichen, betonte den degenerativen Charakter der Glomerulusveränderungen bei der Kombinationsform, ohne aber entschieden zu der Frage Stellung zu nehmen, ob auf diese Weise, ohne einen toxischen oder entzündlichen Faktor auch proliferative Prozesse am Kapselepithel entstehen können.

Die histologische Nachprüfung ließ keinen Zweifel darüber aufkommen, daß bei der Kombinationsform eine ganz außerordentlich hochgradige Zirkulationsstörung besteht, und daß ein degenerativer Prozeß zahlreiche Arteriolen verschließt. Sie ergab aber ferner noch die interessante Beobachtung, daß auch bei der Kombinationsform nicht nur degenerative Prozesse in den Arteriolen, sondern auch proliferative in den kleinen Gefäßen zu beobachten sind, und zwar in Form derselben Endothel- und bindegewebigen Intimawucherung, die für die nichtausgeheilten Nephritiden bezeichnend sind.

Da dort bei der Kombinationsform die hochgradige Zirkulationsstörung unbestreitbar vorhanden ist, so erscheint es gerechtfertigt, die proliferativen Prozesse am Kapselepithel sowohl wie am Gefäßendothel auf den hohen Grad der Zirkulationsstörung zurückzuführen, und nicht mehr als entzündliche, sondern als ischämische Reaktionen aufzufassen. Aus dieser Deutung der „histologischen Symptome" mußte aber folgerichtigerweise auch der Schluß gezogen werden, daß die diffuse Endothelwucherung bei der Nephritis auch auf einer Zirkulationsstörung beruhen kann, und derjenigen zu vergleichen ist, die stromabwärts von einer Embolie oder überall dort entsteht, wo eine gedrosselte Gefäßbahn für den zur Verfügung stehenden Blutstrom zu weit geworden ist.

Als nächste Folge dieser neuen Deutung eines histologischen Symptoms ergab sich die Auffassung, daß einerseits das Wesen der Kombinationsform in der ischämisierenden Wirkung der hochgradigen, der Blutdrucksteigerung zu grundeliegenden, allgemeinen und renalen Gefäßkontraktion bestehen kann und andererseits, daß auch das Wesen der akuten diffusen Nephritis in einer akuten Ischämie gesucht werden muß.

Diese Auffassung, die im Abschnitt Nephritis noch eingehend besprochen und begründet werden soll, stellt allerdings nicht weniger, als den entzündlichen Charakter der diffusen Nephritis überhaupt in Frage.

Löhlein hat die Herdnephritis mit der lobulären, die diffuse mit der lobären Pneumonie verglichen. Dieser Vergleich würde meines Erachtens dem Wesen der diffusen Nephritis auch dann nicht gerecht, wenn der Erkrankungsprozeß bei der lobären Pneumonie beide Lungen ebenso vollständig und ebenso gleichmäßig befallen würde, wie beide Nieren bei der diffusen Nephritis. Wohl aber könnte man, um in dem Bilde zu bleiben, der mit der Bronchopneumonie verglichenen Herdnephritis die diffuse Nephritis als Äquivalent des Bronchialasthmas gegenüberstellen.

Jedenfalls erhält die diffuse Nephritis durch den wichtigen Faktor der Ischämie der Niere und der für die charakteristischen Fernwirkungen verantwortlichen ischämisierenden Blutdrucksteigerung eine so spezifische Note, daß es nicht mehr angängig erscheint, die diffusen (falschen) Nierenentzündungen nur quantitativ und symptomatisch von den herdförmigen (echten) zu trennen. Sondern wir haben es allem Anscheine nach trotz der gleichartigen und gleichen Ätiologie mit zwei ganz verschiedenen Gewebsreaktionen zu tun, so daß wir gut tun werden, die mit ausgesprochener Hyperämie einhergehenden, herdförmigen, infektiösen Entzündungen im pathogenetischen System streng von den mit ausgesprochener Blutleere verknüpften, diffusen, ischämischen und ischämisierenden Nephritiden zu unterscheiden.

Das unterscheidende Moment, die der Blutdrucksteigerung zugrunde liegende Gefäßkontraktion erhebt sich damit über die Bedeutung eines willkürlich herausgegriffenen Symptoms zu dem wichtigsten pathogenetischen Faktor bei den vaskulären Erkrankungen, dessen Mitwirken oder Fehlen auf die Gestaltung oder den Verlauf der Krankheit von entscheidendem Einflusse, für die Synthese des Krankheitsvorganges unentbehrlich ist.

Auf die in unserer Monographie vorgeschlagene pathogenetische Einteilung, in der wir bereits die herdförmigen von den diffusen Nephritiden abgetrennt hatten, ist diese Erkenntnis nur insofern von Einfluß, als sie Veranlassung gibt, den Strich zwischen beiden Arten schärfer zu ziehen.

Wir erhalten dann 4 Arten, die sich pathogenetisch, histologisch und symptomatisch scharf voneinander unterscheiden.

Zur Unterscheidung der **Art** dienen die 3 Kardinalsymptome der Hämaturie, der Ödembereitschaft und der Blutdrucksteigerung, zur Unterscheidung des **Stadiums** jeder Art dient die Rückbildungsfähigkeit der Erkrankung, bei dem chronisch, d. h. rückbildungsunfähig gewordenen Prozeß das 4. Kardinalsymptom der Niereninsuffizienz.

Danach können wir das Stadium jeder Art, in dem die Erkrankung noch heilbar ist, als I. oder Frühstadium bezeichnen und bei unausgeheilter, „chronisch gewordener" oder von vornherein „chronischer" Erkrankung ein II. Dauerstadium ohne Niereninsuffizienz von einem III. Endstadium mit dem Zeichen der Niereninsuffizienz, d. h. mit Konzentrationsunfähigkeit unterscheiden. Nur ist dabei noch ein sehr wichtiger Gesichtspunkt im Auge zu behalten, nämlich der, daß der zeitliche Ablauf der Erkrankung, die **Geschwindigkeit,** mit der das Endstadium der Niereninsuffizienz erreicht wird, in jedem Falle und bei jeder Art sehr verschieden sein kann.

Arten und Stadien lassen sich übersichtlich in folgendem Schema zusammenstellen:

Tabelle II.

Kardinalsymptom	Art	Stadium			Blutdrucksteigerung
		Heilbares Frühstadium	Dauerstadium ohne Niereninsuffizienz	Endstadium mit Niereninsuffizienz	
Ödem	**Nephrosen**	I	II	III sekundäre nephrotische Schrumpfniere mit (und ohne?) Amyloid	ohne
Hämaturie	Infektiöse **Herdnephritiden**	a) akute interstitielle	—	—	ohne
		b) embolische Herdnephritis	(II)	(III)	
		c) herdförmige hämorrhagische Glomerulonephritis	II	—	
Ödem Hämaturie Blutdrucksteigerung	**Diffuse** ischämische **Glomerulonephritis** und ischämisierende Endarteriitis	I	II sekundäre glomerulitische oder endarteriitische Dauerhypertonie	III sekundäre nephritische Schrumpfniere ohne und mit Arteriosklerose	mit
Blutdrucksteigerung	**Sklerosen**	I? (transitorische Hypertonie)	II primäre, gutartige Dauerhypertonie	III bösartige, genuine Schrumpfniere, Kombinationsform	mit
			ohne Niereninsuffizienz	mit Niereninsuffizienz	

In der Zusammenstellung ist bereits zum Ausdruck gebracht, daß die diffuse, ischämische Glomerulonephritis alle 3 Kardinalsymptome in sich vereinigt. Zu ihr steht jede der 3 anderen Arten, die unter sich keine Verwandtschaft aufweisen, in enger symptomatischer und histologischer Beziehung. Denn jede hat ein Kardinalsymptom mit der diffusen Nephritis gemeinsam, jede ist aber selbst nur monosymptomatisch.

Das Kardinalsymptom der infektiösen Herdnephritis ist die Hämaturie, das der Nephrosen die Ödembereitschaft, das der Sklerosen die Blutdrucksteigerung.

Die diffuse Nephritis steht im akuten Stadium durch das Symptom der Hämaturie der infektiösen Herdnephritis am nächsten,

in ihrer subakuten und subchronischen „parenchymatösen" Verlaufsart zeigt sie durch die sekundäre Parenchymdegeneration und die hochgradige Ödembereitschaft mit der Nephrose die größte Verwandtschaft,

und in ihrer ganz chronischen Verlaufsart nähert sie sich klinisch und histologisch durch den hohen Grad der sekundären endarteriitischen Gefäßverengung in der Niere und der (kompensatorischen) Blutdrucksteigerung sowie in ihrer Neigung zur Arteriosklerose immer mehr der primären hypertonischen Sklerose.

Man kann sich diese Verteilung der 3 Kardinalsymptome auf die monosymptomatischen Arten und ihre Durchmischung bei der diffusen Nephritis am besten zeichnerisch veranschaulichen, indem man die einzelnen Arten als verschiedenfarbige Kreise zeichnet, die den zentralen Kreis der diffusen Nephritis umgeben. Die engen Beziehungen der einzelnen Arten zu dieser lassen sich dadurch zum Ausdruck bringen, daß jeder periphere Kreis den zentralen schneidet.

Hier fließen die Kreise, die Farben und die klinischen Bilder zusammen, und man kann in diesem graphischen Gleichnis zugleich einen sinnfälligen Hinweis darauf erblicken,

daß eine diffuse Nephritis mit Vorliebe sich mit einer herdförmig infektiösen vereinigt, oder bei unvollständiger Ausheilung herdförmige Dauerschädigungen hinterlassen kann;

daß das Bild einer chronisch-diffusen Nephritis durch sekundäre Arteriosklerose der Nierengefäße, durch einen sklerotischen Einschlag im Sinne der Sklerose,

eine Sklerose durch sekundäre Ischämie, durch einen nephritischen Einschlag, im Sinne der Nephritis verändert werden kann (Kombinationsform);

und daß eine subchronische diffuse Nephritis durch einen starken nephrotischen Einschlag, einer Nephrose sehr ähnlich werden,

vielleicht auch eine Nephrose durch sekundäre vaskuläre Veränderungen oder durch das Auftreten der Niereninsuffizienz einen nephritischen Einschlag erhalten kann.

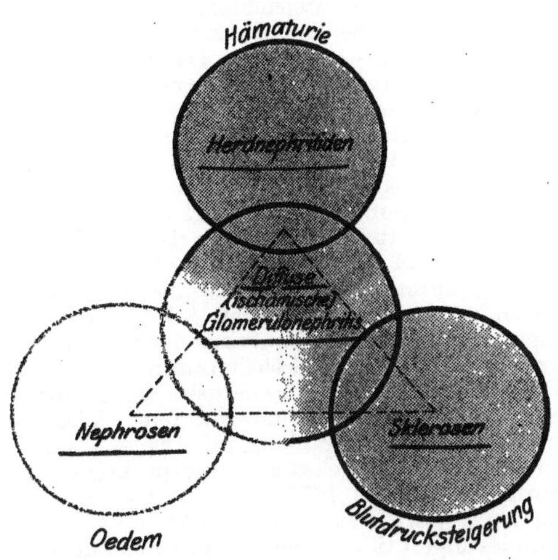

Abb. 3.
Graphische Darstellung der 3 monosymptomatischen Arten und ihrer Beziehung zur 4. polysymptomatischen Art, der diffusen Nephritis.

Die Neigung zu (bleibender) Niereninsuffizienz möge durch das punktierte Dreieck angedeutet werden. Sie ist am größten bei der diffusen Nephritis, wesentlich geringer bei der Sklerose, unsicher bei der Nephrose, am kleinsten bei der (embolischen) Herdnephritis.

Durch die graphische Darstellung wird besser als durch viele Worte zum Ausdruck gebracht, worin die Schwierigkeit der differentialdiagnostischen Abgrenzung der einzelnen, in ihrem Wesen so verschiedenen Formen bisher bestanden hat und im einzelnen Falle noch heute bestehen kann.

Die Unterscheidung der drei monosymptomatischen Formen untereinander wäre ein Kinderspiel, wenn nicht die diffuse ischämische Nephritis in jedem der drei Kreise ihr Wesen triebe.

Die Unterscheidung der „Brightschen Nierenkrankheiten" heißt daher nichts anderes, als in jedem einzelnen Falle den Pferdefuß der diffusen Nephritis sicher zu erkennen oder auszuschalten.

Literatur.

Aschoff, Spezielle pathologische Anatomie. Harnapparat. 1911. Gustav Fischer, Jena. — Aufrecht, Zum Nachweis zweier Nephritisarten. Deutsch. Arch. f. klin. Med. Bd. 43, S. 531. — Bartels, Die allgemeine Symptomatologie der Nierenkrankheiten und die diffusen Erkrankungen der Nieren. Ziemßens spez. Pathol. u. Therap. Bd. 9. 1875. (2. Aufl. 1877.) — Bayer, G., Lubarsch-Ostertags Ergebn. Bd. 24, 1910. — Beer, Die Bindesubstanz der menschlichen Niere im gesunden und kranken Zustande. Berlin 1859. — Bernard, Essai sur les syndromes fonctionnes de la pathologie rénale et l'insuffisance rénale. Archives générales de médecine. 1903. S. 970. — Bradford, J. Rose, Diseases of the Kidney in Allbutt and Rolleston System of Medicine. Vol. 4, art. 1, London 1910. — Bright, R., Report of medical cases etc. London, I. 1827, II. 1831. Cases and observations illustr. of renal diseases etc. Guys Hosp. Rep. I. 1836, V. 1840. — Buhl, Über Brights Granularschwund der Nieren und die damit zusammenhängende Herzhypertrophie. Mitteil. aus dem pathol. Institut in München. 1878, S. 38. — Charkot, Leçons sur les maladies du foie et des reins. Paris 1877. — Chauffard et Laederich, Maladies des reins. Paris 1909. — Cohnheim, Vorlesungen über allgemeine Pathologie. 1880, Bd. 2. — Cornil et Brault, Etudes sur la pathol. des reins. Paris 1884. — Ebstein, Richard Bright, Die Erkrankungen der Nieren. Leipzig 1916. — Fahr, Können wir die Nierenerkrankungen nach ätiologischen Gesichtspunkten einteilen? Virchows Arch. Bd. 210, S. 278. 1912. — Frerichs, Fr. Th., Die Brightsche Nierenkrankheit. Braunschweig 1851. — Geigel, A., Deutsche Klinik. 8—9, 1857. — Derselbe, Würzburger med. Zeitschrift 2. — Grainger Stewart, On Brights diseases of the kidneys II. Ed. Edinburg 1871. — Gull, William S. und Henry Sutton, On the pathology of the morbid state commonly called Chronic Brights disease with contracted Kidney (arterio-capillary-fibrosis). Med. chir. Transact. Vol. 55, S. 273, 1872. — Henle, Zeitschr. f. rationelle Medizin. Bd. 1, S. 68. — Heß, Über moderne Einteilungsprinzipien der Nephropathien etc. Med. Klin. 1917, Nr. 5. — Johnson, Die Krankheiten der Nieren. Aus dem Englischen übersetzt von B. Schütze 1854, 2. Aufl. 1856, S. 68—330 und Lectures on Brights disease. New York 1874. — Derselbe, Medicochir. Transactions. Vol. 52, p. 57, 1868. — Derselbe, Medic. Times and Gaz. 3, 1869. — Jores, Über die Beziehungen der Schrumpfniere zur Herzhypertrophie vom pathologisch-anatomischen Standpunkt. Deutsch. Arch. f. klin. Med. Bd. 94. 1908. — Derselbe, Über den gegenwärtigen Stand unserer Kenntnisse der hämatogenen diffusen Nierenerkrankungen nach pathologisch-anatomischen Gesichtspunkten. Med. Klinik 1909, Nr. 12. — Derselbe, Wesen und Entwicklung der Arteriosklerose. Wiesbaden 1903. — Derselbe, Über den pathologischen Umbau von Organen (Metallaxie) usw. Virch. Arch. 1916, Bd. 221. S. 14. — Knack, Die Brightsche Nierenerkrankung im Kriege. Med. Klinik. 1916, Nr. 19—21. — Kelsch, Revue critique et recherches anatomo-pathologiques sur la maladie de Bright. Arch. de physiol. normale et pathol. 1874, T. I. S. 722. — Langhans, Über die Veränderungen der Glomeruli bei der Nephritis etc. Virchows Arch. Bd. 76, 1879. — Derselbe, Über die entzündlichen Veränderungen der Glomeruli und die akute Nephritis. Virchows Arch. Bd. 99, 1885 und Bd. 112, 1888. — Lecorché et Talamon, Traité de l'albuminurie et du mal de Bright. Paris 1888. — Lemcke, Beitrag zur Lehre von den ursächlichen Beziehungen zwischen chronischer interstitieller Nephritis und Endarteriitis obliterans der kleinen Arterien des ganzen Körpers. Deutsches Arch. f. klin. Med. 1884, Bd. 35, S. 148. Leyden, E., klinische Untersuchungen über Morbus Brightii. Zeitschr. f. klin. Med. 1881, II. S. 131. — Lippmann, Die neueren Methoden der Nierenfunktionsprüfung und ihre Ergebnisse für Diagnose, Behandlung und Einteilung des Morbus Brightii. Hamburg. med. Überseehefte 1914, Nr. 6. — Löhlein, M., Über die entzündlichen Veränderungen der Glomeruli der menschlichen Nieren und ihre Bedeutung für die Nephritis. Leipzig 1907. — Derselbe, Pathologische Anatomie der hämatogenen Nephritis in Lubarsch-Ostertags Ergebn. Bd. 14, Jahrg. 1911. — Derselbe, Über Nephritis nach dem heutigen Stande der pathologischen-anatomischen Forschung in Ergebn. d. inn. Med. u. Kinderheilk. Bd. 5, 1910. J. Springer, Berlin. — F. Müller, Morbus Brighti. Verhandl. der deutschen pathol. Gesellsch. 1905. Zentralbl. f. allgem. Pathol. u. pathol. Anat., Ergänzungsheft zum 16. Bd. Jena, Gustav Fischer, 1906. — Löffler, Neueres zur Klinik der Nephritis.

Fortschritte der Medizin. Jahrg. 33. Nr. 20. — Machwitz und Rosenberg, Klinische und funktionelle Studien über Nephritis. — Meckel, Charité-Annalen IV. 1853. — Nauwerk, Beitrag zur Kenntnis des Morbus Brighti. Zieglers Beiträge. 1, S. 1. — Ponfick, Über Morbus Brighti. Verhandl. d. deutsch. pathol. Gesellsch. 9. Tag. Meran 1905. — Rayer, Traité des maladies des reins. II. Paris 1840. — Rees, Owen, On the nature and treatment of diseases of the Kidney connected with albuminoseus Urine (M. B.). London 1850. Aus dem Englischen übersetzt von Dr. med. Rosztock 1852. — Reinhardt, Charité-Annalen. I, 1850, S. 185. — Ribbert, Nephritis und Albuminurie. Bonn 1881. — Rosenstein, Über komplementäre Hypertrophie der Niere. Virch. Arch. 1871, Bd. 53, S. 141. — Derselbe, Die Pathologie und Therapie der Nierenkrankheiten. 1. Aufl. 1863, 4. Aufl. 1894. — Schittenhelm, Behandlung der diffusen Erkrankungen der Nieren. Penzoldt und Stinzings Handbuch der ges. Therapie. 5. Aufl. 3. Bd. — Senator, Die Erkrankungen der Niere in Nothnagels spez. Pathol. u. Therap. 1. Aufl. 1889, 2. Aufl. 1906. — Derselbe, Virch. Arch. 73. 1878. Berl. klin. Wochenschr. 1880, Nr. 29. (Sitzungsber. der Berl med. Ges.) — Derselbe, Die Albuminurie. Berlin 1882, S. 105. (2. Aufl. 1890, S. 139.) — Simon, Chirurgie der Nieren. Erlangen 1871. — Traube, Über den Zusammenhang von Herz- und Nierenkrankheiten. Berlin 1856 Deutsche Klinik 1859, Nr. 31 u. 32. Allg. med. Zentralzeitg., 1858, Nr. 65 und 1860, 29. Februar. Deutsche Klinik 1863, 17. Januar. — Virchow, R., Cellularpathologie. — Derselbe, Über parenchymatöse Entzündung. Virch. Archiv. 4. 1852. 2. — Umber, Richtlinien in der Klinik der Nierenkrankheiten. Berl. klin. Wochenschrift 1916, Nr. 47. — Volhard, Verhandl. der deutsch. pathol. Gesellsch. 9. Tagung. Diskussion. — Derselbe, Über die funktionelle Unterscheidung der Schrumpfnieren. Verhandl. d. deutsch. Kongr. f. inn. Med. 27. Kongr. Wiesbaden 1910. — Volhard und Fahr, Die Brightsche Nierenkrankheit. Berlin, Springer 1913. — Wagner, E., Der Morbus Brighti. 1882. Leipzig, F. C. W. Vogel. — Weigert, C., Die Brightsche Nierenerkrankung vom pathologisch-anatomischen Standpunkt aus. Volkmanns Samml. klin. Vortr. 1879, Nr. 162—163. — Ziegler, Über die Ursachen der Nierenschrumpfungen nebst Bemerkungen über die Unterscheidung verschiedener Formen der Nephritis. Deutsch. Arch. f. klin. Med. 1880, 25. S. 586.

II. Besonderer Teil.

A. Die Nephrosen
(degenerative Nephropathie, Nierenentartung, Butterniere).

Für den Histologen fallen unter den Begriff der degenerativen Nephropathien nicht nur diejenigen der bisher als parenchymatöse Nephritiden bezeichneten Formen, die ohne Blutdrucksteigerung und ohne Glomerulitis verlaufen, sondern alle degenerativen Nierenveränderungen überhaupt, die Nekrose, die trübe Schwellung, die hyalin-tropfige Entmischung und die Verfettung. Klinisch bieten aber nur die beiden letztgenannten degenerativen Veränderungen das bekannte Bild der sog. chronisch-parenchymatösen Nephritis, der Nephrose im engeren, klinischen Sinne.

Die Nekrosen stellen klinisch und histologisch einen besonderen Typus dar und sollen daher im Anhang für sich besprochen werden.

Die trübe Schwellung, die vom Histologen (Fahr) als das 1. Stadium der Degeneration bezeichnet wird und vielleicht als Vorstadium der eigentlichen Nephrose betrachtet werden kann, ist etwas ungemein Häufiges. Sie kann bei allen möglichen Vergiftungen mit anorganischen und organischen Substanzen, mit Stoffwechselprodukten und Toxinen von Bakterien, bei Ikterus und Hämoglobinämie, bei Gicht und Diabetes aber vor allem auch bei allen fieberhaften Krankheiten auftreten und kommt klinisch entweder gar nicht, oder lediglich als Albuminurie und ev. Zylindrurie zum Ausdruck. Sie entspricht dem, was man als febrile Albuminurie oder als „leichte Nierenreizung" bezeichnet, und hat nur differentialdiagnostische Bedeutung.

Bisweilen können solche rasch vorübergehenden Albuminurien freilich einen besorgniserregend hohen Grad erreichen, z. B. einen Nephrotyphus vortäuschen. Bei Pneumonie haben wir einmal eine Albuminurie von 12 ‰ beobachtet, ohne daß p. m. mehr als trübe Schwellung gefunden wurde.

Zur klinischen Bedeutung erheben sich die degenerativen Veränderungen erst dann, wenn das Stadium der hyalintropfigen Entmischung und Verfettung in diffuser Ausdehnung erreicht wird.

Wir finden dann das im folgenden zu schildernde typische Krankheitsbild der eigentlichen Nephrose, das z. T. dem der früheren Amyloidniere, z. T. dem der alten chronisch parenchymatösen Nephritis entspricht. Doch verstand man und versteht vielfach noch heute darunter, wie in der Einteilung erwähnt, auch die hypertonischen Formen der großen weißen Niere nephritischen Ursprungs, ja überhaupt alle Nephritiden und Sklerosen, die mit Wassersucht einhergingen.

Um der Tatsache Rechnung zu tragen, daß die chronisch-hydropischen Glomerulonephritiden auch histologisch neben den Gefäß- und Glomerulusveränderungen der Nephritis alle Merkmale schwerer Parenchymdegeneration aufweisen, und sich klinisch nur durch die Blutdrucksteigerung und Herzhypertrophie von den Nephrosen unterscheiden, hatten wir jene als Mischformen, d. h. als eine Mischung von Nephritis + Nephrose bezeichnet.

Da aber diese Bezeichung zu wenig bestimmt und auch auf andere Mischungen verschiedenartiger Erkrankungen in einer Niere anwendbar ist, z. B. auf die häufige Kombination von diffuser Nephritis mit einer herdförmig-infektiösen oder auf die Kombination von embolischer Herdnephritis mit interstitieller und mit Nephrose, so wird man, um jene besondere Mischform genauer zu kennzeichnen, lieber anatomisch von diffuser Glomerulonephritis mit sekundärer Parenchymdegeneration oder klinisch von einer Nephritis mit nephrotischem Einschlag sprechen.

Der Name Nephrose ist von anatomischer Seite mehrfach (Jores, Aschoff) beanstandet worden, insbesondere mit der Begründung, daß die Endung ose eine ganz besondere Bedeutung hat, nämlich ein „voll von etwas sein“, oder „in vermehrter Menge vorhanden sein“, z. B. Amyloidose, Leukocytose, Anthrakose, Hydronephrose. Nephrose würde für sich allein bedeuten „voll von Nierengewebe“ (Aschoff).

Diese Beanstandung mag zutreffen für den ursprünglichen Vorschlag v. Müllers, mit diesem Namen alle nicht entzündlichen Nierenerkrankungen zu bezeichnen, wonach, wie Aschoff bemerkt hat, die genuine Schrumpfniere ein Paradigma der Nephrose wäre. Nach unserem Vorschlag sollen aber nur die primär degenerativen Nierenerkrankungen im engsten Sinne als Nephrosen bezeichnet werden. Hier kann die Endung ose wirklich in dem üblichen Sinne gebraucht und dahin verstanden werden, daß es sich bei der Niere um den Zustand der degenerativen Infiltration, das „Vollsein“ von Fett und doppelbrechendem Lipoid handelt, was zweckmäßig nach dem Vorschlag Munks durch den Zusatz Lipoidnephrose zum Ausdruck gebracht werden kann.

Pathologische Anatomie: Bei dem histologischen Vorstadium der degenerativen Nierenerkrankung der trüben Schwellung enthält der Name die wesentlichen Veränderungen; sie werden auch als albuminöse Degeneration bezeichnet (Munk). Makroskopisch ist entweder keine deutliche Abweichung von der Norm, oder eine mäßige Schwellung und Trübung der Rindensubstanz zu sehen; mikroskopisch sind die Epithelien der gewundenen Harnkanälchen I. Ordnung, der Hauptstücke, bis zur Verlegung der Lichtung geschwollen, die feinere Zellstruktur und die Kerne sind erhalten, die intertubulären Kapillaren sowohl, wie die Knäuel sind gut gefüllt, in den Kapseln und Kanälchenlichtungen ist, wenn Eiweißausscheidung bestand, dieses in Form feiner Gerinnungen nachzuweisen (Fahr).

Bei der ausgebildeten Nephrose stehen, wie schon mehrfach erwähnt, die degenerativen Prozesse an den Epithelien, im wesentlichen wiederum der

Hauptstücke, ganz im Vordergrund. Die Knäuel sind bei der Nephrose im schroffen Gegensatz zu der Nephritis gut mit Blut gefüllt, die Schlingen zart; nur die Epithelien weisen auch am Glomerulus eine feine Fettbestäubung auf. Es fehlt also die Blutleere der Knäuel und die „Endocapillaritis", die das Wesen der Nephritis ausmacht. In den Kapseln ist reichlich geronnenes Eiweiß, auch wohl gelegentlich abgeschilfertes Epithel zu sehen.

Am Kanälchenepithel lassen sich alle Stadien der Degeneration, von der trüben Schwellung bis zum Zelltod beobachten (Fahr). Die Zellen sind mit kleinen und großen Tropfen erfüllt (hyalin-tropfige Degeneration, tropfige Entmischung), die Kernfärbung kann verschwinden; in anderen Zellen ist schon eine ausgesprochene Verfettung nachzuweisen, das Fett ist einfach- oder doppelbrechend, auch in dem Zwischengewebe sind Einlagerungen doppelbrechender Substanz zu sehen. Die abführenden Wege enthalten abgestoßene, verfettete Epithelien, Zylinder, aber gewöhnlich kein Blut und keine oder wenig Leukocyten. Die intertubulären Kapillaren besonders des Markes sind gut gefüllt. (Tafel I, Abb. 1.)

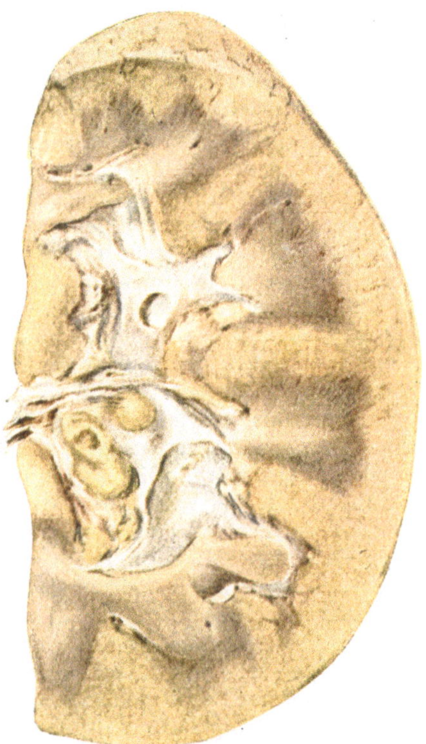

Abb. 4.
Nephrose im II. Dauerstadium. (Vgl. Klin. Beisp. S. 328 u. Tafel I, Abb. 2.)
(Aus Volhard-Fahr.)

Makroskopisch ist die Niere vergrößert, weich, glatt, die Kapsel leicht abziehbar, auf der Oberfläche sind keine Blutungen zu sehen, aber eigentümlich glänzende, opake, kommaförmige Stippchen. Die Farbe der Niere ist schmutzig-graugelblich oder blaßgrau. Je nachdem die hyalintropfige Degeneration oder die Verfettung überwiegt, überwiegt die mehr grauweiße oder mehr gelbe Farbe. Die Rinde hebt sich scharf von dem blutreichen Mark ab. Die Glomeruli sind als rote Pünktchen erkennbar.

Im Dauerstadium, das sich von dem Frühstadium klinisch nicht anders als durch die Fortdauer der Krankheit abgrenzen läßt, und nicht unbedingt das Eintreten rückbildungsunfähiger Prozesse wie bei der Nephritis in sich schließt, ist die Niere noch groß, glatt, von sehr bezeichnender, buttergelber Farbe (vgl. Abb. 4). Mikroskopisch tritt die Verfettung der Kanälchenepithelien ganz in den Vordergrund, sie zeigen wabigen Bau, Regenerationserscheinungen wie starke Abschilferung und Neubildung minderwertiger Zellen; es findet sich reichlich doppelbrechendes Lipoid in den Zellen, im Zwischenbindegewebe, wo es lebhafte Phagocytose anregt, in den angelockten Leukocyten (Fettkörnchenzellen) und in dem Inhalt der Kanälchen, der neben Zylindern auch spärliche Blutkörperchen aufweisen kann. Die Bezeichnung Dauerstadium ist auch histologisch insofern gerechtfertigt, als tatsächlich fleckweise Vorgänge einsetzen, über deren Rückbildungsfähigkeit man zweifelhaft sein kann.

Bezeichnend für dieses Stadium ist nämlich die Reaktion des Zwischengewebes; es findet sich hier und da kleinzellige Infiltration und Verbreiterung des Zwischenbindegewebes, die z. T. durch die dauernde Gegenwart und Aufsaugung der Cholestearinester entstehen mag. (Tafel I, Abb. 2.) Vor allem ist es der vereinzelte Untergang der spezifischen Elemente, der in bekannter Weise zu einem Überhandnehmen des unspezifischen Nachbargewebes führt (Weigert).

Man hat darin eine — sekundäre — „Komplikation mit entzündlichen Prozessen" erblickt, eine Bezeichnung, die zumal bei der Uneinigkeit über den Entzündungsbegriff wieder zu groben Mißverständnissen führen kann. Wie man sich auch zu jenem stellen mag, so liegt doch meines Erachtens gar keine Veranlassung vor, weder in der Aufräumungsarbeit der — durch den chemotaktischen Reiz der Zelltrümmer und insbesondere der Lipoide angelockten — weißen Blutkörperchen, noch in der raumausfüllenden Nachbarschaftswucherung des Bindegewebes einen entzündlichen Vorgang zu erblicken.

Es kommt zu herdweiser Verödung des Parenchyms unter Wucherung von Bindegewebe, aber auch hie und da sekundär (?) zu Verödung von Glomerulis, hyaliner Entartung und konzentrischer Verdickung der Kapsel; doch ist die Mehrzahl der Glomeruli in diesem Stadium noch gut erhalten.

Im Endstadium treten die degenerativen Prozesse an den Epithelzellen mehr zurück, die narbige Schrumpfung des „akkommodativ" in der Umgebung atrophierender Kanälchen gewucherten Bindegewebes beherrscht das Bild. Das Bindegewebe ist nun allgemein verbreitert, herdförmig besonders stark entwickelt, verödete Knäuel und atrophische Kanälchen einschließend. Dazwischen sieht man Inseln wohl erhaltener und erweiterter Kanälchen. Die Glomeruli sind vielfach verödet, die erhaltenen vergrößert und gut durchblutet. Sie bilden zusammen mit den zugehörigen erweiterten Inseln von Kanälchen den funktionsfähigen Nierenrest als Oase in der Wüste von untergegangenen sekretorischen Elementen.

Bei den mit **Amyloid** komplizierten Nephrosen kann die amyloide Degeneration gleichmäßig, sozusagen alle Glomeruli befallen, sie pflegt aber doch diese selbst nicht vollständig, sondern nur schlingenweise zu verschließen, die Blutzufuhr durch die Vasa afferentia bleibt erhalten. Vielleicht ist das der Grund, daß es nicht oder nur ausnahmsweise (?) zu den stürmischeren histologischen Reaktionserscheinungen wie bei plötzlicherem Abschluß eines Knäuels kommt, und nicht zu Blutdrucksteigerung wie bei akuter oder chronischer Stenosierung der Vasa afferentia.

Die mikroskopischen Veränderungen am Parenchym sind im Prinzip ganz die gleichen, wie bei der reinen Nephrose, bestehend in tropfiger Entmischung und Verfettung, nur findet sich in der Media der kleinen Arterien und unter dem Endothelrohr der Kapillaren in einzelnen oder vielen Schlingen, einzelnen oder vielen der vergrößerten Knäuel und in der Tunica propria der Kanälchen die bekannte Ablagerung von Amyloid; aber es bleiben sehr lange zwischen den amyloiden Schollen noch bluthaltige, sogar erweiterte (Jores) Schlingen bestehen. Die Bindegewebsentwicklung ist mehr diffus, entsprechend der mehr gleichmäßigen Einschränkung der Durchblutung der Glomeruli und Kapillaren, die je nach dem Grade der Amyloidose viel oder wenig zur Atrophie der Kanälchen beiträgt; dementsprechend ist auch die Schrumpfung im Endstadium eine gleichmäßigere.

Makroskopisch ist die Amyloidnephrose weniger ockergelb, mehr graugelb, sehr blaß, durchscheinend, mit den gleichen, nur noch deutlicher hervortretenden, gelblichen Stippchen, bisweilen enorm vergrößert, im Endstadium etwas verkleinert. Die Konsistenz ist fester, steifer, die Markstrahlen heben sich sehr deutlich von der Rinde ab (vgl. Abb. 5).

Pathogenese: Die Pathogenese der Nephrose ist noch ganz dunkel. Da wir dieselben degenerativen Prozesse einschließlich der lipoiden Degeneration in ausgedehntestem Maße bei schweren diffusen Nephritiden in der Niere (wie auch in der Netzhaut) antreffen unter Bedingungen, die zu einer schweren Beeinträchtigung der Blut- und Sauerstoffversorgung führen, so könnte man geneigt sein, die Infiltration mit doppelbrechendem Lipoid auf eine Störung der intrazellulären Verbrennung zurückzuführen und in ihr da, wo keine Störung der Blut- und Sauerstoffzufuhr besteht, ein Zeichen einer primären Störung des Zellstoffwechsels zu sehen.

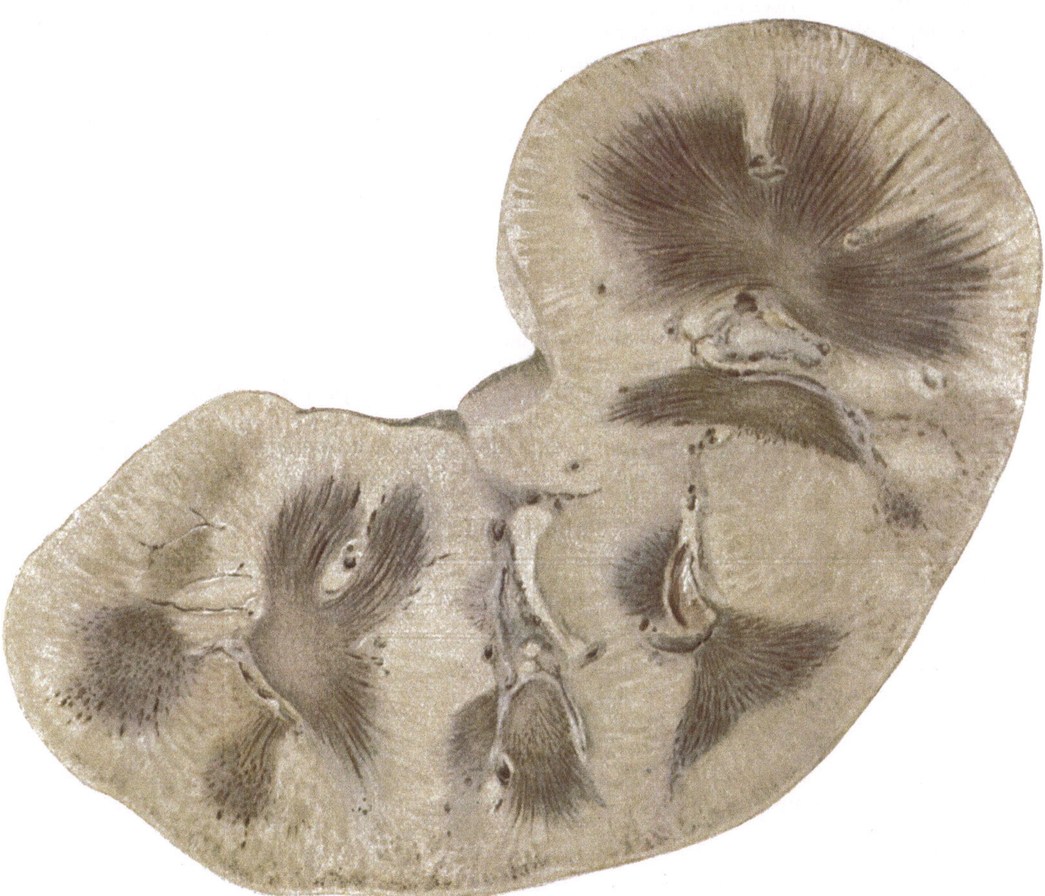

Abb. 5.
Amyloidnephrose. (Aus Volhard-Fahr.)

Gegen die Vorstellung, daß diese Stoffwechselstörung etwa durch die abnorme Gefäßdurchlässigkeit bedingt sei, so daß die Nephrose gewissermaßen erst die Folge des Ödems sei, spricht die Tatsache, daß schwere „essentielle" Ödeme (z. B. bei Unterernährung und reicherer Flüssigkeitszufuhr) mit hochgradiger allgemeiner Steigerung der Gefäßdurchlässigkeit vorkommen, ohne Eiweißausscheidung und ohne Nierenerkrankung.

Nicht weniger unsicher sind unsere Vorstellungen über die Pathogenese der sekundären nephrotischen Schrumpfniere.

Hier handelt es sich um die prinzipiell wichtige Frage, ob der Untergang der Glomeruli die Ursache oder die Folge des Kanälchenschwundes ist.

Der erste Modus, die Abhängigkeit des Kanälchenunterganges von der Verödung der zugehörigen Glomeruli, läßt sich zurzeit nicht sicher ausschließen und mag bei vorgeschrittener Amyloidose sogar die Hauptrolle spielen. Für Fälle ohne Amyloid muß aber betont werden, daß die Glomeruli in den früheren Stadien der degenerativen Erkrankung ganz im Gegensatz zu der diffusen Nephritis keine Beeinträchtigung der Zirkulation aufweisen, und daß auch bei der nephrotischen Schrumpfniere zahlreiche Glomeruli wohl erhalten sind.

Ich halte daher den zweiten, wenn auch ungewöhnlicheren Modus für das Wahrscheinlichere, daß die Glomeruli sekundär zugrunde gehen, sei es infolge von Degeneration und Atrophie des spezifischen Epithelbelages der Knäuel und Kapseln, der ja dem degenerativen Prozeß ebenfalls unterliegt, sei es infolge von Inaktivität nach Schwund des zugehörigen Kanälchens.

Ätiologie: Die Ätiologie der eigentlichen Nephrose ist viel enger begrenzt, wie die des Vorstadiums, der trüben Schwellung, z. T. ganz unbekannt, so daß wir eine Gruppe als genuine Nephrosen denen bekannter Ätiologie gegenüberstellen müssen. In beiden Fällen kann es sich wegen der Art und Ausbreitung der degenerativen Prozesse nicht wie bei der gleichfalls ohne Blutdrucksteigerung verlaufenden herdförmigen Nephritis um eine Infektion, sondern nur um eine Giftwirkung handeln.

Die folgende unserem Atlas entnommene Tabelle gibt eine Übersicht über die Ätiologie unserer bis 1913 beobachteten Fälle, für die drei Verlaufsarten getrennt, aus der schon hervorgeht, daß die Nephrosen weniger häufig zur Beobachtung gelangen wie die Nephritiden und Sklerosen.

Tabelle III.

	Akuter Verlauf	Chron. Verlauf	Endstadium	
genuine	—	7	—	
(Schwangerschaft ? ?)	(2)	—	—	
Diphtherie	7	—	—	
Tuberkulose	—	15	3	
Lues	2	5	—	
chron. Eiterung	—	3	—	
Pankarditis, Viridanssepsis	—	2	—	
Staphylokokkensepsis	1	—	—	
Masern	1	—	—	
Sarkomatose	—	1	—	
Sublimat	6	—	—	
	19	33	3	Sa. 55

Die genuinen Nephrosen scheinen ziemlich selten zu sein, bieten aber das reinste Bild der degenerativen Nierenerkrankungen. Über ihre Ätiologie wissen wir nichts. In mehreren Fällen, darunter bei 3 Soldaten, war, wie bei der Nephritis, Arbeit im Nassen als mutmaßliche Ursache angegeben worden.

Vielleicht spielt eine erbliche Disposition, Krankheitsbereitschaft der Niere, eine Rolle. In diesem Sinne läßt sich die Beobachtung verwerten, daß in einer Familie zwei Knaben, beide mit dem Eintritt in die Entwicklungsjahre, an der gleichartig verlaufenden Nephrose erkrankten; ferner die Beobachtung, daß nach vollständiger Ausheilung bei der Nephrose mit Vorliebe Rückfälle eintreten.

Häufiger als die genuinen Nephrosen treffen wir degenerative Nierenerkrankungen, deren Ätiologie uns bekannt ist. Reine Nephrosen finden wir bei der Diphtherie, sehr selten anscheinend auch bei Masern und septischen Infektionen. Die häufigsten Ursachen sind die Tuberkulose der Drüsen und der Knochen, seltener der Lunge, und chronische Eiterungen; auch sekundäre und tertiäre Lues kommen als ätiologische Momente in Betracht.

Wir selbst haben nur zwei rasch abheilende Fälle mit luetischer Ätiologie gesehen und unter den fünf chronischen einen eigenartigen Fall mit ganz chronischem, dem der genuinen Nephrose vollkommen gleichendem Verlauf bei einem Manne, der vor 11 Jahren eine regulär behandelte Lues durchgemacht hatte. Hier schloß sich das schwere Krankheitsbild aber aus scheinbarer Gesundheit heraus an einen Unfall an. Der Patient war aus Stockwerkhöhe auf das Kreuz gefallen und hatte sich eine ziemlich starke Kontusion ohne äußere Verletzung zugezogen. Als er drei Wochen später zum ersten Male aufstand, bemerkte er eine Schwellung der Füße, und es entwickelte sich in wenigen Tagen ein allgemeiner Hydrops, der monatelang anhielt und das typische Krankheitsbild der „genuinen" Nephrose.

Eine größere Reihe von Fällen rein degenerativer Nierenerkrankung ohne Blutdrucksteigerung ist von Munk aus der Krausschen Klinik beschrieben worden, aus denen hervorgeht, daß der Syphilis eine große Bedeutung für die Ätiologie der Nephrosen zukommt.

Landouzy und Bernard haben 1901 eine néphrite parenchymateuse chronique des tuberculeux beschrieben, die vollständig dem Krankheitsbild der Nephrose entspricht. Bernard betont später nochmals die tuberkulöse Ätiologie; die néphrite hydropigène tuberculeuse, die sich durch eine gute Nierenfunktion (normale oder übernormale Durchlässigkeit gegen Methylenblau) und durch Fehlen von Blutdrucksteigerung und Fehlen der „petits signes du brigthisme" Dieulafoys auszeichnet, kann sekundär bei schwerer Tuberkulose aber auch primär als larvierte Form der Tuberkulose auftreten.

Bernard spricht auch von einer néphrite méiocrasique, weil sie infolge der gesteigerten Durchlässigkeit der Niere zu einer Verminderung des Molekularkonzentration des Blutes führe, und er leitet die Erkrankung auf eine „Tuberkulisation" der Niere zurück.

Zu diesen tuberkulösen Nephritiden rechnet Bernard auch die von Marfan beschriebenen chronisch-hydropischen Kinder-Nephritiden von langer Dauer.

Daß die Nephrose mit einer gewissen Vorliebe jugendliche Individuen befällt, ist auch uns aufgefallen.

Wahrscheinlich können auch noch andere Infektionskrankheiten, z. B. Typhus, Paratyphus zu stärkeren Degenerationsprozessen an den Nieren führen. In früheren Zeiten und Lehrbüchern ist auffallend oft von chronisch-parenchymatöser Nephritis nach Malaria die Rede. Soweit sich aus der Beschreibung ersehen läßt, hat es sich dabei um echte hochhydropische Nephrosen gehandelt. Sie sind mit der Ausrottung der Malaria und raschen Heilung sporadischer Fälle durch Chinin ganz aus unseren Krankenhäusern verschwunden. Ob die degenerative Nierenerkrankung bei der Cholera als toxische Nephrose anzusprechen ist, oder infolge länger anhaltender Asphyxie der Niere entsteht, vermögen wir nicht zu sagen.

Von endogenen Intoxikationen, die nicht auf einer Infektion beruhen, sind die dyskrasisch-kachektischen Zustände zu erwähnen, die bei malignen Tumoren auftreten und in der Literatur für die Ätiologie des Amyloids mitherangezogen werden, und vielleicht (??) die Schwangerschaft. Wir sind aber sehr zweifelhaft geworden, ob primäre Degenerationen der Niere in der Schwangerschaft vorkommen, und ob es sich dabei nicht immer um sekundäre (ischämische) Parenchymdegenerationen handelt.

Über die Ätiologie der amyloiden Degeneration liegt eine ganz neue und überraschende Angabe von Frank vor, wonach jene als der Ausdruck einer primären oder sekundären Infektion mit Kapselbazillen anzusehen wäre, deren Hauptvertreter der Pneumobazillus Friedländer ist. Es gelang ihm, mit Reinkulturen dieser Bazillen künstlich bei Mäusen Amyloid zu erzeugen und bei Menschen in vier Fällen von allgemeiner Amyloidose die gleiche Bazillenart zu züchten. Löschcke konnte diese Befunde seitdem bei allen (4) Fällen unserer Beobachtung bestätigen und mit den aus der Leiche gezüchteten Bazillen ebenfalls bei der Maus Amyloid hervorrufen.

Nach Frank haben wir es bei der Amyloidose mit einer eigentümlichen Koagulationsnekrose der Gefäßwandzellen unter der Einwirkung der Bakteriengifte zu tun, welche über eine hyaline Vorstufe (Lubarsch) zur Ausbildung des Amyloids führt.

Die Entdeckung Franks gibt vielleicht einen Fingerzeig, auch bei den nicht mit Amyloid komplizierten Nephrosen, bei denen es sich um einen außerordentlich verwandten Vorgang zu handeln scheint, nach einer gleichartigen, bakteriotoxischen Ätiologie zu fahnden und nach chronischen Infektionen mit wenig virulenten, aber toxinbildenden Bakterien zu suchen. Es ist doch sehr auffallend, daß alle genuinen Nephrosen unserer Beobachtung, die gestorben sind, einer meist sehr chronisch verlaufenden Pneumokokkenperitonitis erlegen sind.

Experimentell lassen sich durch eine große Anzahl von Giften Nierenveränderungen erzeugen, die nicht als entzündlich, sondern als degenerativ zu bezeichnen sind; doch ist es bisher noch nicht gelungen, eine dem menschlichen Krankheitsbilde gleichende chronische Nephrose im Tierexperiment zu erzielen. Beim Menschen scheint jedoch bei geringgradiger Quecksilbervergiftung ein der Nephrose ähnliches Krankheitsbild vorzukommen (vgl. S. 353). Die in der Regel zu beobachtenden schweren Grade der Quecksilbervergiftung führen aber zu einer vollständigen Nekrose der Epithelien, deren klinische Erscheinungen von denen der degenerativen Erkrankung ganz verschieden sind.

Mit Rücksicht auf die Seltenheit der Erkrankung will ich der Besprechung der Symptomatologie eines der klinischen Beispiele aus Volhard und Fahr vorausschicken. Die Krankengeschichte stammt von meinem langjährigen Mitarbeiter Keller, der mir bei der Verarbeitung unseres großen klinischen Materiales die wertvollsten Dienste geleistet hat.

Fro. . .nn, Theodor, 15 Jahre alt, Schüler.

Klinische Diagnose: **genuine Nephrose;** Tod infolge von Pneumokokkenperitonitis.

I. Aufnahme: Anamnese: Ein Bruder starb mit 15 Jahren an Nierenentzündung (nach der Krankengeschichte und den histologischen Präparaten, die uns freundlicherweise zur Verfügung gestellt wurden, handelte es sich ebenfalls um eine Nephrose). Patient selbst hatte als Kind Lungenentzündung, vor 6 Jahren Gelenkrheumatismus, vor 4 Jahren und vor 1 Jahr Blinddarmentzündung, nicht operiert.

Am 29. I. 10 in der Schule plötzliches Unwohlsein, Schwäche und Schwindelgefühl. Der Mutter war jedoch bereits 10 Tage vorher eine Schwellung der Augenlider aufgefallen, die sie, mit derartigen Erscheinungen von der Erkrankung ihres anderen Jungen her wohl bekannt, sofort veranlaßte, zum Arzte zu gehen. Der Arzt untersuchte den Urin und fand ihn eiweißfrei, desgleichen am 25. I. 10. Vom 29. I. ab lag Patient zu Bett mit krampfartigen Schmerzen im Bauch, profusesten Durchfällen und Erbrechen. Am 30. I. Albumen im Urin vorhanden, Urinmenge ca. 800, häufiger Urindrang bei Entleerung nur kleiner Portionen. Bei der Aufnahme keine Diarrhöe und Übelkeit mehr, kein Kopfschmerz.

Status praesens vom 7. II. 1910: Gut genährter Junge von seinem Alter entsprechender Größe und Entwickelung. Auffallend mageres Gesicht, ausgesprochene Blässe der Haut und der Schleimhäute. Zunge leicht weißlich belegt. Keine sichtbaren Ödeme. Beiderseitiger Pleuraerguß von ca. Handbreit Höhe, Perikarderguß, beträchtlicher Ascites.

Leber 2 Querfinger unter dem Rippenbogen, sonst kein abnormer Organbefund. Nervensystem ohne Störung.

Urin: Tagesmenge 550 ccm, spezifisches Gewicht 1030, Albumen: 10 ‰, beim Stehen setzt der Urin Massen von Uratsalzen ab. NaCl: 0,1%, N: 2,6%.

Sediment: Enthält spärlich Zylinder, keine Blutbestandteile.

Blutdruck: 120/58 mm Hg.

Körpergewicht: 51 Kilo.

Verlauf: In den ersten Tagen nach Krankenhausaufnahme noch Ansteigen des Höhlenwassers und Gewichtes auf 53,1 kg am 12. II. Am gleichen Tage Blutdruck 116/60 mm Hg. Urinmenge 375 ccm, spezifisches Gewicht 1031 (vorher schon 1035), Albumen 12 ‰. NaCl: 0,09%. Von da ab Sinken des Körpergewichtes ohne Vermehrung der Diurese, wobei jedoch die Kochsalzkonzentration stark ansteigt, und zwar am 13. II. auf 0,13, am 14. auf 0,34, am 15. auf 0,68, am 16. auf 0,88, am 17. auf 1,15%. Nunmehr wieder langsames Absinken der NaCl-Konzentration bis 0,1% am 1. III. 10. Dabei verharren die Urinmengen unverändert auf 300—400 und das Gewicht bleibt bei NaCl-freier Kost und Beschränkung der Flüssigkeitszufuhr auf 400—500 ccm konstant. Danach setzt ein neuer Anstieg der NaCl-Ausscheidung ein; am 5. und 6. III. 10 werden Konzentrationen von 1,58 resp. 1,64% erreicht. An denselben Tagen Vermehrung der Urinmenge auf je 800 ccm. Am 8. III. werden sogar 1050 ccm Urin entleert mit einem NaCl-Gehalt von 1,3%. Schon am 11. III. ist aber die Diurese wieder auf 475 ccm gefallen uud nimmt noch weiterhin ab, während die Kochsalzausscheidung sich bis zum 1. IV. auf einer Höhe von um 1,0% hält. Von diesem Termine ab Diurese äußerst knapp 350, dann nur noch **200** ccm, und der Kochsalzgehalt sinkt auf 0,2% und weniger. Am 6. IV. hatte Patient im Bade einen Schwächeanfall, wobei er krampfartige Zuckungen mit dem rechten Arme ausführte. Am 11. IV. klagte er morgens über heftige Leibschmerzen, die 5 Uhr nachts ganz plötzlich aufgetreten waren. Die Temperatur — bislang stets normal — stieg auf 38,3°. In Anbetracht, daß Patient schon mehrfach Attacken von Appendizitis durchgemacht hatte, wurde vom Chirurgen die Diagnose Blinddarmentzündung gestellt und am gleichen Tage noch operiert. Es fanden sich alte Veränderungen des Wurmfortsatzes, aber keine frische Appendizitis. Aus dem Bauche entleerte sich eine größere Menge schwach milchig getrübter Flüssigkeit. Im kleinen Becken fanden sich einige eitrige Flocken. Ein Ausgangspunkt für die Eiterung wurde nicht gefunden.

Während des bis jetzt skizzierten Krankheitsabschnittes verhielt sich das spezifische Gewicht des Urins je nach der Menge wechselnd, das geringste spezifische Gewicht am Tage der größten Diurese betrug jedoch immerhin 1028, an den Tagen mittlerer Diurese (400 ccm) erreichte es meist 1040, an den Tagen geringster Harnproduktion wurden aber Werte bis **1050** festgestellt. Ebenso exorbitante Werte erreichte auch die Albuminurie, von anfangs 10‰ steigerte sich der Albumengehalt des Urins auf 20‰ am 1. III. 10. Bei stärkerer Diurese fielen die Eiweißwerte bis auf 5‰, um aber dann wieder die frühere Höhe zu erreichen, ja bedeutend zu überschreiten; nach Esbach wurden zu Anfang April bis 27‰ bestimmt. Da die Esbachsche Methode, besonders wenn es sich um große Eiweißmengen handelt, sehr ungenau ist, und die beim Verdünnen notwendigen Multiplikationen die Fehler noch um ein Vielfaches steigern, den gewonnenen Zahlen demnach nicht viel mehr Bedeutung zukommt, wie die Feststellung einer sehr hohen Eiweißprozentzahl, so erachteten wir es für nötig, mehrfach den Eiweißgehalt aus der Eiweißstickstoffzahl des Urins zu berechnen. Dabei kamen noch viel höhere Zahlen heraus wie die nach Esbach gewonnenen. Am 1. IV. betrug danach der Eiweißgehalt des Urins 39‰, am 10. IV. sogar **51‰**. Bemerkenswert ist, daß der Albumengehalt des Harns jedesmal auf Theozinverabreichung anstieg, ohne daß die Diurese zu- oder abnahm.

Die Stickstoffkonzentration des Urins bewegte sich meist um 2%, sank nie unter 1,3%, an den Tagen geringster Diurese erhob sie sich bis auf 3,2%, einschließlich des Harneiweißes.

Die Wasseransammlungen gingen, nach einem kurzen Anstieg zu Anfang, in der Zeit der etwas gebesserten Wasserdiurese und der bis auf übernormale Werte gesteigerten Salzdiurese etwas zurück, verschwanden aber keineswegs ganz. Bei der Laparotomie am 11. IV. konnte der chyliforme Charakter des Peritonealtranssudates nachgewiesen werden. Die Pleura wurde zwecks Feststellung der Art des Ergusses punktiert. Das Punktat war fast wasserhell, in dickerer Schicht leicht opak milchig getrübt. Spezifisches Gewicht 1008, Albumen 0,75‰, NaCl 0,7%.

Ein Wasserversuch ließ sich nicht durchführen. Nach dem Trinken von 1 Liter Wasser setzten bei dem Patienten, der schon ohnehin oft zahlreiche wäßrige Durchfälle hatte, sofort profuse wäßrige Stuhlentleerungen ein.

Augenhintergrund ohne jeglichen pathologischen Befund.

Blutdruck ausnahmslos niedrig: 116, 122, 108, 112 mm Hg.

Vom Tage der Operation ab stiegen die Urinmengen auf 700—800 ccm, spezifisches Gewicht 1014—1017, Albumen 10‰, NaCl in kaum nachweisbaren Spuren. Am 23. IV. betrug die Diurese sogar 1100 ccm, an den folgenden Tagen 800—900 ccm, Kochsalz 0,1—0,25%, Albumen wieder im Steigen. Am 3. V. Albumengehalt bereits 30‰ bei 500 ccm Diurese. Diese Höhe der Eiweißausscheidung blieb bestehen bis Mitte Mai, wobei die Diurese sich auch wieder langsam bis auf 250—450 ccm pro die verminderte. Dabei wieder starke Durchfälle. Am 6. V. Öffnung eines großen Abszesses, der sich am Skrotum gebildet hatte. Langsamer Heilungsverlauf der Bauchwunde, aus der noch immer Ascites der beschriebenen Art hervorquillt. Am gleichen Tage klagte Patient über heftiges Stechen in der Brust und hatte Fieber bis fast 39°. Probepunktion der Pleura ergibt die gleiche Flüssigkeit wie früher, keinen Eiter. Schmerzen in der Brust und im Bauche nunmehr wechselnd Tag für Tag. Anwachsen der Wasseransammlung.

Vom 17. V. an begann unter erneutem Einsetzen von profusen Durchfällen die Diurese wieder zu steigen, und der nach Schluß der Bauchwunde stark angewachsene Ascites nahm ab. Der Patient, der sich bis dahin furchtbar matt und elend gefühlt hatte, lebte dabei sichtlich auf. Vom 23. bis 30. V. wurden täglich Urinmengen von 1100—1500 ccm entleert (Zufuhr ca. 1000 ccm). Der Kochsalzgehalt des Urins betrug aber nach wie vor kaum 0,1%, er stieg dann aber vom 29. V. ab an, betrug an diesem Tage 0,44, an den nächsten 0,5 bis 0,7%. Dabei weiteres Steigen der Diurese bis 2600 ccm, Absinken des Eiweißes auf 1‰ und darunter. Gewichtsabnahme seit Einsetzen der guten Diurese (17. V. bis 9. VI.) 10,5 Kilo. Höhlenwasser verschwunden. Nunmehr rasche Hebung des Kräfte- und Ernährungszustandes. Patient hat einen ganz außergewöhnlichen Appetit, nimmt innerhalb von 14 Tagen 8 kg zu und kann am 27. VI. als geheilt entlassen werden. Albumen noch in Spuren, normale Wasser- und Kochsalzausscheidung. Das Sediment, das immer nur vereinzelte Zylinder enthalten hatte, läßt jegliche pathologische Formbestandteile vermissen. Blutdruck wie bei allen Messungen normal, 112/60 mm Hg.

Von irgend einer besonderen therapeutischen Beeinflussung der Krankheit, auf die die plötzliche Besserung zurückgeführt hätte werden können, kann nicht die Rede sein.

Ein Moment verdient jedoch in dieser Beziehung zweifellos besondere Beachtung: Der vormals aus der noch nicht völlig verheilten Bauchwunde hervorquellende Ascites enthielt stets Pneumokokken in Reinkultur, desgleichen der Eiter des Skrotalabszesses und ebenso auch der Eiter eines riesigen Bauchdeckenabszesses, der sich in der zweiten Hälfte des Mai bildete und am 13. V. sich spontan entleerte. Dieser Abszeß stand in direkter Kommunikation mit der Peritonealhöhle. Als er nach außen perforierte, schoß zugleich mit dem Eiter der milchige Ascites mit hervor. Es bestanden in jener Zeit stets Beschwerden von seiten des Abdomens, wie reißende Schmerzen, insbesondere nach dem After hin, auch vorübergehende Stuhl- und Windverhaltung, zu einer eigentlichen, schweren Peritonitis kam es jedoch wider Erwarten nicht. (Die Koinzidenz der Pneumokokkeninfektion des Ascites mit der Resorption des Höhlenwassers und der Gesundung des Patienten mußte den Verdacht eines kausalen Zusammenhangs beider Momente erwecken. Ob der große Abszeß im Sinne eines Fixationsabszesses günstig gewirkt hat, steht dahin.)

II. Aufnahme. Am 15. VII. wurde Patient wiederum zum Krankenhause gebracht. Bei der zu Hause fortgesetzten genauen Kontrolle des Urins, der bei der Entlassung nur noch Spuren von Albumen enthielt, war ein Rückgang der Menge und eine bedeutende Vermehrung des Albumens bemerkt worden. Der Patient hatte bei der Neuaufnahme ein etwas pastöses Gesicht, aber keine sichtbaren Ödeme. Die Haut war wieder auffallend blaß.

Urin: 500 ccm pro 24 Stunden, spezifisches Gewicht 1044, Albumen 8‰, Sanguis 0, Sediment: Massen von Uraten, keine Formelemente. NaCl: 0,06%, N: 1,5%.

Blutdruck: 110/55 mm Hg.

Körpergewicht: 44,2 Kilo.

Verlauf: Nach 3 Tagen Albumen bereits 28‰, am 5. Tage 35‰. Die Urinmenge sinkt bis auf 200—300 ccm. Das Gesicht wird stark pastös, sonst treten aber infolge starker Einschränkung der Flüssigkeitszufuhr keine Ödeme auf. Schnell ansteigender Ascites. Am 7. VIII. entsteht eine Thrombose der rechten Schenkelvene. Das Bein wird schnell ödematös, wobei ein erhebliches Zurückgehen des Ascites zu bemerken ist. Das Albumen steigt auf ca. 40‰ an. NaCl-Ausscheidung um 0,15%. N-Ausscheidung 2,0—2,8%. Dieser Zustand dauerte unverändert an bis zum 15. IX. 1910. Am 6. IX. war der Ascites so stark angestiegen und die untere Rückenpartie sowie die Innenseite der Oberschenkel dermaßen geschwollen — Unterschenkel und Knöchel dabei absolut ödemfrei! —, daß zu einer Punktion des Abdomens geschritten werden mußte. Die Ascitesflüssigkeit hatte ein wäßriges, schwach milchiges Aussehen: Spezifisches Gewicht 1009. Albumen ½‰, NaCl: 0,7%, N: 0,12%. Am Tage nach der Punktion waren die Rücken- und Oberschenkelödeme fast völlig verschwunden, der Leib aber wieder stark mit Flüssigkeit gefüllt. Vom 15. IX. ab setzte ein schnelles Ansteigen der Kochsalzwerte des Urins ein. Am 19. ist bereits ein NaCl-Gehalt von 0,9% erreicht, der mehrere Tage anhält und sich noch bis 1,0% steigert bei einer regelmäßigen täglichen Urinausscheidung von 250 ccm mit 25 bis 35‰ Albumen. Dann noch einige Tage 0,55% Kochsalz, weiterhin ca. 0,4%, dabei Diurese unter 200 ccm.

Am 3. Oktober 2. Bauchpunktion (4 Liter milchig wäßriger Flüssigkeit, spezifisches Gewicht 1007, Albumen = 0, nach Esbach nicht meßbar). An demselben Tage noch schnellt die NaCl-Konzentration des Harnes auf 0,9% hinauf, bei 220 ccm Urin. Von dem nächsten Tage an wird 11 Tage lang das Kochsalz in einer Konzentration von über 1,0% (bis 1,25%) ausgeschieden, wobei die Urinmenge zwischen 250 und 400 ccm schwankt, Albumen: 25 bis 30, bis 42‰.

Am 6. Oktober ist der Ascites bereits wieder hoch angestiegen, Rücken- und Oberschenkelödem aber völlig verschwunden. Erneute Bauchpunktion (2 Liter, spezifisches Gewicht 1007, Albumen-Spur, NaCl: 0,73%). Vom 16. X. ab sinken die NaCl-Werte wieder langsam ab. Am 30. X. beträgt die NaCl-Ausscheidung nur noch 0,1%. Dann setzt eine erneute Steigerung ein, am 9. und 10. XI. 0,95%. Von da ab wieder Sinken bis 0,08% am 26. XI. Danach NaCl-Ausscheidung längere Zeit 0,15—0,25, höchstens 0,3%, erneute Steigerung auf hohe Werte beginnt mit dem 21. XII. Anfang Januar wieder Abfall auf 0,15%. Erneute Steigerung beginnt am 20. I. 11 und hält noch bei der Entlassung am 3. II. 11 an.

Weitere Bauchpunktionen wurden ausgeführt am 28. X., am 16. XI., am 8. XII., am 12. I., am 27. I. und am 2. II. 1911. Die Punktionsflüssigkeit hatte stets das gleiche Aussehen wie vorher, wäßrig-milchig mit einem Eiweißgehalt von ca. $^1/_5$‰. In der Wasserdiurese kamen in all den Monaten bei stets stark eingeschränkter Flüssigkeitszufuhr keine bedeutenderen Schwankungen mehr vor, 250 bis 350 ccm pro die war sozusagen der Durchschnitt, zuweilen wurde noch weniger Urin gelassen (150, 120), vereinzelt etwas mehr, 400, auch einmal 450 ccm. Das spezifische Gewicht betrug dabei 1030 bis 1049, der Albumengehalt des Urins meist um 25—30‰, auch mehr, bis 40‰, zeitweise weniger, herab bis 12‰. Die Stickstoffprozentzahlen waren unverändert außergewöhnlich hoch, 2,5 bis 3,4%. Urinsediment war stets spärlich, selten wurden Zylinder gefunden.

Ausscheidung körperfremder Substanzen:

1. Milchzucker. Es werden 20 ccm einer 10%igen Milchzuckerlösung intravenös injiziert. Qualitativ ist noch nach 6 Stunden im Urin Zucker schwach nachweisbar, quantitativ 4 Stunden, d. h. nur die eine, während der ersten 4 Stunden gesammelte Urinportion ergibt im Polarimeter R-Drehung. Die daraus zu berechnende Milchzuckermenge beträgt nur 0,084 g! Die Milchzuckerausscheidung erfolgte also ganz außerordentlich schlecht.

2. Jod: Nach Einnehmen von ½ g Jodkali ist die Jodausscheidung im Urin nach 67 Stunden beendet.

Blutdruck: Stets niedrig, 110 bis 120, einmal 124 mm Hg.

Im Blutstatus fallen die hohen Hämoglobin- und Viskositätswerte auf.

Hgl. 28. VII.: 95%; 30. VIII.: 85%; 29. IX.: 110% (nach Plesch 72% — sehr hoch —); 10. I. 11: 85%. Viskosität nach Heß 25. X.: 4,7.

Patient verließ am 3. II. 11 ungeheilt das Krankenhaus. Sein Zustand hatte sich in keiner Weise geändert. Er war furchtbar blaß, hatte einen nur durch Punktion zu beseitigenden Ascites, leichte, oft wechselnde Schwellungen im Gesicht, — auf Pilokarpin starke ödematöse Schwellungen der Ohrspeicheldrüsen, nach Weinen Schwellung der Lider —, nicht die Spur von Ödemen an Füßen und Unterschenkeln, sehr häufig wäßrige Durchfälle und beinahe eben so oft Bronchitis.

Auch nach der Heimkehr trat keine Veränderung des Zustandes ein, bis Patient ganz plötzlich am 30. III. 1911 an einer foudroyanten Pneumokokkenperitonitis erkrankte, der er am 1. IV. 11 erlag.

Autopsie (Dr. Fahr): Gesamtbefund: Diffuse, fibrinös-eitrige Peritonitis (Pneumokokken), Trübung des Leberparenchyms. Blutungen am Perikard. Typische Nephrose. (Vgl. Abbild. 4, S. 323.)

Nierenbefund: Die Nieren sind beide vergrößert, die linke etwas mehr wie die rechte, die Kapsel ist leicht abziehbar, die beiden Nieren erscheinen deutlich geschwollen. Die Oberfläche ist glatt, im ganzen von schmutziggraugelblicher Farbe. Man bemerkt an der Oberfläche zahlreiche, deutlich sich abhebende, weißgelbliche Fleckchen und Streifchen. Derartige Fleckchen und Streifchen lassen sich auch auf der Schnittfläche, im Bereich der Rinde erkennen. Die Rinde ist breit, von gelblichem, lehmigem Aussehen. Die Substanz ist von ziemlich weicher Konsistenz, die Zeichnung völlig verwaschen. Die Pyramiden heben sich durch bräunliche Farbe sehr deutlich von der graugelblichen Rinde ab. Von den Rändern der Pyramiden strahlen in die Rindensubstanz kranzförmig angeordnete, gelbliche, fleckweise etwas mehr bräunlich gefärbte Streifchen. Das Gewicht der linken Niere beträgt 170 g.

Histologisch: An den Kanälchen, namentlich auch an den gewundenen Harnkanälchen starke Verfettungen, granuläre Degeneration gleichfalls vorhanden, aber gegen die Verfettung an Stärke sehr zurücktretend. Zwischen den Kanälchen beträchtliche Entwickelung von Granulationsgewebe, das die Kanälchen, die vielfach erweitert sind, umscheidet und auseinanderdrückt. Im Interstitium stellenweise Kalkablagerung. Glomeruli zeigen zarte

Schlingen in mäßigem Füllungszustand. Gefäße im ganzen intakt, nur an einzelnen Gefäßen beginnende hyperplastische Intimaverdickung. (Vgl. Abb. 2 auf Tafel I.)

Symptomatologie: Das Krankheitsbild der klassischen Nephrose wird beherrscht von der Wassersucht. Ihre Ursache ist zu suchen in einer pathologisch gesteigerten Durchlässigkeit der Blutgefäße, und diese wiederum entspringt allem Anschein nach dem Einfluß von Substanzen, welche bei der Degeneration der Nierenepithelien entstehen und in den Kreislauf gelangen (vgl. S. 118).

Die Ödeme können bei der genuinen Nephrose die denkbar höchsten Grade erreichen. Stets sind die serösen Höhlen mitbeteiligt. Sie sind sogar Prädilektionsstellen der Ödeme und können ausschließlich hydropisch sein, wenn zu Beginn oder gegen Ende der Erkrankung das Unterhautzellgewebe noch oder wieder trocken ist. Bei entsprechender Behandlung kann der Hydrops sich allein auf einen langanhaltenden, nach Punktion stets wiederkehrenden Ascites beschränken. Doch zeigt sich auch hier die Ödembereitschaft bei jeder Gelegenheit, wo ein ödembeförderndes, d. h. die Gefäßdurchlässigkeit erhöhendes Moment hinzutritt (Stauung, Thrombose). Selbst kleine funktionelle Änderungen des Gefäßtonus können Ödem erzeugen, z. B. Weinen Lidödem, Pilokarpin neben Speichelfluß, Wangen- und Parotisödem.

Die Ödemflüssigkeit sowie die punktierten Transsudate zeigen ein außerordentlich charakteristisches Verhalten.

Sie sind milchig getrübt, „pseudochylös", in dünner Schicht wäßrig und durchsichtig, in dickerer Schicht von bläulichweißer Farbe und einem Aussehen, als ob Wasser einige Tropfen Milch zugemischt wäre.

Diese milchige Trübung rahmt nicht auf und verschwindet nicht beim Schütteln der Transsudate mit Äther.

Die gleiche chylusähnliche Trübung findet sich auch im Blutserum. Die trübende Substanz der Transsudate stammt daher aus dem Blute und ist nach Bernert und Weil als eine Globulin-Lipoidverbindung auszufassen.

Vermutlich kommt diese abnorme Beimengung aus den verfetteten Nieren, aus denen die pathologischen Fettsubstanzen durch die Lymphgefäße dem Blute zugeführt werden. Dafür spricht wenigstens der Nachweis doppelbrechender Lipoide in den Interstitien und Lymphgefäßendothelien derartiger Nieren (Löhlein, Stoerk).

Als zweite charakteristische Eigenschaft dieser Transsudate ist ihre wäßrige Beschaffenheit und Eiweißarmut hervorzuheben. Es handelt sich fast um eine physiologische Kochsalzlösung.

Der Eiweißgehalt der Punktate ist stets außerordentlich gering, $\frac{1}{4}$—$\frac{1}{2}$‰, höchstens 1‰ nach Esbach. Den Stickstoffgehalt fanden wir 0,036—0,12 %, den Kochsalzgehalt konstant in oder wenig über der Konzentration des Blutes 0,62—0,7 %, das spezifische Gewicht überstieg nie 1010.

Der Harn zeichnet sich aus durch ein eigentümlich schmutziges graugelbes oder graubräunliches Aussehen, er ist bisweilen wenig, bisweilen außerordentlich intensiv gefärbt bis zum Schwarzbraun (Urobilin + + +) und läßt ein starkes Uratsediment fallen. Er ist meist trübe, dickflüssig und weist im Stadium der höchsten Ödembereitschaft und bei Trockendiät ein enorm hohes spezifisches Gewicht von 1030—1050 auf. Die Reaktion ist schwach sauer, sie läßt sich viel leichter wie bei der Nephritis durch Alkaligaben in die alkalische überführen.

Der Harn vergärt sehr leicht. Dabei kann die Reaktion so stark alkalisch werden, daß die Eiweißbestimmung nach Esbach negativ ausfällt.

Die Menge ist sehr stark vermindert und kann monatelang unter ½ Liter in 24 Stunden betragen. Mengen von 300, 200 und noch weniger in 24 Stunden sind nichts Seltenes.

Der Eiweißgehalt des Harnes ist auf der Höhe der Erkrankung stets enorm hoch, 10, 20, 35 ja 50‰, durch Stickstoffbestimmung ermittelt, wurden beobachtet.

Das Sediment ist außerordentlich verschieden und auch im einzelnen Falle sehr wechselnd. Anfangs findet man bisweilen massenhaft Zylinder aller Art und verfettete Elemente, Fettkörnchenkugeln, verfettete Epithelien und Leukocyten. Den Hauptbestandteil des Sedimentes bilden lipoide Substanzen, die sich im Polarisationsmikroskop als doppelbrechend erweisen. Sie finden sich teils frei, in einzelnen Tröpfchen, oder drüsenförmig, zusammengeballt, ferner als feine Tröpfchen in den zahlreichen abgestoßenen Epithelien, insbesondere aber in der Form charakteristischer großer und trüber Zylinder (Munk)[1]). Im weiteren Verlauf ist das Sediment oft auffallend spärlich; Leukocyten und Lipoidtröpfchen sind wohl stets vorhanden, Zylinder bisweilen nur vereinzelt, verfettete Epithelien nicht regelmäßig.

Makroskopisch sichtbare Blutbeimengung, also das, was wir Hämaturie nennen, fehlt bei unkomplizierten Fällen von Nephrose fast stets. In seltenen Fällen sind mikroskopisch ganz vereinzelt rote Blutkörperchen zu sehen. Doch ist das entschieden die Ausnahme. Das Fehlen von Blut im Urin ist ein wichtiges und charakteristisches Merkmal der degenerativen, nichtentzündlichen Erkrankungen.

Nierenfunktion: Die Prüfung der Wasserausscheidung mit der Methode des Wasserversuches, wobei 1500 ccm Wasser im Laufe einer halben bis ¾ Stunde nüchtern getrunken werden, ergibt im Stadium der starken Ödeme, der hochgradigen Oligurie entsprechend, eine scheinbar sehr schlechte Funktion, und es werden davon in 4 Stunden, ja selbst in 24 Stunden nur einige 100 ccm ausgeschieden. Tritt dagegen die Krankheit in das Stadium ein, in welchem die Tendenz zur Ödembildung nachläßt, so kann der Wasserversuch eine ziemlich oder sogar sehr gute Wasserausscheidung ergeben, selbst dann, wenn noch Höhlenhydrops und Neigung zu Oligurie besteht.

Die schlechte Wasserausscheidung liegt bei der Nephrose nach unserer Meinung nicht an dem Unvermögen der Niere, sondern an der Durchlässigkeit der Gefäße, welche es verhindern, daß das Wasser überhaupt bis zur Niere gelangt (vgl. Abschnitt 3, S. 82 und 116). Bisweilen steht die gute Wasserausscheidung in einem überraschenden Gegensatz zu dem Grad der vorhandenen Ödeme.

Beispiel: In einem Falle von genuiner Nephrose, den wir vom 17. V.—15. XII. 09 in Behandlung hatten, und der anfangs enorme Ödeme, später nur noch Höhlenwassersucht, insbesondere hochgradigen Ascites aufwies, wurden folgende Resultate beim Wasserversuch erhalten:

am	2. VI.	werden v. 1500 ccm	Wasser	i. 4 St. 180,	i. 24 St.	315 ccm	ausgeschieden
„	11. IX.	„ „ 1320	„	„ „ 4 „ 184,	„ 24 „	250 „	„
„	26. X.	„ „ 1500	„	„ „ 4 „ 885,	„ 24 „	1310 „	„
„	29. X.	„ „ 1500	„	„ „ 4 „ 915,	„ 24 „	1590 „	„
„	23. XI.	„ „ 1500	„	„ „ 4 „ 965,	„ 24 „	1415 „	„

Dabei sank das spezifische Gewicht, das anfangs 1044 erreichte, in den letzten Wasserversuchen auf 1002.

---

[1]) Man muß sich vor einer Verwechslung der Lipoide mit Kristallen, die das Licht ebenfalls doppelt brechen, hüten.

Die ersten beiden Wasserversuche stammten aus der Zeit der stärksten Ödembereitschaft, in der die Kranke 200—400 ccm Urin in 24 Stunden ausschied, an einzelnen Tagen auch nur 58 und 65 ccm, die letzten drei Wasserversuche aus dem Stadium des Höhlenhydrops. In einem anderen Falle von luetischer (?) Nephrose nach Trauma (cf. S. 327), der bei hochgradigen Durchfällen 600—850 ccm in 24 Stunden ausschied, wurde schon in Beginn der Erkrankung, im ödematösen Stadium ein relativ guter Ausfall des Wasserversuches erhalten:

8½—9½	Uhr	1500	ccm Wasser nüchtern getrunken					
10	„	490	ccm	spez.	Gew.	1003⅓,	Farbe	hell
10½	„	215	„	„	„	1003⅓	„	etwas heller
11	„	130	„	„	„	1003	„	sehr hell
11½	„	65	„	„	„	1007⅓	„	noch recht hell
12	„	65	„	„	„	1007	„	noch recht hell
12½	„	80	„	„	„	1008	„	etwas dunkler
		1045 in 4 Stunden.						

Der Ausfall ist typisch; besonders kennzeichnend für die extrarenale Störung der Wasserausscheidung ist der Nachlaß der Diurese nach 2 Stunden, der für den Gesunden und für die normale Nierenfunktion charakteristisch ist; d. h. alles Wasser, das die Niere erreicht, wird rechtzeitig ausgeschieden. Eine renale Störung der Wasserausscheidung verrät sich vor allem durch die verlängerte Dauer der Diurese, die sich gleichmäßig über die 4 St. verteilt. Für die Beurteilung der Leistungsfähigkeit der Niere kommt es hier ferner, wie bei allen hydropischen Fällen auf die größte Einzelportion in ½ Stunde an. Dabei ist aber nur der gute Ausfall des Wasserversuches verwertbar, der schlechte nicht, weil wir bei Ödembereitschaft kein Mittel haben, das Wasser an die Niere heranzubringen. Bei fehlender Niereninsuffizienz können wir aber aus dem schlechten Ausfall des Wasserversuches auf den Grad der extrarenalen Gefäßschädigung schließen. Ein sehr lehrreiches Beispiel von dem Einflusse extrarenaler Faktoren auf den Ausfall des Wasserversuchs bei der Nephrose ist auf S. 51 mitgeteilt.

Ganz ähnlich steht es mit der Kochsalzausscheidung. Im Stadium der wachsenden Ödeme ist die prozentuale und absolute Kochsalzausscheidung enorm niedrig und sinkt bis auf Spuren. Im Stadium der abnehmenden Ödeme oder des Wassergleichgewichtes kann der Harn einen etwa normalen Prozentgehalt an Kochsalz von 1% erreichen, ja überschreiten. Die absolute Kochsalzausscheidung ist aber auch dann noch, solange die Oligurie besteht, begreiflicherweise stets ungenügend, weit unter normal.

Dagegen ist die prozentuale Stickstoffausfuhr ganz auffallend über die Norm gesteigert, und der N-Gehalt des Harnes hält sich um 2—3%! — auch nach Ausfällung des Eiweißes.

Bei der im schwersten Stadium meist herabgesetzten Nahrungsaufnahme dieser Kranken wird durch diese enorm hohe N-Konzentration des Harnes trotz der hochgradigen Oligurie auch absolut eine ausreichende N-Ausfuhr erreicht. Wir haben wenigstens bei diesen Formen nie eine erheblichere N-Retention im Blute beobachtet.

Die Funktionsprüfung der Niere, mit den von Schlayer angegebenen Methoden, ergibt kein verwertbares Resultat.

Auf Grund seiner auf S. 26 bereits ausführlich geschilderten Tierversuche hat Schlayer auch die beim Menschen vorkommenden Nephritiden in vaskuläre und tubuläre unterschieden, wie er ausdrücklich hervorhebt, nur nach funktionellen Gesichtspunkten; und er bezeichnet als vaskuläre Nephritiden diejenigen, welche von den körpereigenen Stoffen Wasser, von den körperfremden Milchzucker schlecht ausscheiden, als gemischte oder vaskulo-tubuläre solche, welche außerdem auch von den körpereigenen Stoffen Kochsalz, von den körperfremden Jod schlecht ausscheiden. Reine tubuläre Fälle, welche Milchzucker gut, Jod schlecht ausscheiden, wie die experimentellen Tiernephritiden nach Chrom, Uran, Sublimatvergiftung, sind von Schlayer bisher nicht beschrieben worden.

Histologisch stellen nun die von uns Nephrosen genannten rein degenerativen Nephropathien den Typus dessen dar, was man als tubuläre Nephritis im Gegensatz zur vaskulären bezeichnen könnte. Die Funktionsprüfung nach Schlayer ergibt aber merkwürdigerweise, daß auch die nicht mit Amyloid komplizierten reinen Nephrosen Milchzucker bisweilen schlecht, z. T. sehr schlecht ausscheiden, Jod dagegen meist gut oder kaum verlängert.

Die Möglichkeit läßt sich nicht ohne weiteres abstreiten, daß das funktionelle Verhalten in direktem Gegensatz steht zum histologischen, und daß bei den Nephrosen einerseits die Tubuli zwar anatomisch stark verändert, funktionell und sekretorisch intakt, die Gefäße andererseits zwar anatomisch intakt, aber funktionell geschädigt sind. Diese paradox erscheinende Auffassung hat sogar eine gewisse Berechtigung. Denn wir haben Grund anzunehmen, daß bei der Nephrose eine allgemeine Schädigung der Gefäße insofern besteht, als die Neigung zum Ödem eine gesteigerte Durchlässigkeit aller Gefäße verrät. Auch die starken Eiweißniederschläge in den Glomeruluskapseln am histologischen Präparat könnten als Zeichen einer abnormen Durchlässigkeit der Nierengefäße im besonderen gedeutet werden, wenn man nicht lieber dafür die degenerativen Veränderungen des Knäuelepithels beschuldigen will. Andererseits steht die gute Funktion, die sich in ausgezeichneter Stickstoff- und gelegentlich hochprozentiger Kochsalz- und guter Wasserausscheidung dokumentiert, in sehr auffallendem Mißverhältnis zur Schwere der histologischen Schädigung.

Das unerwartete Verhalten der Nephrosen gegen Milchzucker und Jod kann aber auch darin begründet sein, daß wir es bei den menschlichen Nierenerkrankungen, sowohl bei den „vaskulären", vermeintlich entzündlichen, wie bei den „tubulären", degenerativen, mit ganz andersartigen pathologischen Prozessen zu tun haben, wie bei den toxischen Nierenveränderungen des Tierexperimentes.

Soviel geht jedenfalls aus unseren Untersuchungen hervor, daß die Schlayersche Methode der Funktionsprüfung eine Trennung der beiden wichtigsten Hauptformen der akut beginnenden menschlichen Nephropathien, der vaskulär „entzündlichen", von den degenerativ epithelialen Formen nicht gestattet.

Eine „Übererregbarkeit" der Nierengefäße konnte bei den Nephrosen nicht festgestellt werden.

Die Untersuchung des Blutes ergibt, wie mein Mitarbeiter Keller gefunden hat, in den frischen Stadien der Erkrankung zur Zeit der stärksten Ödeme keine Hydrämie, im Gegenteil, das Blut ist abnorm konzentriert. Die Zahlen der roten Blutkörperchen halten sich an der oberen Grenze der Norm, die Viskosität kann erhöht sein. Sobald aber die Ödembereitschaft nachläßt, der Wassereinstrom beginnt und damit auch die Wasserabscheidung wieder besser wird, dann sinkt die Zahl der roten Blutkörperchen, — wir haben beim Eintritt in das Stadium der guten Wasserausscheidung Abnahmen von 1—2 Millionen im Kubikmillimeter gesehen —, und nun tritt erst die Anämie der Kranken auch im Blutbilde zutage. Diese Gegensätze allein: wasserarmes Blut bei zunehmendem Hydrops und schlechte Diurese, wasserreiches Blut bei abnehmendem Hydrops und guter Diurese beweisen schon, daß das Ödem nicht auf einer Wasserretention infolge ungenügender Wasserausscheidung beruht, sondern daß umgekehrt die schlechte Wasserausscheidung als Folge des Wassermangels im Blute anzusehen ist.

In den späteren Stadien kommt es regelmäßig zu einer starken Hypalbuminose bei normaler oder unternormaler Zahl der Erythrocyten, einer Abnahme des Eiweißgehaltes im Blute, die man wohl vielfach fälschlich als Hydrämie gedeutet hat. Wir zweifeln nicht, daß sie auf die starken, langandauernden Verluste an nativem Eiweiß zurückzuführen ist, wie Bartels schon vermutet hat, und daß diese zu der allgemeinen Abmagerung und Entkräftung nicht wenig beitragen. Bartels hat schon tägliche Eiweißverluste von 15—17 g und ein Absinken des spezifischen Gewichtes des Blutserums auf 1015 festgestellt.

Es ist bemerkenswert, daß der Eiweißgehalt und das spezifische Gewicht des Harns die beiden Werte des Blutes erheblich übertreffen kann.

Das Blutserum ist meist milchig getrübt, „pseudochylös" wie die Ergüsse.

Der Reststickstoff im Blute wurde, wie schon erwähnt, niemals stärker erhöht gefunden. Es wurde stets das gesamte Blut, nicht nur das Serum enteiweißt nach der Methode von Rona und Michaelis. Werte von 80 mg Rest N in 100 Blut sind schon selten. Werte von über 100 mg kamen nur kurz ante mortem vor, oder dann, wenn durch eine Komplikation Anurie eintrat. In 2 derartigen Fällen kam es zu Anurie und Azotämie, in einem Falle infolge von schwerstem Amyloid und Cavakompression durch eine riesige Pyonephrose, im anderen Falle infolge von Cavathrombose durch mächtige tuberkulöse Lymphdrüsen. In beiden Fällen wiesen stark erweiterte und geschlängelte Bein- und Bauchhautvenen intra vitam auf das Bestehen dieser Komplikation hin.

Anurie infolge der reinen Nephrose wurde selbst bei den schwersten Fällen mit hochgradigster Oligurie niemals beobachtet.

Urämie: Ebensowenig kam es während des Frühstadiums jemals zu einer Niereninsuffizienz, einer echten Urämie infolge von Harnintoxikation, wie sie sich z. B. bei den akuten Nephritiden während des anurischen oder oligurischen Stadiums in schwerer Dyspepsie, Schwäche und Hinfälligkeit, Muskelzucken und großer Atmung äußert.

Bemerkenswerterweise haben wir selbst auch in keinem Falle eklamptische Krämpfe bei den Nephrosen gesehen. Auch nicht sichere eklamptische Äquivalente. In einem unserer Fälle von genuiner Nephrose werden Äquivalente in der Anamnese erwähnt: Kopfschmerz, Erbrechen und kurze Bewußtlosigkeit. Ferner ist uns ein Fall bekannt geworden, den wir nicht selbst gesehen haben. Es handelt sich um den Bruder eines unserer typischen Fälle von genuiner Nephrose (vgl. Krankengeschichte, S. 328), der ein Jahr vor diesem ebenfalls im 15. Lebensjahre und ebenfalls nach 5/4 jähriger Dauer der ganz gleichartig verlaufenden Nierenkrankheit gestorben ist. Nach der uns vorliegenden Krankengeschichte, dem Sektionsbericht und dem histologischen Befund müssen wir auch diesen Fall zu den Nephrosen rechnen. In diesem Falle nun traten während des Krankheitsverlaufes vielfach die allerheftigsten eklamptischen Krämpfe auf. Zugleich wird aber angegeben, daß bei diesem, ebenso wie bei unserm oben erwähnten Falle, dessen Anamnese eklamptische Äquivalente erwähnt, exorbitante Ödeme, insbesondere des Kopfes, bestanden haben.

An anderer Stelle (S. 201) ist ausgeführt, daß und warum wir die eklamptischen Krämpfe und Äquivalente auf Hirnödem und Hirndruck zurückführen, dessen Auftreten anscheinend durch eine Blutdrucksteigerung wesentlich begünstigt wird. Das Fehlen der Blutdrucksteigerung ist daher ein wichtiger

Grund für die Seltenheit eklamptischer Zustände bei der Nephrose. Es schließt aber ihr Vorkommen nach den beiden erwähnten Krankheitsberichten und nach älteren Beobachtungen in der Literatur (vgl. S. 209 den Fall von Bartels) keineswegs aus. Wir sehen daher den Grund für das Ausbleiben der eklamptischen Zufälle in unsern Fällen darin, daß es uns in jedem Falle gelungen ist, durch eine strenge antihydropische, insbesondere nicht nur Kochsalz-, sondern auch wasserarme Diät, die Ödeme zu beherrschen.

In drei Fällen schwerer Nephrose wurde eine eklamptische Urämie vorgetäuscht durch organische Erkrankungen, die ohne die Autopsie nur zu leicht unsere Überzeugung von der Seltenheit eklamptischer Symptome bei richtiger Behandlung hätten erschüttern können. So erklärten sich Kopfschmerz und Schwindel in einem Falle aus einem Konglomerattuberkel der Pons; linksseitige Hemiplegie mit positivem Babinski, Koma, Sopor bei einer 34jährigen Frau, die vor 8 Jahren Lues gehabt hatte und an schwerer Lungentuberkulose litt, aus einem Erweichungsherd im Corpus striatum.

In einem dritten Falle, in dem die Nierenerkrankung, bei mehreren Krankenhausaufenthalten dauernd verfolgt, immer mehr an Intensität zugenommen hatte, traten epileptiforme Krämpfe auf, Zuckungen in den Armen und Beinen mit vorhergehendem Aufschrei und folgender langdauernder Bewußtlosigkeit. Auch eklamptische Äquivalente, transitorische Hemiparese und Aphasie wurden beobachtet. Die Autopsie ergab einen Tumor im rechten Temporallappen.

Allgemeinsymptome: Die Haut weist eine eigentümlich helle, oft bläulichweiße, bisweilen auch eine mehr schmutziggraue Farbe auf. Die hochgradige Blässe steht in grellem Gegensatz zu dem objektiven Blutbefund, der bei denjenigen Nephrosen, bei denen nicht eine konsumierende Grundkrankheit oder Kachexie das Blutbild beeinflußt, also speziell bei den genuinen, stets im hochhydropischen Stadium eine Anämie oder Chlorose vermissen läßt.

Der Appetit ist meist herabgesetzt, wenigstens in den Stadien der starken Ödembereitschaft. In den späteren Stadien kann er besser, ja vorzüglich sein.

Auf der Höhe der Wassersucht kommt auch Erbrechen wäßrig schleimiger Massen, und zwar bei nüchternem Magen vor, das Bartels schon auf das Ödem der Magenschleimhaut bezogen hat, und das so wenig wie die Durchfälle als urämisch angesprochen werden darf.

Besonders bemerkenswert ist die Neigung zu Durchfällen. Vor allem in den ersten Krankheitsstadien der stärksten Oligurie und stärksten Gefäßdurchlässigkeit kommen profuse, schmerzlose, wäßrige Darmentleerungen vor, die man als vikariierende Wasserausscheidungen ansehen kann und wohl auf ein Ödem der Darmschleimhaut, eine abnorme Durchlässigkeit der Darmgefäße zurückführen muß.

Zu den wichtigsten Kriterien der Nephrosen gehört das Fehlen jeder Blutdrucksteigerung und jeder Herzhypertrophie. Die Herzen sind eher klein und hypotrophisch.

Differentialdiagnostisch wichtig sind die scheinbaren Ausnahmen von der Regel. Wir sahen gelegentlich, aber nur bei älteren Individuen, die klinisch und ätiologisch als Nephrosen angesprochen werden mußten, konstante oder vorübergehende mäßige Steigerung des Blutdrucks. Die histologische Untersuchung ergab, daß eine Arteriosklerose der Nierengefäße vorlag, die möglicherweise für die Blutdrucksteigerung verantwortlich gemacht werden konnte. Wir müssen aber die Frage noch offen lassen, ob nicht nach jahrelangem Verlauf auch bei der Nephrose eine Blutdrucksteigerung entstehen kann.

Veränderungen im Augenhintergrunde wurden in keinem Falle beobachtet. Doch wäre das Vorkommen von Ödem des Sehnerven und der Netzhaut bei hochgradigem Ödem des Kopfes sehr wohl denkbar.

Das Allgemeinbefinden leidet im Anfang kaum, später mehr unter der starken Wassersucht, welche die Kranken ganz hilflos macht. Sie leiden psychisch mehr wie physisch unter dem trostlosen Einerlei des ewig gleichbleibenden, scheinbar hoffnungslosen Zustandes, und ihr Lebensmut sinkt von Woche zu Woche tiefer. Auch fühlen sich die Kranken müde, schwach und elend und magern im Laufe der monatelangen, einförmigen Krankheit ab. Doch wird die Abmagerung durch die Neigung zum Ödem verdeckt und tritt erst nach der vollständigen Entwässerung erschreckend zutage.

Dann sind in der Tat nur noch „Haut und Knochen“ übrig, und es dauert geraume Zeit, bis sich die geschwundenen Muskeln wieder so weit erholen, daß der Kranke seine Glieder einigermaßen wieder gebrauchen und den Versuch machen kann, sich auf die Beine zu stellen. Zahllose Striae erinnern zeitlebens daran, welch unförmiger Dehnung die Haut unterworfen war.

Verlauf: Der Beginn ist stets so schleichend, daß weder der Kranke, noch die Umgebung einen bestimmten Tag oder auch nur eine bestimmte Woche als Termin des Krankheitsbeginnes angeben kann. Bartels bemerkt über den schleichenden Beginn der von der chronisch-hydropischen Nephritis damals noch nicht unterschiedenen Krankheit: „Selten klagen die Kranken über dumpfe drückende Schmerzen in der Nierengegend, welche dann unter dem bekannten Deckmantel „Rheumatismus“, des Teufels Großmutter in der ärztlichen Diagnose, dem intimsten Bundesgenossen der Trägheit und Indolenz in der menschlichen Natur des Arztes, der Beachtung des Kranken und nur zu oft auch seines Arztes sich entziehen.“

Appetitlosigkeit und Müdigkeit werden wohl beobachtet und im Verein mit der Blässe der Haut auf Blutarmut bezogen, bis Ödeme der Füße oder morgendliches Lidödem die Untersuchung des Urins veranlaßt, der sich dann gewöhnlich schon stark eiweißhaltig erweist. Die Ödeme nehmen nun bei der leider noch immer gewöhnlich und gewohnheitsgemäß, fast reflektorisch eingeschlagenen Milchdiät enorm zu und beherrschen bald das ganze Krankheitsbild.

Der weitere Verlauf ist verschieden. Bei frischer oder rezidivierender Lues II mit luetischer Angina und bei der Diphtherie sahen wir einen relativ raschen Ablauf der Nephrose. Die Ödeme weichen sofort einer antihydropischen, salz- und wasserarmen Diät, und es tritt bald Heilung ein.

Bei der Diphtherie tritt die Ödemtendenz weniger stark in die Erscheinung. Bei schweren Fällen, die der Grundkrankheit unterlagen, machte sich allerdings eine Ödembereitschaft schon deutlich bemerkbar durch frühzeitige Transsudate in den serösen Höhlen, es kam aber bei der Kürze der Zeit und der Schluckstörung, die eine reichliche Wasseraufnahme unmöglich machte, nicht zu stärkerem Hydrops. Bei den minder schweren Fällen tritt Heilung ein, ohne daß ein hydropisches Stadium durchschritten wird.

Bei den Nephrosen aber, die sich auf der Basis ausgesprochen chronischer Grundkrankheiten entwickeln, also bei Tuberkulose, chronischer Eiterung, alter Lues und insbesondere bei den genuinen Nephrosen, ist der Verlauf ein ausgesprochen chronischer, chronisch in dem Sinne, daß ein eintöniges Krankheitsbild ohne jede Veränderung über Wochen und Monate bestehen bleibt, ohne daß damit die Möglichkeit der Heilung ausgeschlossen ist. Bei diesen Formen mit ausgesprochen chronischem Verlauf lassen sich drei Stadien unterscheiden, ein I. hydropisches Frühstadium, ein II. ödemarmes oder ödemfreies Dauerstadium ohne Niereninsuffizienz und ein noch fragliches III. Endstadium mit Niereninsuffizienz.

Das hochödematöse Frühstadium kann viele Wochen, ja monatelang bestehen bleiben und schneller, oder sehr allmählich — zum Teil hängt dies auch sehr von der Art der Behandlung ab — in ein Übergangsstadium übergeben, in dem die Ödeme zurücktreten und sich auf den Höhlenhydrops, insbesondere auf einen Ascites beschränken. Auch in diesem Übergangsstadium kann der Kranke wochen- und monatelang verharren, um, wenn nicht interkurrent der Tod eintritt, in das zweite Dauerstadium ohne stärkere Ödeme einzutreten. In diesem ödemarmen oder ödemfreien Stadium kann das subjektive Befinden durchaus gut sein, die Albuminurie allmählich verschwinden oder aber noch Jahre lang bestehen bleiben.

Sehr merkwürdig ist die Neigung zu Rückfällen. Es kann sich nach Abklingen aller Krankheitserscheinungen dasselbe Krankheitsbild wieder von neuem entwickeln (vgl. klin. Bsp. S. 328).

Aus dem ersten oder zweiten, dem ödematösen oder ödemfreien Stadium kann sich dann, wenn nicht vollständige Heilung eintritt, unter Anhalten der Albuminurie das dritte Stadium entwickeln, das dem der sekundären nephrotischen Schrumpfniere entspricht und klinisch durch die Kennzeichen der Niereninsuffizienz Polyurie und Konzentrationsbeschränkung charakterisiert ist.

Auch im ödemarmen II. oder Dauerstadium läßt sich noch Jahr und Tag nach dem Beginn der Erkrankung eine gewisse Ödembereitschaft nachweisen und durch eine – besser zu vermeidende – Kochsalzbelastung steigern. Die Füße sind abends oder nach längerem Sitzen oft leicht angeschwollen, die Schwellung geht von selbst über Nacht zurück; dafür findet sich am Morgen eine leichte Gedunsenheit des Gesichtes. Oder es bilden sich plötzlich, im Anschluß an eine Erkältung, an eine Zahnaffektion, an eine zweifelhafte „Zug"einwirkung wassersüchtige Säcke am Hals, in der Gegend der Speicheldrüsen; in manchen Fällen läßt sich dauernd ein kleiner Ascites oder etwas vermehrte Pleuraflüssigkeit nachweisen. Dabei ist aber die Nierenfunktion ausgezeichnet, die Kochsalzausscheidung bei normaler Ernährung der Zufuhr entsprechend.

Der Wasserversuch zeigt ein ungestörtes Wasserausscheidungsvermögen, auch wenn eine nächtliche Polyurie (Nykturie) auf die nächtliche Resorption okkulter Ödeme hinweist; im Konzentrationsversuch werden rasch und mühelos hohe spezifische Gewichte erzielt.

Aber der Harn enthält dauernd Eiweiß, in nicht geringen Mengen, Werte von 5—10 ‰ sind nicht selten. Die Formelemente sind relativ spärlich, auch die Lipoide und Lipoidzylinder treten mehr und mehr zurück.

Der typische Verlauf aus einem chronisch-hydropischen Stadium durch ein Übergangsstadium mit Höhlenwassersucht in ein ödemfreies Stadium tritt uns am häufigsten bei den genuinen Nephrosen entgegen, kommt aber auch bei den Formen bekannter Ätiologie vor. Jedoch sind bei letzteren Abweichungen vom typischen Verlauf häufiger, und zwar in dem Sinne, daß die ödemarmen oder ödemfreien Stadien, die wir bei den genuinen Nephrosen erst nach günstigem Verlauf und wirkungsvoller Behandlung zu sehen bekommen, hier von vornherein auftreten, ohne daß ein Stadium schwerer Ödeme vorausgegangen wäre. Es kommen hier alle möglichen Variationen vor, Nephrosen, die ursprünglich stark ödematös, sehr bald in das ödemfreie Stadium übergehen und darin verbleiben bis zum Übergang in das Bild der nephrotischen Schrumpfniere; oder Fälle, die nur mit leichtem Höhlenhydrops verlaufen und schließlich ganz ödemfreie Fälle, die sich nur durch das Fehlen der Blutdrucksteigerung, das Fehlen der Hämaturie und durch die hochgradige Albuminurie als Nephrosen erweisen. Dementsprechend kann es auch, wenn wir die leider sehr seltenen Fälle richtig gedeutet haben, zur nephrotischen Schrumpfniere kommen, ohne daß der Kranke je ein ödematöses Stadium seiner Krankheit durchgemacht hat.

Der Übergang in das III. Stadium mit Niereninsuffizienz ist außerordentlich selten, und es bedarf diese Form der nephrotischen Schrumpfniere noch eingehenden Studiums. Sie hat mit den unendlich viel häufigeren nephritischen Schrumpfnieren nur die Polyurie und die Konzentrationsunfähigkeit gemeinsam, aber alle anderen Schrumpfnierensymptome fehlen. Statt der Herzhypertrophie fanden wir ein abnorm kleines, braun-atrophisches Herz, es fehlten Blutdrucksteigerung, Retinitis albuminurica und jede Neigung zu eklamptischer Urämie. In 2 Fällen nephrotischer Schrumpfniere, die mit Blutdrucksteigerung und bescheidener Herzhypertrophie verliefen, fand sich post mortem eine Arteriosklerose der Nierengefäße, die möglicherweise als Ursache der Blutdrucksteigerung angesprochen werden konnte. Mir sind aber in neuerer Zeit Zweifel aufgestiegen, ob der früher von Fahr und mir in unserer gemeinsamen Arbeit vertretene Standpunkt, daß die nephrotische Schrumpfniere immer ohne Blutdrucksteigerung verläuft, unbedingt aufrecht erhalten werden kann. Theoretisch müßte eine allmählich zunehmende Blutdrucksteigerung als Folge der Niereninsuffizienz erwartet werden, wie sie auch in den Tierversuchen nach Päßler-Heinecke eintrat, wenn nicht Kachexie diese Leistung des kardiovaskulären Systems unmöglich machte.

Es ist nicht ausgeschlossen, daß auch in unseren Fällen die durch das Grundleiden bedingte Kachexie es war, die den Anstieg des Blutdrucks hintangehalten hat.

In den wenigen von uns beobachteten Fällen handelte es sich immer um Tuberkulose, und diese Komplikation bringt eine nicht unerhebliche Unsicherheit in die Deutung der klinischen und histologischen Bilder. Klinisch insofern, als auch Nephritiden bei Tuberkulösen ohne Blutdrucksteigerung verlaufen können, histologisch insofern, als degenerative (hyaline oder amyloide) Veränderungen der Gefäße und Glomerulischlingen die Beurteilung sehr erschweren, ob nicht doch die Glomeruliveränderungen maßgebend für den Untergang des Parenchyms sind.

Bei reinen, unkomplizierten, genuinen Nephrosen haben wir noch nie den Übergang in eine nephrotische Schrumpfniere beobachten können, dagegen in einem zweifelhaften Falle nach $2^1/_2$jähriger Dauer eine Blutdrucksteigerung entstehen sehen.

Hier hat die Kasuistik noch eine empfindliche Lücke auszufüllen, denn aus der früheren Literatur ist nicht mit Sicherheit zu entnehmen, ob in dem jeweils der Schrumpfniere zugrunde liegenden hydropischen Frühstadium die Blutdrucksteigerung unzweifelhaft gefehlt hat. Im Gegenteil, aus der vortrefflichen Arbeit Löhleins z. B. geht mit Sicherheit hervor, daß in allen als chronisch-parenchymatöse Formen bezeichneten Fällen mit einer einzigen Ausnahme eine echte diffuse Glomerulonephritis mit Herzhypertrophie zugrunde gelegen hat.

Nur bei Bernard, dessen néphrite épithéliale hydropigène tuberculeuse genau unserer Nephrose entspricht, und der ausdrücklich das Fehlen der kardiovaskulären Komponente im hydropischen Stadium diese Form hervorgehoben hat, findet sich die Angabe, daß im weiteren Verlauf der Krankheit mit Schwinden der Ödeme, Abnahme der Albuminurie und Zunahme der Diurese der Blutdruck steigt. Galopprhythmus tritt auf, die Zeichen der imperméabilité rénale, also der Niereninsuffizienz treten ein, und der Kranke stirbt unter urämischen Erscheinungen.

Dabei stützt er sich aber wiederum nicht auf eine eigene Beobachtung, sondern auf Marfan, der die chronisch-hydropische Kindernephritis beschrieben hat. In einem solchen Falle trat nach 12 jähriger Dauer der Erkrankung diese Änderung im Krankheitsbilde auf, und es entwickelt sich ein Bild, das dem der néphrite interstitielle ou urémigène zum Verwechseln glich.

Dieser Verlauf ist aber natürlich auch nicht beweisend. Auch chronische Nephritiden, insbesondere der Tuberkulösen und der Kinder, können jahrelang ohne deutliche Blutdrucksteigerung verlaufen und erst in der letzten Phase der Krankheit die typischen kardiovaskulären Erscheinungen aufweisen.

Die Kasuistik hätte also noch den sicheren Nachweis zu erbringen

1. ob sich aus einer zweifellosen primär-degenerativen, genuinen Lipoidnephrose auch ohne Amyloid und ohne Arteriosklerose eine sekundäre nephrotische Schrumpfniere mit Niereninsuffizienz entwickeln kann, und
2. ob sich bei einer derartigen nephrotischen Schrumpfniere mit oder ohne Amyloid aber ohne Arteriosklerose (infolge der Niereninsuffizienz?) nachträglich eine Blutdrucksteigerung einstellen kann.

Die Albuminurie ist bei ödemfreien Fällen meist gering, kann aber bei noch vorhandener Ödembereitschaft trotz sehr großer Harnmengen noch ganz bedeutende Grade erreichen, bis zu 10 ‰ und darüber, und bei interkurrentem Fieber noch höher steigen.

Wasser wird lange Zeit noch gut oder bei noch vorhandener Ödembereitschaft leicht verzögert ausgeschieden; bei Trockendiät steigt das spezifische Gewicht des Harns kaum über 1013—1015. Einen Verlust der Verdünnungsfähigkeit dagegen, d. h. eine erheblichere Schädigung des Wasserabscheidungsvermögens, wie sie bei den schweren Formen der sekundären nephritischen Schrumpfniere regelmäßig beobachtet wird, haben wir bei den sekundären nephrotischen Schrumpfnieren kaum gesehen. Im Gegenteil, die spezifischen Gewichte der spontan gelassenen Portionen sind gewöhnlich abnorm niedrig, 1005, 1003.

Jod wurde nicht oder kaum verlängert, Milchzucker enorm verzögert ausgeschieden.

Steigerung und Herabsetzung der NaCl-Zufuhr wird wie bei den nephritischen Schrumpfnieren in der Ausfuhr nur langsam beantwortet, so daß erst nach Tagen der Retention oder der Mehrausscheidung Gleichgewicht eintritt, ohne daß aber ein deutlicher hydropigener Einfluß der gesteigerten NaCl-Zufuhr zu konstatieren wäre.

Eine N-Retention mit Anstieg des Rest-N im Blute haben wir bei diesen Formen im Gegensatz zu den sekundären nephritischen Schrumpfnieren nur einmal beobachtet. In diesem Falle trat auch der Tod an Harnvergiftung unter dem typischen Bilde der echten chronischen Urämie ein, und zwar ohne daß Wassersucht bestanden hatte. Machwitz und Rosenberg haben ebenfalls bei einer nephrotischen Schrumpfniere (mit Amyloid) eine erhebliche Azotämie und Hyperindikanämie gesehen, bei der aber hochgradige Wassersucht bestand, und sie führen hier die N-Retention auf die extrarenale Behinderung der Wasserausscheidung bei vorhandener Konzentrationsstörung zurück.

Ausgang: Nur in dem einen unserer sämtlichen Fälle von Nephrose ist die Nierenkrankheit, und zwar die Niereninsuffizienz bei einer nephrotischen mit Arteriosklerose komplizierten Schrumpfniere die Ursache des Todes gewesen.

Das Schicksal der Nephrosen bekannter Ätiologie hängt im wesentlichen von der Prognose und dem Verlauf der Grundkrankheit ab. Bei den Fällen von Nephrose im Anschluß an Tuberkulose und Eiterung haben wir eine Heilung nicht beobachtet. Bei Diphtherie scheint, wenn nicht die Schwere der Infektion durch die Beteiligung des Herzens zum Tode führt, Heilung die Regel zu sein. Auch bei der genuinen Nephrose kann Heilung eintreten selbst nach monatelangem, ausbleiben selbst nach jahrelangem Verlauf. Den Übergang in nephrotische Schrumpfniere haben wir bei dieser Form, wie gesagt, noch nicht gesehen.

Von unseren bis 1913 beobachteten 7 genuinen Nephrosen starben 4, von den neuhinzugekommenen Fällen 2, und zwar alle an der gleichen Todesursache: an einer infektiösen Pneumokokken-Peritonitis, die sich im Anschluß an eine Bronchitis bzw. Pneumonie entwickelt hatte.

Die Bronchitis ist eine häufige und nach unseren Erfahrungen sehr zu fürchtende Komplikation der Nephrose. Die ödemdurchtränkten Gewebe geben, wie es scheint, einen guten Nährboden ab. Vielleicht spielt auch die Durchlässigkeit der Gefäße eine Rolle für die Neigung zur Verschleppung der Infektion nach der Bauchhöhle. Ausdrücklich sei bemerkt, daß es sich bei den Nephrosen nicht um die aseptische Entzündung der serösen Häute handelt, die bei den sekundären und genuinen Schrumpfnieren im urämischen Stadium so häufig sind, sondern um ausgesprochene bakterielle Infektionen.

Die Prognose wird nur durch diese Neigung zu Infektionen getrübt. An sich ist die Vorhersage nicht ungünstig, und jedenfalls entschieden besser, als sie ganz allgemein auf Grund des Grades der Eiweißausscheidung beurteilt wird. Das gilt besonders für das I. Stadium der hochgradigen Wassersucht, in dem gewöhnlich das Schlimmste befürchtet zu werden pflegt. Aber auch bei den Dauerstadien der Nephrose ist die Vorhersage meist viel besser als bei den Dauerstadien der Nephritis, die mit erheblicher Blutdrucksteigerung aus dem akuten Stadium hervorgehen. Gewöhnlich bleibt der Blick von Arzt und Angehörigen voll Angst und Sorge an dem hohen Stand des Esbachschen Eiweißmessers haften, dessen Ausschlag die Vorhersage beherrscht.

So wenig wir an dem Ernst der Prognose zweifeln können, wenn ein ganz gleichartiges Krankheitsbild bei gleich chronischem Verlaufe mit hochgradiger Wassersucht, Albuminurie und Lipoidurie von Blutdrucksteigerung und Herzhypertrophie begleitet ist, so ungerechtfertigt ist es, die Flinte in das Korn zu werfen, wenn das Fehlen der Blutdrucksteigerung anzeigt, daß es sich um eine rein degenerative Erkrankung ohne endarteriitische Veränderungen und ohne kardiovaskulären Einschlag handelt.

Gerade in dem Unterschied der Prognose liegt mit ein Hauptvorteil der von uns geforderten reinlichen Scheidung zwischen den beiden Formen der großen weißen Niere, zwischen der chronischen Nephrose und der chronisch hydropischen — „parenchymatösen“ — Nephritis.

Einen „subakuten“ Verlauf, in dem sich wie bei der subakuten (extrakapillären) Nephritis das III. Stadium der Niereninsuffizienz unmittelbar an das I. Stadium anschließt, haben wir nur einmal bei schwerster Tuberkulose gesehen (vgl. Atlas Kl. Bsp. X. S. 104), und gerade bei diesem Falle sind wir noch im Zweifel, ob er zu den reinen Nephrosen gehört.

Die Vorhersage des Endstadiums ist natürlich ungünstig, über die Lebensdauer vom Eintritt der Polyurie und Hyposthenurie bis zur tödlichen Niereninsuffizienz lassen sich bei der geringen Zahl von Beobachtungen noch gar keine Angaben machen.

Zwei Komplikationen verdienen noch besonderer Erwähnung: Das Amyloid und die Arteriosklerose der Nierengefäße.

Die histologische Untersuchung ergibt, daß bei einem großen Teil der Fälle von Nephrose bekannter Ätiologie, und zwar bei Tuberkulose und chronischen Eiterungen, Tumorkachexie und Lues, die degenerativen Prozesse am Nierenepithel gerne mit amyloider Degeneration der Gefäße im allgemeinen und der Nierengefäße im besonderen vergesellschaftet sind.

Man hat früher geglaubt, die **Amyloidniere** als eine besondere Form der Nierenerkrankung abtrennen zu können. Mit Unrecht, denn das klinische Bild der Nephrose mit Amyloid unterscheidet sich in keiner Weise von dem der Nephrose ohne Amyloid, und das Bild der Amyloidschrumpfniere entspricht durchaus dem Bilde der nephrotischen Schrumpfniere ohne Amyloid. Nach den Beobachtungen von Fahr besteht auch histologisch keine Abhängigkeit der nephrotischen Prozesse von der Amyloidentartung der Gefäße, solange diese nicht höhere Grade erreicht hat.

Das Wesentliche im klinischen, wie im anatomischen Bilde ist der degenerative Prozeß an den Epithelien, und wir können die Amyloidentartung der Gefäße, solange sie sich in bescheidenen Grenzen hält, lediglich als eine unwesentliche Komplikation der Nephrose betrachten, die sich aus dem klinischen Bilde nicht diagnostizieren, höchstens aus Erscheinungen von Amyloid in anderen Organen (Milz, Leber) vermuten läßt.

Von seiten der Niere könnte man vielleicht hochgradige Zylindrurie mit verwerten für die Annahme der Komplikation einer Nephrose mit Amyloid. Munk hat angegeben, daß der Urinbodensatz bei der Amyloidniere neben den doppelbrechenden lipoiden relativ zahlreiche einfachbrechende fettige Elemente enthält.

Alles was in den Lehrbüchern als charakteristisch für Amyloid beschrieben wurde, gilt ebenso für die Nephrose ohne Amyloid. Insbesondere entspricht die landläufige Schilderung des Harnbildes bei Amyloid durchaus dem der hyposthenurischen Polyurie bei der sekundären nephrotischen Schrumpfniere. Aber dieses Bild ist keineswegs an das Vorkommen von Amyloid gebunden, sondern kann auch ebenso ohne Amyloid beobachtet werden. Die Neigung zu wäßrigen Durchfällen ist gleichfalls in keiner Weise charakteristisch für Amyloid, sondern findet sich fast bei jeder schwereren Nephrose, insbesondere bei ganz frischen, nachweislich amyloidfreien genuinen Nephrosen in ausgesprochenstem Maße.

Noch weniger läßt sich klinisch ein Unterschied feststellen zwischen amyloider und hyaliner Entartung der Glomerulusschlingen auf dem Boden der Nephrose.

Nur bei ganz hochgradiger amyloider Entartung der Nierengefäße scheint eine sekundäre Beeinflussung des Parenchyms und eine Beeinträchtigung der Nierenfunktion infolge der Glomerulierkrankung vorzukommen. Es ist wohl denkbar, daß diese Komplikation zur Ausschaltung zahlreicher Glomeruli und damit der zugehörigen Kanälchensysteme führen kann. Das ist aber die seltene Ausnahme und sicher nicht die Regel, sonst würde sich eine viel gesetzmäßigere Abhängigkeit der Kanälchenatrophie und Bindegewebswucherung von der Glomerulusverödung nachweisen lassen.

Das ist schon Weigert aufgefallen: „Interstitielle Wucherungen fehlen fast nie, umgeben die geschrumpften Epithelschläuche, sehr selten freilich mit geschrumpften Glomerulis". Wie sehr der primäre degenerative Prozeß an den Epithelien an Bedeutung überragt, geht auch daraus hervor, daß bei denjenigen Formen von Amyloid, die Intaktheit des Epithels zeigten, der Harn eiweißfrei gefunden wird (Weigert, Leube).

Wichtiger ist die Komplikation der Nephrose mit Arteriosklerose der Nierengefäße. Sie bringt einen, der reinen Nephrose ganz fremden Zug in das Krankheitsbild, die Blutdrucksteigerung, welcher unter Umständen viel Verwirrung stiften kann und auch schon gestiftet hat. Es kann in solchen Fällen schwierig oder gar unmöglich sein, intra vitam mit Sicherheit zu sagen, ob es sich um eine mit Arteriosklerose komplizierte Nephrose handelt, oder um eine „Mischform" der echten vaskulären Nephritis mit starken degenerativen Veränderungen am Nierenepithel.

Diagnose: Die Erkennung der Nephrose im ödematösen Frühstadium macht selten Schwierigkeiten. Die Abgrenzung gegen eine chronische Glomerulonephritis mit gleich starker sekundärer Parenchymdegeneration und Ödembereitschaft ergibt sich aus der Blutdruckmessung. Ein so starker und lang anhaltender nephrotischer Einschlag kommt bei chronischen Glomerulonephritiden nur in schweren Fällen vor und diese zeichnen sich fast ausnahmslos durch Blutdrucksteigerung aus.

Wir haben allerdings unter den zahlreichen Kriegsnephritiden auch vereinzelt Fälle gesehen mit starker und sehr lang anhaltender Ödembereitschaft und auffallend geringfügiger Blutdrucksteigerung, z. B. mit Blutdruckwerten von 135—140 mm Hg. Eine oft wiederholte und sehr sorgfältige Kontrolle des Blutdruckes ist daher für die Differentialdiagnose zwischen Nephritis mit nephrotischem Einschlag und primärer Nephrose unerläßlich. Machwitz und Rosenberg, die im übrigen unsere Ergebnisse an dem großen Material der Umberschen Klinik in weitestgehendem Maße bestätigt und sich vollständig meiner klinischen Einteilung angeschlossen haben, scheinen geneigt, auch Fälle mit gelegentlicher aber vorübergehender Blutdrucksteigerung (bis 145 mm Hg) noch zu den Nephrosen zu rechnen. Nach unserer bisherigen Erfahrung schließt eine renale (nicht transitorische nervöse) Blutdrucksteigerung die Annahme einer reinen Nephrose aus. Eher kann in ganz seltenen Fällen von diffuser ödematöser Nephritis z. B. bei Tuberkulose oder noch seltener bei Kindern die Blutdrucksteigerung ganz fehlen, dann pflegt aber die Hämaturie auf den vaskulären Prozeß hinzuweisen.

Die doppelbrechenden Lipoide finden sich auch bei den sekundären Parenchymdegenerationen, d. h. bei diffusen Nephritiden von mehrwöchentlicher Krankheitsdauer, während sie im Frühstadium der frischen Nephritis zu fehlen pflegen.

Zweifel können ferner entstehen, wenn es sich um eine abheilende akute ödematöse Glomerulonephritis handelt, bei der die Wassersucht die Blutdrucksteigerung überdauert. Da bringt der rasche Übergang in Heilung und gegebenenfalls das Fehlen doppelbrechender Lipoide im Harn der (frischen) Nephritis, das Fehlen von Blutkörperchen im Harn der Nephrose die Entscheidung. Es kommt sogar bei abgeheilten Nephritiden als Ausdruck der nachwirkenden Gefäßschädigung eine auffallende Beharrung der Ödembereitschaft vor, die sich in lang anhaltender Neigung zu wassersüchtigen Anschwellungen, z. B. nach längerem Aufsein oder nach Bahnfahrten äußert. In diesen Fällen kann die Ödembereitschaft die Albuminurie überdauern, während bei der Nephrose stets das Umgekehrte der Fall ist.

Eine früh auftretende Einschränkung des Konzentrationsvermögens spricht immer mehr für eine Nephritis. Die ganz hohen spezifischen Gewichte und mehrprozentigen Eiweißwerte kommen wohl nur der Nephrose zu.

Diagnostische Zweifel ergeben sich in recht seltenen Fällen von Herzmuskelerkrankung nach Diphtherie oder Scharlach mit Albuminurie und ausgebreiteter Wassersucht auch des Gesichtes und Blässe der Haut, ohne Irregularität des Pulses und ohne Herzgeräusche. Hochgradige Urobilinurie kommt auch bei der Nephrose vor, es fehlen aber bei jenen Formen des kardialen Hydrops die doppelbrechenden Lipoide im Harnbodensatz; und die gleichmäßige Erweiterung der Herzhöhlen, insbesondere des rechten Vorhofs, die Stauung der Halsvenen und Steigerung des Venendruckes, die Leberschwellung weisen auf die kardiale Natur des Hydrops hin. Die Abgrenzung gegen kachektischen oder essentiellen Hydrops oder gegen Thrombose der Vena cava ist auf der beifolgenden Tabelle mit aufgenommen, kommt aber kaum je in Betracht.

Im ödemfreien Dauerstadium ist wieder das Fehlen der Blutdrucksteigerung das wichtigste Zeichen gegenüber der diffusen chronischen Nephritis. Ist nur eine dauernde Albuminurie ohne Blutdrucksteigerung als Restschädigung von einer diffusen Nephritis zurückgeblieben, dann kann es ohne Kenntnis des Krankheitsverlaufes sehr schwierig, ja unmöglich sein, die postnephritische Albuminurie von einer abgeklungenen Nephrose zu unterscheiden.

Von der herdförmigen Nephritis, die auch ohne Blutdrucksteigerung verläuft, unterscheidet sich die chronische Nephrose, ganz abgesehen von dem verschiedenen Krankheitsbeginn und -verlauf durch den kaum je ganz verschwindenden leichten Grad von Ödembereitschaft, durch das Fehlen der Hämaturie, den größeren Eiweißgehalt, und wenn vorhanden durch den Lipoidbefund des Harns.

In Zweifelsfällen kann der Nachweis der spezifischen Ätiologie (Wassermannreaktion) die Diagnose der luetischen Nephrose stützen. Bei Tuberkulose kommen sowohl Nephrosen wie herdförmige Nephritiden vor.

Die Frage, ob es sich um eine luetische Nephrose oder um eine Quecksilberschädigung der Niere handelt, läßt sich nach Munk durch den Lipoidnachweis im Harne mit Leichtigkeit entscheiden, da bei der (akuten) Quecksilbernephrose niemals lipoide Degeneration sich findet.

Diese in der Regel rasch abheilenden Fälle pflegen aber auch sonst keine diagnostischen Schwierigkeiten zu bereiten. Die Frage ist vielmehr so zu stellen, ob auf merkurieller Basis infolge der spezifischen Behandlung der Lues, degenerative Nephropathien von ganz chronischem Verlauf, also echte Lipoidnephrosen vorkommen, wie vielfach angenommen wird. Ich habe einen Fall gesehen, der so gedeutet werden konnte, sehe mich aber außerstande, eine sichere Entscheidung zu treffen.

Je mehr die Ödembereitschaft schwindet und die Albuminurie zurücktritt, desto illusorischer und desto unwichtiger wird eine Abgrenzung gegen andere ebenso gutartige Albuminurien ohne Blutdrucksteigerung, die sich eben wegen ihrer Gutartigkeit der histologischen Kontrolle entziehen.

Die Endstadien von Nephrose und Nephritis haben die Hyposthenurie und Polyurie gemeinsam, vor einer Verwechslung schützt die Blutdrucksteigerung und Herzhypertrophie, die bei der ohnehin sehr seltenen sekundären nephrotischen Schrumpfniere zum mindesten die ganz seltene und noch unbewiesene Ausnahme, bei der sekundären nephritischen Schrumpfniere die Regel bildet. Es gibt aber auch von dieser Regel ganz seltene Ausnahmen, in denen lange Zeit der Blutdruck — wenigstens bei Bettruhe — an der oberen Grenze der Norm sich bewegt, eine Hypertrophie des linken Ventrikels nicht über jeden Zweifel erhaben ist, und im Harn sogar Blutkörperchen fehlten. Uns ist nur ein solcher autoptisch erhärteter Fall unter einer sehr großen Zahl sekundär-nephritischer Schrumpfnieren begegnet, den wir 2 Jahre lang als nephrotische Schrumpfniere ansahen, bis eine Blutdruckmessung im Aufsein eine unzweifelhafte Blutdrucksteigerung und eine spätere Nachprüfung des Herzbefundes eine zweifellose linksseitige Hypertrophie ergab. Für unmöglich halte ich eine finale Blutdrucksteigerung bei der Nephrose im III. Stadium übrigens wie schon S. 340 erwähnt, nicht. Wir haben sie nur noch nicht einwandfrei, d. h. ohne Komplikation mit Arteriosklerose gesehen. Wenn sie wirklich gelegentlich vorkommt, so ist das nur wieder ein Beweis dafür, daß es in der Nierenpathologie keine scharfen Grenzen gibt, weil durch verschiedene Bedingungen das gleiche Krankheitsbild, derselbe Vorgang der Blutdrucksteigerung sowohl durch Beeinträchtigung der Zirkulation wie der Funktion der Niere hervorgerufen werden kann.

Differentialdiagnostische Übersicht.

	Nephrose	Chronische Nephritis mit nephrotischem Einschlag	Kardiale Stauung	Kachektischer oder essentieller Hydrops	Cavathrombose
Ödem des Gesichtes . . .	+ +	+ +	+	+	—!
Oligurie und Oligochlorurie	+ + +	+ + +	+ +	(+)	+ + + (ev. Anurie)
Albuminurie	+ + +	+ +	+ (+)	—!	+ +
Hämaturie.	—! (+)	+!	±	—	+ +
Lipoidurie	+ +	+	—!	—	—!
Hohes spezifisches Gewicht	+ + +	+ +	+ +	±	+ +
Urobilinurie	+ +	—	+ +	±	+ +
Blutdrucksteigerung . . .	—!	+ +!	—	—	—
Venendrucksteigerung. . .	—	±	+ +!	—	am Fuße im Liegen + +
Herz	Klein!	Hypertr l.	Dil r.	—	—

Die Behandlung der Nephrose: Wir kennen bis heute kein Mittel, das den lokalen, degenerativen Prozeß in der Niere beeinflussen könnte. Auf eine in Aussicht gestellte Möglichkeit wird am Schlusse hingewiesen werden.

In den Fällen bekannter Ätiologie ist die kausale Behandlung des Grundleidens geeignet, die Entartungsvorgänge in der Niere zu verhüten, oder im Keim zu ersticken. Für die Beseitigung chronischer Eiterungen findet die heutige Chirurgie immer neue Wege, und auch die Prognose der Knochentuberkulose ist durch die extensive Tätigkeit der Tuberkulosefürsorgestellen, durch frühzeitige und intensive Behandlung und die Möglichkeit, auch Unbemittelten Kuren in Sol- und Seebädern zu verschaffen, durch die ausgezeichneten Erfolge der Licht- und Strahlenbehandlung viel besser, die Nephrose auf tuberkulöser Basis viel seltener geworden.

Bei der übrigens recht seltenen „akuten" luetischen Nephrose des frischen Sekundärstadiums führt die spezifische Behandlung wohl fast immer zur schnellen Heilung.

In seiner ungemein fleißigen Bearbeitung der Nierensyphilis (1901) stellt Karvonen aus der Weltliteratur nur 20 „wahrscheinliche" Fälle von „akuter syphilitischer Nephritis" zusammen. Unter diesen scheiden zwei Fälle aus, bei denen die Sektion eine typische (extrakapilläre) Glomerulonephritis und eine akute (septische?) rein interstitielle Nephritis ergeben hat. Unter den übrigen 18 Fällen sind 6 Albuminurien ohne Ödeme, die auf spezifische Behandlung glatt abheilten. Die übrigen 12 Fälle verliefen mit Ödem, mit zum Teil abundanter Albuminurie (z. B. 110 g Albumin pro die) und enorm hohen spezifischen Gewichten des Harnes (bis 1060); sie dürfen trotz des Fehlens aller Angaben über das Verhalten des Blutdrucks als typische akute luetische Nephrosen angesprochen werden. Von diesen ist nur ein Fall (von Dieulafoy) nach vorübergehender Besserung infolge von Hg-Einreibungen in der Nierengegend, in einem Rückfall der Haut- und Höhlenwassersucht an Urämie im Koma gestorben. Die Sektion ergab weiße (große) Nieren mit Degeneration der Epithelien und kleinzelliger Infiltration um die Harnkanälchen und Glomeruli. Die übrigen Fälle sind unter Hg-Behandlung geheilt.

Bei der ev. viele Jahre nach der Infektion entstehenden, „metaluetischen" Nephrose geht dem Versuch einer energischen spezifischen Therapie besser die Behandlung der Nephrose, d. h. die Beseitigung der Ödeme und Kräftigung des stark in Mitleidenschaft gezogenen Organismus voraus. Man begnügt sich zunächst mit der Darreichung von Jodkali, das bei der Nephrose gut ausgeschieden zu werden pflegt. Wir haben übrigens nicht den Eindruck gewonnen, daß der renale Prozeß durch Quecksilber oder Salvarsan verschlimmert wurde, wenn in Fällen von zweifelhafter Ätiologie der gewünschte Erfolg der spezifischen Therapie ausblieb.

Die symptomatische Behandlung der Nephrose besteht ausschließlich in der Bekämpfung der Wassersucht und muß möglichst früh einsetzen, um die Ödeme beherrschen zu können. Ich kann hier auf das Kapitel Behandlung der Wassersucht verweisen (S. 124).

Die Nephrose ist das klassische Paradigma für die reine Ödembereitschaft. Das Krankheitsbild wird vollständig beherrscht von dem „kapillaren" Faktor, der abnormen Gefäßdurchlässigkeit, es fehlt in ihm der kardiovaskuläre Faktor sowohl, wie der renale, der Niereninsuffizienz.

Im ersten Stadium des abundanten Hydrops ist die in abnormer Durchlässigkeit sich äußernde Schädigung der Gefäße so hochgradig, daß Einstrom befördernde Maßnahmen wie diaphoretische und diuretische Mittel gewöhnlich völlig versagen. Hier kommt alles darauf an, den Abstrom zu verhindern durch eine ganz strenge, antihydropische, d. h. salz- und wasserarme Diät.

Da es sich oft um ein ganz chronisches Leiden von ev. monatelanger Dauer handelt, so muß die größte Sorgfalt auf die Auswahl, Abwechslung und Zurichtung der Speisen verwandt werden, um den Kranken bei Laune und bei Kräften zu erhalten. Von größter Wichtigkeit ist die Tatsache, daß keine Niereninsuffizienz, insbesondere keine Insuffizienz der Stickstoffausscheidung besteht. Die Nahrung kann daher und soll sogar eiweißreich sein und darf beliebige Mengen Fleisch enthalten.

Die große Schwierigkeit besteht darin, die Speisen ohne Salz schmackhaft zu machen und den leider individuell verschiedenen Geschmacksrichtungen Sorge zu tragen. Kranke, die süße Speisen lieben, sind leichter zu ernähren, als solche, die reichlich gesalzen zu essen gewohnt sind. Diese muß man durch saure, pikante Speisen entschädigen. Man muß sich nur vollständig von der Vorstellung frei machen, daß Milchdiät für jeden Nierenkranken das beste sei, und nicht ängstlich sein, ganz und gar nicht eine „blande" Diät zu verordnen.

Dann ist die Auswahl für den Speisezettel überreich.

Die meisten Nahrungsmittel sind, worauf Strauß wiederholt hingewiesen hat, in rohem Zustande sehr kochsalzarm. Es kommt daher nur darauf an, daß bei der Zubereitung keine Spur von Salz verwandt wird. Unter dieser Voraussetzung ist sozusagen alles erlaubt. Verboten sind nur diejenigen Nahrungsmittel, die zum Zwecke der Konservierung gesalzen sind, gepökelte oder gesalzene Fleischarten, marinierte Fische, ferner Fleischextrakte, künstliche Saucen und Würzen, Büchsengemüse.

Die Butter muß ungesalzen sein, das salzlose Brot muß besonders gebacken werden und kann durch Zusatz von Milch vor dem Austrocknen bewahrt, durch Zusatz von Kümmel, Anis, Fenchel, Mohn schmackhaft gemacht werden. Bouillon zur Zubereitung der Gemüse muß ohne Salz, darf aber unter reichlichem Zusatz von Suppenkräutern hergestellt werden.

Bei Kranken, die sich nicht mit einer vorwiegend Mehlspeisenkost begnügen, muß von den Würzstoffen freigiebig Gebrauch gemacht werden, um den faden Geschmack der salzlosen, gemischten Kost zu übertönen. Man kann das um so unbesorgter tun, als es auch Zeiten gegeben hat, in denen diese Stoffe als Heilmittel gegen Nephritis angewandt wurden. „So pries z. B. Serres seine durch Anwendung roher Zwiebeln erzielten Resultate, Rayer rühmte trockenen Meerrettich, Wolf das ätherische Senföl. Bei den Patienten Feldhuhns ging das Eiweiß häufig von Senf und Pfeffer zurück" (Kakowski). Wenn Kakowski nach großen Mengen roher Zwiebeln, Dill, Petersilie bei chronischen Nephritiden leichte Nierenreizung mit Vermehrung der pathologischen

Elemente des Harnbefundes auftreten sah, so ist das kein Grund, diese Würzkräuter in den üblichen kleinen Mengen zu verbieten. Auf die von ihm ebenfalls für schädlich erklärten Steinpilze könnte ja eher verzichtet werden.

Man kann also z. B. gehacktes rohes Fleisch mit 1 Ei, mit Zwiebeln, Kapern, Zitronensaft und etwas Pfeffer recht schmackhaft machen; Braten, — die weißen Fleische lassen sich leichter ohne Salz geben, als die roten, die fettarmen leichter, als die fetten —, kann man mit pikanten aber salzlosen Tunken (Gurken-, Zwiebel-, Senf-, Dill-, Kapern-, Tomaten-, Burgunder-Tunke) geben oder paniert rösten, um eine schmackhafte Kruste zu erhalten, Gemüse in saurer Sahne oder in salzfreie Fleischbrühe mit reichlich Suppenkräutern zubereiten oder mit einem Kalbsjus durchsetzen.

Eßkastanien, Gurken, Tomaten, Zwiebeln können geschmort, Kartoffeln in jeder Form, Spargeln, Bohnen, Mohrrüben, rote Beete, als Gemüse oder Salat gegeben werden. Die Salate können ruhig mit Essig und Öl und etwas Zucker angemacht, mit Petersilie, Schnittlauch und etwas Pfeffer gewürzt werden.

Eier kann man roh, gekocht, in salzfreier Butter gebacken, in pikanter Mayonnaise gehackt geben; Eierspeisen können mit Schnittlauch, Nudeln oder Makkaroni mit geriebenem Parmesankäse, Breie aller Art, Reis, Grieß, Hafer, Tapioka, Buchweizen, Hirsebrei mit Zimt und Zucker, Mehlspeisen, Puddings (Maizena) mit Fruchtgelee und Marmeladen verschönert werden.

Das leichtverdauliche Milcheiweiß kann aus der sauren Milch durch ein Tuch abgepreßt und mit süßem Rahm vermischt, mit Zimt und Zucker und etwas geriebenem Pumpernickel („Götterspeise") gegeben werden. Die salzarmen Käsearten, z. B. Gervais sind natürlich ebenfalls gestattet. Konditorwaren mit und ohne Schlagsahne sind erlaubt.

Obst, Kompotte, Frucht- und Vanilleeis können zur Durststillung beitragen, falls der Darm des Kranken nicht Einwendungen erhebt.

Die wäßrigen Durchfälle sind, wie schon erwähnt, nur Teilerscheinungen der abnormen Gefäßdurchlässigkeit und nicht als Symptome eines Katarrhs oder einer Entzündung aufzufassen; sie pflegen bei salzarmer Trockendiät bald zu verschwinden und können durch Bolus alba, kolloidale Kohle (Böhringer u. S.) im Notfall auch durch Opium bekämpft werden.

Bei der strengen antihydropischen Diät ist jeder Salzzusatz zu meiden, dann kann ein Kochsalzgehalt der Nahrung von nur 1,5 bis 2,5 g pro die erreicht werden (Widal).

Als salzartig schmeckender Kochsalz-Ersatz ist von Strauß und Leva Bromnatrium empfohlen worden. Merkwürdigerweise hat es nicht dieselbe wasserbindende Kraft wie das Chlornatrium und kann sogar die Entwässerung des Organismus fördern, da das Brom die Eigenschaft hat, das Chlor zu verdrängen. Angezeigt ist eine Bromnatriumgabe von 1—1½ g am Tage aber nur in denjenigen Fällen von ganz schwerem Hydrops, in denen ein absoluter Widerwille gegen die salzfreie Kost besteht, und vielleicht noch da, wo sich eine Neigung zu eklamptischen Symptomen erkennen läßt.

Daß man das Bromnatrium nicht als „Nierensalz" zu beliebigem Gebrauch auf den Tisch stellen darf, sei noch ausdrücklich erwähnt, nachdem bei derartig liberaler und sorgloser Gewährung dieses Salzersatzes (— unnötigerweise sogar bei nichtwassersüchtigen Kranken! —) schwere Bromvergiftungen mit psychischer Depression, Widersetzlichkeit, Tobsucht, ja Selbstmord vorgekommen sind.

Als Ersatz dieses bei ungenügender Vorsicht gefährlichen Kochsalzersatzes kann das unschädliche ameisensaure Natron dienen (Strauß).

Die im vorstehenden geschilderte und empfohlene Diät ist lediglich eine antihydropische und trägt ausschließlich dem kapillaren Faktor der gesteigerten Gefäßdurchlässigkeit Rechnung. In letzter Zeit ist nun ein neuer Gesichtspunkt aufgetaucht, der eine mit Freuden zu begrüßende aber praktisch noch nicht erprobte Möglichkeit zeigt, auch auf den lokalen Vorgang in der Niere mehr Rücksicht zu nehmen und Einfluß zu gewinnen.

Der neue Gesichtspunkt geht aus von einem eingehenderen Studium der Zusammensetzung und der Ablagerung der doppelbrechenden lipoiden Substanzen, die sich bei den degenerativen Prozessen in den Epithelien und im Zwischengewebe der Niere histologisch nachweisen lassen und klinisch im Harnbodensatz finden. Nach den Untersuchungen von Aschoff, Chalatow, Lawzynowicz geht der „Myelinose" der Niere, d. h. der Aufspeicherung von doppelbrechendem Lipoid oder Myelin, eine Infiltration mit neutralem isotropem (nicht doppelbrechendem) Fett voraus, und aus diesem entsteht erst durch eine allmähliche Absättigung dieser Fettsubstanz mit Cholesterin die doppelbrechende Substanz, die aus Cholesterinestern der Neutralfette besteht. Chalatow hat nun beobachtet, daß die lebende Zelle anders auf die Infiltration mit Cholesterinestern reagiert, als auf die bloße Infiltration mit Neutralfett. Letztere ruft keine Organveränderung hervor, bei der Umwandlung in doppelbrechendes Fett aber sah er Vernichtung der parenchymatösen Elemente und Wucherung des interstitiellen Gewebes auftreten.

Daraus würde sich die Anzeige ergeben, die sekundäre Umwandlung des primär infiltrierenden Neutralfettes in die schädlichen doppelbrechenden Cholesterinester zu verhüten.

Da als Quelle des Cholesterins im Organismus hauptsächlich die Nahrung erscheint, so würden nach dem Vorschlag von Lawcynowicz alle Fette, insbesondere Eigelb, Sahne, Hirn, von der Nahrung auszuschließen sein.

Praktische Erfahrungen über den Erfolg einer fettfreien Diät liegen noch nicht vor, der Vorschlag erscheint aber theoretisch gut genug begründet, um einen Versuch zu rechtfertigen. Die Speisenauswahl bleibt gegenüber der früher üblichen Eintönigkeit immer noch groß genug.

In den wenigen Fällen, in denen wir bisher Gelegenheit hatten, eine fettfreie Diät zu versuchen haben wir von dieser immerhin empfindlichen Diätbeschränkung keinerlei Nutzen gesehen.

Die zweite, wichtige Frage betrifft die Getränkezufuhr. Hier spielt das was soll der Kranke trinken, keine, das wieviel dagegen eine große Rolle. Die Wahl der Getränke kann man dem Kranken freistellen, ob Milch, Kaffee, Kakao, Tee, einen Schluck Wein, Limonaden. Bei strenger Flüssigkeitseinschränkung nehmen die Kranken gewöhnlich am liebsten reines oder Zitronenwasser. Auch ein salzarmes (!) Mineralwasser kann natürlich genommen werden, wie Georg-Viktor-Quelle (Wildungen), Wernarzer-Quelle (Brückenau). v. Noorden hat sogar destilliertes Wasser empfohlen und läßt die kohlensäurereichen Wasser vermeiden.

Die Frage, wieviel darf der Kranke trinken, hängt von seiner Diurese ab. Als Regel empfiehlt sich, im hydropischen Stadium nicht mehr reine Flüssigkeit (den Wassergehalt der Speisen nicht gerechnet) zu geben, als die 24stündige Urinmenge des vorhergehenden Tages betrug. Das bedeutet in manchen Fällen, wie in dem als Beispiel S. 328 mitgeteilten, zeitweise nur 200—300 g am Tage. Wenn die Flüssigkeit auf einmal getrunken wird, wirkt sie besser auf die Diurese als wenn sie in kleinen Portionen auf den Tag verteilt wird. Sobald die Ödeme nachlassen, so steigt alsbald die Diurese und damit auch die zulässige Menge der Flüssigkeitszufuhr.

Wenn mit zunehmender Entwässerung die Zügel der ganz strengen NaCl-Abstinenz etwas lockerer gelassen werden dürfen, so bleibt man am besten bei der kochsalzfreien Diät als Ausgangspunkt stehen und stellt dem Kranken eine Kochsalzzulage von 1—2 und mehr Gramm als Pulver abgewogen zur Verfügung, d. h. zu freiem Gebrauch nach Wahl. Die Kranken gewöhnen sich rasch an die salz- und doch nicht reizlose Kost und brauchen oft die Zulagen nicht einmal ganz auf, weil zur Würzung der tischfertigen salzfreien Speisen viel weniger Salz benötigt wird, als zur schmackhaften Zubereitung in der Küche.

Eine Steigerung der Flüssigkeitszufuhr auf mehr als 1 l ist bei so geringer Salzzufuhr gewöhnlich nicht nötig.

Durch eine einmalige, größere Wasserzulage, den Wasserversuch (500 ccm genügen für den ersten tastenden Versuch), kann man sich leicht von dem Grade der noch bestehenden Ödembereitschaft überzeugen.

Die mechanische Entleerung der Ödeme soll man, wenn irgend möglich, vermeiden, gegen die Entleerung eines zu großen Ascites oder Pleuratranssudates ist natürlich nichts einzuwenden. Man hat aber doch den Eindruck, daß diese Eingriffe beim Nephrotiker immer gefährlich sind, weshalb man immer erst versuchen wird, durch konsequente Diät und große, lang fortgesetzte Harnstoffgaben der Wassersucht Herr zu werden.

Es muß allerdings zugegeben werden, daß nach einer alten, neuerdings wieder von E. Meyer erprobten Erfahrung, nach mechanischer Entleerung der Ödeme durch die Beseitigung der gewaltigen Spannung der Haut die Resorption und damit die Diurese bisweilen rapid einsetzt und das ganze Krankheitsbild sich zum bessern wendet. Ob dabei der Nachlaß des Nierenödems eine wichtige Rolle spielt (E. Meyer), ist eine andere Frage, viel wichtiger erscheint uns die Erleichterung des peripheren Flüssigkeitseinstromes.

Leider lassen sich die Gefahren dieses Eingriffes nicht immer vermeiden, und es ist besser, wenn eben möglich die Wassersucht gar nicht so stark anwachsen zu lassen.

Wenn die Ödembereitschaft bereits etwas nachgelassen hat, dann pflegen auch die schweißtreibenden Maßnahmen und die harntreibenden Mittel anzusprechen, die beide im Stadium der höchsten Ödembereitschaft vollständig versagen.

Die Diuretika der Xanthingruppe vorzeitig anzuwenden, ist immer etwas gewagt, einmal wirken sie dann noch nicht, und zweitens hat man den Eindruck, daß sie, wenn die diuretische Wirkung ausbleibt, schaden. Wir haben mehrfach erhebliche Zunahme der Eiweißausscheidung, ja sogar eine Zunahme der Blutkörperchenzahl bzw. der Trockensubstanz und Abnahme der Diurese, d. h. eine Steigerung der Gefäßdurchlässigkeit beobachtet. Ridder hat einen Fall beschrieben, bei dem auf Theocindarreichung plötzlich eine ungeheure Menge Fettbestandteile im Urin erschien, so daß man an eine Lipurie denken mußte. Das Fett schwamm in dicker Schicht auf dem Urin. In diesem Fall war aber die harntreibende Wirkung eine sehr gute, und eine schädliche Wirkung wurde nicht beobachtet. Hier kann man zum mindesten zweifelhaft darüber sein, ob eine so gewaltige Abstoßung von Zellmaterial die Regeneration nicht mehr erleichtert als erschwert.

Im Stadium der abnehmenden Ödeme können die Theophyllinpräparate — ev. zugleich mit dem Wasserversuch — die Entwässerung sehr beschleunigen.

Merkwürdigerweise hat sich uns — und auch Munk — die Digitalis bisweilen wirksam erwiesen.

Als unschädliches und bestes Diuretikum hat sich uns gerade bei der Nephrose der **Harnstoff** in größeren Dosen bewährt.

Ich verweise diesbezüglich auf das S. 130 bereits Gesagte.

In einem Falle von Nephrose bei einem Soldaten, der monatelang vergeblich behandelt, mit unförmigen Ödemen zu uns kam und auf Xanthinpräparate gar nicht ansprach, gelang es, vollständige Entwässerung herbeizuführen durch Harnstoff in großen Dosen; er verbrauchte über 2 kg in 30 Tagen.

In einem anderen Falle von genuiner Nephrose bei einem Kinde mit monatelang anhaltender Wassersucht, die anfangs gut, später nicht mehr auf Harnstoff angesprochen hatte, gelang es nicht nur rasche Entwässerung, sondern sogar eine der Heilung gleichkommende Besserung herbeizuführen durch Darreichung von Schilddrüsentabletten (9 × tägl. 1 T. Merck entspr. 0,1 g Schilddrüse).

Worauf diese günstige Wirkung beruht, wissen wir nicht. Es wäre nicht unmöglich, daß die durch die Schilddrüsensubstanz bewirkte Steigerung des Stoffwechsels im Sinne einer kausalen Behandlung die vermutete Hemmung des Zellstoffwechsels in der Niere beseitigen kann.

Die Entwässerung wird befördert durch prolongierte Bäder, oder milde, schweißtreibende Prozeduren, die mit dem elektrischen Lichtbogen bequem und sauber im Bett ausgeführt werden können. Beides pflegt die Kranken oft ziemlich anzugreifen. Sehr zweckmäßig sind heiße Sandbäder, in denen der Kranke ins Freie gefahren werden kann, oder Sonnenbäder in verglasten Räumen oder kleinen Glaskästen, bei denen der Kopf, mit einem Strohhut geschützt, frei bleibt, und der Kranke die frische Luft genießt.

Der Kranke soll überhaupt noch in bettlägerigem Zustand, wenn irgend Jahreszeit und Witterung es erlaubt, warm zugedeckt ins Freie gefahren werden. Gerade bei der Nephrose scheint mir diese Freiluftbehandlung sehr nützlich und wichtig.

Sie trägt neben der allgemein erfrischenden Wirkung dazu bei, den Kranken gegen die gefürchteten Erkältungsinfektionen widerstandsfähiger zu machen. Die Hauptsache ist allerdings, daß man jede Ansteckungsmöglichkeit von ihm fernhält. Solche Kranke müssen ebenso peinlich wie Säuglinge vor jedem Schnupfen und jeder Bronchitis behütet werden, und es sollte, wie dies in neuzeitlichen Säuglingsheimen geschieht, streng darauf geachtet werden, daß kein Arzt, Pfleger oder Besuch, der auch nur Schnupfen-, Influenza- oder Anginaverdächtig ist, das Zimmer betritt.

Über klimatische Erfolge bei Nephrosen liegen noch keine Erfahrungen vor. Es ist aber anzunehmen, daß alle sonnenreichen und warmen Kurorte, insbesondere das durch Trockenheit der Luft ausgezeichnete Klima Ägyptens bei Fällen dieser Art besonders günstig wirken. An eine weite Reise ist natürlich erst zu denken, wenn die Ödeme im wesentlichen geschwunden sind.

In diesem II. Dauerstadium ist auch an eine Kräftigung des durch das lange Krankenlager und die Minderarbeit geschwächten Herzens durch Gymnastik und Geh- und Steigübungen zu denken. Es ist durchaus verkehrt den Kranken, nur weil er dauernd Eiweiß ausscheidet, auch dauernd im Bett zu halten.

So selbstverständlich es ist, den Kranken im ersten, hochödematösen Stadium strenge Bettruhe einhalten zu lassen, so wenig ist ein günstiger Einfluß von einer übermäßig langen Ausdehnung der Bettbehandlung zu erwarten. Wir lassen die Kranken so bald als möglich, d. h. so bald die Ödeme stark zurückgegangen sind, aufstehen und sich bewegen.

Wir haben derartige Kranke mit 5—10 ‰ Eiweiß und dauernder geringer Ödembereitschaft, denen die schwärzeste Prognose gestellt und ein vielmonatliches Krankenlager zugemutet worden war, in ihren Beruf zurückkehren lassen, und sehen sie seit Jahren ihrer keineswegs bequemen oder vor Erkältung geschützten Erwerbstätigkeit nachgehen.

Bei den sehr seltenen Fällen, die schließlich in ein polyurisches III. Stadium mit Niereninsuffizienz gelangen, ist natürlich eine Einschränkung der stickstoffhaltigen Nahrung geboten.

Die Komplikation der Nephrose mit Amyloid bringt — abgesehen von der selbstverständlichen Anzeige für die Bekämpfung des Grundleidens — keine neuen Gesichtspunkte in die Behandlung, so wenig wie die Amyloidentartung der Gefäße ohne Albuminurie, d. h. ohne degenerative Epithelerkrankung der Niere einen Angriffspunkt für die Behandlung bietet.

Höchstens kommt eine Einschränkung der Eiweißzufuhr bei schwerem Amyloid, wenn eine Erhöhung des Rest-N-Spiegels und schlechte Harnkonzentration vorhanden ist, in Betracht, doch spielt hier die Behandlung des Nierenleidens nur eine untergeordnete Rolle.

Anhang.

Die nekrotisierenden Nephrosen.

Man sollte erwarten, das klinische Bild der degenerativen Nephrose in reinster Form bei denjenigen toxischen Nephropathien wie der Chrom- oder Sublimatniere zu finden, bei denen nach den vorliegenden experimentellen Untersuchungen insbesondere von Schlayer primär und vorwiegend die Epithelien der Tubuli geschädigt werden. Das ist aber nicht der Fall. Prinzipiell gehören zwar auch diese Formen der toxischen Nephropathien zu den degenerativen Nierenerkrankungen, zu den Nephrosen. Das klinische und histologische Bild weicht aber ganz wesentlich von dem eben geschilderten der menschlichen Nephrose ab.

Hier Ödem ohne Störung der Nierenfunktion, dort schwerste Schädigung der Nierenfunktion ohne Ödem.

Hier trübe Schwellung, tropfige Entmischung und Fettbeladung der anscheinend noch funktionsfähigen Zelle, dort Nekrose, Zelltod und Vernichtung ihrer Funktion.

Deshalb erscheint es gerechtfertigt, diese durch exogene Gifte bedingten degenerativen Nephropathien als nekrotisierende Nephrosen oder Nekrosen gesondert zu besprechen.

Im Tierexperiment ist es bisher noch nicht gelungen, durch die bekannten „tubulären“ Gifte eine der menschlichen Nephrose auch nur ähnliche Erkrankung zu erzeugen. Entweder ist die Vergiftung leicht, dann wird sie unter Regeneration der geschädigten Epithelien rasch überwunden, oder sie ist schwer, dann tritt keine chronische Nephropathie, sondern eine Nekrose ein. Das gleiche sehen wir auch in der Regel bei den toxischen Nephrosen der menschlichen Pathologie, deren Prototyp die Sublimatnekrose darstellt. Aber gerade bei der menschlichen Sublimatniere kommen, wie es scheint, Fälle vor, die der Nephrose sehr nahestehen.

Symptomatologie: Das pathognomonische Symptom der Nephrose, das Ödem, fehlt bei der Sublimatnekrose, und zwar gerade dann, wenn, wie in der Regel, Anurie eintritt. Ich habe aber vor Jahren ein Kind von 1½ Jahren — leider nur konsultativ — gesehen, bei dem nach einer Kalomelmedikation ein universeller Hydrops sich eingestellt hatte, der spontan verschwunden und kurz darauf (nach wiederholter Kalomeldarreichung?) zum 2. Male aufgetreten war.

Ferner hat einer unserer 6 klinisch beobachteten Fälle 4 Tage nach der Entlassung in der Rekonvaleszenz ein Gesichtsödem bekommen.

Ein ganz eklatanter Fall findet sich in der Literatur bei Ascoli erwähnt. Er führt ihn nur als Beweis an, daß Ödeme sehr rasch auftreten, er scheint mir aber mit Rücksicht auf die Ätiologie von prinzipieller Bedeutung zu sein:

„Es handelte sich um einen Mann, der wegen der raschen Entwickelung ausgebreiteter wassersüchtiger Schwellungen zugleich mit allgemeinem Unwohlsein, Lenden- und Unterleibsschmerzen am 1. XII. das Krankenhaus aufsuchte. Man fand bei der Aufnahme seinen Harn sehr trübe und schmutzigrot, reichliche Mengen Eiweiß, Blutzellen und Nierenzylinder enthaltend; die körperliche Untersuchung zeigte das Bestehen ausgebreiteter Ödeme, die insbesondere auch die Gesichtshaut und die Lider nicht freiließen, über den Lungen die Zeichen eines diffusen Katarrhs, betreffs der Unterleibsorgane Meteorismus und Diarrhöe. Alle diese Erscheinungen führte der Kranke nun mit Bestimmtheit auf den 27. vorigen Monats zurück, an welchem Tage er bei der Desinfektion eines Zimmers tätig gewesen; dabei hatte er durch mehrere Stunden in einer Atmosphäre sich aufgehalten, in welcher zu jenem Behufe reichlich Sublimatlösung verspritzt wurde.

Schon während der Arbeit war er von Übelkeiten, metallischem Geschmack im Munde, Unwohlsein und Leibschmerzen überfallen worden; am selben Tage wurde er bettlägerig, der Harn sparsam, und merkten seine Angehörigen eine geringe Gedunsenheit seines Gesichts, die am folgenden Morgen noch deutlicher und auffallender wurde, während nun auch die Schwellung des übrigen Körpers sich ausprägte."

Über den weiteren Verlauf ist leider nur mitgeteilt, daß Pat. nach etwa einem Monat die Klinik fast vollkommen genesen verließ.

Derartige Beobachtungen sind trotz ihrer Seltenheit geeignet, die Kluft zu überbrücken, die zwischen der Nephrose und der Nekrose besteht, und weisen darauf hin, daß der große Unterschied im klinischen und histologischen Verhalten nicht prinzipiell, sondern nur graduell bedingt ist. Übrigens wird auch im histologischen Bilde unserer Fälle von Sublimatnekrose stellenweise hyalintropfige Degeneration und Verfettung der Epithelien erwähnt. Daß eine Infiltration mit Cholestearin und die Bildung der doppelbrechenden Lipoide ausbleibt, erscheint bei der Kürze der zur Verfügung stehenden Zeit zwischen Nekrose und Tod oder Genesung begreiflich.

Der Harn: Bei der nekrotisierenden Sublimatnephrose kann man die allerverschiedensten Harnbefunde erheben, auch hier glauben wir Übergänge zur Nephrose konstatieren zu können.

Typisch für die Sublimatvergiftung ist die vollständige Anurie. Sie tritt bei schwerster Vergiftung sofort ein und bleibt bis zum Tode bestehen. Bei der leichtesten Vergiftung haben wir zu Beginn Polyurie mit geringer Albuminurie beobachtet, die verschwand, ohne daß es zu Oligurie und Anurie gekommen wäre.

Bei etwas schwererer Vergiftung aber schließt sich an die Polyurie eine Periode von Oligurie an, bei der der Harn ganz dem Bilde entspricht, das wir von der Nephrose kennen: Hochgradige Albuminurie und hohe Stickstoffwerte, hohes spezifisches Gewicht und — sicherlich auch extrarenal bedingte — niedrigste Kochsalzwerte.

Die folgende Tabelle (s. S. 354) gibt die wichtigsten Daten des eigenartigen Falles wieder. Die Kranke hatte am 5. X. 1911 4 Sublimatpastillen in einer Tasse Wasser gelöst getrunken, sofort diese und die vom Arzt verordneten 2 Liter Milch erbrochen und wurde unmittelbar darauf zum Krankenhaus gebracht.

Tabelle IV.

Datum X	Körpergewicht	Blutdruck	Harnmenge	spez. Gewicht	Alb.	Sediment	NaCl	N	Bemerkungen
5.	72.0	95	2000 i. 16 St.	1010	++	gran. Zyl. in Menge verfett. Epith. verfett. Leukoc.	1.02%	—	Sublimat im Urin + RN. 37 mg n 100 Blut
6.	—	85	1705	1005	½‰	kein Sang.	—	—	—
7.	69.5	98	W.V. 1160 (325)	1003	⅔‰	—	—	—	**Jodkali nach 57 St. ausgeschieden**
			C. V. 385	**1032!**	17‰	—	0.06	1.9%	
8.	70.7	94	650	1023	—	—	—	1.8%	Sacch. +
9.	—	93	750	1022	11‰ (gewogen 8‰)	—	—	1.8%	Sacch. —
10.	—	92	800	1017	8½‰	sehr reichl.	0.012	1.2	—
11.	—	—	1400	1009	⅔‰	—	0.39	1.2	—
12.	–	96	1750	1012	⅙‰	—	0.74	0.8	—
13.	72.5	92	2000	1013	—	Reichl. verfett. Leukoc. u. Zyl.	0.7	0.7	—
14	—	—	1450	1012	Alb. Spur	—	0.7	—	—
15.	72.5	94	1550	1013	Alb. 0	zahlr. Zyl. verfett. Leukoc. spärl. Erythroc.	0.7	—	geheilt entl. 8 Tage nach d. Entl Gesichtsschwellung

Es verdient besonders erwähnt zu werden, daß trotz der unzweifelhaften schweren „tubulären" Schädigung und trotz der minimalen NaCl-Ausscheidung Jod in 58 Stunden ausgeschieden wurde.

Bei noch schwererer Vergiftung tritt gleich Oligurie, die Anurie aber, die wiederum einer Oligurie weicht, erst nach Tagen ein. Hier sehen wir im Gegensatz zur Nephrose aber ähnlich wie bei der akuten diffusen Nephritis vor und nach der Anurie ein Stadium der Niereninsuffizienz. Der Harn der beiden oligurischen Perioden ist von niedrigem spezifischen Gewicht, relativ arm an Kochsalz und arm an Stickstoff. Letzteres fällt besonders ins Gewicht bei der auf die Anurie folgenden Periode, bei der der Rest-N im Blute schon auf hohe Werte angestiegen ist. Der Wiedereintritt der Diurese kann bei der ungenügenden Menge und Konzentration des auf die

Anurie folgenden Harnes unter Umständen, wie das folgende Beispiel zeigt, den Tod unter starker Azotämie nicht aufhalten.

Ru . . rf, Bertha, 35 Jahre alt, Kellnerin.

Anamnese: Patientin hat am 30. Dezember 1909 Sublimat genommen, wieviel, war nicht in Erfahrung zu bringen. Sofort nach dem Einnehmen Erbrechen. Nach Einlieferung ins Krankenhaus Magenspülung.

Status praesens vom 31. XII. 1909: Grazil gebaute Patientin in leidlichem Ernährungszustand. Keine Ödeme. Stomatitis mercurialis. Foetor ex ore und Schwellung der Submaxillardrüsen. Befund der inneren Organe normal. Nervensystem ohne Störung.

Urin: Patientin läßt spontan keinen Urin. Bei der Katheterisierung erweist sich die Blase als leer.

Blutdruck: 100/60 mm Hg.

Körpergewicht: 48,5 kg.

Verlauf: Am 1. I. 1910 hat Pat. 30 ccm Urin spontan entleert, am 2. I. 1910 keinen Tropfen, am 3. I. 10 wieder 30 ccm, am 4. I. gar keinen Urin, am 5. I. 27 ccm, am 6. I. 250 ccm, von spezifischem Gewicht 1015, mit einem Albumengehalt von 6 ‰, NaCl 0,4%, N 0,53%. Am nächsten Tage steigt die Urinmenge noch etwas, am 10. I. beträgt sie 600, am 11. I. 750 ccm, Albumenmenge nur noch ½‰. Die Kochsalzwerte sind aber dauernd niedrig, am 7. I. 0,3%, dann sinken sie weiter ab bis am 11. I. auf 0,1%. Die N-Werte halten sich sehr konstant, auf der Höhe von 0,65 und 0,68%. Am letzten Tage erreichen sie 0,78%.

In der Nacht vom 11. auf 12. I. 10 tritt ganz plötzlich im Kollaps der Tod ein. Das Allgemeinbefinden der Patientin war bislang gar nicht schlecht gewesen, trotz reichlicher, blutiger Stuhlentleerungen. Das Wiedereinsetzen und Ansteigen der Diurese hatte auch zur Hoffnung berechtigt, die Patientin durchzubringen.

Der Rest-N im Blute war aber stark angestiegen. 2. I. 10 50 mg %, am 4. I. 162 mg %, am 11. I. 316 mg % und Blutdruck vom 4. I. ab im Ansteigen.

Es betrugen am	31. XII.,	1.	2.	3.	4.	5.	6.	7.	8.	9.	10.	11. Jan.
der RN	.	.	50 mg	.	162 mg	.	.	.	.	.	.	316 mg in 100 Blut
der Blutdruck:	100	.	.	.	135	140	135	136	153	160	150	155 mm Hg

Autopsie (Dr. Fahr):

Gesamtbefund: Leichte Schwellung der Magenschleimhaut. Hämorrhagien im Dünndarm und Dickdarm. Trübe Schwellung beider Nieren. Intimaveränderung in der Art. co on. cord. Leichte Hypertrophie des linken Ventrikels.

Nierenbefund: Die Kapsel läßt sich leicht abziehen. Die Rindensubstanz erscheint etwas verbreitert, von hellbräunlichroter Farbe. Die Ziechnung, radiäre Streifung in der Rindensubstanz, ist sehr deutlich. Die Markkegel sind dunkelbraunrot und etwas geschwollen und setzen sich von der Umgebung deutlich ab. Sonst ohne auffallende Besonderheiten.

Histologisch: Verbreiterung der Interstitien. Kleinzellige Infiltrate. Deutlich Kalk in Kanälchen. Die Kanälchen sind fast durchweg mit kubischem Epithel ausgekleidet, das aber vielfach degenerative Veränderungen und granuläre Degeneration zeigt, stellenweise, namentlich dort, wo Kalk in den Kanälchen liegt, ist die Auskleidung ganz flach, endothelartig. Glomeruli im ganzen intakt, stellenweise Kapselexsudate. Schlingen vielfach auffallend stark mit Blut gefüllt, Gefäße intakt.

Für den unglücklichen Ausgang ist freilich die Niere und ihre Konzentrationsunfähigkeit nicht allein verantwortlich zu machen. Der Eintritt der zur Kompensation nötigen Polyurie wird auch hier wiederum durch extrarenale Einflüsse verhindert. Die Oligurie, die erst die Konzentrationsunfähigkeit gefährlich macht, beruht wenigstens in dem als Beispiel angeführten Falle sicherlich zum großen Teil auf dem enormen Wassermangel, der infolge unstillbaren Erbrechens und anhaltender dysenterischer Durchfälle eingetreten war. Aber die Konzentrationsunfähigkeit bei Oligurie und hohen Rest-N-Werten beweist, daß hier die Anspruchsfähigkeit der in Regeneration begriffenen Niere für Harnstoff — oder der Protoplasmabestand der Epithelreste — stark vermindert ist. Die N-Konzentration des Harnes erreicht z. B. in dem mitgeteilten Falle ante mortem nur 0,8 % bei 316 mg Rest-N. Auch hier trifft die Absonderung eines hyposthenurischen Harnes mit dem histologischen Befunde von erweiterten, wie ausgepinselt aussehenden Kanälchen und endothelartig abgeplatteten Epithelien zusammen, ein Befund, dem wir noch öfter bei der echten Hypo- oder Isosthenurie begegnen werden.

Auch der Eiweißgehalt des Harnes ist je nach dem Grade der Vergiftung verschieden. Er stieg bei dem mittelschweren, tabellarisch angeführten Falle rasch zu bedeutender Höhe an und fiel in wenigen Tagen auf 0 herab. Bei den schweren Fällen mit Oligurie und Hyposthenurie ist er geringer, in jedem Falle verschwindet er bald mit Wiedereintritt der Diurese.

Das Sediment ist enorm reichlich und reichhaltig, enthält Zylinder aller Art, nekrotisierte und verfettete Epithelien und verfettete Leukocyten, bei Wiedereintritt der Diurese auch rote Blutkörperchen. Die Fettsubstanzen sind aber niemals doppelbrechend (Munk).

Der Blutdruck: Das Verhalten des Blutdruckes ist von besonderem Interesse. Es ist in der Literatur mehrfach über Blutdrucksteigerung bei der Sublimatniere berichtet, von anderen wieder das Vorkommen jener bezweifelt worden.

In dem S. 355 als klinisches Beispiel eingeflochtenen Falle war eine ganz deutliche und erhebliche Blutdrucksteigerung eingetreten, bis zu 160 mm Hg, was bei dem elenden Allgemeinzustande besonders viel heißen will.

Das scheint im Gegensatz zu stehen zu der eingangs niedergelegten wichtigen Regel, daß die rein degenerativen Nierenerkrankungen ohne Blutdrucksteigerung verlaufen. Bei dem anderen tabellarisch geschilderten Falle dagegen, der als Zwischenstufe zwischen Nekrose und Nephrose angesehen wurde, fehlt wiederum die Blutdrucksteigerung ebenso vollständig, wie bei den Nephrosen.

Die Erklärung für die Blutdrucksteigerung, die bei manchen Fällen von Sublimatvergiftung beobachtet wird, ist nicht in dem pathologischen Prozeß in der Niere, sondern in der Komplikation mit Anurie zu suchen.

Jede länger dauernde Anurie, gleichgültig welchen Ursprungs sie ist, führt zu einer mit dem Grade der azotämischen Vergiftung allmählich wachsenden Blutdrucksteigerung.

Diese ist aber nicht wie bei der Nephritis und den Sklerosen, die uns in den folgenden Kapiteln beschäftigen werden, als eine Folge der Drosselung der Nierengefäße, sondern als eine Folge der Harnvergiftung anzusehen, also nicht direkt, sondern indirekt von dem Zustand der Niere abhängig, nicht renal, reflektorisch, sondern gewissermaßen extrarenal, toxisch bedingt (vgl. S. 148).

Urämie: Die Krampfurämie kommt bei der Sublimatnekrose anscheinend nur höchst selten vor[1]). Das Bild der Harnvergiftung, das sich bei länger dauernder Anurie anderer Herkunft zu entwickeln pflegt, wird bei der Sublimatnekrose stark überdeckt und verschleiert durch die Symptome der Quecksilbervergiftung. Dadurch, daß bei dieser die schwersten gastrointestinalen Symptome nie ausbleiben, wird das Bild so kompliziert, daß es kaum möglich ist, einzelne Symptome herauszugreifen und auf die Anurie zu beziehen.

Am ersten mag noch Benommenheit, wenn solche auftritt, als urämisch gedeutet werden, vielleicht auch das ungeheure Schwächegefühl, das z. B. in dem mitgeteilten Falle bei vollständig klarem Sensorium die Kranke absolut hilflos machte. Die Muskeln waren gänzlich erschlafft, die Reflexe verschwunden. Die Patientin konnte den Kopf nicht bewegen und kaum einen Finger rühren.

Das hochgradige Erbrechen und die beständigen Durchfälle finden in der Verschorfung des Magens und des Dickdarmes ihre Erklärung. Die letzteren können durch den enormen Wasserverlust ein choleraähnliches Symptomenbild herbeiführen mit heftigsten krampfartigen Schmerzen in den Extremitäten.

---

[1]) Kolb hat in einem Falle von tödlicher Sublimatanurie bei sehr hoher Blutdrucksteigerung leichte Konvulsionen beobachtet, wir selbst haben erst ganz kürzlich in einem derartigen Falle zum erstenmal eine typische eklamptische Urämie gesehen.

Kurz das reine Bild der Harnsperre ist bei der Sublimatnekrose nicht zu erwarten. Das Krankheitsbild wird durch die Quecksilbervergiftung und die Inanition so verwischt, daß man bisweilen nicht sagen kann, ob der Tod an Harnvergiftung, oder an Hg-Vergiftung eingetreten ist.

Der Verlauf ist stets ungünstig und die Vergiftung tödlich, wenn rasch Anurie einsetzt. Je später die Harnabsonderung stockt, um so größer ist die Aussicht, daß sich rechtzeitig wieder eine genügende Diurese einstellt.

Fälle, die im Beginne Polyurie aufweisen, oder den nephroseähnlichen Verlauf nehmen mit Oligurie bei erhaltener Konzentrationsfähigkeit, sind stets weniger schwer und gehen wohl immer in Heilung über.

Unsicher ist der Ausgang, wenn auf die Anurie eine Periode der Hyposthenurie folgt. Da hängt das Schicksal des Kranken davon ab, ob es gelingt, die durch die gastrointestinale Verschorfung, durch Diarrhöe und Erbrechen bedingte Wasserverarmung zu beseitigen und eine Polyurie zu erzwingen, bzw. die Möglichkeit zu der spontan einsetzenden Polyurie, in welche die Anurie bei günstigem Ausgang umschlägt, zu geben.

Behandlung: Bei der Sublimatnekrose ist die Ödembereitschaft sehr gering. Die Anzeige für den Grad der Beschränkung der NaCl- und Wasserzufuhr wird hier durch die Rücksicht auf das Herz, d. h. durch den Grad der Hydrämie, der aus der Abnahme der Zahl der roten Blutkörperchen oder des Blutfarbstoffes zu beurteilen ist, gegeben. Bei der Zumessung der Getränke muß der Wasserverlust durch den Darm, der oft hochgradig ist, berücksichtigt werden. Die N-Zufuhr muß aufs äußerste eingeschränkt und eine kohlehydrat- und fettreiche Nahrung ev. Traubenzucker intravenös gegeben werden.

Von einer großen intravenösen Infusion, die im Anfang der Schwarzwasseranurie von den Tropenärzten bisweilen mit Erfolg angewandt wird, um den Nierenverschluß zu sprengen, ist bei der Sublimatnekrose wenigstens nach den tierexperimentellen Erfahrungen Schlayers eher eine Beförderung, als eine Beseitigung der Anurie zu erwarten. Eine Dekapsulation der Nieren ist bei vollständiger Anurie sicher zweckmäßig, wenngleich die Anurie auch bisweilen spontan nach einigen Tagen verschwindet. Kehrt die Diurese unter Isosthenurie zurück, so ist zumal bei starker Hg-Dysenterie die Wasserzufuhr durch Haut oder Vene zu steigern, um dem Organismus die rasche Giftausschwemmung zu ermöglichen.

Dann ist mit wachsender Polyurie Heilung des Nierenleidens sicher zu erwarten.

Literatur.

Aschoff, Ein Beitrag zur Myelinfrage. Verhandl. d. deutsch. pathol. Gesellsch. 10. Tagung. 1906. — Derselbe, Über Fettinfiltration und fettige Degeneration. Deutsche med. Wochenschr. 1911, Nr. 24. — Léon Bernard, La néphrite hydropigène tuberculeuse. Extrait de la Presse méd. Nr. 83, 15 Oct. 1910. — Bernert, Über milchige, nicht fetthaltige Ergüsse. Arch. f. exper. Path. u. Pharm. Bd. 49, S. 32. — Chalatow, Über flüssige Kristalle im tierischen Organismus. Zieglers Beitr. 1913, Bd. 57. — Dieballa und Illyés, Stoffwechseluntersuchungen an Brightikern unter Schilddrüseneinwirkung. Arch. f. exper. Path. u. Pharm. 39, S. 273. — Fischer, W., Histologische Untersuchungen über den Fettgehalt der Nieren unter normalen und pathologischen Verhältnissen. Zieglers Beitr. Bd. 49. — Derselbe, Über Nierenveränderungen bei Tuberkulösen. Zieglers Beitr. Bd. 47. — Frank, Die amyloide Degeneration als der Ausdruck einer primären oder sekundären Infektion mit Kapselbazillen (Gruppe Friedländer). Münch. med. Wochenschr. 1916, Nr. 13. — Gandin, Pathogenese und Klassifikation der milchartigen Ergüsse. Ergebn. d. inn. Med. u. Kinderheilk. Springer 1913. — Groß und Vorpahl, Beitrag zur Lehre von der Verfettung parenchymatöser Organe. Arch. f. exper. Path. u. Pharm. 76, S. 336 u. 77, S. 317. — Häßner, Über Regeneration von Nierenepithelien bei Diphtherie. Beitr. z. Klin. d. Infektionskrankh. u. z. Immunitätsforschg. 1912. — Heineke, Die Veränderungen der menschlichen Niere nach Sublimatvergiftung mit besonderer Berücksichtigung der Regeneration des Epithels. Zieglers Beitr. 1909, Bd. 45, S. 197. — Heubner, Bemerkungen zur Kenntnis der Scharlach- und der Diphtherienephritis. Charitéannalen Bd. 27. — Hoffmann, Über akute syphilitische Nierenentzündung in der Frühperiode (Nephritis syphilitica acuta praecox). Deutsche med. Wochenschr. 1913. Nr. 8. — Janowski, Zum gegenwärtigen Stande der Diätetik bei Nephritis. Med. Klin. 1913, Nr. 35. — Jores, Über den pathologischen Umbau von Organen (Metallaxie) und seine Bedeutung für die Auffassung chronischer Krankheiten, insbesondere der chronischen Nierenleiden (Nephrozirrhosen) und der Arteriosklerose; nebst Bemerkungen über die Namengebung in der Pathologie. Virchows Arch. f. path. Anat. u. Physiol. u. f. klin. Med. 1916, Bd. 221. — v. Kahlden, Über Nephritis bei Phthisikern. Zentralbl. f. Path. Bd. 2. — Kakowski, Materialien zur Diätetik bei Nephritis. Berl. klin. Wochenschr. 1911, Nr. 43. — Derselbe, Weitere Beiträge zur Diätetik. Therap. Monatsh., April 1913. — Derselbe, Gewürze bei Nephritis. Zeitschr. f. physikal. u. diät. Therapie. 1912, Bd. 16. — Derselbe, Die gegenwärtige Diätetik der Nierenkranken. Berl. klin. Wochenschr. 1912, Nr. 38. — Karvonen, Die Nierensyphilis. Verl. S. Karger, Berlin 1901. — Kawamura, Cholesterinesterverfettung. Jena 1911. — Kolb, Über Blutdruckuntersuchungen bei Sublimatnephritis. Münch. med. Wochenschr. 1903, S. 582. — Lawrynowicz, Über die Ausscheidung anisotropen Fettes mit dem Harn in Zusammenhang mit dessen Ablagerung in den Organen. Zeitschr. f. klin. Med. Bd. 80, 1914, S. 389. — Leichtweiß, Nierenveränderungen bei Tuberkulösen. Brauers Beitr. Bd. 26, S. 2. — J. Leva, Der Chlor- bzw. Chlornatriumgehalt der gebräuchlichen menschlichen Nahrungs- und Genußmittel. Arch. f. Verdauungskrankh. 1910, Bd. 16, Heft 3. — Derselbe, Zur Praxis der kochsalzarmen Ernährung. Med. Klin. 1910, Nr. 20. — Derselbe, Über die Beziehungen des Bromnatriums zur Bildung nephritischer Hydropsien. Zeitschr. f. exper. Path. u. Therapie. Bd. 10, 1912. — Loehlein, Über die in pathologisch veränderten Nieren sichtbar werdende fettähnliche Substanz. Verhandl. d. deutsch. path. Gesellsch. 8. Tagung. Sept. 1904. — Derselbe, Über Fettinfiltration und fettige Degeneration der Niere des Menschen, Virchows Arch. f. path. Anat. u. Physiol. u. f. klin. Med. Bd. 180, 1905. — Munk, Klinische Diagnostik der degenerativen Nierenerkrankungen. Zeitschr. f. klin. Med. Bd. 78, Heft 1 u. 2. — Derselbe, Die Nephrosen. Med. Klin. 1916, Nr. 39—41. — C. v. Noorden, Über die Grundsätze der Nephritisbehandlung. Med. Klin. 1913, Nr. 1. — Oigaard, Nephritis syphilitica. Zentralbl. f. Herz- u. Gefäßkrankh. 7. Jahrg., Heft 19. — Prym, Die Lokalisation des Fettes im System der Harnkanälchen. Frankf. Zeitschr. f. Path. Bd. 5, Heft 1. — Ridder, Lipurie bei chronischer parenchymatöser Nephritis. Berl. klin. Wochenschr. 1912, Nr. 1. — Stoerk, Über „Protagon" und über die große weiße Niere. Aus den Sitzungsber. d. kaiserl. Akad. d. Wissensch. in Wien. Bd. 91, Abt. 3, Febr. 1906. — H. Strauß, Praktische Winke für die chlorarme Ernährung. Verl. v. S. Karger, Berlin 1910. — Derselbe, Die Diätbehandlung bei Herz- und Gefäßkrankheiten. Med. Klin. 1912, Nr. 18. — Derselbe, Die Diät bei Nierenkrankheiten (besonders bei Nierenentzündungen). Deutsche med. Wochenschr. 1911, Nr. 52. — Volhard und Fahr, Klinik, Pathologie und Atlas der Brightschen Nierenkrankheit. Springer, Berlin 1913. — Vorpahl, Spirochätenbefund im Urin bei Nephritis syphilitica. Münch. med. Wochenschr. 1912, Nr. 51. — Weigert, Gesammelte Abhandlungen. Springer, Berlin 1906. — Weil, Über Lipoidämie. Münch. med. Wochenschr. 1912, Nr. 39. — Widal und Javal, La chlorurémie et la cure de déchloruration dans le mal de Bright. Journ. de Physiol. et de Pathol. générale Nr. 6, Nov. 1903. — Dieselben, La cure de déchloruration. Extrait des Bulletins et Mémoires de la Société méd. des hôp. de Paris (26. Juni 1903).

B. Die diffuse Nephritis.

Pathologische Anatomie. Für den Arzt kommt es weniger darauf an, in die histologischen Einzelheiten der Schädigung und ihre Abwehrvorgänge an den einzelnen Elementen der erkrankten Organe einzudringen, als sich eine klare Vorstellung von dem krankhaften Vorgang und von seiner Beziehung zur Nierenfunktion zu machen. Die nicht ausgeheilte — chronisch gewordene — diffuse Nephritis bietet unendlich große Verschiedenheiten und Spielarten des Verlaufes und der Dauer, in ihrem akuten Ausgangsstadium aber stellt sie eine ihrem Wesen nach durchaus einheitliche Systemerkrankung dar, die ausheilt und ausgeheilt werden kann, solange die histologisch nachweisbaren Veränderungen noch „rückbildungsfähig" sind, chronisch wird, wenn die Veränderungen „rückbildungsunfähig" werden.

Das Wesen der Erkrankung besteht in einer primären Schädigung des Gefäßapparates. Die Beteiligung des epithelialen „spezifischen Parenchyms" ist zweifellos die Folge, nicht der erste Angriffspunkt der Erkrankung; für die diffuse Nephritis gilt danach die Weigertsche Auffassung von der primären Epithelläsion nicht. Das Primäre ist vielmehr histologisch die Endothelläsion.

1. Das akute Stadium der diffusen Glomerulonephritis.

Der makroskopische Befund ist sehr wechselnd und durchaus uncharakteristisch. Die Niere ist gewöhnlich vergrößert, geschwollen, die Konsistenz ist wenig vermindert. Die Nieren können — besonders bei der Autopsie in vivo, bei Freilegung zwecks Entkapselung, eine enorme venöse Stauung und hochgradiges Ödem aufweisen; doch ist das durchaus nicht regelmäßig der Fall.

Die Kapsel ist leicht und ohne Substanzverlust abziehbar, die Substanz aus der Kapsel etwas vorquellend, die Oberfläche stets glatt. Die Farbe der Niere ist sehr verschieden, von rotbräunlich bis grau, doch pflegen die grauen oder grauweißlichen Töne zu überwiegen, insbesondere an der Schnittfläche der Rinde. Diese ist gewöhnlich sehr blaß und hebt sich scharf von den dunkelblaurot gefärbten Markkegeln und den stark gefüllten Venensternen ab.

Die Rinde sieht manchmal wie „gekocht" aus, ihre Zeichnung ist verwaschen und läßt bisweilen gelbliche Streifen besonders an der Basis der Pyramiden hervortreten.

Bei schräg auffallendem Licht sieht man, daß die vergrößerten Glomeruli als blasse, graue, glasige Pünktchen über die stark durchfeuchtete und glänzende Schnittfläche vorspringen.

Sehr häufig, aber nicht in allen Fällen sind, an der Oberfläche mehr wie an der Schnittfläche, vereinzelte oder seltener zahlreichere kleinste Blutungen zu sehen in Gestalt scharf umschriebener, flohstichartiger, roter oder schwarzroter Flecke, die sich nicht wegwischen lassen.

Der mikroskopische Befund ist um so charakteristischer. Seine ausgezeichnete Beschreibung durch Langhans ist in sehr sorgfältiger Nachprüfung von Friedländer, Sörensen, Reichel, vor allem Löhlein und von Fahr[1]) durchaus bestätigt worden.

Das Wesentliche besteht in folgendem:

1. Die Glomeruli sind alle gleichmäßig betroffen, erheblich vergrößert und von abnormem Kernreichtum, der teils von Leukocyten, teils von Endothelvermehrung herrührt.

2. Die Schlingen der Glomeruli sind gebläht, getrübt, geschwollen u. U. mit Fetttropfen bestäubt, vergrößert, plump und füllen den Kapselraum ganz aus. Manchmal wird eine Schlinge bruchartig in das abführende Kanälchen gedrängt, das dadurch wie mit einem Pfropfen verschlossen wird.

3. Die Schlingen sind — darin besteht die wichtigste, für das Aufhören der Funktion maßgebende Veränderung — **blutleer,** während die Kapillaren, welche die Tubuli versorgen, meist noch gut gefüllt oder gestaut sind.

4. Die Lichtung der geblähten, verbreiterten und verlängerten Schlingen ist dabei nicht immer verlegt, sondern sogar oft erweitert und leer. Anderenfalls findet sich im Innern der erweiterten Schlingen ein Netzwerk einer trüben, feinkörnigen, protoplasmareichen Substanz, welche bisweilen Fetttröpfchen enthält, und in dieser liegen sehr zahlreiche, kleine Kerne, die völlig den normalen Kapillarkernen gleichen, und mehr oder weniger Leukocyten. Es handelt

[1]) Neuerdings auch von Herxheimer und Jungmann.

sich also um eine Wucherung von Endothelzellen, die den protoplasmareichen „Jugend“zustand des Granulationsgewebes angenommen haben.

In diesem akuten Stadium können die Veränderungen am spezifischen Epithel des Glomerulus noch sehr geringfügig sein und sich auf leichte trübe Schwellung beschränken; je nach der Dauer der Asphyxie infolge der Blutleere der Schlingen kann es auch zu erheblicher Schwellung und Trübung, Körnelung, Fettbestäubung und zu Abstoßung und Andeutung von Wucherung der Epithelien des Knäuels und der Kapsel kommen. Der Kapselraum ist aber, soweit ihn der geschwollene Knäuel nicht ganz ausfüllt, im wesentlichen noch frei, abgesehen von einer feinen Eiweißgerinnung und vereinzelten roten Blutkörperchen.

Auch an den Epithelien der — erweiterten — Harnkanälchen, und zwar an den gewöhnlich am stärksten betroffenen terminalen Abschnitten der sogenannten Hauptstücke können die Veränderungen noch sehr geringfügig sein. Sie bestehen in trüber Schwellung, geringer Verfettung, Abschilferung, kurz in dem leichtesten Grade der sog. degenerativen Veränderungen, die bei der Nephrose als die primären beschrieben worden sind. Hier bei der Glomerulonephritis sind sie sicherlich sekundär (Löhlein), man erkennt dies am besten in den Fällen späterer Stadien, in welchen nicht alle Glomeruli gleich blutleer getroffen werden, sondern teilweise wieder Blut in allen oder einzelnen Schlingen führen. Dann sind stärkere degenerative Veränderungen nur an denjenigen Hauptstücken zu sehen, die zu den blutleeren Glomerulis gehören.

Das Zwischenbindegewebe weist noch keine Veränderung auf; auch von kleinzelliger Infiltration ist abgesehen von leichter Rundzellenvermehrung um die Glomeruli nichts zu sehen.

Jene sekundäre Parenchymdegeneration kann aber bei längerer Krankheitsdauer unter einem als „chronisch-parenchymatös“ imponierenden, hochhydropischen Krankheitsbilde auch einen sehr hohen Grad erreichen und in Ausdehnung und Schwere der primären Parenchymdegeneration bei der Nephrose nicht nachstehen, ohne daß dadurch die Möglichkeit völliger Ausheilung beeinträchtigt würde.

Die herrschende Auffassung von der Unheilbarkeit der „großen weißen Niere“ ist sicherlich unrichtig. Die Parenchymdegeneration wenigstens, die solche langdauernde Fälle zur großen weißen Niere stempelt, ist zweifellos rückbildungsfähig, solange der ursächliche Prozeß im Glomerulus noch nicht rückbildungsunfähige Veränderungen gesetzt hat, und sie heilt aus, wenn die Blutzirkulation im Glomerulus wieder in Gang kommt. Begreiflicherweise konnte der Pathologe nichts über den histologischen Befund an der Niere aussagen bei derartigen Fällen, die ausgeheilt sind, und nichts über die Prognose bei denjenigen, die unter diesem Krankheitsbilde gestorben sind, solange der Kliniker nicht mit Sicherheit angeben konnte, ob der Tod wirklich infolge der Nierenerkrankung selbst, d. h. an Niereninsuffizienz eintreten mußte.

Volhard und Fahr haben im Atlas (Fall 18, S. 142) unter den klinischen Beispielen zur akuten diffusen Glomerulonephritis einen solchen Fall beschrieben, von dem ich nach den zahlreichen, seither gemachten Beobachtungen mit Sicherheit annehmen kann, daß er noch restlos zur Ausheilung gekommen wäre.

Es handelte sich um einen mit Mitralstenose komplizierten ganz schweren Fall hochhydropischer Nephritis von schleichendem Beginn und etwa 2 monatlicher Krankheitsdauer, bei dem die Diurese gerade in Gang gekommen, das Konzentrationsvermögen sehr gut erhalten war, was die Prognose durchaus günstig stellen ließ. Er starb leider interkurrent an einer Sepsis, die infolge einer lege artis unter allen aseptischen Kautelen von zuverlässigster Hand vorgenommenen Hautdrainage entstanden war.

Die Sektion ergab eine große, weiße Niere mit weißgelber Rinde und dunkelroten Markstrahlen, mikroskopisch ausgedehnte Verfettungen an den gewundenen Harnkanälchen und viel doppelbrechende Substanz in den Interstitien und den Epithelien der Hauptstücke, in den Kanälchen Zellen, die mit doppelbrechender Substanz beladen sind. An den Glomeruli dagegen, die Kernvermehrung, Fibrinpfröpfchen, Leukocyten in den Schlingen, stellenweise schon beginnende Halbmondbildung aufwiesen, war das Stadium der Blutleere bereits überwunden und die Schlingen vielfach wieder gut mit Blut gefüllt (vgl. Tafel II, Abb. 1).

Der Fall lehrt, daß es auch im akuten, d. h. noch rückbildungsfähigen Stadium der diffusen Glomerulonephritis bei längerer Dauer der Zirkulationsstörung im Glomerulus zu hochgradiger Parenchymdegeneration kommen kann, denn ich könnte eine Reihe ganz gleichartiger, gleichschwerer und schwererer Fälle von Glomerulonephritis mit höchstgradigem nephrotischen Einschlag anführen, die zur Ausheilung gekommen sind.

Pathogenese: Merkwürdigerweise enthält die Literatur außerordentlich wenig über den Angelpunkt der ganzen Nephritisfrage: Wie kommt die ausschlaggebende und wichtigste Veränderung an den Glomerulis, die Blutleere der Schlingen, zustande.

Man hat sich vorgestellt, die Schlingen würden durch die vermeintlich „produktiv entzündliche" Epithelwucherung im Kapselraum zusammengedrückt. Davon kann gar keine Rede sein, diese Epithelwucherung ist zweifellos erst die Folge länger anhaltender Blutleere; sie fehlt im frischen Stadium der Erkrankung.

Das gleiche gilt von der Annahme, daß die Verdickung der Wand der Glomerulusschlingen oder ihre hyaline Entartung, oder thrombotisches Material ihren Verschluß herbeiführe.

Das alles wird in späteren Stadien beobachtet und kann auch höchstens die Folge der Blutleere sein.

Heikler ist die Frage nach dem „primär oder sekundär?" zu beantworten bezüglich der protoplasma- und kernreichen, feinkörnigen Masse, welche Langhans zuerst in den Schlingen gesehen und beschrieben hat. Es ist klar, daß dieser abnorme, sicherlich ungemein zähflüssige Inhalt dem Blutstrom einen erheblichen, vielleicht unüberwindlichen Widerstand entgegensetzen muß.

Langhans hat das direkt durch Injektionsversuche nachgewiesen. Er schreibt: „Solche Kapillaren können für das Blut immer noch durchgängig sein. Das ergibt sich in vielen Fällen aus der Anwesenheit von roten Blutkörpern und ferner aus den Resultaten der Injektion. Allerdings bedarf es dabei eines sehr oft sehr erheblich höheren Druckes, als gewöhnlich; allein das kaltflüssige Berliner Blau dringt doch immer in die Glomeruli ein, und zwar zuerst in schmalen, in der Achse der Kapillaren gelegenen Bahnen, um von hier später auch die an die Peripherie gedrängte feinkörnige Masse gleichsam zu infiltrieren und blau zu färben. Es kann also der Widerstand dieser offenbar sehr weichen Substanz überwunden werden. Manchmal ist dies aber nur bei dem höchsten Drucke möglich, und selbst dann kann sich die Injektion auf das Vas afferens und seine 3—4 primären Äste beschränken".

Die Auffassung, daß diese unzweifelhafte, schwere Beeinträchtigung der Durchgängigkeit der Kapillaren durch die Endothelwucherung, die man als produktive Endokapillaritis bezeichnen kann, die Ursache der Blutleere des Knäuels und damit den Ausgangspunkt und das Wesen der ganzen Erkrankung darstellt, liegt so ungemein nahe, scheint so plausibel und ist so allgemein anerkannt, daß nur sehr gewichtige Gründe daran irre machen können.

Ich möchte folgende Gründe dagegen anführen:

1. In den frühesten Stadien der Glomerulonephritis ist nach unseren bei Dekapsulationen gewonnenen Präparaten der Befund an den blutleeren Glomerulusschlingen noch überraschend geringfügig.

2. Reichel, der sehr sorgfältige histologische Studien über die Nephritis gemacht und sich durch die definitive Abtrennung der septisch-interstitiellen von der Glomerulo-Nephritis ein Verdienst erworben hat, hebt ebenfalls ausdrücklich hervor, daß die Schlingen anfangs offen, leer und gebläht sind.

3. Es findet sich ferner die von uns mehrfach bestätigte Angabe, daß auch das bisweilen auffallend erweiterte Vas afferens blutleer ist.

4. Wenn wirklich das Hindernis primär in den Schlingen läge, so müßte man eine mächtig andrängende, in die ersten Verzweigungen des Vas afferens sich einbohrende und diese selbst in den Knäuel hineinstülpende Blutsäule im Hilus aller Glomeruli sehen. Das ist aber nicht der Fall.

Sondern man sieht dieses zu erwartende Bild nur an einzelnen Glomerulis, und zwar an denjenigen, von welchen die Blutungen ausgehen. Diese bieten in der Tat denselben Anblick, den auch die Glomeruli bei der postmortalen Injektion bieten. Das hat Langhans selbst schon beschrieben:

„Infolge der höheren Grade der intrakapillären Prozesse wird der Blutdruck so gesteigert, daß eine der ersten Verzweigungen des Vas afferens zerreißt und das Blut sich in das Harnkanälchen ergießt, wie man dies auch bei Injektionen beobachtet. Auf diese Entstehungsart muß ich einen großen Teil der Blutungen zurückführen, namentlich alle die, wo bei der Sektion an Ober- und Schnittfläche der Rinde die bekannten, schwarzroten Pünktchen und Strichelchen sich finden. Jedes Pünktchen und Strichelchen entspricht einer Gruppe von Harnkanälchendurchschnitten, die alle zu einem Kanälchen gehören, wie man sich leicht durch Vergleich mit den Extravasaten bei künstlicher Injektion überzeugen kann."

Merkwürdigerweise hat Langhans sich aber nicht die Frage vorgelegt: Warum verhalten sich nicht alle Glomeruli so? So, wie sie sich doch sicher verhalten, wenn im Leben plötzlich die Sperre nachläßt, und mit Einsetzen der Polyurie eine starke Hämaturie einhergeht.

Aus der Tatsache allein, daß nicht alle, sondern nur die allerwenigsten Vasa afferentia strotzend mit Blut gefüllt sind, geht schon hervor, daß für die überwiegende Mehrzahl der Knäuel die Drosselung des Blutstroms weiter oberhalb noch vor den Vasa afferentia, in den arteriellen Bahnen liegen muß.

Wenn aber dem so ist, und ich meine man kann sich den angeführten Gründen bei reiflicher Überlegung nicht verschließen, so ist nicht die Blutleere der Glomeruli die Folge der Endothelwucherung in den Schlingen, sondern umgekehrt, auch schon die Endothelwucherung die Folge einer noch zu erklärenden Blutabsperrung. Gleichgültig wie diese zustande kommt, ließen sich alle histologischen Erscheinungen ohne Schwierigkeit aus der Blutabdrosselung oberhalb des Glomerulus erklären und ableiten. Nicht nur die Schwellung, Verfettung, Abschilferung und beginnende Wucherung des Epithels der Glomeruli und Tubuli, die sicher als Folgen der Blutleere des Knäuels ausgesprochen werden müssen, sondern auch die (asphyktische?) Erweiterung des Vas afferens und Blähung der leeren Schlingen, vor allem aber auch die Schwellung, Verfettung, Abschilferung und erhebliche Wucherung des Endothels der Glomeruluskapillaren, wobei für die schrankenlose „Vakatwucherung" der Hemmungsfortfall durch Aufhören des intrakapillaren Druckes die auslösende Rolle im Sinne Weigerts spielen würde.

Ich möchte fast sagen, eine solch intensive raumausfüllende Endothelwucherung kann überhaupt nur zustande kommen, wenn der lebhaft pulsierende Blutstrom in diesen, unmittelbar an eine Arterie angeschlossenen Kapillaren fehlt, der jede sich abstoßende Endothelzelle sofort weiter tragen würde.

Kann man sich eine toxische Endothelschädigung vorstellen, die gleichmäßig in beiden Nieren, an allen Glomerulis, — die doch je nach der funktionellen Inanspruchnahme sehr verschieden lebhaft, jedenfalls nicht alle gleichzeitig gleich stark durchblutet werden, — angreift und eine ganz gleichmäßige den andringenden Blutstrom gleichzeitig abschließende „Kapillaritis" mit Endothelwucherung auslöst?

Und umgekehrt kann man sich unter der Voraussetzung einer mehr weniger akut einsetzenden, z. B. angiospastisch bedingten, nicht nekrotisierenden Blutabdrosselung eine andere Reaktion vorstellen, als die, daß gleichzeitig in allen Glomerulis eine asphyktische Blähung und eine raumausfüllende Endothelwucherung stattfindet?

So wenig, wie man sich bei chronischer Ischämie eine andere Reaktion, als die einer Atrophie vorstellen kann. Bei einer akuten Ischämie trifft der „Hemmungsfortfall" die Zellen noch reaktionsfähig, bei einer chronischen muß auch die Reaktionsfähigkeit allmählich abnehmen. Auch der Nährboden, in dem die ungehemmt wuchernde Zelle ihr — parasitäres — Wachstum entfaltet, ist bei der akuten Ischämie ein anderer wie bei der chronischen. Gerade bei der Niere findet bei der akuten Abdrosselung des arteriellen Blutstroms eine hochgradige seröse Durchtränkung und kapillare Blutüberfüllung statt, die z. T. auf rückläufiger venöser Stauung, z. T. auf der kollateralen „fluxionären" Hyperämie durch die Arterie der Nierenkapsel beruht. Daß bei diesem Zustand, der dem hämorrhagischen Infarkt nahesteht, nicht Infarzierung und nicht Nekrose des einzelnen Glomerulus auftritt, das läßt darauf schließen, daß die Blutversorgung des Glomerulus nicht vollständig unterbrochen, sondern nur aufs höchste vermindert ist, was ja auch die Einwanderung von Leukocyten in die Schlingen zu beweisen scheint.

Damit würde eine sehr wichtige Einsicht in das Wesen der Vorgänge am Glomerulus gewonnen, die Kardinalfrage aber nur verschoben sein: Wo und wie kommt die Abdrosselung des Blutstromes in den Arterien zustande?

Diese Frage hat man sich bisher noch nicht vorgelegt. Wir könnten sie daher ruhig offen lassen, wenn nicht einige Anhaltspunkte zu ihrer Lösung vorlägen.

Es gibt nur zwei Möglichkeiten, entweder ist die Drosselung organisch bedingt oder funktionell.

In ersterem Falle könnte es sich wohl nur um eine Endothelschwellung und -Wucherung, d. h. um einen analogen Prozeß in den größeren Gefäßen handeln, wie er sich in den Kapillaren des Glomerulus und zum Teil im Vas afferens abspielt. Wenn dem so wäre, so würde mancher geneigt sein, beide, sowohl die nachgewiesene Endothelwucherung im Glomerulus, die „Endokapillaritis", als auch die supponierte Endothelwucherung in den größeren Gefäßen, die „Endarteriitis, für gleichgeordnete Folgen einer — toxischen — Ursache und für „proliferativ entzündlich" zu halten.

Aber die histologische Untersuchung hat bei frischen Fällen nichts Derartiges feststellen können, und eine Endarteriitis, die den Blutstrom von der Mehrzahl der Vasa afferentia und allen Glomerulis absperrt, müßte man unter allen Umständen sehen und mikroskopisch nachweisen können. Nauwerck schreibt allerdings:

„Ganz ähnlichen Bildern von Schwellung des Protoplasmas und der Kerne, von Kernwucherung und Zerfall, von Loslösung von der Kapillarwand begegnet man sehr häufig in den durchweg sehr weiten Vasa afferentia und ihren ersten Verzweigungen, in kleinen Arterien und namentlich in den dilatierten, intertubulären Kapillaren des Labyrinthes, wo die buckelförmig sich vorwölbenden Zellen mit den mächtigen Kernen nicht selten das Lumen mehr oder weniger ausfüllen. Die Blutmassen in diesen Gefäßen schließen öfters mehrkernige, zum Teil plättchenförmige, zum Teil mehr schollige Gebilde ein, welche kaum anders denn als desquamierte Endothelien aufzufassen sein dürften".

Diese Beobachtung ist aber nicht imstande, die Blutleere der Glomeruli zu erklären, im Gegenteil, sie spricht mehr für eine gleichartige Reaktion des Endothels der Vasa afferentia und der kleinen Gefäße auf die oberhalb gelegene Abdrosselung des Blutstromes.

Eine organische (produktive) Verengerung der Nierengefäße ist also, auch nach allen Angaben der späteren Untersucher und eigenen Beobachtungen im frischen Stadium der Nephritis mit Sicherheit auszuschließen.

Es bleibt uns daher nichts anderes übrig, als eine funktionelle Ursache der Ischämie anzunehmen. Jene Beobachtung von Nauwerck ist aber doch von großer Bedeutung.

Sie spricht dafür, daß im Laufe dieser — spastischen (?) — Ischämie auch an den Gefäßen, insbesondere den Vasa afferentia ischämische Reaktionen von seiten des Endothels auftreten. Das läßt uns befürchten, daß bei längerer Dauer der Ischämie auch ernstere organische Folgezustände und Nachwirkungen, nämlich eine reaktive Endothelwucherung an der Intima der kleinen präglomerulären Gefäße entstehen und für die Zukunft des Trägers bedenklich werden kann.

Wir kommen also per exclusionem zu dem Schluß, daß die pathognomonische Ischämie des Glomerulus nicht wohl anders als funktionell, d. h. angiospastisch bedingt sein kann. In dieser Vorstellung werden wir nicht wenig bestärkt durch die klinische Erfahrung

1. daß es im Frühstadium bei ganz frischer Erkrankung bisweilen allein durch eine einmalige große Wasserzufuhr leicht gelingt, die Sperre zu überwinden und damit rasche Heilung der „Entzündung" herbeizuführen,

2. daß die Erkrankung nach baldiger Wiederherstellung der Glomerulidurchblutung in der Regel ausheilt, ohne Spuren an den Gefäßen zu hinterlassen,

3. daß Dekapsulation in schwersten Fällen fast unmittelbar die Drosselung des Blutstroms und Blutleere der Glomeruli beseitigt und rasch Heilung herbeiführt,

4. daß die Vorhersage nicht abhängt von der „Schwere" der Nephritis, — denn Blutleere ist wenigstens am Glomerulus selbst kaum steigerungsfähig —, sondern von der Dauer der Blutleere,

5. daß in der Tat bei längerer Dauer der Blutleere sich schwere und schwerste sekundäre organische Gefäßveränderungen einstellen können.

Die Bemerkung, eine Blutleere sei nicht steigerungsfähig, bedarf aber doch einiger Einschränkung. Je weiter sich der Krampf auf die größeren Nierengefäße erstreckt, je größer seine „Tiefenwirkung", um so dürftiger ist der Plasmastrom, der noch die Sperre durchsickern mag, um so schlechter ist die Ernährung der Kanälchen, um so größer ist vor allem die Gefahr sekundärer Gefäßveränderungen.

Ich halte es für möglich, daß die entwickelte Vorstellung über die Entstehung der histologischen Veränderungen aus einer Glomerulusischämie und diese aus einem Gefäßkrampf für die Behandlung noch größere Bedeutung gewinnen wird, als sie bereits gewonnen hat. Von außerordentlicher Bedeutung ist diese Auffassung aber für die Vorhersage und auch für die Verhütung der schweren unheilbaren Formen und vor allem auch der sekundären schweren Gefäßveränderungen.

Der Begriff spastische Blutleere schließt im Frühstadium die Sicherheit der Heilbarkeit in sich ein.

Der Begriff Dauer der arteriellen Blutleere heißt ins Histologische übersetzt, zunehmende Endothelwucherung in den Kapillarschlingen und kleinen Arterien, wachsende sekundäre organische Drosselung des Blutstroms in diesen und den Glomeruluskapillaren. Das bedingt die Gefahr, daß eine dauernde, d. h. rückbildungsunfähige anatomische Gefäß- und Kapillarverengerung oder -verschließung zurückbleibt, wenn der funktionelle Verschluß nachgelassen hat.

Auf die wichtige Frage aber, wie können wir eine Brücke herstellen zwischen der Annahme einer angiospastischen Nierenischämie und der bekannten Ätiologie, der Streptokokkeninfektion, vermag ich noch keine Antwort zu geben. Mit der Erkältungsätiologie würde die Vorstellung sehr gut zusammenklingen, da bei Kälteeinwirkung auf die Haut im Experiment Kontraktion der Nierengefäße beobachtet worden ist; wie aber nach Scharlach, kleinen Hautinfektionen u. s. f. eine Nierenischämie zustande kommen soll, erscheint ganz unverständlich. Das Auftreten der Nephritis in der dritten Woche nach Scharlach, nach abgelaufener Angina, zu einer Zeit, in der schon immunisatorische Vorgänge sich abspielen, läßt an die Möglichkeit denken, daß wir es mit einem anaphylaktischen Schock der Nieren zu tun haben. Das Tertium comparationis zum anaphylaktischen Schock des Meerschweinchens würde darin liegen, daß bei diesem ein Verschluß der kleinen Lungengefäße stattfindet (Schmidt). Auch hier wissen wir noch nicht, wie weit dieser Verschluß durch Gefäßkontraktion, wie weit durch eine der Widalschen Reaktion entsprechende Ausflockung von Globulinen durch das Antigen bedingt ist. Vielleicht bringt uns hier das Studium der anaphylaktischen Vorgänge unter besonderer Berücksichtigung des Inhaltes der verschlossenen Gefäße und der eigenartigen Muskelwirkung des Anaphylaxiegiftes (Beneke) weiter.

Über das histologische Bild des häufigsten weiteren Verlaufes des akuten Stadiums, des Ausganges in **Heilung,** sind wir begreiflicherweise nur ungenügend unterrichtet.

In einem Falle von Miliartuberkulose (Volhard und Fahr, kl. Bsp. XIV, S. 138), der an Meningitis tuberculosa starb und kurz vorher eine typische Glomerulonephritis mit Blutdrucksteigerung durchgemacht und überwunden hatte, fanden sich nur an einzelnen Glomerulis noch blutarme Schlingen und Kernwucherung, die — asphyktische? — Blähung der Schlingen fehlte, die größte Mehrzahl der Glomeruli war wieder normal.

In einem anderen, gemeinsam mit Loeschcke untersuchten Falle bei einem Mädchen, das einen Tag nach Überwindung der Glomerulisperre vor Übermut zu singen anfing und plötzlich tot umsank, fanden wir, abgesehen von einer erheblichen Herzdilatation und einer stark vergrößerten Thymusdrüse (Thymustod?) mikroskopisch folgendes:

Glomeruli noch groß, stellenweise die Kapsel ganz ausfüllend. Bei einigen ragen Schlingen in den Anfangsteil des abführenden Kanälchens hinein. Kapselepithel nirgends gewuchert, ganz selten finden sich Verklebungen von Schlingen mit der Kapsel. Glomerulischlingen mäßig bluthaltig, sie enthalten bald spärlich, bald reichlich Leukocyten. Ganz selten sieht man eine einzelne Schlinge hyalinisiert. Im ganzen keine Kernvermehrung in den Glomerulis. Gefäße unverändert. Tubuli contorti sämtlich weit, enthalten lockeres Eiweiß. Die Epithelien kubisch, ihre Kerne klein, sehr intensiv gefärbt, ohne deutliche Struktur. Auch in den Schleifen lockeres Eiweiß; Blutpigmente in den Epithelien.

In einem weiteren Falle hatten wir leider Gelegenheit, den histologischen Befund des Stadiums der Blutleere mit dem Stadium zu vergleichen, in dem gerade der Wiedereintritt des Blutes erfolgte. Es handelte sich um eine sehr schwere, akute, diffuse, fast anurische Nephritis bei einer 41 jährigen Frau. Nach doppelseitiger Dekapsulation (etwa am 11. Tage der Erkrankung, am 3. Tage des Krankenhausaufenthaltes), wobei eine Probeexzision gemacht worden war, Besserung der Diurese, am 7. Tag plötzlich heftige Schmerzen in der linken Nierengegend und schwerster Kollaps, von dem sich die Patientin nicht erholte.

Der Wiedereintritt des Blutes in die Nierengefäße hatte zu einer Blutung aus der kleinen Probeexzisionswunde in das Nierenlager und zum Tode im Kollaps geführt, ein Ereignis, aus dem wir die Lehre gezogen haben, eine Probeexzision nur sehr oberflächlich zu machen oder lieber zu unterlassen

Mikroskopischer Befund (Dr. Löschcke):

1. Probeexzision: Alle Glomeruli sehr groß, die Kapseln prall ausfüllend, stellenweise in den Tub. contortus hineinragend. Kernreichtum der Glomeruli nur wenig erhöht, in den Schlingen vereinzelt Leukocyten. Sämtliche Schlingen weit und blutleer. Gelegentlich in einem Glomerulus eine deutliche Kernteilungsfigur. Auch die Vasa afferentia weit und leer. Die Art. interlobular. sind weit und enthalten hyaline Eiweißmassen, in denen ab und zu ein paar rote Blutkörperchen eingeschlossen sind. In großen Arterien findet sich Blut. Die meisten kleinen Venen enthalten nur hyalines Eiweiß, keine Blutkörperchen. Die intertubulären Kapillaren sind weit, klaffend, fast vollständig blutleer, auch kein geronnenes Serum enthaltend. Die Tubuli contorti haben mittlere Weite, enthalten etwas locker — wabig — geronnenes Eiweiß. Die Epithelien sind groß, mit gutem Kerngerüst. Die Schleifen verhalten sich wie die Tub. contorti.

2. Schnitt aus Leichenniere (7 Tage später): Die Glomeruli noch groß, füllen aber den Kapselraum nicht mehr so vollständig aus wie bei der Probeexzision. Der Kernreichtum der Glomeruli ist viel größer geworden, es finden sich viele Leukocyten in den Schlingen, stellenweise auch im Kapselraum. Sämtliche Glomeruli sind bluthaltig, in einzelnen finden sich blutleere, hyaline Schlingen mit mangelhafter Kernfärbbarkeit. Sämtliche Arterien und Venen des Schnittes haben guten Blutgehalt. Die Lumina der Tubuli sind weiter, als bei der Probeexzision. In den meisten Kanälchen liegen reichlich Leukocyten. Die Epithelien sind im ganzen gut erhalten, granuliert, die Kernfärbbarkeit ist intensiv, die Kerngerüste nur stellenweise deutlich. Interstitiell finden sich kleine Infiltrate.

2. Die drei Verlaufsarten der nichtausgeheilten („chronischen") Nephritiden.

Wenn die Blutleere und Asphyxie des Glomerulus länger andauert, so steigern sich die Veränderungen bis zu einem Grade, der nicht mehr oder nur noch teilweise rückbildungsfähig ist. Das Organ bleibt krank oder geschädigt, die Nephritis wird „chronisch". Wenn wir hier ganz im Sinne der Anatomen von subakuter, subchronischer und chronischer Nephritis sprechen, so heißt das soviel als die Krankheit führt innerhalb von Wochen oder Monaten (subakuter), innerhalb von Monaten oder Jahren (subchronischer) oder innerhalb von vielen Jahren (chronischer Verlauf) zum Tode an Niereninsuffizienz.

Welcher Fall eintritt, das hängt davon ab, wieweit sich der Blutkreislauf in den Knäueln wieder herstellt, und das wiederum ist abhängig davon, wie lange der Blutabschluß vom Glomerulus gedauert hat.

Je länger dauernd und je vollständiger die Asphyxie der Knäuel war, um so hochgradiger werden die bleibenden Veränderungen und um so kürzer die Lebensdauer.

Den 3 Verlaufsarten entsprechen nun ganz bestimmte und charakteristische Veränderungen, so daß wir dementsprechend drei Typen nichtabgeheilter Nephritiden unterscheiden können:

I. Die **subakute Nephritis** („stürmischer" Typus Löhleins, extrakapilläre Form von Volhard und Fahr, große weiße (blasse) Niere).

Makroskopisch ist die Niere oft stark, aber nicht immer vergrößert und geschwollen, sehr blaß, grauweiß oder graugelblich von glatter Oberfläche, die Marksubstanz sticht durch ihre dunkelblau braunrote Farbe und ihren Blutgehalt scharf von der blutarmen verbreiterten Rinde ab (s. Abb. 6). Die blutleeren Glomeruli sind deutlich als sehr große graue Pünktchen sichtbar. Blutpunkte an der Oberfläche sind gewöhnlich spärlich.

Der mikroskopische Befund ist kurz folgender:

1. Die blutleeren Knäuel sind nicht mehr vergrößert, sondern zusammengesunken, die zelligen Elemente im Innern der Schlingen sind vermehrt, die Wände der Schlingen sind miteinander verklebt, die Schlingen zum Teil hyalinisiert. Die gewaltigsten Veränderungen finden sich aber an dem Epithel der Glomeruluskapsel. Statt einer einfachen Epithellage sehen wir mächtige Haufen konzentrisch geschichteter Epithelmassen, die in mehr oder weniger festem Zusammenhang mit dem parietalen Blatt der Kapsel stehen. Sie umhüllen den Knäuel mit Aussparung des Hilus und ragen u. U. sogar in die abführenden Kanälchen hinein. Diese Zellmassen bilden, verfilzt mit Fibrin oder Leukocyten, zum Teil schon selbst hyalinisiert oder fettbeladen die bekannten halbmondförmigen oder sichelförmigen Kapseleinlagerungen, welche den verkleinerten Knäuelrest an Größe überragen können und scheinbar an die Wand drücken. (Tafel II, Abb. 2.)

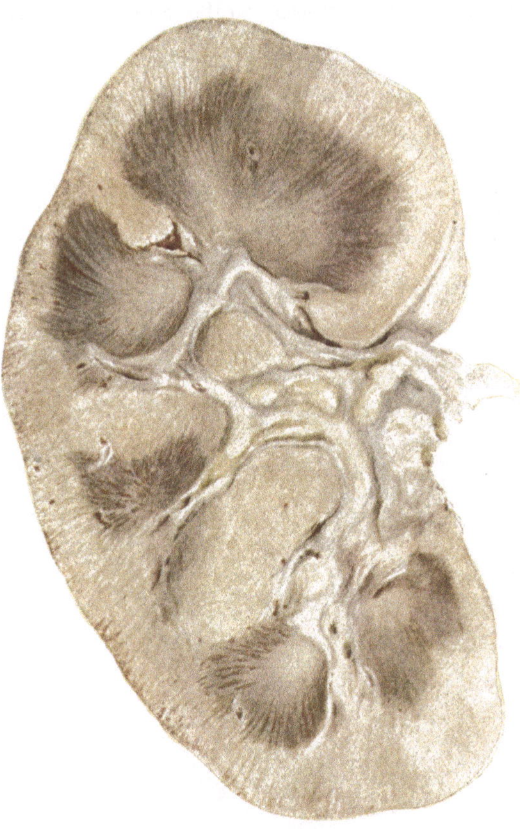

Abb. 6.
Glomerulonephritis, subakute Verlaufsart, III. Stadium. Aus Volhard-Fahr.

2. Auch im Parenchym findet sich eine sehr charakteristische und auffallende Abweichung von dem Bilde des akuten Stadiums: Die Kanälchen sind zum Teil hochgradig erweitert, in größerer Ausdehnung atrophiert und enthalten Zylinder aller Art.

Das niedrige Epithel weist alle die bereits beschriebenen Erscheinungen der Degeneration auf, aber die degenerativen Prozesse treten oft schon wegen der Protoplasmaarmut entschieden zurück gegenüber denjenigen, die wir bei dem subchronischen Verlauf und bei den Nephrosen beobachten, fettige Degeneration kann sogar fehlen.

3. Das Zwischengewebe ist schon beträchtlich und diffus, herdweise sehr stark verbreitert, kern- und zellreich, die Kerne stammen teils

von ausgewanderten Rundzellen, teils aber von jugendlichem protoplasmareichem und gewuchertem Bindegewebe.

4. Über die kleinen Gefäße bei dieser Form finden sich in der Literatur bis auf 2 Beobachtungen Löhleins auffallenderweise keine Angaben, und auch wir haben früher nicht genug darauf geachtet. Soweit ich seither beobachten konnte, ist diese Form in der Regel, wenn auch nicht ohne Ausnahme, durch auffallend starke Gefäßveränderungen in Form von zellreichen Intimawucherungen ausgezeichnet.

II. Die **subchronische Nephritis** (intrakapilläre Form von Volhard-Fahr, „milderer" Typus Löhleins, chronisch-parenchymatöse Nephritis, große oder kleine, glatte, weiße oder auch bunte Niere der Anatomen):

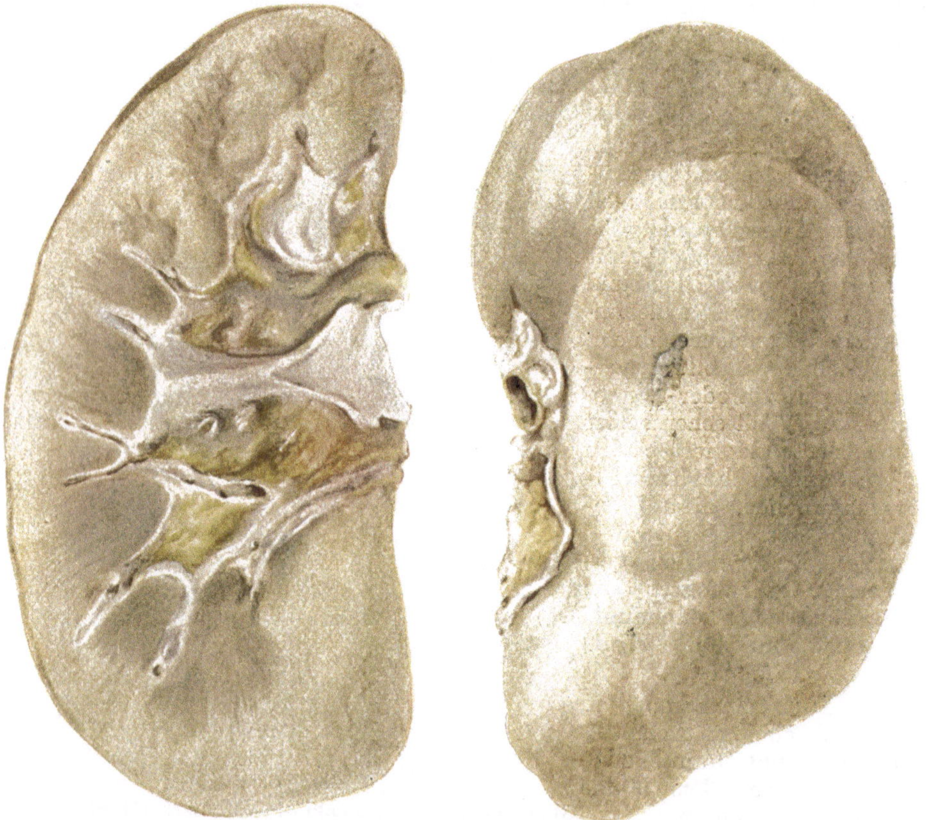

Abb. 7. Abb. 8.
Chronische Glomerulonephritis subchronischer Verlaufsart. III. Stadium. (Chronische Glomerulonephritis ohne Granulierung.) Aus Volhard-Fahr.

Makroskopisch ist die Niere der vorhergehenden sehr ähnlich, neben der Blässe tritt aber noch ein mehr gelblicher Ton zutage (Abb. 7 u. 8). Sie gleicht in Farbe, Aussehen und bisweilen auch der weichen Konsistenz der Nephrose, auch finden sich hier gewöhnlich ebenfalls die Sprenkelungen, die weißgelben Flecke und Stippchen, von Lipoidanhäufungen in Zellen des Zwischengewebes herrührend (Löhlein). Nur pflegen bei der Nephrose die

Blutpunkte zu fehlen, die hier fast regelmäßig in reichlicher oder geringerer Anzahl vorhanden sind.

Das mikroskopische Bild schließt sich im Gegensatze zu dem der I. Verlaufsart enger an das der frischen akuten Nephritis an:

1. Die Glomeruli sind alle auffallend vergrößert, sehr zellreich (vgl. Tafel III, Abb. 1). Sie sind blutarm, z. T. fast oder ganz blutleer, enthalten vereinzelt nur in den ersten Verzweigungen der Vasa afferentia noch Blut. Es fehlt die starke Wucherung des Kapselepithels, das ebenso wie das Knäuelepithel eher atrophisch erscheint und von konzentrischen Zügen einer „parasitären" Nachbarschaftswucherung von faserigem oder elastischem Bindegewebe umgeben ist. Die Glomerulusschlingen sind breit, plump, dickwandig, zum Teil untereinander, zum Teil mit der aufgefaserten Kapsel verklebt, vielfach ganz ohne Lumen, homogenisiert und hyalinisiert (vgl. Tafel III, Abb. 2). Manche Glomeruli sind bereits in große, rein hyaline Kugeln umgewandelt, in denen nur noch einige Kerne sichtbar sind.

2. Die Harnkanälchen sind auch vielfach erweitert, die Epithelien zum Teil in Neubildung und regenerativer Wucherung, zum Teil in Degeneration begriffen, aber bei dieser Verlaufsart treten im Gegensatz zu der I. subakuten Verlaufsart die (sekundären) degenerativen Prozesse am Epithel in Form der fettigen und lipoiden Infiltration ganz in den Vordergrund.

3. Die Vakatwucherung des Bindegewebes ist je nach dem Alter des Prozesses verschieden stark, in dem Mark stärker als in der Rinde, um die atrophischen Harnkanälchen reichlicher als um die besser erhaltenen. Im allgemeinen ist hier die Vermehrung des Zwischengewebes ebenso wie bei der I. Verlaufsart dadurch ausgezeichnet, daß sie diffus ist.

Auch die Interstitien sind vielfach mit Fett und doppelbrechendem Lipoid erfüllt.

4. An den kleinen Gefäßen sind nicht selten deutliche (bindegewebige) Intimaverdickungen nachzuweisen. Diese können aber auch bei dieser Verlaufsart noch fehlen oder sehr gering sein.

Das Bezeichnende dieser Form, die besonders gefährdet ist, und soweit sich das aus der Literatur und aus unseren Erfahrungen beurteilen läßt, nicht selten zu früh zur histologischen Untersuchung gelangt, noch ehe absolute Niereninsuffizienz eingetreten ist, ist die diffuse Erkrankung und Blutarmut aller Glomeruli bei erhaltener Form und fehlender Halbmondbildung und die große Neigung zu Epitheldegeneration. Löhlein hat die wichtige und zutreffende Beobachtung gemacht, daß gerade mäßige Grade von Erkrankung aller Glomeruli zu degenerativen Prozessen am Parenchym Anlaß geben, — mäßig im Vergleich zu der subakuten, extrakapillären Form, — und es erscheint gezwungen, noch nach einer selbständigen, von der Zirkulationsstörung unabhängigen Ursache der Parenchymdegeneration zu suchen.

Wenn ich den Ausdruck „Mischform" (vgl. S. 314) für solche Fälle gelegentlich beibehalte, so soll damit nur der klinisch und histologisch gleichstark zum Ausdruck kommende nephrotische Einschlag im Bilde bezeichnet, die Abhängigkeit der Epitheldegeneration von der hochgradigen Störung der Blutversorgung nicht mehr in Zweifel gezogen werden.

Diese Form der nicht ausgeheilten ehemals akuten diffusen (ischämischen) Glomerulonephritis subchronischen Verlaufs kann auch länger — einige Jahre — am Leben bleiben. Dann entsteht aus ihr die sogenannte glatte Schrumpfniere, die makroskopisch und mikroskopisch der nichtgeschrumpften Mutterform außerordentlich ähnlich, aber durch Schrumpfung des diffus entwickelten Bindegewebes kleiner geworden ist. Die Nierenkapsel ist diffus stärker adhärent. Die mikroskopischen Veränderungen bedürfen keiner besonderen Beschreibung. Die hyaline Veränderung und Verödung der Glomeruli, die Erweiterung und Atrophie der Kanälchen nimmt zu, bis ein Stadium von Niereninsuffizienz erreicht ist, mit dem das Leben nicht mehr verträglich ist.

III. Die fein oder grob granulierte **„sekundäre Schrumpfniere"** ganz chronischen Verlaufes (endarteriitische Form).

In einer großen Reihe von Fällen folgt auf das anscheinend gut überstandene, aber doch nicht ganz ausgeheilte Frühstadium der akuten Nephritis eine lange Reihe von Jahren völligen Wohlbefindens, eine gleichfalls jahrelang dauernde Periode von Polyurie und schließlich der Tod unter kardiorenalen Erscheinungen, und post mortem wird eine sehr stark verkleinerte, aber nicht, wie bei den bisher erwähnten Verlaufsarten, glatte, sondern eine klein- oder grobhöckerige Niere gefunden (vgl. Abb. 9 u. 10, 11 u. 12).

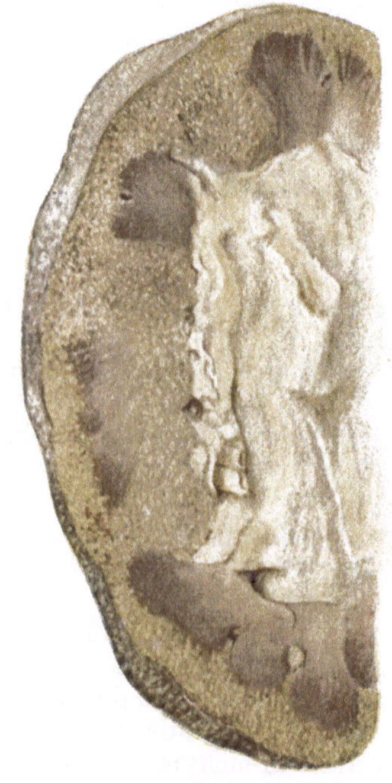

Abb. 9.

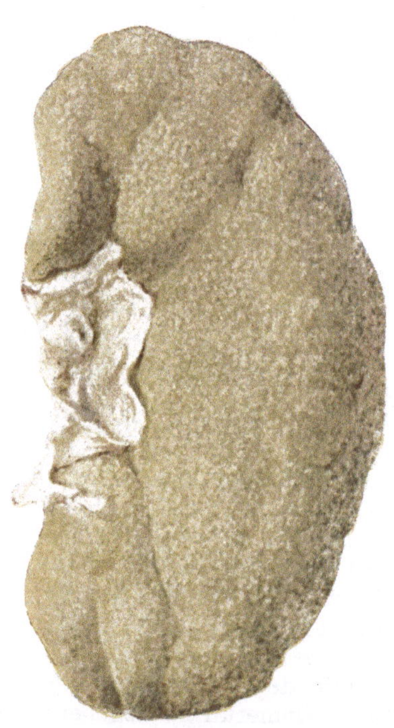

Abb. 10.

Chronische Glomerulonephritis mit starkem nephrotischem Einschlag. III. Stadium (fein granulierte sekundäre Schrumpfniere). Aus Volhard-Fahr.

Makroskopisch ist die Farbe bald mehr grauweiß, bald mehr graurot oder gelblichrötlich oder fast braunrot mit heller gefärbten Höckerchen, die Konsistenz ist lederartig zäh. Die Kapsel ist an den eingesunkenen Partien mehr weniger fest adhärent. Auf dem Durchschnitt ist die Rinde hochgradig verschmälert, die Gefäßlumina sind oft klaffend, ähnlich wie bei einer „genuinen Schrumpfniere".

Mikroskopisch fällt

1. eine hochgradige Vermehrung des zum Teil zell- und kernarmen, zum Teil von Rundzellenhaufen durchsetzten Bindegewebes auf, und zwar in unregelmäßiger Verteilung. In den eingesunkenen, mehr braunrot gefärbten Partien ist von der ursprünglichen Nierenarchitektur nichts mehr zu sehen

vor lauter Bindegewebe, das große Massen verödeter Glomeruli in Form von hyalinen Kugeln und Reste von ganz atrophischen, verödeten, lichtungslosen Harnkanälchen umschließt.

2. In der Nachbarschaft eines solchen ausgedehnten Trümmerfeldes sieht man aber unvermittelt ein Gitterwerk wohl erhaltener, aber stark erweiterter Kanälchen und dazu gehörige, stark vergrößerte Glomeruli mit blutgefüllten, zarten Schlingen. Die vorgebuckelten, heller gefärbten Stellen der Rinde entsprechen derartigen Inseln funktionierenden Parenchyms (vgl. Tafel IV, Abb. 1).

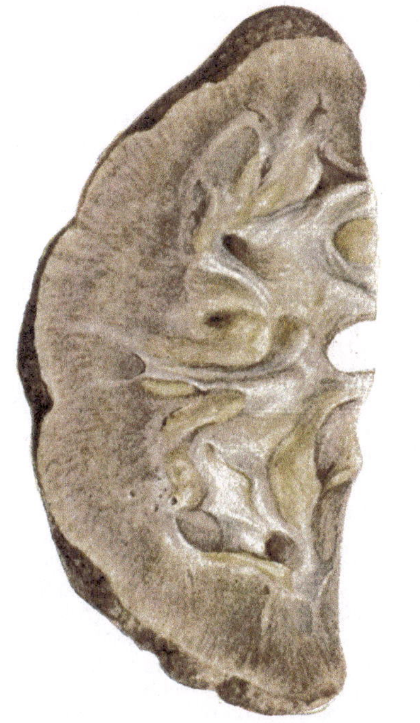

Abb. 11. Abb. 12.

Glomerulonephritis ganz chronischer Verlaufsart. III. Stadium. (Chronische Glomerulonephritis mit Granulierung, grob granulierte sekundäre Schrumpfniere.) Aus Volhard-Fahr.

3. An den vergrößerten Glomerulis sind hie und da auch einzelne Schlingen in hyaliner Umwandlung begriffen, an solchen Stellen ist auch wohl eine Proliferation der Epithelien des Schlingenüberzugs oder des gegenüberliegenden Kapselteiles angedeutet, einzelne zeigen auch eine konzentrische Kapselverdickung, im großen ganzen aber zeichnen sich die erhaltenen Glomeruli durch das Fehlen der schweren glomerulitischen Veränderungen aus, die bei der vorigen Form so charakteristisch waren.

4 Das Epithel der erweiterten funktionsfähigen Kanälchen ist niedrig und weist in verschiedenem, meist bescheidenem Grade die bekannten Degenerationserscheinungen auf.

5. An den Gefäßen sind hochgradige Veränderungen zu sehen. Sehr häufig läßt sich eine ausgesprochene „Arteriosklerose" mit Aufsplitte-

rung der Elastica interna und Verfettung nachweisen. Aber auch da, wo die eigentliche Arteriosklerose fehlt, zeigen die mittleren und kleineren Gefäße und besonders die Vasa afferentia eine sehr ausgesprochene bindegewebige Intimaverdickung — mit oder ohne hyaline oder fettige Degeneration —, die als homogene Masse die Lumina verengt, ja häufig verschließt. In den strukturlosen Herden von Narbengewebe sind massenhafte derartige verödete Gefäße mit verschlossenen Lichtungen zu sehen (vgl. Tafel IV, Abb. 2).

Wenn wir die histologischen, für den klinischen Verlauf maßgebenden Befunde der drei typischen Verlaufsarten der nicht abgeheilten diffusen Glomerulonephritis übersichtlich einander gegenüberstellen, so erhalten wir folgendes Schema:

Übersicht über den anatomisch-histologischen Befund bei den drei Verlaufsarten der nicht ausgeheilten diffusen Glomerulonephritis.

	I. Subakuter Verlauf: extrakapilläre Nephritis (große weiße oder blasse Niere)	II. Subchron. und chron. Verlauf: intrakapilläre Nephritis (große oder kleine glatte weiße oder bunte Niere)	III. Ganz chron. Verlauf: Endarteriitis (kleine, granulierte, sekundäre Schrumpfniere)
Größe der Niere	vergrößert	sehr groß — mäßig verkleinert	sehr klein.
Oberfläche d. Niere	glatt	glatt	höckerig
Farbe der Niere	grauweiß	mehr gelblich	mehr rötlich.
Knäuel	blutleer, klein, zusammengesintert	sehr groß, blutleer oder blutarm, zellreich, später kernarm, hyalinisiert	a) zum großen Teil hyalin verödet, b) zum kleinen Teil erhalten, groß, hypertrophisch.
Kapselepithel	enorm gewuchert	atrophisch, z. T. abgestoßen, z. T. Kapsel mit Schlingen verwachsen	a) zum großen Teil verschwunden, b) zum kleinen Teil erhalten.
Parenchymdegeneration	mäßig oder gering	sehr stark	gering.
Bindegewebswucherung	diffus, zellreich	diffus, reichlich, zellarm	herdförmig; a) sehr reichlich, zellarm b) gering.
Lebensdauer	Wochen oder Monate	einige Jahre	viele Jahre, 2—3 Jahrzehnte.
Intimawucherung	oft höchstgradig (fakultativ)	mäßig oder fehlend	hochgradig (obligatorisch).
Elastikawucherung und Arteriosklerose	fehlt	selten	häufig.

Pathogenese der chronischen Nephritis: Um die drei typischen Verlaufsarten zu verstehen und uns in den histologischen Bildern zurecht zu finden, müssen wir versuchen, sie aus der gewonnenen Vorstellung über den krankhaften Vorgang bei der akuten diffusen Glomerulonephritis abzuleiten. Dabei müssen wir ausgehen von dem pathogenen Moment des akuten Stadiums, d. h.

von der Blutleere der Glomeruli, die wir auf eine oberhalb derselben einsetzende Drosselung des Blutstromes zurückführen mußten. Dann müssen die drei verschiedenen Verlaufsarten verschiedene Reaktionen der Niere auf verschieden hohe Grade von Störung der Glomerulidurchblutung darstellen, wie Löhlein zuerst richtig erkannt hat.

I. Bei dem höchsten Grade und der längsten Dauer der Störung der Glomerulidurchblutung haben wir die schwerste asphyktische Schädigung an den Glomerulis und an den kleinen Gefäßen zu erwarten. Der Plasmastrom, der die Stenose passiert, genügt gerade, um eine Nekrose zu verhüten; der Knäuel sinkt zusammen, er atrophiert unter Organisation der zellreichen Endothelwucherung, und das (von den Kapselgefäßen aus ernährte?) Epithel wird durch den Hemmungsfortfall zur — raumausfüllenden — ,,Ersatz"proliferation angeregt. Die ungenügend mit Sauerstoff und Nährflüssigkeit versorgten Tubuliepithelien erschöpfen sich nach völliger Ausschaltung der Glomeruli bald bei ihrer vikariierenden Sekretion und atrophieren unter — parasitärer — Erstarkung und Wucherung des benachbarten Bindegewebes.

Von besonderer Bedeutung ist hier noch die Frage, wie bei dieser subakuten Verlaufsart die meist außerordentlich hochgradige Endothelwucherung in den mittleren und kleinen Gefäßen zu erklären ist.

Man könnte geneigt sein, sie für ,,entzündlich", d. h. toxisch bedingt zu halten, aber dagegen würden dieselben Einwände zu erheben sein, die gegen die entzündliche Auffassung der Endothelwucherung in den Schlingen aller Glomeruli geltend gemacht wurden.

Die unbestreitbare Tatsache, daß diese organischen Gefäßveränderungen im akuten Stadium fehlen, und erst bei einer gewissen Dauer (und Tiefenwirkung) der akuten Ischämie entstehen, spricht dafür, daß wir sie in der gleichen Weise wie die Endothelwucherung in den Schlingen aufzufassen haben als eine Folge der hochgradigen Zirkulationsstörung, im Sinne Weigerts als eine raumausfüllende Wucherung in den gedrosselten Gefäßgebieten, die für den geringen zur Verfügung stehenden Blutstrom quasi zu weit geworden sind.

Wir begegnen dieser oft fälschlich als Arteriosklerose bezeichneten Form der Gefäßveränderung, die wir als Endarteriitis obliterans oder mit Jores als regenerative Intimawucherung zu bezeichnen haben, bei allen denjenigen Formen und Stadien der hypertonischen Nierenerkrankungen, in denen wir eine hochgradige Störung der Nierenzirkulation annehmen müssen, und ich glaube daher, wie schon in der Einleitung erwähnt, diese Endothelwucherung geradezu als histologisches Symptom einer längerdauernden und hochgradigen Ischämie betrachten zu dürfen.

Daß diese Zirkulationsstörung in der Niere bei subakuter Verlaufsart auch den denkbar höchsten Grad erreichen kann, zeigt eine Beobachtung Löhleins.

In einem Falle von subakuter Nephritis und $3^1/_2$ monatlicher Krankheitsdauer waren im Anschluß an schwerste Veränderungen der Arteriae afferentes (Thrombose, Nekrose der Gefäßwand) zahlreiche Glomeruli und kleine Bezirke von Rindenparenchym nekrotisch geworden.

II. Bei dem weniger hohen Grade und kürzerer Dauer der primären Ischämie genügt der minimale Plasmastrom und die Wiederherstellung einer dürftigen Glomerulidurchblutung um die Form der Glomerulusknäuel zu erhalten, es kommt nicht zu einer ,,Verschiebung der Raumäquivalente" (Weigert) und raumausfüllenden Nachbarschaftswucherung der Kapselepithelien. Die schon besprochene Endothelwucherung innerhalb der Schlingen führt zur Organisation, die mangelhafte Durchblutung zur Hyalinisierung der Schlingen; das Kapselepithel verfällt der Inaktivitätsatrophie, und es kommt zur — parasitären — Nachbarschaftswucherung der Elastika der Glomeruluskapsel bzw., wenn auch diese in die Atrophie mithineinbezogen wurde, des perikapsulären Bindegewebes. Die mangelhaft, aber doch besser als beim subakuten Verlauf ernährten Epithelien der Tubuli infiltrieren sich mit Nährmaterial und Fett, das sie bei Sauerstoffmangel nicht verbrennen können, sie zeigen die typische Folge der stark herabgesetzten Blutversorgung und Atmung in Form der „fettigen und lipoiden Degeneration". Ihre Funktion wird durch diese allein so wenig, wie bei der Nephrose aufgehoben, aber die schlecht ernährten Epithelien atrophieren allmählich infolge der dauernden Abnahme der Glomerulidurchblutung und -funktion, nachdem sie lange Zeit mehr weniger allein die Arbeit der Sekretion geleistet haben. Gewöhnlich tritt die Niereninsuffizienz ein, noch ehe die — fakultative — Endarteriitis obliterans zu einer stärkeren Beeinträchtigung der Zirkulation und zu herdweisem Ausfall von Parenchym geführt hat, was in den von der Regel abweichenden Fällen auch bei dieser Form zu einer granulierten oder höckerigen Oberfläche führen kann.

III. Hier hat sich das Blut wieder einen Weg durch die vormals blutleeren Schlingen gebahnt, und wir müssen annehmen, daß der glomerulitische Prozeß im wesentlichen zur Ausheilung gekommen ist, denn viele Jahre lang kann die Funktion der Niere und Leistungsfähigkeit des Trägers ausgezeichnet sein. Aber die asphyktische Gefäßschädigung des akuten Stadiums — oder die längere Zeit andauernde Aufhebung des intraarteriellen Druckes abwärts des Gefäßverschlusses — hat im Anschluß an das akute Stadium eine Vakatwucherung des Endothels der Intima zur Folge gehabt, die ganz allmählich zu Verengerung aller und Verschließung einzelner Gefäßzweige und damit zu herdförmigem Ausfall vom Parenchym und daraus folgender Bindegewebswucherung führt. In den besser durchbluteten Partien stellt sich die kompensatorische Hypertrophie der sekretorischen Elemente ein, die lange Zeit eine ungestörte Funktion sichern. Immer zahlreicher werden aber die einzelnen Gefäßgebiete, die veröden, bis schließlich der Nierenrest nicht mehr genügt. Am einzelnen Element lassen sich wohl gelegentlich die typischen Erscheinungen der plötzlicheren Ischämie, Hyalinisierung einzelner Schlingen oder Andeutung von Kapselwucherung — die natürlich frisch entstanden sein muß und nicht von dem akuten Stadium vor Jahren übernommen sein kann — erkennen, genau wie bei dem später zu besprechenden Endstadium der Sklerose, unserer Kombinationsform. Aber das vereinzelte Auftreten derartiger frischer Glomerulusausschaltungen zeigt gerade, daß dieser Vorgang nicht wie bei der subakuten und subchronischen Verlaufsart auf die diffuse Glomeruliischämie des akuten Stadiums zurückgeführt werden kann, sondern auf eine sekundäre Spätischämie bezogen werden muß, die das Endstadium einleitet.

Gekennzeichnet wird also diese Verlaufsart klinisch wie histologisch durch das Vorherrschen der Gefäßveränderungen, die wir als die rückbildungsunfähigen Residuen des akuten Prozesses angesprochen haben.

Daß bei der geschrumpften Niere des Endstadiums der ganz chronisch verlaufenden Nephritis beträchtliche Gefäßveränderungen vorkommen, ist bekannt. Nur hat man sie bisher fast allgemein als arteriosklerotische bezeichnet und für die Folge des Schwundes von Nierenparenchym gehalten. Die letztere Auffassung hat auch noch Roth aus dem Institut von Jores vertreten, der sich gegen die erstere Auffassung mit Recht gewandt und gerade auf das Fehlen von Arteriosklerose bei sekundärer Schrumpfniere hingewiesen hat als ein wichtiges Moment, das diese Form von der Schrumpfniere mit Arteriosklerose trennt. Er beschreibt an den Vasa afferentia, hauptsächlich in den Partien der stärksten Schrumpfung, eine sehr ausgesprochene Intimaverdickung, die aus homogenem Bindegewebe besteht mit spärlich eingestreuten, spindeligen Zellen, ohne elastische Fasern. „Das Gefäßlumen ist dabei entweder geschlossen, oder man findet noch ein kleines Lumen, das häufig exzentrisch gelegen ist." Einige von diesen veränderten kleinen Gefäßen gaben bei Sudanfärbung eine Rötung, die das ganze Gefäßlumen und die bindegewebige Intima einnimmt. Es handelt sich also um eine fettige Degeneration der bindegewebigen, gewucherten Intima, welche die elastischen Lamellen und die Muskularis frei läßt, aber häufig das ganze Lumen ausfüllt, während bei der Arteriosklerose die fettige Degeneration das Lumen und die Intima frei läßt, aber sich auf die Elastika und die Muskularis erstreckt.

Roth meint, es sei klar, daß es sich hier nicht um Arteriosklerose, sondern um die Endarteriitis obliterans handle, die so reichlich in entzündetem Gewebe aufgefunden wird und auch hier nur eine Folge des Parenchymunterganges ist.

Ich stimme Jores und Roth darin vollständig bei, daß die Endarteriitis obliterans nicht mit der Arteriosklerose zusammengeworfen werden darf, aber ich halte diese Endarteriitis obliterans nicht nur nicht für die Folge, sondern im Gegenteil für die Ursache des — späteren — Parenchymunterganges und auch für die Ursache der bleibenden Blutdrucksteigerung und des „Chronischwerdens" der Nephritis. Dafür spricht, daß sich dieselbe hochgradige Endothelwucherung auch bei subakuter Verlaufsart in allen den Fällen findet, die sich durch eine erhebliche Blutdrucksteigerung ausgezeichnet haben.

Es wäre für die Entscheidung dieser Frage wie für das Verständnis der chronischen Nephritis überhaupt ganz besonders wichtig, zu wissen, in welchem histologischen Zustand gerade diese Nephritiden von ganz chronischer Verlaufsart das akute Stadium verlassen. Darüber ist bisher noch gar nichts bekannt. Wir haben aber eine Anzahl von Fällen beobachtet und histologisch untersuchen können, bei denen der Tod an Herzinsuffizienz oder Apoplexie das Leben allerdings nach jahrelangem Verlauf aber doch vorzeitig abschnitt, noch ehe eine Schädigung der Nierenfunktion eingetreten war.

In diesen Fällen war noch kein nennenswerter Ausfall von sekretorischen Elementen festzustellen, im Gegenteil, die Glomeruli waren größtenteils auffallend gut erhalten, dagegen war an den Gefäßen jene Endarteriitis obliterans, d. h. eine „regenerative" Intimawucherung — mit oder ohne Elastikawucherung — nachzuweisen. Daraus läßt sich schließen:

1. daß das wesentliche pathogene Moment der ganz chronisch nur mit Hypertonie bei lange Zeit guter Nierenfunktion verlaufenden Nephritiden in der zurückbleibenden Gefäßveränderung und nicht in der Rückbildungsunfähigkeit der Glomerulierkrankung beruht, und

2. daß die Gefäßveränderung zwar die Folge der ehemals akuten Endothelwucherung, aber nicht die Folge, sondern die Ursache des späteren Parenchymschwundes ist.

Damit kommen wir zu der wichtigen, bisher noch gar nicht aufgeworfenen Frage: warum führt eine chronische Nephritis, die nur mit einer bleibenden Intimaverdickung das akute Stadium verlassen hat, nach vielen Jahren noch zu einem fortschreitenden Schwunde des Parenchyms, obwohl dieses so lange Zeit voll funktionsfähig gewesen ist? Worauf beruht die bisher unerklärliche **Progredienz** der Erkrankung?

Die Verhältnisse liegen meines Erachtens hier genau so, wie bei der Sklerose.

Die narbige Schrumpfung des gewucherten Bindegewebes mag wohl die Ursache der Verkleinerung der Niere sein, die Bindegewebswucherung ist aber sicherlich nicht das Primäre.

Das Parenchym wird nicht, wie man früher glaubte, durch die vermeintlich entzündliche Wucherung des Bindegewebes erdrückt, sondern diese ist, wie

Weigert über jeden Zweifel erhoben hat, selbst erst die Folge des Parenchymschwundes. Es ist eine „durch Hemmungsfortfall bedingte" — parasitäre — Nachbarschaftswucherung des minderwertigen Zwischengewebes, infolge „Verschiebung der Raum- und Stoffäquivalente", wenn hochwertiges Parenchym in seiner Ernährung leidend, weniger Raum und Stoff beanspruchend, zugrunde geht.

Es kann auch — darin stimme ich mit Löhlein vollständig überein — keinem Zweifel unterliegen, daß das Parenchym nur deshalb zugrunde geht, weil die zugehörigen Glomeruli in großer Anzahl der Verödung anheimgefallen sind.

Es fragt sich nur, warum die Glomeruli in den Fällen von ganz chronischer Verlaufsart so spät noch, nach Jahr und Tag, in so großer Zahl zugrunde gehen. Ihre fortschreitende Verödung kann nicht, wie bei der subchronischen — glomerulitischen — Verlaufsart, die Folge der ehemals akuten Glomerulierkrankung sein, nachdem sich ihre Durchblutung wiederhergestellt hatte, und ihre Funktion jahrelang wohl erhalten geblieben war.

Es kann sich nur um eine neue Störung der Durchblutung handeln, die mit der aus dem akuten Stadium zurückgebliebenen Gefäßerkrankung im Zusammenhang stehen muß.

Wir können uns vorstellen, daß der Prozeß, der diese neue Störung der Durchblutung bedingt, bei der chronischen Nephritis vielleicht zum Teil in der narbigen Umwandlung, Schrumpfung und Degeneration des subendothelialen Bindegewebes besteht, das im akuten Stadium bei längerer Dauer und genügender Tiefenwirkung der nephritischen Ischämie in Form der beschriebenen zellreichen Intimawucherungen entstanden ist.

Zu dieser dauernden und (vermutlich durch Narbenkontraktion) zunehmenden organischen Drosselung der Nierengefäße kommt aber vor allem noch das wichtige funktionelle Moment der andauernden vermehrten Gefäßkontraktion hinzu. Wir haben, wie S. 152 auseinandergesetzt, Grund zu der Annahme, daß die organische Verengerung der Nierengefäße die pathognomonische Blutdrucksteigerung unterhält, und daß mit der allgemeinen Gefäßkontraktion auch eine gesteigerte Kontraktion der Nierengefäße verbunden ist, die ihrerseits wiederum bei Nachlaß der kompensatorisch gesteigerten Herzkraft die Gefahr einer sekundären Spät-Ischämie bedingen kann. Das Moment, das zum gruppenweisen Untergang der sekretorischen Elemente führt, ist auch hier der Nachlaß der Blutversorgung, der wiederum zu Schwellung und hyaliner Entartung oder einer neuen (frischeren und zellreicheren) Intimawucherung der kleinsten Gefäße führen kann.

Anfang und Ende des Vorganges, den wir als diffuse Nephritis zu bezeichnen gewohnt sind, ist demnach die arterielle Ischämie.

Im akuten Stadium rein funktionell bedingt, führt die Drosselung der Nierengefäße zu einer allgemeinen Gefäßkontraktion und Blutdrucksteigerung, welche verschwindet, wenn es rechtzeitig gelingt, die Widerstände in der Gefäßbahn der Niere zu überwinden, oder aber bestehen bleibt, wenn die primäre renale Asphyxie zu einer dauernden Vermehrung der Widerstände in der Nierengefäßbahn, einer — primären — Endarteriitis, geführt hat.

Die renale Ischämie führt zur allgemeinen Gefäßkontraktion, diese allgemeine Gefäßkontraktion wird je nach dem Grade der kompensatorischen Herzhypertrophie verschieden lange Zeit gut überwunden und ertragen, führt aber schließlich zur allgemeinen Ischämie und damit wieder zur — sekundären — renalen (Spät-) Ischämie mit sekundärer Endarteriitis zurück.

Je nach dem Grade der allgemeinen Gefäßkontraktion und der Herzkraft kann die allgemeine Ischämie schon im akuten Stadium hohe Grade e reichen, und an dem sichtbaren Gefäßbereich des Augenhintergrundes dieselben ischämischen Reaktionen wie an der Niere auslösen; sie kann aber auch erst im Spätstadium eintreten und im Auge die gleichsinnigen Veränderungen der Niere widerspiegeln. In beiden Fällen, im akuten und chronischen Stadium, geht den vermeintlich entzündlichen Veränderungen der Netzhaut wie der Niere nicht eine „entzündliche" Hyperämie, sondern eine Periode höchstgradiger arterieller Anämie voraus, und nicht nur die degenerativen, sondern auch die proliferativen Prozesse sind erst die Folge der Ischämie.

Die Veränderungen des Augenhintergrundes gleichen in ihrem Wesen und in ihrer Erscheinungsform so sehr den ischämischen Reaktionen in der Niere, daß wir das Auge geradezu als Spiegel der Niere betrachten können.

Im akuten Stadium der Nephritis sind die arteriellen Gefäße des Auges hochgradig verengt; wie in der Niere, so können wir im Augenhintergrunde ein ischämisches Ödem und eine rückläufige venöse Stauung beobachten.

Bei längerem Bestehen der Ischämie kann sich am Auge wie in der Niere rasch Atrophie und Blindheit entsprechend dem raschen Eintreten der Niereninsuffizienz bei subakutem Verlauf der Nephritis einstellen.

Es kann bei subchronischem Verlauf und langer Dauer der ungenügenden Durchblutung an dem Auge wie in der Niere die parenchymatöse Degeneration als Zeichen des chronischen Sauerstoffmangels in die Erscheinung treten, in Form der doppelbrechenden Lipoidherde bei der Retinitis albuminurica;

und endlich finden wir auch am Auge wie in der Niere die charakteristische Endarteriitis obliterans, die Endothelwucherung als histologisches Symptom einer länger anhaltenden Ischämie.

Dabei brauchen die Störungen der renalen und allgemeinen Durchblutung durchaus nicht immer Hand in Hand zu gehen.

Es kann der primäre lokale Prozeß in der Niere die Führung übernehmen und hohe Grade erreichen, ohne daß die allgemeine Ischämie entsprechend hochgradig ausfällt.

Es kann aber auch schon im akuten Stadium die allgemeine Ischämie schwere und rückbildungsunfähige Veränderungen an dem Auge bis zur Erblindung gesetzt haben, wenn die ischämischen Störungen der Niere wieder größtenteils zurückgegangen sind, und

die ischämische Veränderung im Auge kann im chronischen Stadium schon hohe Grade erreichen, wenn die Nierendurchblutung zur Erhaltung der Funktion noch genügt.

Die Retinitis kann endlich auch ausbleiben, wenn in der Niere bereits das ischämische Endstadium der Niereninsuffizienz eingetreten ist.

Das spricht für eine gewisse Unabhängigkeit der einzelnen Gefäßgebiete. Sie sind zwar alle in gleichem Sinne, aber nicht in gleichem Grade an der allgemeinen Gefäßkontraktion beteiligt.

Das histologische Bild und der klinische Verlauf der diffusen Nephritis und ihre Beziehung zu den drei monosymptomatischen Formen wird also bestimmt je nach der Dauer und der Tiefenwirkung der Blutleere im akuten Stadium:

I. durch bleibende Blutleere, asphyktische Ausschaltung und Atrophie der Glomeruli und raumausfüllende Wucherung des Kapselepithels (**„Capsulitis"**), rasche Atrophie der Mehrzahl der sekretorischen Elemente und baldige Erschöpfung der noch funktionsfähig gebliebenen Tubuliepithelien: Es tritt rasch schon im Anschluß an das akute Stadium Niereninsuffizienz ein. Der Tod erfolgt nach Wochen oder Monaten unter dem **subakuten** oder stürmischen Verlauf der **extrakapillären Nephritis.**

Dabei kann die Niere im Falle einer infektiösen Ätiologie der subakuten Nephritis auch Blutungen und herdweise hämorrhagisch infarzierte Glomeruli, der Harn stärkere Blutbeimengung aufweisen. Dann handelt es sich um eine Kombination einer diffusen ischämischen Nephritis mit einer infektiös-embolischen Herdnephritis. Wir können dann von einer diffusen Nephritis mit hämorrhagisch-infektiösem Einschlag sprechen, und nur die Blutdruckmessung schützt vor einer Verwechslung mit der viel gutartigeren, reinen monosymptomatischen Herdnephritis.

II. durch ungenügende Glomerulidurchblutung mit Degeneration, Organisation und Hyalinisierung der Schlingen (**„Glomerulitis"**) und schwere sekundäre **Parenchymdegeneration**: es kommt viel langsamer zu einer Verödung der Glomeruli und konsekutiver Atrophie der sekretorischen Elemente, und die Niereninsuffizienz tritt erst nach vielen Monaten oder wenigen Jahren ein. Bei dieser **subchronischen** Verlaufsart der **intrakapillären** Nephritis wird das histologische und klinische Bild ganz von der schweren, sekundären Parenchymdegeneration und der hochgradigen Ödembereitschaft beherrscht.

Hier besteht eine enge innere Beziehung zu der primären, degenerativen Nephrose. Wir sprechen dann von einer diffusen Nephritis mit nephrotischem Einschlag, und nur die Blutdruckmessung schützt vor einer Verwechslung der sekundären Parenchymdegeneration mit der anderen monosymptomatischen Form, der primär degenerativen Nephrose.

III. durch Wiederherstellung der Glomerulizirkulation und -funktion, aber zurückbleibende chronische **Endarteriitis** ohne Glomerulitis und durch sehr langsame endarteriitische Obliteration einzelner Gefäßgebiete mit herdförmigem Ausfall von Gefäßgebieten und kompensatorischer Hypertrophie sekretorischer Elemente.

Es kommt erst nach Jahren oder Jahrzehnten zu Niereninsuffizienz infolge der Verödung der Mehrzahl und Erschöpfung der erhalten gebliebenen hypertrophischen Elemente.

Bei dieser ganz chronischen Verlaufsart wird das histologische und klinische Bild ganz von der Endarteriitis und der sekundären Hypertonie beherrscht. Daher besteht hier eine enge innere Beziehung zwischen der III. Verlaufsart der nichtausgeheilten Nephritis und der 3. monosymptomatischen Form, der Sklerose. Wir können daher von einer chronischen Nephritis mit sklerotischem Einschlag sprechen, zumal sich diese endarteriitische Verlaufsart mit Vorliebe mit Arteriosklerose der Nierengefäße kombiniert. Und nur die Kenntnis der Vorgeschichte schützt vor einer Verwechslung der sekundären mit der primären Hypertonie.

Es versteht sich von selbst, daß wir es nicht immer, ja gewöhnlich nicht mit den reinen Typen zu tun haben.

Wirklich einheitlich ist der Prozeß nur im akuten Stadium. Er wird um so weniger einheitlich, je weiter er sich von diesem entfernt, je mehr sich mit Wiedereinsetzen einer gewissen Glomerulidurchblutung graduelle Unterschiede ergeben und ergeben müssen. Bei der großen Zahl von sekretorischen Elementen und Gefäßgebieten haben wir also zahllose Variationen und Kommutationen zu erwarten.

Es kann sich die Verlaufsart I mit II und III kombinieren, die III. endarteriitische Form kann auch glomerulitische Veränderungen aufweisen, oder eine Endarteriitis kann bei der II. Verlaufsart zur Granulierung und Vortäuschung von regionärer Hypertrophie führen. Es scheint sogar, daß die Endarteriitis allein ohne Glomerulitis zu einer solchen Störung der Nierendurchblutung führen kann, daß hochgradige Parenchymdegeneration und das hydropische Krankheitsbild der chronischen Glomerulitis auftritt, und umgekehrt. Es kann jemand auch an den nicht mehr rückbildungsfähigen Veränderungen der Glomeruli sterben, ohne daß die Gefäße organische Veränderungen aufweisen, und es kann bei hochgradiger Endarteriitis ein subchronischer Verlauf und erhebliche Nierenschrumpfung schon in 1—2 Jahren eintreten.

Es ist ja auch nicht das Ziel unseres Studiums der Pathologie, das gar nicht eingehend genug sein kann, am Krankenbett histologische Diagnosen zu stellen. Dieses Studium ist aber notwendig, wenn wir unsere klinischen Befunde verstehen, aus dem Vergleich des klinischen mit dem histologischen Befunde in typischen Fällen das lernen wollen, was wir vor allem brauchen: ein Verständnis für das Wesen der klinischen Erscheinungen, für das Zustandekommen der drei wichtigen Komponenten, die das klinische Bild zusammensetzen.

Ätiologie der Nephritiden. Man hat früher ganz allgemein alle Albuminurien als Nephritiden bezeichnet, bei denen man Zylinder im Harne nachweisen konnte. Volhard und Fahr haben dann in ihrem pathogenetischen System nach Ausscheidung der arteriosklerotischen und der degenerativen Nierenerkrankungen nur noch diejenigen als Nephritiden bezeichnet, welche sich durch mehr weniger akuten Beginn und Hämaturie als „entzündlich" zu erweisen schienen, und histologisch die Veränderungen an den Glomerulis darboten, die man allgemein bisher als entzündliche bezeichnet hat.

In dieser großen Gruppe hatten wir wieder zwischen diffusen und herdförmigen Entzündungen unterschieden, den pathologischen Vorgang aber im wesentlichen für identisch gehalten, für identisch wenigstens bei der diffusen und herdförmigen Glomerulonephritis, während bei den beiden anderen herdförmigen entzündlichen Nierenerkrankungen, der embolischen und der septisch interstitiellen Herdnephritis, der embolisch-infektiöse Charakter klar zutage trat. Unterstützt wurde diese Vorstellung von der prinzipiellen Identität der Vorgänge nicht nur durch die althergebrachte Meinung, daß sich auch bei der diffusen Glomerulonephritis eine „Entzündung" abspiele, sondern auch durch die Gemeinsamkeit der Ätiologie: Herdförmige wie diffuse Nephritiden treten bei den gleichen Infektionskrankheiten auf.

Nach dem was soeben über die Pathologie und Histologie der akuten diffusen Glomerulonephritis gesagt worden ist, läßt sich jener Standpunkt heute nicht mehr aufrecht erhalten.

Es handelt sich bei der diffusen und bei der herdförmigen Glomerulonephritis um ganz grundverschiedene Vorgänge.

Die herdförmige Glomerulonephritis ist prinzipiell den übrigen herdförmigen Nephritiden gleichzustellen. Wir können alle drei Formen, die herdförmige Glomerulonephritis, die embolische und die septische Herdnephritis als embolisch-infektiöse, in Wahrheit „entzündliche" Erkrankungen der Niere bezeichnen. Sie unterscheiden sich lediglich durch die Virulenz und die Korngröße des infektiösen Materials. Die Erkrankung setzt bei allen drei Formen das Kreisen der Infektionserreger im Blute voraus. Ihr Haftenbleiben an einzelnen oder mehreren Stellen der Niere ruft herdförmig, d. h. nur im Bereiche dieser „infizierten" Stellen die Krankheitserscheinungen, Blutüberfüllung, Nekrose einzelner Schlingen oder ganzer Glomeruli, oder eine lokale Anhäufung von Rundzellen hervor. Das übrige Nierengewebe bleibt histologisch intakt, gut durchblutet und funktionell unberührt.

Ganz anders bei der diffusen Glomerulonephritis. Ein tiefgreifender Unterschied trennt diese von den herdförmigen infektiösen Prozessen. Das was die Krankheit, die wir bisher als diffuse Glomerulonephritis bezeichnet haben, prinzipiell kennzeichnet, ist

1. die gleichmäßige Ausdehnung der Erkrankung auf beide Nieren und auf alle Glomeruli und

2. das Wesen der Erkrankung, das in einer Ausschaltung der Glomeruli vom Blutstrome, einer Blutleere der Glomeruli besteht.

Auch bei dieser Erkrankung können ausnahmsweise Bakterien im Harne erscheinen, aber von einer unmittelbaren Wirkung der Infektionserreger kann schon wegen der gleichmäßigen Ausdehnung der Erkrankung keine Rede sein.

Es läßt sich nicht einmal mehr die frühere Vorstellung aufrecht erhalten, daß es sich bei der diffusen Glomerulonephritis um eine unmittelbare lokale Wirkung eines bakteriellen Giftes handelt, das bei seiner Ausscheidung durch die Niere die „Entzündung" hervorruft, es müßte denn ausschließlich und elektiv die Nierengefäße zur Kontraktion veranlassen und auf diese Weise die Ischämie aller Glomeruli hervorrufen.

Andererseits steht die diffuse Nephritis in so unzweifelhafter Beziehung zu den Infektionskrankheiten, daß Klinik wie Pathologie heute mehr denn je den Standpunkt vertreten, daß eine Infektion der Krankheit zugrunde liegt. Wie diese Beziehung zustande kommt, ob die Nebennieren eine vermittelnde Rolle spielen, ob anaphylaktische Reaktionen[1]) in dem Inhalt, den Endothelien oder der Muskulatur der Nierengefäße ablaufen, darüber haben wir noch gar keine Vorstellung.

Wir müssen also unser Urteil über die zurzeit brennendste Frage der Nierenpathologie, die Ätiologie dahin zusammenfassen:

1. Die pathogene Ursache jeder der drei Arten von nicht eitriger herdförmiger Nephritis ist eine bakterielle Infektion, die Nierenerkrankung infektiösen Ursprungs.

2. Die pathogene Ursache der der diffusen Nephritis zugrunde liegenden Nierenischämie ist gänzlich unbekannt; die Infektionskrankheiten bilden eine häufige, vielleicht die häufigste — mittelbare — Veranlassung der Erkrankung.

Die folgende Tabelle enthält eine Übersicht über die Ätiologie der bis 1913 beobachteten und in unserer Monographie verarbeiteten Fälle, und zwar für alle Stadien und Formen getrennt. Sie zeigt in eindrucksvoller Weise, daß die Ätiologie fast für alle Formen und Stadien gemeinsam ist.

Natürlich liefert jede derartige, nur ein relativ beschränktes Material einer einzelnen Klinik umfassende Zusammenstellung ein ganz unvollständiges und durch zufällige und örtliche Bedingungen verzeichnetes Bild, dessen Unterlagen z. T. wie alle anamnestisch erhobenen Angaben subjektiven Auffassungen und Irrtümern von Arzt und Patienten unterliegt.

Immerhin gibt dieses Bild eine gewisse Vorstellung von der Bedeutung der Infektion im allgemeinen und der Bedeutung einzelner Infektionen im besonderen für die Ätiologie der Nephritiden.

Es scheint, daß alle Infektionskrankheiten einmal die Veranlassung zum Auftreten der diffusen Glomerulonephritis geben können. Die weitaus überwiegende Rolle spielen aber die Streptokokkeninfektionen, in zweiter Linie kommen Pneumokokkeninfektionen in Betracht. Alle anderen Infektions-

[1]) In diesem Sinne ließe sich vielleicht die von uns und anderen gemachte merkwürdige Beobachtung verwerten, daß gelegentlich eine echte hydropische Nephritis unmittelbar im Anschluß an eine Typhusschutzimpfung aufgetreten ist.

Tabelle V.

Synopsis der Ätiologie der Nephritiden.

	A. Diffuse Nephritis			B. Herdförmige Nephritis				
				a) herdf. Glomerulnephritis		b) interstitielle Herdnephritis	c) embolische Herdnephritis	
	I. akutes Stad.	II. chron. Stad.	III. Endstadium	I. akutes Stad.	II. chron. Stad.			
Angina	17	7	13	11	4	1	—	53
Scharlach	19	2	—	6	4	4	—	35
Infiz. Wunden . . .	7	3	1	2	—	2	2	17
Erysipel	1	—	1	3	—	—	—	5
Gelenkrh. + Endokardit.	2	1	2	1	—	—	5	11
Purpura	2	—	—	1	—	—	—	3
Erkältung, Influenzaartige Erkrankungen, Otitis, Rhinitis . .	8	5	6	1	3	—	—	23
								147
Pneumonie, Bronchitis, Empyem, Pleuritis .	6	—	1	3	—	3	—	13
Tuberkulose	3	1	—	1	1	—	—	6
Gastroenteritis + Weilsche Krankheit . .	—	1	—	2	—	—	—	3
Malaria	—	1	—	—	—	—	—	1
Blei	—	—	3	—	—	—	—	3
Schwangerschaft . .	4	2	1	—	—	—	—	7
								179
Unbekannt	2	9	10	1	2	—	1	25
	71	32	38	31	14	10	8	204

krankheiten treten diesen gegenüber ganz in den Hintergrund, für viele, die in der Ätiologie der Nephritiden mitgeführt werden, fehlt noch der Nachweis, daß es sich wirklich um echte diffuse Glomeruliischämien mit Blutdrucksteigerung auf spezifischer Grundlage handelt und nicht um Mischinfektionen mit Strepto- oder Pneumokokken.

Wir gehen wohl nicht fehl, wenn wir Streptokokkeninfektionen als Ätiologie annehmen für die meisten Anginen, — in einigen Fällen wurden Pneumokokken als Erreger festgestellt —, für alle Fälle von Scharlach, Erysipel, infizierte Wunden, Purpura, Gelenkrheumatismus und ebenso für die meisten Fälle von Erkältung oder influenzaartiger Erkrankung einschließlich Otitis und Rhinitis, — auch bei Erkältungsnephritiden sind schon Streptokokken im Harn nachgewiesen worden.

Es geht ferner aus unserem Friedensmaterial die ungeheuere Bedeutung der Tonsillen als Eingangspforte der nierenschädigenden septischen Infektionen hervor. Etwa ein Viertel aller Nephritiden bekannter Ätiologie stammt allein von einer Tonsillitis.

Wenn wir dazu noch berücksichtigen, daß die Scharlachnephritis wohl ebenfalls von der Scharlachangina, bzw. von einem „Rezidiv“ derselben (Pospischil und Weiß), ausgeht, daß der Primäraffekt der Purpura, des Gelenkrheumatismus und der Endokarditis meist in einer Angina zu suchen ist, daß für die sog. Erkältungskrankheiten, die influenzaartigen Erkrankungen einschließlich Rhinitis, Otitis media, die Infektion in der Regel von dem lymphatischen Rachenring ausgeht, so erhalten wir das bemerkenswerte Ergebnis, daß fast in Dreiviertel aller Nephritiden bekannter Ätiologie, (in ca. 125 von 179 im Atlas bearbeiteten Fällen), die Mandeln bzw. der lymphatische Rachenring die Eingangspforte für den Infektionserreger bilden.

In 17 Fällen erfolgte die Infektion durch eine Verletzung der Haut und ging z. B. von einem infizierten kleinen Splitter im Finger, von einem komplizierten Knochenbruch oder sonst einer infizierten Wunde, von einem Ekzem, Decubitus, einer Skabies aus.

Das Erysipel finden wir seltener in der Ätiologie, aber auch hier wieder als Quelle diffuser und herdförmiger Nephritiden. Ein typischer Fall von sekundärer Schrumpfniere war auf ein vor 22 Jahren überstandenes Erysipel zurückzuführen.

Bemerkenswert ist, wie selten die pleuropulmonalen Erkrankungen, die doch ein so großes Kontingent der Krankenhauspatienten stellen, zu Nephritiden führen. Im Gegensatz dazu steht, daß bei der Feldnephritis ungemein häufig, ja fast regelmäßig eine mehr weniger schwere Bronchitis gefunden wird.

Eine spezifische Neigung, nur eine besondere Form von Nephritis zu erzeugen, kommt keinem Infektionserreger und keiner Infektionsquelle zu. Nicht einmal dem Streptococcus mitior seu viridans (Schottmüller) kann man die spezifische Neigung vindizieren, auf dem Umwege über die chronische Endocarditis infectiosa nur embolische Herdnephritiden zu erzeugen. Denn auch diese Spezifität ist nur scheinbar und darin begründet, daß dieser Erreger besonders häufig zu einer infektiösen Endokarditis führt. Doch kommen, wenn auch seltener, Endokarditiden und embolische Herdnephritiden, die durch andere Mikroorganismen bedingt sind, und umgekehrt auch bei der Viridanssepsis gelegentlich eine diffuse Glomerulonephritis mit Blutdrucksteigerung (Baehr) oder eine septische Herdnephritis vor.

Sehr auffällig erscheint in unserem Material die große Neigung der Angina, die geringe des Scharlachs, zu chronischen Nephritiden und deren Endstadien, den sekundären Schrumpfnieren zu führen. Das liegt aber weder an der Verschiedenheit der Ätiologie, noch an der verschiedenen Schwere der Nierenerkrankung, sondern daran, daß die Gefahr eines Übersehens der Erkrankung oder eines ambulatorischen Verhaltens im akuten Stadium bei der Angina viel größer ist, als beim Scharlach. Die schwerste extrakapilläre Nephritis unserer Beobachtung stammt von einer ambulanten Scharlachnephritis (vgl. Abb. 6 und Atlas Kl. Beisp. XVI. S. 140). Warum aber der Scharlach mehr als alle anderen exanthematischen Krankheiten zur diffusen Nephritis disponiert, darüber ist man sich ebensowenig klar, wie über die noch viel häufigere und wichtigere Beziehung dieser zur Angina und überhaupt zu einer Streptokokkeninfektion.

Früher glaubte man, die Scharlachnephritis entstehe durch Erkältung, für welche die Haut durch den überstandenen Ausschlag empfindlicher geworden sei. Dem widerspricht schon der ausschlaggebende Einfluß des Genius epidemicus. Andere glaubten, daß die Nephritis eine Abschilferung der Nierenepithelien wäre, die der Hautabschuppung gleichzustellen sei. Bartels sagt dazu, er könne auf Grund sorgfältiger mikroskopischer Untersuchungen diese Behauptung auf das Allerbestimmteste als eine Fiktion (für die man das Wort Enanthem erfunden habe) bezeichnen.

Warum bei der gleichen Infektion in einem Falle eine (toxische?) diffuse, im anderen eine herdförmige (infektiöse) Nephritis entsteht, wissen wir nicht. Die Art der Erreger oder der Eintrittspforte spielt dabei keine Rolle, vielleicht aber die Virulenz der Keime und der Grad der immunisatorischen Reaktion des Organismus. Charakteristisch für die herdförmig infektiöse (hyperämische) Nephritis ist das sofortige Auftreten gleichzeitig mit der Infektion, charakteristisch aber nicht obligatorisch für die diffuse ischämische das spätere Auftreten zu einer Zeit, in der sich bereits immunisatorische Vorgänge abspielen. Am deutlichsten ist dies bei Scharlach; hier tritt die diffuse Nephritis bekanntlich erst in der drittenWoche auf, die infektiöse herdförmige hämorrhagische ohne Blutdrucksteigerung sahen wir dagegen mehrfach sofort im Beginn, ja einmal noch vor dem Exanthem sich einstellen.

Auch die interstitielle Scharlachnephritis, die ja in der Regel infolge der zugrunde liegenden Sepsis zum Tode führt, ist in der ersten Woche schon ausgebildet.

Ähnliches ist bei der Angina zu beobachten. Die herdförmig infektiöse Nephritis tritt gleichzeitig mit der Angina auf, die diffuse gewöhnlich nach Ablauf derselben. Durch Eingriffe an den Tonsillen werden die Erscheinungen der herdförmigen Glomerulonephritis regelmäßig zunächst und zwar sofort gesteigert. Die gleiche Beobachtung kann man aber bisweilen auch bei der abklingenden diffusen Nephritis machen. Sicherlich handelt es sich auch bei ihr oft neben der diffusen Erkrankung um einen nach Wiederherstellung der Blutzirkulation zur Geltung gelangenden lokalen embolischen Infekt, mit Ausscheidung der Infektionserreger im Harn, um ein Zusammentreffen von „Intoxikation" mit Infektion, um eine zunächst diffuse ischämische und später infektiöse herdförmige Nephritis.

Diese „Sekundärinfektion" der Schlingen nach Ablauf einer diffusen Nephritis haben wir sehr häufig in der Rekonvaleszenz von Feldnephritiden beobachten und den Zusammenhang zwischen Hämaturie und bakterieller Infektion (leichtem Erkältungsfieber, Schnupfen, Angina, Tonsillenoperation, Zahnbehandlung, Furunkeln, Hautinfektionen, Bronchitis, Pneumonie) oft außerordentlich deutlich aufzeigen können.

Auch bei der Nephritis läßt sich wie bei der Nephrose eine familiäre Neigung zur Nierenerkrankung beobachten. So sahen wir zweimal bei zwei Geschwistern hämorrhagische Nephritiden verschiedener Ätiologie auftreten. Bei dem einen Geschwisterpaar hatte das 12jährige Mädchen mit sechs Jahren Scharlach gehabt mit Nephritis, die abheilte aber nach einem Jahr und nach fünf Jahren rezidivierte mit bleibender Hämaturie. Der 14jährige Bruder hatte viel an Halsentzündung gelitten und bekam mit 13 ½ Jahren eine hämorrhagische Nephritis im Anschluß an eine starke Angina, gab aber an, auch früher schon roten Urin bei Gelegenheit seiner Halsentzündungen beobachtet zu haben.

Bei dem zweiten Geschwisterpaar kam der eine Bruder 6 Tage später als der andere in das Krankenhaus; bei dem letzteren war eine Angina, bei dem ersteren eine eiternde Wunde am Fuß der Ausgangspunkt der Erkrankung.

Diese familiäre Neigung zu diffuser Nephritis kommt auch in der Vorgeschichte sekundärer Schrumpfnieren bisweilen zum Ausdruck.

Eine gewisse persönliche Disposition kann man auch darin erblicken, daß nach vollständiger Abheilung einer diffusen Nephritis echte Rezidive, Neuerkrankungen vorkommen.

Eine große Rolle spielte früher, in der vorbakteriellen Zeit, aber heute wieder mehr denn je die Erkältung in der Ätiologie der Nephritis, unterstützt durch die Vorstellung von einer „gewissen geheimnisvollen Beziehung zwischen Haut und Niere" (Krehl). Für die große Bedeutung dieses zum mindesten disponierenden Faktors werden sowohl Einzelbeobachtungen als auch Statistiken angeführt, welche den großen Einfluß klimatischer Einflüsse auf die Zahl der Nierenerkrankungen beweisen.

„Die erschreckende Häufigkeit der Nierenentzündungen, speziell der chronischen Formen, in den Klimaten mit vorherrschender feuchtkalter, sehr wechselnder Witterung (England, Holland, Dänemark, Ostseeküsten, also an den Meeresküsten nördlicher Gegenden) zwingt zur Annahme eines Kausalnexus, weil die große Frequenz nicht allein von der Lebensweise und Ernährung der Bewohner bedingt sein kann" (Pel).

Zu der gleichen Annahme werden wir auch heute gezwungen durch die gleichfalls erschreckende Häufigkeit der akuten Nierenentzündungen in den kriegführenden Heeren, unter denen nur das türkische eine vielleicht klimatisch möglicherweise aber auch alimentär bedingte Ausnahme bildet.

Großes Gewicht wird in der Literatur über die Frage nach der Bedeutung der Erkältung für die Ätiologie der Nephritis auf Einzelbeobachtungen gelegt. Diese Beweiskraft erscheint aber geringer, als die der Massenbeobachtung.

In der Tat wird ja bisweilen die Angabe, daß kurz vor dem Ausbruch der Nephritis eine Kälteeinwirkung auf die Haut, speziell auf die Füße stattgefunden hat, z. B. Arbeiten im Nassen, nächtlicher Gang mit nackten Füßen auf kalten Steinfließen, u. a. m. sehr präzis gemacht. Doch lassen sich gleich bestimmte Angaben auch in der Anamnese von anderen Erkältungskrankheiten — Angina, Otitis — erheben, an deren infektiöser Natur nicht zu zweifeln ist.

Bartels führt z. B. in folgendem Falle die akute Nephritis mit Bestimmtheit auf eine notorische Erkältung zurück, weil die Krankheit der Ursache sozusagen auf dem Fuße folgte: Ein Patient hatte sich nach einer durchtanzten Winternacht berauscht und halb entkleidet bei offenem Fenster aufs Bett geworfen und war eingeschlafen. Als er wieder erwachte, waren seine Glieder steif vor Frost. Von Stunde an fühlte er sich krank, und als Bartels ihn wenige Wochen später zuerst sah, war bereits sein ganzer Körper hydropisch geschwollen und der Urin stark blutig gefärbt.

Als Gegenstück nur ein Beispiel von vielen, das einen ganz analogen Fall ohne Nephritis betrifft. Ein Meisterschaftsruderer hatte sich, nachdem er sportlich tätig gewesen war, halb angekleidet, allerdings nicht berauscht, bei offenem Fenster aufs Bett geworfen und war eingeschlafen. Als er nachts 2 Uhr wieder erwachte, waren seine Glieder ganz steif vor Frost. Es war ihm so kalt, daß er sich mit einem rauhen Tuche noch 20 Minuten den Körper abrieb, um warm zu werden. Am anderen Tage spürte er Schmerzen im rechten Ohr, die gegen Abend sehr heftig wurden, bis nachts um ½1 Uhr sich Eiter entleerte. Der Kranke machte eine sehr schwere, hochfieberhafte Otitis durch, die den Eindruck einer schwersten septischen Allgemeininfektion machte, ohne daß Nierenstörungen auftraten.

Wenn auch die Frage nach dem Zusammenhang zwischen Kälteeinwirkung und Infektion noch gänzlich ungeklärt ist, so ist doch sehr mit der Möglichkeit zu rechnen, daß auch die Erkältungsnephritiden auf dem Umwege über eine Infektion entstehen, wie dies für manche Fälle durch die bakteriologische Untersuchung des Harnes erwiesen ist.

Mannaberg fand den Harn von Kranken mit „Erkältungsnephritis" überfüllt von Streptokokken, in der Niere selbst konnte er solche aber nicht nachweisen.

Löhlein berichtet von einem intelligenten Nierenkranken, der auf das Bestimmteste angeben konnte, daß er im Anschluß an eine schwere Erkältung (wiederholte Durchnässungen) ohne jede nachweisbare Angina oder andere Infektionskrankheit erkrankt sei. Er fand massenhaft Streptokokken in dessen Harne.

Lüdke konnte im Urin von Patienten, bei denen angeblich nach schweren Erkältungen eine akute Nephritis aufgetreten war, einige Male zahlreiche virulente Streptokokken nachweisen, ohne daß bei den Kranken die Zeichen einer Streptokokkeninfektion sonst zur Erscheinung gekommen wären.

Auch die viel zitierte, „den Zusammenhang mit der stattgehabten Erkältung recht illustrierende" Beobachtung von Dickinson läßt nachträglich keine andere Deutung als die einer Infektion zu.

Ein herrschaftlicher Kutscher, früher stets gesund, hatte bei strenger Kälte 8 englische Meilen im Schnee waten müssen. Schon am folgenden Tage begannen die Füße und Knöchel zu schwellen, Peliosis auf der Haut sich zu zeigen, und der zuvor völlig normale Harn wurde an Menge in 24 Stunden auf 2 Unzen reduziert, war beinahe schwarz gefärbt, trübe, hatte 1023 spezifisches Gewicht und ließ ein Sediment fallen, in dem Blutkörperchen und Nierenepithelien sich fanden.

Das Auftreten der Peliosis beweist hier mit Sicherheit den infektiösen, das der Ödeme den diffusen Charakter der Erkrankung.

Die experimentellen Angaben über den Einfluß der Hautabkühlung auf die Niere widersprechen sich. Koloman-Müller fand eine Zunahme der Diurese, Wertheimer eine deutliche Abnahme des Nierenvolums und der Nierendurchblutung, Delezenne eine Einstellung der Harnabsonderung bei Kälteapplikation auf die Haut. Als klinisches Gegenstück kann die Seite 16 angezogene Beobachtung von Hörder dienen.

Chodounsky und Polak haben die Versuche von Siegel, der bei Hunden durch Eintauchen der Füße in 4⁰ kaltes Wasser eine Erkältungsnephritis erzeugt haben will, an Tieren und an sich selbst nachgeprüft, und bei jenen keine Nephritis, bei sich selbst auch nach 10—20 Minuten langen Fußbädern in 3—6⁰ kaltem Wasser kein Eiweiß im Urin finden können. Meyer-Lierheim und Siegel haben aber mit allen Vorsichtsmaßregeln (Vermeidung von Lordose) die Versuche an Hunden wiederholt und Albuminurie, Hämaturie, Zylindrurie und Oligurie beobachtet. Sie betonen als sehr wichtig die Verhütung jeder Bewegung und Tätigkeit während und unmittelbar nach der Kälteeinwirkung, um rasches Warmwerden und den Ausgleich der Störung zu verhüten. Auch Reicher berichtet über positive Resultate und behauptet Adrenalinämie nach der Abkühlung festgestellt zu haben. Das wäre außerordentlich wichtig und würde sehr gut zu der oben dargelegten Auffassung passen, daß eine angiospastische Ischämie den „entzündlichen" Nierenveränderungen zugrunde liegt. Leider ist aber auf die Methoden des Adrenalinnachweises im Blute kein Verlaß, und das was Meyer-Lierheim und Siegel in drei Zeilen über den mikroskopischen Befund der experimentellen Kältenephritis mitgeteilt haben, spricht nicht dafür, daß wirklich eine echte diffuse Glomerulonephritis vorgelegen hat.

Wir lernen aus diesen Versuchen, meint Sticker, was wir schon wußten, daß man Kältestörungen, also eine Albuminuria e frigore, aber keine Erkältungskrankheiten, also keine Nephritis refrigeratoria im Experiment hervorrufen kann; daß nicht jede Abkühlung bei Hunden oder Menschen die Nieren krank macht, daß aber, wenn man die Hunde nur gründlich und lange genug mißhandelt, schließlich auch einmal eine Nierenentzündung zustande kommt.

So einfach liegt wohl diese gerade jetzt außerordentlich wichtig gewordene Frage nicht, sie bedarf vielmehr bei der ungeheuren Verbreitung der „Schützengrabennephritis" einer neuen und sorgfältigen Bearbeitung.

Finden wir doch in der Vorgeschichte der nierenkranken Soldaten mit ebenso überwältigender Häufigkeit die Erkältung und Durchnässung als einziges ätiologisches Moment angegeben, wie in den Sektionsberichten der Pathologen die Zeichen einer stattgehabten Infektion (Bronchitis, Milzschwellung). Von manchen wird großer Wert auf Kokkenbefunde im Harn gelegt, von anderen auf den Nachweis von Tonsillenveränderungen usw. Demgegenüber muß hervorgehoben werden, daß die bakteriologische Untersuchung von Blut und Urin bei der diffusen Nephritis nach unseren Erfahrungen in der Regel ebenso negativ ausfällt (vgl. auch Jungmann, Beitzke und Seitz), wie positiv bei der infektiösen Herdnephritis. Wenn man ferner berücksichtigt, wie unzählige Infektionen, Tonsillarpfröpfe und Anginen, Bronchitiden, Otitiden usw. ohne Nierenerkrankung verlaufen, wie häufig andererseits Kokken, auch Streptokokken, bei solchen Erkrankungen im Harne ausgeschieden werden, ohne daß eine Nephritis zustande kommt, so kann man sich bei der Häufung der Nephritisfälle in feuchtkalten Klimaten, in naßkalten Jahreszeiten, im Stellungskriege bei feuchten Unterständen etc. dem Eindruck nicht verschließen, daß Kälte- und Nässeeinwirkungen auf die Haut, wenn auch vielleicht nicht Nephritis erzeugen, so doch ihr Eintreten in ganz außerordentlichem Maße begünstigen können. Das gleiche dürfte wohl wenn auch in geringerem Grade von traumatischen Insulten, die die Nierengegend treffen, gelten.

Eine Ausnahmestellung in der Ätiologie der Nephritis nimmt die Schwangerschaft ein. Es handelt sich bei der sog. Schwangerschaftsniere nicht um eine primär degenerative Erkrankung ohne Blutdrucksteigerung mit starker Ödembereitschaft, also um eine Nephrose, sondern besonders bei den zu Eklampsie neigenden Formen um ein Krankheitsbild, das einer typischen diffusen Glomeruliischämie allerdings mit sehr starken — sekundären — degenerativen Veränderungen am Parenchym entspricht, ein Bild, das wir klinisch als Mischform oder besser als Nephritis mit nephrotischem Einschlag bezeichnen müssen. Der histologische Befund bei den gar nicht so seltenen, nicht ausgeheilten d. h. chronisch gewordenen Fällen entspricht ganz dem bei anderen Nephritiden chronischer Verlaufsart, mit besonderer Beteiligung der kleinen Nierengefäße in Form der Endarteriitis obliterans. Über eine Beziehung zu einer Infektion ist nichts bekannt (vgl. S. 216).

Ganz ähnlich liegen die Dinge bei der Bleiniere, deren klinisches Bild schon oft mit dem der Eklampsie in Parallele gestellt worden ist.

Nach Müller kommt auch ein mehr subakuter Verlauf der Bleiniere mit starker Ödembereitschaft vor. Histologisch hätten wir dabei eine erhebliche Drosselung der Nierengefäße mit Sauerstoffmangel und Degeneration der Epithelien zu erwarten. Dem entspricht durchaus die Angabe von F. Müller, „daß einerseits die Epithelien der gewundenen Harnkanälchen bei der Bleiniere stets schwere Degenerationserscheinungen zeigen, andererseits die Verdickung der Gefäßwände und die Verengerung ihres Lumens so hohe Grade erreicht, wie man sie bei anderen Formen der angiospastischen Schrumpfniere kaum zu sehen bekommt".

Auch die Art der Glomerulusverödung gleicht in solchen hydropischen Fällen ganz der für Nephritis beschriebenen: Gayler beschreibt den Vorgang so, daß die Endothelien der Glomeruluskapillaren wuchern, das Lumen verlegen; die Wand verdickt sich, durch Anhäufung körniger, später homogen werdender Massen erfolgt der völlige Verschluß, und die beteiligten Kapillaren wandeln sich schließlich in homogene, derbe, glänzende kernlose Gebilde um. Gayler spricht von einer „Vasculitis capillaris obliterans", und bestätigt die bekannte Tatsache, daß die Veränderungen am Gefäßsystem weitaus im Vordergrunde der Erkrankung stehen. „Sie kennzeichnen sich als eine zu Obliteration führende Endarteriitis, welche die größeren Äste nur wenig, stark hingegen die mittleren und feineren Äste befallen hat."

Bei dem üblichen chronischen Verlauf gleicht das klinische und histologische Bild der Bleiniere ganz dem einer sekundären Schrumpfniere und ist histologisch von einer gewöhnlichen Nephritis ganz chronischen Verlaufes nicht, oder, wenn sich noch sekundär Arteriosklerose auf dem Boden der Endarteriitis obliterans entwickelt hat, von einer Kombinationsform nur schwer zu unterscheiden. Die Gleichheit der klinischen und histologischen Bilder ist deshalb von so großem Interesse, weil die Bleiniere die einzige Nierenerkrankung ist, von der wir mit einiger Wahrscheinlichkeit vermuten dürfen, daß sie sich im Anschluß an häufig wiederholte, die Koliken begleitende Spasmen der Nierengefäße entwickelt.

Man hat auch hier wie bei der Nephritis an eine primäre Epithelschädigung durch das Blei gedacht, obwohl Blei ohne Koliken keine Nierenschädigung hervorzurufen scheint.

Ist es nicht viel einleuchtender, die granulierte Bleischrumpfniere als Folge der Endarteriitis, die chronische Bleinephritis mit der hochgradigen Parenchymdegeneration und Ödembereitschaft als ischämische Reaktion und die Endarteriitis als Folge der hochgradigen Störung der Blutversorgung zu betrachten, als umgekehrt?

Sehr merkwürdig und ungeklärt ist die Ätiologie der sog. Nephritis nephrotoxica, welche einseitig infolge schwerer Erkrankung der anderen Seite entsteht und auf die Wirkung von Nephrolysinen zurückgeführt wird. Hierher gehören auch Fälle von einseitigem Nierentrauma, mit Albuminurie auf der anderen Seite, die nach Exstirpation der traumatisierten Niere verschwindet (Reye). Ich erinnere auch an die (S. 145) bereits erwähnten Fälle von Hypernephrom, in denen eine klinisch typische hypertonische diffuse Nephritis nach Exstirpation des Tumors verschwand.

Bei diesen nicht infektiös bedingten Nierenerkrankungen, der nephrotoxischen, der Blei- und Schwangerschaftsniere ist das Auftreten einer herdförmigen Nephritis nicht beobachtet worden.

Daß der Alkohol in der Ätiologie der Nephritiden eine Rolle spielt, glauben wir nicht. In manchen Fällen läßt sich überhaupt kein ätiologisches Moment nachweisen. Daß man nicht jede febrile Albuminurie als Nephritis bezeichnen oder als ihr Vorstadium ansehen darf, versteht sich von selbst, soll aber ausdrücklich betont werden.

I. Die akute diffuse Glomerulonephritis.

Das (heilbare) Frühstadium der akuten Ischämie.

Symptomatologie: In der Einteilung wurde die diffuse Nephritis als polysymptomatische Form bezeichnet, weil sie alle drei Kardinalsymptome der drei monosymptomatischen Formen in sich vereinigt.

Das pathognomonische Symptom der typischen diffusen Glomerulonephritis ist die Blutdrucksteigerung. Ihr Auftreten bei einer akuten Nierenerkrankung gestattet ohne weiteres, die Diagnose einer diffusen Nephritis zu stellen und eine Herdnephritis oder eine degenerative Nephrose auszuschließen, wenn nicht eine Nekrose (Sublimat) mit anurischer Hypertension vorliegt.

Die Blutdrucksteigerung fehlt 1. bei den herdförmigen entzündlich-infektiösen Nierenerkrankungen, 2. sie kann fehlen bei sehr leichten diffusen Glomerulonephritiden, oder schon abgeklungen sein, wenn ein schnell abheilender Fall zur Beobachtung gelangt; 3. die Blutdrucksteigerung kann ausbleiben, wenn extrarenale Einflüsse, wie hohes Fieber, fieberhafte Tuberkulose, schwere septische Allgemeininfektion, toxische Herz- und Gefäßschwäche, die universelle Gefäßreaktion hintanhalten.

Die Blutdrucksteigerung kann rasch einsetzen, in wenigen Stunden die Höhe erreichen und ebenso rasch verschwinden. In der Regel aber steigt der Blutdruck langsam an und fällt langsam ab, er geht meist den übrigen Erscheinungen der Nierenerkrankung parallel, doch kommen auch nach Abklingen der typischen Harnveränderungen noch nachträgliche Blutdrucksteigerungen vor und Spätanstiege in der Rekonvaleszenz, z. B. beim Aufstehen, die auf eine die Nephritis überdauernde Labilität des vasomotorischen Systems hinweisen.

Der Grad und die Dauer der Blutdrucksteigerung sind sehr verschieden in den einzelnen Fällen. Nicht ohne Einschränkung kann man aus der Höhe der Blutdrucksteigerung, mehr noch aus der Dauer auf die Schwere der Nierenerkrankung schließen. Je höher die Blutdrucksteigerung, um so stärker ist vermutlich die Abdrosselung der Nierengefäße; je länger ihre Dauer, um so schwerere ischämische Reaktionen sind zu erwarten.

Nicht ohne Einschränkung deshalb, weil Überfüllung des Kreislaufes und Abnahme des Schlagvolumens die Blutdrucksteigerung in positivem, höhere Grade von Herzschwäche und Ödembereitschaft in negativem Sinne beeinflussen können.

In der Regel fällt die Akme der Blutdrucksteigerung mit der Höhe der Nierenerkrankung zusammen, dagegen überdauert stets und aus begreiflichen Gründen der pathologische, die ischämische Reaktion verkündende Harnbefund die Blutdrucksteigerung und klingt viel langsamer wie diese ab. Im umgekehrten Falle beweist Fortdauer der Blutdrucksteigerung auch bei günstigstem Harnbefund mit Sicherheit, daß der renale Prozeß nicht zur Ausheilung gekommen ist.

Meist hält sich der Blutdruck unter den Werten von 180—200 mm Hg, die bei der primären Hypertonie der Nierensklerose die Regel bilden. Eine Durchschnittszahl läßt sich aber nicht angeben, auch nicht eine besondere Vorliebe einzelner Formen bestimmter Ätiologie für die höheren oder niedrigeren Blutdruckwerte, wie aus der unserem Atlas entnommenen Tabelle VI hervorgeht. Wir fanden demnach an unserem bis 1913 beobachteten Friedensmaterial als Maximalwerte 20 mal 140—160, 21 mal darüber und 26 mal darunter. Die Dauer der Blutdrucksteigerung kann bei akuten, noch ausheilenden Fällen Stunden, Tage, Wochen, ja Monate betragen.

Tabelle VI.

Ätiologie	Es hatten maximale Blutdruckwerte von					darüber	Sa.
	— 120	— 140	— 160	— 180	— 200		
Angina	2	6	4	4	1	—	17
Scharlach . . .	3	4	7	5	—	—	19
Infizierte Wunden	3	1	2	1	—	—	7
Erysipel	—	—	1	—	—	—	1
Gelenkrheum. und Endokarditis . .	1	1	—	—	—	—	2
Purpura	—	—	1	—	1	—	2
Erkältung etc. . .	1	—	2	3	2	—	8
Pneumonie etc. .	1	1	1	1	2	—	6
Tuberkulose . . .	—	—	2	—	—	1	3
Unbekannt . . .	2	—	—	—	—	—	2
	13	13	20	14	6	1	67

Ödem: Man hat früher das Ödem für das pathognomonische Symptom der akuten Nephritis gehalten. Mit Unrecht. Es ist zwar das aufdringlichste, für den Kranken und für die rechtzeitige Erkennung der Krankheit bedeutungsvollste Zeichen. Aber verhängnisvollerweise kann es gerade in schwersten Fällen von akuter Glomerulonephritis fehlen. Sie können nur mit Hypertension und ganz ohne Ödem verlaufen, und deshalb unerkannt entweder ödemlos im akuten Stadium sterben, oder in das subakute Stadium übergehen, um nach Wochen oder Monaten an Niereninsuffizienz zugrunde zu gehen, ohne je an Wassersucht gelitten zu haben.

In solchen Fällen haben wir histologisch eine so hochgradige Abdrosselung der Blutgefäße zu erwarten, daß die degenerative Infiltration des Epithels ganz zurücktritt, und statt dessen relativ rasch Atrophie sich einstellt.

Andererseits gibt es schwere Fälle von akuter Glomerulonephritis mit mächtiger Wassersucht, die an Ausdehnung, Intensität und Hartnäckigkeit dem klassischen Hydrops nicht nachsteht, den wir als charakteristisch für die degenerative Nephrose kennen gelernt haben. In solchen Fällen haben wir histologisch als Folge der gestörten Glomerulizirkulation eine schwere Parenchymdegeneration, wie bei der Nephrose zu erwarten.

Zwischen diesen beiden Extremen gibt es nun zahllose Übergänge, von einer leichten Gedunsenheit des Gesichtes an bis zur höchstgradigen Wassersucht.

Stärkeres Ödem, das mehr wie 10% des Körpergewichtes entspricht, finden wir etwa in der Hälfte der Fälle, geringe hydropische Anschwellungen in der anderen Hälfte häufiger wie gar kein Ödem. Im allgemeinen treffen wir die höchsten Grade des Hydrops bei den schwereren Formen der Nephritis, man kann daher einen gewissen Parallelismus konstatieren zwischen Stärke des Hydrops, Höhe der Blutdrucksteigerung und „Schwere" der Nierenerkrankung, doch ist das nicht in prognostischem Sinne zu verstehen. Es kommen auch hochgradige Hydropsie mit relativ geringer Blutdrucksteigerung bei leichten, d. h.

schnell ausheilenden Nephritiden vor und schwere, prognostisch viel ernstere Fälle mit hoher Blutdrucksteigerung, ohne oder mit geringem Hydrops.

Die Kriegsnephritis und die Schwangerschaftsnephritis zeichnen sich durch besonders hochgradige Neigung zu Wassersucht aus, doch kann das zum Teil rein äußerliche Gründe haben (gesteigerte Flüssigkeitszufuhr); und es kommen auch da Ausnahmen von der Regel vor.

In der Regel überdauert die Blutdrucksteigerung den Hydrops, namentlich in den Fällen, in welchen die Wassersucht der Behandlung leicht zugänglich und schnell zum Schwinden zu bringen ist. Doch wird auch das umgekehrte Verhalten beobachtet, daß die Blutdrucksteigerung abklingt, noch ehe der Hydrops geschwunden ist. Mit Rückkehr des Blutdruckes zur Norm pflegt aber die Ödemresorption sehr schnell in Gang zu kommen.

Bei geringen Graden von Wassersucht ist die Verteilung auf die verschiedenen Körpergebiete sehr wechselnd. Man muß die — latenten — Ödeme oft suchen, um ein für die rechtzeitige Diagnose und damit für die Heilaussicht so wichtiges Symptom nicht zu übersehen und unliebsame Überraschungen und berechtigte Vorwürfe zu vermeiden. Eine geringe Gedunsenheit des Gesichtes wird häufig und begreiflicherweise von denen übersehen, die den Kranken früher nicht gekannt haben; nach der Entwässerung ist aber wohl in jedem Falle eine deutliche Abnahme des Turgors der Gesichtshaut zu bemerken. Die serösen Höhlen sind ebenfalls im akuten Stadium sozusagen regelmäßig, auch bei scheinbar ödemfreien Fällen, mehr oder weniger stärker gefüllt. Ein kleiner, ganz unauffälliger, Fluktuationsgefühl gebender Ascites, ein Hochstand der unteren Lungengrenzen fehlen fast nie, ganz abgesehen von größeren Pleuratranssudaten oder leichten, nur zu leicht übersehenen Ödemen in der Haut des Kreuzbeines oder der Innenseite der Oberschenkel, oder über der Tibia, dem Brustbein.

Wie sehr die Pathogenese der Ödeme noch der Klärung bedarf, geht aus dem Kapitel 3 und dem hypothetischen Charakter unserer Vorstellungen über die kardiovaskulär-ischämische (?) Entstehungsweise der frischen labilen und die chemische (?) der älteren, stabilen Ödeme hervor.

Das Blut: Die Kranken sehen meist blaß aus. Doch ergibt die Blutuntersuchung bei dem akuten Stadium der Nephritis nicht regelmäßig eine Anämie. Die Angabe in der Literatur, daß das Blut bei akuter insbesondere hydropischer Nephritis stets eine Blutverdünnung aufweist, bedarf einer sorgfältigen Nachprüfung. Die Bezeichnung Hydrämie ist sehr verwirrend. Die Annahme einer wirklichen Blutverdünnung ist nur da gerechtfertigt, wo wir die Suspension dünner, die Zahl der roten Blutkörperchen verringert finden. Dagegen ist man nicht berechtigt, aus einer Abnahme des Eiweißgehaltes auf eine Hydrämie zu schließen. Diese bei Nephrosen wie bei Nephritiden oft zu konstatierende Hypalbuminose kann bei normaler Blutkörperchenzahl beobachtet werden und ist dann sicher nicht als Ödem des Blutes, sondern als eine Folge des beständigen Verlustes von nativem Serumeiweiß anzusehen. Man hat diesen Verlust früher sehr gering angeschlagen und gemeint, er könne mit wenigen Gramm Nahrungseiweiß gedeckt werden. Es darf aber nicht übersehen werden, daß alles Nahrungseiweiß erst gespalten und in die kleinsten Bruchstücke zerschlagen wird, und daß daher alles in Verlust gehende native Eiweiß erst durch Aufbau und Synthese neu gebildet werden muß, ein Vorgang, der sicherlich bei einem schweren, mit Appetitlosigkeit und Abmagerung einhergehenden Krankheitszustande notleiden muß.

Echte Hydrämie kommt aber in der Tat bei der diffusen Glomerulonephritis sehr häufig vor, mit Abnahme der roten Blutkörperchen um 1—2 Millionen im Kubikmillimeter, aber nicht etwa vorwiegend bei den stark hydropischen Fällen mit starker Herabsetzung der Wasserausscheidung — diese können sich genau wie die genuinen Nephrosen verhalten —, sondern gerade bei den u. U. ödemarmen Formen mit schwerer Störung des Wasserausscheidungs vermögens.

Der Wassergehalt des Blutes — er wurde neuerdings von Dr. Albert mit der Bangschen Mikromethode bestimmt — wird von der Ödembereitschaft und der Glomerulisperre in umgekehrtem Sinne beeinflußt. In geeigneten Fällen läßt sich nachweisen, daß er niedrig ist im Stadium der größten Ödembereitschaft, trotz der Glomeruliinsuffizienz, daß er ansteigt, wenn die Ödemresorption in Gang kommt, und wieder abfällt, wenn die Glomerulizirkulation und -funktion sich wieder hergestellt hat.

Gerade dann, wenn z. B. bei Trockenkost der Einstrom von Ödemflüssigkeit in das Blut der Wiederherstellung der Glomerulizirkulation vorauseilt, kann man den schönsten Anstieg des Wasserspiegels im Blute beobachten und eine oft erhebliche Abnahme der roten Blutkörperchen in der Raumeinheit feststellen.

Die Blutmenge ist bei vorhandener Hydrämie sicher erheblich vermehrt, wie bei hochgradiger Ödembereitschaft vermindert.

Milchige, „pseudochylöse" Beschaffenheit des Blutserums und der Ergüsse wie bei den Nephrosen kommt im ganz frischen Stadium nicht vor, wohl aber bei älteren Fällen, die klinisch und anatomisch als Mischform imponieren, d. h. bei Nephritiden mit starkem degenerativem oder nephrotischem Einschlag.

Herz: Bei der akuten diffusen Nephritis wirken zwei Faktoren in entgegengesetztem Sinne auf das unter der Last der Blutdrucksteigerung seufzende Herz ein: Die hydrämische Plethora und die Ödembereitschaft. Durch hohe Grade von Hydrämie wird bei gegebener Hypertension die Herzarbeit gewaltig gesteigert, dagegen durch die bei starker Gefäßdurchlässigkeit und Ödembereitschaft bestehende Oligämie vermindert. Bei starkem nephrotischen Einschlag kann daher das Herz trotz der Blutdrucksteigerung auch nach mehrwöchentlicher Krankheitsdauer kaum oder gar nicht hypertrophisch und dilatiert gefunden werden; bei geringerer Ödemtendenz dagegen sehen wir unter Umständen schon nach wenigen Tagen, ja fast momentan eine verstärkte Herzaktion, hören akzentuierte 2. Töne an der Basis, präsystolischen Galopp, und oft genug weist ein systolisches Geräusch an der Spitze auf eine relative — muskuläre — Schlußunfähigkeit der Mitralklappe hin. Der Spitzenstoß rückt nach unten und außen, die Herzdämpfung wird leicht verbreitert, und man fühlt nicht selten gerade in den ersten Tagen der akuten Nephritis schon den ominösen Rückstoß der Herzspitze in der Diastole, wenn der Herzmuskel unter der Drucksteigerung zu erlahmen droht. Auch bei der Autopsie ist eine Dilatation des linken Ventrikels ein fast regelmäßiger Befund, und es kann schon auffallend früh, z. B. nach 8 Tagen, Hypertrophie des Herzens gefunden werden, die bei längerem Verlauf der Krankheit die Regel bildet und nur bei starkem nephrotischen Einschlag ausbleibt.

Infolge Erlahmung des Herzmuskels kann es sogar zu einer Senkung des gesteigerten Blutdruckes oder zu vorzeitigem Verschwinden der pathognomonischen Blutdrucksteigerung kommen, was für die Vorhersage und Behandlung von ernster Bedeutung ist.

Das gleiche gilt von einer Beschleunigung des Pulses, der bei der diffusen Nephritis eine Neigung zu — bisweilen erheblicher — Verlangsamung hat.

Es hängt sehr sehr davon ab, wie früh der Kranke in Behandlung kommt, und wieweit diese auf das Herz Rücksicht nimmt, ob ernstere Erscheinungen von seiten des Herzens auftreten. Bisweilen steht kardial bedingte Atemnot mit blutig gefärbtem Auswurf ganz im Vordergrund des Krankheitsbildes, ja es kann sogar schon im akuten Stadium der hypertonischen Nephritis ein Versagen des Herzens das Ende herbeiführen.

In einem Falle unserer Beobachtung, dem ich noch mehrere ganz gleichartige an die Seite stellen kann, war die Nephritis nach einer Angina erst übersehen und dann mit reichlich Milch und Fachinger Wasser behandelt worden. Der Kranke, der nur geringe Ödembereitschaft aufwies, bekam eine so hochgradige Dyspnoe, daß er nur mit kleinen Schritten gehen konnte, alle Augenblicke stehen bleiben mußte, im Bett nur noch aufrecht sitzend existieren konnte und sich vor Atemnot nicht mehr zu helfen wußte. Im Krankenhause aufgenommen, zeigte er hochgradigste Dyspnoe und Orthopnoe. Das Atemgeräusch war weithin hörbar und von dichten pfeifenden und brodelnden Geräuschen begleitet, der Exspirationsstoß kaum fühlbar. Der 2. Aortenton war verstärkt und metallisch klingend, der 2. Pulmonalton noch lauter akzentuiert. Nach 24 Stunden war unter Trockendiät bereits die Dyspnoe verschwunden und wieder ein leidlicher Exspirationsstoß vorhanden. Der Erfolg der Flüssigkeitsbeschränkung beweist eklatant die kardiale Natur der schweren Orthopnoe und wirft ein grelles Licht auf die Gefahren einer schematischen Milch- und Trinkkur im Frühstadium der hypertonischen diffusen Glomerulonephritis.

Der Harn. Bei der akuten diffusen Glomerulonephritis ist der Harn fast ausnahmslos hämorrhagisch. Die Blutbeimengung wird fast nie dauernd, aber nicht selten im Anfang vermißt; dann stellt sie sich im Abklingen des Prozesses ein und deutet auf ein Freiwerden der Blutpassage in den, infolge der Blutleere abnorm durchlässig gewordenen Glomeruluskapillaren hin (Sörensen).

Starke Hämaturie kann daher nicht nur kein erschreckendes, sondern eher ein günstiges als ungünstiges Zeichen sein. Nur ist damit prognostisch nicht viel anzufangen, weil auch bei schweren und nicht mehr heilbaren Formen fast immer einige oder viele Glomeruli durchgängig werden (Blutpunkte), auch wenn die größte Mehrzahl verschlossen bleibt.

Das Blut ist bisweilen nur chemisch oder mikroskopisch nachweisbar, gewöhnlich aber schon für das bloße Auge erkennbar und bestimmt die Farbe des Harnes, die von fleischwasserähnlich, nach Abklingen der Blutleere der Glomeruli in allen Nüancen des Rot bis zum Schwarzrot variieren kann. Bei schwächerer Blutbeimengung kann er grünlich schimmern oder schmutzig gelb gefärbt sein. Fehlt im Anfang die makroskopisch sichtbare hämorrhagische Beschaffenheit, so ist der wie Most aussehende Harn meist weniger gefärbt als normal, graugelblich, getrübt und läßt ein Uratsediment ausfallen, das die morphotischen Bestandteile und oft auch Blutfarbstoff mit sich reißt, unter Bildung eines schmutzig bräunlichen Niederschlags.

Die Neigung zu Hämaturie gehört zu den paradoxesten Eigenschaften dieser eigenartigen, an Paradoxien so reichen Krankheit.

So verständlich jene erschien, als man mit dem Begriffe der Entzündung die Vorstellung einer entzündlichen Hyperämie verband, so unerwartet erscheint die Blutbeimengung zum Harn bei einem Zustand, in dem die Glomeruli blutleer gefunden werden.

Die Quellen des Blutes und die Bedingungen des Blutaustrittes sind sicherlich im einzelnen Falle und in den verschiedenen Phasen der Erkrankung verschieden.

1. Das Blut kann aus den blutüberfüllten Kapillaren des Parenchyms und des Nierenbeckens, das nicht selten Blutungen aufweist, stammen. Die Organe befinden sich in einem Zustande von hochgradiger — rückläufiger — venöser Stauung und kapillarer — fluxionärer — Hyperämie.

2. Das Blut kann aus den Glomeruli stammen, aber nicht aus den blut-

leeren Schlingen, sondern aus Glomeruli bzw. den ersten Verzweigungen einzelner Vasa afferentia, in die das Blut wieder eingedrungen ist.

3. Das Blut kann auch aus Knäueln stammen, die infolge einer mykotischen Schädigung der Schlingen, d. h. infolge einer der Ischämie voraufgehenden oder nachfolgenden Sekundärinfektion nicht blutleer, sondern blutüberfüllt gefunden werden.

Die erste Blutquelle wird besonders im Anfang, die zweite bei Beginn der Besserung, die dritte in der Rekonvaleszenz in Betracht kommen.

Es ist aber wichtig hervorzuheben, daß der Harn gerade bei schweren Fällen von reiner diffuser Glomerulonephritis ganz oder fast ganz blutfrei sein kann.

Von seltenen, aber wichtigen Ausnahmen abgesehen, enthält der Harn bei der diffusen Nephritis immer Eiweiß, aber gewöhnlich in viel geringerer Menge wie bei der Nephrose. Es gibt recht schwere Fälle von akutester diffuser Glomerulonephritis mit sehr geringer Albuminurie. Bei Nachlaß der Blutleere in den Glomerulis, aber auch bei sinkender Harnmenge, bei Ansteigen des Blutdrucks und bei Nachlaß der Herzkraft kann der Eiweißgehalt ansteigen und, besonders bei Ausbruch einer eklamptischen Urämie, vorübergehend enorm hohe Grade erreichen.

Der Eiweißgehalt wechselt also sehr. Im allgemeinen ist aber die Albuminurie bei der Nierenentzündung um so geringer, je früher und frischer die Glomerulonephritis, und um so größer, je länger die Zirkulationsstörung in der Niere gedauert hat, je mehr die hartnäckigen, schwer beeinflußbaren Ödeme des „nephrotischen Einschlags" bereits das Bild beherrschen.

Da diese Formen mit mächtigem und stabilen Hydrops, erheblicher Albuminurie und starker Blutdrucksteigerung stets schwere Fälle darstellen, so trifft für diese die übliche Auffassung zu, daß der Grad der Albuminurie der Intensität der Nierenaffektion parallel geht. Aber auch nur für diese. Ohne genaue Berücksichtigung der bedingenden Umstände läßt weder der Grad der Albuminurie, noch der Grad der Hämaturie einen Schluß zu auf die Schwere der Nephritis.

In manchen, nicht so ganz seltenen Fällen kann z. B. im Anfang nicht nur das Blut, sondern auch das Eiweiß im Harn ganz fehlen, besonders bei der Scharlach- und Kindernephritis, was zu der Annahme eines Hydrops scarlatinosus inflammatorius ohne Nephritis Veranlassung gegeben hat.

Man kann, ohne sich auf das Glatteis unkontrollierbarer Vermutungen zu begeben, sich ungefähr eine Vorstellung davon machen, wie die verschiedenen Grade von Albuminurie zustande kommen.

Als Eiweißquelle kommt sowohl der Glomerulus, dessen Bedeutung für den Eiweißdurchtritt gerade bei der Glomeruliischämie zu sehr überschätzt wird, als das Tubulusepithel in Betracht, wenn wir von dem interzellulären Saftstrom als unkontrollierbar absehen.

Bei hochgradiger Absperrung des Blutstromes kann der Knäuel nicht viel Eiweiß liefern, trotz Schädigung der Wand der erweiterten Kapillaren, die erst in dem Moment ihre gesteigerte Durchlässigkeit für Eiweiß und Blutkörperchen erweist, in dem das Blut wieder einschießt. Zunächst handelt es sich also wohl in erster Linie um Eiweißaustritt aus den venös gestauten intertubulären Kapillaren. Das Tubulusepithel kommt erst bei länger dauernder Asphyxie als Eiweißquelle in Frage. Dann aber sehen wir mit zunehmender degenerativer Infiltration gewaltige Eiweißmengen im Harne auftreten, die denen bei der reinen Nephrose nicht nachstehen.

Die tubuläre Eiweißquelle versiegt erst wieder mit Erschöpfung des allein, ohne Glomerulus, die Sekretion unterhaltenden Protoplasmas, wie wir das bisweilen im Endstadium der subakuten Halbmondform mit ihren erweiterten protoplasmaarmen Kanälchen sehen. Die in der Mehrzahl vollkommen ausgeschalteten Glomeruli kommen bei diesen Formen als Eiweißquelle kaum in Betracht.

Es besteht also zwischen der hochgradigen — tubulären (?) — Albuminurie und der Parenchymdegeneration dieselbe innige Beziehung, wie zwischen dieser und der Ödembereitschaft.

Die Harnmenge ist im akuten Stadium der diffusen Nephritis regelmäßig vermindert, auch dann, wenn keine deutliche Ödembereitschaft besteht. Diese Beschränkung der Harnabsonderung ist ein Frühsymptom und kann sehr hohe Grade erreichen, so daß in 24 Stunden nur wenige hundert ccm oder noch weniger produziert werden. In ganz schweren Fällen tritt vollständige Anurie ein, die nur sehr selten spontan wieder weicht und ohne chirurgisches Eingreifen stets das Schicksal der Kranken besiegelt.

Je niedriger das spezifische Gewicht bei kleinen Harnmengen, um so schwerer die Nierenschädigung; hohe spezifische Gewichte bei Oligurie sprechen mehr für eine extrarenal bedingte Wasserretention. Gerade bei ganz frischen Fällen sind spezifische Gewichte von 1030 und darüber die Regel und prognostisch günstig. Sie zeigen an, daß die Tubuli trotz der Glomerulisperre noch voll leistungsfähig sind, und daß — bei nicht gar zu starker Verminderung der Harnmenge — noch keine Niereninsuffizienz, keine erheblichere Stickstoffretention besteht.

Nykturie wird auf Befragen häufig als Frühsymptom angegeben, und ist wohl durch nächtliche Resorption okkulter Ödeme bedingt. Sie kann aber vielleicht auch schon das Zeichen einer permanenten Tubulidiurese sein.

Der Nachturin ist bisweilen heller und blutärmer, als der des Tages.

Nicht selten gibt ein sehr lästiger Harndrang und die häufige und schmerzhafte Entleerung geringer Mengen dem Kranken Veranlassung, seine Aufmerksamkeit dem Urin zuzuwenden und dessen rote oder schwarze Farbe zu entdecken.

Sediment: Der Harn ist stets sauer und trübe. Das Sediment enthält neben Blutkörperchen, die meist fragmentiert oder ausgelaugt erscheinen, bisweilen Mikrokokken, regelmäßig Leukocyten, häufig Nierenepithelien und im ganz akuten Stadium vorwiegend hyaline — oder auch gar keine — Zylinder. Bei längerer Dauer der Asphyxie und stärkerer Miterkrankung des Epithels treten auch zahlreiche und häufig verfettete Nierenepithelien auf. Wenn diese sich — was immer eine mehrwöchentliche Krankheitsdauer voraussetzt — mit doppelbrechendem Lipoid beladen, so ist das ein Zeichen, daß sich sekundär stärkere degenerative Prozesse am Parenchym entwickelt haben. Das beweist aber durchaus nicht immer, daß das Stadium der Heilbarkeit versäumt, die Nephritis „chronisch" geworden ist. Denn auch in diesem Spätstadium kann noch vollständige Wiederherstellung erfolgen.

Die Gesamtleistung der Niere wird bei der frischen akuten diffusen Glomerulonephritis oder -ischämie nur selten so schwer beeinträchtigt, daß ein höherer Grad von Niereninsuffizienz eintritt. Das ist um so bemerkenswerter, als darüber gar kein Zweifel sein kann, daß die Funktion aller — oder fast aller — Glomeruli im akuten Stadium der Blutleere vollkommen ausgeschaltet sein muß. Wenn es also im ersten Frühstadium nur selten zu wirklicher Niereninsuffizienz mit hochgradiger Stickstoffretention kommt, so kann das nur daran liegen, daß die Tubuli auch bei ausgeschalteten Glomuruli eine Zeitlang ihre Höchstleistung vollbringen können.

Über den Grad der im einzelnen Falle bestehenden Niereninsuffizienz gibt nur die RN-Bestimmung im Blute eine sichere Auskunft. Leichte Erhöhungen von 50—100 mg in 100 Blut sind bei der akuten Nephritis nicht selten. Der höchste Wert, den wir bei einem zur Ausheilung kommenden Falle beobachtet haben, war 195 mg. Einen ungefähren Anhaltspunkt ergibt das Verhältnis von Harnmenge zum spez. Gewicht (vgl. S. 52).

Es ist also jeder Grad von Schädigung der Tubulifunktion allein durch ungenügende Blutstromgeschwindigkeit in den intertubulären, kollateral durchbluteten Kapillaren möglich. Es ist unter diesen Umständen von besonderem Interesse festzustellen, was die Tubuli bei sicherer Ausschaltung aller Glomeruli für sich allein günstigstenfalls leisten können. Maßgebend dafür ist der Grad der höchsten erreichbaren Konzentration und Stickstoffausscheidung.

Die Harnkonzentration hängt aber wiederum von verschiedenen Umständen ab, z. B. von dem Angebot an Wasser neben den Feststoffen, und dies wieder nicht nur von der Zufuhr, sondern auch von dem Grade der Ödembereitschaft. Da die frischen Ödeme der ganz akuten Nephritiden große Bereitwilligkeit zeigen, bei Trockenkost sich zu entleeren, so kann man die Höchstleistung der Tubuli erst dann feststellen, wenn diese extrarenalen Faktoren möglichst ausgeschaltet sind, durch Einschränkung der Flüssigkeitszufuhr bis zur wirklichen Abnahme der Harnmenge. Dann kann man aber sich davon überzeugen, daß in manchen Fällen die Tubulileistung eine erstaunlich gute ist, und recht ansehnliche Harnkonzentrationen bis 1030 z. B. beobachten.

Auch die prozentuale Stickstoff- und Chlorausscheidung kann normale Werte erreichen.

Die Chlorausscheidung ist aber, wie schon mehrfach erwähnt, in besonders hohem Maße von der Ödembereitschaft abhängig, viel mehr als die N-Ausscheidung. Um so mehr muß die Fähigkeit der Tubuli betont werden, ohne Glomeruli NaCl-Konzentrationen über 1% ja bis 2% zu liefern.

Gewöhnlich leidet aber bald die Fähigkeit der Konzentration, und die spez. Gewichte entsprechen meist nicht den herabgesetzten Harnmengen. Daß die Schädigung der Tubuli aber keine tiefgehende ist, sondern nur auf die auch im besten Falle erhebliche Verlangsamung und Einschränkung des Kapillarkreislaufes zurückzuführen ist, ergibt sich daraus, daß unmittelbar nach Wiedereinsetzen der Glomerulisdurchblutung normale spez. Gewichte und normale N- und NaCl-Konzentrationen erzwungen werden können, falls die Glomeruliischämie nicht zu lange gedauert hat.

Weitaus am schwersten ist bei jeder akuten ischämischen Glomerulusausschaltung das Wasserausscheidungsvermögen gestört.

Aber auch hier ist es erstaunlich, was die Tubuli ohne Glomeruli leisten können. Es ist die seltene Ausnahme, daß die Harnmenge bedrohlich sinkt, eine gewisse auch beträchtliche Verminderung ist die Regel, aber diese ist auch wiederum zum Teil auf den extrarenalen Faktor der Ödembereitschaft zurückzuführen. Wenn wir diesen wiederum möglichst durch unsere Diät, z. B. salz- und stickstoffarme Trockenkost oder Hunger und Durst ausschalten, so ist in manchen Fällen eine höchst bemerkenswerte, die Norm fast erreichende Harnmenge festzustellen. Und doch ist auch in diesen Fällen das Wasserausscheidungsvermögen erheblich geschädigt, nur ist die Schädigung nicht so offensichtlich, und sie wird darum gerade bei ödemarmen Kranken mit leidlicher Diurese leicht übersehen. Daß aber die Tubuli bei Ausschaltung der Glomeruli der Aufgabe der Wasserabscheidung trotz leidlicher Diurese nicht voll gewachsen sind, geht daraus hervor, daß sich in kurzer Zeit eine um so stärkere Hydrämie ausbildet, je weniger der Kranke zu Ödemen neigt, und je mehr er an Flüssigkeit zuführt. Das was diese Insuffizienz der Tubuli für die Wasserausscheidung charakterisiert und ausmacht, ist ihr Unvermögen, rasch große Wassermengen dem langsam vorbeifließenden Blute zu entnehmen und sich dem Zeitmaß der Flüssigkeitszufuhr anzupassen. Die Variabilität nach der Richtung der Wasserausscheidung fehlt und muß fehlen, weil das Tubulusepithel schon in gesunden Tagen bei normaler Blutversorgung darauf nicht eingerichtet ist (vgl. S. 33). Wir werden uns daher nicht wundern können, wenn die Kanälchen auch die Nacht zu Hilfe nehmen müssen (Nycturie), und wenn die Kranken schon bei normaler, wie viel mehr bei reichlicher Flüssigkeitszufuhr schwere Beklemmungserscheinungen und alle Anzeichen der Herzschwäche und -überdehnung bekommen, die bei Absetzen der Flüssigkeitszufuhr sofort weichen.

Den gleichen schädlichen Hydrämie befördernden Einfluß haben wir von jeder größeren, die Ausscheidungsgeschwindigkeit übersteigenden Salzzufuhr zu erwarten; es ist daher ganz zu widerraten, ich möchte sogar sagen unzulässig, die Nierenfunktion im akuten Stadium der Glomeruliausschaltung durch Kochsalz- oder bei Neigung zu Niereninsuffizienz durch Harnstoffbelastung zu prüfen. Man kann besonders durch Salzbelastung in diesen Fällen zweifellos schwer schaden, sei es durch Steigerung der Ödeme oder der Hydrämie, und eine ernste Gefährdung des Herzens oder eine eklamptische Urämie hervorrufen.

Im akuten Stadium kommt alles auf rascheste Heilung an, und alle Funktionsproben sind, selbst wenn sie unschädlich sind, vom Übel, wenn sie Zeit kosten und sich nicht ganz in den Heilplan einfügen, mit einer einzigen Ausnahme, der Wasserprobe.

Das steht in schroffem Widerspruche zu unserer Angabe, daß gerade das Wasser bei der Tubulidiurese schlecht d. h. viel zu langsam ausgeschieden wird und nicht nur dem Herzen sondern auch vermutlich dem Protoplasmabestand der Niere (vgl. S. 63) unzuträglich ist.

Diese Bedenken sind durchaus berechtigt, und daher sind Vorsichtsmaßregeln nötig. Es gibt in der Tat kein besseres Mittel die Beklemmungserscheinungen und die Herzgefahr bei diesen hypertonisch-hydrämischen Kranken zu steigern oder zu beseitigen, als durch Steigerung oder Herabsetzung der Flüssigkeitszufuhr.

Wir vermeiden daher einige Tage die Wasser- (und Nahrungs)zufuhr möglichst ganz und sehen danach oft rasch alle bedrohlichen Erscheinungen von seiten des Herzens und des Gehirns schwinden, und in ganz frischen Fällen auch eine rapide Abnahme der Ödeme eintreten.

Jetzt erst kann man ohne Gefahr es wagen, eine Probe zu machen, wie sich das Wasserausscheidungsvermögen der Niere nach ischämischer Ausschaltung der Glomeruli verhält.

Dabei stellt sich in ganz frischen Fällen bisweilen ein höchst überraschendes Ergebnis heraus:

Man sollte schon nach dem voraufgehenden Befunde der Hydrämie und den Beklemmungserscheinungen, die durch häufige Flüssigkeitszufuhr ausgelöst werden, einen denkbar schlechten Ausfall des Wasserversuchs erwarten. Statt dessen können wir bei einmaliger plötzlicher Überschwemmung mit $1^{1}/_{2}$ Liter Wasser in Form des nüchtern angestellten Wasserversuches bisweilen eine ganz vortreffliche Wasserausscheidung finden mit großen halbstündigen Einzelportionen und überschießender Gesamtausscheidung und außerdem bei anschließendem Konzentrationsversuche alsbald eine sehr gute Konzentration. Aber nicht nur das, sondern mit Einsetzen der zur Probe künstlich hervorgerufenen Harnflut tritt plötzlich eine Wendung im ganzen Krankheitsbilde ein. Der Blutdruck kehrt zur Norm zurück, etwaige noch bestehende Ödeme entleeren sich rasch vollständig, und das Krankheitsbild heilt rasch ab.

Dieser überraschende Ausfall des Wasserversuches beweist also nicht etwa, daß wir die Leistungsfähigkeit der Tubuli unterschätzt hatten, sondern er beweist, daß die zu diagnostischen Zwecken unternommene Wasserbelastung einen unerwarteten Heileffekt ausgeübt und das pathogene Moment, die Ischämie der Glomeruli mit einem Schlage beseitigt hat. Und nunmehr erweist sich die Funktion sowohl von Glomeruli wie von Tubuli als ausgezeichnet; beide sind sofort nach Wiederherstellung der Durchblutung wieder imstande, ihre Sonder- und Höchstleistung zu vollbringen.

Das ist nicht nur von großer praktischer Bedeutung, sondern auch von theoretischem Interesse. Daß eine schwere Schädigung des Wasserausscheidungsvermögens besteht und vor Anstellung des Wasserversuches bestand, beweist ja die deutliche Hydrämie bei ödemarmen Fällen. Wenn nun allein durch eine einmalige große Wassergabe mit einem Schlage das Wasserabscheidungsvermögen sich nicht nur bessert, sondern geradezu als normal herausstellt, so geht daraus doch fast mit der Sicherheit eines Experimentes hervor, daß

1. die vorherige schwere Insuffizienz nicht auf einer schweren „Entzündung“, sondern nur auf einer Störung der Durchblutung beruht haben kann, und
2. daß die — nicht etwa vermutete, sondern autoptisch stets gefundene — Blutleere der Glomeruli funktionell und nicht organisch bedingt gewesen sein muß.

Einen so günstigen Ausfall der Wasserprobe können wir selbstverständlich nur in solchen Fällen erwarten, die rechtzeitig, noch ganz frisch in Behandlung kommen. In anderen, älteren und darum meist schwereren Fällen kann der Wasserversuch denkbar schlecht ausfallen. Wir brauchen uns nur die histologischen Vorgänge ins Gedächtnis zurückzurufen um zu verstehen, daß bei einer längeren Dauer der Blutleere und stärkeren Ausbildung der — konsekutiven — Endothelwucherung in den Glomeruluskapillaren die nunmehr organischen Hindernisse für den Blutstrom nicht so einfach und glatt aus dem Wege zu räumen sind. Die Wiederherstellung erfolgt langsamer, und die Wasserprobe gibt uns einen guten Aufschluß darüber, wie weit sich die Durchblutung und damit die Funktionsmöglichkeit der Glomeruli wiederhergestellt hat. Daß für die Beurteilung der Grad der noch etwa bestehenden Ödembereitschaft berücksichtigt werden und neben der Dauer der Ausscheidung besonders die Steilheit des Diureseanstieges beobachtet werden muß, wurde schon mehrfach erwähnt.

Der Wasserversuch fällt also ganz schlecht aus:

1. in Fällen mit starker Wassersucht, in denen die Ödembereitschaft, d. h. die abnorme Durchlässigkeit der peripheren Kapillaren ein rasches Wasserangebot an die Niere verhindert. Man kann dem etwas durch Hochlagerung der Beine begegnen oder durch die Hinzufügung eines Diuretikums zum Wasserversuch. Es kann aber auch bei sehr hochgradiger Ödembereitschaft vorkommen, daß ein Diuretikum der Xanthinreihe in umgekehrtem Sinne wirkt und die Gefäßdurchlässigkeit steigert. Wir warten daher mit dem Wasserversuch, bis die Ödemresorption in Gang gekommen ist;
2. in nicht mehr ganz frischen Fällen, auch ohne Ödembereitschaft, in denen es nicht gelingt, mit einem Male den Glomeruliverschluß zu sprengen;
3. in frischen, aber sehr schweren oligurischen oder anurischen Fällen auch ohne Ödembereitschaft.

Nur in solchen Fällen ohne Ödembereitschaft läßt der Wasserversuch mit Sicherheit erkennen, wie schwer die Funktion der Glomeruli geschädigt ist.

Die Prüfung der Konzentrationsfähigkeit bei Einschränkung der Flüssigkeitszufuhr ist eine sehr wertvolle Ergänzung des Wasserversuches. Beide Proben fallen häufig gleichsinnig aus und gestatten ein gutes Urteil über das Fortschreiten der Besserung und der Wiederherstellung der Nierenfunktion. Bei sehr guter Wasserausscheidung hat eine Störung der Konzentration weniger zu bedeuten. Bei schlechtem Ausfall des Wasserversuches kann eine leidlich gute Konzentration noch eine annähernd ausreichende Schlackenausfuhr garantieren. Starke Herabsetzung der Konzentration und starke Schädigung des

Wasserausscheidungsvermögens sind beweisend für Niereninsuffizienz und gestatten bei einer nicht mehr heilbaren subakuten Nephritis den Schluß, daß eine schwere extrakapilläre Nephritis vorliegt mit schlechter Prognose (vgl. Volhard und Fahr, Fall XVI und XVII S. 140 und 141).

Tabelle VII.

Zeit	Von 1500 ccm Wasser, nüchtern von 7—8 Uhr getrunken, werden ausgeschieden:							
	1. Ausfall normal.		2. Verzögert.		3. Schlecht.		Derselbe Fall wie 3. 6 Wochen später. 4. Besser.	
8 Uhr	145	1008	100	1015	50	1018	300	1006
8 ½	524	1002	60	1015			250	1002
9	352	1001	250	1004	50	1018	350	1002
9 ½	310	1002	300	1003			265	1001
10	184	1003	100	1006	50	1016	165	1002
10 ½	50	1006			60	1016	40	1004
11	25 }		100	1011			45	1006
11 ½	20 }	1010					40	1007
12	20 }		60	1015	55	1016	20	
	1630	1004	970	1010	265	1017⅓	1475	1004
	Konzentration:							
3	60	1017	60	1021	80	1017	Höchste Konz. 1019. Mit Konzentrationsbeschränkung entlassen Aug. 1912. 1913 gesund vorgestellt.	
5	18 }	1026	80	1017	130	1013		
7	22 }		150	1015	90	1018		
9			40	1019	116	1016		
12	28 }		50	1018	200	1017		
Nachts	20 }	1027	60	1017	200	1018⅔		
7	32 }		70	1015	100	1017		
			510		950	1017		
	Nephritis nach Angina im Abklingen. BD 90 mm, Alb. im Konz.-Vers. 2⁰/₀. Erythrocyten+.		Nephritis nach Angina. BD 160 mm. Alb. 4 ⁰/₀₀. Makrosk. Sang. +.		Nepritis nach Angina. BD 144 mm. Alb. ¼ ⁰/₀₀. Makrosk. Sang. +.			

Tabelle VII enthält noch 4 Beispiele für den Ausfall des Wasser- und Konzentrationsversuches.

Bei 1 ist der Ausfall beider Versuche normal, bei 2 ist die Wasserausscheidung etwas verzögert, die Konzentration geschädigt; 3 und 4 stammen von ein und demselben Falle: bei 3 fällt der W. V. sehr schlecht der C. V. nicht gut aus, bei 4 ist die Wasserausscheidung, wenn auch die Größe der Einzelportionen noch zu wünschen übrig läßt (Schweiß?), in 2 Stunden beendet, also nicht verzögert, die Konzentration noch deutlich beeinträchtigt.

In solchen Fällen von schlechtem Konzentrationsvermögen bei guter Wasserausscheidung handelt es sich um die auf S. 63 schon erwähnte Rekonvaleszentenhyposthenurie. Wir haben sie nicht selten in der Abheilungsperiode schwererer Nephritiden beobachtet. Sie scheint mit Vorliebe dann aufzutreten, wenn die Tubuli längere Zeit allein die Sekretionsarbeit zu leisten hatten und insbesondere dann, wenn ihnen bezüglich der Wasserabscheidung im Stadium der Glomeruliausschaltung zu viel zugemutet wurde. Wir sind geneigt, diese vorübergehende Konzentrationsbeschränkung auf einen Protoplasmaverlust der Tubulusepithelien zurückzuführen, dessen Wiederanbildung Zeit braucht.

Es wäre aber auch möglich, daß diese Rekonvaleszentenhyposthenurie vaskulär, durch Tonusverlust der Nierengefäße zustande kommt.

Für die erstere Auffassung ließe sich vielleicht verwerten, daß Zondek auch bei manchen Rekonvaleszenten nach Nephritis die eigenartige reziproke Beziehung zwischen NaCl- und N-Ausscheidung beobachtet hat, die ich auf S. 65 beschrieben habe: bei N-Belastung geht die NaCl-Ausscheidung, bei NaCl-Belastung der Gesamtstickstoff zurück.

Eine echte, auch bei Trockenkost anhaltende Zwangspolyurie, die man vielleicht auf eine Übererregbarkeit der geschädigten Nierengefäße hätte zurückführen können, haben wir weder im akuten Stadium der diffusen Nephritis noch bei ihrer Abheilung gesehen, und kaum je trotz sehr zahlreicher Versuche eine vermehrte Anspruchsfähigkeit auf Diuresereize.

Die Milchzucker- und Jodausscheidung. Die Milchzuckerausscheidung ist bei den akuten diffusen Glomerulonephritiden regelmäßig verlängert; der Grad der Ausscheidungsverlängerung variiert in weiten Grenzen. Bei einem sehr schnell abheilenden Falle fand mein Mitarbeiter Keller z. B. die Elimination von 81% des Zuckers bereits in 6 Stunden beendet, bei einem sehr schweren, zum Tode führenden Falle dagegen zeigte sich die Ausscheidungsfähigkeit der Niere für Milchzucker aufs schwerste geschädigt. Es erschien überhaupt kein Zucker im Harn. In erster Linie ist also wohl, wie es Schlayer angibt, der Zustand der Nierengefäße (ihre „Funktion"? oder der Grad der Nierendurchblutung?) für den Ausfall der Milchzuckerprobe maßgebend. Wir halten es aber doch für sehr wahrscheinlich, daß daneben auch der extrarenale Faktor der Ödembereitschaft nicht unbeträchtliche Einflüsse auszuüben vermag. In der Eliminationsdauer treten sie weniger zutage, wie in der quantitativen Ausscheidung. Die stark ödematösen Fälle weichen in dieser Beziehung häufig ganz deutlich von den weniger ödematösen ab. Bei leichtem Ödem stellte Keller immer große Zuckermengen im Harne fest, bei starkem Ödem niedere (32,15 %), wenn nur die Ödemtendenz tatsächlich noch in ausgesprochenem Maße bestand, und die Kranken sich nicht bereits in voller Entwässerung befanden. In diesen Fällen waren die wiedergefundenen Milchzuckermengen wieder hoch. In jedem Falle wird aber durch die Verzögerung der Milchzuckerausscheidung die Beteiligung der Nierengefäße bestätigt. Diese ergibt sich jedoch auch schon aus der Hypertension und der Neigung zu Hämaturie. Die Auffassung der Fälle wird somit durch die Anstellung des Milchzuckerversuches nicht gefördert. Im Gegenteil:

Die akuten diffusen Glomerulonephritiden unterscheiden sich nach dem Ausfall des Milchzuckerversuches weder von den herdförmigen Nephritiden noch von den Nephrosen, noch von den Sklerosen, wovon später die Rede sein wird, ja nicht einmal von den leichten, praktisch sicher bedeutungslosen „Schädigungen" der Niere nach Infektionskrankheiten, die in der Rekonvaleszenz nach Frank und Behrenroth eine Verlängerung der Milchzuckerausscheidung aufweisen.

Ein weiterer, schwerwiegender Nachteil der funktionellen Prüfung mit Hilfe des Milchzuckerversuches besteht darin, daß die intravenöse Milchzuckerinjektion trotz aller Kautelen gerade bei den akuten diffusen, vielleicht in noch erhöhtem Maße bei den infektiösen herdförmigen Glomerulonephritiden, eine schädigende Wirkung auszuüben vermag, weshalb wir von der weiteren Ausführung von Milchzuckerversuchen gänzlich Abstand genommen haben. Die schädliche Wirkung der intravenösen Einverleibung von Milchzucker zeigt sich in einer kurze Zeit nach der Injektion auftretenden Verstärkung der Hämaturie, die von Stunde zu Stunde zunehmend, die allerhöchsten Grade erreichen und oft viele Tage ja Wochen anhalten kann. Wenn dabei Allgemeinerscheinungen und Fieber fehlen, wenn andere Kranke die gleiche Lösung anstandslos vertragen, so kann man als Ursache dieses unliebsamen Effektes Verunreinigung der benutzten Lösung durch lebende oder tote Keime wohl ausschließen. Überdies trat die Hämaturie immer nur bei Glomerulitiden auf, nie bei andersartigen Fällen, selbst wenn es bei diesen, wie dies ja selbst bei subtilster Bereitung der Milchzuckerlösungen nicht immer ganz vermeidbar ist, vereinzelt einmal zu Fieber, Schüttelfrost und sonstigen recht heftigen Reaktionen kommt. Das fabrikmäßig dargestellte Milchzuckerpräparat „Renovaskulin", das in zugeschmolzenen Gläsern neuerdings im Handel erschienen ist, scheint — soweit schimmelfrei — ganz gut vertragen zu werden.

Aus dem Ausfall der Jodprobe einen Schluß auf eine Lokalisation der Erkrankung z. B. in den Tubuli zu ziehen, erscheint uns ebenfalls nicht gerechtfertigt, nachdem sich bei den schwersten Formen „tubulärer Nephritis", unseren Nephrosen, eine gute Jodausscheidung, allerdings auch eine gute Tubulifunktion findet. Dazu kommt, daß bei den „vaskulären, d. h. bei den diffusen Glomerulonephritiden, bisweilen eine starke Verlängerung der Jodausscheidung, bis zu 80 und 100 Stunden beobachtet wird, ohne daß wir Veranlassung haben, etwa eine besonders starke Miterkrankung der Tubuli anzunehmen.

Keller fand z. B. in einem schweren Falle, der 4 Monate zur Ausheilung brauchte, am Ende der 1. Woche im schwer ödematösen Stadium 0,5 Jodkali nach 60 Stunden ausgeschieden. In der 7. Woche, als alle Ödeme verschwunden waren, betrug die Dauer der Jodausscheidung 54 Stunden, in der 11. Woche 90 und 97 Stunden, und das zu einer Zeit, in der der Blutdruck zur Norm abgefallen, die Albuminurie auf Spuren zurückgegangen war. 1 Monat später war die Jodausscheidung wieder in 60 Stunden beendet.

In einem anderen Falle leichtester Scharlachnephritis, der in 14 Tagen vollständig ausgeheilt war, wurde das Jod auf der Höhe der Erkrankung in 67 Stunden, gegen Ende in 61 Stunden ausgeschieden.

Auch eine Gleichsinnigkeit zwischen NaCl- und Jodausscheidung ließ sich nicht feststellen. Bei der Nephrose fanden wir sehr herabgesetzte NaCl-Ausscheidung bei guter Jodausscheidung, — was für unsere Auffassung von extrarenal bedingter NaCl-Retention spricht —; bei den Nephritiden sieht man gute NaCl- und schlechte Jodausscheidung, z. B. wurde bei einer NaCl-Konzentration von 1% das Jod in einem Falle in 79 Stunden, in einem anderen in 81 Stunden ausgeschieden.

Nach unseren Erfahrungen sind langanhaltendes, stabiles Ödem und hochgradige Albuminurie neben dem Sedimentbefund (Lipoide) viel sicherere

Anzeichen einer starken Miterkrankung der Epithelien, als die Verlängerung der Jodausscheidung. Denn diese „funktionelle“ Methode kann negativ ausfallen, wenn die Tubuli schwer erkrankt sind, und positiv, wenn die Erkrankung sich auf die Glomeruli bzw. die Gefäße beschränkt.

Für die Prüfung der Nierenfunktion im allgemeinen ist die Jodprobe eher verwendbar (F. Müller), aber sie leistet als Methode zur Erkennung der Niereninsuffizienz nicht mehr, eher weniger, als die Wasser- und Konzentrationsprobe.

Häufig ist bei Störung der Konzentrationsfähigkeit die Jodausscheidung verlängert, aber nicht regelmäßig. Jedenfalls bessert sich in der Regel mit Ausheilung der Nephritis auch die Jodausscheidung, sie kann sich aber auch dann wieder herstellen, wenn der Fall nicht ausheilt, sondern in das chronische Stadium übergeht.

Urämie. Die eklamptische Urämie (vgl. Abschnitt 5, S. 168) kommt ziemlich häufig, besonders bei jugendlichen Individuen, die echte Urämie, d. h. die Harnintoxikation recht selten bei dem akuten Stadium der diffusen Glomerulonephritis zur Beobachtung.

Die Prädilektion der Jugendlichen für die eklamptische Urämie harmoniert gut mit der Angabe von Reichardt, daß das kindliche Gehirn eine abnorm große Neigung zeigt, sich auf irgendwelche pathologischen Reize hin zu vergrößern, bzw. anzuschwellen.

Das Auftreten der eklamptischen Urämie ist von der Schwere der Nephritis und von der Diurese unabhängig. Sie kommt wenigstens auch bei recht leichten Formen, die rasch zu voller Ausheilung gelangen, zur Beobachtung, und sowohl bei schlechter wie bei guter Diurese.

Mäßige Grade von Hydrops im Verein mit Neigung zu stärkerer Blutdrucksteigerung disponieren zu eklamptischer Urämie. Sie bleibt gewöhnlich aus bei ganz fehlender und bei sehr hochgradiger Ödembereitschaft, wie sie die „Mischformen“ mit sekundärer Parenchymdegeneration aufweisen.

In der Regel geht eine Extrasteigerung des Blutdrucks dem eklamptischen Syndrom voraus (vgl. S. 206).

Als Vorboten sind besonders Kopfschmerzen mit oder ohne Erbrechen zu erwähnen und eine prämonitorische Steigerung der Reflexe, insbesondere das Auftreten des Babinskischen Phänomens (Curschmann).

Es versteht sich von selbst, daß die eklamptischen Phänomene sich auch zu einer Niereninsuffizienz hinzugesellen und mit echter Urämie zusammen vorkommen können (vgl. Atlas Fall XXIV, S. 177) und daß diese Kombination, die an sich durchaus gute Prognose der eklamptischen Urämie sehr trübt. Als Beispiele für die eklamptische Urämie ohne Stickstoffretention sind in unserem Atlas auf S. 134 und 136 die Fälle X und XII mitgeteilt.

Allgemeinsymptome: Das Allgemeinbefinden ist meist gestört, aber in einer so wenig charakteristischen Weise, daß die Ursache oft verkannt wird, wenn nicht Ödem auf die Niere hinweist. Müdigkeit und Abgeschlagenheit, Appetitlosigkeit, gesteigerter Durst werden oft geklagt, kommen aber auch oft im Verlaufe der Grundkrankheit, einer „Influenza“ oder „Erkältung“ vor und werden nur zu leicht auf verzögerte Rekonvaleszenz bezogen oder für chlorotische Erscheinungen gehalten. Oft melden sich schon früh die gleichfalls leicht zu verkennenden Folgeerscheinungen von seiten des Herzens, Stechen auf der Brust, Hustenreiz, Luftmangel besonders bei Bewegung oder beim Hinlegen.

Zu Beginn kann sehr heftiges Erbrechen auftreten neben Stuhlverhaltung und ist wohl dann reflektorisch (durch die Spannung der Nierenkapsel?)

ausgelöst und dem hartnäckigen Erbrechen und der spastischen Obstipation an die Seite zu stellen, die bei reflektorischer Anurie durch Stein oder akute Nierenschwellung (Glaucoma renis) beobachtet werden. Häufiger ist das Erbrechen aber wohl, zumal wenn schon Gesichtsödem besteht, zerebral bedingt und dann fast stets von Kopfschmerz begleitet und als eklamptisches Äquivalent zu betrachten.

Schmerzen in der Nierengegend werden sehr häufig, bei berufstätigen Männern fast regelmäßig angegeben.

Zum Glück für die Kranken stellt sich in vielen, leider nicht in allen Fällen bald entweder Ödem insbesondere des Gesichtes oder der Füße, oder eine auch dem Laien auffallende Dunkelfärbung des Harns ein, oder beide Symptome, die ihn auf sein Leiden aufmerksam machen. Der Beginn kann aber subjektiv so unmerklich sein, daß selbst erhebliche Ödeme an den unteren Gliedmaßen vom Kranken übersehen oder nicht beachtet werden.

Fieber und Frost kommen vor, sind aber wohl ebenso und vielleicht mit mehr Recht wie die nicht selten zu beobachtende Milzschwellung eher auf die infektiöse Grundkrankheit, beim Scharlach z. B. auf die Lymphadenitis, als auf die Nephritis zu beziehen; wenigstens können auch schwere Fälle von Nephritis ganz fieberlos verlaufen.

Man hat neuerdings die Häufigkeit der Milzschwellung als Beweis für die infektiöse Ätiologie insbesondere der Feldnephritis in Anspruch genommen.

Da sich die Milzschwellung — ich sehe ganz ab von ihrer Häufigkeit bei Kriegsteilnehmern überhaupt — bei der diffusen Nephritis sehr häufig mit Leberschwellung vergesellschaftet, so liegt es unseres Erachtens näher, beide auf den kardialen Einschlag im Krankheitsbilde zu beziehen, d. h. auf die Überfüllung des venösen Kreislaufs, die sich sehr häufig nachweisen läßt und mit deutlicher pathologischer Erhöhung des Venendruckes (gemessen nach Moritz und Tabora) einhergeht.

Augenhintergrund: Die Pathogenese der merkwürdigen Fernwirkung der hypertonischen Nierenerkrankungen auf das Auge wurde schon S. 225 und 377 besprochen.

Bei höheren Graden und längerer Dauer der allgemeinen Gefäßkontraktion, die wir als Reaktion auf die Nierenischämie angesprochen haben, kommt es schon im akuten, noch heilbaren Stadium der diffusen Nephritis zu sehr charakteristischen Augenhintergrundsveränderungen, und zwar kann man hier alle Stadien der Ischämie und ihre Folgen gut beobachten. Je nach dem Grade der Ischämie erscheinen die Arterien nur blasser, die Venen stärker gefüllt, als normal; oder aber die Arterien erscheinen auch dünner, die Venen stärker gestaut und geschlängelt. Dann heben sich die Arterien vom Untergrunde kaum ab und werden erst wieder deutlicher sichtbar, wenn die Ischämie noch höhere Grade erreicht, und die Arterien fast ganz blutleer erscheinend eine mehr weiße Farbe annehmen. Die Verdünnung des Kalibers ist an den größeren Arterien deutlich zu sehen. Bei noch längerer Dauer der Ischämie erscheinen die Arterien eingescheidet, als roter Faden von zwei weißen Streifen begleitet.

Die Hintergrundsveränderungen, die ich als Folge dieser Ischämie betrachte, bestehen in einem leichten Ödem; ein hauchartiger Schleier liegt über der Papille und ihrer Umgebung, der rote Ton bekommt eine grauliche Färbung, die Grenze zwischen Papille und Umgebung erscheint verwaschen. In manchen Fällen weist eine starke Prominenz des Sehnervenkopfes, die ganz dem Bilde der Stauungspapille gleichen kann, auf eine Drucksteigerung in der Schädelhöhle hin.

Infolge der Blutdrucksteigerung, vielleicht auch infolge der — rückläufigen — venösen Stauung treten, radiär gestellte, streifige Blutungen auf, die an das Bild der Thrombose der Vena centralis erinnern. Bei mehrwöchentlicher oder mehrmonatlicher Dauer der Erkrankung nimmt die venöse Hyperämie ab, die arterielle Ischämie zu, und es entwickeln sich die bekannten weißen, oft großfleckigen, bisweilen in breiter Ausdehnung konfluierenden Degenerationsherde der Retinitis albuminurica, die die ganze Umgebung der Papille einnehmen können.

Es ist wichtig hervorzuheben, daß diese echte Neuroretinitis albuminurica nicht nur bei jeder der drei Verlaufsarten der nicht ausgeheilten Nephritis, sondern auch im noch heilbaren Frühstadium der diffusen Nephritis vorkommt, allerdings nur in schweren Fällen, in denen längere Zeit ein erheblicher Grad von Blutdrucksteigerung bestanden hat. Der Befund einer Retinitis albuminurica gestattet daher nicht ohne weiteres, die Prognose schlecht zu stellen; noch weniger ist man berechtigt, aus diesem Befunde zu schließen, daß ihm eine alte chronische Nephritis zugrunde liegen müsse.

Blutungen: Heftiges Nasenbluten kommt gelegentlich vor. Stärkere Blutaustritte in Haut und Schleimhäute, wie sie bei manchen chronischen Nephritiden auftreten, sind bei den akuten Formen meist nicht auf die Nephritis, sondern auf die ihr zugrunde liegende Allgemeinkrankheit (Sepsis, Peliosis rheumatica usw.) zu beziehen.

Diagnose und Beginn: Frühzeitige Diagnose ist bei keiner anderen akuten Krankheit so wichtig, wie bei der akuten diffusen Nephritis, denn davon hängt wenigstens in den schweren Fällen allein die Vorhersage ab. Leider hat der Arzt nicht selten gar nicht die Möglichkeit die Diagnose früh genug zu stellen, weil der Kranke infolge des unmerklichen Beginnes des Leidens schon zu spät ärztliche Hilfe nachsucht. Denn unglücklicherweise fehlen bisweilen alle subjektiven Symptome, und nur die zum Grundsatz erhobene Gewohnheit, bei jedem Kranken den Urin auf Eiweiß zu untersuchen, schützt den Arzt vor dem folgenschweren Ereignis, daß eine Nephritis übersehen oder zu spät erkannt wird.

Unter den klinischen Beispielen des Atlas zeigt Fall XXIV (Volhard und Fahr S. 177), wie eine schwerste (extrakapilläre) Nephritis ganz symptomlos verlief und vom Patienten so wenig beachtet wurde, daß er bis zum Auftreten einer tödlichen Niereninsuffizienz, d. h. bis 8 Tage vor seinem Tode, in seinem Berufe als Modellschreiner weiterarbeitete.

Der Beginn der diffusen Nephritis ist nicht einheitlich. Als typisch für die im Anschluß an Infektionskrankheiten entstehende Nephritis ist eine „Inkubationszeit“ von 1—3 Wochen anzusehen. Beim Scharlach ist dieses verspätete Auftreten im Verlauf der 3. Woche nach der Infektion ja ganz bekannt. Hier kann man, da die Kranken während der Rekonvaleszenz in Behandlung stehen, und tägliche Urinkontrolle wohl nirgends unterlassen wird, den Tag des Beginnes genau bestimmen und beobachten, daß z. B. ein leichtes Ödem schon am 1. Tage der Nephritis d. h. an dem Tage erscheint, an welchem zum ersten Male Albumen im Harn auftritt. Riegel sah sogar die Blutdrucksteigerung, Gluczinski eine Achlorurie der Albuminurie voraufgehen.

Bisweilen läßt sich das auffallende Intervall zwischen Infektion und Auftreten der Nephritis auch bei der Anginanephritis beobachten. Bei einer Krankenschwester z. B., die eine abszedierende Angina durchgemacht hatte, war der Urin, als sie 14 Tage nach Beginn der Erkrankung geheilt entlassen wurde, noch frei von Albumen. 10 Tage später, also nach ca. 3wöchentlichem Intervall setzte die Nephritis mit leichten Knöchelödemen, Herzklopfen, Atemnot und Husten ein.

Gewöhnlich bleibt der Beginn der Nephritis unbekannt. Wenn man den Beginn der Nephritis vom Auftreten der Ödeme ab datiert, so kann man öfters ein Intervall von 1, 2 und 3 Wochen zwischen Angina und Nephritis konstatieren. In anderen Fällen aber fehlt dieses Intervall, und die Nephritis tritt unter Ödem und Hämaturie schon in wenigen Tagen nach Beginn der Infektion ein. Zum Beispiel wurde in einem Falle von Halsentzündung mit Abszeß schon am 2. Tage der tiefrote Urin vom Kranken bemerkt, am 5. Tage die Nierenentzündung konstatiert, und Blutdrucksteigerung von 149 mm Hg festgestellt. Oft nehmen die Symptome rasch zu. In wenigen Tagen oder gar in Stunden kann sich das ganze Bild der Nephritis insbesondere der eklamptischen Urämie entwickeln.

In anderen Fällen ist der Beginn gerade entgegengesetzt, ganz schleichend, wie bei der Nephrose. Ein solcher Fall, der auch sonst klinisch und histologisch ganz als Mischung von Nephritis mit Nephrose imponierte (vgl. S. 360), ist im Atlas auf S. 142 mitgeteilt (Fall XVIII).

In einem anderen Falle begann 10 Tage nach einer Handverletzung die Nephritis mit Schmerzen im Kreuz. Erst nach weiteren 8 Tagen trat Schwellung des Gesichtes und wieder 1 Woche später erst Erbrechen auf.

In allen diesen Fällen bekannter Ätiologie ist es die Pflicht des Arztes, auf die Gefahr hin unzählige Male sich vergeblich zu bemühen, den Kranken fortlaufend unter Kontrolle zu halten und seinen Urin 3 Wochen lang häufig zu untersuchen, genau wie beim Scharlach, auch dann, wenn die Angina oder die kleine eitrige Wunde längst abgeheilt, und der Kranke wieder zu seiner Berufstätigkeit zurückgekehrt ist.

Die sogenannten Erkältungsnephritiden zeigen ebenfalls große Verschiedenheiten des Beginnes. Bald tritt die Wassersucht ganz plötzlich, fast über Nacht nach einer unzweideutigen Kälte- oder Nässeeinwirkung auf, bald ganz schleichend. Die Kranken — wir haben das besonders oft auch bei der Feldnephritis gesehen — geben an, schon Tage oder Wochen lang Müdigkeit, Atemnot, sogar abendliche Anschwellungen der Füße bemerkt zu haben, bevor sie sich entschlossen, sich krank zu melden.

Naturgemäß laufen Fälle mit großer Neigung zu Wassersucht weniger Gefahr übersehen zu werden.

Um so größer ist die Gefahr bei ganz schleichend beginnenden Fällen unbekannter Ätiologie mit den unbestimmten Allgemeinsymptomen, unter denen Müdigkeit und Atemnot an erster Stelle stehen. Da bleibt nichts anderes übrig als in jedem verdächtigen wie unverdächtigen Falle reflektorisch nach dem Blutdruckmesser zu greifen, den Harn zu untersuchen und die 24stündige Menge desselben zu messen.

Für die Differentialdiagnose ist die Blutdrucksteigerung bei vorhandener Wassersucht entscheidend gegen eine rein degenerative Nierenerkrankung, die Herzgröße gegen eine Hypertonie oder eine alte Nephritis. Es kommen aber auch bei genuinen (sklerotischen) Hypertonien akute Nephritiden vor, die diagnostisch große Schwierigkeiten bereiten können.

Eine febrile Albuminurie ist keine Nephritis, keine Ischämie der Niere, sie verläuft ohne Blutdrucksteigerung, in der Regel ohne Hämaturie und zeichnet sich durch gute Nierenfunktion und Fehlen aller Erscheinungen von hydrämischer Plethora oder Wassersucht aus. Sind solche neben Blutdrucksteigerung vorhanden, so ist u. U. eine diffuse Nephritis auch dann anzunehmen, wenn Eiweiß oder Blut im Harne fehlt.

Am schwersten zu beurteilen sind Fälle von Albuminurie und Hämaturie, bei denen sowohl die Ödembereitschaft, wie die Blutdrucksteigerung fehlt. Hier ist nur dann eine diffuse und keine Herdnephritis anzunehmen, wenn die Harnmenge erheblich vermindert, das Wasserausscheidungsvermögen stark beeinträchtigt ist.

Das blasse Ödem oder nur die Gedunsenheit des Gesichtes sind fast pathognomonisch für diffuse Nephritis, und kommen nur sehr selten und nicht ohne allgemeine Ödeme bei schwerer Herzinsuffizienz, die wieder ohne Blutdrucksteigerung verläuft, vor.

Wenn aber eine Hypertonie infolge von Herzinsuffizienz an zunehmender Wassersucht erkrankt, dann ist es bisweilen ganz unmöglich, im Beginn der Erkrankung eine akute diffuse Nephritis auszuschließen.

Die Hauptsymptome sind kurz zusammengefaßt, subjektiv: Müdigkeit, Atemnot, Kopfschmerz, Nierenschmerz, Harnbeschwerden; objektiv: Blutdrucksteigerung, Gesichtsödem, Verminderung der Harnmenge, Albuminurie, Hämaturie, Zylindrurie.

Prognose und Verlauf: Die Vorhersage der akuten Nephritis, d. h. des Stadiums der Nierenischämie, in welchem die histologischen Veränderungen noch rückbildungsfähig sind, ist trotz des Ernstes der Erkrankung eine fast absolut gute. Die Gefahren, welche dem Kranken in diesem Stadium drohen, lassen sich sicher beherrschen, und weitaus die größte Mehrzahl der Fälle kommt bei entsprechender Behandlung zur Heilung. Nach den Erfahrungen, die wir bei wirklich akuten, wenn auch noch so schweren Nephritiden gemacht haben, sowie nach der Natur des leider noch viel zu wenig geklärten Vorganges, den wir der Nierenerkrankung zugrunde legen, müßten alle akuten Nephritiden ausnahmslos zur Heilung zu bringen sein. Die Vorhersage hat sich also nur mit der Frage zu beschäftigen, in welchen Fällen und warum der an sich, wie wir glauben, gutartige Vorgang nicht zur Heilung gelangt.

Auf diese Frage gibt das Studium der histologischen Veränderungen eine klare Antwort: Weil bei langer Dauer der Blutleere Veränderungen an den Gefäßen und Glomerulusschlingen eintreten, die nicht mehr rückbildungsfähig sind. Damit scheint die klinische Erfahrung insofern nicht ganz übereinzustimmen, als es in manchen Fällen auch nach wochen-, ja monatelanger Dauer gelingt, Heilung herbeizuführen, während in anderen schon nach verhältnismäßig kurzer Krankheitsdauer der allerungünstigste subakute Verlauf, der in wenigen Wochen oder Monaten zum Tode führt, beobachtet wird.

Demnach muß neben dem zeitlichen noch ein gradueller Faktor eine Rolle spielen, und auch da gibt uns der histologische Befund Anhaltspunkte, die dafür sprechen, daß der Grad und die Tiefenwirkung der Ischämie verschieden sein muß. Wir müssen annehmen, daß die Glomeruluskapillaren sich auch nach länger dauernder Ischämie trotz Endothelwucherung wieder erholen können, daß aber, wenn die Ischämie die zuführenden Gefäße stark in Mitleidenschaft gezogen hat, auch bei kürzerer Dauer der Blutleere die Reaktionen nicht mehr rückbildungsfähig werden. Das würde durchaus dem entsprechen, was wir auch sonst über die Regenerationsfähigkeit von Kapillaren wissen, doch besteht hier noch eine empfindliche Lücke in unserer histologischen und pathogenetischen Kenntnis.

Da wir aber keinen Grund haben anzunehmen, daß eine Nierenischämie von großer Tiefenwirkung schwerer zu beseitigen ist, als eine solche von geringerer Tiefenwirkung, so kommt gerade für erstere Fälle alles auf frühzeitige Erkennung und Behandlung an. Die schlechteste Prognose geben wenigstens die Fälle, die das akute Stadium ambulant durchgemacht haben.

Die Vorhersage einer akuten diffusen Nephritis hängt also in erster Linie von der Frühzeitigkeit der Diagnose und Behandlung, in zweiter Linie davon ab, wie weit sich die Drosselung des Blutstromes noch auf die größeren Nierengefäße erstreckt.

Je höher der Grad der Drosselung, um so kürzer, je mehr sich die Blutleere auf die Glomeruli beschränkt, um so länger ist die Frist, innerhalb welcher mit Sicherheit auf Heilung zu rechnen ist.

Die Heilung hängt wiederum ganz wesentlich von der Behandlung ab, daher kann man sagen, die Prognose der akuten diffusen Nephritis ist eine Frage der rechtzeitigen Diagnose und der richtigen Therapie.

Verlauf: Wenn wir von dieser maßgebenden Beeinflussung des Verlaufes zunächst absehen, so kommen drei Verlaufsmöglichkeiten vor:

1. Der Ausgang in Heilung.
2. Die Krankheit heilt nicht aus.
3. Der tödliche Ausgang.

1. Die große Mehrzahl der Fälle von akuter diffuser Glomerulonephritis kommt bei sorgfältiger Behandlung zur Ausheilung.

Wir können in dem zur Heilung führenden Verlaufe 3 Phasen unterscheiden:

a) Das Verschwinden der Fernwirkungen der Nierenischämie.
b) Die Wiederherstellung der Tubulifunktion.
c) Das Verschwinden der Albuminurie und Hämaturie.

Die Dauer der beiden letztgenannten Phasen ist um so länger, je länger die Nierenischämie und ihre Fernwirkungen, die Blutdrucksteigerung und Wassersucht gedauert haben.

Leichte (ganz frische) Nephritiden können in wenigen Tagen unter Zunahme der Harnmenge und rascher Abnahme des Körpergewichts die Ödeme und die Blutdrucksteigerung verlieren. Es kommt gar nicht zu einer Störung der Tubulifunktion, und auch die Eiweißausscheidung kann rasch nach etwa 14tägiger Krankheitsdauer verschwinden.

Bei schweren (älteren) Fällen, bei denen die Fernwirkungen, insbesondere die Blutdrucksteigerung länger gedauert haben, pflegt nach Beseitigung der Glomerulisperre und Abklingen der Blutdrucksteigerung die Heilung mehrere Wochen zu beanspruchen.

Bei noch schwereren (veralteten) Fällen, in denen die Blutdrucksteigerung und Wassersucht Wochen und Monate gedauert hat — das sind die Fälle mit ausgesprochenem nephrotischem Einschlag und sekundärer Parenchymdegeneration, die bei unrichtiger Behandlung Gefahr laufen, den subchronischen Verlauf zur Niereninsuffizienz zu nehmen —, dauert es auch Wochen und Monate, bis der Blutdruck allmählich zur Norm gesunken, die gewöhnlich sehr hochgradige Ödembereitschaft geschwunden ist.

In diesen älteren und veralteten Fällen bleibt häufig nach Verschwinden der Fernwirkungen zunächst ein auffallendes Konzentrationsunvermögen (Tubuliinsuffizienz), eine „Rekonvaleszentenhyposthenurie“ zurück, die erst nach Wochen oder Monaten verschwindet.

Und es dauert noch länger, viele Monate, vielleicht Jahre, ehe die pathologischen Veränderungen des Harnes verschwinden. Solche Fälle von „mit Defekt ausgeheilten“ Nephritiden können auch dauernd eine Eiweißausscheidung, eine „Restalbuminurie“ zurückbehalten, ohne andere Krankheitserscheinungen aufzuweisen und ohne in ihrer Erwerbsfähigkeit beeinträchtigt zu sein.

Die histologischen Veränderungen, die dieser Restalbuminurie zugrunde liegen, sind begreiflicherweise unbekannt. Wir dürfen annehmen, daß in solchen Fällen — sofern sie auch wirklich unter den Ansprüchen des täglichen Lebens keinerlei Blutdrucksteigerung aufweisen, und nicht in eine „chronische“ Nephritis = sekundäre Hypertonie übergehen — eine bleibende, herdweise Schädigung einzelner Glomeruli zurückgeblieben ist. Solche Fälle bilden gewissermaßen den Übergang zu den chronisch gewordenen, d. h. nicht ohne bleibende Nierenschädigung ausgeheilten Herdnephritiden, und sind etwa wie diese zu bewerten.

In jedem Falle kann die letzte Phase, das Verschwinden der pathologischen Harnbestandteile, sich unberechenbar in die Länge ziehen, wenn in der Rekonvaleszenz eine Sekundärinfektion der Knäuelschlingen sich hinzugesellt, eine hämorrhagisch-infektiöse Herdnephritis sich auf dem Boden einer abheilenden diffusen Nephritis etabliert.

Wir können also auch bei den ausheilenden Nephritiden drei Verlaufsarten unterscheiden, einen raschen, langsamen und sehr langsamen Verlauf zur Heilung, und auch hier ist das Tempo des Verlaufes abhängig von der Dauer der primären Nierenischämie, und von dem Zeitpunkt der Wiederherstellung der Glomerulizirkulation. Die Heilung tritt um so rascher und vollständiger ein, je früher es gelingt, die Nierenischämie zu beseitigen, um so langsamer und um so unvollständiger, je später und unvollständiger die Glomerulizirkulation wieder in Gang kommt.

Von einer Heilung, wenn auch von einer unvollständigen, können wir aber nur dann sprechen, wenn kein ischämisierender Faktor, keine diffusen Glomeruli- oder Gefäßveränderungen zurückgeblieben sind, welche eine **sekundäre** (Spät) **Ischämie,** eine bleibende oder ganz allmählich wieder zunehmende Blutdrucksteigerung vermitteln können.

Auch hier gilt als Regel, je früher und zweckmäßiger die Behandlung einsetzt, um so günstiger der Verlauf, um so geringer die Gefahr, daß das Leiden nicht ausheilt, sondern in das chronische Stadium übergeht.

2. Die Krankheit heilt nicht aus, wenn infolge der Blutleere der Glomeruli und der kleinen Gefäße Reaktionen eintreten, die nicht mehr rückbildungsfähig sind und die pathognomonische Blutdrucksteigerung unterhalten. Sehr bemerkenswert ist, daß dieser ungünstige Verlauf sich in seltenen, und zwar wie es scheint vorzugsweise in ambulanten Fällen schon nach relativ kurzer — allerdings meist unsicherer — Krankheitsdauer von wenigen Wochen einstellen, in anderen nach monatelanger Krankheitsdauer ausbleiben kann.

Hier sind die Verlaufsmöglichkeiten wiederum sehr verschieden, es kann das akute hydropische oder nichthydropische Krankheitsbild unverändert weiter bestehen bleiben, und in stürmischem Verlauf oder nach langem Siechtum mit oder ohne Wassersucht das Endresultat der Niereninsuffizienz erreicht werden.

Es kann die Krankheit scheinbar ausheilen und nach langer oder sehr langer Zeit erst zur Niereninsuffizienz führen (vgl. S. 374).

Das akute Stadium, das sich durch Rückbildungsfähigkeit der Veränderungen auszeichnet, läßt sich klinisch nicht abgrenzen von dem Beginn des Stadiums, in dem die Veränderungen nicht mehr rückbildungsfähig geworden sind. Nach unserer Begriffsbestimmung gehören aber auch die Fälle, die sehr rasch ihre Heilbarkeit einbüßen und unmittelbar an das akute Stadium anschließend in subakutem Verlaufe zugrunde gehen, nicht mehr in das akute Stadium. In diesen Fällen von subakuter Nephritis handelt es sich bereits nach relativ kurzer Dauer der Blutleere um schwerste, nicht mehr rückbildungsfähige Veränderungen an den blutleer gebliebenen Glomerulis, ihren Kapseln und den zuführenden Gefäßen (vgl. S. 373).

Der Verlauf, ob Heilung eintritt oder nicht, d. h. ob rückbildungsunfähige Veränderungen zurückbleiben oder nicht, hängt also wiederum davon ab, ob und wann der Blutkreislauf in den Glomerulis sich wieder herstellt; klinisch gesprochen, ob und wann der gesteigerte Blutdruck wieder dauernd zur Norm zurückkehrt.

Daher wird die Vorhersage durch höheres Lebensalter und durch arteriosklerotische Veränderungen der Nierengefäße ungünstig beeinflußt.

3. An der Niere sterben im wirklich akuten Stadium nur die sehr seltenen, ganz schweren, zu hochgradiger Oligurie und Anurie führenden Formen. Wir haben diesen perakuten Verlauf nur zweimal gesehen: bei einer Pneumonie mit Pneumokokkämie, und zwar zu einer Zeit, da wir noch nicht die Dekapsulation anwandten. Die begleitende Nephritis verlief unter hochgradiger Oligurie und Konzentrationsbeschränkung, mit Rest-N-Anstieg von 43 auf 309 mg, innerhalb von 8 Tagen zum Tode. Ferner bei einem Kinde, das erst am 10. Tage der Anurie zur Aufnahme kam und die sofortige Dekapsulation nicht überlebte.

Von den übrigen Gefahren, die der akuten Nephritis drohen, wird gewöhnlich an erster Stelle die eklamptische Urämie genannt. Es wurde schon erwähnt, daß diese mit der Nierenfunktion nichts zu tun hat, und daß sie ganz leichte Fälle mit bester Nierenfunktion über Nacht befallen, schwere mit Störung der Nierenfunktion verschonen kann. Die eklamptische Urämie galt bisher als nicht seltene Todesursache der akuten Nephritis und stets als ein lebensbedrohendes Ereignis.

Eine weit größere Gefahr droht der akuten Nephritis von seiten des Herzens, und es kann bei einer mit dem Leben noch ganz verträglichen Herabsetzung der Nierenfunktion, ja sogar noch nach Wiederherstellung der Glomerulizirkulation und -funktion der Tod durch Herzschwäche erfolgen.

Der Tod kann endlich auch infolge starker Wassersucht im akuten Stadium eintreten, unmittelbar durch Erstickung, bei hochgradiger Wasseransammlung in den Brusthöhlen oder infolge Lungen- bzw. Larynxödem, mittelbar infolge sekundärer Infektionen, die bei der Nephritis zwar keine solche Rolle spielen, wie bei der Nephrose, aber doch auch gelegentlich das Leben bedrohen können. Tödliche Peritonitiden haben wir bei der Nephritis allerdings nicht gesehen, aber Erysipel, Pneumonien, Pleuritiden, Meningitiden können als gefährliche Komplikationen den Verlauf in Frage stellen. Besonders gefährlich sind die bei verschleppten hydropischen Fällen bisweilen nicht zu umgehenden Punktionen der Haut, wegen der Möglichkeit einer erysipelatösen Infektion. Um so wichtiger ist es, das Anwachsen des Hydrops zu verhüten, der sich bei rechtzeitiger Behandlung stets sicher beherrschen läßt.

Daß ein ungünstiger Ausgang in manchen Fällen septischer Genese unabhängig von der Nephritis, von dem Grundleiden bestimmt wird, versteht sich von selbst.

Abgesehen von diesen, nicht dem Nierenleiden zur Last zu legenden Zufällen, ist der Verlauf und Ausgang der diffusen Glomerulonephritis in ganz besonders hohem Maße von der Behandlung abhängig. Sie kann nicht nur den günstigen Ablauf der Erkrankung beschleunigen, die mannigfachen Gefahren, die das Leben des Kranken bedrohen, abwenden, sondern auch verhüten, daß sich die schweren Formen entwickeln, und daß eine akute Nephritis chronisch wird, d. h. aus dem heilbaren Frühstadium in das unheilbare Dauer- und End-Stadium übergeht.

Die Behandlung der akuten Nephritis.

Die **Verhütung** der akuten Nephritis könnte unmittelbar nur bei Scharlach in Frage kommen, bei dem das Auftreten der Nierenentzündung in einer ganz bestimmten Zeitspanne erwartet werden kann.

Widowitz empfiehlt eine prophylaktische Darreichung von Urotropin (2—3mal täglich 0,2—0,5) und hat dabei in 102 Fällen kein einziges Mal Nephritis auftreten sehen. Von anderen Seiten ist der Nutzen dieser Maßregel nicht bestätigt worden.

In einer gleichgroßen Anzahl von Fällen hat Ziegler bei reiner Milchdiät, die auch schon von v. Jaksch und Biedert als Prophylaktikum empfohlen worden war, in 97 Fällen nicht einmal Nephritis auftreten sehen. Dagegen sah er bei drei Fällen, welche die Milchkur verweigerten, zweimal Nephritis folgen, und früher bei gemischter Diät in 115 Fällen fast in der Hälfte die Symptome von Nierenerkrankung.

Uns schien eine fleischfreie und salzarme Diät am Ende der zweiten Woche zweckmäßig zu sein, wenigstens haben wir in dieser gefährdeten Periode der Rekonvaleszenz auf Salzzulagen Albumen auftreten, allerdings keine Nephritis dadurch entstehen sehen. Der Genius epidemicus spielt aber wohl eine größere Rolle, als alle die Verhütungsmaßnahmen.

Pospischil und Weiß bezeichnen in ihrem glänzenden Dithyrambus über den Scharlach (der Scharlacherkrankung zweiter Teil) als die herbe Frucht einer größeren ausgereiften Erfahrung die fatalistische Auffassung, daß die Nephritis bei Scharlach etwas Unabwendbares ist.

„Keine Unterlassung verschuldet ihr Erscheinen, und Niemand darf sich dessen rühmen, mit einer von ihm getroffenen Maßregel ihre Zahl verringert zu haben."

Die Autoren haben, nicht mehr um sich, sondern um andere zu überzeugen, in großartigem Maßstabe eine Untersuchung über den Einfluß der Milch- und Fleischdiät auf das Auftreten der Nephritis angestellt.

Die Einteilung der Scharlachpatienten in „Milchkinder" und „Fleischkinder" geschah alternierend nach der Reihenfolge ihrer Aufnahme; die ersteren erhielten Rindssuppe, Braten, „schwarzes" Fleisch und die als Abendmahlzeit so beliebten, sicherlich nicht kochsalzfreien „Würstel", die zur Milchdiät „Verurteilten" volle 6 Wochen lang eine laktovegetabile Diät, mit Brot, Butter, Milch- und Mehlspeisen, Obst, Gemüse und Eiern.

„Beim Betreten der zwei Pavillons — des „Milchpavillons" und des „Fleischpavillons" — war sofort, selbst für einen Laien, ein allgemeiner Unterschied im gesamten Aussehen der betreffenden Kinder auffallend; im Milchpavillon waren sie blaß und entschieden schlechter genährt, und auch die ganze Stimmung war eine weniger fidele, fast eine gedrückte. Im Fleischpavillon sahen wir volle, rote Backen, und die ganze Ausgelassenheit und der tollste Mutwille schien hier zu Hause zu sein."

Beim Auftreten einer Nephritis wurde die Milchdiät abgebrochen und — den Kindern Fleisch zu essen gegeben.

Und das Resultat? „Im ersten Tausend waren unter den 500 Milchkindern 34 Nephritiden, das ist 6,8%, und unter den 500 Fleischkindern 34, d. i. 6,8%; unter den 686 Milchkindern der 2. Serie waren 82 Nephritiden, d. i. 11,95%, unter gleichvielen Fleischkindern derselben Serie 84, d. i. 12,24%. Es fielen also auf zusammen 1186 Milchkinder 116 Nephritiden (9,78%) und auf 1186 Fleischkinder 118 (9,95%)."

Von Geschwistern, die zu möglichst gleichen Teilen den zwei Diätformen zugewiesen waren, erkrankten bei Milchdiät 22,05%, bei Fleischdiät 20,45% an Nephritis.

„Ein vernichtenderes Resultat hätte die Prüfung der fleischlosen Diät also nicht ergeben können."

Auch in dem Charakter und der Schwere ihrer Nephritis war zwischen Milch- und Fleischkindern kein Unterschied zu erkennen, und speziell die ödematöse Form war bei den letzteren nicht häufiger, als bei den ersteren.

Bei denjenigen Nephritiden, die einer Erkältung (oder einer Erkältungsinfektion) entspringen und rechtzeitig entdeckt werden, mag ein Schwitzbad diese wie andere Manifestationen der Infektion „koupieren" (Leube).

Der Erfolg der **Behandlung** hängt, wie schon mehrfach hervorgehoben wurde, von der rechtzeitigen Diagnose ab.

Jeder Tag, den der Kranke unbehandelt mit einer akuten Nephritis umherläuft, verschlechtert die Prognose, und es ist das größte Unglück für die Kranken, daß sie nicht in jedem Falle durch Schmerz, Wassersucht oder erschreckende Hämaturie auf die Entwicklung des Nierenleidens zu einer Zeit aufmerksam gemacht werden, in der sichere Heilung noch möglich ist.

Die Behandlung der Nephritis hat in den letzten Jahren bedeutsame Wandlungen durchgemacht, eine Einigung ist bis jetzt noch nicht erzielt. Nur über drei Kardinalpunkte herrscht wohl vollständige Übereinstimmung:

1. daß Bettruhe notwendig ist; auch diese Forderung ist allerdings neuerdings von Jehle angezweifelt worden, für abklingende aber nicht für akute Fälle mit einem gewissen Rechte;
2. daß eine medikamentöse Beeinflussung des lokalen Prozesses in der Niere und überhaupt eine kausale Behandlung nicht möglich ist, und
3. daß die Behandlung eine diätetische sein muß.

1. Strengste Bettruhe ist einer der wichtigsten Heilfaktoren in der Nephritisbehandlung und für eine ganz Anzahl von Fällen fast der einzige. Kein Fehler in der Diät schadet gerade bei der akuten diffusen Nephritis so sehr, wie die Vernachlässigung der Bettruhe in dem Frühstadium der Erkrankung.

2. An Medikamenten hat man früher die verschiedensten angewandt. Sie sind heute alle vergessen. Der homöopathischen Gedankenrichtung und dem Sinne des biologischen Grundgesetzes von der entgegengesetzten Wirkung kleinster und großer Dosen entsprach die Anwendung von Cantharidentinktur, die früher vielfach üblich war. Vielleicht nicht mit Unrecht.

Leube empfahl bei starker Blutabscheidung in den Harn Secale cornutum 10 : 150 zweistündlich 1 Eßlöffel voll zu geben und hat von Plumbum aceticum in einem Falle von hämorrhagischer Nephritis ganz eklatante Wirkung gesehen. Er gibt als Diuretikum Kali aceticum nach Liebermeister in großen Dosen (15 : 180 zweistündlich 1 Eßlöffel), häufiger noch Coffein. natrosalicyl. 0,2 dreimal pro die, um das Herz anzuregen und Diuretin 1,0, 5—6 mal täglich, um die Niere anzuregen. Endlich verordnet er gern den Weinstein, weil neben der diuretischen auch eine stuhlbefördernde Wirkung erzielt wird.

3. Daß die Behandlung vorwiegend diätetisch sein muß, darüber ist man sich längst einig, nur nicht über die Wahl der Diät.

Früher behandelte man nach dem Vorgange von Karell alle Nierenkranken mit einer ausschließlichen Milchdiät. Sie hat im Laufe der Jahre eine gewisse Milderung durch Hinzufügung von Schleimsuppen und Amylaceen erfahren, sie erfreut sich aber noch heute einer im Interesse der Nierenkranken bedenklichen Beliebtheit.

Dazu kam noch die „in theoretischer Beziehung gut fundierte und durch praktische Erfahrung erprobte“ Ordination alkalischer Säuerlinge und ähnlicher Mineralwässer in großen Quantitäten.

Es erscheint uns heute durchaus verständlich, daß viele Fälle bei diesem Regime zur Ausheilung kamen. Eine Statistik darüber aber, wie viele Nephritiden im akuten Stadium bei jener Behandlung starben, wäre sehr lehrreich; schon die Zahl der histologisch untersuchten und veröffentlichten ist groß genug, ja viel zu groß. Wir müssen heute als Leitsatz aufstellen: keine wirklich akute Nephritis darf an dem Nierenleiden selbst zugrunde gehen.

Denn zwei große Fortschritte hat die Behandlung der Nierenkrankheiten in den letzten 12 Jahren zwei Riegel-Schülern, v. Noorden und Strauß, zu verdanken. v. Noorden hat 1902 vom Standpunkte der Schonungstherapie aus geraten, „die Wasserzufuhr dann zu beschränken, wenn die Nieren die Ausfuhr verweigern, wenn die Diurese unter Wasserzufuhr nicht steigt, und wenn das aufgenommene Wasser nur dazu beiträgt, die Ödeme und die Hydrämie zu vermehren; in der Hydrämie müssen wir eine Quelle fortdauernder Reizung der Niere erblicken, und wir betrachten es ja als unsere Aufgabe, jeden Reiz zur Arbeit von den Nieren möglichst fernzuhalten“. v. Noorden macht mit Recht auch darauf aufmerksam, wie unvernünftig es ist, „auf der einen Seite durch reichliches Getränk große Mengen von Wasser in den Körper zu bringen, und auf der anderen Seite unter Aufgebot eines immerhin angreifenden und gewaltsamen Verfahrens (Schwitzprozeduren) den damit angerichteten Schaden (Verstärkung der Hydrämie und Ödeme) wieder auszugleichen. Das heißt, eigentlich die Kirche um das Dorf herumtragen."

Strauß hingegen erkannte in demselben Jahre, in dem auch Widal und Javal mit dieser bedeutungsvollen Entdeckung hervortraten, das Kochsalz als einen wichtigen Faktor bei der Hydropsiebildung. Er konnte zeigen, daß speziell für die „parenchymatöse" Nephritis die Kochsalzentziehung einen mächtigen Eingriff im Sinne der Hydropsiebekämpfung darstellte. Strauß legte aber seinerseits wieder großen Wert auf die Zufuhr großer Flüssigkeitsmengen, zum Zwecke weniger einer Durchspülung der Niere, als einer gründlichen Auswaschung des ganzen Körpers, um die im Übermaß angesammelten Giftstoffe zu entfernen.

Beide, wie alle anderen Autoren sehen die Hauptaufgabe der Nephritisdiät darin, die erkrankten, d. h. entzündeten Ausscheidungsorgane zu schonen und reden daher einer Einschränkung der Eiweißzufuhr das Wort. Strauß legt dabei mehr Wert auf die Form der Eiweißdarreichung, bevorzugt das pflanzliche und Eiereiweiß vor dem Fleisch und hält es nicht für nötig, unter das eben für die Erhaltung des Gewebebestandes ausreichende Eiweißminimum von 60—80 g herunterzugehen.

Konsequenter führt v. Noorden die Schonungstherapie der Niere durch. Er rät, die Nahrung so einzurichten, daß möglichst wenig Stoffwechselprodukte gebildet werden, die Arbeit von den Nieren verlangen.

Die Nieren scheiden aus: a) die Stoffwechselprodukte der Proteide, b) die meisten Salze, besonders Phosphate, Sulfate, Chloride, c) Wasser. Die Endprodukte der Kohlehydrate und Fette dagegen, Kohlensäure und Wasser, werden im wesentlichen durch Haut und Lungen ausgeschieden. Auf Grund der Tatsache, daß man einen Menschen ohne Gefahr acht Tage hungern lassen kann, daß wir ohne Gefährdung der Kräfte die Proteide lange Zeit außerordentlich stark vermindern können, streicht v. Noorden die Proteide vollkommen aus der Nahrung und verhütet das Anwachsen der Eiweißzersetzung des Hungerstoffwechsels durch Zufuhr reichlicher Mengen von Kohlehydraten. Dadurch sinkt die Eiweißzersetzung auf minimale Werte herab, gleichzeitig die Menge der Sulfate und Phosphate; „wir gelangen also zu einer Nahrung, die zwar für die Aufrechterhaltung der Kräfte ausreicht, aber fast gar keine Ansprüche an die Arbeit der Nieren stellt, und damit schaffen wir die wichtigste Vorbedingung für eine schnelle und vollständige Erholung des Organs. Natürlich müssen wir auch Kochsalz fernhalten, da die Elimination von Kochsalz eine schwere Arbeit für die kranken Nieren sein würde."

v. Noorden beschränkt daher im akuten Stadium die Nahrung auf reichliche Mengen von Zucker, auf Fruchtsäfte und auf zuckerreiche Früchte, auf Breie von feinen Mehlen (Mais, Reis, Weizen, Kartoffelstärke). Man kann auch gut ausgewaschene Butter hinzufügen, da reines Fett gleichfalls zu Kohlensäure und Wasser oxydiert wird und die Niere nicht belastet.

Milch gibt v. Noorden wegen ihres die Niere belastenden Eiweißgehaltes erst dann, wenn die gefährlichsten Stadien der akuten Nephritis schon überwunden sind, und wenn eine reichliche Diurese, der steigende Gehalt an Kochsalz und die Abnahme des Eiweißes anzeigen, daß die Nieren ihre Eliminationskraft zurückerobert haben.

Dann wird der Speisezettel allmählich durch Hafer, Gerste, Kartoffelbrei, Leguminosen (Erbsen, Linsen, weiße Bohnen), gekochte grüne Gemüse, Kakao, Eigelb, leichtes Teegebäck usw. erweitert, doch soll man nach v. Noorden noch lange sorgfältig darauf achten, Kochsalz von den Speisen fernzuhalten.

Erst erheblich später kommen hinzu Eiereiweiß, Flußfische, gekochtes Fleisch, und erst 3—4 Wochen nach dem letzten Verschwinden der Albuminurie ist der Kranke bei einer normalen Durchschnittskost angelangt, aber noch lange Zeit hindurch soll der Patient dabei bleiben, nur einmal am Tage Fleisch zu essen, scharfe Gewürze und Alkohol zu vermeiden und so wenig Salz wie möglich zu genießen.

Besonders wichtig sind seine Vorschriften bezüglich der Wasserzufuhr: v. Noorden verwirft die Mineralwässer wegen ihres Salzgehaltes und zieht Fruchtsäfte, dünne Aufgüsse von Tee (chinesischen Tee, Tee von Grassamen, von getrockneten Erdbeeren oder Himbeeren, von Brombeerblättern) oder einfaches, reines Wasser vor.

„Im Höhestadium der akuten Nephritis ist es überhaupt zwecklos, den Versuch zu machen, durch reichliches Getränk die Niere auszuspülen. In diesem Stadium werden Sie die Diurese nicht steigern, Sie mögen soviel Wasser trinken lassen, wie Sie wollen. Sie werden durch reichliches Getränk nur die Ödeme mehren.“

A. a. O. präzisiert v. Noorden seinen Standpunkt genauer dahin, „daß man nicht soviel Wasser wie möglich geben soll, um, wie man sagt, die Diurese anzuregen; denn Anregung der Diurese ist gleichbedeutend mit Schädigung des erkrankten Organs. Vielmehr soll man sowenig Wasser wie möglich, d. h. so wenig, als man im Hinblick auf die Notwendigkeit der Nahrungszufuhr und im Hinblick auf den Durst der Kranken verantworten kann. Das werden immerhin noch mindestens $^3/_2$—$^7/_4$ Liter am Tage sein.“

Nach unserer Erfahrung können diese Mengen immer noch viel zu groß sein.

Ich halte aber den Rat v. Noordens, wenigstens die übermäßige Wasserzufuhr bei schwerer, akuter Nephritis einzuschränken, für mindestens so wichtig und so segensreich, wie den Rat von Strauß und Widal, das Kochsalz bei hydropischen Nierenkranken einzuschränken. Denn letzterer soll nur zur wirksamen Bekämpfung eines nicht gerade lebensgefährlichen Symptoms dienen, die Wasserentziehung dagegen kann direkt lebensrettend wirken. Gleichwohl hat leider gerade diese keinen großen Anklang gefunden, und die Durchspülung der akuten Nierenentzündung beherrscht nach wie vor das Feld. Die Salzentziehung ist dagegen förmlich Mode geworden und wird wahllos bei allen Fällen von akuter und chronischer Nephritis, bei den unter dem trügerischen Sammelbegriff der Schrumpfniere zusammengefaßten heterogenen Formen, ja man kann sagen, bei jeder Albuminurie verordnet. Hier ist der prägnante Satz v. Noordens zur Wahrheit geworden: „Das Verbot des Kochsalzes, so segensreich es in manchen Fällen ist, kann zum Fluche werden, wenn man es generalisiert, wie es von manchen Autoren und vielen praktischen Ärzten heute geschieht.“

Da, wo beide Vorschriften wirklich angezeigt sind, sind die praktischen Erfolge der vermeintlichen Schonungsdiät bei schwerer akuter Nephritis und die der Salzentziehung nach Strauß-Widal bei „parenchymatösen“, — d. h. schwer hydropischen Formen — ganz ausgezeichnet.

Nur die theoretische Begründung bedarf heute einer Überprüfung. Es ist nicht ohne Interesse, zu sehen, wie das ärztliche Gefühl oft von einer falschen Vorstellung geleitet, doch das Richtige trifft.

v. Noorden ging von der Vorstellung aus, daß das erkrankte Organ möglichst geschont werden müsse, Strauß und Widal von dem Gedanken, die wasserbindende Chlorretention beruhe auf einer Sonderundurchlässigkeit der Niere für die Chloride. Diese Vorstellung ist bereits an anderer Stelle (S. 116) richtig gestellt worden.

Ich selbst habe seinerzeit unabhängig von v. Noorden noch an der Riegelschen Klinik die viel strengere Wasserentziehung, die mir so erstaunliche Erfolge beim Asthma der Hypertoniker gezeitigt hatte, auf die akute Nephritis ausgedehnt, auf Grund der nachträglich als falsch erkannten Vorstellung, daß die Blutdrucksteigerung lediglich eine kompensatorische Einrichtung für die Schädigung der Wasserausscheidung bedeute, und daß Einschränkung der Wasserzufuhr den Anreiz zur Blutdrucksteigerung herabsetze.

Wir können heute die Behandlungsanzeigen genauer präzisieren und den Wert der Vorschläge besser begründen. Vor allem können wir das Ziel der Behandlung, die Heilung klarer ins Auge fassen, nachdem wir über die anatomische Unterlage und das Wesen der Krankheit mehr, wenn auch immer noch nicht genügende Klarheit gewonnen haben. Unser Ziel muß sein, die pathogenetische Blutleere in den Gomerulusschlingen zu beseitigen, den normalen Blutumlauf in dem arteriell ischämischen und venös gestauten Organ wieder herzustellen. Dabei haben wir zunächst den oben aufgestellten Leitsatz im Auge zu behalten: Ein Todesfall an akuter Nephritis kann und muß unbedingt vermieden werden.

Worin bestehen die Gefahren der Erkrankung?

Das Krankheitsbild setzt sich aus vier Faktoren zusammen, die jeder für sich eine Gefahr für das Leben bedingen können:

1. Der Faktor der Ödembereitschaft beruht, wie eingehend im Kapitel III begründet worden ist, nicht, wie Strauß und Widal meinten, auf einer Störung der Nierenfunktion, einer herabgesetzten „Chlordurchlässigkeit" der Nieren, sondern auf einer gesteigerten Chlordurchlässigkeit der peripheren Kapillaren. Über die Behandlung der Wassersucht ist bereits eingehend S. **124** und S. **347** gesprochen worden.

Es kommt heute wohl nur noch selten vor, daß bei einer akuten, diffusen Nephritis das Ödem so hochgradig wird, daß es das Leben in Gefahr bringt. Wir selbst haben wenigstens derartiges noch nicht gesehen; es wäre denkbar, daß ein starkes Ödem des Kehlkopfes oder der Lunge zu Erstickungsgefahr führen könnte, in solchem Falle würde man, wenn Eile nottut, sich zu einer mechanischen Entleerung der Ödeme und eventuell zu einem Aderlaß entschließen müssen. Daß hochgradige Flüssigkeitsansammlungen in beiden Pleurasäcken, auf die stets besonders gefahndet werden muß, mechanisch zu entleeren sind, versteht sich von selbst.

Die Verhütung der Ödemgefahr besteht in einer strengen Salz- und Wasserbeschränkung, am einfachsten in Hunger und Durst. Hier, wo es sich um frische Ödeme handelt, erweist sich die (kardiovaskulär bedingte?) Störung der Kapillarfunktion, ebenso wie bei der frischen, d. h. noch nicht lange bestehenden kardialen Wassersucht, als leicht beeinflußbar.

Es genügt schon die Hemmung des Abstroms, um die Stromrichtung umzukehren und den nie ganz aufgehobenen, nur überstimmten Einstrom wieder in Gang zu bringen. Die Diurese wächst bei Hunger und Durst und die Ödeme nehmen rasch ab.

Bei älteren Fällen mit hartnäckigeren, stabilen (chemisch bedingten?) Ödemen genügt diese Maßregel allein nicht, da ist die physikalische Behandlung durch Bäder und Schwitzen bei Trockenkost angezeigt.

2. Der Faktor der Blutdrucksteigerung bedingt im Verein mit der Hydrämie die Herzgefahr. Herzinsuffizienz ist zweifellos die häufigste Todesursache und bedeutet die größte Gefahr gerade für die akute Nephritis, weil hier die Blutdrucksteigerung plötzlich einsetzt und den Herzmuskel ganz unvorbereitet trifft. Er hat nicht Zeit, sich langsam durch Hypertrophie den vermehrten Ansprüchen anzupassen, wie bei einer allmählich, wenn auch auf viel

höhere Werte anwachsenden nephrosklerotischen Blutdrucksteigerung. In den zahlreichen, auf diese Weise zu Unrecht gestorbenen Fällen der Literatur wird man nie im Sektionsbericht die Angabe vermissen, daß das Herz erheblich erweitert war.

Die Herzgefahr droht weniger bei starker Ödembereitschaft, aber um so mehr, wenn geringe Neigung zu Ödem und große Neigung zu Blutdrucksteigerung besteht. Denn dann kommt es, wie schon besprochen, zu einer erheblichen Verdünnung des Blutes und Abnahme der Zahl der roten Blutkörperchen und vor allem zu einer in Zahlen noch nicht bestimmt ausdrückbaren, aber sicher recht erheblichen Vermehrung der Blutmenge (siehe S. 140, Plesch). Sie bürdet im Verein mit der herrschenden Blutdrucksteigerung der linken Kammer eine derartige Mehrarbeit auf, daß sich oft schon sehr früh die Zeichen des Nachlasses der Herzkraft, des Unvermögens der Kammer sich vollständig zu entleeren, bemerkbar machen. Auch diese Zeichen wurden schon mehrfach hervorgehoben. Ansteigen des Venendruckes, erkennbar an den auch im Sitzen gefüllten Halsvenen, Überhöhung des Blutdrucks, Atemnot, Hüsteln, Betonung des II. Lungenschlagadertones, Erweiterung der Herzhöhlen mit Verbreiterung der Herzdämpfung nach links und rechts, Undeutlicherwerden des Spitzenstoßes, mit diastolischem Rückfedern der Brustwand, Leberschwellung, Bronchitis, Hydrothorax.

Die innere Ursache dieses Zustandes ist die Drosselung der Nierengefäße, welche zu Blutdrucksteigerung führt, einerseits, — die Arbeitseinstellung der blutleeren Glomeruli, die Unmöglichkeit der raschen Wasserabscheidung, welche zu Hydrämie führt, andererseits.

Die äußere Ursache dieses Zustandes ist zu reichliche Flüssigkeitszufuhr, der Erfolg der daraus gezogenen Konsequenz erstaunlich. Die Verhütung der Herzgefahr besteht dementsprechend in Trockendiät, am besten in Hunger und Durst.

Ist der Zustand bereits soweit ausgebildet, daß unmittelbare Lebensgefahr besteht, so ist sofort ein Aderlaß von 300—500 ccm vorzunehmen und intravenös 0,6 mg Strofantin (Böhringer) oder 0,05—0,1 Tinctura strophanti titrat., d. h. $^1/_2$—1 Spritze der Verdünnung zu geben, die 1,0 Tinktur in 10 ccm physiologischer Kochsalzlösung enthält. Es ist erstaunlich und erfreulich zu sehen, welche Wendung im Krankheitsbilde daraufhin eintritt, und wie willig bei nachfolgender Hunger- und Durstbehandlung die Nieren (die auf sich selbst gestellten Tubuli?) das retinierte Wasser ausscheiden, wenn man ihnen die nötige Zeit dazu läßt. Wir haben mehrfach Gelegenheit gehabt, derartige Opfer der allgemein üblichen Durchspülungsmethode in extremis vor dem unmittelbar drohenden Tode auf diese Weise zu retten.

3. Über die Vermeidung der dritten Gefahr, der Eklampsie, ist bereits eingehend S. 250 gesprochen worden. In der Literatur wird die „Urämie“ als der Feind betrachtet, welcher die meisten Opfer fordert. Ich kann hier nur wiederholen, daß wir seit vielen Jahren, seit Anwendung der Wasserbeschränkung keinen Todesfall an eklamptischer Urämie bei akuter diffuser Glomerulonephritis mehr gesehen haben.

Ihr Ausbruch wird oft aber nicht immer vermieden durch kochsalz- und wasserarme Diät, am besten durch Hunger und Durst. Über die Behandlung der ausgebrochenen Eklampsie durch Lumbalpunktion und Aderlaß vgl. S. 252.

4. Die Gefahr der Niereninsuffizienz. Die Folge der Glomeruliausschaltung ist die Unfähigkeit, rasch Wasser abzuscheiden. Sie bedingt die bereits besprochene Herzgefahr und erfordert ihre Verhütung durch Einstellen der Wasserzufuhr.

Die Gefahr der Tubuliinsuffizienz wird schon dadurch allein gemindert, weil sich das Konzentrationsvermögen der — nicht mehr mit der inadäquaten Funktion der Wasserabscheidung belasteten — Epithelien hebt. Wir werden aber auch eine gefahrdrohende Zurückhaltung fester, insbesondere stickstoffhaltiger Bestandteile am leichtesten verhüten, wenn wir die Eiweißzufuhr ganz aussetzen. Dann stellt sich die Stickstoffausscheidung beim Gesunden auf 3—4 g in 24 Stunden ein, eine Menge, die auch bei sehr herabgesetzter Blutversorgung der Tubuli in beispielsweise nur 400 ccm Harn noch mit Leichtigkeit ausgeschieden werden kann. Daß eine vollständige Stickstoffentziehung viel länger, als dies bei der akuten diffusen Nephritis je nötig ist, ohne jeden Schaden ertragen werden kann, braucht nicht erst besonders hervorgehoben zu werden.

Die Gefahr der echten Urämie infolge von Niereninsuffizienz und Harnvergiftung droht im frischen Stadium der akuten Nephritis nur dann, wenn die Abdrosselung der Nierengefäße so hochgradig ist, daß Anurie oder eine dieser praktisch gleichkommende Oligurie besteht. In solchen Fällen ist, solange wir noch kein sicheres Mittel kennen, die Störung der Nierendurchblutung unblutig zu beheben, die Dekapsulation der Niere unbedingt angezeigt. Man darf in der meist trügerischen Hoffnung, daß sich die Diurese wieder spontan einstellt, was in ganz seltenen Fällen vorzukommen scheint, keine Zeit verlieren, und muß sich spätestens am dritten Tage der Anurie zu diesem Eingriff entschließen, wenn nach zweitägigem Fasten und nach Anwendung längerdauernder warmer Bäder die Nieren gar nicht auf den Wasserversuch ansprechen.

Der Eingriff an sich ist durchaus ungefährlich, er kann zum größten Teil in örtlicher Betäubung ausgeführt werden. Nur zum Hervorziehen und Enthülsen der Niere ist eine kurze Äthernarkose notwendig. Der Erfolg ist oft ein geradezu wunderbarer. Nicht nur die Diurese stellt sich rasch ein, sondern auch die Erkrankung heilt rasch ab. (Vgl. S. 78.)

An der günstigen, ja lebensrettenden Wirkung des Eingriffs ist nicht zu zweifeln (Harrison, Kümmell, Poulson, Ruge, eigene Beobachtungen), aber sie bereitet der Erklärung einige Schwierigkeiten. In vielen Fällen hat man den Eindruck gewonnen, daß die mächtig vergrößerte und geschwellte Niere in der stark gespannten Kapsel förmlich eingeklemmt war, sie erschien hochgradig venös gestaut und tief zyanotisch, und die Zyanose ging noch vor Beendigung der Operation alsbald zurück. Ich habe aber häufiger Fälle gesehen, in denen man nicht den Eindruck der „Einklemmung" und übermäßiger Spannung der Kapsel bei der Operation hatte, und doch blieb der Erfolg nicht aus. Das würde dafür sprechen, daß nicht nur rein mechanische Momente, sondern auch die Beseitigung eines nervösen Faktors eine Rolle spielt. Für diese Annahme fällt noch ins Gewicht, daß der Erfolg auch bei einseitiger Nierenenthülsung erreicht wird (Wilk). Aber sowohl der momentane Erfolg, wie die Tatsache, daß die Niere venös gestaut ist, was bekanntlich bei Abklemmung der Nierenarterie auftritt (Litten), spricht doch sehr eindringlich gegen die Annahme einer primären „Kapillaritis" als Ursache der arteriellen Zirkulationshemmung. Es ist doch nicht anzunehmen, daß der „Entzündungs"prozeß in den Kapillaren mit einem Schlage durch Entfernung der Nierenkapsel oder Behebung des Quellungsdruckes beseitigt wird.

Jedenfalls wird durch diesen Eingriff die Aufgabe erreicht, die wir uns nach Beseitigung der Lebensgefahr zu stellen hatten, die Wiederherstellung der normalen Durchblutung.

Wie können wir nun dieses Ziel der Heilung in minder schweren, nicht anurischen Fällen auch unblutig erreichen?

Wenn der wesentliche Nutzen der Dekapsulation in einer Beseitigung der Einklemmung des geschwellten und gestauten Organs besteht, so können wir das gleiche Ziel, die Entschwellung geschwollener Organe auch unblutig erreichen, durch Hunger und Durst.

Man kann sich den Einfluß der Flüssigkeitszufuhr auf die Schwellung, seröse Durchtränkung und Transsudation etwa klarmachen an dem Beispiel des Schnupfens:

Nach der Nahrungs- und besonders Flüssigkeitsaufnahme ist die Nasenpassage verlegt, das Wasser läuft aus der Nase; bei Hunger und besonders bei Durst ist die Nasenpassage frei und die Sekretion sehr gering. Der Schnupfen heilt bei einer strengen Durstkur viel schneller und fast ohne Störung der Nasenatmung ab, aber doch nicht, weil die Schleimdrüsen geschont werden, sondern weil die abnorm durchlässigen Kapillaren geschont werden und die normale Blutzirkulation schneller sich wiederherstellt.

Wenn aber der Nutzen der Dekapsulation wesentlich in einer — unvollständigen — Entnervung der Niere, in der Unterbrechung eines nervösen Reflexes (z. B. auf die Nebenniere?) besteht, und durch Herabsetzung der allgemeinen, und damit auch der renalen Gefäßkontraktion günstig wirkt, so kann auch dieses Ziel durch die Hunger- und Durstbehandlung erreicht werden. Denn der überhöhte Blutdruck pflegt während des Fastens erheblich zu sinken.

Demnach kommen wir für die kausale Behandlung des lokalen Zustandes in der Niere zu der gleichen Heilanzeige, die sich auch für die Beseitigung der drei gefahrbringenden Faktoren, der Kapillarinsuffizienz, der Herzinsuffizienz und der Niereninsuffizienz ergeben hatte.

Damit ist aber das Ziel der Heilung noch nicht erreicht, das in einer Beseitigung der Blutleere und Wiederherstellung des normalen Blutstroms in den Glomerulis bestehen muß. Sondern es sind nur die Vorbedingungen geschaffen, um gefahrlos den Versuch machen zu können, den Gefäßverschluß in der Niere zu sprengen oder wenigstens die Glomerulizirkulation zu fördern. Dazu dient, wie schon bei Besprechung der Nierenfunktion S. 396 erwähnt, der Wasserversuch, dessen erstaunlich günstige Wirkung wir zufällig entdeckt haben. Auch hier ist die ärztliche Beobachtung der noch unvollkommenen theoretischen Einsicht vorausgeeilt.

Der durch eine 3—5tägige Fasten- und Durstkur vorbereitete Kranke erhält nüchtern nach Entleerung der Blase $1^1/_2$ Liter dünnen Tee, die innerhalb $^1/_2$—$^3/_4$ Stunden getrunken werden sollen, und der Urin wird in $^1/_2$stündlichen Portionen gemessen und gewogen. Wenn noch Ödeme der Beine bestehen, so werden diese hochgelagert, am einfachsten durch Einlegen eines lehnabwärts umgekippten Stuhles unter die Matratze, um den Wasserabstrom zu verringern.

Der Erfolg des „Wasserstoßes" ist in manchen, insbesondere ganz frischen Fällen schlagend. Es stellt sich bisweilen schon beim ersten Versuche eine große und typische Wasserdiurese ein mit großen halbstündlichen Einzelportionen, und die Gesamtausscheidung in vier Stunden kann schon beim ersten Wasserversuch die Einfuhr erheblich übersteigen.

Bisweilen fällt der Wasserversuch das erste Mal schlecht aus, dann wird er am nächsten Tage und gegebenenfalls mehrfach wiederholt, tagsüber aber nur Trockenkost gegeben, um dem Herzen und der Niere Zeit zu lassen, mit dem retinierten Wasser fertig zu werden.

Man kann auch, um die Wirkung besonders bei Kranken mit mäßiger Ödembereitschaft zu steigern, 0,5—1,0 g Theophyllinnatrium in den $1^1/_2$ Litern Flüssigkeit gelöst. oder während des Trinkens in Oblate geben.

Bei Kranken, die während der Vorbereitung sich stark entwässert haben und am letzten Tage schon hochkonzentrierten Urin abscheiden, pflegen wir am Nachmittag und Abend des letzten Tages schon nach Belieben Flüssigkeit — Zuckerwasser, Limonade, Tee — zu geben, um das Wasserbedürfnis der Gewebe zu befriedigen, da sonst beim Wasserversuch zuviel Wasser zurückgehalten wird.

Wenn dagegen noch eine gewisse Ödembereitschaft, manifeste oder latente Ödeme bestehen, und das ist die Regel, so wirkt der Wasserversuch in hohem Grade mobilisierend. Die einmal nach Sprengung des Glomerulusverschlusses in Gang gebrachte Diurese hält an und schwemmt große Stickstoff- und Kochsalzmengen aus.

Als ein keineswegs etwa vereinzelt dastehendes Beispiel sei folgender Fall hier eingeschaltet: Die Kranke kam mit einem Blutdruck von 182 mm Hg, dem typischen Harnbefund, gedunsenem Gesicht, leichten Ödemen, deutlichem Ascites und Hydrothorax zur Aufnahme, klagte über Kopfschmerz, Atemnot, Brechneigung. Während einer dreitägigen Fastenvorbereitung nahm das Körpergewicht von 59,7 auf 57,3 kg ab, die Kochsalzausscheidung betrug am 1., 2. und 3. Tag 7,5; 6,0; 14,5! g, die N-Ausscheidung 2,0; 2,5; 8,7 g. Der Blutdruck war auf 153 mm Hg gesunken.

Am 4. Tage Wasserversuch, bei 1500 ccm Einfuhr werden in vier Stunden 2226 ccm Urin entleert mit einer höchsten halbstündigen Einzelportion von 600 ccm! An diesem Tage beträgt die 24stündige NaCl-Ausscheidung 38,8 g, die N-Ausscheidung 14,1 g. Der Blutdruck war am nächsten (fünften) Tage auf 128, am 7. Tage auf 113 mm Hg, die Eiweißausscheidung auf 0,1 ‰ gesunken, betrug am 10. Tage nur noch Spuren, am 15. Tage war sie verschwunden.

Ein anderes ganz gleichartiges Beispiel stellt die Kurve, Abb. 13, auf der folgenden Seite dar.

Wenn endlich noch eine sehr erhebliche Ödembereitschaft besteht, so daß die stabilen Ödeme trotz der Fastenkur nur wenig Neigung zur Resorption zeigen, so gelingt zunächst der Wasserstoß in der Regel nicht, es kommt z. T. aus extrarenalen Gründen gar nicht zu einer plötzlichen starken Vermehrung des — endogenen — Wasserangebotes. Dann schließen wir an die Fastenkur eine stickstoff-, kochsalz- und flüssigkeitsarme Kost an und lassen den Kranken schwitzen, entweder mittelst des Heißluftapparates oder durch Einpacken im Anschluß an prolongierte warme Bäder. Wir geben dabei aber nicht reichlich Flüssigkeit zu trinken, sondern höchstens eine Tasse Fliedertee. Nach einigen Tagen kann man dann den Wasserstoß versuchsweise wiederholen, und ein um den anderen Tag abwechselnd schwitzen und den Wasserversuch machen lassen, bis das Ziel einer großen Wasserdiurese erreicht ist.

In ganz schweren Fällen kommen auch bei dieser Behandlungsmethode Versager vor. Sie zeichnen sich schon während der Fastenperiode durch erhebliche Oligurie aus. Wenn in solchen Fällen nach 2—3 aufeinander folgenden Wasserversuchen mit Theozin die Diurese nicht ansteigt, so kann die Dekapsulation aus relativer Anzeige geboten sein.

Wir haben aber auch in solch schweren Fällen, bei denen wir von Tag zu Tag den Entschluß zur Dekapsulation aufschiebend zugewartet haben, doch schließlich bei NaCl- und N-armer Trockenkost, gegebenenfalls mit oder ohne Bäderbehandlung, ein Absinken des Harnstoffspiegels im Blute und ganz allmähliche Besserung gesehen, unter langsamem Absinken des Blutdrucks und Zunahme der Diurese.

Gelegentlich eingeschaltete Wasserversuche gaben zwar eine gute Orientierung über die allmähliche Besserung der Glomerulifunktion, aber keine deutliche Beschleunigung in dem langsamen Heilungsverlauf.

In solchen refraktären Fällen können heftige Kopfschmerzen bei jedem Wasserversuch auftreten.

Das wichtigste und allein ausschlaggebende Zeichen, ob es uns gelungen ist, die Drosselung der Nierengefäße zu beseitigen, gibt die Blutdruckmessung.

In der Regel geht die Blutdrucksteigerung schon während der vorbereitenden Fastenkur erheblich zurück, und sie verschwindet gewöhnlich rasch, bisweilen auch erst allmählich, nachdem die Niere auf den Wasserversuch angesprochen hat.

Es kann vorkommen, daß die Blutdrucksteigerung noch einmal wiederkehrt, dann wird die Fastenkur mit nachfolgendem Wasserstoß noch einmal wiederholt. Wir haben das bisher nur sehr selten gesehen, und die wiederholte Behandlung hatte dauernden Erfolg.

Nicht jeder Fall antwortet also gleich prompt auf diesen Versuch, die Wiederherstellung des Blutkreislaufes in den Glomerulis zu erzwingen.

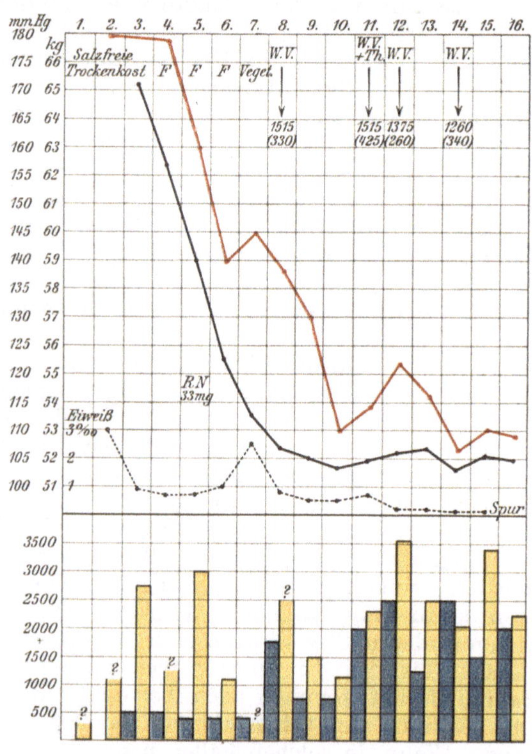

Abb. 13.

Erklärung: Rote Kurve = Blutdruck, schwarze = Körpergewicht, punktierte = Eiweiß, gelbe Säulen = Harnmenge, blaue = Flüssigkeitszufuhr. F = Fasten, W.V. = Wasserversuch, + Th = mit 0,5 Theophyllinnatrium; die Zahlen unter den Pfeilen bedeuten die Wasserausscheidung in 4 St., die eingeklammerten Zahlen die größte halbstündige Einzelportion.

Je weniger früh die Behandlung einsetzt, um so länger pflegt es zu dauern, bis das erste Ziel, eine große Glomerulusdiurese, und das zweite, die Senkung des gesteigerten Blutdruckes erreicht ist.

Es kann nicht genug auf die Wichtigkeit der fortlaufenden Blutdruckmessung bei der Beurteilung der Nierenkrankheiten überhaupt und der Behandlung der Nephritis im besonderen hingewiesen werden. Ohne Blutdruckmessung keine Diagnose, und ohne Verfolgung des Blutdruckes keine rationelle Nephritisbehandlung und Prognose.

Das zweite wichtigste Hilfsmittel ist eine Wage und die tägliche Bestimmung des Körpergewichtes. Die **Kurven** des **Blutdruckes** und des **Körpergewichtes** sagen uns über den Ablauf der Erkrankung viel mehr als der Eiweißgehalt und Sedimentbefund des Harnes.

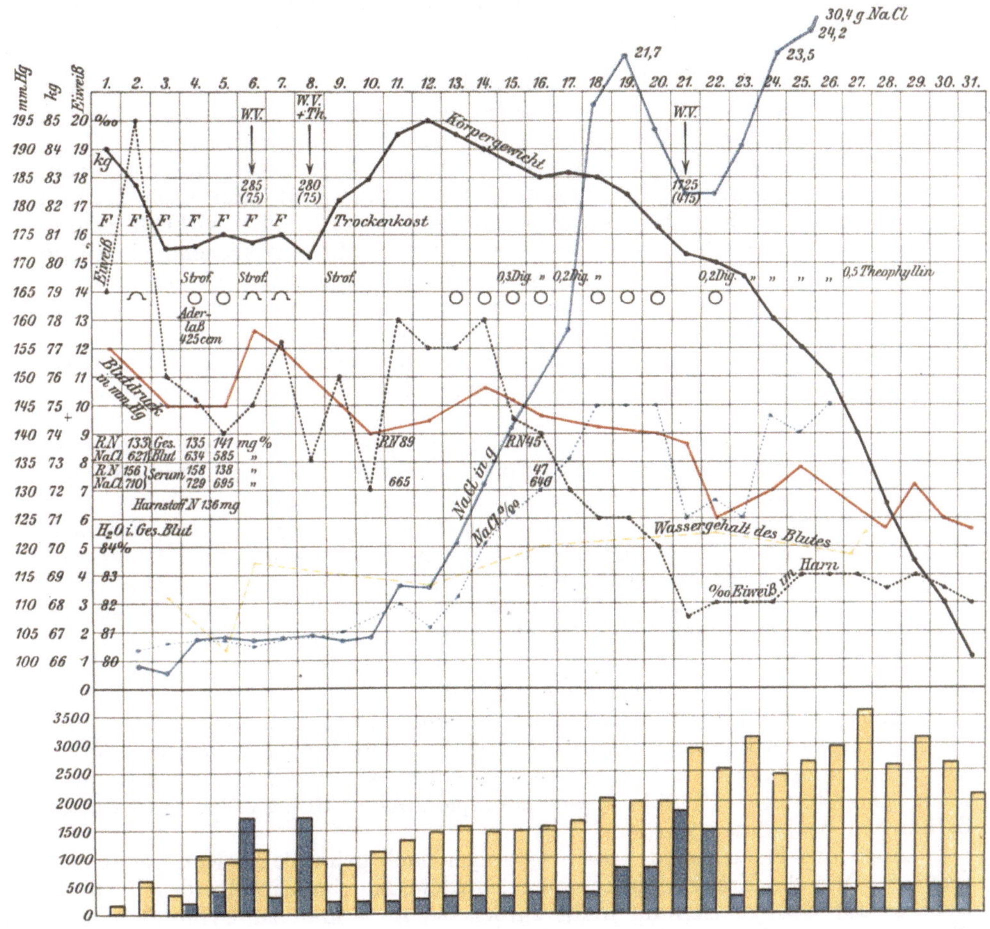

Abb. 14.

Erklärung: Wie in Abb. 13. Die blau ausgezogene Kurve = absolute, die blaupunktierte Kurve = promillige NaCl-Ausscheidung. Die gelb gestrichelte Kurve = Wassergehalt des Gesamtblutes nach Bang. ∩ = Heißluft, ○ = prolong. Bad, Strof. = Strofantininjektion, Dig. = Digipurat.

Als Beispiel gebe ich in Kurvenform die Übersichtsbilder über den Krankheitsverlauf in 2 Fällen, von denen der eine, ganz frisch, sich sehr rasch entwässern ließ und prompt auf den Wasserstoß ansprach. Der andere, ältere und infolgedessen sehr viel schwerere Fall, sprach auf Hunger und Durst und Wasserstoß zunächst gar nicht an und konnte nur ganz allmählich unter Zuhilfenahme von Schwitzprozeduren durch lange fortgesetzte Trockenkost entwässert werden. Dann gelang auch hier der Wasserstoß und mit Wiederherstellung der Glomerulidurchblutung die Senkung des Blutdruckes.

Ist einmal eine große Wasserdiurese und das Absinken des Blutdrucks erreicht, dann ist in der Regel das Spiel gewonnen. Dann kann man die beliebte, in dem frischen Stadium der Nephritis aber nicht selten lebensgefährliche „Durchspülungskur" ohne Gefahr anwenden.

Das Wesentliche ist, daß nicht dauernd der Organismus mit Wasser überschwemmt wird, bevor man sich nicht überzeugt hat, daß das Wasser auch vollständig den Körper wieder verläßt.

Daß eine akute Nephritis auch ohne Fastenkur und ohne Wasserstoß heilen kann, braucht nicht erst besonders hervorgehoben zu werden. Für den wichtigsten Heilfaktor halte ich die Flüssigkeitseinschränkung.

Wir haben auch früher, als wir die frischen Nephritiden nur mit kochsalz- und stickstoffarmer, laktovegetabiler Trockendiät oder nach Karell mit 4 × 200 g Milch in 24 Stunden ernährten, schon in allen wirklich akuten Fällen Heilung, jedoch durch den Wasserversuch oft überraschend plötzliche Wendung zum Besseren gesehen. Der Heilverlauf wird aber, wie mir scheint, wesentlich gesichert und beschleunigt durch die systematische Anwendung der vorbereitenden Hunger- und Durstbehandlung. In einem unserer Fälle, der auf Fasten sehr bald seine Amaurose verloren hatte, trat bei jeder Konzession an den Hunger und Darreichung fester Nahrung wieder Gesichtsödem auf.

Kinder und Unvernünftige, die den Zweck jener Maßregel nicht einsehen, kann man natürlich auch durch einige Apfelsinen mit Zucker, durch etwas frisches Obst oder Kompott und Keks über das Fasten hinwegtäuschen, und bei starkem Durst 1—2 Tassen Tee oder Limonade in 24 Stunden geben. Die Kranken klagen in den ersten Tagen fast nie über Hunger, nicht immer über Durst und vertragen die Fasttage ausgezeichnet. Alle Beschwerden, wie Kopfweh, Atemnot, Schmerz in der Nierengegend verschwinden gewöhnlich noch vor der eigentlichen Heilung, der Beseitigung der Nierensperre.

Es kommt aber auch vor, daß zu Beginn der Fastenkur mit Einsetzen der Ödemresorption ein eklamptischer Anfall eintritt.

Eines ist bei der Fastenkur noch notwendig, die gründliche Entleerung des Darmes durch Rizinusöl, Glaubersalz oder andere kräftig wirkende Abführmittel. Verstopfung ist unbedingt zu vermeiden, es sind bei frischen Nephritiden schon tödliche Hirnblutungen oder plötzlicher Herztod bei erschwerter Defäkation beobachtet worden.

Auch das Fasten wird besser vertragen nach gründlicher Entleerung des Darmes. Manche Kranken bekommen trotzdem Kopfweh infolge des Fastens. Geht es auf Obstdarreichung nicht zurück, so muß man zu Pyramidon oder Phenazetin seine Zuflucht nehmen. Günstig wirken, besonders auch bei heftigen Nierenschmerzen, Prießnitzsche feuchte Dauerumschläge (Rumpfpackungen).

Wenn das Blut in die blutleer gewesenen und asphyktisch erweiterten Glomeruluskapillaren wieder einschießt, so kommt es bei der Niere wie bei jedem plötzlichen Wiedereintritt von Blut in vordem blutleere Gefäße leicht zu Austritt von Blut und vielleicht auch kleinen Gefäßzerreißungen. Diese Blutaustritte in die Glomeruluskapsel haben also auch nichts mit einer „Entzündung" zu tun. In manchen Fällen klingt die Hämaturie sehr schnell ab, in anderen hält sie noch lange an.

Diese langanhaltenden Hämaturien nach vollständigem Absinken der Blutdrucksteigerung beruhen wahrscheinlich — solche abheilende Fälle entziehen sich ja der histologischen Kontrolle — auf einer wirklich entzündlichen bakteriellen Nacherkrankung der Schlingen. Wir haben es dann mit einer aufgepfropften infektiös-embolischen Herdnephritis zu tun, die später genauer beschrieben werden soll und auf einer lokalen Bakterienwirkung in den Schlingen einzelner Glomeruli beruht.

In dieser Annahme bestärken uns Befunde, die Herxheimer bei Feldnephritiden erhoben hat. Er fand ganz im Gegensatz zu den übrigen, die das typische Bild der diffusen Nephritis bzw. große weiße Niere mit der pathognomonischen Blutleere aller Glomeruli in den verschiedensten Stadien geboten hatten, in vier Fällen „bunte" Nieren mit ausgedehnten Blutungen. In allen vier Fällen handelte es sich um abheilende, zum Teil schon abgeheilte diffuse Nephritiden, bei denen sich nachträglich eine septische Komplikation hinzugesellt hatte (zweimal Empyem und zweimal eitrige Peritonitis). Er nimmt, wie mir scheint mit Recht, an, daß es sich hier um sekundäre Infektionen der durch die Kapillarveränderungen vorbereiteten Niere handelt.

Wir werden uns daher auch in Fällen ohne derartige schwere septische Komplikationen bei langanhaltender Hämaturie in der Rekonvaleszenz nach der Ätiologie umsehen und eine kausale Behandlung erstreben müssen.

In der Mehrzahl der Fälle wird dabei die „permanente Mandelgrubeninfektion" Päßlers eine Rolle spielen. Mit der Radikalbehandlung derselben wartet man aber am besten noch einige Wochen, bis sich die Niere völlig erholt und die diffusen Kapillarveränderungen wieder ganz zurückgebildet haben. Aber selbst dann muß man nach der Mandeloperation auf eine starke Zunahme der Hämaturie gefaßt sein. Wir sahen diese auch bei der Zahnbehandlung eintreten, wenn schlechte Zähne oder Zahnfleischerkrankungen die Infektionsquelle bildeten.

Für die symptomatische Behandlung der Hämaturie, welche die Geduld von Arzt und Kranken oft auf eine harte Probe stellt, kommt das von Leube empfohlene Sekale oder Hydrastinin oder Styptol in Betracht, oder man kann die Durchlässigkeit der Gefäße durch Calcium chloratum bzw. phosphoricum zu vermindern suchen, auch Natron bicarbonic. 10 bzw. 5 g pro die geben (Blumenfeld).

Bei manchen dieser — mit Infekt geheilten — Fälle wird die Hämaturie durch kräftige Durchspülung der Niere gebessert, durch flüssigkeitsarme Kost gesteigert, andere verhalten sich genau umgekehrt.

Die diätetische Behandlung dieser postnephritischen infektiösen Dauerhämaturien ist so undankbar, so gänzlich erfolglos, daß wir vollständig davon abgekommen sind, sie mit „Nierendiät" zu plagen. Wie sehr alles auf die kausale Behandlung ankommt, das geht schon daraus hervor, daß jede Infektion, die kleinste Temperatursteigerung, jeder Schnupfen, jede Angina, jeder Furunkel usw. gewöhnlich die fast verschwundene Hämaturie zu einer makroskopisch sichtbaren Nierenblutung steigert.

Bei manchen Kranken verschwindet die letzte Spur von Eiweiß und Blut erst dann aus dem Harne, wenn man sie aufstehen läßt. Das führt uns zu der Frage, wann darf der Kranke nach abgelaufener Nephritis das Bett verlassen? Ich habe den Eindruck, daß die abgeheilten Nephritiden viel zu lange im Bett gehalten und viel zu lange mit Nierendiät behandelt werden. So zwecklos es ist, einen ödemfreien Kranken, dessen Blutdruck zur Norm gesunken ist, noch wochenlang auf kochsalz- oder gar fleischfreier Diät zu halten und unentwegt weiter schwitzen zu lassen, so unnötig ist es, ihn, wenn noch Spuren Albumen und rote Blutkörper im Harne vorhanden sind, dauernd im Bett zu lassen. Maßgebend ist die Blutdrucksteigerung. Wenn diese vollständig abgeklungen ist, so wird man nur so lange Bettruhe und eine kochsalzarme Diät beibehalten, als sich eine Ödembereitschaft nachweisen läßt. Ist erst das Körpergewicht konstant geworden, so darf man den Kranken versuchsweise aufstehen und die Zügel der Diät freier schießen lassen.

Die Genesenden entwickeln nach der Entwässerung einen überwältigenden Appetit, den man ohne Sorge befriedigen darf.

Es hat doch keinen Sinn, aus Angst vor einer „Nierenreizung" in der Rekonvaleszenz Kochsalz, Stickstoff oder Wasser von einer Niere fernzuhalten, die unmittelbar nach der Überwindung der Glomerulisperre ungeheure Stickstoff-, Kochsalz- und Wassermengen ausscheidet, ohne eine Miene zu verziehen. Das endogene Angebot bei der Ausscheidung der Ödeme spottet ja unserer Diätsorgen; warum dann nach dem Verschwinden der Hydropsien noch NaCl auf einzelne Gramme abwägen, wenn die Niere schon 30—40 g am Tage ausgeschieden hat, warum die Eiweißzufuhr ängstlich beschränken, wo wir doch uns nicht scheuen, bei hartnäckigen Ödemen 50—60 g Harnstoff pro Tag als Diuretikum zu geben, und warum die Flüssigkeitszufuhr nach Kubikzentimeter messen, nachdem die Nieren im Stadium der Ödemausschwemmung viele Liter an einem Tage, in einem Falle beispielsweise 54 Liter in 15 Tagen gefördert haben?

Ob später nach Jahr und Tag sich noch Folgen der Nephritis zeigen werden, das hängt nicht von der Diät nach Wiederherstellung des Glomeruluskreislaufes, sondern von der Dauer der vorhergehenden Blutleere ab.

Das gilt auch für diejenigen — mit Defekt geheilten — Fälle, die eine stärkere „Restalbuminurie" zurückbehalten. Wir haben nicht den Eindruck gewonnen, daß der Grad der Restalbuminurie durch die „Nierendiät" wesentlich beeinflußt wird. Eher könnte vielleicht noch eine länger fortgesetzte Bettruhe mit reichlicher Durchspülung der Nieren von Vorteil sein. Aber auch hier muß der Arzt rechtzeitig den Entschluß finden können, die Bettbehandlung aufzugeben, wenn nach einigen Wochen keine Abnahme der Albuminurie erreicht ist.

Wir müssen uns mehr daran gewöhnen, diese Restalbuminurien ohne Blutdrucksteigerung ohne Rücksicht auf den Zylinderbefund als harmlos anzusehen. Oft bekommt diesen Eiweißausscheidern die Wiederaufnahme der Berufsarbeit und der gewohnten Lebensweise besser als die sorgfältigste Behandlung mit Liegekur und Milch- oder Nierendiät.

Als einfachste Probebelastung der Niere kann man die volle gemischte Kost und körperliche Arbeit betrachten. Doch ist dabei zu berücksichtigen, daß die Albuminurie bei jeder Abnahme der Harnmenge (z. B. nach Stehen, Schwitzen) scheinbar zunimmt.

Nicht selten bleiben noch langanhaltende Schmerzen in der Nierengegend zurück, die besonders bei der Arbeit in gebückter Haltung oder bei Witterungswechsel und Kälteeinflüssen auftreten; auch eine deutliche Klopfempfindlichkeit der Nierengegend läßt sich oft noch sehr lange nachweisen.

Wir haben es hier wahrscheinlich in Analogie zu den oft recht schmerzhaften Rippen- oder Bauchfellverwachsungen mit Kapseladhäsionen zu tun. Die Schmerzen werden durch Heizen und durch Warmhalten der Nierengegend günstig beeinflußt. Wenn sie einen sehr hohen Grad erreichen und die Arbeitsfähigkeit und Lebensfreude beeinträchtigen, kann ausnahmsweise auch aus dieser Anzeige eine Dekapsulation in Frage kommen.

Daß man die Rekonvaleszenten noch lange Zeit vor Erkältungen schützen, ihre Haut pflegen und abhärten und sie an die frische Luft wieder gewöhnen muß, versteht sich von selbst.

II. Die chronische diffuse Glomerulonephritis.

Die Histologie und Pathogenese ist bereits S. 427 und 372 besprochen worden.

Ätiologie. Die chronische diffuse Nephritis entsteht nach unserer Meinung ausnahmslos aus einer akuten diffusen Glomerulonephritis und ist gleichbedeutend mit einer nicht ausgeheilten Nephritis. Nicht immer gelingt es freilich dem Arzte, diesen Nachweis zu führen, weil gar nicht so selten das akute Stadium selbst von Kranken übersehen wird, besonders dann, wenn der akute Prozeß ohne Ödem verläuft. Nur etwa in der Hälfte der Fälle fanden wir in der Vorgeschichte die sichere Angabe, daß ein akutes Nierenleiden durchgemacht worden ist.

Die Ätiologie der chronischen Formen ist also die gleiche, wie die der akuten.

Wir können heute nicht mehr daran zweifeln, daß die frühere Vorstellung, nach der ein dauernder jahrelang wirkender Reiz einen chronischen Entzündungsprozeß in der Niere unterhalten sollte, aufgegeben werden muß.

Die Frage der Ätiologie der chronischen Nephritis spitzt sich daher auf die Frage zu, warum eine akute Nephritis nicht im Stadium der Rückbildungsfähigkeit der Veränderungen zur Ausheilung gelangt ist.

Es liegt kein Grund vor anzunehmen, daß die Besonderheit der Ätiologie der akuten Nephritis dabei eine wichtigere Rolle spielt. Man kann wenigstens nicht feststellen, daß Nephritiden einer bestimmten Ätiologie besonders dazu neigen, chronisch zu werden. Wir glauben vielmehr, daß jede Nephritis unter besonderen ungünstigen Bedingungen auch zu rückbildungsunfähigen Veränderungen führen kann. Ob solche Bedingungen in der Natur der Erkrankung selbst liegen können, wissen wir noch nicht, da uns der eigentliche pathogenetische Vorgang noch unklar ist. Aber allein aus der Tatsache, daß es zu den allergrößten Seltenheiten gehört, daß eine rechtzeitig, d. h. im wirklich akuten Stadium entdeckte und richtig behandelte Nephritis nicht ausheilt, geht schon hervor, daß in der Ätiologie der chronischen Formen weitaus die größte Rolle der Umstand spielt, daß eine akute Nephritis von den Kranken nicht beachtet, oder über den unscheinbaren Allgemeinerscheinungen übersehen oder nicht richtig behandelt worden ist.

Zahlenmäßig scheinen diejenigen Fälle zu überwiegen, bei denen die akute Erkrankung so schleichend eingesetzt hat, daß der Kranke entweder garnicht oder zu spät die Hilfe des Arztes in Anspruch genommen hat. Man darf daraus nur den Schluß ziehen, daß die Krankheit nicht etwa deshalb chronisch geworden ist, weil sie besonders schwer war, d. h. besonders rasch schwere Veränderungen hervorgerufen hat, sonst würden wohl ernstere Symptome ein Übersehen der Krankheit unmöglich gemacht haben. Wir müssen vielmehr im Gegenteil annehmen, daß die Erkrankung dann am meisten Gefahr läuft chronisch zu werden, wenn sie weniger heftig einsetzt und an sich leichter verläuft.

Daß andererseits die Art und Konsequenz der Behandlung eine wichtige Rolle spielt, geht daraus hervor, daß bei den zahlreichen Fällen unserer Beobachtung, die im ganz akuten Stadium in Krankenhausbehandlung gestanden haben, seit Jahren ein Chronischwerden der Erkrankung kaum mehr beobachtet worden ist, während unter der größten Mehrzahl unserer Fälle von chronischer Nephritis keine entsprechende Krankenhausbehandlung während des akuten Stadiums stattgefunden hatte.

Einteilung. Bei der verwirrenden Fülle der Möglichkeiten, die das histologische und klinische Bild aufweisen können, ist es nicht leicht einen Gesichtspunkt für eine Gruppierung der ungeheuer verschiedenartigen Fälle und Verlaufsarten zu finden, die dem ärztlichen Bedürfnis Rechnung trägt. Am befriedigendsten und zweckmäßigsten würde auch hier eine Einteilung nach anatomischen Gesichtspunkten sein, aber das histologische Bild selbst ist in der Verteilung der charakteristischen Veränderungen auf die verschiedenen sekretorischen Elemente so außerordentlich variabel, daß man die drei im voraufgehenden Kapitel S. 366 als Typen aufgestellten Verlaufsarten gar nicht scharf voneinander abgrenzen kann. Letzten Endes ist das wesentliche Moment der Grad und die Ausdehnung einerseits der Glomeruli-, andererseits der Gefäßschädigung. Je vollständiger die Ausschaltung der Glomeruli oder (bzw. und) je stärker die reaktive Bindegewebswucherung in der Intima der Gefäße, desto rascher wird ein höherer Grad von Zirkulationsstörung mit nachfolgender Atrophie der sekretorischen Elemente erreicht werden. Je ausgedehnter und gleichmäßiger der Verödungsprozeß die Glomeruli oder (bzw. und) die obliterierende Endarteriitis die Gefäße betroffen hat, desto größer wird die Zahl der sekretorischen Elemente sein, die gleichzeitig atrophieren. Das Endresultat ist bei allen Verlaufsarten bei rascher und gleichmäßiger, oder langsamer und ungleichmäßiger Ausschaltung sekretorischer Elemente das gleiche, die tödliche Niereninsuffizienz. Wesentlich verschieden ist aber die **Zeit,** in der dieses Endresultat erreicht wird. Dementsprechend kann auch das anatomische Substrat der klinisch in die Erscheinung tretenden Niereninsuffizienz wesentlich verschieden sein und in einer stark vergrößerten, normal großen, kaum verkleinerten oder enorm geschrumpften Niere bestehen. Der objektive klinische Befund gibt uns keinen sicheren Anhalt, ob dieses Endstadium rasch oder langsam, innerhalb von Wochen, Monaten, Jahren oder Jahrzehnten nach dem akuten Stadium eingetreten ist. Um in einem solchen Falle die Verlaufsart d. h. die Geschwindigkeit des Ablaufes nachträglich angeben und das anatomische und histologische Bild vorhersagen zu können, dazu ist die Kenntnis der Vorgeschichte notwendig und zwar ein sicherer Anhaltspunkt dafür, wann der Kranke das akute Stadium der Nephritis durchgemacht hat. Da diese Angabe in vielen Fällen nicht zu erhalten ist, so werden wir oft darauf verzichten müssen, ein Urteil über die Verlaufsart abzugeben, und uns damit begnügen festzustellen, ob im einzelnen Falle das Endstadium der Nephritis noch weit entfernt, oder in absehbarer Zeit zu erwarten, oder schon eingetreten ist.

Eine solche Feststellung ist möglich auf Grund einer Prüfung der Nierenfunktion. Es erscheint daher vom klinischen Standpunkte am zweckmäßigsten, die chronischen Nephritiden nach funktionellen Gesichtspunkten zu unterscheiden.

Aus der Möglichkeit einer so außerordentlichen Verschiedenheit des zeitlichen Verlaufes geht schon die ungemein wichtige Tatsache hervor, daß es Fälle geben muß, in denen die Nieren, obgleich ihre Glomeruli oder (bzw. und) ihre Gefäße geschädigt aus der akuten Asphyxie hervorgehen, noch jahre- und jahrzehntelang leistungsfähig bleiben, ehe sie in das zum Tode führende Stadium der Niereninsuffizienz eintreten.

Wir können daher die chronischen diffusen Glomerulonephritiden nach dem funktionellen Verhalten in zwei große Gruppen oder Stadien einteilen, in Formen mit relativ ungestörter Funktion und Formen mit gestörter Funktion, d. h. in ein früheres, II., Dauer- und ein späteres, III., End-Stadium, wobei wir das akute als I., oder Früh-Stadium rechnen. Dabei müssen wir uns aber zweierlei klar machen:

1. daß fließende Übergänge bestehen und bestehen müssen, weil jede chronische diffuse Nephritis schließlich in das spätere Stadium der Niereninsuffizienz übergehen muß, falls der Träger es erlebt;

2. daß das spätere End-Stadium der Niereninsuffizienz sehr verschieden früh eintreten kann; es kann sich unmittelbar an das Abklingen des akuten Prozesses anschließen, oder sich erst nach vielen Jahren ganz allmählich aus dem chronischen Dauer-Stadium entwickeln.

Als Unterscheidungsmerkmal dient in erster Linie die Prüfung der Konzentrationsfähigkeit der Niere. Alle Fälle, die das Endstadium, sei es nach akutem, subchronischem oder ganz chronischem Verlauf erreichen und wirklich an der Niere, d. h. an Niereninsuffizienz sterben, weisen ausnahmslos die charakteristische Unfähigkeit der Konzentration, und zwar die Isosthenurie auf: die typische qualitative Änderung der Sekretion, die in Absonderung eines Harnes von fixierter, nicht mehr variabler Konzentration besteht, die der des Blutes entspricht (vgl. S. 62).

Zwischen dieses typische und allen chronischen diffusen Nephritiden bei genügend langer Lebensdauer drohende Endstadium, das histologisch durch die Atrophie der Mehrzahl der sekretorischen Elemente und Abplattung und Dystrophie der erhaltenen Tubulisepithelien gekennzeichnet ist, einerseits, und das akute Stadium, das sich durch Blutleere der Glomeruli und unwesentliche oder wenigstens rückbildungsfähige Schädigung der Tubuli auszeichnet, andererseits, schiebt sich nun ein je nach dem Tempo des Ablaufes verschieden langes II. Dauerstadium von gar nicht oder wenig gestörter Nierenfunktion.

Dieses II. Stadium fehlt bei den subakuten Fällen von nach Wochen oder Monaten zählendem Verlauf, die schon mit Niereninsuffizienz und Konzentrationsunfähigkeit das akute Stadium verlassen. Es dauert relativ kurz bei den subchronischen Fällen von nur jahrelangem Verlauf und sehr lange bei den Fällen von ganz chronischer Verlaufsart.

Es wäre sehr wichtig, gerade diejenigen Fälle des II. Stadiums von ganz chronischem Verlauf genauer über Jahre und Jahrzehnte zu verfolgen, um die allmählichen Übergänge in das III. Stadium zu beobachten. Doch sind die Voraussetzungen dazu nur selten gegeben. Eher kommt der einzelne schon in die Lage, den Übergang der Fälle von weniger langem Verlauf aus dem II. in das III. Stadium zu beobachten, und wir haben mehrfach bei wiederholten Beobachtungen und Funktionsprüfungen eine deutliche Abnahme des Konzentrationsvermögens im einzelnen Falle innerhalb einiger Jahre gesehen. Auch lassen sich die zahlreichen Fälle des II. Stadiums nach dem Konzentrationsvermögen in eine Reihe ordnen, in der sich ganz deutlich eine Abnahme des Konzentrationsvermögens erkennen läßt. Wir zweifeln daher nicht, daß in allen lange genug lebenden Fällen des II. Stadiums, wenn auch nach außerordentlich verschieden langer Zeit, dieser Übergang in das III. Stadium der Niereninsuffizienz erfolgt, der etwa dem Übergang der schweren arteriosklerotischen Hypertonie in das ischämische Endstadium der Kombinationsform entspricht.

Wir haben es also bei jeder chronischen Nephritis mit einer **Gleichung mit zwei Unbekannten** zu tun.

Zur richtigen Kennzeichnung und Beurteilung des einzelnen Falles ist notwendig zu wissen,

1. in welchem Zustande, d. h. in welchem klinischen Stadium er sich befindet,
2. mit welcher Geschwindigkeit die Zustandsänderung erfolgt.

Die erste Unbekannte, das Stadium, läßt sich klinisch feststellen durch Vergleich des objektiven Befundes mit dem bekannten, für alle chronischen Nephritiden gleichen Zustandsbilde des Endstadiums der Niereninsuffizienz.

Die zweite Unbekannte läßt sich aus dem objektiven Befunde nicht feststellen, aber durch Bezugnahme auf das Anfangsstadium ermitteln, d. h. aus der Zeit, in der sich das vorliegende Zustandsbild aus dem akuten Stadium entwickelt hat.

Die erste Unbekannte ist also stets, die zweite nicht immer festzustellen. Daher entspricht die Einteilung nach Stadien in erster Linie dem klinischen Bedürfnis. Wir müssen uns aber darüber klar sein, daß sie zur Kennzeichnung des einzelnen Falles nicht ausreicht, und daß, wenn irgend möglich, durch Ermittelung der zweiten Unbekannten auch noch ein Urteil über die Verlaufsart zur Stadiumbezeichnung hinzugefügt werden muß. Dann können wir voneinander unterscheiden:

1. ein III. Stadium einer nicht ausgeheilten (extrakapillären) Nephritis von subakuter Verlaufsart,
2. ein II. und III. Stadium einer nicht ausgeheilten (intrakapillären) Nephritis von subchronischer Verlaufsart,
3. ein II. und III. Stadium einer nicht ausgeheilten Nephritis bzw. einer chronischen Endarteriitis von ganz chronischer Verlaufsart,

und dann können wir in jedem Falle ziemlich genau die anatomischen Veränderungen uns vorstellen und vorhersagen.

Bei der Namengebung muß eine Einigung über die Verwendung der Beiworte subakut und chronisch erzielt werden, die in dem verschiedensten Sinn gebraucht zu werden pflegen. (Vgl. S. 308).

Wir werden im Sinne der Anatomen damit nur die Verlaufsart, d. h. die Schnelligkeit der Zustandsänderung, des Ablaufes zur tödlichen Niereninsuffizienz bezeichnen.

Unter einer subakuten Nephritis ist eine Form zu verstehen, die rasch zur tödlichen Niereninsuffizienz führt.

Unter einer subchronischen Nephritis ist eine Form zu verstehen, die relativ langsam zur tödlichen Niereninsuffizienz führt.

Unter einer chronischen Nephritis ist eine Form zu verstehen, die sehr langsam zur tödlichen Niereninsuffizienz führt.

Vielfach wird auch eine nicht ausgeheilte Nephritis, die dem akuten Stadium noch nahesteht, als subakute bezeichnet. Das führt zu einer Begriffsverwirrung, und wir wollen daher solche Fälle als frischere, andere, in denen das akute Stadium weit zurückliegt, als ältere Formen der nicht abgeheilten Nephritis bezeichnen.

Die Bezeichnung chronische Nephritis als Sammelname für alle nichtausgeheilten Nephritiden ist zu fest eingebürgert und muß wohl ebenso beibehalten werden, wie die Endung „itis“, die bei der chronischen Form noch weniger Berechtigung hat, wie bei der akuten. Wir werden dafür gerade zur Kennzeichnung der Fälle mit ganz chronischem Verlauf häufig die Bezeichnung Endarteriitis gebrauchen, aber auch bei diesem Namen ist die entzündliche Endung nicht ganz zutreffend. Doch wird man mit einer allgemeinen Nachschau der Namengebung am besten warten, bis eine Einigung über die krankmachenden Vorgänge und die krankhaften Veränderungen erzielt ist.

a) Das II. (Dauer-) Stadium der diffusen Glomerulonephritis.

Die chronischen Formen ohne Niereninsuffizienz, die sekundären Hypertonien.

Symptomatologie. Bei den nicht ausgeheilten diffusen Nephritiden des II. Stadiums mit erhaltener Nierenfunktion ist es in erster Linie die Permanenz der pathognomonischen Blutdrucksteigerung, die uns vermuten läßt, daß die den Verlauf der Nephritis bestimmende Veränderung und Drosselung der Gefäße noch weiterbesteht. Wir finden aber auch hier wie im akuten Stadium (vgl. die Gegenüberstellung der maximalen Blutdruckwerte der drei Stadien auf S. 435) sehr verschiedene Werte, sowohl im allgemeinen, wie im besonderen, im einzelnen Falle.

Werte von 200 mm Hg wurden nicht häufig, Werte von 180 etwa in der Hälfte unserer 33 im Atlas verarbeiteten Fälle erreicht oder überschritten. Von diesen kamen aber manche im Laufe der Behandlung vorübergehend auf viel niedrigere Werte, die die obere Grenze der Norm erreichten. Die andere Hälfte der Fälle hatte Werte, die regellos im allgemeinen wie im einzelnen zwischen 120 und 180 schwankten und oft bis zur Norm herabsanken oder diese auch dauernd nur ganz wenig überschritten, solange sie sich in Krankenhauspflege befanden. Bei denjenigen, bei denen eine Nachuntersuchung möglich war, fanden wir in der Regel später wieder einen erhöhten Blutdruck.

Solche Fälle mit ganz geringfügiger Blutdrucksteigerung unter 130 mm Hg und mit bei Bettruhe normalen Werten sind klinisch nicht zu unterscheiden von den mit Defekt (Restalbuminurie) abgeheilten diffusen und ebensowenig von den chronischen herdförmigen infektiösen Glomerulo-Nephritiden ohne Blutdrucksteigerung (vgl. S. 482), gegen die sich eine haarscharfe Grenze ohne Kenntnis des früheren und weiteren Verlaufes nicht ziehen läßt.

Daß der erhöhte Blutdruck bei interkurrentem Fieber oder bei eintretender Herzschwäche vorübergehend stark absinken kann, fanden wir auch bei diesen Formen bestätigt. Eine gewisse Labilität des Blutdrucks ist auch bei den Fällen, die in Krankenhausbehandlung und bei Bettruhe normale Werte erreichen, nicht zu verkennen. Die gelegentliche Beobachtung einer leichten Herzhypertrophie bei solchen Kranken mit scheinbar normalem Blutdruck ist wohl ungezwungener auf eine Neigung zu Hypertension im gewöhnlichen Leben zurückzuführen, wie auf eine durchaus unbewiesene primäre Herzwirkung der chronischen Nephritis (Schlayer).

Die bleibenden Folgen der Blutdrucksteigerung auf das Herz treten bei dem II. Stadium der Nephritis stärker hervor, als bei dem akuten, aber doch meist weniger stark in die Erscheinung wie bei dem III. Stadium. Je stärker die Neigung ist zu Hypertension, und je länger die Krankheit besteht, desto mehr tritt die Hypertrophie des Herzens, und zwar des linken Ventrikels in den Vordergrund.

Leichtere Grade von relativer Herzinsuffizienz, Atemnot beim Treppensteigen, Engigkeitsgefühl usw. kommen in diesem Stadium nicht selten, schwerste Grade von lebensbedrohender oder tödlicher Herzinsuffizienz nicht häufig zur Beobachtung. Die subjektiven und objektiven Erscheinungen gleichen dann denen der primären arteriosklerotisch bedingten Hypertonie, die im letzten Hauptabschnitte eingehender geschildert werden sollen.

Sehr starke Hypertrophie des linken Ventrikels bildet die Ausnahme. Hypertrophie und Dilatation beider Ventrikel und Corda bovina wie bei der primären Hypertonie sind bei dem II. Stadium der Nephritis, bei der sekundären Hypertonie, nicht häufig und kommen nur bei sehr chronischem Verlauf und insbesondere dann vor, wenn sich eine sekundäre Arteriosklerose der Nierenarterien zur Endarteriitis gesellt, oder Gelegenheitsursachen, wie zum Beispiel Unmäßigkeit im Genuß alkoholischer Getränke, besonders von Bier, oder schwere körperliche Arbeit hinzukommen.

Ödem. Das Ödem ist ebensowenig ein obligatorisches Symptom des II. Stadiums der Nephritis wie des I. Stadiums. Zahlreiche Fälle durchlaufen alle 3 Stadien ohne je wassersüchtige Anschwellungen gehabt zu haben. Im II. Stadium ist das Fehlen des Ödems auch dann die Regel, wenn das akute Stadium von starken Ödemen begleitet war; in einigen Fällen konnte vorübergehend leichte und rasch verschwindende oder auch gelegentlich wiederkehrende Hydropsie beobachtet werden. In einer Reihe von Fällen dagegen — und zwar sind das die glomerulitischen Fälle von subchronischer Verlaufsart — bleibt die Neigung zur Hydropsie, die schon das akute Stadium ausgezeichnet hatte, in mehr oder weniger hohem Grade bestehen, und unter diesen behalten einige während des ganzen Verlaufes den „chronisch parenchymatösen" Charakter bei, der durch ausgebreitete Wassersucht charakterisiert ist, und den wir als nephrotischen Einschlag bezeichnet haben. Diese Fälle zeichnen sich auch durch das andere Symptom der Nephrose, durch die hochgradige Albuminurie und den Reichtum des Sedimentes an verfetteten (ev. doppelbrechenden) Epithelien aus und dokumentieren sich auch post mortem als „Mischformen" mit starker — sekundärer — degenerativer Mitbeteiligung des Epithels.

Bei den meisten Fällen dieser Gruppe konkurrierte freilich auch eine allmählich zu Tode führende Herzschwäche als ödembeförderndes Hilfsmoment, und es ist bisweilen ganz unmöglich, intra vitam zu sagen, ob die Ödeme mehr renal oder mehr kardial bedingt sind.

So enorme Grade von Hydrops, wie sie sich noch bei Bartels beschrieben finden, die zu Glottis- und Lungenödem, Bersten der Haut, Gangrän des Scrotums geführt haben, kommen heute kaum mehr vor, weder bei den Nephrosen noch bei den Mischformen, nachdem wir gelernt haben, durch Einschränkung der NaCl und namentlich auch der Wasserzufuhr die Ödeme zu beherrschen.

Der Harn. Bei der chronischen Nephritis treten die Erscheinungen der akuten — asphyktischen — Schädigung der Schlingen mehr zurück. Den hämorrhagischen Charakter behält der Harn nur in wenigen Fällen bei, es sind dies besonders die sog. rezidivierenden Formen, bei denen wir eine häufig wiederholte Keimverschleppung und Haftung in den geschädigten Glomerulischlingen, d. h. eine aufgepfropfte embolisch-infektiöse Herdnephritis anzunehmen geneigt sind. Mikroskopisch findet man aber auch im II. Stadium sehr häufig rote und wohl stets weiße Blutkörperchen im Zentrifugat. Das Harnsediment enthält in der Regel auch Zylinder aller Art und um so mehr verfettete Elemente, je mehr der nephrotische Einschlag in die Erscheinung tritt, häufig aber auch verfettete Epithelien und doppelbrechende Lipoide, auch ohne daß hochgradige Albuminurie oder Hydropsie auf eine stärkere Ausdehnung der degenerativen Prozesse hinweisen.

Die Farbe des Harnes ist meist normal, es ist aber sehr auffällig, daß das Urobilin und seine Vorstufe im Harn nicht oder wenigstens nicht immer in gesteigertem Maße erscheint, unter Bedingungen, unter denen beim Normalen Urobilinurie nie vermißt wird. Insbesondere fehlt bisweilen das Urobilin selbst bei ausgesprochener Herzschwäche.

Der Eiweißgehalt ist bei den ödemfreien Fällen meist gering, von Spuren bis 1 oder 2‰. Bei den „parenchymatösen" Fällen mit Hydropsietendenz dagegen finden wir genau wie bei den Mischformen des I. und III. Stadiums größere Eiweißmengen von 5—10—15‰. Wie wenig der Grad der Albuminurie ein Urteil über die Schwere der Nephritis gestattet, zeigt beispielsweise ein in unserer Monographie als Beispiel mitgeteilter Fall (XXI), der wegen schwerer Papillitis mit Blutdruckwerten von 211 mm Hg zur Aufnahme kam. Der Harn enthielt meist nur Spuren Albumen bis zu einem Höchstwert von 0,3‰.

Die Nierenfunktion. Damit, daß wir als II. Stadium der Glomerulonephritis das Stadium ohne Niereninsuffizienz vom III. Stadium mit Niereninsuffizienz abtrennen, ist nicht gesagt, daß in dem II. Stadium die Nierenfunktion gar nicht gestört wäre. Es gibt zwar darunter eine ganze Reihe von Fällen, welche keinerlei Störung der Funktion erkennen lassen, eine Anzahl weist aber doch leichte Störungen auf, und wir finden naturgemäß alle Übergänge zum III. Stadium, da sich auch hier eine scharfe Grenze nicht ziehen läßt und ziehen lassen kann. Der Funktionsausfall ist aber nicht so hochgradig, daß der Organismus gezwungen wäre, zu der kompensatorischen Form der Diurese, der Polyurie zu greifen. Die Variabilität der Nierenfunktion ist, wenn auch vielleicht schon mehr oder weniger eingeschränkt, im großen und ganzen erhalten, und das drückt dem II. Stadium den Stempel auf.

Dem entsprechend besteht noch keine ausgesprochene Polyurie, dagegen finden wir im II. Stadium schon häufiger eine Verschiebung der Diurese auf die Nacht, eine Nykturie, die zum Teil schon ihren Ursprung haben kann in ungenügender Tagesausscheidung, zum Teil aber wohl auch extrarenalen, sei es kapillaren, sei es kardialen Ursprungs ist. Eine sichere Unterscheidung ist hier ohne genaue Beobachtung nicht möglich. Eine wesentliche Vermehrung des Nachtharnes gegenüber der Tagesmenge und die Umkehrung bei Bettruhe spricht für eine extrarenale Komponente.

Der Wasserversuch ergibt in der Regel, daß die Fähigkeit, schnell größere Wassermengen auszuscheiden, in manchen Fällen gar nicht in anderen nur wenig gelitten hat. Aber auch hier deckt eine feinere Analyse bisweilen schon Störungen auf, insofern als die ½-stündigen Einzelportionen kleiner werden als bei Gesunden, und die Ausscheidung statt in 2, erst in 4 Stunden, quantitativ ziemlich vollständig erfolgt, aber qualitativ in weniger steiler Kurve verläuft.

Andererseits finden wir bei Fällen, die dem I. Stadium noch näher stehen als dem III., dem Endstadium, auch gelegentlich eine ausgezeichnete und überschießende Wasserausscheidung, wie wir sie bei manchen gesunden und bei rasch abheilenden akuten Formen beobachtet haben.

Daß bei Ödembereitschaft, sei sie kardialen oder renal-nephrotischen Ursprungs, der Wasserversuch nicht quantitativ verwertet werden kann, versteht sich nach dem im vorhergehenden Kapitel Gesagten von selbst.

Noch besser als durch den Wasserversuch wird das Erhaltenbleiben der Variabilität der Nierenfunktion durch den Konzentrationsversuch erwiesen. Dessen Ausfall ist als maßgebend dafür anzusehen, ob eine chronische Nephritis sich im II. oder III. Stadium befindet. Die Konzentrationsfähigkeit ist im II. Stadium erhalten, bisweilen normal, bisweilen schon leicht, in einigen Fällen, die den Übergang zum III. Stadium bilden, schon deutlicher geschädigt. Auch hier haben wir natürlich keine scharfen Grenzen zu erwarten, sondern eine fortlaufende Entwicklung.

Dementsprechend finden wir im II. Stadium auch in der Regel eine sehr gute oder mindestens genügende NaCl und N-Ausscheidung. Werte von 1—1,5% NaCl bilden die Regel bei Na Cl-Belastung, und auch die Stickstoffkonzentration, die bis zu 2,4% beobachtet wurde, sinkt nicht unter 1%, so daß es bei genügender Harnmenge nicht zu einer Erhöhung des Reststickstoffes kommen kann. Auch hier kommen Ausnahmen vor, z. B.: Erhöhung des RN bei einer akuteren Verschlimmerung, oder bei Ödemresorption, oder bei Fällen, die gar nicht ernstlich aus dem akuten Stadium herausgekommen sind, oder bei Nachlaß der Herzkraft und sub finem bei Herzschwäche.

Als Regel gilt aber die wichtige Tatsache, daß das II. Stadium der Nephritis ohne Erhöhung der N-Schwelle im Blute verläuft, was ja eigentlich gleichbedeutend ist mit der Definition des II. Stadiums als chronisches Stadium ohne Niereninsuffizienz. Ob dieses Fehlen der RN-Erhöhung im Blute die Ursache dafür ist, daß noch nicht die kompensatorische Polyurie einsetzt, die das III. Stadium charakterisiert, das wagen wir nicht sicher zu entscheiden. Doch scheint uns Manches für diese Annahme zu sprechen. Sicherlich fehlt in diesem Stadium die Abnahme der Anspruchsfähigkeit der Tubuliepithelien und ihr histologischer Ausdruck, die Abplattung und Protoplasmaarmut.

Die Schlayerschen Methoden ergeben keine Anhaltspunkte, um dieses II. Stadium der chronischen Nephritis nach den beiden anderen Stadien einerseits oder nach der differentialdiagnostisch am meisten in Betracht kommenden primären sklerotischen Hypertonie andererseits zu unterscheiden.

Die Jodausscheidung ist meist normal, bei manchen Fällen mit oder ohne nephrotischen Einschlag verlängert. Sie war in einem Falle, bei einer sehr leichten Form von bester Funktion, ohne ersichtlichen Grund auf 92

Stunden verlängert, in einem anderen Falle von chronischer Nephritis bei Pleuritis auf 100 Stunden, um nach Abheilung der Pleuritis auf 56 Stunden zurückzukehren.

Die Milchzuckerausscheidung ist bisweilen gut, oder fast gut, trotzdem das vaskuläre Symptom der Blutdrucksteigerung vorhanden ist, in anderen Fällen besonders auch bei bestehender Ödembereitschaft oder Herzschwäche stark verlängert.

Augenhintergrund: Die charakteristischen nephritischen Augenhintergrundsveränderungen kommen im II. Stadium etwas häufiger vor, wie im ersten, aber nur bei Fällen mit besonders hochgradiger Blutdrucksteigerung. In einem Falle (Beisp. XXI des Atlas) wurde eine schwere Papillitis beobachtet, die auf dem einen Auge ausheilte, auf dem anderen zu atrophischen Veränderungen führte. In einem anderen Falle stellte der Augenarzt (Dr. Sievert) noch deutliche Gefäßveränderungen am Augenhintergrunde fest, obwohl die Nierenerkrankung fast abgeheilt erschien.

Es können sogar schwere rückbildungsunfähige Augenhintergrundsveränderungen mit Blindheit zurückbleiben, auch wenn die akute Nephritis vollständig ausheilt. Daher ist in jedem Falle besonders zu prüfen, ob es sich um eine aus dem akuten Stadium übernommene Retinitis albuminurica handelt, oder um eine erst im chronischen Stadium entstandene retinale Ischämie, die den Übergang in das III., ischämische Stadium der Nephritis ankündigt.

Wir haben auch zweifellose chronische Nephritiden des II. Stadiums mit bester Funktion gesehen, die erst durch die Sehstörung veranlaßt wurden, ärztlichen Rat einzuholen, und von dem ambulant durchgemachten Frühstadium keine Ahnung hatten, nichts weiter wußten, als daß sie eine Zeitlang über Müdigkeit und Atemnot zu klagen hatten.

Urämie. Im II. Stadium der Nephritis kommen die echte Urämie bzw. Azotämie des III. Stadiums nie, die eklamptischen Insulte des I. Stadiums sehr selten zur Beobachtung.

Eine echte eklamptische Urämie haben wir nur einmal gesehen, in einem Falle schwerer chronischer Endarteriitis ohne erhebliche Glomeruliveränderungen, der infolge einer durch Mitralstenose komplizierten Herzschwäche ein schwer hydropisches Krankheitsbild geboten hatte. Eklamptische Äquivalente (Kopfschmerz, besonders gegen Morgen) sind häufiger zu beobachten, z. B. bei Fällen mit mäßiger, aber andauernder Ödembereitschaft, die entweder dem akuten Stadium noch sehr nahestehen oder zu Herzinsuffizienz neigen, aber auch bei ganz ödemfreien Formen mit erheblicher Blutdrucksteigerung. Bei Frauen pflegt die Zeit der Menses ein periodisches Auftreten eklamptischer Äquivalente (Kopfschmerz, Erbrechen) zu begünstigen.

Allgemeinsymptome können im II. Stadium der chronischen Nephritis vollständig fehlen, es können aber auch die wenig charakteristischen Allgemeinerscheinungen des akuten Stadiums lange Zeit bestehen bleiben. Insbesondere wird häufig über Müdigkeit und geringe Leistungsfähigkeit, nicht selten aber auch über dumpfe oder deutliche Schmerzen im Rücken, in der Nierengegend geklagt, die bisweilen einseitig, anfallsweise auftreten und erhebliche Grade erreichen können.

Der Appetit ist im II. Stadium in der Regel gut, es bestehen im Gegensatz zum III. Stadium weder Verdauungsbeschwerden, noch gesteigerter Durst.

Sein Auftreten weist darauf hin, daß entweder eine latente Ödembildung stattfindet oder der Übergang in das III. Stadium sich vorbereitet.

Daß sekundäre Infektionen, zu denen die wassersüchtigen Formen neigen, den Verlauf sehr ungünstig beeinflussen können, braucht nach dem über die Nephrose Gesagten nicht besonders hervorgehoben zu werden.

Die Neigung zu Blutungen, z. B. zu kaum stillbarem Nasenbluten, kommt auch im II. Stadium vor, aber weniger häufig als im III., dem Stadium der Niereninsuffizienz.

Verlauf und Ausgang. Da das wesentlichste Kennzeichen des II. Stadiums in dem Fehlen der Niereninsuffizienz besteht, so liegt schon darin enthalten, daß diese Formen nicht an der Niere sterben. In den Fällen, die letalen Ausgang genommen haben, trat der Tod einmal an einer interkurrenten Meningokokken-Meningitis (vgl. Abb. 1, Taf. III), einmal an Eklampsie ein, in den übrigen Fällen an Herzschwäche. Gewöhnlich ist der Verlauf ein günstiger, und die chronische Nephritis des II. Stadiums wird Jahre und Jahrzehnte lang gut ertragen. Sicherlich erreichen manche Fälle überhaupt nicht das III. Stadium, bei anderen nimmt später oder früher die Konzentrationsfähigkeit ganz allmählich immer mehr ab, bis man von einem Übergang in das III. Stadium reden kann. Da dieses bei der ganz chronischen Verlaufsart auch viele Jahre mit Hilfe der kompensatorischen Polyurie ertragen werden kann, so läßt sich im II. Stadium überhaupt kein Urteil abgeben, in welchen Zeiträumen eine nicht ausgeheilte Nephritis, die mit erhaltener Variabilität der Nierenfunktion aus dem ersten Stadium hervorgeht, an Niereninsuffizienz zum Tode führt. Es wird die Sammlung der Erfahrungen Vieler und für den Einzelnen die Erfahrung eines ganzen Lebens nötig sein, um an der Hand von über Jahrzehnte sich erstreckenden methodischen Untersuchungen das Schicksal solcher Fälle und die Dauer der einzelnen Stadien, die Übergänge von dem einen in das andere zu verfolgen.

Die klinischen Krankheitsbilder der chronischen Glomerulitis und nephritischen Endarteriitis im II. Stadium ohne Niereninsuffizienz lassen sich nach unseren Beobachtungen etwa folgendermaßen gruppieren:

Wir können zunächst klinisch (und anatomisch) zwei Haupttypen unterscheiden:

1. einen kardiovaskulären („interstitiellen") Typus der sekundären Hypertonie, bei dem die Gefäßveränderungen das Bild beherrschen und
2. einen renalen-nephrotischen („parenchymatösen") Typus der chronischen Glomerulonephritis, bei dem die Glomerulierkrankung überwiegt.

1. Bei der ersten Gruppe ist ein symptomloser Verlauf der sekundären Hypertonie, wie bei der primären arteriosklerotischen Hypertonie, die Regel.

In einem Teil der Fälle wurde die chronische Nephritis als Nebenbefund entdeckt, oder sie wurde uns zur Beobachtung, weil Eiweiß gefunden worden war, überwiesen. Sie kann ganz unter dem kardialen Bilde der primären, arteriosklerotischen Hypertonie verlaufen und auch deren arterielle Phänomene (vgl. S. 530) aufweisen.

Bei diesen rein kardiovaskulären und kardial gut kompensierten Fällen von Endarteriitis ohne Niereninsuffizienz kommen auch wie bei den Hypertonien Schlaganfälle durch Zerreißung oder Verstopfung von Hirngefäßen vor.

Objektiv besteht nur eine mehr weniger hochgradige Blutdrucksteigerung mit mäßiger, seltener mit starker Herzhypertrophie (cf. S. 165) und meist geringe Albuminurie, ohne oder mit Nykturie.

Wenn Krankheitserscheinungen auftreten, so sind sie kardialer, seltener arterieller Natur. In manchen Fällen ist eine Verschlechterung des Sehvermögens das erste und einzige subjektive Zeichen des chronischen Nierenleidens, wie bei der Kombinationsform.

2. Bei dem zweiten Typus ist das stets wiederkehrende oder nie verschwindende Ödem das Symptom, das den Kranken beunruhigt und in seiner Arbeitsfähigkeit beeinträchtigt oder ihn dauernd ans Bett fesselt.

Hier spielt der kapillare Faktor der Ödembereitschaft die Hauptrolle. Objektiv ist die anhaltende Neigung zu Wassersucht das hervorstechendste

Zeichen, die Hypertension ist verschieden hochgradig, bisweilen nur sehr bescheiden, die Albuminurie groß.

3. Zwischen beiden steht eine Gruppe, in der beide Faktoren, der kardiovaskuläre und der kapillare zusammenwirken und ein chronisches, „suburämisches" Krankheitsbild erzeugen, in dem die Kranken fortdauernd über Allgemeinbeschwerden wie Kopfschmerz, Müdigkeit, Neigung zu Schwindel klagen. Ödembereitschaft fehlt selten ganz, ist aber geringfügig, die Hypertension meist erheblich, die Eiweißausscheidung mäßig. Nykturie ist die Regel, es besteht gewöhnlich anämische oder chlorotische Beschaffenheit des Blutes.

Die beiden Typen, der suburämische und der ödematöse Typus, können unter Umständen durch Kräftigung des Herzens in den 1. symptomlosen, kardiovaskulären Typus der sekundären Hypertonie übergeführt werden, und umgekehrt kann der letztere („interstitielle") Typus in den renalen („parenchymatösen") übergehen, wenn die Herzkraft nachläßt.

Nachdem wir uns darüber klar geworden sind, daß der klinische wie der histologische Verlauf von dem Grade der zunehmenden Zirkulationsstörung abhängt, so können wir uns wohl vorstellen, daß ein Nachlassen der Herzkraft in doppelter Weise ungünstig das Krankheitsbild wie den Krankheitsverlauf beeinflussen kann. Bei verschlechterter Durchblutung der ohnehin blutarmen Glomeruli und der gedrosselten Gefäßbahn in der Niere wird einmal durch Asphyxie die — sekundäre — degenerative Infiltration der Nierenepithelien begünstigt und die renale Ödemtendenz gesteigert, zum andern die Obliteration der Nierengefäße und Knäuelschlingen befördert und damit die Atrophie sekretorischer Elemente beschleunigt.

Daher sind von der zweiten renalen (nephrotisch gefärbten) Gruppe mit sekundärer, glomerulitischer Parenchymdegeneration nicht scharf zu trennen die Fälle, in denen chronische Herzschwäche die Ödemtendenz steigert und ein schweres, chronisch hydropisches Krankheitsbild hervorruft, in dem kardiale und renale Komponenten sich vermischen und überbieten, so daß schließlich sich nicht mehr entscheiden läßt, ob der Grad der Glomeruliveränderungen die Folge der Herzschwäche oder ob diese die Folge der Glomerulitis ist, oder ob eine ante finem unter Erhöhung des R-N eintretende Insuffizienz der Niere die Folge der Herzschwäche ist, oder die Folge der fortschreitenden, durch Herzschwäche beschleunigten Obliteration der erkrankten Glomeruli und Nierengefäße, deren Kompensation infolge der Herzschwäche ausbleibt. Solche Fälle können direkt als Übergangsformen aus dem II. in das III. Stadium aufgefaßt und bezeichnet werden.

Wir können das hydropische Krankheitsbild aber auch ohne Herzinsuffizienz in solchen Fällen antreffen, in denen der Hydrops seit Beginn der akuten Erkrankung den Kranken nicht verlassen hat. In diesen Fällen ist von Anfang an die zur Heilung notwendige Beschleunigung des Blutstromes in der Niere ausgeblieben.

Für unsere Auffassung, daß dieses hydropische Krankheitsbild durch die ungenügende Durchblutung der Niere erzeugt und unterhalten wird, spricht vor allem die Tatsache, daß es durch eine auf Besserung der Durchblutung der Niere gerichtete Behandlung gelingt, das nephrotische Krankheitsbild in das symptomlose, kardiovaskuläre überzuführen, vorausgesetzt, daß nicht die Glomerulischlingen bereits in der Mehrzahl vollkommen undurchgängig geworden sind, oder die Herzkraft nicht mehr steigerungsfähig ist.

4. Ob echte Rezidive, d. h. frische diffuse Glomeruliischämien auf dem Boden einer chronischen diffusen Glomerulonephritis bzw. nephritischen Endarteriitis vorkommen, ist noch fraglich. Bei scheinbaren Neuerkrankungen mit Hydrops ist wohl meist das Herz primär, die Niere rein sekundär beteiligt.

Nicht selten kommt es aber vor, daß ein neuer Nachschub von Hämaturie den Kranken in die Behandlung zurückführt. Auch hier läßt sich heute noch nicht sagen, ob nicht der alte, chronisch verlaufende Prozeß an den Nierengefäßen durch fortschreitende Zirkulationsstörung in einzelnen Glomerulis zu plötzlicher Hämaturie führen kann. Wir neigen, wie schon erwähnt, mehr zu der Auffassung, daß es sich in solchen Fällen um frische, herdförmig-infektiöse Prozesse auf dem Boden der alten, diffusen Glomerulitis oder Endarteriitis handelt, also um die Komplikation der chronischen diffusen — ischämischen — Nephritis mit einer akuten herdförmigen, infektiösen.

Solche Fälle können leicht fälschlich für akute angesprochen werden, besonders dann, wenn noch keine ausgesprochene Herzhypertrophie nachzuweisen ist. Eine sehr genaue Erhebung der Vorgeschichte ergibt aber, daß früher schon gleichartige Hämaturien oder ärztlich beobachtete Nierenentzündungen vorangegangen waren. Auf derartige Vorkommnisse hat Watson hingewiesen, aus ihnen aber den irrigen Schluß gezogen, daß die meisten scheinbar akuten Nephritiden nur Rezidive latenter chronischer Nierenentzündungen seien.

Richtig ist nur, daß alle chronischen Nephritiden ohne Ausnahme ein — freilich oft nichts weniger als stürmisches — „akutes" Stadium durchschritten haben, in dem die Erkrankung heilbar gewesen ist, und daß eine große Anzahl dieser chronischen Nephritiden das Frühstadium ambulant durchschritten haben, ohne die folgenschweren Vorgänge zu bemerken oder zu beachten, die sich in der Niere und damit in dem ganzen Kreislaufe abspielten. Eine „primär"chronische Nephritis gibt es nach unserer Überzeugung nicht. Wohl aber kann man sagen, daß der Übergang der chronischen Nephritis in das (ischämische) Endstadium klinisch wie pathogenetisch einer Rückkehr in den ischämischen Zustand des akuten Stadiums gleichkommt.

b) Das III. (End-)Stadium der diffusen Glomerulonephritis.

Die chronischen Formen mit Niereninsuffizienz, einschließlich der „sekundären Schrumpfniere".

Das Krankheitsbild des Endstadiums der diffusen Glomerulonephritis, das bisher auch zu dem großen Sammelbegriff der „interstitiellen Nephritis" gerechnet und bestenfalls dann, wenn die Ausgangsnephritis bekannt war, als sekundäre Schrumpfniere bezeichnet worden ist, ist ein außerordentlich typisches. Es entspricht demjenigen, das man seit Traube als das klassische Bild der Schrumpfniere schlechthin anzusprechen gewohnt ist.

Zwei typische Beispiele sind auf S. 187 bis 190 geschildert worden.

Das pathognomonische Symptom ist die Störung der Nierenfunktion, die chronische, latente oder manifeste, relative oder absolute Niereninsuffizienz. Diese funktionelle Unterscheidung sieht ganz ab von dem Alter des Prozesses, der Größe der Niere, ihrer glatten oder granulierten Oberfläche und dem Grade der Schrumpfung. Denn die Formen, die klinisch die Merkmale der „sekundären Schrumpfniere" aufweisen, entsprechen keineswegs alle dem anatomischen Bilde einer „ausgebrannten", stark geschrumpften Niere, sondern der Anatom kann, je nach der Schnelligkeit des Verlaufes, noch eine relativ große ja vergrößerte, eine nicht oder kaum geschrumpfte Niere finden in Fällen, die funktionell durchaus dem Endstadium entsprachen, und umgekehrt eine relativ kleine und stark geschrumpfte Niere da vorfinden, wo der Kliniker nach dem funktionellen Verhalten noch von einer chronischen Nephritis des II. Stadiums gesprochen hat.

Das Wesentliche ist der Untergang bzw. die Atrophie der Mehrzahl der sekretorischen Elemente, und die funktionelle Überlastung des zu kleinen erhaltenen Restes.

Wir werden als histologischen Ausdruck, als Reaktion auf den Untergang und die Atrophie zahlloser sekretorischer Elemente in keinem Falle eine erhebliche Bindegewebszunahme vermissen, die zu der falschen Bezeichnung interstitielle Nephritis geführt hat. Aus dem objektiven klinischen Befunde erhalten wir aber, wie schon erwähnt, keinen Aufschluß darüber, ob dieses Bindegewebe noch zellreich oder schon faserig, noch parasitär und raumausfüllend oder schon geschrumpft ist, und ebensowenig darüber, ob die in jedem Falle hochgradigen, dem Untergang der sekretorischen Elemente zugrunde zu legenden Glomeruli- oder Gefäßveränderungen sich rasch oder langsam entwickelt haben, und welche der drei histologischen Verlaufsarten oder Reaktionen überwiegen.

Nur wenn uns das Alter des Prozesses oder das Zeitmaß des Verlaufes aus der Anamnese genau bekannt ist, können wir darüber eine Vermutung äußern, z. B. mit Sicherheit eine Schrumpfung ausschließen, wenn wir das typische funktionelle Verhalten der „sekundären Schrumpfniere“ schon Wochen oder Monate nach der akuten Nephritis finden, oder mit Sicherheit Schrumpfung annehmen, wenn wir bestimmt wissen, daß das charakteristische Endstadium die Folge einer vor 10 oder 20 Jahren durchgemachten Nephritis darstellt. Klinisch, d. h. funktionell, können sich aber beide Fälle gleich verhalten, und die Unkenntnis der Vorgeschichte kann eine Unterscheidung unmöglich machen.

Nur in einem Teile dieser Fälle handelt es sich also wirklich um sekundäre „Schrumpf“nieren, die dem Krankheitsbilde der „fortschreitenden Nierenschrumpfung“ entsprechen, das von Traube zuerst und meisterhaft geschildert worden ist. Es steht aber nichts im Wege, diese durch Überlieferung geheiligte Bezeichnung für alle mit Niereninsuffizienz einhergehenden chronischen Nephritiden des Endstadiums zu gebrauchen, ohne Rücksicht darauf ob die Niere schon geschrumpft ist, oder nicht. Denn in allen diesen Fällen ist die Mehrzahl der sekretorischen Einzelelemente aus der Zirkulation und Funktion ausgeschaltet und an ihre Stelle gewuchertes Bindegewebe getreten, dessen Schrumpfung nur eine Frage der Zeit ist.

Symptomatologie. Wie bei dem ersten und zweiten Stadium, der akuten und chronischen Form der diffusen Glomerulonephritis, so gehört auch bei dem dritten, dem Endstadium, die Blutdrucksteigerung und Herzhypertrophie zu den obligatorischen Symptomen, ja sie rücken noch mehr in den Vordergrund. Und namentlich die Erscheinungen von seiten des Herzens verleihen dem klinischen Bilde — wenigstens in den älteren und vorgeschritteneren Fällen — das typische Gepräge der unter ausgesprochenster Beteiligung der Kreislaufsorgane verlaufenden klassischen „Schrumpfniere“.

Die Blutdruckwerte sind im allgemeinen höher als bei den chronischen Formen mit noch erhaltener Nierenfunktion. Werte von 160 — 170 werden selten, meist nur vorübergehend und fast nur in den Fällen von subchronischer Verlaufsart unterschritten, häufig überschritten. Wir haben in 14 von 37 Fällen Werte von über 200 gemessen, ja auch 250, 260 und 1mal 272 mm Hg gefunden[1]).

Eine Gegenüberstellung der maximalen Blutdruckwerte der drei Stadien der diffusen Nephritis ist nicht ohne Interesse. Sie zeigt, daß die Blutdruckwerte nach dem Endstadium zu deutlich ansteigen. Wir finden im II. Stadium häufiger hohe Werte als im I., im III. Stadium die ganz hohen Werte häufiger als im II. Stadium.

---

1) Bei der Verarbeitung des Materials hatte ich mich der dankenswerten und verständnisvollen Unterstützung meines früheren Mitarbeiters Dr. Engel zu erfreuen.

Tabelle VIII.

Maximale Blutdruckwerte	Zahl der Fälle des Stadiums		
	I	II	III
bis 160	46	11	5
161—180	14	6	8
181—200	6	11	10
201—240	1	5	9
240—272			5

Trotzdem erreicht die Herzhypertrophie bei diesen Kranken nur ausnahmsweise so hohe Grade wie bei den primären Hypertonien, die auf dem Boden reiner Sklerose der Nierengefäße bei sonst gesunden und vollsaftigen Individuen entstehen.

Diese Beobachtung hat schon Jores gemacht und zur Unterscheidung der sekundären Schrumpfnieren von den primären, genuinen verwertet. Im einzelnen Falle kann jedoch dieses Merkmal sehr im Stiche lassen. Denn bei den reinen Endarteritiden ganz chronischen Verlaufes treffen wir ja schon im II. Stadium gewaltige Herzhypertrophien an. Ganz unmöglich ist es aber, die hohen und höchsten Blutdruckwerte ausschließlich für die sogenannten genuinen Schrumpfnieren, d. h. für die Sklerosen, in Anspruch zu nehmen.

Wir können genau dieselben hohen und höchsten Werte auch bei „sekundären Schrumpfnieren" finden bzw. bei chronischen Nephritiden mit und ohne Schrumpfung der Niere, und in solchen Fällen auch genau dieselben hohen, ja höhere Grade von Veränderung und Verengerung der Nierengefäße wie bei den Sklerosen. Nur die Art der Gefäßveränderung ist verschieden. Bei den Sklerosen ist das Primäre eine Elastikahypertrophie mit (sekundären ?) degenerativen Veränderungen, bei den chronischen Nephritiden ist das Primäre eine bindegewebige Intimawucherung, die aber auch häufig mit sekundärer „Arteriosklerose", mit irregulärer Wucherung elastischer Fasern und degenerativen Veränderungen, Hyalinisierung, Verfettung, verbunden ist.

Je höher die Blutdruckwerte sind, um so sicherer dürfen wir im histologischen Bilde auf schwere und schwerste Gefäßveränderungen rechnen.

Die Blutdruckwerte sind im allgemeinen um so konstanter, je höher sie sind und je älter das Nierenleiden. Stärkere Schwankungen wie bei dem II. chronischen Stadium kommen vor bei den niedrigen Werten, ganz ausnahmsweise werden sogar gelegentlich für kürzere oder längere Zeit normale Werte erreicht. Auch für dieses Stadium gilt — natürlich nicht ohne Ausnahme — die Regel, daß die prognostisch günstigeren Fälle die niedrigeren Blutdruckwerte aufweisen, wenn nicht etwa Herzschwäche an diesen Schuld ist.

Das linke Herz wird ausnahmslos hypertrophisch, seltener, wie bei der primären Hypertonie, gleichzeitig dilatiert gefunden. Das rechte Herz ist häufig auffallend klein, und nur bei länger dauernder Insuffizienz des linken Herzens wird auch hier die rechte Kammer hypertrophiert und erweitert gefunden. Der Spitzenstoß ist ausgesprochen hebend, in- oder außerhalb der Mamillarlinie zu fühlen.

Wie am Herzen Hypertrophie, so erzeugt die dauernde Blutdrucksteigerung — vielleicht unterstützt durch toxische Einflüsse — an den großen und mittleren Gefäßen häufig genug eine klinisch feststellbare Arteriosklerose. Gerade die chronische Nephritis bildet, wie Marchand in seinem Referate über Atherosklerose hervorgehoben hat, eine besonders wichtige Ursache für das Auftreten der schweren arteriosklerotischen Veränderungen im jugendlichen Alter. Faber fand bei drei Nephritikern „in sämtlichen Gefäßen (inklusive Gehirngefäße) selbst den feinen, bedeutende, sowohl makroskopische als mikroskopische Degenerationsmerkmale, und zwar so stark und so ausgebreitet wie bei keiner anderen Erkrankung". Faber nimmt an, daß die Nephritis auf zweierlei Weise auf die Gefäße einwirkt, teils toxisch-infektiös, teils mechanisch. Marchand sieht als unbezweifelbare Hauptursache der atheromatösen Entartung die Einwirkung der anhaltenden Drucksteigerung an, während sein Schüler Heinecke das toxische Moment mehr in den Vordergrund rückt auf Grund eines Falles, in dem nach einjährigem Verlauf der chronischen Nephritis schwere arteriosklerotische Veränderungen, aber nur an den großen Arterien, gefunden wurden.

Nachdem uns das Studium der Gefäßveränderungen bei der nephritischen Ischämie zu der Überzeugung gedrängt hat, daß sich die charakteristische Intimawucherung stromabwärts von einer Drosselung der Nierengefäße entwickelt, als Reaktion auf eine arterielle Ischämie, erscheint eine erneute Prüfung der Frage der sekundären Arteriosklerose unumgänglich.

Wir werden die sekundären Gefäßveränderungen, die sich im Bereiche der Zone erhöhten Druckes entwickeln, streng unterscheiden müssen von denen, die unterhalb der Zone der gesteigerten Gefäßkontraktion, in den ischämischen Gefäßgebieten entstehen.

Gerade in den kleineren und kleinsten Gefäßen, deren Ischämie wir z. B. im Augenhintergrunde unmittelbar beobachten können, werden wir dieselben ischämischen Reaktionen erwarten, wie an den Nieren- und Augengefäßen, Reaktionen, die wir nicht als arteriosklerotische sondern als endarteriitische bezeichnet und auf eine „raumausfüllende" Endothelwucherung zurückgeführt haben. In den großen Gefäßen dagegen wird eine ganz andersartige Reaktion eintreten müssen, die Reaktion auf vermehrte Wandspannung, eine Zunahme des elastischen Gewebes. Andererseits werden wir gleichfalls an den großen Gefäßen herdförmige ischämische Reaktionen dann zu erwarten haben, wenn der abnorme Kontraktionsreiz die Vasa vasorum stark in Mitleidenschaft zieht, was sich an diesen wiederum in einer Endothelwucherung äußern müßte.

Für diese und gegen eine rein mechanische Auffassung spricht die Beobachtung, daß gerade die zu Ischämie der kleinsten Gefäße führende Nephritis trotz kürzeren Verlaufes oft viel schwerere atherosklerotische Veränderungen der großen Gefäße aufweist, als viele primär sklerotische Hypertonien, trotz viel protrahierteren Verlaufes und höhergradiger Blutdrucksteigerung.

Um so auffallender erscheint es, daß die arteriellen Symptome, die bei der primären Hypertonie und der genuinen Schrumpfniere eine so große Rolle spielen, im klinischen Bilde der chronischen Nephritis keinen breiteren Raum einnehmen. Angina pectoris, transitorische zerebrale Erscheinungen, periphere Gefäßspasmen sind nicht häufig zu beobachten. Dagegen kommen auch bei dieser Form der (sekundären) chronischen Hypertension Schlaganfälle nicht so ganz selten vor und sind bisweilen wie bei der (primären) arteriosklerotischen Hypertonie das erste Zeichen der bis dahin unerkannt gebliebenen Erkrankung.

Eine größere Rolle spielt in dem dritten Stadium der diffusen Nephritis der funktionelle Zustand des Herzens, das ja auch schon bei den akuten und chronischen Formen gelegentlich versagen kann; und das renale Krankheitsbild wird oft beeinflußt und getrübt durch die charakteristischen Erscheinungen der relativen Insuffizienz des muskelstarken Herzens. Sie sollen bei der Besprechung der Sklerose eingehender geschildert werden.

Oft bilden die kardialen Symptome, insbesondere die Dyspnöe, die einzigen subjektiven Krankheitszeichen. Dann stehen jene auch objektiv im Vordergrund: präsystolischer Galopprhythmus, präsystolischer oder gar systolischer Venenpuls, Verbreiterung des Herzens auch nach rechts, Leberschwellung, Transsudate und kardiale Ödeme können den nephritischen Ursprung der Herzschwäche verschleiern. Pulsirregularität ist sehr selten, Pulsus alternans bei den höheren Blutdruckwerten häufiger zu beobachten.

Ödem. Ödeme kardialen Ursprungs sind sehr häufig, renale selten. Die Unterscheidung ist freilich recht schwierig und oft erst ex juvantibus zu treffen. So leicht es gelingt, bei starken kardialen Ödemen ohne renale Erkrankung aus der Farbe und dem Urobilingehalt des Harnes die Entscheidung zu treffen, so schwer ist es, den renalen Ursprung auszuschließen bei den Endstadien der chronischen Glomerulonephritis, weil hier der Harn auch bei kardialer Stauung hell bleibt, und die Bildung und Ausscheidung des Urobilins allem Anschein nach Not leidet. Hochgradige Leberschwellung und Steigerung des Venendruckes weisen auf den kardialen Ursprung der Ödeme hin.

Beispiel: Fall H. als unheilbar nierenleidend aufgegeben, kommt mit allerschwersten Ödemen der enorm gespannten Haut, der Beine, der Geschlechtsteile, des Bauches, von 10stündiger Bahnfahrt stark erschöpft am 11. V. ins Krankenhaus. Körpergewicht: 89,9 kg. Fühlbarer Galopprhythmus, II. Pulmonalton lauter als der II. Aortenton. Orthodiagraphische Herzmaße: 6,4 : 13,3 : 20,3 cm. Puls regelmäßig, 94. Blutdruck: 178/105, Alternans bei 170 angedeutet. Venendruck rechts 190, links 170 mm H_2O. Leber sehr stark vergrößert, präsystolischer Halsvenen- und Leberpuls. Harn hell, Albumen 3‰, Urobilin +. Sediment: Leukocyten, hyaline und granulierte Zylinder. Rest-N: 61 mg.

Im Laufe der Behandlung, die zuerst in Carellscher Milchkur, später in kochsalzarmer Trockendiät bestand, gingen die Ödeme rasch zurück, Gewichtsabnahme in 7 Tagen 10 kg. Sie verschwanden völlig nach 3maliger Injektion von 1 Tropfen Tct. Strophanti, ohne daß bei der schweren renalen Schädigung des Wasserausscheidungsvermögens ein steilerer Diureseanstieg erfolgt wäre, als durchschnittlich 800 ccm am Tage und 1200 bei der Nacht. Die Gewichtsabnahme betrug nach 20 Tagen **25 kg**, danach blieb das Gewicht konstant. Der Venendruck war nach 12 Tagen auf 88 mm gesunken. Nach Ausschaltung der kardialen Komponente blieb der Kranke ödemfrei, obwohl der Wasser- und Konzentrationsversuch eine schwere Schädigung des Wasserabscheidungs- und Konzentrationsvermögens erwies, und der Patient ist unter einer Polyurie von ca. 3 Litern pro die noch längere Zeit beschwerdefrei in seinem Geschäfte tätig gewesen.

Es kommen aber doch, wenn auch selten, Ödeme renalen Charakters und Ursprungs vor; wir pflegen, wie schon mehrfach erwähnt, solche Fälle, die den Typus beibehalten, den man früher als chronisch-parenchymatös bezeichnet hat, und sich durch sehr starke Ödembereitschaft auszeichnen, als Fälle mit „nephrotischem Einschlag" zu bezeichnen. Ein klassischer Fall einer derartigen chronisch hydropischen Form im Endstadium ist auf S. 370 abgebildet und unter den klinischen Beispielen unserer Monographie auf S. 182 beschrieben (Fall XXVI). Er bot nicht nur klinisch, sondern auch bei der Autopsie das typische Bild einer Vereinigung von chronischer Glomerulonephritis mit den — sekundären — degenerativen Veränderungen der Nephrose, makroskopisch die ausgesprochen gelbe Farbe und mikroskopisch enorme Verfettung im Parenchym und in den Interstitien.

Im Gegensatz zu diesen Fällen von starkem degenerativem Einschlag und solchen, in denen wenigstens anamnestisch ein ödematöses Stadium ermittelt werden kann, stehen andere, welche vom Beginn bis zum Ende der

Krankheit niemals Ödeme aufzuweisen hatten. Diese oft zu machende Erfahrung ist besonders bemerkenswert; sie zeigt auf das eindringlichste, daß das Ödem nicht zu den obligatorischen Symptomen einer nicht ausheilenden diffusen Glomerulonephritis gehört. Die Verkennung dieser wichtigen Tatsache hat hauptsächlich dazu geführt, daß man früher sehr häufig sekundäre Schrumpfnieren für primäre, genuine, angesprochen hat, weil kein „parenchymatöses“ Stadium voraufgegangen war.

Harn. Noch mehr wie im chronischen Stadium tritt im Endstadium das Symptom der akuten Schlingenschädigung, die Hämaturie, zurück. Makroskopisch ist so gut wie nie, chemisch nicht häufig eine Blutbeimengung zum Harne zu erkennen, mikroskopisch sind freilich rote Blutkörperchen, wenn auch nur spärlich, in vielen Fällen, wie bei dem II. Stadium, anzutreffen.

Der Harn ist stets hellgelb gefärbt, die einzelnen Portionen sind von nahezu ganz gleicher Farbe, durch organisiertes Sediment leicht getrübt, ohne Uratsediment. Leukocyten sind in der Regel, Zylinder, hyaline und granulierte in sehr wechselnder Menge, nicht selten gar nicht, verfettete Epithelien oder Detritus häufig im Sediment nachzuweisen. Bei stärkerem nephrotischen Einschlag ist auch hier das Auftreten doppelbrechender Lipoide (Munk) im Sediment festzustellen.

Der Eiweißgehalt ist meist gering, oft unter 1‰. Manchmal ist Eiweiß auch nur in Spuren vorhanden, bei Fällen mit nephrotischem Einschlag kann die Albuminurie aber auch dauernd höhere Werte bis zu 10‰ erreichen. Bei Nachlaß der Herzkraft, steigendem Blutdruck, sinkender Urinmenge und ante exitum ist ebenfalls stärkere Eiweißausscheidung zu beobachten.

Nierenfunktion. Die Nierenfunktion ist in charakteristischer und so typischer Weise gestört, daß wir aus klinischen und prognostischen Gründen genötigt sind, das III. Stadium der diffusen Glomerulonephritis, das Endstadium, als das der chronischen Niereninsuffizienz von dem vorhergehenden, II. chronischen Stadium mit gut erhaltener Funktion zu unterscheiden. Die Frage der Niereninsuffizienz ist im allgemeinen Teil S. 37 und 53 eingehend behandelt worden. Ich wiederhole das Wichtigste:

Das wesentliche Merkmal einer guten Funktion ist die Variabilität der Funktion, die Unabhängigkeit der Ausscheidung der festen Bestandteile von der Wasserausscheidung.

Das wesentliche Merkmal der gestörten Nierenfunktion ist der Verlust der Variabilität der Funktion, die Abhängigkeit der Ausscheidung der festen Bestandteile von der Wasserausscheidung.

Das pathognomonische Symptom dieser Funktionsstörung ist die Unfähigkeit der Konzentration, die Hyposthenurie. Sie ist mit dem Leben lange Zeit vereinbar, aber nur so lange, als das Wasserausscheidungsvermögen der Niere soweit erhalten ist, daß eine Vermehrung der Harnmenge möglich ist.

Die Polyurie ist die einzige Form, in der die Absonderung eines dünnen Harnes kompensiert, genügende Schlackenausscheidung bei normaler Ernährung garantiert werden kann.

Sie hat nichts mit der Blutdrucksteigerung zu tun, und ist nicht, wie Senator noch glaubte, eine von der Herzhypertrophie abhängige „Überkompensation“. Denn sie fehlt trotz Blutdrucksteigerung und Herzhypertrophie bei chronischen Nephritiden und Hypertonien mit gut erhaltener Konzentration. Sie wächst — solange das geschädigte Wasserabscheidungsvermögen noch eine Steigerung der Polyurie zuläßt — mit wachsender NaCl- und N-Belastung und sinkt bei Einschränkung der NaCl- und Eiweißzufuhr.

Bei sehr stickstoff- und kochsalzarmer Nahrung kann daher eine Hyposthenurie auch lange Zeit ohne eigentliche Polyurie ertragen werden.

Über den Mechanismus der Polyurie haben wir noch keine genügende Vorstellung. Es ist möglich, daß jede Steigerung der Wasserausscheidung eine Beschleunigung des Blutstroms in der Niere (und in der Peripherie?) zur Voraussetzung hat, und denkbar, daß diese Steigerung der Blutstromgeschwindigkeit sowohl bei Herabsetzung der Widerstände — unter Zunahme des Minutenvolumens —, als auch bei Zunahme der Widerstände infolge Verengerung der Strombahn — unter Abnahme des Minutenvolumens — zustande kommt. Vielleicht kommt derartiges im präischämischen Stadium bei einem gewissen Grade der allgemeinen Gefäßkontraktion vor, so daß man eine zirkulatorisch bedingte — vaskuläre — von einer tubulären (chemisch bedingten?) Polyurie zu unterscheiden hätte, wobei die letztere nicht ohne Niereninsuffizienz, die erstere auch ohne eine solche bzw. vor Eintritt der Niereninsuffizienz zustande kommen könnte.

Der Grad der Funktionsstörung ist natürlich in den einzelnen Fällen sehr verschieden; es finden sich alle Übergänge zwischen dem II. und III. Stadium, und im III. Stadium mit ausgesprochener Hyposthenurie alle Übergänge von der vollkommenen Kompensation bis zur absoluten Insuffizienz, die sich voneinander nur mehr durch die Fähigkeit, die Harnmengen zu steigern, unterscheiden. Die Fähigkeit der Variation der Harnkonzentration nimmt früher ab wie das Wasserausscheidungsvermögen, je fixierter aber das spezifische Gewicht, um so schlechter wird auch das Vermögen, schnell große Mengen Wasser abzuscheiden.

Den unmittelbaren Übergang vom I. in das III. Stadium finden wir bei den schwereren Fällen subakuter Verlaufsart, in denen sich rasch eine Isosthenurie ohne Polyurie entwickelt.

Den Übergang vom II. zum III. Stadium bilden solche Fälle, bei denen die Harnmenge bereits infolge von Hyposthenurie gesteigert ist, das Wasserausscheidungsvermögen im Wasserversuch sich noch fast als normal erweist. In solchen Fällen pflegt auch die Konzentrationsfähigkeit noch nicht ganz aufgehoben zu sein, und es lassen sich im forcierten Konzentrationsversuch noch spezifische Gewichte von 1016, 1017, ja 1018 erzielen.

Mit Abnahme der Nierenfunktion und Abnahme des Konzentrationsvermögens sinkt das Wasserausscheidungsvermögen und steigt zunächst die Polyurie. Darin liegt kein Widerspruch. Die normale Niere besitzt eine ungeheure Reservekraft für das Wasserausscheidungsvermögen, und selbst eine erhebliche Abnahme der maximalen Sekretionsgeschwindigkeit läßt immer noch große Gesamturinmengen in 24 Stunden zu. Mit anderen Worten: Das Wasserausscheidungsvermögen der gesunden Niere ist so groß — ein Gesunder vermag im Wasserversuch mit Leichtigkeit 500 ccm in ½ Stunde zu produzieren, was einer Leistung von 24 Litern in 24 Stunden entspricht —, daß einer Herabsetzung dieses Vermögens sogar auf den zehnten Teil noch eine tatsächliche 24stündige Wasserabscheidung von 2,4 Liter entsprechen kann. Dieser Umstand, daß auch dann, wenn alle Funktionen der Niere gleichsinnig abnehmen, infolge dauernder Arbeit des Nierenrestes das durch Quantität des Harnes ersetzt werden kann, was er an Qualität eingebüßt hat, macht es verständlich, daß die chronische Niereninsuffizienz jahrelang ertragen werden kann.

Dieser erhebliche Unterschied in der Größe der Reserve für die Ausscheidung der festen Stoffe einerseits und des Wassers andererseits bedingt auch, daß wir das Konzentrationsvermögen viel früher beeinträchtigt finden, als das sogenannte Verdünnungsvermögen (Koranyi). Letzteres hat nichts mit der qualitativen Abnahme der Kraft zu tun, gegen den osmotischen Druck des Blutes ein hypotonisches Sekret zu liefern, sondern es ist gleichbedeutend mit der Fähigkeit rasch große Wassermengen auszuscheiden. Je langsamer die Wasserabscheidung bei maximaler Beanspruchung verläuft, desto mehr mischt sich dem Glomerulussekret das der unausgesetzt und maximal arbeitenden Tubuli bei.

Aus alledem geht schon hervor, daß wir aus der Messung der 24stündigen Harnmengen ebensowenig ein Urteil über die Störung der Wasserausscheidung erhalten, wie wir aus der Feststellung des spezifischen Gewichts der 24stündigen Harnmenge auf eine Konzentrationsunfähigkeit und Niereninsuffizienz schließen können. Das Gewicht der 24stündigen Mengen verschiedener Tage kann gleich und niedrig sein, ohne daß Konzentrationsunfähigkeit besteht, und die 24stündige Harnmenge kann groß sein, trotz erheblicher Schädigung des Wasserausscheidungsvermögens.

Beweisender für das Vorhandensein einer Störung der Nierenfunktion ist es schon, wenn die spezifischen Gewichte der einzelnen, spontan gelassenen Urinportionen nur wenig variieren. Noch instruktiver ist der Vergleich der 2stündlich gelassenen Harnportionen. Sicher beweisen läßt sich die pathologische Form der Diurese durch den Wasser- und Konzentrationsversuch.

Die Wasserausscheidung: Für die quantitative Verwertung des Wasserversuches ist immer die Frage zu berücksichtigen, ob nicht die Verzögerung der Wasserausscheidung extrarenal z. B. durch Schweiß oder aber durch Ödembereitschaft bedingt ist; doch spielt diese, wie schon erwähnt, bei der Mehrzahl der chronischen Fälle im Stadium der Niereninsuffizienz keine erhebliche Rolle, solange das Herz noch leistungsfähig ist.

In manchen Fällen finden wir noch ein leidlich gutes Wasserabscheidungsvermögen, was prognostisch als günstig zu verwerten ist; es gehört zu den größten Seltenheiten und kommt nur im Übergangsstadium vor, daß der Wasserversuch überschießend ausfällt. In der Mehrzahl der Fälle hat das Vermögen, schnell große Mengen Wasser abzuscheiden, merklich gelitten, von einer Übererregbarkeit der Nierengefäße ist keine Rede; in den ungünstig liegenden, dem Ende zuneigenden Spätstadien wird die Kurve der Harnabscheidung so gut wie gar nicht durch die einmalige Zulage von 1500 ccm Wasser geändert.

Der Ausfall des Wasserversuches gibt uns einen ungefähren Anhalt dafür, wie groß die Zahl der noch erhaltenen bzw. gut durchbluteten Glomeruli ist. Wir finden ihn daher ganz schlecht in allen Fällen des III. Stadiums, die vor dem tödlichen Ausgange stehen, von vornherein besonders schlecht in den Fällen subakuter Verlaufsart, in denen die Mehrzahl der Glomeruli unter reaktiver Wucherung des Kapselepithels (extrakapilläre Form) ausgeschaltet sind; nicht gut (und extrarenal getrübt) bei den subchronischen Formen mit ausgedehnter intrakapillärer Hyalinisierung der Glomeruli; anfangs recht gut und lange Zeit gut bei den rein vaskulären endarteriitischen Prozessen von ganz chronischen Verlauf, bei denen die Hyposthenurie erst nach vielen Jahren eingesetzt hat und selbst wieder viele Jahre dauern kann.

Hier wird im III. Stadium trotz starker Einschränkung der Zahl der sekretorischen Elemente der Nierenrest von Inseln voll funktionsfähiger, ja hypertrophischer Elemente gebildet, und die Fähigkeit zur Polyurie bleibt dementsprechend am längsten erhalten.

Spezifisches Gewicht: Der Konzentrationsversuch macht bei dieser Kategorie der chronischen Nephritiden einige Schwierigkeiten, führt aber zu einem bemerkenswerten und typischen Ergebnis. Trotz völliger Sistierung der Flüssigkeitszufuhr steigt das spezifische Gewicht des Harnes nicht, sondern der Kranke fährt fort, reichlich dünnen Harn abzusondern. Dabei nimmt er stark an Gewicht ab, — die Gewichtsabnahme kann 2—3 Kilo betragen —, ein Beweis dafür, daß der Körper aus seinen Geweben das nötige Wasser liefert, und es stellt sich bald ein heftiger Durst ein, der die Fortsetzung des Konzentrationsversuches unmöglich macht. Die folgende starke Flüssigkeitsaufnahme stellt rasch das alte Gewicht wieder her, und die Harnmenge kann bezeichnenderweise am Dursttage größer sein, als am darauffolgenden Trinktage.

Für das Verständnis der Polyurie ist diese regelmäßig zu machende Beobachtung von großer Bedeutung. Sie zeigt, daß die Polyurie nicht auf einem vermehrten exogenen Wasserangebot beruht, sondern daß es sich um eine Zwangspolyurie handelt (vgl. S. 54).

Sehr bemerkenswert ist, daß das spezifische Gewicht, das in den Frühstadien mit leidlich erhaltener Wasserabscheidung noch auf 1006, 1005 absinken kann, in den Spätstadien stets um 1010—1013 fixiert bleibt. Der Gefrierpunkt eines solchen Harnes entspricht fast genau dem des Blutes, und die Fixation der Harnkonzentration auf dieser Höhe beweist sowohl im Sinne von Koranyi, daß die Niere nicht mehr imstande ist, osmotische Kondensationsarbeit zu leisten (vgl. S. 64), als auch die Unfähigkeit zu einer isolierten Steigerung der Wasserausscheidung.

Die Kochsalzausscheidung. Während wir bei den Nephrosen und z. T. auch bei den akuten Nephritiden die Beobachtung machen konnten, daß die Kochsalzausscheidung schlecht, das Ausscheidungsvermögen erhalten war, finden wir bei den chronischen Nephritiden des III. Stadiums eine genügende NaCl-Ausscheidung bei herabgesetztem Kochsalzausscheidungsvermögen, also dasselbe paradoxe Verhalten, das uns bei der Wasserausscheidung entgegentritt. So wie hier ein verschlechtertes Wasserausscheidungsvermögen und eine verzögerte Ausscheidung bei der Belastungsprobe mit einer 24stündigen Polyurie zusammenfällt, so sehen wir hier — wenigstens bei den zu Polyurie fähigen Fällen der chronischen Verlaufsart — infolge dieser Polyurie eine vollständig ausreichende 24stündige Chlorausscheidung und doch eine Verzögerung derselben beim Belastungsversuch. Eine Zulage von 10 g NaCl wird selbst bei NaCl-armer Kost stark verzögert, erst in 2—3 Tagen ausgeschieden, bei vorgeschrittener Niereninsuffizienz sogar unter Umständen vollständig retiniert.

Die prozentische NaCl-Ausscheidung ist naturgemäß bei den stark polyurischen Fällen niedrig, sie erreicht aber auch beim Konzentrationsversuch fast nie die normalen Werte, und bei schweren Fällen erhebt sie sich kaum über 0,5%.

Wie wenig steigerungsfähig in solchen Fällen die NaCl-Ausscheidung ist, dafür als Beispiel einen Belastungsversuch in einem Falle, in dem die Konstanz der Urinsekretion bereits einen hohen Grad erreicht hatte, und die isosthenurische Pseudonormalurie bereits an die Stelle der Polyurie getreten war.

Es handelt sich um eine chron. diff. Glomerulonephritis von 20jähriger Dauer im III. Stadium. (Vgl. Volhard und Fahr, klinische Beispiele zum III. Stadium S. 189, Nr. XXX.) Bei NaCl-freier Kost und ungefähr normaler Diurese werden 10 g NaCl glatt retiniert. Die Ausscheidung betrug an den vorhergehenden Tagen prozentual etwa 0,3 und absolut im Mittel 3,6.

1. Tag: Um 8 Uhr 10 g NaCl per os:

Zeit	Urinmenge	spez. Gewicht	NaCl %	NaCl ges.	Serumeiweiß
9 Uhr	60 ccm	1011	0,234	0,140	7,15 %
11 „	125 „	1011	0,269	0,336	
1 „	100 „	1011 2/3	0,254	0,254	
3 „	90 „	1010	0,339	0,305	6,29%
5 „	90 „	1010	0,316	0,284	
7 „	65 „	1010	0,292	0,190	6,92%
1 „	200 „	1009	0,292	0,584	
5 „	250 „	1009	0,328	0,820	
7 „	120 „	1009	0,328	0,394	
	1100 „			3,307	
		2. Tag:			
	1280 ccm		0,209 bis 0,351	3,989	

Auch die Konstanz der Diurese, die Gleichheit der 2stündigen Urinmengen ist in diesem Beispiel schon sehr ausgesprochen.

In anderen Fällen, in denen wenigstens die Harnmengen noch variieren, läßt sich auch ein Einfluß des NaCl im Sinne einer Steigerung der Harnmenge erkennen, und mit steigender NaCl-Zufuhr wächst allmählich die Polyurie.

Die Stickstoffausscheidung. Die Stickstoffausscheidung steht wie bei der akuten Niereninsuffizienz so auch bei der chronischen im Brennpunkt des ärztlichen Interesses. Von ihr hängt das Schicksal des Kranken ab. Was die Beurteilung der N-Ausscheidung im Harne angeht, so gilt für sie das gleiche, was schon bei der Besprechung der Niereninsuffizienz hervorgehoben wurde (vgl. S. 45). Es ist nicht möglich, aus dem Vergleich zwischen Einfuhr und Ausfuhr ein sicheres Urteil darüber zu gewinnen, ob und inwieweit die lebenswichtige Funktion der N-Ausscheidung gelitten hat. Dazu kommt die sehr bemerkenswerte Tatsache, daß bei der chronischen Niereninsuffizienz die quantitative Ausscheidung des N — wie die des NaCl und Wassers — scheinbar vollständig ausreichen, d. h. der Zufuhr entsprechen kann; aber ein Belastungsversuch oder die Blutuntersuchung ergibt, daß N retiniert, oder — ebenso wie NaCl und Wasser — nur sehr verzögert ausgeschieden wird. Auch hier sehen wir den gleichen Unterschied zwischen der Ausscheidung (sc. in 24 Stunden) und dem Ausscheidungsvermögen. Selbst die prozentige Ausscheidung des N kann noch relativ gut erscheinen, ja 1% betragen, wenn bereits die tödliche Vergiftung begonnen hat.

Diese Tatsachen sind nur so zu verstehen, daß im Laufe der chronischen Nephritis die Anspruchsfähigkeit der Niere für die diuretisch wirkenden Schlacken immer mehr sinkt, so daß infolgedessen der Stickstoffspiegel im Blute, den wir als Rest-N bestimmen, immer mehr steigt, bis die Katastrophe eintritt.

Man kann eine Erhöhung des Rest-N im nüchtern entnommenen Blute bei zwangloser Ernährung als die Regel für das III. Stadium ansehen. Sie ist ebenso konstant, wie die charakteristische Form der Diurese, die Hyposthenurie, und es ist nicht unwahrscheinlich, daß dieses Ansteigen des Rest-N im Blute neben der Verzögerung der NaCl- und Wasser-Ausscheidung den beständig wirkenden und beständig sich erneuernden Diuresereiz bildet, der die Niere zu einer unaufhörlichen polyurischen Diurese zwingt.

Doch ist hierbei auch die extrarenale Beeinflussung des Wasserangebotes und die Möglichkeit osmotischer Wasserentziehung zu berücksichtigen (vgl. S. 64).

Die Höhe des Rest-N im Blute schwankt sehr, je nach der Größe der Eiweißzufuhr und je nach dem Stadium, in dem sich die chronische Niereninsuffizienz befindet, d. h. je nach der Fähigkeit der Niere zur Polyurie und dem Grade der Herabsetzung ihrer Anspruchsfähigkeit. Wir finden Werte von 40—60 mg, die an der oberen Grenze des Normalen stehen, und Werte von 100—200 mg, die den Ausbruch der Azotämie unmittelbar erwarten lassen.

Je niedriger die Rest-N-Werte, desto weniger steigen sie bei N-Zulage, desto leichter sind sie durch Einschränkung der N-Zufuhr herabzudrücken, desto günstiger die Prognose; je höher die Rest-N-Werte, um so höher steigen sie bei N-Zulage, um so schwerer ist die Anspruchsfähigkeit der Niere geschädigt, um so weniger gelingt es, bei starker Einschränkung der N-Zufuhr die Niere zur Ausschwemmung des nicht nur im Blute sondern auch in den Geweben (vgl. auch Monakow) zurückgehaltenen Stickstoffs zu bewegen: Die prozentuale und absolute N-Ausscheidung sinkt, der Rest-N bleibt hoch. Erst dann, wenn im Stadium der Vergiftung der Rest-N steil in die Höhe schnellt, kommt wieder ein Anstieg der N-Ausscheidung im Harne zustande.

Stets werden Schwankungen der Zufuhr nicht plötzlich, sondern nur langsam und allmählich von der Niere beantwortet; bei brüsker Mehrzufuhr steigt die Ausscheidung erst nach Tagen, und sie fällt ebenso langsam ab, wenn plötzlich die N-Zufuhr reduziert wird.

Diese langsame Einstellung auf N-Gleichgewicht ist sehr charakteristisch; sie kommt zum Ausdruck bei Belastungsversuchen mit Harnstoffzulagen. Je vorgeschrittener die Fälle, um so weniger steigt auf eine Zulage von 20 g Urea die prozentische und absolute N-Ausscheidung. In günstiger liegenden Fällen wird die Zulage, — seltener unter Erhöhung der Konzentration, häufiger unter Steigerung der Polyurie, — vollständig aber verzögert ausgeschieden.

Als Beispiel für letzteren Modus:

Peter B..r, 47 Jahre. Blutdruck 216: 114 mm Hg. Polyurie von ca. 2500, die bei Kochsalzbeschränkung allmählich auf Normalurie (1500) zurückgeht. Spezifisches Gewicht des Harnes (Albumen 2‰) fixiert zwischen 1008 und 1010, selten 1012. Wasserversuch: Von 1500 ccm in 4 Stunden 820 und 900 ausgeschieden, niedrigstes spezifisches Gewicht 1006. Im Konzentrationsversuch wird in 1½ Tagen 1017 erreicht, unter Gewichtsabnahme von 2 kg. 0,5 Jod in 65 und 98 Stunden ausgeschieden. Milchzuckerausscheidung ganz außerordentlich schlecht, in den ersten 5 Stunden ist Zucker nicht einmal qualitativ nachzuweisen. NaCl-Ausscheidung: absolut 13—20 g pro die, prozentisch 0,5—0,8%. N-Ausscheidung deutlich beeinträchtigt, prozentisch bis 1,1% (bei 96 RN).

RN bei der Aufnahme 83 mg, bei unbeschränkter N-Zufuhr erfolgt Anstieg des RN auf 96 mg, bei N-Beschränkung Abfall des RN auf 51 mg und 42 mg, bei wochenlanger Zufuhr von nur 10 g N bleibt der Nüchternwert des RN auf 41 und 38 mg und steigt bei etwas freierer Zufuhr auf 60 mg. In diesem Stadium Belastungsversuch mit 22 g Urea. Ausscheidung erfolgt deutlich verzögert unter Polyurie.

Datum	N-Zufuhr	N-% i. Harn	Ges. N i. Harn	Urinmenge	
7. I.	11,84	0,487	12,42	2550	
8. I.	12,22	0,495	10,64	2150	
9. I.	11,70	0,439	10,76	2450	
10. I.	12,50	0,428	8,84	2070	
11. I.	11,49 + 10 g	0,467	12,84	2750	22 g Urea-
12. I.	8,10	0,448	12,54	2800	Zulage.
13. I.	5,63	0,462	9,33	2220	
14. I.	5,63	0,372	6,76	1820	

Es entspricht ja nur der hyposthenurischen Form der Diurese bei unseren Fällen von chronischer Niereninsuffizienz, daß wir hier in der Regel die Werte der prozentischen N-Ausscheidung niedriger finden, als bei den Formen des I. und II. Stadiums, und daß auch im Konzentrationsversuch die N-Ausscheidung im Harn nie zu normaler Höhe ansteigt.

Zur Beurteilung der N-Ausscheidung genügt es aber nicht, die prozentige N-Ausscheidung festzustellen, denn gerade bei der tödlichen Azotämie kommen relativ hohe Werte von 0,9—1% N im Harne vor; wichtiger ist der Grad der N-Retention im Blute und die Spannung, die zwischen der meist wenig variierenden prozentigen N-Ausscheidung und dem Rest-N-Werte im Blute besteht (vgl. S. 45).

Für die Prognose ist der Grad der N-Retention von allergrößter Bedeutung. Sie ist, wie Widal schon 1904 gezeigt hat, um so ungünstiger, je größer das Mißverhältnis ist zwischen dem RN-Spiegel im Blute und der Größe der

Eiweißzufuhr bzw. N-Ausfuhr. Ein RN von 70 mg bei gemischter Kost hat nicht viel zu bedeuten. Bleibt aber der RN trotz Einschränkung der N-Zufuhr auf derartigen Werten stehen, so ist ein schlimmer Ausgang zu erwarten.

Beispiel: Subchronische Nephritis von 3jähr. Dauer im Endstadium (Atlas S. 180). Rest-N anfangs 83 mg, nach je 8 Tagen 86 und 93 mg, steigt bei der Ödemausschwemmung auf 114 mg. Dabei eine prozentuale N-Ausscheidung im Harn von 0,4—0,5. Nunmehr wird die Zufuhr auf 5—7 g beschränkt. Die prozentuale Ausscheidung sinkt trotz des hohen Rest-N auf 0,3, und die Gesamtausscheidung setzt sich mit der Zufuhr bald ins Gleichgewicht, ohne daß trotz reichlicher Wasserzufuhr eine rasche Ausschwemmung des retinierten Stickstoffs zunächst eintritt. Erst ganz allmählich im Laufe von je einer Woche sinkt der Rest-N auf 72 und 55 mg. Bei der Ausschwemmung inzwischen angesammelter kardialer Ödeme kommt es zu einer ganz vorübergehenden Erhöhung auf 105 mg und in 6 Tagen wieder zu einem Abfall auf 60 mg. Diese Höhe wird trotz reichlicher Diurese und trotz konsequenter Beschränkung der N-Zufuhr auf **3 g**! bei sehr niedriger prozentualer Ausscheidung von 0,2—0,3 % dauernd beibehalten: RN nach je 8 Tagen 56 und 67 mg.

Bei der II. Aufnahme beträgt der Rest-N anfangs 94 mg. Trotz weitgehender Beschränkung der N-Zufuhr auf ca. 5 g und dauernd unterhaltener Polyurie tritt bei einer konstanten N-Ausscheidung von 0,3% eine Erhöhung des Rest-N auf 108 und später auf 149 mg ein (Lumbalpunktat 130 mg). Nunmehr Ausbruch der Urämie und rascher Anstieg des Rest-N auf 221 mg.

Nicht minder wichtig als für die Prognose ist die Bestimmung des Rest-N für die Frage, ob eine im Laufe des Nierenleidens eintretende Verschlimmerung, z. B. ein zerebrales oder viszerales Syndrom als „urämisch" aufzufassen ist oder nicht.

Milchzucker- und Jod-Ausscheidung: Die Milchzuckerausscheidung ist in den Fällen des dritten Stadiums fast regelmäßig stark verlängert. Auf die Frage, ob sich der Ausfall dieser Probe differentialdiagnostisch verwerten läßt, kommen wir bei den Sklerosen zurück (S. 529). Bemerkenswert ist, daß in Frühfällen, wie dies ja schon bei Besprechung des II. Stadiums hervorgehoben wurde, die Milchzuckerausscheidung gut sein kann, obwohl es sich um eine nichtausgeheilte, chronische, allmählich zur Niereninsuffizienz führende „vaskuläre" Nephritis handelt.

Beispiel: Ein 35jähriger Patient hatte vor 8 Jahren Halsschmerzen mit blutigem Auswurf (Tonsillarabszeß), seit 6—7 Jahren nervöse Beschwerden, seit 2 Jahren Schmerzen in der Nierengegend, Nykturie und Polyurie, niemals Ödeme. Vor 2 Jahren war bei dem Patienten im Harne Eiweiß festgestellt worden.

Bei der I. Beobachtung im Jahre 1911 fanden wir: Blutdruck 160 mm Hg, Albumen $\frac{1}{4}$‰ bis Spuren, Zylinder, Leukocyten, verfettete Epithelien, Polyurie mäßigen Grades, Konzentration bis 1022 unter starkem Durstgefühl und Gewichtsabnahme von 1 kg. Wasserversuch überschießend, 1940 ccm in 4 Stunden.

Hier wurde der Milchzucker in 5 Stunden quantitativ ausgeschieden, Jod in 53 Stunden.

Bei der II. Aufnahme (April 1913) fanden wir stärkere Polyurie, Blutdruck 170 mm Hg, Rest-N 46 mg, bei reichlicher Eiweißzufuhr 70 mg. Wasserversuch 1310 und 1490 ccm in 4 St., Konzentration in 40 Stunden nur 1015, dabei sehr quälender Durst und Abnahme des Körpergewichtes um $1\frac{1}{2}$ kg. Bei einem zweiten Konzentrationsversuch wurde ein spezifisches Gewicht von 1014 erreicht, dabei Gewichtsabnahme um $2\frac{1}{2}$ kg.

0,5 g Jodkali wurden in 96 Stunden ausgeschieden, von 2 g Milchzucker in den ersten 5 Stunden 0,44 g, Trommersche Probe nach 10 Stunden noch positiv. Der Kranke starb Juni 1914 unter dem typischen Bilde einer echten Urämie.

Hier handelte es sich zweifellos um eine chronische „vaskuläre" Nephritis, im Übergang vom II. in das III. Stadium. Der Ausfall des Wasserversuchs bei der ersten Beobachtung hätte sogar noch an eine „Übererregbarkeit" denken lassen können. Der Milchzuckerversuch fiel aber durchaus gut aus, trotz der Schädigung der Nierengefäße, die schon nach der Blutdrucksteigerung und dem weiteren Verlauf mit Sicherheit angenommen werden mußte.

Andererseits erscheint es sehr auffallend, daß bei allen Fällen des III. Stadiums, die doch in der Mehrzahl reine, „vaskuläre Schrumpfnieren" darstellen, die Jodausscheidung ebenfalls stark verlängert ist. Relativ gering (74 Stunden) war die Verzögerung der Jodausscheidung gerade in einem Falle von starker tubulärer Miterkrankung, dessen Niere als Beispiel für eine subchronische hydropische Nephritis des III. Stadiums mit starkem nephrotischen Einschlag abgebildet worden ist.

Im allgemeinen unterscheiden sich aber die Fälle des III. Stadiums von denen des II. Stadiums durch den Ausfall der Jodprobe in dem Sinne, daß im Stadium der chronischen Niereninsuffizienz in der Tat Jod verlängert ausgeschieden wird. Doch läßt sich der Ausfall nicht etwa nach dem Grade der Verlängerung prognostisch verwerten. In einem Falle, bei dem die tödliche Urämie vor der Türe stand, fanden wir (Dr. Keller) 67½ Stunden, in einem anderen 2 Jahre später noch lebenden Falle 148 Stunden, in einem 3. Falle bei ein und demselben Patienten das eine Mal 96, das andere Mal 150 Stunden.

Daß ausnahmsweise auch im II. Stadium die Jodausscheidung stark verlängert sein kann, wurde bereits erwähnt, und wir werden bei den Sklerosen sehen, daß auch bei diesen starke Verlängerung der Jodausscheidung ohne Niereninsuffizienz vorkommt.

Urämie: (vgl. S. 186 und 230). Die echte Urämie ist der typische und häufigste Ausgang des III. Stadiums der chronischen Glomerulonephritis, sie tritt unaufhaltsam ein, wenn die kompensatorische Polyurie nachläßt.

Schon den alten Ärzten war das Absinken der Harnmenge ohne Ansteigen des spezifischen Gewichts als Vorbote der Urämie bekannt. Das wichtigste objektive Symptom der herannahenden Urämie bietet die Bestimmung des Rest-N im Blute. Doch läßt sich keine scharfe Zahl angeben, welche als Grenze einer noch mit dem Leben verträglichen N-Retention anzusehen wäre.

Wir sahen, wenn auch selten, Kranke schon bei Rest-N-Werten von 145 mg in 100 g Blut sterben, andere mit 193 mg noch für einige Zeit sich erholen, doch ist bei Rest-N-Zahlen über 100 mg in 100 g Blut stets das Ende in nahe Ferne gerückt. Es kommen freilich im Verlaufe der tödlichen Urämie noch wesentlich höhere Werte vor.

In neuerer Zeit ist neben der Azotämie auch eine Indikanämie und eine Kreatinämie beschrieben worden (Rosenberg).

Symptome. Wir sehen bei dem Endstadium der chronischen Nephritis weitaus am häufigsten die Symptome derjenigen Form der Urämie, welche auf der Vergiftung des Organismus mit harnfälligen Endprodukten des Stickstoffwechsels beruht. Schon Widal hat daher diese Form mit Recht als Azotämie streng von den übrigen Erscheinungen getrennt, welche man früher mit ihr zusammen unter dem Sammelbegriff der Urämie vereinigt hat.

Die pathogenetische Trennung der verschiedenen Formen der Nierenerkrankung hat auch die Unterscheidung der verschiedenen Formen der Urämie gefördert und gezeigt, daß für jede Krankheitsgruppe auch eine besondere Form der „Urämie" als typisch anzusehen ist. Ausnahmen bestätigen auch hier die Regel, und es kommen auch „gemischte" Urämien vor. Während für die Sklerosen die pseudourämischen Zerebralerscheinungen, für die akute diffuse Nephritis die eklamptische Urämie als typisch betrachtet werden kann, ist es das Bild der echten Urämie, die chronische Harnvergiftung, das uns bei dem III. Stadium der diffusen Nephritis am häufigsten und in reinster Form entgegentritt.

Das klinische Bild der Harnintoxikation ist ein ungemein gleichartiges, schwankt nur durch das Vorwiegen der einen oder anderen Vergiftungssymptome und entlehnt seine Grundzüge aus den Erscheinungen der Harnsperre; es ist im allgemeinen Teil bereits eingehend beschrieben worden (S. 186).

Es ist nicht zu verkennen, daß der ganze Komplex klinischer Erscheinungen zum Teil wenigstens sich schon vorbereitet in dem chronischen Siechtum der letzten Lebenswochen und -Monate. Dyspeptische Beschwerden und allgemeine Mattigkeit stehen ja schon zu dieser Zeit im Vordergrund. Aber durchaus nicht immer ist die Entwicklung der tödlichen Urämie aus diesem Siechtum heraus eine kontinuierliche und allmähliche. Sie kann mit der Plötzlichkeit einer Katastrophe, selbst für den beobachtenden Arzt überraschend einsetzen, und im Verlauf von wenigen Tagen den Tod herbeiführen. Man kann dann, wie Widal es beschreibt, beobachten, daß in den letzten Tagen der Reststickstoffwert im Blute, trotz — oder vielleicht wegen — der geringen Nahrungsaufnahme rapid in die Höhe schnellt, was auf einen toxisch oder durch Inanition bedingten Eiweißzerfall schließen läßt. Der Versuch, die Inanition durch reichliche Kohlehydratzufuhr aufzuhalten, scheitert an der Appetitlosigkeit der Kranken.

Die Reinheit des klinischen Bildes wird zuweilen gestört und kompliziert, nie aber ganz verwischt durch das Hinzutreten von Erscheinungen, welche der Gruppe der eklamptischen und der Pseudourämie angehören.

Ich habe nun die Beobachtung gemacht, daß die eklamptischen Phänomene der akuten falschen Urämie mit Vorliebe bei dem subakuten Verlauf, die rein ischämischen Phänomene der chronischen falschen Urämie mit Vorliebe bei ganz chronischem Verlauf zum azotämischen Bilde der Niereninsuffizienz hinzutreten Diese eigenartige Beziehung zum zeitlichen Ablauf der Erkrankung ist durch die Gifttheorie gar nicht zu erklären, der Grad der Intoxikation kann in beiden Fällen der gleiche sein; die Beziehung erscheint aber vom Standpunkte der zirkulatorischen Theorie durchaus verständlich (vgl. S. 205 und 227). Zwar kann auch die zirkulatorische Bedingung für das Auftreten der beiden Formen der falschen Urämie bei beiden Verlaufsarten die gleiche sein, nämlich ein hoher Grad von Blutdrucksteigerung. Dabei ist aber nicht die manometrisch meßbare Blutdrucksteigerung das maßgebende, sondern der zirkulatorische Nutzeffekt, die Resultante zwischen Gefäßkontraktion und Herzkraft. Daß dieser Durchblutungseffekt bei beiden Verlaufsarten in dem III. Stadium in der Regel sehr herabgesetzt ist, geht schon aus der Häufigkeit der Retinitis albuminurica hervor. Wir können daher das Endstadium geradezu als ischämisches oder als Stadium der sekundären Spätischämie (im Gegensatz zum ischämischen Frühstadium der akuten Nephritis) bezeichnen. Soweit sind also auch die zirkulatorischen Bedingungen bei der stürmischen, wie bei der langsamen Verlaufsart gleich.

Wenn also die Geschwindigkeit des Ablaufes einen so deutlichen Einfluß auf die Art der zerebralen Phänomene ausübt, so kann das meines Erachtens nur daran liegen, daß in dem einen Falle die allgemeine und zerebrale Ischämie plötzlicher, im anderen Falle sehr allmählich, nach langdauernder kardialer Kompensation eintritt.

Im ersteren Falle wird sich das Krankheitsbild mehr dem Bilde des akuten Stadiums der Nephritis nähern, im letzteren Falle werden auch die zerebralen Symptome der chronischen Ischämie sich in das Bild des allgemeinen Siechtums einfügen.

Der stürmischen Reaktion in der Niere bei subakutem Verlauf entspricht eine stürmische ischämische Reaktion im Gehirn (Schwellung und Hirndruckerscheinungen), und auch in dem Augenhintergrunde überwiegt das Ödem und die venöse Hyperämie.

Der chronischen Ischämie entspricht eine mildere Reaktion in der Niere in Form von Degenerationsherden und blinder Verödung einzelner Elemente, eine mildere Reaktion im Gehirn in Form der einfachen Durchblutungs- und Ernährungsstörung (Müdigkeit, körperliche und geistige Schwäche, Abnahme des Gedächtnisses) und auch in der Netzhaut, indem das Ödem und die venöse Stauung zurücktritt, und die arterielle Anämie und kleinfleckige Degenerationsherde überwiegen.

Daß aber auch bei einem chronischen Ablauf und ganz allmählich zunehmender Ischämie unter Nachlaß der vis a tergo eine plötzliche Zunahme der Zirkulationsstörung und demgemäß eine stürmischere Reaktion eintreten kann, das dürfte dem Verständnis keine Schwierigkeiten bereiten.

Die stürmisch einsetzende Ischämie bedeutet gewissermaßen eine Rückkehr zum Zustande des Frühstadiums der akuten Nephritis, dem die subakute Verlaufsart so viel näher steht, als die chronische. Doch kann diese Rückkehr ausnahmsweise auch bei der ganz chronischen Verlaufsart in dem histologischen Bilde der Niere und in den zerebralen Symptomen zum Ausdruck kommen, und zwar nicht nur bei der chronischen Nephritis, sondern auch, wie wir sehen werden, bei der Sklerose (vgl. S. 504).

Die Symptome der chronischen allgemeinen Ischämie sind bereits im 5. Hauptabschnitt geschildert worden. Dort wurde auch bereits auf die Bedeutung organischer Gefäßveränderungen für die Entstehung lokalisierter Ischämien einzelner Gefäßgebiete hingewiesen, deren Symptome wir als pseudourämische im engeren Sinne bezeichnet haben. Ohne die Möglichkeit leugnen zu wollen, daß einzelne Gefäßgebiete auch ohne organische Veranlassung zu örtlich beschränkten Spasmen neigen können, so lehren uns doch die bisherigen Erfahrungen, daß zerebrale, kardiale und periphere pseudourämische Erscheinungen vorzugsweise dann auftreten, wenn eine sekundäre Sklerose der Hirn-, Herz- und peripheren Gefäße sich zu der allgemeinen Gefäßkontraktion hinzugesellt hat. Dann kommt es gelegentlich während der tödlichen Urämie oder auch zu anderen Zeiten des Verlaufs zu Angina pectoris, Asthma cardiale, zu Cheyne-Stokesschem Atmen und anderen arteriellen Symptomen von seiten des Gehirnes und der Peripherie, die uns auch bei den Sklerosen begegnen werden.

Doch drängen sie sich bei der chronischen Nephritis viel weniger vor, wie bei der primären Hypertonie mit oder ohne Niereninsuffizienz. Dementsprechend sieht man zerebrale Blutungen oder Erweichungen viel seltener bei der chronischen Glomerulonephritis, der sekundären Schrumpfniere, obwohl gerade bei dieser Arteriosklerose nicht nur der Nierengefäße, sondern auch der größeren Arterien der Peripherie sich sehr häufig entwickelt. Immerhin kommen, wie ich im Gegensatz zu Bartels betonen muß, auch bei unzweifelhaft sekundären Schrumpfnieren Erweichungen und Blutungen im Gehirn vor. Wir haben mehrere derartige Fälle gesehen. Löhlein führt wohl mit Recht die — nur relative — Seltenheit dieses Vorkommnisses darauf zurück, daß sekundäre Schrumpfnieren häufiger bei jugendlicheren Individuen beobachtet werden.

Allgemeinsymptome: Das Allgemeinbefinden und der Kräftezustand kann in den frühen Stadien der chronischen Nephritis in der Regel kaum beeinträchtigt sein, in dem späteren ischämischen Endstadium kommt es nicht nur zu den schon erwähnten subjektiven Symptomen der allgemeinen Ischämie, sondern auch objektiv zu einem allmählichen Kräfteverfall, bisweilen zur förmlichen Kachexie. Das Fettpolster schwindet, die Muskulatur wird schlaff.

Die Haare verlieren ihren Glanz, werden struppig und trocken, und neigen zum Ausfallen. Die Haut zeichnet sich durch besondere Trockenheit aus, gelegentlich kommt es zu Hautblutungen. Auch Blutungen unter die Konjunktiven, Nasenbluten, Menorrhagien, sogar Hämoptoe werden infolge der chronischen nephritischen Hypertension beobachtet.

Mit dem Übergang vom II. zum III. Stadium finden wir mit zunehmender Häufigkeit eine Veränderung des Blutbildes. Die Hämoglobinwerte, die bei den Dauerstadien noch 70, 80% und mehr betragen, sinken bis auf 50 und 40%, und in gleichem oder auch etwas geringerem Maße nimmt die Zahl der roten Blutkörperchen ab.

Zum Unterschiede von den primären oder genuinen sklerotischen Hypertonien haben wir in keinem Falle von chronischer Nephritis im III. Stadium eine Anämie vermißt. Gerade bei den Fällen des III. Stadiums mit Schädigung des Wasserabscheidungsvermögens ohne Ödembereitschaft ist sicherlich die Anämie oft vorgetäuscht durch eine Hydrämie. Da aber gleichzeitig die Bedingungen gegeben sind für eine Hypalbuminose, so läßt sich nicht entscheiden, wie weit es sich um eine relative oder um eine absolute Abnahme der roten Blutkörperchen handelt. Haut und Schleimhäute sind blaß; dabei hat die Farbe der Haut meist einen eigentümlichen Stich in das Graugelbliche, oder, bei brünetten Individuen, einen gelblichbräunlichen Unterton. Zuweilen ist in dem abgemagerten Gesicht eine leichte Vortreibung der Augäpfel zu beobachten, der Blick erhält dazu durch die Blässe der Konjunktiven etwas Starres, so daß man von einem basedowoiden Gesichtsausdruck sprechen kann.

Augenhintergrundveränderungen bilden die Regel bei dem III. Stadium der Nephritis, ihr Fehlen die Ausnahme. Ganz vermißt haben wir sie fast nur in den Fällen, die in relativ frühen Stadien guter Kompensation zur Beobachtung kamen. Diese wiesen dann gewöhnlich noch keinen besonders hohen Blutdruck auf. Von den Spätstadien, die ante finem standen, zeigten fast alle Augenhintergrundsveränderungen. In einigen Fällen waren sie auf eine mehr weniger hochgradige arterielle Ischämie neben kleinen Blutungen und Plaques beschränkt; die meisten hatten eine ausgesprochene Neuroretinitis albuminurica mit Sehstörungen, die in mehreren Fällen erst zur Entdeckung des Nierenleidens geführt hatten.

Sehr bemerkenswert ist die Tatsache, daß gerade die schweren, rasch zum Tode führenden Fälle der subakuten Verlaufsart fast ausnahmslos schwere Augenhintergrundsveränderungen aufweisen. Diese gehen gewissermaßen den sekundären Nierenveränderungen parallel und sind als prinzipiell gleichartig anzusehen. Das geht, wie schon erwähnt, so weit, daß die Art der Augenhintergrundsveränderungen sogar einen gewissen Schluß auf die Verlaufsart des renalen Prozesses zuläßt. Auch die Gefäße des Augenhintergrundes zeigen die gleichen schweren Veränderungen wie die der Niere, und wir können nicht nur diese als ischämische Reaktionen, sondern auch die degenerativen Veränderungen der Netzhaut ebenso wie die der Niere als Folgen der arteriellen Ischämie, die Wucherung des Pigmentepithels am Auge ganz ebenso wie die des Kapselepithels und des interstitiellen Bindegewebes in der Niere als Ersatzwucherung in der Nachbarschaft verödeten spezifischen Parenchyms betrachten.

Die Neigung zu infektiösen Komplikationen, wie Pneumonie, Pleuritis, haben die hydropischen subchronischen Verlaufsarten des III. Stadiums mit den Nephrosen gemeinsam. Die bei allen Formen gegen Ende sehr häufig auftretenden Perikarditiden sind zu den urämischen Symptomen zu rechnen, desgleichen die Störungen von seiten des Digestionsapparates. Nicht so ganz selten fanden wir intra vitam (Blutbrechen) oder post mortem echte chronische Geschwüre des Magens oder Zwölffingerdarmes.

Verlauf: Der Verlauf ist außerordentlich verschieden, der Ausgang fast immer gleich. Es bedarf keiner Begründung, daß der Verlauf in vielen Fällen übereinstimmt mit dem des II. Stadiums, da das Endstadium sich ganz unmerklich an das Dauerstadium anschließt. Die Nierenfunktion nimmt allmählich immer mehr ab, ohne daß dadurch der Verlauf einen anderen Charakter erhält, oder neue subjektive Erscheinungen außer Nykturie und Polyurie auftreten.

Wir können auch hier, und zwar bei jeder der drei zeitlichen Verlaufsarten zwei Typen unterscheiden, einen kardiovaskulären („interstitiellen") und einen renalen — nephrotischen — („parenchymatösen").

Wie beim II., kommt auch beim III. Stadium ein ganz symptomloser Verlauf vor. Bei nicht weniger als 9 von 37 bis zum Jahre 1913 verarbeiteten Fällen unserer Beobachtung traten die ersten Beschwerden kurz vor dem Ausbruch der tödlichen Urämie auf. In einem Falle z. B. handelte es sich um eine nichtausgeheilte Schwangerschaftsnephritis, die vor 6 Jahren entstanden war. Erst 6 Tage vor dem Tode begannen stärkere Krankheitserscheinungen, außerordentliche Mattigkeit, viel Erbrechen, rasch zunehmende Sehschwäche, Kopfschmerzen und Schwindel. Die Patientin kam bereits somnolent, mit großer Atmung, Muskelzucken, Retinitis albuminurica zur Aufnahme und am nächsten Tage an Urämie zum Exitus.

In einem anderen Falle lag die Nierenentzündung 18 Jahre zurück. Danach bestand vollständiges Wohlbefinden. Die ersten Beschwerden traten 6 Wochen vor der Krankenhausaufnahme auf, bestanden in Schwellung der Füße, Kurzatmigkeit, Nykturie. Der Kranke wurde mit schwerer Herzinsuffizienz in bereits urämischem Zustande aufgenommen, die Sektion ergab Nierengewichte von 60 und 50 g und ein Herzgewicht von 530 g.

Derartige Fälle ließen sich noch mehrere anführen und sind auch in den klinischen Beispielen unseres Atlas (Fall XXIV, XXVIII, XXIX) enthalten.

Es verdient aber besonders hervorgehoben zu werden, daß dieser symptomlose Verlauf nicht nur bei der ganz chronischen sondern auch bei der subakuten Verlaufsart, bei diesen sogar mit Vorliebe auftritt, weil gerade die ambulant durchgemachten, übersehenen Nephritiden zur subakuten Verlaufsart neigen (vgl. den Fall von dem Modellschreiner S. 403).

Diesen Fällen von symptomlosem Verlauf, die erst im urämischen Stadium zur Beobachtung gelangen, entsprechen andere, die nicht wegen subjektiver Beschwerden den Arzt aufsuchten, sondern zufällig entdeckt wurden und im weiteren Verlauf verfolgt werden konnten. Sie zeigen, daß in der Tat die chronische Glomerulonephritis auch im III. Stadium viele Jahre lang ohne alle Beschwerden ertragen werden kann. Ich denke hier z. B. an einen Fall, der als Kind von 13 Jahren seine Nephritis bekommen hat, als Mädchen zufällig wiederholt beobachtet, lange Zeit für eine nephrotische Schrumpfniere gehalten wurde und schließlich als chronische Nephritis im III. Stadium entlarvt werden konnte. Die Kranke war dabei in ihrem Berufe als Krankenschwester voll arbeitsfähig, hat als Frau ohne Störung zwei Wochenbetten durchgemacht und sich ohne Diätbeschränkung bei erheblicher Polyurie vollständig wohlgefühlt. Der Blutdruck, der ungewöhnlicherweise lange Zeit im Stadium der kompensierten Niereninsuffizienz normal geblieben war, stieg in den letzten Jahren an. Vier Monate vor dem Tode traten erst Kopfweh, Schwäche und Hinfälligkeit, später Appetitlosigkeit auf, und die Kranke starb mit 26 Jahren an echter Urämie. Ein anderer Fall, der uns sehr nahe ging, betraf einen hochverdienten Kollegen, der als Student seine Nephritis akquiriert und bis zum 47. Jahre eine durch Polyurie vollständig kompensierte Hyposthenurie aufgewiesen hatte, bis nach einem prämonitorischen Anfall von Herzinsuffizienz mit Lungenödem eine eklamptische Urämie sein Leben beschloß.

Ich habe seitdem auch echte sekundäre Schrumpfnieren gesehen, die ohne Ahnung von ihrem tödlichen Leiden die Strapazen des Feldzuges monatelang mitgemacht und gut ausgehalten haben.

Die Neigung zu Rezidiven finden wir im III. Stadium selten.

Nur in 2 von unseren Fällen ist in der Anamnese erwähnt, daß eine akute hydropische Nierenentzündung scheinbar ausgeheilt war und nach einigen Jahren unter denselben Erscheinungen sich wiederholt hat. Stärkere Hämaturien (infektiösen Einschlags?) kommen gelegentlich vor (vgl. S. 383 und 421).

Die größere Mehrzahl der Fälle des III. Stadiums verläuft unter mehr oder weniger chronischen oder periodisch wiederkehrenden Allgemeinbeschwerden, die den Kranken immer wieder zum Arzte führen und diesem dadurch Gelegenheit geben, den Verlauf zu verfolgen. Unter diesen Beschwerden stehen an erster Stelle Kopfschmerzen, Erbrechen, Schwindel, Flimmern vor den Augen, allgemeine Mattigkeit oder Müdigkeit, die in manchen Fällen erst im letzten Jahre des Lebens, in anderen viele Jahre vor dem Ende den Kranken belästigen, ohne ihn mehr als vorübergehend in seiner Arbeitsfähigkeit zu beeinträchtigen.

Kranke, die in diesem durch Polyurie kompensierten Stadium der latenten Niereninsuffizienz zur Beobachtung gelangen, weisen meist die charakteristische periphere Ischämie und zugleich Anämie, das fahlgelbliche Kolorit der chronischen Nierenkranken auf. In noch leidlich kompensierten Frühformen des Endstadiums kann dabei die N-Retention im nüchtern entnommenen Blute noch fast fehlen, oder sehr geringfügig sein. In dieser chronisch-anämischen Phase sind auch allgemein nervöse Symptome, Störungen des Schlafes nicht selten. In manchen Fällen wird auch über Schmerzen in der Nierengegend geklagt. Im allgemeinen aber kann der Zustand auch dieser, durch ihre Allgemeinbeschwerden der Behandlung zugeführten Kranken lange Zeit, unter Umständen viele Jahre, stationär bleiben und ihr Befinden bei einem entsprechenden Regime recht erträglich sein.

Wie bei dem zweiten Stadium, so kommt auch bei dem dritten ein „parenchymatöser" Typus vor, aber nur in einer kleinen Anzahl von Fällen — es handelt sich fast immer um solche von subchronischer Verlaufsart mit Überwiegen der Glomerulitis — bleibt die Ödembereitschaft nach der akuten schon mit starkem Hydrops einhergehende Ersterkrankung dauernd in mehr oder weniger hohem Grade bestehen. So ist z. B. die schon mehrfach als Nephritis subchronischer Verlaufsart mit starkem nephrotischem Einschlag erwähnte und unter den klinischen Beispielen im Atlas als Fall XXVI S. 182 angeführte Patientin H., die 1903 eine akute, 1906 rezidivierende Nephritis durchgemacht hat, seit dieser Zeit bis zum Tode (1913) ihre Ödeme nicht mehr los geworden (vgl. Abb. S. 370).

Doch gehören renale Ödeme bei dem III. Stadium der Glomerulonephritis zu den Seltenheiten, kardiale dagegen werden häufiger beobachtet. Im allgemeinen treten die kardialen Symptome, welche dem Krankheitsbild die Züge der „Schrumpfniere" verleihen, erst in den späteren Phasen der Erkrankung auf. Die Insuffizienzerscheinungen des muskelstarken Herzens sind in manchen Fällen der Behandlung noch gut zugänglich, in anderen Fällen leiten sie das Ende ein. Den gutartigen Verlauf der Herzstörungen sehen wir bei den renal gut kompensierten Fällen mit einer noch ausreichenden Wasserausscheidung, den ungünstigen Verlauf in denjenigen Fällen, in denen das Wasserabscheidungsvermögen so stark gesunken ist, daß eine polyurische Kompensation der Hyposthenurie nicht mehr möglich ist.

Es ist die Regel, daß zugleich mit dem Ausbruch der (echt) urämischen Symptome auch Insuffizienzerscheinungen des Herzens auftreten. Man könnte daran denken, daß der Nachlaß der Herzkraft das Primäre ist, zu Oligurie führt, und daß infolge des Aufhörens der kompensatorischen Polyurie die Vergiftung einsetzt. Das stimmt aber nicht mit der klinischen Beobachtung überein, daß die unverkennbaren Vorboten der tödlichen Urämie, wie unstillbares Erbrechen, Perikarditis, ebenso wie die Einstellung des R-N-Spiegels um 100 mg schon eintreten können zu einer Zeit, in der die Harnmenge noch nicht unter beispielsweise zwei Liter gesunken ist. Das spricht dafür, daß die ungünstige Entscheidung nicht, oder wenigstens nicht immer nur durch die Abnahme der Harnmenge herbeigeführt wird, sondern auch durch die Abnahme der Anspruchsfähigkeit der Niere, deren Ursache wir wohl in der vorgeschrittenen Abplattung, Dystrophie (oder Erschöpfung ?) der erhalten gebliebenen Nierenepithelien zu erblicken haben.

Sicherlich ist aber das Zusammentreffen von Herzschwäche mit tödlicher Urämie nicht ein zufälliges. Denn in jedem Falle ist die — von der Nierenzirkulation abhängige — Harnmenge relativ, d. h. im Vergleich zu dem durch Herabsetzung der Anspruchsfähigkeit der Nierenepithelien gesteigerten Bedarf zu klein, und ebenso ist in jedem Falle die Herzkraft relativ, d. h. im Vergleich zu den gesteigerten Widerständen in den Nierengefäßen und der diese Widerstände verallgemeinernden allgemeinen Gefäßkontraktion zu gering. Die Entstehung der allgemeinen und renalen Ischämie, d. h. der ungenügenden Durchblutung setzt ja ein Mißverhältnis zwischen Gefäßwiderständen und Herzkraft voraus. Insofern ist stets eine relative Herzinsuffizienz in letzter Linie die Ursache sowohl der allgemeinen, wie der renalen Ischämie und auch der Niereninsuffizienz. Denn beide bleiben bei gleicher Gefäßkontraktion aus, solange das hypertrophische Herz imstande ist, die gesteigerten Widerstände zu überwinden.

Die Niereninsuffizienz vermehrt aber wieder ihrerseits die Herzarbeit und steigert die Herzinsuffizienz, infolge der vorgeschrittenen und schweren Schädigung des Wasserausscheidungsvermögens, die in jedem Falle nachzuweisen ist, auch dann, wenn die 24stündige Harnmenge noch die Norm überschreitet. Infolgedessen kommt es wohl in jedem Falle zu einer erheblichen Hydrämie und häufig zu Überfüllung des Kreislaufs, Steigerung des Venendrucks und Erlahmung des Herzens, die ihrerseits wieder durch kardiale Oligurie die Zunahme der tödlichen Vergiftung beschleunigen kann. Es ist ein ausgesprochener Circulus vitiosus, aus dem es keinen Ausweg gibt. Reduktion der Flüssigkeitsaufnahme kann zwar die manifeste Herzschwäche bisweilen beseitigen, die Urämie aber nicht aufhalten.

Es wurde schon mehrfach hervorgehoben, daß dieser renal bedingte, kardiorenale Zusammenbruch in manchen Fällen erst Jahrzehnte, in vielen Jahre, in einigen schon Monate nach dem akuten Stadium eintritt.

Die Dauer des Endstadiums der chronischen Nephritis ist also außerordentlich verschieden. Dem entspricht auch der anatomische Befund, indem nach jahrzehntelangem Verlauf ganz kleine, granulierte, enorm geschrumpfte, nach jahrelangem ev. glatte, kaum geschrumpfte, nach monatelangem Verlauf glatte, große Nieren gefunden werden, obgleich in allen Fällen das klinische Bild — Hyposthenurie, Blutdrucksteigerung und Herzhypertrophie — dem typischen

Bilde der sogenannten sekundären Schrumpfniere, d. h. dem III. Stadium der chronischen diffusen Nephritis entsprach.

Es ist unmöglich, zwischen diesen ganz gleichartigen Fällen, die sich nur durch die Dauer des typischen Verlaufes unterscheiden, eine Grenze zu ziehen, denn wir haben eine ununterbrochene Reihe vor uns, die von den extrem geschrumpften Nieren hinaufreicht bis an das akute Stadium und direkt an dieses anknüpft.

An die allerschwersten, akut anurisch zum Tode führenden Fälle schließen sich die schwersten Formen der extrakapillären Nephritis an, welche noch im akuten Stadium zugrunde gehen, an diese die schweren Fälle von überwiegend extrakapillärer Nephritis, bei denen das III. Stadium unmittelbar aus den akuten hervorgeht. Sie sterben unter subakuter Verlaufsart, $\frac{1}{2}$ bis $\frac{3}{4}$ Jahr nach der akuten Nephritis — wir haben eine ganze Reihe derartiger Fälle beobachtet.

An diese Formen schließen sich nun wieder lückenlos die minder schweren intrakapillären Fälle von subchronischer Verlaufsart an, die 2, 3 und mehr Jahre nach dem akuten Stadium sterben und an diese ohne eine Abgrenzung die Fälle von mehr weniger reiner Endarteriitis chronischer oder ganz chronischer Verlaufsart, die 1, 2, 3 Jahrzehnte lang das akute Stadium überleben und an den Folgen der Gefäßerkrankung sterben, ohne aus dem akuten Stadium eine schwerere diffuse und bleibende Glomerulischädigung übernommen zu haben.

Gerade der histologische Befund der nach akutem, subakutem, subchronischem und relativ kurzem chronischem Verlauf zum Tode führenden Fälle, in denen die Schrumpfung des Bindegewebes noch nicht das Bild verwischt, lehrt, daß für die Dauer des Verlaufes einzig und allein der Rückstand der akuten, nicht zur Ausheilung gekommenen Erkrankung ausschlaggebend ist, der wiederum abhängt von Grad und Dauer der Blutleere im akuten Stadium.

Diese Erkenntnis ist von der größten Bedeutung für die Prophylaxe. Wenn wir uns daran erinnern, daß selbst die schwersten akuten Nephritiden fast ausnahmslos zur Heilung zu bringen sind, wenn sie rechtzeitig erkannt und behandelt werden, bevor rückbildungsunfähige Veränderungen Platz gegriffen haben, so ergibt sich, daß die zu tödlichem Siechtum führende chronische Nephritis eine vermeidbare Krankheit darstellt, die um so seltener werden muß, je sorgfältiger die ätiologisch in Betracht kommenden Krankheiten, in erster Linie die Anginen, überwacht, und die akuten Nierenentzündungen in ihren ersten Anfängen behandelt werden.

Diagnose der chronischen diffusen Nephritiden.

1. Die Frage, ob und wann eine Nephritis, die während des akuten Stadiums in Behandlung stand, als ungeheilt aus der Behandlung zu entlassen und als chronisch zu bezeichnen ist, kann sehr leicht und sehr schwer zu beantworten sein. Leicht dann, wenn nach Beseitigung der Ödeme es nicht gelingt, die Glomerulizirkulation wieder herzustellen, oder wenn nach vollständiger Wiederherstellung der Nierenfunktion der Blutdruck dauernd erhöht bleibt; schwer dann, wenn nach Abklingen der Blutdrucksteigerung auch nach wochen- oder monatelanger Behandlung noch etwas Eiweiß ausgeschieden wird, das Sediment noch rote Blutkörper, Leukocyten, auch vereinzelte Zylinder aufweist. Ist der Blutdruck dauernd normal niedrig, so ist vollständige Ausheilung nach Jahr und Tag noch möglich, sogar auch dann, wenn bei der Entlassung noch eine Neigung zu Blutdrucksteigerung sich nachweisen ließ. Eine gewisse Labilität des Blutdrucks bleibt oft noch lange nach einer durchgemachten

Nephritis zurück. Man wird also in manchen Fällen die Entscheidung in suspenso lassen müssen und erst nach Ablauf eines Jahres bei einer Nachuntersuchung treffen können. Eine solche ist dringend wünschenswert bei allen Fällen, bei denen zur Zeit der Entlassung aus dem akuten Stadium nicht zweifelsfrei und dauernd alle krankhaften Erscheinungen verschwunden waren. In zweifelhaften Fällen wird man sehr häufig nach einem Jahre die erfreuliche Beobachtung machen, daß tatsächlich vollständige Heilung eingetreten ist.

In anderen Fällen bleibt eine dauernde Albuminurie zurück. Wir können auch dann noch von einer Ausheilung mit Defekt und von einer — harmlosen — Restalbuminurie sprechen, wenn sich auch nach Jahr und Tag, nicht nur in der Ruhe, sondern auch unter den Bedingungen des erwerbstätigen Lebens, keinerlei Blutdrucksteigerung zeigt und auch keine Herzvergrößerung nachweisen läßt, die Nierenfunktion vollkommen erhalten ist.

2. Ist eine größere Spanne Zeit, etwa ein Jahr und mehr, nach Ablauf der akuten Nephritis verflossen, oder war das akute Stadium nicht Gegenstand der Behandlung, so macht die Diagnose einer chronischen (progredienten) Nephritis keine Schwierigkeiten, wenn das Kardinalsymptom der Blutdrucksteigerung mit oder ohne Hydrops, Albuminurie oder Hämaturie vorhanden ist, und die Vorgeschichte ergibt, daß eine akute hydropische Nephritis bekannter Ätiologie voraufgegangen ist. Schwierigkeiten entstehen erst dann für die Diagnose, wenn diese Angabe fehlt.

Da es für die Beurteilung des Falles, insbesondere für die Feststellung der Verlaufsart von außerordentlicher Wichtigkeit ist zu wissen, seit wann die Krankheit besteht, und in welcher Zeit das vorliegende Krankheitsbild erreicht worden ist, so ist ganz besondere Sorgfalt auf die Erhebung der Vorgeschichte zu verwenden. Für ihre Verwertung für die Diagnose muß immer wieder betont werden, daß durchaus nicht in jedem Falle ein wassersüchtiges Stadium vorausgegangen sein muß. Vielmehr neigen gerade die Fälle, die im akuten Stadium nicht hydropisch gewesen sind, aus begreiflichen und bereits erwähnten Gründen dazu, chronisch zu werden.

Die Nachforschung hat sich daher besonders eingehend mit der Frage zu beschäftigen, ob und wann eine jener ätiologisch wichtigen Infektionskrankheiten voraufgegangen ist. Das allein genügt aber durchaus nicht, denn Erkältungsinfektionen und Infektionskrankheiten wie Angina, Gelenkrheumatismus, Influenza, selbst Scharlach finden wir fast in jeder Vorgeschichte. Sondern die Nachforschung muß besonders darauf gerichtet sein, ob nicht während oder nach einer derartigen Erkrankung, oder auch ohne solche, während einer Schwangerschaft, nach einer Erkältung, eine Periode verminderter Leistungsfähigkeit mit Müdigkeit, Kopfschmerz, Herzklopfen, Atembeschwerden, Schmerzen im Rücken, Harnbeschwerden, Nykturie, Abnahme der Menge und dunkler oder roter Farbe des Harnes beobachtet worden ist.

Es bleibt dann immer noch eine nicht kleine Zahl von Fällen übrig, in denen über diese wenig charakteristischen subjektiven Erscheinungen einer übersehenen akuten Nephritis, die vielleicht viele Jahre zurückliegt, keine Angaben mehr zu erheben sind.

Was die Verwertung des objektiven Befundes betrifft, so braucht nicht mehr besonders hervorgehoben zu werden, daß bei einer chronischen Nephritis jede Spur von Wassersucht fehlen, diese selbst also für die Diagnose nur in positivem Sinne verwertet werden kann.

Gemeinhin gilt als wichtigstes Zeichen die Albuminurie. So peinlich es ist, wenn eine chronische Nephritis deshalb übersehen wurde, weil eine Untersuchung des Harnes auf Eiweiß, die doch zu jeder vollständigen Krankenuntersuchung gehört, versäumt worden ist, so verkehrt ist es, die schwerwiegende Diagnose allein auf ein so wenig tragfähiges und so vielsagendes Symptom wie die Albuminurie aufzubauen. Auch ein positiver Sedimentbefund, insbesondere der Nachweis von roten Blutkörperchen und Zylindern schützt nicht vor folgenschweren Irrtümern; er kann zwar unter Umständen differentialdiagnostisch mit verwertet werden, er kann aber auch fehlen, obwohl eine chronische diffuse Nephritis besteht, und vorkommen, ohne daß eine solche dem Durchtritt von Eiweiß und roten Blutkörpern, der Abschilferung von Zellen und Bildung von Zylindern zugrunde liegt.

Für die Diagnose der chronischen diffusen (d. h. progredienten, ischämisierenden) Nephritis ist zweifellos das wichtigste Symptom die Blutdrucksteigerung, und die Unterlassung der Blutdruckmessung ist in diesen Fällen ein weniger verzeihlicher und schwerer wiegender Fehler, als die Versäumung der Harnuntersuchung.

Denn die Blutdruckmessung verrät uns den wesentlichen pathognomischen Vorgang, die zurückgebliebene Zirkulationsstörung, und der Grad der reaktiven Blutdrucksteigerung erlaubt uns, auf den Grad und die Ausdehnung der Zirkulationsstörung und insbesondere der Gefäßschädigung zu schließen. Die Schwierigkeiten für die Diagnose beginnen erst dann, wenn weder Ödem, noch Blutdrucksteigerung, sondern nur Albuminurie, mit oder ohne makro- oder mikroskopische Hämaturie und Zylindrurie sich nachweisen lassen. Eine leichte Herzvergrößerung spricht in solchen Fällen für eine chronische diffuse Nephritis, fehlt auch diese, so kann nur die Vorgeschichte über die Herkunft der Albuminurie, allein die wiederholte Beobachtung in größeren Zeitabständen darüber Klarheit bringen, ob es sich um eine Restalbuminurie oder um eine chronische Nephritis, d. h. um eine fortschreitende Erkrankung handelt.

3. Differentialdiagnose. a) Wenn hochgradige Ödembereitschaft besteht, ist für die Unterscheidung einer chronischen, hydropischen, parenchymatösen Nephritis des II. Stadiums von einer Nephrose die Blutdrucksteigerung allein ausschlaggebend, nur das Symptom der Retinitis albuminurica kann, wenn vorhanden, noch als sicheres Unterscheidungsmerkmal gegen Nephrose und für chronische Nephritis verwertet werden.

Wenn neben Wassersucht auch deutliche Hämaturie besteht, so spricht diese mehr für eine Nephritis, auch dann, wenn ausnahmsweise, z. B. infolge fieberhafter oder Kachexie bedingender Allgemeinerkrankung (Tuberkulose) die Blutdrucksteigerung fehlt.

Es kommen aber, wenn auch selten, Fälle vor, die, ohne daß derartige Komplikationen vorliegen, die Blutdrucksteigerung sehr lange Zeit vermissen lassen und sich durch bleibende Ödemneigung und hochgradige Albuminurie auszeichnen. Sie können einer chronischen Nephritis zum Verwechseln ähnlich sehen, und eine Unterscheidung kann, wenn nicht die Ätiologie für eine Nephritis spricht, lange Zeit unmöglich sein.

b) Starke Hämaturie bei geringer Albuminurie ohne Blutdrucksteigerung und ohne Ödem spricht in Fällen, die auch im akuten Stadium nie Ödem und von Anfang an stark blutigen Urin aufzuweisen hatten, für eine herdförmige, embolisch-infektiöse Nephritis, die aber ihrerseits auch auf dem Boden einer chronischen hypertonischen Nephritis entstehen kann.

c) Wenn hochgradige Blutdrucksteigerung besteht, so kommt die Unterscheidung der beiden Stadien der chronischen Nephritis von denen der Sklerose in Frage, d. h. die Unterscheidung der sekundären Hypertonie von der genuinen Hypertonie und der sekundären Schrumpfniere von der genuinen Schrumpfniere. Auf diese praktisch am häufigsten in Betracht kommende Aufgabe soll in dem Abschnitt Sklerosen näher eingegangen werden.

d) In Fällen von Niereninsuffizienz mit Hyposthenurie kann die Unterscheidung einer nephrotischen von einer nephritischen sekundären Schrumpfniere große Schwierigkeiten bereiten, ja unmöglich werden, wenn die erstere (falls dies vorkommt) mit, die letztere fast ohne oder noch ohne Blutdrucksteigerung verläuft.

In diesen übrigens recht seltenen Fällen ist eine Unterscheidung von der fast allein in Betracht kommenden Amyloidschrumpfniere, wenn sie auch theoretisch von Interesse wäre, praktisch unwesentlich, da der ungünstige Verlauf der gleiche ist.

Die Unterscheidung einer Cystenniere oder hydronephrotischen bzw. pyelitischen Schrumpfniere von einer chronischen Nephritis im III. Stadium ist unmöglich, wenn sich nicht bei der ersteren palpable Nierentumoren oder Lebervergrößerung, bei der letzteren eine Harnstauung nachweisen lassen. Auch hier ist der ungünstige Verlauf der gleiche.

4. Die Unterscheidung der beiden Stadien mit und ohne Niereninsuffizienz macht keine Schwierigkeiten, wenn man die spezifischen Gewichte der zweistündigen Harnportionen ermittelt oder besser einen Konzentrationsversuch bei Trockenkost unter Körpergewichtskontrolle anstellt.

Eine Verwechslung der echten chronischen Hyposthenurie mit der vorübergehenden Rekonvaleszentenhyposthenurie ist leicht zu vermeiden, da sich die letztere stets unmittelbar an das akute Stadium anschließt, meist ohne Blutdrucksteigerung verläuft und im Laufe der Zeit verschwindet. Vor der verhängnisvollen Verwechslung dieser harmlosen Rekonvaleszentenhyposthenurie mit der prognostisch so ungünstigen Hyposthenurie der subakuten Verlaufsart, die sich ja auch unmittelbar an das akute Stadium anschließt, schützt der maligne Charakter dieser Hyposthenurie, die schon ganz die charakteristische Fixation der Harnkonzentration auf die Blutkonzentration, die Isosthenurie aufweist und sich außerdem durch eine schwere Schädigung des Wasserausscheidungsvermögens von der Rekonvaleszentenhyposthenurie unterscheidet. Das führt uns

5. zu der Diagnose der Verlaufsart im einzelnen Falle, was ungefähr einer histologischen Diagnose entspricht. Eine solche ist möglich, wenn aus der Vorgeschichte das Alter des Prozesses, die zeitliche Entfernung des vorliegenden Zustandsbildes von der akuten Erkrankung bekannt ist. Schließt sich eine Isosthenurie unmittelbar an das akute Stadium an, so können wir eine vorwiegend extrakapilläre Glomerulonephritis diagnostizieren, liegt bei einer hyposthenurischen Nephritis das akute Stadium viele Monate oder wenige Jahre zurück, so werden wir eine diffuse, vorwiegend intrakapilläre Glomerulonephritis finden, haben wir es mit einem rein kardialen hypertonischen Krankheitsbilde und guter Nierenfunktion bei einer chronischen Nephritis zu tun, deren akutes Stadium Jahre zurückliegt, so können wir eine vorwiegende Endarteriitis annehmen, und wir werden die Glomeruli im wesentlichen intakt, die Intima der Gefäße stark verdickt finden, wenn in einem solchen Falle eine Herzinsuffizienz das Leben vorzeitig beendet. Wir dürfen endlich einen ganz chronischen Verlauf der Erkrankung mit Ausgang in sekundäre endarteriitische Schrumpfniere annehmen, wenn wir wissen, daß eine akute Nephritis vor Jahrzehnten durchgemacht worden ist, und ein langes Stadium der Polyurie der tödlichen Niereninsuffizienz voraufgegangen ist.

Fehlt der wichtigste Anhaltspunkt, die Kenntnis des Zeitpunktes des akuten Stadiums, so kann der Vergleich von zwei zeitlich auseinanderliegenden Beobachtungen noch einen Rückschluß auf die Verlaufsart erlauben, je nachdem sich innerhalb einer bekannten Zeit das Krankheitsbild wenig oder deutlich nach der Richtung der Niereninsuffizienz verschoben hat.

In der einmaligen Beobachtung können wir nur feststellen, ob das Endresultat, die tödliche Niereninsuffizienz früh oder spät zu erwarten ist, früh, wenn die Hyposthenurie sich der Isosthenurie nähert und eine deutliche Schädigung des Wasserausscheidungsvermögens besteht, spät, wenn das Konzentrationsvermögen nur relativ wenig geschädigt, die Fähigkeit zur Polyurie noch weitgehend erhalten ist, sehr spät, wenn die Konzentrationsfähigkeit und das Wasserausscheidungsvermögen noch vollständig erhalten, die Herzkraft noch gut ist. Doch sind früh und spät hier sehr relative Begriffe, es kann auch bei einer vorwiegend endarteriitischen Form ein ziemlich rascher Verlauf und ein nur kurzes II. Dauerstadium vorkommen.

Prognose: Mit der Diagnose der Verlaufsart sind schon die wichtigsten Anhaltspunkte für die Vorhersage gegeben, denn die Prognose der Lebensdauer ist in jedem Falle in erster Linie von der Verlaufsart abhängig.

2. Die Vorhersage ist ferner im einzelnen Falle, auch wenn die Verlaufsart unbekannt ist, abhängig von der Beteiligung der drei Hauptfaktoren, die das klinische Bild zusammensetzen:

a) der Nierenfunktion, d. h. dem Grade des Konzentrationsvermögens bzw. der Konzentrationsbeschränkung einerseits und der Fähigkeit der Wasserabscheidung andererseits,

b) von der Beteiligung des kardiovaskulären Faktors, d. h. von der Höhe des Blutdrucks einerseits und der Herzkraft andererseits,

c) von der Beteiligung des kapillären Faktors, d. h. von dem Grade der Ödembereitschaft.

3. Endlich ist die Vorhersage nicht wenig abhängig von der Behandlung.

1. Unter Verlaufsart verstehen wir das Zeitmaß, in dem die tödliche Niereninsuffizienz erreicht wird. Dieses ist abhängig von der bleibenden Schädigung, welche die Gefäße und Glomeruli oder die Gefäße allein erlitten haben. Das Ende, die Niereninsuffizienz, wird im allgemeinen um so später erreicht, je mehr sich die Veränderungen auf die Gefäße beschränken, um so früher, in je größerer Zahl die Glomeruli ganz oder teilweise durch extrakapilläre oder intrakapilläre Prozesse ausgeschaltet bzw. zur Verödung bestimmt werden.

Der Verlauf und damit die Vorhersage ist also bis zu einem gewissen Grade vorgezeichnet durch den Grad der bleibenden Schädigung (Intimaverdickung) an den Gefäßen und durch den Grad der Beteiligung der Glomeruli. Für ersteren haben wir einen ungefähren Anhaltspunkt an der Blutdrucksteigerung, für letzteren an dem Resultat des Wasserversuches, wenn sich extrarenale Faktoren (Herz- oder Kapillarinsuffizienz) ausschließen lassen.

2. Daß im einzelnen Falle das Ende um so früher zu erwarten ist, je schwerer das Konzentrationsvermögen geschädigt und je weniger die Niere zu Polyurie fähig ist, versteht sich von selbst. Den sichersten Anhaltspunkt für die Prognose des einzelnen Falles gibt natürlich die Bestimmung des Reststickstoffwertes im Blute. (Hohlweg.)

Sehr hohe Blutdruckwerte brauchen an sich keinen Anhaltspunkt für eine ungünstige Verlaufsart zu geben; sie färben aber die Prognose um so ungünstiger, je früher nach dem akuten Stadium ein hoher Blutdruck erreicht wird, weil das Herz der geforderten Mehrleistung auf die Dauer bzw. noch nicht gewachsen ist.

Hochgradige Neigung zu renalem Ödem ist immer ein weniger günstiges Zeichen, wenngleich auch solche Fälle sehr chronisch verlaufen können. Es läßt um so mehr einen prognostisch ungünstigen Schluß auf den histologischen Zustand der Niere zu, je weniger leicht es auf die Methoden der Entwässerung anspricht.

Am ungünstigsten liegen die Fälle, die hochgradigste Ödembereitschaft mit Niereninsuffizienz aufweisen und noch nicht weit vom akuten Stadium entfernt sind. Hochgradige Wassersucht kann außerdem den Verlauf ungünstig beeinflussen, insofern sie zu sekundären Infektionen disponiert und den Allgemeinzustand immer schwer beeinträchtigt.

3. Die Behandlung kann in mannigfacher Weise den Verlauf und damit die Vorhersage beeinflussen. Sie kann auf die Verlaufsart einen Einfluß ausüben, wenn sie noch unmittelbar nach dem akuten Stadium eingreifen kann, sie kann die Herzgefahr verhüten und die Leistungsfähigkeit des ganzen Organismus erhöhen, und sie kann das Stadium der Niereninsuffizienz hinausschieben und nach Eintritt dieses Stadiums die Lebensdauer verlängern. Damit sind bereits die Ziele der Behandlung vorgezeichnet.

Die Behandlung der chronischen diffusen Nephritis.

Es wurde schon mehrfach hervorgehoben, daß die wichtigste Aufgabe des Arztes darin besteht, das Chronischwerden der akuten Nephritis zu verhüten. Dies geschieht durch rechtzeitige Erkennung und Behandlung der akuten Formen.

Die Behandlung der chronischen Nephritis richtet sich ebenfalls wie die der akuten nach ganz bestimmten Anzeigen. Allgemeinvorschriften für die Behandlung chronischer Nephritiden oder gar der „Schrumpfnieren" gibt es nicht, solange die verschiedenartigsten Prozesse, Krankheitsbilder, Verlaufsarten und Stadien unter diesem Namen laufen.

Da wir als chronisch die nicht mehr heilbaren Fälle bezeichnen, bei denen das akute Stadium rückbildungsunfähige Veränderungen hinterlassen hat, so müssen wir von vornherein auf Heilung verzichten.

Auch von der Nierendekapsulation ist eine Heilung, wie sie Edebohls in Aussicht gestellt hat, im chronischen Stadium der Nephritis nicht zu erwarten.

Eine Anzeige zu örtlicher Behandlung der Niere durch Dekapsulation ist im chronischen Stadium nur dann gegeben, wenn sehr starke Nierenschmerzen oder starke Nierenblutungen bestehen. Kümmell hat in 26 Fällen chronischer Nephritis und Schrumpfniere operiert und in 14 Fällen Besserung, in 3 Fällen Heilung eintreten sehen. Es wäre sehr wichtig, wenn solche Fälle genau beschrieben und Probestückchen der Niere histologisch untersucht würden, um die Erfolge der Operation bei scheinbar und wirklich chronischen Fällen genauer beurteilen und ihre Anzeige schärfer umgrenzen zu können.

Wir haben in einem Falle des II. Stadiums ohne Niereninsuffizienz, dessen akutes Stadium erst 11 Monate zurücklag, die Operation machen lassen, aber nicht nur keine Besserung, sondern eine erhebliche Verschlechterung gesehen. Der Fall, der nach dem klinischen und anatomischen Bilde zum mindesten eine subchronische Verlaufsart erwarten ließ, ging klinisch und histologisch in das Bild der subakuten Verlaufsart über und sehr bald an Niereninsuffizienz und Herzschwäche zugrunde.

Der Vergleich des histologischen Bildes eines bei der Operation gewonnenen Probestückchens mit dem Leichenbefunde war außerordentlich lehrreich.

Denn er zeigte, daß sich auf dem Boden einer etwa 11 Monate alten intrakapillären Glomerulonephritis noch eine typische extrakapilläre Halbmondform ausbilden kann.

Der 23jährige Kranke, der eine Schwester mit 5 Jahren an Nierenentzündung verloren hatte, erkrankte, viel der Nässe ausgesetzt, Anfang Oktober 1915 an Halsschmerz, Heiserkeit, Krankheitsgefühl. Seitdem viel Kopfweh, Appetitlosigkeit, starker Durst. Kreuzschmerz. Ende Oktober Abnahme der Menge und schwarze Farbe des Urins bemerkt, 28. X. zunehmende Schwellung der Füße.

I. XI. 15 ausgebreitete Wassersucht und Bronchitis, hochgradige Albuminurie. Allmählich Abnahme der Ödeme und der Eiweißausscheidung. Juli wieder leichte Ödeme, kommt 18. 7. 16 in unsere Beobachtung mit ziemlich starken Ödemen. B. D. 168 mm Hg. Nach Fastenkur Ödeme verschwunden.

Nierenfunktion: W. V. in die Länge gezogen in 4 Stunden 16—1700, größte Einzelportion 300. Konz. 1018—1021. Bei gesteigerter Flüssigkeitszufuhr von 6 l (Schwemmkur) wurden 6700 ccm in 24 Stunden ausgeschieden. Alb. wechselnd 2—4 ‰. Reichliches Sediment, viel hyaline und granulierte Zylinder, verfettete Epithelien, doppelbrechende Substanzen vorhanden. B. D. zwischen 150—160 mm Hg, Rest N 21 mm.

Da Spontanheilung bei der Dauer der Erkrankung mit Sicherheit ausgeschlossen war, wurde am 25. VIII. 16 die Dekapsulation beider Nieren vorgenommen. Beide Nieren groß, keine Blutpunkte auf der Oberfläche. Nach der Operation 11 Tage Fieber und Bronchitis. Absinken des B. D. auf 132. Ansteigen der Eiweißausscheidung. W. V. am 6. IV. ganz schlecht, in 4 Stunden 50 ccm. Allmählicher Anstieg des B. D. auf 170, 190 mm Hg. Abnahme der Diurese, Zunahme der Eiweißausscheidung bis 20, 30, 40‰ und zunehmender Hydrops. Starke Zunahme der Zylindrurie, reichlich doppelbrechende Substanz.

Unter zunehmender Apathie, Erbrechen, Kräfteverfall Exitus am 24. X. Augenbefund (Dr. Sievert) vor der Operation 23. VII.: An der rechten Papille nasal eine kleinere Arterie vollständig blaß bis etwa $1/4$ Pupillendurchmesser über die Papillengrenzen hinaus, sonst ohne Besonderheiten. Nach der Operation (22. IX.): Beiderseits oben und unten verwischte Papillengrenzen. Leichtes Papillenödem an der Übertrittsstelle der größeren Gefäße. Arterien farblos. Venen o. B. Beiderseits unter der Makula eine größere Fläche schillernder Reflexe.

Durchleuchtung der Fingerkapillaren ergibt: Kapillaren wenig oder gar nicht gefüllt, stärker geschlängelt wie normal, vielfach in Achtertouren. Unterbrochene Strömung ungemein deutlich.

Histologischer Befund (Dr. Löschcke).

1. Exzision bei Dekapsulation 25. VIII. 16: Sämtliche Glomeruli sehr groß, füllen die Kapseln sehr vollständig aus, vielfach zwischen Glomerulus und Kapsel etwas hyalines Exsudat. Kapselepithelien klein, platt, mit sehr zahlreichen großen, dunkel gefärbten Kernen. Die Glomerulischlingen vielfach mit der Kapsel verklebt, auffallend kernreich, doch enthalten sie nicht sehr viele Polynukleäre. Blutgehalt der Schlingen mäßig, die Schlingen selbst verdickt, stellenweise etwas hyalin. Vereinzelte Schlingennekrosen.

Die Tub. contorti meist weit, etwas fädiges Eiweiß enthaltend, ihre Epithelien nicht abgeplattet, in Paraffinschnitt vielfach stark vakuolisiert, im Gefrierschnitt kristallinische Massen enthaltend, die keine Fettfarbstoffe annehmen. Die intertubulären Kapillaren meist sehr gut mit Blut gefüllt. Die Epithelien der Schleifen wie die der Tub. contorti. Vasa afferentia frei, auch sonst an den Gefäßen nichts Auffallendes.

2. Post mortem 24. X. 16: Sämtliche Glomeruli sehr hochgradig verändert, Kapseln sehr weit, Glomeruli unverhältnismäßig klein, der Kapselraum ausgefüllt durch hochgradige, halbmondförmige Wucherungen, die auch in die trichterförmig erweiterten Tubuli hineinragen und diese vielfach verschließen. Bei einem Teil der Glomeruli sind die peripheren Partien der Wucherungen fibrös umgewandelt, gelegentlich findet sich nur noch ein ganz kleiner Rest der Glomeruli. Glomeruli ohne Wucherungen im Kapselraum finden sich nur ganz vereinzelt, in ihnen ist dann auch keine Erweiterung des Kapselraumes festzustellen. Die Glomerulischlingen haben verdickte Wandungen, stellenweise sind ganze Schlingen hyalin oder fibrös umgewandelt. In einzelnen Glomeruli fehlt der Blutgehalt vollständig, in anderen sind einzelne Schlingen durchblutet, andere haben guten Blutgehalt aller Gefäßschlingen, daneben sieht man Kernwucherung und einzelne Leukocyten. Die intertubulären Kapillaren sind in einzelnen Bezirken sehr weit und stark blutgefüllt, in anderen fast leer. Das Interstitium ist diffus verbreitert, vielfach mit Leukocyten infiltriert. Die Hauptstücke sind teils klein atrophisch, teils stark dilatiert, mit abgeplatteten Epithelien und großen, hyalinen Eiweißmassen im Lumen.

Die Arterien zeigen eine Auflockerung der Muskularis mit Vakuolisierung der Zellen (kein Fett). Die Elastika zeigt vielfach mehrere Lamellen. Das Endothel ist an einigen wenigen Stellen verdickt. Vereinzelt finden sich kleine Arterien hyalinisiert. In einer großen Vene des Präparats findet sich ein großer, wandständiger, organisierter Thrombus.

Ich nehme an, daß in diesem Falle durch die sehr lange und wegen der Größe der Nieren recht schwierige Operation und die $2^1/_2$ Stunden dauernde Narkose im Verein mit der postoperativen fieberhaften Bronchitis eine solche Schwächung des ohnehin nicht sehr kräftigen Herzens herbeigeführt worden ist, daß unter Nachlaß der Herzkraft die Zirkulationsstörung in der Niere rasch so zunahm, so daß die für die subakute Verlaufsart charakteristische ischämische Reaktion und Halbmondbildung eintrat.

Bei chronischen Nephritiden mit Niereninsuffizienz, d. h. mit Isosthenurie, haben wir ebenfalls keinen Nutzen von der Dekapsulation gesehen, selbst nicht bei drei subakuten, extrakapillären Nephritiden, die nur Wochen oder Monate alt waren.

Die Behandlung wird also rein symptomatisch sein und die gleichen Faktoren berücksichtigen müssen, die bei der akuten Nephritis in Frage standen und das Krankheitsbild beherrschen.

Sie muß sich darauf beschränken, zu retten, was zu retten ist, und den Gefahren, die den Kranken drohen, soweit wie möglich vorzubeugen, das Schicksal der tödlichen Niereninsuffizienz tunlichst hinauszuschieben.

1. Es leuchtet ohne weiteres ein, daß wir um so mehr oder um so weniger in der Lage sein werden, den Ablauf der histologischen Veränderungen, die Verlaufsart, bestimmend zu beeinflussen, je früher oder je später die Behandlung nach Ablauf des akuten d. h. heilbaren Stadiums einsetzt.

Handelt es sich um ein relativ frisches Stadium der Erkrankung, so muß unsere wichtigste Aufgabe sein, den subakuten oder subchronischen Verlauf zu verhüten und wenigstens einen möglichst chronischen Verlauf zu erreichen. Das bedeutet in die Sprache der Pathogenese und Histologie übersetzt das Ziel, soweit wie möglich den Blutstrom in den Glomerulis wieder herzustellen, die bleibenden Veränderungen wenigstens auf die Gefäße zu beschränken.

Das wird, wenn überhaupt noch ein Einfluß auf den histologischen Vorgang möglich ist, erreicht durch die für die Behandlung des akuten Stadiums geschilderte Methode der Blutdrucksenkung durch Hunger und Durst und die der Durchspülung zur Steigerung der Glomerulidurchblutung. Erschwert wird die letztere durch starke Wassersucht. Es gehört daher auch aus diesem Grunde zu den wichtigsten Aufgaben der Behandlung, eine ödematöse chronische Nephritis in das ödemlose, womöglich symptomlose Stadium überzuführen.

Es ist immer ein schwerwiegender Fehler, wenn eine Nephritis im akuten Stadium lange Zeit die Wassersucht behält.

Merkwürdigerweise gelingt die Beseitigung des Hydrops gewöhnlich auch dann noch rasch, wenn er bei unrichtiger Behandlung schon monatelang bestanden hat — unter einer Voraussetzung, nämlich der, daß sich nicht unter dieser ungünstigen Kombination bereits die gefürchteten schweren histologischen Veränderungen ausgebildet haben, die sich klinisch in Niereninsuffizienz äußern und anzeigen, daß das Krankheitsbild den subakuten oder subchronischen Verlauf zur Niereninsuffizienz bereits genommen hat. In diesen Fällen der subakuten oder subchronischen Verlaufsart mit Niereninsuffizienz macht die Beseitigung des Hydrops größere Schwierigkeiten, und es bleibt in ganz vereinzelten Fällen nichts anderes übrig, als die mechanische Entleerung mit nachfolgender diätetischer Behandlung durch eine wasserarme und sehr NaCl-arme Diät, in der wegen der Niereninsuffizienz auch der Stickstoff stark eingeschränkt werden muß.

Derartige unliebsame Verlaufsarten sind aber unbedingt zu vermeiden. Es ist schon schlimm genug, daß subakute Verlaufsarten vorkommen bei Kranken ohne Hydrops, bei denen das Fehlen dieses in die Augen springenden Zeichens ein Übersehen der Erkrankung möglich machte.

Bei schweren hydropischen Fällen kommt aber ein Übersehen nicht vor, und daher sollte bei diesen weder eine subakute Verlaufsart, noch ein monatelanges Bestehenbleiben der Wassersucht vorkommen. Der Fehler, der gewöhnlich in solchen Fällen gemacht wird, ist nicht so sehr ein Übermaß der Salzzufuhr als die unbeschränkte Wasser- und Milchzufuhr, und es liegt doch so nahe, mit der Durchspülungsmethode dann aufzuhören, wenn das Wasser nicht wieder im Harne erscheint, sondern das Körpergewicht vermehrt. Allerdings gehört zur Behandlung einer hydropischen Nephritis auch eine Wage und eine fortlaufende, womöglich tägliche Kontrolle des Körpergewichtes.

Es gibt in der Regel keine dankbarere Aufgabe, als die wochen- oder monatelang bestehende Wassersucht einer nichtausgeheilten, noch relativ frischen Nephritis zu beseitigen, und mit wachsendem Verständnis pflegen sich die Kranken der mehrtägigen Fastenkur zu unterziehen, wenn sie schon in der ersten Nacht das Ansteigen der Harnflut bemerken und ihr weiteres Anwachsen verfolgen können.

In Fällen, in denen die Kranken schon sehr heruntergekommen sind oder über großen Durst während der Fastenkur klagen, kann ruhig etwas Obst oder auch eine kochsalzfreie vegetarische Trockendiät gegeben werden.

Wie bei den akuten Formen schließen wir an die Fastenperiode einige Wasserversuche mit oder ohne Theocin an, und auch in diesen Fällen läßt sich oft besonders schön die ödemmobilisierende Wirkung der einmaligen großen Wassergaben und die Steigerung der Theophyllinwirkung durch die Kombination mit dem Wasserversuch beobachten.

Zwei Beispiele mögen das besser als Worte zeigen:

1. Wa.....il, Karl, 35 Jahre, Infanterist, fühlte sich Mitte Dezember 1915 auffallend müde und magerte ab. Es fiel ihm auf, daß er höchstens zweimal am Tage Urin lassen mußte, während er nachts häufig große Urinmengen ließ.

Am 19. XII. hatte er starke Atemnot, so daß er alle 5—6 Schritte stehen bleiben mußte. Der Leib wurde dick, so daß ihm das Koppel zu eng wurde. Gleichzeitig schwollen die Beine an, auch die Augen waren beim Erwachen völlig verschwollen. Es wurde Nierenentzündung festgestellt. Nach kurzem Aufenthalt im Feldlazarett kam der Kranke am 31. XII. 1915 in ein Heimatlazarett und wurde dort bis zum 10. IV. 1916 vergeblich behandelt. An diesem Tage wurde er im Vereinslazarett Allgem. Krankenhaus zu Mannheim aufgenommen.

Bei der Aufnahme fand sich der ganze Körper geschwollen. Besonders starke Schwellung im Gesicht, an den Beinen bis herauf zum Körper, starke Schwellung der Bauchdecken, nachweisbarer Ascites, beiderseitige kleine Pleuraergüsse; auch auf der Brusthaut bleiben vereinzelte Dellen stehen. Die gesamte Körperhaut zeigte eine blaßgelbe Farbe, auch die Schleimhäute waren blaß, dabei trocken. Herzmaße: 5,9:10,9:16,8. Akzentuation des II. Aortentons. Blutdruck **220** bis **245** mm Hg. Leberschwellung. Retinitis albuminurica (vgl. unten).

Urin graubräunlich rot, gibt starke Eiweiß- und Blutreaktion. Körpergewicht 78,8 kg. Venendruck 7,8. Rest-N 21 mg $^0/_0$.

Innerhalb von 10 Tagen war die fast 4 Monate bestehende hochgradige Wassersucht unter Gewichtsabnahme von 17 Pfund im wesentlichen beseitigt. Durch konsequente und oft wiederholte Anwendung des Wasserversuches mit und ohne Zusatz von Theophyllinnatrium gelang es dann, die Glomerulisperre noch zu sprengen, so daß schließlich die enormen halbstündigen Einzelportionen von 700—900 ccm erzielt wurden. Der Blutdruck sank vom 67. Tag ab auf die obere Grenze der Norm, vom 107. Tag ab auf normale Werte, und der Kranke, der schon als aufgegeben in sein Heimatlazarett überführt werden sollte, wurde scheinbar völlig gesund und leidlich arbeitsfähig entlassen. Bei der Entlassung am 245. Tage betrug der Blutdruck 108—112 mm Hg; der Harn enthielt noch 0,2 $^0/_{00}$ Alb., kein Blut und keine Zylinder. Der Kranke sah aber immer noch blaß aus und klagte noch über leichte Ermüdbarkeit. Art, Verlauf und Erfolg der Behandlung geht aus der folgenden Tabelle VIII hervor.

Der Augenhintergrund (Dr. Sievert) zeigte am 12. IV. beiderseits schweres Ödem der Papille und der peripapillären Zone, vaskuläre Einscheidung, keine Einzelherde oder Hämorrhagien. Am 18. IV. Ödem um Papille geringer, besonders nasal. Zwischen Papille und Makula ist die Retina gestippt, mit punktförmigen, degenerierten Herdchen, welche links in einer halben Sternfigur angeordnet sind. Am 3. V. Ödem um die Papille noch vorhanden, aber wesentlich geringer. Die Sternfigur ist nun beiderseits fächerförmig, mit nach der Makula gerichteter Konvergenz der Strahlen, sehr deutlich ausgesprochen, erreicht aber anscheinend knapp den Rand der Makula.

Am 26. V.: Zurückgehende Papillitis und halbe Spritzfigur an der Makula. Rechts erscheint ein nabelschnurartig gedrehter Venenzapfen, der von der Papille aus stark in den Glaskörper vorspringt.

Tabelle VIII.

Tag	kg	Blutdruck in mm Hg	Diät	Flüssigkeits-Zufuhr	Verordnung	Harnmenge größte Menge in 1/2 Std.	Harnmenge in 4 Std.	Harnmenge in 24 Std.	‰ Eiweiß	Bemerkungen
1.	78,8	220—245	Fasten					1450	4,5	
2.	77,2	175	„	200 Wasser	Bitterwasser			800	8	RN 21 mg
3.	74,8	173	100 g Obst, 1 Pfannkuchen, Kompott	300 „				830	7	
4.	74,8	150	1/2 Buttersemmel, 1 Pfannkuchen, grünen Salat, 5 Zwieback	200 „	Hochlagern der Beine			1310	6,5	
5.	73,2	150	1/2 Buttersemmel, 1 Pfannkuchen, Spargeln, 2 Eier	—	Hochlagern der Beine			1300	11	
6.	73	162	1 Buttersemmel, Kartoffelküchlein, Rührei, Kompott	—	0,96 Euphyllin intravenös			920	10	C. — 1022
7.	72	158	1 Buttersemmel, 1 Ei, Kartoffeln, Reisauflauf, Kompott	300				725	8	
8.	72,1	175	1 Buttersemmel, 2 Eier, Kartoffeln	300				900	10	
9.	72	163	1 Buttersemmel, Eierkuchen, Salat, Grießbrei, 2 Äpfel	200 + WV.	Digipurat. 0,1	340	945	+600	11	RN 21 mg
10.	71,5	163	Grießbrei, Apfelkompott	150	„ 2×0,1			550	11	
11.	70,4	155	1/2 Buttersemmel, Pfannkuchen, Kompott, gebackene Nudeln, Salat	100 + WV.	„ „ mit Theoph. 0,5	200	485	+410	4,0	
12.	70,5	154	1 Buttersemmel, 1 Apfelsine, Pfannkuchen, Kompott, Windbeutel	250 + WV.	„ „ „	400	1440	+1250	3,5	
13.	69,7	164	Salzarme und fleischfreie Kost	250 + WV.	„ „ „	500	1530	+1450	3,5	
14.	69,2	152	„ „ „ „	400				760	4,5	
18.	69,7	165	„ „ „ „	700	jeden 2. Tag 1 Bad			1050	3	
23.	68,2	155	„ „ „ „	300 + WV.	mit 0,5 Theoph.	690	2110	+1140	2,5	
24.	67,4	165	„ „ „ „	—	CV			1090	3	C. — 1026
27.	67,4	155	„ „ , „	WV.	mit 0,5 Theoph.	530	1690	+850	4,0	
28.	67	145	„ „ „ „	600 + WV.		620	2010	+1100	2,5	
29.	66,1	135	„ „ „ „	1000				1250	3,0	
30.	67,7	154	„ „ , „	1100	0,48 Euphyllin intravenös			2010	3	
32.	67,4	145	„ „ „ „	600 + WV.	mit 1,0 Theoph.	820	2520	+1050	1,5	
33.	66,7	150		1200				1400	2,5	
35.	68,1	150	Salzarme Kost mit Fleisch	700 + WV.		740	2160	+1750	2,0	
36.	66,8	145		1200	darf aufstehen			2000	1,0	C. — 1026
47.	67,7	144	Volle Kost					4200	0,6	
55.	69,6	140	„ „		geht aus			3300	1,25	
67.	72,4	131		WV.	mit 1,0 Theoph.	900	2560	+1350	1,0	
79.	72,0	124		WV.	ohne „	540	2050	+1050	0,5	

Am 19. VI.: Ödem beiderseits fast vollkommen verschwunden, Papillengrenzen noch nicht ganz scharf konturiert, Papille leicht atrophisch entfärbt. Die Venenschlinge rechts unverändert, links zeigt sich eine gleiche am Oberrand der Papille in den Glaskörper hineinragend, aber nicht so stark gedreht, wie die rechts.

Am 21. VII. (Prof. Wessely). Rechts korkzieherartige Gefäßschlinge in den Glaskörper vorragend (angeborene Anomalie?), Papillengrenzen nasal etwas unscharf, Netzhaut in der Umgebung der Papille und längs einiger Gefäße deutlich getrübt, Papille aber nicht merklich geschwollen. Nach der Makula typische sternförmige Spritzfigur, zahlreiche Pigmentfleckchen, Arterien nicht wandverdickt, nicht blaß, ebenso wie die Venen gut gefüllt. Links ebenfalls (angeborene?) Gefäßschlinge. Befund ganz ebenso wie rechts. Auch hier massenhaft feinste glänzende weiße Stippchen.

2. Grenadier Kra......er, 33 Jahre alt: Erlitt am 10. III. 1916 durch Sturz im Schützengraben eine Quetschung des rechten Knies, kam nach Res.-Lazarett K. am 17. III., wo eine allgemeine wassersüchtige Anschwellung des Körpers und Eiweiß im Urin festgestellt und über 3 Monate vergeblich behandelt wurde. Er hatte den ganzen Winter starken Husten und glaubt seine jetzige Erkrankung auf diese Erkältung zurückführen zu können.

Kommt am 23. VI. 1916 in das Nierenlazarett Mannheim mit hochgradigen Ödemen. Zahlreiche Striae am Leib und an den Oberschenkeln, sehr blasse Haut und blasse Schleimhäute.

Herz: Spitzenstoß überragt die Brustwarzenlinie um $2^1/_2$ Querfinger, leises systolisches Geräusch an allen Ostien II. Ton an der Spitze und über der Aorta betont.

Bronchitis, Ascites, Leberschwellung, mächtige Ödeme, ausgesprochene Retinitis albuminurica (vgl. unten). Sehvermögen sehr schlecht. Der Eiweißgehalt des Harnes, der bei Beginn der Erkrankung (1. IV.) noch 12 ‰ betragen hatte, beträgt 4 bis 7 ‰. Wie aus dem Krankenblatt hervorgeht, hatte in K. die Harnmenge trotz der Ödeme ca. 2 Liter in 24 Std. betragen.

Der Kranke wurde sofort auf Fastendiät gesetzt und erhielt Digipuratum. In den ersten 17 Stunden nach der Aufnahme schied er bereits **6750** ccm Urin aus von spez. Gewicht 1001. Nach drei Tagen war das Körpergewicht bereits um 4 kg abgefallen und die Ödeme an Unterschenkeln und Rücken fast verschwunden. Dagegen war noch Rumpfödem und Ascites vorhanden.

Nach zwei Wasserversuchen ohne Theophyllin kam die Ausschwemmung der Ödeme unter Flüssigkeits- und salzarmer Kost in Gang, und Pat. schied in acht Tagen 184 g Kochsalz, in 15 Tagen 54 Liter Wasser aus, bei einer Flüssigkeitszufuhr von 12 Litern, Obst und den Wassergehalt der Speisen nicht mitgerechnet. Der Kranke entwickelte einen ungeheuerlichen Appetit, den er vom 9. Tage ab voll befriedigen konnte.

Am 20. Tage hatte der Kranke mit einer Gewichtsabnahme von 45 Pfund sein niedrigstes Gewicht und fast normalen Blutdruck erreicht und begann wieder zuzunehmen bei riesigem Appetit und bestem Wohlbefinden. Gewicht am 20. Tag 59 kg, am 79. Tag 77,5 kg. Am 42. Tag kleines Rezidiv mit 4tägiger Blutdrucksteigerung bis 152 mm Hg. Nach 3tägigem Fasten BD wieder gesunken.

Funktion: Am 33. Tag Konzentration 1021, am 61. Tag 1025, am 105. Tag 1030 spez. Gewicht.

Entlassung am 225. Tage mit Blutdruck 110 mm Hg. Alb. 0 oder Spur. Funktion tadellos.

Bei Wiedervorstellung nach einem Jahre der gleiche Befund.

Der Augenhintergrund (Dr. Sievert) zeigte bei der Aufnahme am 24. VI. beiderseits ziemlich gleichmäßig ausgedehnte Ödeme der Papillen- und ganzen Makulagegend mit beginnenden Degenerationserscheinungen, hauptsächlich in der Zone zwischen Papille und Makula. Keine abgegrenzten Degenerationsherde, keine Blutung. Sehen sehr schlecht, grobschlägiger horizontaler Nystagmus, keine zentrale Fixation.

Am 6. VII. nach vollständigem Verschwinden der Ödeme: Ödeme der Papille sichtlich zurückgegangen, doch sind die Grenzen noch absolut verwaschen, die ödematös gewesenen Partien zeigen eine grauliche Verfärbung. Nystagmus entschieden geringfügiger. Visus gehoben.

21. VII. (Prof. Wessely): Ausgesprochene Retinitis albuminurica auf einer alten Chorioretinitis (Retinitis pigmentosa atypica mit Hemeralopie und Nystagmus aus der Kindheit). Beiderseits Papillen stark geschwollen und getrübt, Arterien eng. Netzhaut in weitem Umfang um die Papille getrübt. Typische Sternfigur in der Makula.

24. VIII.: Papillengrenzen noch deutlich verschwommen, keine venöse Stauung. In der Makulagegend gruppenförmig angeordnete Degenerationsfleckchen.

18. VII. 1916: Ödem vollständig verschwunden. Die Papillengrenzen unscharf wie von alter Neuritis.

19. I. 1917: Von der Sternfigur ist nichts mehr vorhanden, im Gebiet des hinteren Pols erscheint vielmehr nur eine starke Anschoppung von graulich pigmentierten Herdchen stärker als in der Umgebung ausgebildet.

Tabelle IX.

Tag	Körpergewicht	BD in kg	Diät	Verordnung	Flüssigkeits-Zufuhr	Harnmenge: Größte $^1/_2$ Std. Einzelp.	Harnmenge: in 4 Std.	Harnmenge: in 24 Std.	Eiweiß ‰	Bemerkungen	NaCl
1.	**79,5**	—	Fasten (1.–8.): —	Digipurat. 4×0,1	—		Nacht	6750	4,7	R. N. 25 mg	—
2.	—	**214**	600 g Obst	Bitterwasser	—			3600	5	—	—
3.	75	207	—	Hochlagerung der Beine	600			2100	6	—	10,5
4.	75,5	206	400 g Obst	Hochlagerung der Beine	750			1250	7	—	4,6
5.	75,5	190	—	Hochlagerung der Beine	650+W. V.	50	350	+1200	4,5		3,08
6.	77	180	300 g Obst		900			2115	3		5,2
7.	76	185			400			2150	6	C. 1014	6,5
8.	75,8				100+W. V.	145	955	+1940	—	—	—
9.	76	178	salzarme, fleischfreie Kost	Digipurat. 3×0,1	800			3365	3		13,8
10.	76		„ „ „	„ „	650			4395	3		17
11.	74	177	„ „ „	„ „ Ric.	700			4450			28,6
12.	70,5		„ „ „	„ 2×0,1	700			3500	2		21
13.	70,5	176	„ „ „	„ „	750			5515			31,5
14.	67,5	166	„ „ „	„ 1×0,1	600			5350	1		33,2
15.	64,7	166	„ „ „	„ 1×0,1	850			4820	1		26,5
16.	62		„ „ „	Ferr. sacch.	1000			?	1		12,2
										In 8 Tagen	**183,8 g**
17.	61	**130**	„ „ „		1000			2425	0,5		10,2
18.	60	**128**	„ „ „		**W. V.**	**400**	1675	+910			10,9
19.	59,7	121			—			1900		C. 1013	9,8
20.	**59**	128			1000			1615			7,8
21.	62,5	128			1000			2025	0,5	R. N. 30 mg	7,7
22.	62	129			1100			2500			9,4
23.	61,5	125			1200	Tag 1250	Nacht	+2000	0,7		
24.	63	—			1200	„ 1450	„	+2300			
25.	65	120		darf aufstehen	—			1965			12,8
26.	63	124		„	—			1525	0,6	C. 1015	8,0

29.III.1917 bei gelegentlicher Vorstellung: Keinerlei nephritische Erscheinungen mehr. Verlauf, Art und Erfolg der Behandlung geht aus umseitiger Tabelle IX hervor.

In beiden Fällen ist also trotz Retinitis albuminurica und klinisch subchronischen Verlaufes noch Heilung einer scheinbar chronisch-parenchymatösen Nephritis eingetreten.

Man kann auch in Fällen von hartnäckigem Hydrops ohne Niereninsuffizienz zum Harnstoff seine Zuflucht nehmen. Ein Beispiel dieser Art der Entwässerung, das aus einer Zeit stammt, ehe die erstgenannte Methode ausgebildet war, ist folgendes.

B...ann, Heinrich, 38 Jahre alt, Arbeiter aus Mannheim: Pat., der vorher nie krank gewesen war, erkrankte vor 10 Jahren nach Durchnässung an Nierenentzündung, war abgeschlagen, bekam dicke Beine und geschwollenes Gesicht. Der Urin war trübe, angeblich nie blutig gefärbt. Nach $^1/_4$ Jahr war er wieder gesund, konnte arbeiten wie zuvor. Im Februar 1914 wurde er nach Erkältung wiederum von Nierenentzündung befallen, die Füße schwollen an, und die Schwellung reichte schon bald bis an die Oberschenkel hinauf. Abgesehen von Mattigkeit und Müdigkeit war das Allgemeinbefinden wenig gestört. Die Urinmenge war gering, Blut war im Urin nie zu erkennen. In den letzten Wochen schwoll auch der Leib an, es traten häufig Durchfälle ein. Hie und da bestanden Kopfschmerzen. Der Appetit blieb gut, das Sehvermögen war stets ungestört.

Pat. kam erst am 4. Juli 1914 zur Aufnahme, ohne daß sich bis dahin seit Februar eine wesentliche Änderung in seinem Zustande gezeigt hätte.

Status: Mittelgroßer, kräftig gebauter Mann, blaßgelbliche Hautfarbe. Beine, Geschlechtsteile, Bauchhaut und abhängige Partien des Körpers stark ödematös geschwollen, gedunsenes Gesicht, starkes Ödem der Konjunktiven. Bronchitis. Rechtsseitiger Pleuraerguß. Ascites.

Herz nach links verbreitert, Töne rein, II. Aortenton akzentuiert. Gespannter Puls. Blutdruck 188 mm Hg.

Der Urin enthält 12 $^0/_{00}$ Eiweiß, gibt starke Blutreaktion, 24stündige Menge 590 ccm, spez. Gewicht 1024. Rest-N 42 mg.

In diesem Falle von äußerst hartnäckiger, 5 Monate bestehender Wassersucht. die auf intravenöse Euphyllin- und Theophyllininjektionen gar nicht ansprach, gelang die Entwässerung unter einer Gewichtsabnahme von **73 Pfund** erst in dem Zeitraum von $7^1/_2$ Monaten, durch konsequente Darreichung großer Mengen Harnstoff, in Gaben von 60 g pro Tag.

Der Kranke hat im ganzen nicht weniger als 7,4 kg Harnstoff genommen, rund 1000 g im Monat. Dabei wurde eine RN-Steigerung von 42 auf 127 mg beobachtet.

Man kann zur Entwässerung auch Schwitzprozeduren heranziehen (vgl. S. 126). Wie aus obigen Beispielen hervorgeht, kann man sie aber für die Entwässerung hydropischer Nephritiden oft entbehren. Die seltenen Fälle von hochgradiger Wassersucht **mit** Niereninsuffizienz, bei denen es nicht mehr gelingt, durch Fasten, kochsalzarme Trockendiät und einzelne große Wassergaben die Resorption der Ödeme zu erzwingen, sind gewöhnlich auch nicht zum Schwitzen zu bringen, und umgekehrt, bei Kranken ohne Niereninsuffizienz, die zum Schwitzen gebracht werden können, läßt sich in der Regel auch Diurese erzwingen, doch kann unter Umständen in solchen Fällen der Einstrom und damit die Diurese durch Bäder oder Schwitzprozeduren in Gang gebracht werden.

Die Schwitzprozeduren haben den Nachteil, daß sie, wenn oft wiederholt, die Kranken ziemlich angreifen, und daß sie in manchen Fällen eklamptische Äquivalente hervorrufen.

Um nur ein Beispiel zu nennen, so berichtete ein Kranker, der an einer etwa $^3/_4$ Jahre alten chronischen Nephritis mit erheblicher Blutdrucksteigerung leidet und aus eigenem Antrieb Bäder von 32—34^0 R und $^1/_4$stündiger Dauer genommen hatte, um die geringen Anschwellungen der Füße zu beseitigen, er habe jedesmal am nächsten Morgen elende Kopfschmerzen und Erbrechen bekommen, Erscheinungen, die mit Aussetzen der Bäder sofort aufhörten.

Wenn man also an der früher viel geübten Methode der Schwitzkur festhalten will, muß man sorgfältig auf etwaige eklamptische Prodrome achten und für Kühlhaltung des Kopfes sorgen.

Auch diese Behandlungsmethode ist vielfach ganz schematisch und indikationslos bei fast allen Nierenkranken, bei wirklichen und vermeintlichen, bei diffusen und herdförmigen Nephritiden angewandt worden. Wirklich angezeigt sind Schwitzprozeduren nur bei hydropischen Formen, die nicht auf salzlose Trockendiät mit Diurese ansprechen.

Ist erst einmal in den relativ frischen Fällen chronischer Nephritis die Überführung der hydropischen Verlaufsart in die ödemlose mit guter Nierenfunktion gelungen, so tritt in manchen Fällen scheinbare Heilung ein, und nur das Fortbestehen der Blutdrucksteigerung neben einer mäßigen oder geringen Albuminurie zeigt an, daß zum mindesten eine dauernde Gefäßschädigung zurückgeblieben ist.

In den anderen Fällen, die noch eine gewisse Neigung zu Ödem und zu suburämischen Symptomen zeigen, muß eine mildere, salzarme Diät noch längere Zeit beibehalten und die periodische Durchspülung der Niere fortgesetzt werden, bis das Ziel, das symptomlose, arbeitsfähige Stadium der chronischen Nephritis erreicht ist.

2. Das was die Erreichung dieses Zieles bisweilen erschwert, ist der zweite kardiovaskuläre Faktor im Krankheitsbilde, der nach Beseitigung des Hydrops rein in die Erscheinung und bei älteren Fällen von chronischer Verlaufsart ganz in den Vordergrund tritt.

Je höher die bleibende Blutdrucksteigerung ist, je älter eine Nephritis wird, und je mehr sie sich dem Endstadium nähert, eine um so größere Rolle spielt das Herz im Krankheitsbild und in der Behandlung.

Die Lebensdauer einer chronischen Nephritis ist vorgezeichnet durch den Grad der bleibenden Glomeruli- und Gefäßschädigung, und das natürliche Ende ist die Niereninsuffizienz.

Fast immer ist das Herz daran schuld, wenn die renal prädestinierte Lebensdauer und das natürliche Ende nicht erreicht wird. Aufgabe der Behandlung ist es, einen vorzeitigen Herztod oder einen vorzeitigen Eintritt der Niereninsuffizienz infolge von Herzinsuffizienz zu verhüten. Man kann aber nicht von einer durch Herzhypertrophie kompensierten Niereninsuffizienz oder gar Schrumpfniere reden und glauben, jene trete unmittelbar mit Nachlaß der Herzkraft als Folge der Dekompensation ein. Wir finden die gleiche Herzhypertrophie auch bei chronischer Nephritis ohne Niereninsuffizienz, und wo diese bei guter Herzkraft fehlt, da tritt sie auch nicht ohne weiteres mit Nachlaß der Herzkraft ein. Nicht die Funktionsstörung wird durch die Herzhypertrophie kompensiert, sondern die — allgemeine — Gefäßkontraktion und die renale Zirkulationsstörung, und diese führt erst mittelbar, über die Ernährungsstörung, durch die Verödung zahlreicher Einzelelemente zur Niereninsuffizienz.

Das, was die Niereninsuffizienz (Konzentrationsunfähigkeit) kompensiert, ist die Polyurie, diese aber wird wiederum in hohem Maße beeinträchtigt durch Nachlaß der Herzkraft. Grund genug, bei chronischen Nephritiden des III. Stadiums ganz besonders auf das Herz zu achten.

Die ganz chronisch verlaufenden, rein vaskulären Fälle des II. Stadiums ohne Niereninsuffizienz mit hochgradiger Blutdrucksteigerung und mächtiger Herzhypertrophie, die ganz unter dem Bilde der reinen (sekundären) Hypertonie verlaufen und auch histologisch als reine Endarteriitis imponieren, bedürfen lange Zeit auch keiner besonderen Herzbehandlung, bis das kardiale Stadium der relativen Insuffizienz des muskelstarken Herzens beginnt, das sich hier oft durch besonders hartnäckige Ödeme auszeichnet. Die Behandlung ist neben der unterstützenden herz-diätetischen vorwiegend eine medikamentöse (vgl. S. 573). Auch bei den frischeren Fällen, die dem akuten Stadium noch nahestehen, oder denjenigen Fällen jeder Verlaufsart, die dem Endstadium sich nähern, kommt bei drohender Herzschwäche nur eine medikamentöse und Schonungs-Behandlung in Frage.

Bei den Dauerstadien ohne Niereninsuffizienz ist es dagegen die Aufgabe der Behandlung, die gesamte Muskulatur und den Herzmuskel durch Übung zu kräftigen. Denn auch die körperliche Leistungsfähigkeit des chronischen Nephritikers hängt weniger von dem Zustande der Niere, als von dem des Herzens ab.

Durch vorsichtige Steigerung der Muskelarbeit, kräftigende, die Zirkulation anregende und erfrischende Kälteprozeduren (Halbbad, Ausgangstemperatur ca. 32°, Endtemperatur ca. 27°), dosierte Gymnastik und maßvolle systematische Übung des Herzmuskels wird bedeutend mehr erreicht, als durch übertriebene Schonung. Der Gebrauch von Kohlensäurebädern wird von Hürter allgemein widerraten. Wir möchten empfehlen, ihn auf die kardiovaskulären Fälle von überwiegender Endarteriitis mit guter Nierenfunktion zu beschränken.

3. Manche Beschwerden der Kranken schwinden alsbald mit Kräftigung des Herzmuskels und Besserung der Blutzirkulation. In anderen Fällen beruhen sie auf der Anämie, die sehr häufig bei einer chronisch gewordenen diffusen Glomerulonephritis zu konstatieren ist. Das führt zur dritten Indikation, der Kräftigung des ganzen Organismus. Schon Gerhardt sen., Kutner, Gerhardt jun. u. a. haben Eisenkuren bei chronischen Nephritiden empfohlen zur Förderung der Blutbildung. Man kann diese durch Blaudsche Pillen mit Unterstützung der Kuhnschen Saugmaske erreichen, man kann die Kranken in Stahlbäder, z. B. nach Pyrmont schicken, oder in die Luftkurorte des deutschen Mittelgebirges, wo anfangs Freiluftliegekuren, später Steigübungen zu machen sind.

Bei einer unter Umständen Jahrzehnte dauernden Krankheit ist es vor allem wichtig, den Kräftezustand zu heben, und nicht nur die Arbeitsfähigkeit zu erhalten, sondern auch die Lebensfreudigkeit. Häufige Harnanalysen oder gar tägliche Eiweißbestimmungen sind in der Hand des hypochondrisch veranlagten Kranken eine Quelle beständiger Sorgen und Aufregungen, die um so mehr verstopft werden muß, als selbst der Arzt aus geringfügigen Schwankungen der Albuminurie keine neuen Gesichtspunkte gewinnt.

Zur psychischen und Allgemeinbehandlung gehört auch, daß der Arzt nicht so viel wie möglich, sondern so wenig wie möglich verbietet (v. Noorden). Das gilt insbesondere für die Mehrzahl der Fälle des II. und manche des III. Stadiums, die keine Ödeme, keine Herzinsuffizienz und keinerlei Beschwerden haben und voll leistungsfähig sind. Gar keine Behandlung ist in solchen Fällen sicherlich besser, als eine falsche mit Liege- und Milchkuren oder Kochsalzentziehung, wo keine Neigung zu Hydrops besteht, oder mit einer zu stickstoffarmen Diät, wenn keine Niereninsuffizienz besteht.

4. Die Diät braucht nicht von der Normaldiät eines Gesunden abzuweichen, wenn nicht die bestimmten Indikationen der Ödembereitschaft oder der Niereninsuffizienz vorliegen. Eine Nierenschonung erscheint unnötig oder zwecklos, wenn die Funktion der sekretorischen Elemente vollständig erhalten ist, einer Schonung bedürftig sind höchstens die Nierengefäße bzw. die Kapillaren der Glomeruli, deren Durchlässigkeit für Eiweiß und rote Blutkörper möglicherweise durch große Salzgaben, scharfe Gewürze, Alkohol u. a. sogenannte nierenschädigende Genußstoffe gesteigert wird. Ob dadurch aber der Verlauf ungünstig beeinflußt wird, dafür haben wir keinerlei Anhaltspunkte.

Wahrscheinlich spielt wie bei der sklerotischen Hypertonie die Quantität dessen, was der Niere zugemutet wird, für die „Abnutzung" und sekundäre

Arteriosklerose der Nierengefäße eine größere Rolle als die Qualität. Man wird daher in erster Linie ein Zuviel vermeiden und es genügt, wenn der chronisch Nierenkranke einmal täglich Fleisch zu sich nimmt. Aber es liegt keine Veranlassung vor, Fleisch oder Eier ganz zu verbieten, oder den noch immer so beliebten Unterschied zwischen weißem und rotem Fleisch zu machen. Das schematische Verbot des roten Fleisches ist durch nichts begründet und kann besonders bei solchen Kranken, die gerne päpstlicher als der Papst sind, zu einer schädlichen Eiweißunterernährung führen.

Noch weniger Veranlassung liegt vor, im II. Stadium ohne Ödembereitschaft das Kochsalz zu verbieten, wie das unbegreiflicherweise noch immer bei Fällen mit bester Nierenfunktion geschieht, oder die üblichen Gewürze, die das Essen schmackhaft machen. Andererseits ist es nicht wünschenswert und zum Lebensgenuß auch nicht nötig, daß der Kranke gerade sehr scharf gewürzt und gesalzen ißt, oder Nahrungsmittel, die als nierenschädlich gelten, in großen Mengen zu sich nimmt. v. Noorden hat z. B. bei einem Kranken mit „Schrumpfniere" zweimal nach dem unmäßigen Genuß von Sommerrettichen Hämaturie, bei einem anderen Falle nach dem Genuß von englischem Bleichsellerie Steigerung der Albuminurie auftreten sehen. Eine systematische Prüfung der Schädlichkeit derartiger Gemüse für die Niere bzw. die Nierengefäße, wie sie von Kakowski begonnen worden ist, ist sicherlich wertvoll. Danach sind Dill, Petersilie und Steinpilze in großen und vom üblichen Gebrauch stark abweichenden Dosen als „nierenreizend" anzusehen. Ob sie aber schädlich sind, im Sinne einer Beschleunigung des Verlaufes, das ist noch sehr die Frage.

Alkohol, Kaffee, Tee, Tabak gelten als herzerregende und gefäßschädigende Genußgifte. Man wird daher jeden unmäßigen Genuß unbedingt verbieten, aber der individuellen Toleranz im einzelnen Falle Rechnung tragen.

An sich schadet der Alkohol der Niere weder im akuten noch im chronischen Stadium der Nephritis, davon haben wir uns in „Alkoholwasserversuchen", die diuresebefördernd wirken, oft überzeugt.

Nachdem schon für das akute Stadium das Prinzip der Nierenschonung für die Wahl der Diät verworfen wurde, soll hier auch für die chronische Nephritis des II. Stadiums noch einmal unzweideutig die Überzeugung ausgesprochen werden, daß weder eine Reizung, noch eine Schonung der Niere bei der Wahl der Diät in Frage kommt. Der Schaden, der mit der sogen. „Nierendiät", die sich wie eine ewige Krankheit fortgeerbt hat, in chronischen Formen des II. Stadiums mit guter Funktion angerichtet wird, ist meines Erachtens viel größer, als der Nutzen. Man muß sich doch in jedem Falle klar machen, was wir mit der Diät erreichen wollen und können, und wo der Schaden einer falschen und der Nutzen einer richtigen Diät angreifen kann.

Wir meinen die Niere zu schonen, wenn wir ihr NaCl vorenthalten. Wir treffen damit aber nicht die Niere, sondern die Kapillaren und Lymphgefäße. Ist es da nicht sinnlos, das Kochsalz bei guter Kapillarfunktion und fehlender Ödembereitschaft zu verbieten, und mehr als das, wenn statt des unschädlichen Chlorsalzes Bromsalz gegeben wird, mit dem Erfolge, daß Selbstmorde infolge von Bromismus vorkommen?

Wir meinen die Niere zu schonen, indem wir Fleisch verbieten; kann man sich wirklich vorstellen, daß ein zum Untergang bestimmtes sekretorisches Element infolge dieser Schonung auch nur um einen Tag später zugrunde geht, infolge der „reizenden" Wirkung des Fleisches seine Tätigkeit früher einstellt?

Eine andere Frage ist es, ob durch das Fleisch und seine Stoffe die ischämisierende Gefäßkontraktion gesteigert wird. Ist das der Fall, so ergibt sich eine klare Indikation, dann treffen wir aber nicht die Niere, sondern die Gefäße.

Und welchen Nutzen für die Niere können wir von der Milch erwarten, die in dieser Zeit der Milchknappheit wahllos in jedem Falle von Albuminurie durch besonderes Zeugnis verschrieben wird? Man mache sich doch klar, daß die Einzelelemente, die ungenügend mit Blut versorgt werden, unter der normalen Beanspruchung sicher nicht leiden, und daß der Untergang derjenigen Elemente, die infolge ungenügender Blutzirkulation veröden, durch keine noch so schonsame Nierendiät aufgehoben werden, durch keine noch so reizende Diät beschleunigt werden kann.

Einer genauen Regelung bedarf eigentlich nur die Flüssigkeitsaufnahme. Unter dem Zwange der Vorstellung, daß durch reichliche Flüssigkeitszufuhr beim Nierenkranken Gifte und Stoffwechselprodukte ausgeschwemmt werden müßten, galt es früher immer als ein erstrebenswertes Ziel, den chronischen Nierenkranken eine ausgiebige Diurese zu verschaffen, bis v. Noorden mit Recht darauf aufmerksam machte, daß der „Schrumpfnierenkranke" mehr wie ein Herzkranker zu behandeln sei, und daß wie bei diesem eine Einschränkung der Flüssigkeitszufuhr von großer, bisweilen lebensrettender Bedeutung ist.

Der Nutzen dieser Vorschrift war schon Stokes bekannt. Später haben Körner (Graz) und sein Schüler Glax (Abbazia) auf den großen Nutzen der Einschränkung der Flüssigkeitsaufnahme bei Herzkranken ausdrücklich hingewiesen, doch ist diese Methode erst durch die später erfolgten, epochemachenden Mitteilungen Oertels populär geworden.

Diese Veröffentlichungen stammen alle aus einer Zeit, in der man den Blutdruck noch nicht zu messen verstand; vermutlich hat es sich bei den hervorragend günstig beeinflußten Fällen Oertels gerade um solche Herzvergrößerungen gehandelt, die auf einer Blutdrucksteigerung beruhen, denn bei keiner anderen Herzkrankheit sind die Erfolge der Flüssigkeitsentziehung so in die Augen springend, wie bei jenen muskelstarken Herzen im Stadium beginnender Dekompensation.

Alle die vielbestrittenen Angaben Oertels, daß der Zufluß des Blutes zum Herzen nicht mehr dem Abfluß desselben entspreche, daß eine hydrämische Plethora eintrete, daß der Druck in den Venen steige, und die von Basch ins Lächerliche gezogene Behauptung, daß mit Entziehung der Flüssigkeiten die Harnmenge nicht nur nicht sinkt, sondern steigt, alles dies trifft für die relative Insuffizienz des muskelstarken Nephritiker- und Hypertonikerherzens zu.

Einwendungen wie die, daß Flüssigkeitsaufnahme den Blutdruck nicht steigere, oder daß der Diabetes insipidus keine Herzhypertrophie bekomme, können die unbestreitbare Tatsache des frappanten Erfolges der Trockenkost bei dieser relativen Herzinsuffizienz nicht aus der Welt schaffen.

Nicht das Wasser, das den Körper verläßt, schadet dem Herzmuskel, sondern das, was zurückbleibt, führt bei unvollständiger Entleerung gegen abnorme Widerstände zur dilatativen Schwäche.

Auch die außerordentlich segensreiche Vorschrift der Flüssigkeitseinschränkung kann übertrieben werden und ist übertrieben worden. Wirklich angezeigt ist diese erst bei den allerersten Zeichen eines Nachlasses der Herzkraft. Es ist aber vorsichtiger und wahrscheinlich auch für die Nierengefäße besser, die Flüssigkeitsaufnahme zu regeln, ehe eine Herzüberdehnung zum Eingreifen zwingt. Es genügt, wenn der Kranke nicht mehr trinkt, als ein normaler, weder der Trunk-, noch der Eßsucht oder dem gewohnheitsmäßigen Alkoholgenuß ergebener Gesunder, also, $1^1/_4$ bis $1^1/_2$ Liter Flüssigkeit, ungerechnet den Wassergehalt der Speisen. Damit kann jeder normal sich ernährende Gesunde auskommen, ohne Durst zu empfinden.

Im II. Stadium, also bei der chronischen Nephritis ohne Niereninsuffizienz macht denn auch die Einschränkung der Flüssigkeit auf dieses Maß keine Schwierigkeiten.

Gelegentliche Überschreitungen haben keinen schädigenden Einfluß auf das Herz, und v. Noorden hat empfohlen, einmal wöchentlich einen Trinktag mit beliebiger Flüssigkeitsaufnahme einzuschalten, um die Ausschwemmung etwaiger Rückstände zu ermöglichen. Auch gegen gelegentliche Trink-(Auswaschungs-)Kuren ist nichts einzuwenden, wenn keinerlei Zeichen von relativer Herzinsuffizienz vorhanden sind. Es erscheint aber ratsam, die kurmäßige Wasseraufnahme nach Art des Wasserversuches nüchtern und bei Bettruhe vornehmen zu lassen und die Diurese zu kontrollieren.

Schwieriger liegen die Dinge im III. Stadium, wenn der dritte Faktor der Niereninsuffizienz in Erscheinung getreten ist. Hier ist bei der Regelung der Flüssigkeitsaufnahme zu bedenken, daß eine Polyurie notwendig ist zur Kompensation des Unvermögens, die harnpflichtigen Stoffe in normaler Konzentration auszuscheiden. Es wäre ein ganz vergebliches Bemühen, den Kranken allein durch Einschränken der Flüssigkeitszufuhr auf normale Harnmengen einstellen zu wollen. Die Zwangspolyurie geht weiter und zwingt durch einen unüberwindlichen Durst zu Vermehrung der Wasseraufnahme. Hier muß die Flüssigkeitsaufnahme dem Wasserbedarf angepaßt werden. Der Wasserbedarf richtet sich aber nach der Menge der harnpflichtigen festen Stoffe und wird gesteigert und vermindert durch Steigerung und Verminderung der NaCl- und N-Zufuhr. Will man also die Flüssigkeitsaufnahme dauernd einschränken, so muß man gleichzeitig eine Einschränkung der Kochsalz- und Eiweißzufuhr eintreten lassen.

Aus kardialen Gründen ist diese Einschränkung der Feststoffe in der Nahrung, d. h. eine kochsalz- und stickstoffarme Diät im III. Stadium immer dann angezeigt, wenn Zeichen von Herzinsuffizienz oder gar kardiale Ödeme bestehen, die eine Einschränkung der Flüssigkeitszufuhr als notwendig erscheinen lassen. Das kann in Form der Karellschen Milchkur (800 ccm in 24 Stunden) oder einer vegetarischen Trockenkost (vgl. z. B. Fall H. S. 437), oder mit Einschaltung einiger durch Obst gemilderter Fasttage geschehen, je nachdem man dem Kranken eine vorübergehende Unterernährung noch zumuten kann. Hat sich das Herz — gegebenenfalls unter Zuhilfenahme von Herzmitteln — wieder erholt, so ist in diesem III. Stadium dauernd eine gewisse Einschränkung der NaCl- und N-Zufuhr, am besten in Form einer vegetarischen Lebensweise beizubehalten.

In diesen kardial gefährdeten Fällen, die zu abendlichen Ödemen neigen oder leicht Bewegungsdyspnoe bekommen, ist auch oft eine dauernde Darreichung von Digitalis (1—2 Tabletten Digipuratum oder 0,1—0,2 Folia dig. in Pillen) oder eine chronische Strofantinbehandlung angezeigt. Man kann auch zur Sicherheit einmal wöchentlich einen Dursttag einschalten.

Aber auch in kardial gut kompensierten Fällen des III. Stadiums, in denen das Herz noch kräftig, die Niere noch zu Polyurie fähig ist, erscheint eine dauernde Einschränkung der Flüssigkeitszufuhr und daher auch der Feststoffe in der Diät wünschenswert, und zwar hier wirklich aus renalen Gründen.

In der durch Polyurie kompensierbaren günstigen Periode des III. Stadiums trinken die Kranken in der Regel mehr, als nötig wäre, um die Feststoffe vollständig auszuscheiden. Der Harn, der dünner ausgeschieden wird, als der Blutkonzentration entspricht, enthält Wasser, das nicht unbedingt nötig ist. Es besteht also eine gewisse Polydipsie. Hier liegt anscheinend ein ganz ähnlicher Circulus vitiosus vor, wie bei dem Diabetes insipidus.

Die Polyurie ist zwar die Folge der Konzentrationsunfähigkeit; andererseits wird aber durch eine polyurische Sekretion wieder das Konzentrationsvermögen beeinträchtigt und der Durst gesteigert. Veil hat bei der Polyurie des Diabetes insipidus die interessante Tatsache gefunden, daß die Blutkonzentration — und damit der Durst — erheblich ansteigt, wenn die Wasseraufnahme plötzlich beschränkt wird. Es steigt der NaCl- und wie wir vermuten auch der Rest-N-Gehalt des Blutes an, das Konzentrationsvermögen der Niere erweist sich als stark beeinträchtigt. Das spricht dafür, daß durch die hochgradige Polyurie die Anspruchsfähigkeit der Niere abnimmt. Das ist aber gerade die spezifische Störung der Nierenfunktion bei der Niereninsuffizienz, deren Eintritt wir solange wie möglich hinausschieben wollen.

Es erscheint daher auch aus renalen Gründen, zur Erhaltung des ohnehin schon stark beeinträchtigten Protoplasmabestandes der konzentrierenden Epithelien angezeigt, die Polyurie so gering wie möglich zu halten, d h. die Harnmenge auf etwa 2 Liter höchstens einzustellen. Das gelingt aber nur durch eine N- und NaCl-arme, vorwiegend vegetarische Diät. Der Vorteil der vegetarischen Diät in der von uns empfohlenen Form einer überwiegenden Fett- und Kohlehydratnahrung besteht in der Möglichkeit, sie beliebig salz- und besonders eiweißarm zu gestalten. Hürter legt besonderen Wert auf die Art des Eiweißes in der Nahrung, und rät das animalische Eiweiß besonders einzuschränken. Es wäre von Belang zu prüfen, ob bei gleichem N-Gehalt der Nahrung sich ein Unterschied in der Wirkung der beiden Eiweißarten feststellen läßt. Hürter hat beobachtet, daß eine eiweißarme vegetarische Diät auf die Retinitis albuminurica unzweifelhaft günstig wirkt.

Wir zweifeln nicht daran, daß diese günstige Wirkung indirekt zustande kommt durch Besserung der Herzkraft und Senkung der Blutdrucksteigerung, die bei N- und NaCl-armer Diät einzutreten pflegt. Das spricht dafür, daß die Abbauprodukte des tierischen Eiweißes stärker auf die Gefäße wirken als die des pflanzlichen. Machwitz und Rosenberg sind aber der Meinung, daß es ganz gleichgültig ist, in welcher Form das Eiweiß zugeführt wird.

Eine dritte Anzeige zur Einschränkung der harnpflichtigen Feststoffe in der Nahrung, die man als die vitale bezeichnen kann, ist gegeben in der letzten, nicht mehr durch Polyurie kompensierbaren isosthenurischen Periode des III. Stadiums, die sich durch Anwachsen des Rest-N im Blute auszeichnet. Hier muß die N-Zufuhr am stärksten herabgesetzt werden, um den Eintritt der tödlichen Azotämie hinauszuschieben, andererseits die Kohlehydrat- und Fettzufuhr nach Möglichkeit gesteigert werden, um den durch Ischämie (?), Inanition (?) oder toxisch (?) bedingten Eiweißzerfall solange wie möglich zu verhüten, wenn man das Ziel verfolgt, den Kranken in diesem Stadium der Arbeitsunfähigkeit solange wie möglich am Leben zu erhalten.

Für die genauere Festlegung der Diät und des Grades der nötigen N-Einschränkung im III. Stadium der chronischen Nephritis ist eine Kontrolle der N-Zu- und Ausfuhr und der N-Retention im Blute unerläßlich.

Die Höhe der N-Einfuhr muß sich nach der Höhe der N-Ausscheidung richten. Die letztere zeigt im III. Stadium durchaus nicht das unberechenbare, „bizarre" Verhalten, das v. Noorden, getäuscht durch die extrarenal bedingten Schwankungen des endogenen N-Angebotes, als charakteristisch für die Nephritis beschrieben hat. Im Gegenteil, die prozentuale N-Ausscheidung ist in den meisten Fällen außerordentlich konstant, und die absolute nur von der Harnmenge abhängig. Wenn grobe Schwankungen vorkommen, so sind sie stets extrarenal, und zwar meist kardial, durch Ödembildung oder Ödemresorption bedingt.

Solange der Kranke noch arbeitsfähig ist, und der Rest-N-Gehalt des Blutes die obere Grenze des normalen nur wenig übersteigt, etwa 60—70 mg beträgt, wird man die N-Zufuhr so groß wie möglich einstellen, d. h. so groß bemessen, als die N-Ausscheidung ohne erhebliche Polyurie beträgt, also immer noch kleiner als normal.

Hat der Rest-N bereits diese Werte überschritten, so ist mit einer Arbeitsfähigkeit des Kranken doch nicht mehr zu rechnen, und dann ist die N-Zufuhr so niedrig wie möglich einzustellen; keinesfalls darf die Zufuhr die Ausscheidung übersteigen, und wir pflegen bei den bettlägerigen Kranken der Endperiode die N-Zufuhr auf 3—4 g in 24 Stunden zu beschränken. Dabei sieht man nicht selten noch eine erfreuliche Besserung des Allgemeinbefindens und ein Konstantbleiben oder leichtes Absinken des Rest-N eintreten. Eine Steigerung der Salz-, Schlacken- und Wasserdiurese durch Diuretika ist bei der insuffizienten Niere ohne Ödeme nicht zu erreichen.

In dieser nicht mehr durch Polyurie kompensierbaren ungünstigen Periode des III. Stadiums kann immer noch durch gleichzeitige Einschränkung der NaCl-Zufuhr der Durst wirksam bekämpft werden, so daß die freigewählte Flüssigkeitsaufnahme gerade dem Bedarf entspricht. Hier muß ganz besonders sorgfältig das Herz überwacht und eventuell dauernd unter Digitalis gehalten werden, denn jeder Nachlaß der Herzkraft birgt dreifache Gefahr in sich, die Gefahr eines vorzeitigen Herztodes, die eines vorzeitigen Eintritts der tödlichen Azotämie und die des Auftretens eklamptischer Phänomene. Über die Behandlung dieser Komplikationen siehe S. 248.

Klimatische Behandlung. Die Diagnose eines Nierenleidens ruft bei den meisten Kranken der besseren Stände und bei allen Ärzten den Gedanken an Ägypten wach und an das Wüstenklima als eines Eldorado für Nierenkranke. Der Glaube an die Heilkraft des Wüstenklimas ist in letzter Zeit etwas erschüttert worden, und bei vordem Ungläubigen sind die Zweifel nicht verstummt, seit man weiß, daß gar viele Nierenkranke nach Ägypten deportiert werden, die sich für eine Wüstenkur nicht eignen und nicht wieder zurückkehren. Für welche Formen aber eignet sich das Wüstenklima?

Die Erfahrungen der Einzelnen auf dem Gebiete der Nierenkrankheiten überhaupt lassen sich deshalb so schwer verwerten, weil bisher keine Einigung über die Namengebung bestand, und Krankheiten der verschiedensten Stadien, Genese und Prognose mit demselben Namen bezeichnet wurden.

Es wird in Zukunft bei Verwendung einer einheitlicheren Namengebung und bei genauer Unterscheidung nach Art, Verlaufsart und Stadium leichter sein als heute, die Indikationen für eine Wüstenkur zu umgrenzen, die immer eine sehr kostspielige, und nur durch eine weite, beschwerliche, von Seekrankheit bedrohte Reise zu ermöglichen ist, wenn erst genügend Erfahrungen vorliegen, bei welchen der vier Hauptformen der Nierenkrankheiten und in welchen Stadien derselben Vorteile gesehen worden sind.

Heute darf man soviel wohl schon sagen: Die Endstadien der durch Polyurie kompensierten Niereninsuffizienz gehören nicht in das Wüstenklima, dessen Hauptvorzug in der Reinheit, Wärme und Trockenheit der Luft und der intensiven Sonnenbestrahlung liegt.

Eine Steigerung der Wasserabgabe durch die Haut, wenigstens eine zu starke Reduktion der Harnmenge ist in diesen Stadien nicht erwünscht, eine Nierenentlastung nicht zu hoffen. Diese vermeintliche Nierenentlastung ist vielmehr eine Kapillarentlastung, und daher werden diejenigen Nierenfälle größeren Vorteil vom Wüstenklima haben, in denen eine *Insuffizienz der Kapillaren*, d. h. eine Ödembereitschaft besteht.

Wie für die Nephrosen, so ist auch für Nephritiden mit starkem nephrotischen Einschlag der Aufenthalt in einer warmen und besonders trockenen Luft sicherlich von Vorteil.

Endlich werden auch abheilende Nephritiden dort Nutzen haben von der großen Reinheit der Luft, wegen der „Vermeidung aller europäischen Winterschädlichkeiten, jenes Heeres von Angina-, Influenza-, Pneumonie- und sonstiger Bakterien, deren Attacken einer schwerkranken Niere den Todesstoß versetzen können“ (Engel). Fälle, die zu Herzinsuffizienz neigen, eignen sich wahrscheinlich nicht für Ägypten, der anregende Einfluß des Wüstenklimas ist durch die beschwerliche Reise zu teuer erkauft.

Herzkräftigen chronischen Nephritikern im II. Stadium, die das Bedürfnis nach Sonne und Wärme haben, kann man aber den Aufenthalt in der Wüste in den Wintermonaten Dezember—März ruhig raten. Vor der durch die trockene Luft gesteigerten Flüssigkeitsaufnahme braucht man sich nicht zu fürchten, da das Wasser den Körper, wenn nicht durch die Niere, so doch durch die Haut verläßt, und nur das retinierte Wasser, nicht das ausgeschiedene die Herzarbeit steigert. Eine Gegenindikation für solche Fälle sieht v. Noorden im Gegensatz zu Engel darin, daß die Bedingungen für die erforderliche systematische Übung der Muskeln in den Wüstenkurorten ungünstig sind.

Daß der Kranke sich auch „kurgemäß“ verhält, dafür scheint Assuan, insbesondere das Zeltsanatorium von Frl. Neufeld größere Gewähr zu bieten, als Helouan.

Literatur.

Aschoff, Über den Krankheitsbegriff und verwandte Begriffe. Deutsche med. Wochenschr. 1909, Nr. 33. — Derselbe, Spezielle pathologische Anatomie. Harnapparat. 1911, Bd. 2. — Baehr, Über experimentelle Glomerulonephritis. Zieglers Beitr. z. pathol. Anat. u. z. allg. Pathol. 1913, Bd. 55. — Beitzke u. Seitz, Untersuchungen über die Ätiologie der Kriegsnephritis. Berl. klin. Wochenschr. 1916, Nr. 49. — Beneke und Steinschneider, Zur Kenntnis der anaphylaktischen Giftwirkungen. Zentralbl. f. allg. Pathol. u. pathol. Anat. 1912, Bd. 23, Nr. 12. — Dresel, Beiträge zur Klinik der Nierenentzündung. Deutsch. Arch. f. klin. Med. Bd. 121. — Engel, Zur therapeutischen Bewertung des Wüstenklimas bei Nephritis. Zeitschr. f. physikal.-diätet. Therap. — Derselbe, Glomerulitis adhaesiva. Virchows Arch. Bd. 163. — Eppinger, Zur Therapie der akuten Nephritis. Wien. med. Wochenschr. 1912, Nr. 24. — Fischl, Weitere Mitteilungen über mechanische Erzeugung von Albuminurie und Nephritis bei Tieren. Monatsschr. f. Kinderheilk. 1911, Bd. 9. — Derselbe, Über experimentelle Erzeugung von Albuminurie und Hervorrufung von Nephritis bei Tieren auf mechanischem unblutigen Wege. Zeitschr. f. exper. Pathol. u. Therap. 1911, Bd. 9. — Frank und Behrenroth, Über funktionelle Nierenschädigung nach Infektionskrankheiten. Verh. d. XXX. Kongr. f. inn. Med. 1913, S. 217. — Frey, Zur Pathologie der chronischen Nephritiden. Deutsch. Arch. f. klin. Med. Bd. 106. — Gayler, Zur Histologie der Schrumpfnieren nach chronischer Bleivergiftung. Zieglers Beitr. z. pathol. Anat. 1888, Bd. 2. — Glax, Über den therapeutischen Wert der Einschränkung der Flüssigkeitsaufnahme bei chronischen Herzkrankheiten. Zentralbl. f. d. ges. Therap. 1891, H. 3. Gluzinski, Zur Frage der Ausscheidung der Chloride im Harne bei Nierenerkrankungen. Wien. klin. Wochenschr. 1908, Nr. 14. — Gräff, Untersuchungen über das Verhalten der Leukocyten im Glomerulusgebiet bei der akuten Glomerulonephritis. Deutsche med. Wochenschr. 1916, Nr. 36. — Hedinger, Experimentelle Studien über die Wirkungsweise von Nieren- und Herzmitteln auf kranke Nieren. Verhandl. d. Deutsch. Kongr. f. inn. Med., XXVII. Kongr. Wiesbaden 1910. — Hedinger, Über die Wirkungsweise von Nieren- und Herzmitteln bei nierenkranken Menschen. Münch. med. Wochenschr. 1912, Nr. 20. — Herxheimer, Über das pathologisch-anatomische Bild der „Kriegsnephritis“. Deutsche med. Wochenschr. 1916, Nr. 29—32. — Derselbe, Über die sogenannte hyaline Degeneration der Glomeruli der Niere. Zieglers Beitr. Bd. 45. — Herzen, Über das Nephrolysin. Allg. med. Verlagsanst. Berlin 1912. — Heß, Über das Brightsche Ödem. Zeitschr. f. klin. Med. Bd. 82, H. 1 u. 2. — Heubner, Über chronische Nephritis und Albuminurie im Kindesalter. Verl. Hirschwald, Berlin 1897. — Derselbe, Über chronische Nephrose im Kindesalter. Jahrb. f. Kinderheilk. u. phys. Erziehung Bd. 77, d. 3. Folge, Bd. 27, H. 1. — Derselbe, Zur Kenntnis der chronischen Nephritis im Kindesalter. v. Leuthold Gedenkschr. Bd. 1. — v. Hoeßlin, Über die Abhängigkeit der Albuminurie vom Säuregrad des Urins und über den Einfluß der Alkalizufuhr auf Azidität, Albuminurie, Diurese und Chloridausscheidung sowie auf das Harnammoniak. Deutsch. Arch. f. klin.

Med. 1911, Bd. 105. — Horniker und Schütz, Beobachtungen an nierenkranken Kriegsteilnehmern. Der Militärarzt 1916, Nr. 16. — Hürter, Über den Einfluß kohlensäurehaltiger Bäder auf den Blutdruck Nierenkranker. Zeitschr. f. physikal. u. diätet. Therap. 1908/09, Bd. 12, H. 6. — Derselbe, Die Behandlung der diffusen Nierenerkrankungen. Die Therapie des praktischen Arztes, Springers Verlag 1914, Bd. 1. — Isobe, Experimentelles über die Einwirkung einer lädierten Niere auf die Niere der anderen Seite. Mitteil. a. d. Grenzgeb. d. Med. u. Chir. 1913, Bd. 26, H. 1. — Jungmann, Über akute Nierenerkrankungen bei Kriegsteilnehmern. Zeitschr. f. klin. Med. Bd. 84, H. 1 u. 2. — Derselbe, Über akute Nierenerkrankungen bei Kriegsteilnehmern. Deutsche med. Wochenschr. 1916. Nr. 32. — v. Kahlden, Die Ätiologie und Genese der akuten Nephritis. Zieglers Beitr. Bd. 11. — Derselbe, Über die Glomerulonephritis bei Scharlach. Zieglers Beitr. Bd. 15. — Derselbe, Über Nephritis bei Phthisikern. Zentralbl. f. Pathol. Bd. 2. — Kaufmann, Organotherapie der Nephritis. Fortschritte d. Med. 1905, Jahrg. 23, H. 22 u. 23. — Derselbe und Mohr, Beiträge zur Diätetik der Nierenkrankheiten. 1. Mitteilung: Über die Anwendung der verschiedenen Fleischsorten bei Nierenkranken. Zeitschr. f. klin. Med. Bd. 44, H. 5 u. 6. — Knack, A., Die Brightsche Nierenerkrankung im Kriege. Med. Klin. 1916, Nr. 19—21. — Köhler, Die Beeinflussung der Nierentätigkeit durch die Thermalbäder. Prag. med. Wochenschr. XXXVI. 1911, Nr. 18, S. 225. — Kövesi und Róth-Schulz, Die Therapie der Nierenentzündungen. Berl. klin. Wochenschr. 1904, Nr. 24—26. — Kümmell, Die chirurgische Behandlung der verschiedenen Formen der Nephritis. Berl. klin. Wochenschr. 49, 1912, S. 1310. — Langhans, Über die Veränderungen der Glomeruli bei Nephritis etc. Virchows Arch. Bd. 76. — Derselbe, Über die entzündlichen Veränderungen der Glomeruli. Virchows Arch. Bd. 112. — Leube, Behandlung der diffusen Erkrankungen der Nieren. Handb. d. Therap. inn. Krankh. 1898, Bd. 7. — Derselbe, Die Behandlung der Nephritis, Stauungs- und Amyloidniere. Handb. d. Therap. inn. Krankh. 1903, III. Aufl. — Lippmann, Die neueren Methoden der Nierenfunktionsprüfung und ihre Ergebnisse für Diagnose, Behandlung und Einteilung des Morbus Brighti. Hamburgische med. Überseehefte 1914. Nr. 6. — Loehlein, Über die entzündlichen Veränderungen der Glomeruli der menschlichen Nieren und ihre Bedeutung für die Nephritis. Arb. a. d. Pathol. Institut zu Leipzig 1907. — Derselbe, Bemerkungen zur sogen. „Feldnephritis". Med. Klin. 1916, Nr. 35. — Lüdke, Über Albuminurie und Nephritis. Fortschr. d. Deutsch. Klin. II, 1911. — Machwitz und Rosenberg, Über Urämie. Deutsche med. Wochenschr. 1915, Nr. 38. — Dieselben, Klinische und funktionelle Studien über Nephritis. Münch. med. Wochenschr. 1916, Nr. 36, S. 1285; Nr. 44, S. 1543. — Dieselben, Klinische und funktionelle Studien über Nephritis. 3. Die Therapie der Nephritiden. Münch. med. Wochenschr. 1916, Nr. 50, S. 1752; Nr. 51, S. 1791; Nr. 52, S. 1824. — Dieselben, Zur Klinik der „vaskulären Schrumpfniere". Die benigne und maligne Nierensklerose. Deutsche med. Wochenschr. 1916, Nr. 39—41. — Machwitz, Rosenberg und Tschertkoff, Beitrag zur Pathologie der Nephritiden und ihrer funktionellen Diagnostik. Münch. med. Wochenschr. 1914, Nr. 23, S. 1268. — Meier, Mandelentzündungen und innere Erkrankungen. Ärztl. Rundschau XXIII. — Meyer-Lierheim und Siegel, Erkältung als Krankheitsursache. Zeitschr. f. exper. Pathol. u. Therap. 1911, Bd. 9. — Mohr und Dapper, Beiträge zur Diätetik der Nierenkrankheiten. 2. Mitteilung: Über den Einfluß vermehrter und verminderter Flüssigkeitszufuhr auf die Funktion erkrankter Nieren. Zeitschr. f. klin. Med. Bd. 50, H. 5 u. 6. — v. Monakow, Beitrag zur Kenntnis der Nephropathien. I., II. und III. Teil. Deutsch. Arch. f. klin. Med. Bd. 115 und 116. — Müller, F., Morbus Brightii. Deutsche Pathol. Gesellsch. Meran 1905. — Nauwerck, Beiträge zur Kenntnis des Morbus Brighti. Zieglers Beitr. I, 1. — Nicolich, Über zwei Fälle sehr schmerzhafter sklerosierender Entzündung der Capsula adiposa der Niere. Zentralbl. f. d. ges. inn. Med. u. ihre Grenzgeb. Bd. 8, H. 1. — v. Noorden, Über die Behandlung der akuten Nierenentzündung und der Schrumpfniere. Sammlung klin. Abhandl. über Pathol. u. Therap. d. Stoffwechsel- u. Ernährungsstörungen, H. 2, Berlin 1902. — Derselbe, Die physikalische Behandlung der Nierenkrankheiten. Wien. med. Wochenschr. 1907, Nr. 50. — Orth, Über chronische Nephritis und ihre Beziehung zur Arteriosklerose. Virchows Arch. f. pathol. Anat. u. Physiol. u. f. klin. Med. 1909, Bd. 195. — Päßler, Das Krankheitsbild der permanenten Mandelgrubeninfektion und seine Behandlung. Verhandl. d. Deutsch. Kongr. f. inn. Med. XXVIII. Kongr. Wiesbaden 1911. — Ponfick, Über Morbus Brighti. Verhandl. d. Deutsch. Pathol. Gesellsch., 9. Tagung, Meran 1905. — Reichel, Über Nephritis bei Scharlach. Zeitschr. f. Heilk. 1905, Bd. 26, H. 1. — Reitter, Die Indikationen für den Aderlaß mit nachfolgender Kochsalzinfusion in der Therapie der urämischen Störungen. Verlag Deuticke, Wien 1907. — Ribbert, Über Nephritis und über Entzündung parenchymatöser Organe. Deutsche med. Wochenschr. 1909, Nr. 46. — Rolly, Nephrotyphus. Münch. med. Wochenschr. 1907, S. 193. — Romberg, Über die Behandlung der chronischen Nephritis. Deutsche med. Wochenschr. 1912, Nr. 23. — Schittenhelm, Behandlung der diffusen Erkrankungen der Niere. Penzoldt-Stinzings Handb. d. ges. Ther. V. Aufl. III. Bd. — Schlayer, Neuere klinische Anschauungen über Nephritis. Beiheft 9 z. med. Klin. 1912 u. andere daselbst zitierte Arbeiten. — Schmidt, Studien zur Frage der Entstehung des anaphylaktischen Anfalls. Zeitschr. f. Hygiene u. Infektionskrankheiten 1916, Bd. 83. — Schrumpf, Blutdruckuntersuchungen und Energometerstudien im Hochgebirge bei Herz- und Kreislaufstörungen. Deutsch. Arch. f. klin. Med. 1914, Bd. 113. — Schücking und Kutner, Das Eisen zur methodischen Behandlung der chronischen Nephritis. Zeitschr. f. ärztl. Fortbildg. 1913, Nr. 9. — Segeßer, Die Hungerkuren. Physiologisches, Methodik, Erfolge, Mißerfolge. Dresden 1914 (Holze u. Pahl). — Senator, Die Erkrankungen der Nieren. 2. Aufl. in Nothnagels spez. Pathol. u. Therap. XIX. Wien 1906. — Siegel, Experimentelles zur Frage der Erkältungsnephritis. Verhandl. d. XXV. Kongr. f. inn. Med. 1908. — Derselbe, Abkühlung als Krankheitsursache. Deutsche med. Wochenschrift 1908, S. 454. — v. Starck, Über Nierenerkrankungen im Felde und Maßnahmen zu ihrer Verhütung. Münch. med. Wochenschr. 1917, Nr. 6, S. 193—195. — Sticker, Die Erkältungskrankheiten. Springer, Berlin 1916. — Straßer, Krankheiten der Niere und Harnwege. Physikal. Therap. 1908, H. 25. — Derselbe und Blumenkranz, Die Wirkung indifferenter und schweißtreibender Bäder bei Nephritis. Beiheft 6 z. med. Klin. 1907. — Strauß, Weitere Beiträge zur Frage der NaCl-Entziehung bei Nephritikern. Therapie d. Gegenw., Jahrg. 1904, H. 12. — Derselbe, Die Diätbehandlung bei Herz- und Gefäßkrankheiten. Med. Klin. 1912, Nr. 18. — Derselbe, Die Diät bei Nierenkrankheiten (besonders bei Nierenentzündungen). Deutsche med. Wochenschr. 1911, Nr. 52. — Tachau, Untersuchungen über den Stickstoff- und Kochsalzgehalt des Schweißes von Nierenkranken. Deutsch. Arch. f. klin. Med. 1912, Bd. 107. — Tschistowitsch, Die Verödung und hyaline Entartung der Malpighischen Körperchen der Niere. Virchows Arch. Bd. 171. — Umber, Richtlinien in der Klinik der Nierenkrankheiten. Berl. klin. Wochenschrift 1916, Nr. 47. — Veil, Die klinischen Erscheinungen der Zystennieren. Deutsch. Arch. f. klin. Med. Bd. 115. — Volhard, Über die funktionelle Unterscheidung der Schrumpfnieren. XXVII. Kongr. f. inn. Med. 1910. — Volhard u. Fahr, Die Bright'sche Nierenkrankheit. Springer 1914. — Watson, On the causation of parenchymatous Nephritis. British medical Journal 13. IV. 1912. — Weigert, Gesammelte Abhandlungen. Springer 1906. — Derselbe, Die Brightsche Nierenerkrankung vom pathologisch-anatomischen Standpunkt aus. Samml. klin. Vortr. 162—163, S. 1414 bis 1415. — Weiland, Über Alkalibehandlung der Albuminurien. Med. Klin. 1913, Nr. 13. — Wertheimer, vgl. Siegel. — Widal, Cure de déchloruration et albuminurie brightique. Soc. de biol. Juillet 1904. — Wiesel und Heß, Über experimentellen Morbus Brighti. Zeitschr. f. exper. Pathol. u. Therap. Bd. 17. — Zollinger, Beiträge zur Frage der traumatischen Nephritis. Schweiz. Rundschau f. Med. 1913, Nr. 20. — Zondek, Funktionsprüfungen bei der hämorrhagischen Nierenentzündung von Kriegsteilnehmern. Berl. klin. Wochenschr. 1916, Nr. 17.

C. Die herdförmigen embolisch-infektiösen Nephritiden.

Histologie: a) Die herdförmige hämorrhagische Glomerulonephritis, klinisch ungemein häufig, ist auf dem Sektionstisch ein Zufallsbefund. Die Veränderungen an den einzelnen erkrankten Glomeruli entsprechen im Prinzip dem, was wir bei der zweiten Form der herdförmigen Nephritis, der typischen embolischen Herdnephritis zu sehen gewohnt sind. Wie die Abbildung 1, Tafel V, zeigt, handelt es sich um eine Nekrobiose einzelner Schlingen, die in eine homogene kernarme Masse umgewandelt worden sind, und um eine ganz gleichartige Veränderung an dem der nekrotischen Schlinge gegenüberliegenden Kanälchen. Es sieht aus, als ob ein Gift durch Diffusion die Nachbarschaft in Mitleidenschaft gezogen habe.

An dieser Stelle ist auch die Wand der erkrankten Schlinge mit der Kapselwand verlötet, während die Kapsel im übrigen frei bleibt, abgesehen von Kapselexsudaten.

An anderen Fällen haben wir Schlingennekrosen vermißt. In allen aber sehen wir im Gegensatz zum Bilde der akuten diffusen ischämischen Nephritis die Kapillaren der Glomeruli gut, z. T. strotzend mit Blutkörpern gefüllt. Ihre Blutfülle verhindert den genauen Einblick in die

Schädigung, welche die Wand der Kapillaren erlitten hat, daß aber eine solche unter dem Einfluß der Mikrobenverschleppung stattgefunden hat, das zeigt der Blutaustritt in die Kapsel und in zahlreiche Kanälchen an.

Derartige Bilder bekommen wir häufiger zu Gesicht bei (ev. schon abheilenden) diffusen Nephritiden, die an dem septischen Grundleiden starben und eine schwere, anhaltende Hämaturie aufgewiesen haben. Zum Bilde der infektiösen Herdnephritis gehören auch kleinzellige Infiltrate, die mit Vorliebe einzelne Glomeruli umgeben, oder unabhängig von diesen im Zwischengewebe auftreten.

Wir haben es also mit prinzipiell entgegengesetzten Veränderungen wie bei der diffusen ischämischen Nephritis zu tun, statt der pathogenen allgemeinen Blutleere der Glomeruli sehen wir hier disseminierte Blutüberfüllung und statt asphyktischer Reaktion mykotische Schädigung der Kapillarwand mit, wenn auch bescheidener, chemotaktischer Wirkung. Es fehlt die diffuse Schädigung der Glomeruli und die dort schon bei subakutem Verlauf oft so deutliche Endarteriitis obliterans. Es fehlt daher auch die Progredienz, die Verlaufsrichtung zur Niereninsuffizienz.

b) Noch deutlicher kommt die mykotische Schädigung der Gefäßwand zum Vorschein bei der eigentlichen embolischen Herdnephritis (Löhlein), die zum Krankheitsbilde der ulzerösen Endokarditis gehört.

Hier handelt es sich um eine Embolisierung der Niere mit Kokken in Häufchen, die sich zwar auch nur durch relativ geringe, chemotaktische Wirkung auszeichnen, aber massig genug sind, um in den überkapillären Gefäßchen stecken zu bleiben. Das Bild ist im Wesen sehr einheitlich, im einzelnen sehr verschieden, je nach der Korngröße und der Zahl der Embolien. Die Mehrzahl der Glomeruli ist in der Regel intakt. Je nachdem ein Vas afferens oder nur ein oder mehrere Schlingengefäße mit Kokkenhaufen verstopft werden, kommt es zu einer Nekrobiose des ganzen Glomerulus oder nur einzelner Schlingen mit auffallend geringer Leukocytenansammlung. Die Epithelien der embolischen Schlingen sind stark geschwollen, ihre Struktur geht verloren, an ihre Stelle tritt eine homogene, feingranulierte Masse, die Hämatoxylin stark annimmt.

Bei unvollständiger Embolisierung eines Knäuels kommt es auch hier zu Blutaustritt in die Kapsel und in die Lichtung der dazu gehörigen Kanälchen. In den embolisierten Schlingen lassen sich die Kokkenhäufchen färberisch nachweisen (Fahr, Bähr). Entsprechend der Größe der Embolie ist hier der Diffusionshof, die Zone der nekrotisierten Epithelschläuche, die sich mit Eosin oder Hämatoxylin stark färben, größer (vgl. Abb. 2, Tafel V).

Das Wesentliche an dem Vorgang ist die embolische Verstopfung einzelner Kapillarschlingen mancher Glomeruli oder einzelner Vasa afferentia. Die betroffenen Schlingen sind blutleer, ihre Lichtungen obliterieren (Bähr). Es kann daher auch dieselbe Reaktion auf Blutleere auftreten, wie wir sie bei der diffusen ischämischen Nephritis beschrieben haben, möglicherweise dann, wenn die nekrotisierende Toxinwirkung des Embolus gegenüber der mechanischen zurücktritt. Es kommt zu Wucherung der Knäuel- und Kapselepithelien, die sich bei Verstopfung einzelner Schlingen auf diese und den gegenüberliegenden Kapselanteil beschränkt, bei Embolisierung eines Vas afferens auf den ganzen Kapselraum wie bei der subakuten Nephritis erstrecken kann. Der Vorgang des Gefäßverschlusses ist aber ein anderer, wie dort, und der von Löhlein vorgeschlagene Vergleich mit einer lobären und einer lobulären Pneumonie trifft, wie schon erwähnt, nicht den wesentlichen Unterschied zwischen der diffusen und der herdförmigen Nephritis.

Daß auch größere Infarkte infolge einer Embolie gröberen Kalibers zur Beobachtung kommen können, versteht sich von selbst. In einem einzigartigen Falle meiner Beobachtung zeigte sich die der infektiösen Endokarditis eigene Neigung zu mykotischen Aneurysmen vornehmlich an den Nierengefäßen:

Bei einem fiebernden Kranken mit schwerer Hämaturie, bei dem die Endokarditis noch nicht erkannt war, trat plötzlich unter heftigen Schmerzen und hochgradiger Blässe ein Krankheitsbild auf, das auf eine Blutung in das Nierenlager schließen ließ. Die Operation bestätigte diese Diagnose, ergab aber den merkwürdigen Befund, daß das Blut aus einem geplatzten Aneurysma der Nierenoberfläche stammte. Nach Entfernung der Niere zeigte sich, daß zahlreiche kirschgroße Aneurysmen das Organ durchsetzten, ein Befund, der viel später, als der Kranke endlich der Endocarditis lenta erlegen war, auch an der anderen Niere erhoben werden konnte.

Entsprechend der geringen Virulenz der embolischen Mikroben kommt es nicht zu Eiterung, in der Regel nicht einmal zu stärkerer Leukocyteninfiltration; Löhlein hat sogar in solchen Fällen das Auftreten von Fremdkörperriesenzellen in der Umgebung der embolischen Herdchen beobachtet, wie es von Rößle u. a. bei blanden Infarkten beschrieben worden ist. Dementsprechend kann es auch zu einer blanden Rückbildung der Prozesse kommen unter Ersatz der embolischen und nekrotisierten Schlingen durch Bindegewebe, das den Schlingenrest mit der Kapsel verlötet. Bezeichnend für das Wesen der quoad Niere meist gutartigen, aber naturgemäß unter immerwährenden Nachschüben verlaufenden quoad vitam meist bösartigen Erkrankung ist die Tatsache, daß sich an einem Präparat derselben Niere die einzelnen Glomeruli in allen möglichen Stadien der Erkrankung und der Verödung der Schlingen und der vollständigen oder teilweisen Verschmelzung mit der Kapsel finden können.

Die zu den erkrankten Knäueln gehörigen Kanälchen weisen im frischen Stadium entweder nekrobiotische oder degenerative Veränderungen auf; die zu verödeten Knäueln gehörigen Kanälchen sind atrophisch, das Bindegewebe entsprechend verbreitert. In der Nachbarschaft gut erhaltener Glomeruli können sich — wie bei dem Dauer- und Endstadium aller anderen mit Verödung zahlreicher, sekretorischer Elemente einhergehenden Nierenerkrankungen — die zugehörigen Kanälchen erweitert, das Zwischengewebe unbeteiligt erweisen. Gerade die embolische Herdnephritis, die zu Einzelausschaltung sekretorischer Elemente führt, zeigt am deutlichsten, daß die Verödung der Glomeruli maßgebend für die Veränderungen, ja den Schwund des Parenchyms (Löhlein) und für die „ausfüllende" Bindegewebsentwicklung ist. Dementsprechend kann es bei sehr ausgedehnter Embolisierung zahlreicher Glomeruli auch zu dem anatomischen und klinischen Bilde der sekundären (embolischen) Schrumpfniere kommen, wenn die Endokarditis gutartig genug verläuft oder ausheilt, bzw. in das bakterienfreie Stadium übergeht.

c) Die septisch interstitielle Herdnephritis hat mit den beiden vorerwähnten Formen der Herdnephritis nur den herdförmigen Charakter gemeinsam, ist aber im Wesen vollständig von beiden Arten der Glomerulonephritis verschieden. Es handelt sich um eine echt entzündliche Reaktion auf chemotaktisch wirkendes Kokkenmaterial, um große oder kleine, einzelne oder zahlreiche verstreute Herde, die dicht mit Lymphocyten infiltriert sind (vgl. Tafel VI). In der Umgebung findet sich u. a. eine starke reaktive Hyperämie, welche dem geschwollenen Organ eine rötliche Fleckung und Streifung verleihen kann. Das spezifische Parenchym bleibt im übrigen intakt, nur im Bereich der Herde können die Zellhaufen rücksichtslos in die Kanälchen einbrechen, und es erfolgt eine systemlose, blinde Durchsetzung und Zerstörung des befallenen Gewebes durch die fermentreichen Schutztruppen, die Freund und Feind wahllos vernichten. Ob und wie derartige Fälle septischen Ursprunges, die der eitrigen Nephritis am nächsten stehen, ausheilen, ist unbekannt; eine Beziehung zu den systematischen Nierenerkrankungen und Schrumpfnieren haben die zu erwartenden Narbenherde sicher ebensowenig, wie klinische Bedeutung.

a) Die herdförmige hämorrhagische Glomerulonephritis.

I. Das akute Stadium.

Die Ätiologie ist schon auf S. 379 mitbesprochen worden. Während die Frage nach der Bedeutung der Infektion für die diffuse ischämische Nephritis noch ungeklärt ist, — wir wissen nur, daß sie auch bei oder nach Infektionen auftritt, aber nicht sicher, ob sie auch ganz ohne Infektion zustande kommt, — ist bei der hämorrhagischen Herdnephritis in jedem Falle eine Infektion die Ursache der Erkrankung. Wir finden sie mit Vorliebe bei der Angina, gelegentlich bei Scharlach, bei Pneumonie, bei Lungentuberkulose mit Mischinfektion, bei Gelenkrheumatismus, Otitis, Rhinitis, ferner bei infektiösen Hauterkrankungen, wie Erysipel, Impetigo, bei infizierten Wunden, Skabies usw., bei infektiösen Darmerkrankungen, endlich als Teilerscheinung der bakteriologisch noch unklaren Infektionen der Purpuraformen, die mit Hautblutungen einhergehen, ohne daß sich wie bei den nahverwandten Sepsisformen mit multiplen Blutungen der embolisch-infektiöse Charakter der Blutungen bisher hat sicherstellen lassen.

Wir finden diese hämorrhagische Herdnephritis aber auch bei Fällen von echter Sepsis ohne Endokarditis, die ohne Hautblutungen verlaufen. Diese Fälle bilden wiederum den Übergang zu der nächsten Gruppe der eigentlichen embolischen Herdnephritis bei chronischer Sepsis mit Endokarditis.

Prinzipiell handelt es sich in allen Fällen, ob Angina, Erysipel, oder Pneumonie, oder Sepsis, um die gleiche Grundlage, um eine infektiöse „septische" Allgemeinerkrankung mit herdförmiger Lokalisation der im Blute kreisenden Infektionserreger in den Nieren. Verschieden ist nur die Zahl und Virulenz der Keime und der Grad der Allgemeinerkrankung. In der Regel bietet daher die Unterscheidung dieser lokalen Infektion der Niere, der unter Hämaturie sich äußernden mykotischen Schädigung einzelner Schlingen von der diffusen ischämischen Nephritis keine Schwierigkeiten.

Die Abgrenzung der monosymptomatischen herdförmigen infektiösen von der polysymptomatischen diffusen ischämischen Nephritis kann bisweilen schwierig, ja unmöglich sein, einmal in sehr leichten Fällen, die rasch ausheilen, zum anderen in sehr schweren Fällen septischer Infektion. In beiden Fällen ist die Unterscheidung praktisch ohne Bedeutung. Übergänge kommen auch hier vor; ein Beispiel, in welchem eine hämorrhagische Nephritis erst als herdförmig imponierte, später diffus wurde, ist in unserer Monographie auf S. 137 im Falle XIII geschildert.

Viel häufiger ist das Umgekehrte zu beobachten, daß in der Rekonvaleszenz nach einer typisch ischämischen, hypertonischen Nephritis, eine langanhaltende Hämaturie auftritt, ohne Blutdrucksteigerung und ohne Ödeme, die durchaus dem Bilde der herdförmigen infektiösen Nephritis entspricht. In der Regel läßt sich dann auch ein ätiologisches Moment für diese gleichzeitige oder nachträgliche Infektion der Glomerulusschlingen nachweisen, die durch den voraufgegangenen diffusen ischämischen Prozeß sicherlich besonders dafür disponiert sind, daß im Blute kreisende Mikroben haften bleiben.

Diese nicht seltene Vereinigung von diffuser-ischämischer Nephritis mit der herdförmigen hämorrhagisch-infektiösen und die Gemeinsamkeit der infektiösen Ätiologie hat bisher wohl davon abgehalten, die infektiöse herdförmige Glomerulonephritis ohne Endokarditis von der diffusen zu trennen.

Aber auch hier wirkt die prinzipielle Scheidung der reinen Krankheitsbilder klärend.

Wir müssen diese, das akute Studium der diffusen Nephritis überdauernden und gerne rezidivierenden Hämaturien als eine Komplikation betrachten, die nicht zum reinen Bilde der ischämischen diffusen Form gehört, und wir werden, wie schon S. 421 erwähnt, solche Fälle von abheilender diffuser Nephritis mit abgeklungener Blutdrucksteigerung, aber anhaltender Hämaturie in Zukunft anders, günstiger, im Sinne der herdförmigen infektiösen Nephritis beurteilen und kausal behandeln müssen.

Symptomatologie: Das pathognomonische Symptom der „monosymptomatischen" akuten herdförmigen Glomerulonephritis ist die Hämaturie bei **fehlender** Blutdrucksteigerung und Ödembereitschaft.

Ödem gehört nicht zum Bilde der herdförmigen Glomerulonephritis. Die Kombination von Hämaturie ohne Blutdrucksteigerung mit Ödem spricht immer für eine atypische oder abklingende diffuse Nephritis.

Der Harn: Die Erkrankung beginnt in der Regel mit Hämaturie, und diese setzt gewöhnlich sehr schnell nach der stattgefundenen Infektion ein. Fast ausnahmslos ist die Blutbeimengung zum Harn schon makroskopisch sichtbar und verleiht ihm die charakteristische schwarze, rotbraune oder hellrote Farbe. Rezidiviert die Grundkrankheit, z. B. die Angina, oder bildet sich ein Tonsillarabszeß, so rezidiviert oder wächst die Hämaturie; das gleiche gilt von operativen Eingriffen an den Tonsillen, den Zähnen, dem Auftreten eines Furunkels, der Abstoßung eines Knochensequesters usw.

Wie bei der diffusen Nephritis die Blutdrucksteigerung, so bildet bei der herdförmigen die Hämaturie das Kriterium für den Verlauf. Sie kann nach wenigen Tagen dauernd schwinden, sie kann häufig rezidivieren, sie kann Monate und Jahre bestehen bleiben.

Die Nierenfunktion: Die Harnmenge ist in der Regel normal, wenn nicht das Fieber an sich eine Oligurie bedingt. Bei ganz schweren septischen Fällen kann es wohl ausnahmsweise auch zu einer hochgradigen Oligurie ja Anurie kommen.

Der Wasserversuch deckt ganz im Anfang bisweilen eine Störung, Verzögerung der Wasserausscheidung auf, und ist in einigen unserer Fälle auch ohne Fieber schlecht, in den meisten aber gut ausgefallen. Bei allen Fällen, welche die infektiöse Grundkrankheit überstanden, wurde das Wasser schon nach wenigen Tagen wieder einwandsfrei ausgeschieden.

Auch die NaCl-Ausscheidung ist in der Regel gut. Selbst Salzzulagen wurden restlos unter Ansteigen der NaCl-Konzentration auf 1—1,4 % ausgeschieden, ohne daß eine Neigung zu Retention, zu Gewichtszunahme oder zu Ödem zu konstatieren gewesen wäre.

Das gleiche gilt für die Stickstoff-Ausscheidung. Meist wurden gute Stickstoffkonzentrationen von 1,5—2,4 % erreicht, sehr selten kam es bei stärkerer Oligurie unter der fieberhaften Steigerung des Eiweißzerfalles zu leichter N-Retention mit Rest-N-Werten von 60—80 mg.

In einem solchen Falle, in dem der Rest-N auf 80 mg in 100 ccm Blut sich erhob, war auch eine starke Störung des Konzentrationsvermögens nachzuweisen, so daß z. B. bei einer Harnmenge von 350 ccm nur 1013 spezifisches Gewicht erreicht wurde. Mit fortschreitender Genesung stellte sich aber rasch die Konzentrationsfähigkeit wieder her. Den höchsten RN-Wert von 111 mg in 100 Blut beobachtete ich bei einem anderen Falle, dessen Vorgeschichte ganz typisch für die Neigung zu infektiöser Herdnephritis ist. Ein 27 jähriger Mediziner, der Mai 1914, Juni 1915 (Tonsillektomie) und April 1916 eine Hämaturie ohne Ödem und ohne Blutdrucksteigerung durchgemacht hatte, bekam

1917 ein schweres hochfieberhaftes Erysipel und dabei wieder ohne Ödem und ohne Blutdrucksteigerung eine starke Hämaturie, Albuminurie und Oligurie bis zu 200 ccm in 24 Stunden. Dabei bestand Fixation des spez. Gewichtes auf 1010. Nach der Entfieberung stellte sich sehr rasch das Wasserausscheidungsvermögen wieder her, das Konzentrationsvermögen dagegen erst nach Wochen.

Gewöhnlich ist dieses nur gering oder gar nicht gestört.

Eine bleibende Einschränkung des Konzentrationsvermögens wurde in keinem Falle, eine Rekonvaleszentenhyposthenurie häufiger beobachtet. Im Konzentrationsversuch, d. h. bei Trockenkost nimmt die hämorrhagische Beschaffenheit des Harnes zu.

Die Milchzuckerausscheidung kann trotz der in der Hämaturie sich dokumentierenden Gefäßschädigung normal, aber auch deutlich verlängert sein.

Die Jodausscheidung war nur bei den Fällen verlängert, deren Konzentrationsvermögen vorübergehend gelitten hatte, wurde aber später wieder normal. Eine tubuläre, d. h. epitheliale Erkrankung daraus zu folgern, halten wir uns, wie schon mehrfach erwähnt wurde, nicht für berechtigt, so wenig, wie bei gutem Ausfall des Milchzuckers trotz der Hämaturie eine vaskuläre Erkrankung auszuschließen.

Albumen findet sich meist nur in geringen Mengen, von Spuren bis 1 oder 2 ‰, höhere Eiweißmengen sind selten.

Sediment: Zylinder, hyaline und granulierte, sind gewöhnlich spärlich, zuweilen reichlich zu finden, auch verfettete Epithelien enthielt das Sediment gelegentlich. Daß rote und weiße Blutkörperchen im Sediment nicht fehlen, versteht sich bei dem hämorrhagischen Charakter der Erkrankung von selbst.

Wichtig ist der Nachweis von Bakterien in dem nach Gram gefärbten Trockenpräparat; die Kultivierung des Erregers aus dem Harn gelingt nicht selten auch dann, wenn die Blutkultur versagt. Auf die Wichtigkeit der bakteriologischen Untersuchung des Harnes hat Scheidemandel hingewiesen. Der Nachweis der Infektionserreger schließt natürlich eine Toxinwirkung und eine diffuse Nephritis nicht aus, gibt aber gerade bei der herdförmigen wichtige Hinweise für die Ätiologie und Therapie. Es darf aber hier nicht unerwähnt bleiben, daß, wie mein Mitarbeiter Keller gefunden hat, bei Angina häufig, vielleicht regelmäßig, Kokken im Harn erscheinen, auch in Fällen, in denen keinerlei Symptome von seiten der Niere, wie Hämaturie oder Albuminurie auftreten. Es entspricht dies der experimentellen Erfahrung, daß Bakterien das Nierenfilter passieren können, ohne eine nachweisbare Schädigung zu hinterlassen (Biedl u. Kraus, Rolly, Lüdke u. A.). Um so verständlicher erscheint es, daß Mikroben dann besonders leicht haften können, wenn eine ischämische Schädigung der Kapillarschlingen vorausgegangen war.

Augenhintergrund: Eine Retinitis albuminurica kommt bei der hämorrhagischen Herdnephritis ohne Blutdrucksteigerung nicht vor. Wohl aber können vereinzelte Blutungen beobachtet und als embolisch-infektiöse gedeutet werden.

Urämie: Bei der herdförmigen Glomerulonephritis haben wir weder Eklampsie noch Urämie je gesehen. Das Fehlen der ersteren ist zu verstehen aus dem Fehlen von Blutdrucksteigerung und Ödembereitschaft. Das Ausbleiben der Azotämie bei unkomplizierter herdförmiger Glomerulonephritis ist deshalb die Regel, weil das Parenchym ja nur teilweise erkrankt ist. Doch ist die Möglichkeit durchaus zuzugeben, daß in schweren Fällen das restierende Parenchym zu klein werden kann, um den durch die Infektion gesteigerten Ansprüchen zu genügen, oder daß ein entzündliches Ödem zu einer hochgradigen

Oligurie, ja Anurie, und damit zu den toxischen Symptomen der Harnsperre, d. h. einer echten Urämie führen kann.

Lippmann hat bei einem Falle von schwerer allgemeiner Purpura, bei der am 7. Behandlungstage eine hämorrhagische Nephritis auftrat, 2 Anfälle von Urämie ohne Blutdrucksteigerung gesehen. Unter Abnahme der Harnmenge und insbesondere des spezifischen Gewichtes von 1027 auf 1013 trat mit heftigem Erbrechen, Kopfschmerz, Foetor uraemicus ex ore, dann Kollaps (B. D. 105 mm Hg) ein „urämischer Anfall" ein, der sich nach 5 Tagen wiederholte. Doch ist die Abgrenzung von einer diffusen Nephritis in hochfieberhaften Fällen schwer oder unmöglich, weil bei Fieber die Blutdrucksteigerung fehlen kann.

Das Allgemeinbefinden wird durch die akute herdförmige Glomerulonephritis gewöhnlich — wenn wir von den Allgemeinerscheinungen der Infektion, dem häufigen Schüttelfrost und Fieber zu Beginn absehen — in keiner Weise getrübt, insbesondere fehlen die Durchfälle der Nephrosen, die eklamptischen Äquivalente, Kopfschmerz und Erbrechen der hypertonischen Nephritis und die kardialen Atemstörungen, die bei dieser Form bisweilen das einzige subjektive Symptom bilden.

Bei starker Hämaturie können Beschwerden beim Wasserlassen auftreten. Schmerzen in der Nierengegend sind bei der akuten Form der anhypertonischen Herdnephritis nicht selten und können sehr hohe Grade erreichen, bei chronisch gewordenen Fällen anfallsweise auftreten (Nephritis dolorosa).

Gewöhnlich fühlen sich die Kranken nach Abklingen der Grundkrankheit trotz der hämorrhagischen Herdnephritis so wohl, daß man Mühe hat, sie im Bett zu halten.

Beginn, Verlauf und Ausgang, Vorhersage: Die herdförmige Glomerulonephritis beginnt meist ganz plötzlich und zwar gleichzeitig mit der verursachenden Infektionskrankheit. Dieses typische Verhalten läßt sich bisweilen besonders gut bei Scharlach beobachten.

Während die gewöhnliche diffuse Scharlachnephritis bekanntlich erst in der 3. Woche einzusetzen pflegt, sahen wir in drei Fällen von Scharlach die hämorrhagische Nephritis ohne Blutdrucksteigerung an einem der ersten oder am ersten Tage des Scharlachs auftreten. In einem dieser Fälle blieb eine leichte Albuminurie und Hämaturie ohne Blutdrucksteigerung nach Abheilung des Scharlach trotz Tonsillenexstirpation über 2 Jahre bestehen, um dann dauernd zu verschwinden.

Es kommt freilich auch vor, daß eine anhypertonische hämorrhagische Nephritis erst in der für die diffuse Nephritis typischen 3. Woche des Scharlach beginnt z. B. im Anschluß an das „Drüsenfieber", bzw. „die zweite Erkrankung" (Pospischill und Weiß).

Die akute herdförmige Glomerulonephritis ist eine durchaus gutartige Erkrankung. Eine scheinbare Ausnahme machen die Fälle, die bei schwerer Sepsis auftreten. Wenn es aber in solchen Fällen zu bedrohlicher Oligurie oder Anurie kommt, so handelt es sich entweder um eine Kombination mit akuter septisch-interstitieller Nephritis und um entzündliches Ödem der Niere, oder um eine schwere diffuse Glomerulonephritis, bei der infolge von septischer Kreislaufschwäche die Blutdrucksteigerung ausblieb. Eine klinische Unterscheidung ist dann schon wegen der Schwere der Grundkrankheit nicht möglich.

In solchen schweren Fällen kann der Zustand der Niere vielleicht den ungünstigen Ausgang herbeiführen oder beschleunigen.

In den unendlich viel häufigeren Fällen, in denen die Infektion selbst das Leben nicht bedroht, wie z. B. bei der gewöhnlichen Herdnephritis nach Angina, bei Tuberkulose, bei Erysipel, tritt die Nierenerkrankung [wegen des Fehlens von Blutdrucksteigerung und Ödem im Krankheitsbilde gar nicht in den Vordergrund, und sie heilt oft schnell aus, wenn die Grundkrankheit überwunden ist.

In einer Reihe von Fällen aber zieht sich die Hämaturie und Albuminurie längere Zeit, Wochen und Monate hin, trotz Bettruhe und einer meist überflüssigen Diätbeschränkung; nicht ganz wenige Fälle heilen nicht völlig aus und gehen unter dauernder mäßiger Albuminurie und Hämaturie in ein chronisches Stadium über.

Zwischen den akuten und den chronischen Formen der herdförmigen Nephritis stehen diejenigen Fälle, welche sich durch eine große Neigung zu Rezidiven auszeichnen.

Wir finden diese Neigung zu Rezidiven in ganz besonders ausgeprägtem Maße bei den herdförmigen Glomerulonephritiden. Es kommt auch vor, daß eine ursprünglich diffuse Glomerulonephritis im anhypertonischen, herdförmigen Typus rezidiviert und umgekehrt, daß das Rezidiv einer ursprünglich herdförmigen Nephritis den hypertonischen Charakter der diffusen aufweist.

Die Rezidive gehen stets mit starker Hämaturie einher und treten bisweilen aus heiterem Himmel auf, ohne daß eine Ursache zu eruieren wäre. Meist schließen sie sich aber an eine der infektiösen Ursachen an, die in der Ätiologie der Nephritis eine so große Rolle spielen.

Auch hier steht die Angina an erster Stelle, zumal sie ja selbst bei vielen Menschen mit Vorliebe rezidiviert.

Ein gutes Beispiel ist einer der Fälle von Scheidemandel (Münch. med. Wochenschr. 1913. S. 16) aus der Klinik von Joh. Müller in Nürnberg. Wir könnten ihm eine ganze Reihe von gleicher Art an die Seite stellen.

30jähriger Mann. Hat 3mal Nierenentzündung gehabt.

1. Nierenentzündung 1908 nach einer Angina (Krankenhaus P.).

2. Nierenentzündung 10. VI.—28. VIII. 1910 nach einer Angina, die 3 Wochen Schluckbeschwerden verursachte (Krankenhaus C.).

3. Nierenentzündung (Krankenhaus Nürnberg): Aufnahme 10. X. 11.

2 Tage zuvor Schmerzen im Hals. Stechen im Rücken, seit gestern bemerkt Pat. eine Änderung an seinem Urin (starke Rotfärbung).

Status praesens: Kräftiger Mann, gut genährt. Keine Drüsen, keine Ödeme. Rachen, weicher Gaumen stark gerötet, Tonsillen geschwollen, weite Lakunen ohne Pfröpfe. Innere Organe ohne Befund. Keine Milzschwellung. Keine Druckempfindlichkeit in der Nierengegend, aber subjektiv dumpfes Gefühl in den Lenden.

Urin: Fleischfarben, Menge am 10. X. 400 (spez. Gewicht 1024), am 11. X. 1700, spezifisches Gewicht 1024.

Eiweißgehalt 2‰ Esbach.

Mikroskopisch: Reichlich rote und weiße Blutkörperchen, spärliche epitheliale und granulierte Zylinder. Gefärbtes Ausstrichpräparat: Reichlich Kokken. Katheterharn: Kulturen von Staphylococcus aureus. 18. X.: Urin heller, Esbach ¼ ‰. Menge 1700, spezifisches Gewicht 1017. Mikroskopisch: Spärlich rote und weiße Blutkörperchen, keine Zylinder. 21. X.: Wieder stärkere Schluckbeschwerden.

Urin: Wieder fleischwasserfarben. Esbach ¾ ‰, Menge 1050 (spezifisches Gewicht 1020).

3. XI.: Wiederholte bakteriologische Untersuchung des Urins ergibt Staphylococcus aureus in mäßigen Mengen.

Mikroskopisch: Keine Zylinder, keine Erythrocyten, ganz vereinzelt Leukocyten, Eiweißtrübung.

6. XI.: Wegen andauernder Schwellung der Tonsillen Tonsillektomie.

7. XI.: Der bisher nur wenig getrübte dunkelgelbe Harn ist heute wieder fleischwasserfarben.

Mikroskopisch: Wieder reichlich Erythrocyten, daneben spärliche Leukocyten. Gefärbter Ausstrich: Massenhaft Kokken. Eiweiß: Geringer Niederschlag.

15. XI.: Wundbeläge der Tonsillen völlig verschwunden, keine Schluckbeschwerden. Eiweiß: Leichter Glanzverlust des Harnes.

Mikroskopisch: Nur noch vereinzelte Leukocyten, kein Blut, keine Zylinder. Harnkultur steril.

25. XI.: Geheilt entlassen.

Wie mir Herr Dr. Scheidemandel mitteilt, hat in dem Falle, der als typische herdförmige Glomerulonephritis aufzufassen ist, der Blutdruck bei der Aufnahme 110/60 bei der Entlassung 115/60 mm Hg betragen.

Es handelt sich aber bei solchen Fällen von rezidivierender Herdnephritis nicht nur um die Neigung zu rezidivierenden Anginen — diese kommt bekanntlich auch sehr häufig vor, ohne daß Nierenschädigungen eintreten — sondern um eine besondere, individuelle, angeborene oder erworbene Empfindlichkeit der einmal erkrankt gewesenen Niere. Denn die Rezidive der Nephritis kommen, auch ohne daß eine neue Infektionskrankheit nachzuweisen wäre, vor und bei Fällen, die ihre erste Herdnephritis infolge von Scharlach bekommen hatten.

In solchen Fällen erworbener Überempfänglichkeit der Nieren genügen, wie es scheint, schon die Keimverschleppungen aus der Mundhöhle, aus Mandelpfröpfen, schlechten Zähnen, Pyorrhoea alveolaris, die so ungemein häufig bei Gesunden vorkommen, ohne Nierenschädigungen zu verursachen, um rezidivierende Hämaturien auszulösen, wobei sich die ,,Infektion" durch leichte oder stärkere Temperatursteigerung, Unbehagen, Frostgefühl, Kopf- und Kreuzschmerzen etc. zu verraten pflegt.

Mehrfach sahen wir auch nach der Schlayerschen Milchzuckerprobe schwere Hämaturie auftreten, was ebenfalls für eine erhöhte Empfindlichkeit solcher Nieren spricht, und die Anwendung der Methode in diesen Fällen nicht ratsam erscheinen läßt.

II. Das chronische Stadium.

Als chronische Formen der herdförmigen Nephritis müssen wir solche Fälle bezeichnen, in denen im Anschluß an eine unzweifelhaft herdförmige infektiöse Nephritis ohne Blutdrucksteigerung eine jahrelang dauernde Albuminurie ohne Blutdrucksteigerung, mit oder ohne Hämaturie zurückbleibt. Eichhorst und Lippmann haben derartige chronische Albuminurien aus einer akuten (herdförmigen) Purpuranephritis ohne Blutdrucksteigerung hervorgehen sehen.

Wir selbst haben eine ganze Anzahl solcher nicht völlig ausheilender Fälle von Herdnephritis gesehen, die sich z. T. auch durch die Neigung zu hämaturischen Rezidiven auszeichneten, aber auch im Intervall das Eiweiß nicht ganz verloren. Wahrscheinlich ist die Mehrzahl der chronischen Albuminurien ohne Blutdrucksteigerung unklaren Ursprungs auf solche herdförmige infektiöse Nierenschädigungen zurückzuführen, die im akuten Stadium wegen des Fehlens aller Allgemeinerscheinungen nicht bemerkt und beachtet worden sind.

Worin die histologische Ursache dieser chronischen Albuminurie nach einer akuten mykotischen Schädigung besteht, wissen wir nicht, ebensowenig warum diese Schädigungen einzelner Elemente nicht stets durch Narbenbildung und Verödung oder Wiederherstellung der erkrankten Elemente vollständig ausheilen. Es scheint allerdings gerade bei der herdförmigen Nephritis noch nach Jahr und Tag vollständige Heilung eintreten zu können, besonders dann, wenn es gelingt, die Infektionsquellen zu beseitigen.

Die Bezeichnung chronisch schließt also nicht so unbedingt, wie bei der chronischen diffusen ischämischen Nephritis mit Blutdrucksteigerung die Möglichkeit einer Spätheilung aus und hat nicht den ominösen Beigeschmack der Progredienz der Erkrankung.

Klinisch ist eine Abgrenzung der chronischen herdförmigen Nephritis von den mit Defekt, d. h. mit Restalbuminurie ausgeheilten diffusen Nephritiden, die keine Blutdrucksteigerung mehr aufweisen, nicht möglich, wenn über das akute Stadium der Erkrankung keine genügenden Angaben vorliegen.

Histologische Befunde liegen weder für die chronischen herdförmigen, noch für die Restalbuminurien nach diffuser Nephritis vor; es ist sehr wahrscheinlich, daß bei den chronischen Albuminurien ohne Blutdrucksteigerung die nach einer ausgeheilten diffusen Nephritis zurückbleiben, die diffuse Gefäßschädigung ausgeblieben, die bleibende Schädigung auch nur herdförmig, auf einzelne sekretorische Elemente beschränkt ist. Es ist daher anzunehmen, daß auch histologisch eine Unterscheidung der Zwischenstufen nicht durchführbar sein wird, während die Extreme, die typischen Formen jeder Kategorie klinisch und histologisch in ihren Folgeerscheinungen und ihrer Prognose voneinander so verschieden sind, daß ihre Trennung im System gefordert werden muß.

Dementsprechend finden wir unter den Fällen, die als chronische, d. h. nicht ausgeheilte Formen der herdförmigen Nephritis imponieren, solche, die ohne jede Neigung zu Blutdrucksteigerung nur durch dauernde geringe Eiweiß- und Blutbeimengung zum Harn und ihre Neigung zu Rezidiven sich zu erkennen geben, und andererseits Fälle, die sich abgesehen von einer verdächtigen Labilität des Blutdrucks auch durch ihr klinisches Verhalten der chronischen diffusen Glomerulonephritis nähern.

Diese auf diffuse Nephritis verdächtigen Fälle zeigen z. B. auch stärkere Albuminurie — bis zu 5‰ wurde beobachtet — und diesem nephrotischen Einschlag entsprechend eine gewisse Ödembereitschaft, bei gelegentlicher Exazerbation auch nephritische Allgemeinsymptome, wie Müdigkeit, Schmerzen in der Nierengegend.

In einem solchen Falle (vgl. Volhard und Fahr klinische Beispiele, Fall XXXIV, S. 200) machte sich die Ödembereitschaft nur bei aufrechter Haltung bemerkbar. Bei Bettruhe schwanden die leichten Ödeme sofort unter Steigerung der Diurese. Beim Aufstehen blieb die Diurese etwas hinter der Zufuhr zurück, und es bildete sich wieder Knöchelödem. Dieser orthostatischen Ödemtendenz entsprach der Ausfall des Wasserversuchs: Beim Aufsein entleerte der Kranke von 1500 ccm Wasser in 4 Stunden nur 900 ccm, und die größte halbstündliche Einzelportion betrug 150 ccm; im Liegen wurde statt dessen 1660 ccm Urin gelassen und die größte Sekretionsgeschwindigkeit betrug 306 ccm in ½ Stunde. Der Fall zeigt deutlich den Einfluß extrarenaler Hilfsfaktoren auf die renale Ödembereitschaft und die Unabhängigkeit des Ödems von der „Kochsalzdurchlässigkeit" der Niere.

Auch in diesem Übergangsfalle, dessen Harn anfangs frei von Blut war, trat sofort nach der Milchzuckerinjektion — die ohne Fieber und Störung des Allgemeinbefindens ertragen wurde — eine allerschwerste Hämaturie auf.

Bei den reinen Formen der chronischen Herdnephritis fehlt aber ebenso wie bei dem akuten Stadium jede Neigung zu Wassersucht.

Die Nierenfunktion erwies sich in allen Fällen von chronischer Herdnephritis als ungeschädigt. Polyurie bestand in keinem Falle, Nykturie wurde gelegentlich angegeben. Die Albuminurie ist in der Regel geringfügig.

Das Sediment unterscheidet sich nicht von dem bei der Restalbuminurie oder einer leichten chronischen diffusen Nephritis.

Der Wasserversuch ließ keine Störung des Wasserabscheidungsvermögens erkennen.

Die Konzentrationsfähigkeit war entweder normal, oder höchstens ganz unbedeutend (bis 1025) herabgesetzt.

NaCl und N wurden in normaler Konzentration ausgeschieden.

Milchzucker wurde quantitativ gut, aber verlängert, Jod in normaler Zeit ausgeschieden.

Urämie wurde in keinem Falle beobachtet.

Verlauf und Ausgang, Vorhersage: Die chronischen Formen der herdförmigen Glomerulonephritis zeichnen sich wie die akuten Formen durch die Gutartigkeit der Nierenerkrankung aus. Oft ist die leichte chronische, ev. viele Jahre bestehende Albuminurie und Hämaturie ein Nebenbefund, und es besteht keinerlei Bedürfnis nach ärztlicher Behandlung, wenn nicht ein Rezidiv die Hämaturie sinnfällig steigert.

Andere Fälle klagen öfter über Schmerzen in der Nierengegend; in einem solchen Falle trat vor 8 Jahren der erste Anfall der hämorrhagischen Nephritis mit so heftigen Schmerzen in der Niere ein, daß der Kranke das Bewußtsein verlor.

In einem anderen Grenzfalle chronischer doppelseitiger hämorrhagischer Nephritis, der früher einmal leichte Blutdrucksteigerung aufgewiesen, im chronischen Stadium aber normalen Blutdruck hatte, traten so häufige Anfälle von einseitiger Nierenkolik mit Hämaturie auf, daß die Kapselspaltung nötig wurde.

Es entspricht durchaus dem infektiös-herdförmigen Charakter dieser Form von Nephritis, daß sie auch überwiegend einseitig auftreten kann. Derartige Fälle hat Casper beschrieben. Sie werden in der chirurgischen Literatur häufiger erwähnt, als in der internen und als Nephritis dolorosa bezeichnet.

Der Übergang einer chronischen anhypertonischen Nephritis in ein III. oder Endstadium mit Niereninsuffizienz wurde in keinem Falle beobachtet, was wiederum dem herdförmigen und gutartigen Charakter der Affektion entspricht.

Zwei Fälle von chronischer Nephritis mit Polyurie und Hyposthenurie, den charakteristischen Erscheinungen des III. Stadiums, sind uns allerdings begegnet, in denen die Blutdrucksteigerung zunächst fehlte, so daß wir lange im Zweifel waren, ob es sich um ein Endstadium der Nephrose oder gar um ein Endstadium der herdförmigen Glomerulonephritis handelte. Doch stellte sich bei beiden, bei dem einen nach Wochen, bei dem anderen nach Jahren, die typische Blutdrucksteigerung ein, und die Sektion ergab in dem letzteren Falle die typische diffuse Endarteriitis.

Eine Gefahr droht daher den chronischen Formen der herdförmigen Glomerulonephritis weder von der Niere noch von seiten des Herzens. Nur ist bei der Empfindlichkeit der Nieren immer mit der Neigung zu Rezidiven, die vielleicht auch einmal in der schwereren Form der diffusen Nephritis sich äußern können, zu rechnen, und daher die Prophylaxe der Rezidive, die Beseitigung der Infektionsquellen in den Tonsillen womöglich schon nach der ersten akuten Erkrankung von großer Bedeutung, wenn auch nicht stets von sicherem Erfolge. Vielleicht läßt sich durch die Tonsillektomie, die Päßler besonders warm empfohlen hat, auch in manchen Fällen das Chronischwerden der Erkrankung verhüten.

Die **Diagnose** einer akuten herdförmigen Nephritis, die sich unmittelbar während einer akuten infektiösen Erkrankung einstellt, machte selten Schwierigkeiten.

Wesentlich für die Diagnose ist einerseits das Fehlen von Ödemneigung und Blutdrucksteigerung, andererseits die infektiöse Ätiologie. Die Diagnose wird gestützt durch den färberischen oder kulturellen Nachweis von Mikrokokken im Harnsediment, in dem sich übrigens auch gelegentlich Zylinder, hyaline, zellreiche und Blutkörperchenzylinder finden können. Vor ihrer prognostischen Überschätzung — manche Ärzte sehen in jedem Falle von Zylindrurie mehr weniger einen Todeskandidaten — muß eindringlich gewarnt werden.

Schwierigkeiten in der Differentialdiagnose bereiten die nicht so ganz seltenen Fälle von diffuser Nephritis, in denen sowohl die Ödembereitschaft, wie die Blutdrucksteigerung fehlt, was bisweilen, besonders in kindlichem Alter vorkommt. Ein solcher Fall ist als Beispiel der Anurie bei Scharlachnephritis auf S. 78 mitgeteilt.

Wenn nicht, wie in diesem Falle eine Anurie auf den diffusen ischämischen Prozeß der Niere hinweist, kann eine Entscheidung entweder gar nicht, oder erst aus dem weiteren Verlauf getroffen werden.

Daß wir auch bei zweifellos diffusen akuten und chronischen Nierenerkrankungen eine das akute Stadium lange überdauernde Hämaturie auf mykotische Schädigung der Kapillarschlingen, also auf eine komplizierende Herdnephritis zurückführen, wurde schon erwähnt.

Eine nicht hämorrhagische Albuminurie bei einer akuten infektiösen Erkrankung wird man nicht als infektiöse Herdnephritis, sondern als febrile Albuminurie (trübe Schwellung) auffassen und bezeichnen.

Bei nicht ganz klarer infektiöser Ätiologie kann auch die Differentialdiagnose und Unterscheidung der Herdnephritis von andersartigen Hämaturien große Schwierigkeiten bereiten, z. B. von Blutharnen bei Nierenstein, von Blutungen in das Nierenbecken und die Blase, vor allem aber von Nierentumoren und Nierentuberkulosen, deren Diagnose bei den chirurgischen Nierenerkrankungen besprochen werden wird. Deshalb ist in jedem Falle von Herdnephritis der Aufklärung der Ätiologie ganz besondere Aufmerksamkeit zuzuwenden und im Zweifelsfalle der Ureterenkatheterismus zu Hilfe zu nehmen, damit nicht über der falschen Diagnose einer gutartigen Herdnephritis die Zeit für einen notwendigen chirurgischen Eingriff versäumt wird.

Diese Gefahr droht allerdings weniger im akuten, als im chronischen Stadium der Herdnephritis und die diagnostische Überlegung muß erst alle anderen „chirurgischen" Nierenkrankheiten ausschließen, ehe sie sich mit der Annahme einer gutartigen chronischen Herdnephritis begnügt.

Wesentlich und bestimmend für die Diagnose ist der monosymptomatische Charakter der Erkrankung, das Fehlen der Blutdrucksteigerung, der Ödembereitschaft und jeder längerdauernden Störung der Nierenfunktion. Ob es sich um eine nicht ganz vollständig, sondern „mit Defekt" oder „mit Infekt" ausgeheilte diffuse Nephritis mit diesen wichtigen negativen Eigenschaften oder um eine von Anfang an sicher herdförmige infektiöse Nephritis, die eine dauernde Schädigung einiger Elemente hinterlassen hat, handelt, ist im Grunde unwesentlich. Oft wird aber die Vorgeschichte leicht eine Entscheidung treffen lassen für eine primär diffuse, wenn im akuten Stadium Müdigkeit, Atemnot, Ödeme bestanden haben, für eine von vornherein herdförmige, wenn das akute Stadium mit Schüttelfrost, Fieber, Schmerzen beim Wasserlassen, Hämaturie eingesetzt hat und ohne Ödem verlaufen ist.

Unwesentlich ist auch die Unterscheidung der chronischen herdförmigen Glomerulonephritis von der embolischen Herdnephritis Löhleins, da beide wesensgleich sind, und die Diagnose der letzteren nur dann möglich ist, wenn sich eine infektiöse Endokarditis nachweisen läßt.

Wesentlich ist aber die Unterscheidung der Herdnephritis von der reinen orthostatischen Albuminurie. Aber auch hier scheinen insofern Übergänge vorgekommen, als der „läsionelle Typus" (Pollitzer) dieser eigentümlichen Albuminurie anscheinend infektiöse, nicht restlos ausgeheilte Herdnephritiden darstellt, die lordotische Orthostatiker betroffen hat und vielleicht mit Vorliebe befällt. Es ist sehr wohl möglich, daß das Bindeglied sowohl für die Muskelschwäche und leichte Ermüdbarkeit, als auch für die Nierenläsion in der chronischen Tonsilleninfektion zu suchen ist (vgl. S. 278).

Noch wichtiger als die Unterscheidung ist freilich die richtige Kenntnis der einheitlichen Prognose in beiden Fällen und die Einsicht, daß beide nicht als Nierenkranke zu behandeln sind.

Behandlung: Solange sich mit jeder Nephritis und insbesondere mit jeder hämorrhagischen die Vorstellung der Nieren„reizung" verband, ergab sich von selbst der Gesichtspunkt der Nieren„schonung“ als wichtigstes Prinzip für die Behandlung. Das mußte notwendig zu dem schon mehrfach beklagten und von v. Noorden so scharf gegeißelten „Schematismus“ der Behandlung führen, dem eben eine schematische Auffassung von dem Wesen der Erkrankung und der Aufgabe der Behandlung zugrunde lag. Wenn wir uns von dieser Auffassung frei machen und das Wesen der Erkrankung hier wie oben geschildert in einer mykotischen Schädigung der Kapillarschlingen nicht aller, sondern eines Teiles der sekretorischen Elemente erblicken, so erscheinen die Aussichten gering, durch eine Herabsetzung der Anforderungen an die Niere einen Einfluß auf den Ablauf der örtlichen Reaktion auf die Keimverschleppung in die Niere auszuüben. Glücklicherweise ist dieser Versuch auch in der Tat unnötig.

Wenn wir von den selteneren Vorkommnissen absehen, daß im akutesten Stadium, wahrscheinlich infolge eines entzündlichen Ödems, eine starke Abnahme der Harnmenge vorübergehend auftritt, so ergibt die Rücksicht auf den lokalen Prozeß in der Niere in der Regel keine Anzeige für die Behandlung. In jenen seltenen Ausnahmefällen wird man wohl die N-Zufuhr in der Nahrung beschränken, im Notfalle auch vor einer Dekapsulation nicht zurückschrecken, wenn eine hochgradige Oligurie oder Anurie länger als 2—3 Tage anhält.

Bei herdförmigen Nephritiden mit sehr starker einseitiger Hämaturie oder heftigen einseitigen Schmerzen ist dieselbe Operation auch schon mehrfach mit gutem Erfolge ausgeführt worden.

In der Regel ist aber eine Sorge für die Niere überflüssig. In der größten Mehrzahl der Fälle ist ja die Nierenfunktion ungestört, es ist daher hier keine Anzeige gegeben, die übliche strenge Nierendiät zu verordnen, Eiweiß oder NaCl zu verbieten. Wir haben in solchen Fällen im akuten Stadium NaCl-Belastungen der Niere zugemutet, ohne irgend eine Störung der Ausscheidung oder des Ablaufes der gutartigen Erkrankung zu sehen.

Eine NaCl-Entziehungskur ist, wie schon mehrfach erwähnt, ja nur dann angezeigt, wenn eine abnorme Durchlässigkeit der peripheren Kapillaren besteht, ein nephrotischer Einschlag mit entsprechender Ödembereitschaft, die bei den reinen Fällen von Herdnephritis stets fehlt, höchstens bei einer in der Rekonvaleszenz nach diffuser Nephritis aufgepfropften infektiösen Herdnephritis noch vorhanden sein kann.

Ebenso scheidet der kardiovaskuläre Faktor bei diesen, ohne Blutdrucksteigerung verlaufenden Formen von selbst aus. Von einer energischen Durchspülung der Niere ist daher zum mindesten kein Schaden zu erwarten.

Ganz zwecklos, ja schädlich ist es, die Kranken wochen- und monatelang das Bett hüten zu lassen, in der Hoffnung, durch diese Maßregel die letzten Spuren von Eiweiß oder Blut rascher oder sicherer zum Verschwinden zu bringen.

Es bleibt danach als einzige Anzeige einer symptomatischen Behandlung die Bekämpfung der Hämaturie übrig. Selbst diese kommt nur in der Minderzahl der Fälle in Betracht, wenn nämlich die Hämaturie nicht von selbst mit Ablauf der Infektionskrankheit verschwindet.

In einer Reihe von Fällen zeichnet sich aber die Hämaturie durch große Hartnäckigkeit und Dauer aus, das gilt besonders auch für die „mit Infekt abgeheilten“ diffusen Nephritiden mit aufgepfropfter Herdnephritis.

Über die symptomatische Behandlung dieser hartnäckigen Hämaturie wurde S. 421 schon gesprochen. Man kann keine bestimmten Anzeigen für die zahlreichen empfohlenen Mittel aufstellen. Bei manchen Fällen nützt längere Darreichung von Natr. bicarbon. oder Calc. chlorat. bzw. phosphoricum, andere sprechen auf Sekale und verwandte Präparate an, Leube hat nach dem Vorgang von Traube Plumb. acetic. (0,05 dreimal täglich) empfohlen, man hat auch Gelatine, Serum, Koagulen (Kocher, Fonio) angewandt.

Ein Verlaß ist auf keines dieser Mittel, wie schon aus ihrer großen Zahl hervorgeht, und das Ziel der Behandlung muß immer das sein, an Stelle der symptomatischen Bekämpfung der Hämaturie die kausale Behandlung zu setzen, d. h. zu versuchen, die Quelle der Keimverschleppung zu entdecken und zu beseitigen.

Daher ist die ätiologische Diagnose so wichtig für die Behandlung. In Fällen unklarer Ätiologie wird man immer in erster Linie den Organen der Mund- und Rachenhöhle, den Gaumen- und Rachentonsillen, den Nebenhöhlen, den Zähnen seine besondere Aufmerksamkeit zuwenden. Man wird dann oft eher zu viele, als zu wenig Infektionsmöglichkeiten finden.

Es ist entschieden ein Verdienst Päßlers, auf die große Bedeutung der permanenten Mandelgrubeninfektion hingewiesen zu haben, die quasi als Primäraffekt für eine große Zahl von sekundären infektiösen Allgemein- und Organerkrankungen anzusehen sind, eine Erkenntnis, die bis dahin über den Kreis der Halsspezialisten nicht genügend hinausgedrungen war.

Es ist zuzugeben, daß eine ungeheuer große Zahl von Menschen diese latenten Streptokokkenherde und Mandelpfröpfe aufweist, ohne eine Nierenerkrankung zu bekommen. Diese Tatsache darf uns aber an der großen Bedeutung dieser Keimlager und der Mandeln als Eingangspforte der Keime in das Blut nicht irre machen. Es bekommt auch nicht jeder, der Mandelpfröpfe hat, einen Gelenkrheumatismus oder eine Endokarditis, und doch wird man an dem Zusammenhang nicht zweifeln, und da wo beides zusammentrifft, die Tonsillektomie nicht unterlassen, um die Quelle des beständigen Keimnachschubes zu verstopfen.

Aus dem gleichen Grunde halten wir auch in jedem Falle von Herdnephritis nach Angina, in dem die Hämaturie länger anhält, oder Neigung zu Rezidiven der Angina mit oder ohne Wiederkehr der Hämaturie besteht, die Tonsillektomie für angezeigt, auch dann, wenn im Intervall die Mandeln klein, glatt und reizlos erscheinen. Wir fanden fast stets in den exzidierten und ausgeschälten Tonsillen Pfröpfe und Streptokokken, die sicherlich auch bei unzähligen Normalen gefunden würden, aber dann eine andere Bedeutung erlangen, wenn einmal ein Locus minoris resistentiae geschaffen ist, eine Nierenschädigung (oder Herzklappen-, Gelenkschädigung usw.) stattgefunden hat. Die kleinen Mittel der Absaugung der Tonsillen oder der Tonsillotomie genügen nicht. Wenn man begründeten Verdacht hat, daß die Mandelinfektion der Nierenkrankheit zugrunde liegt, so ist nur die radikale Ausschälung der Tonsillen angezeigt.

Ob auch die von H. Meier empfohlene, oft wiederholte Schlitzung der Mandelgänge (Behandlungsdauer 2—6 Wochen) ausreicht, darüber liegen noch nicht genügende Erfahrungen vor.

Leider schützt aber auch die vollständige Ausschälung der Tonsillen nicht vor neuen Mandelentzündungen oder anderen „Erkältungsinfektionen", und daher auch nicht, wenigstens nicht immer, vor Rezidiven der infektiösen Herdnephritis.

Wir haben übrigens oft, ja fast regelmäßig, nach der Mandelexstirpation eine manchmal starke Zunahme der Hämaturie beobachtet; man wird daher mit der Operation warten, bis das akuteste Stadium der Nierenerkrankung abgeklungen ist, und den Patienten auf diese Folgeerscheinung, die den infektiösen Charakter der Herdnephritis so gut illustriert, aufmerksam machen.

Über der Mandelätiologie dürfen aber die übrigen Keimquellen der Mundhöhle nicht vernachlässigt werden. Es muß in jedem Falle das Gebiß gründlich nachgesehen und alles Kariöse oder Faulige entfernt werden. Auch nach Wurzelextraktionen wird bisweilen eine deutliche Zunahme der Hämaturie beobachtet.

Auf die mühselige, fast uferlose Behandlung der Pyorrhoea alveolaris, die wir in erstaunlicher Häufigkeit bei unseren Kranken finden, kann hier nicht eingegangen werden. Neuerdings wird Salvarsan als Spezifikum empfohlen.

Es mag genügen, eindringlich hervorzuheben, daß die Behandlung der Herdnephritis nicht die Niere, sondern die Ätiologie ins Auge zu fassen hat. Mit einer gewissen, keineswegs starken Übertreibung kann man sagen: Die Herdnephritis ist ein Symptom einer Infektion, und so wenig eine Nierenkrankheit, wie die Hautblutung bei Sepsis eine Hautkrankheit. So wenig diese eine Hautbehandlung erfordert, ebensowenig hat jene eine Nierenbehandlung nötig.

b) Die embolische nichteitrige Herdnephritis.

Die embolische Herdnephritis stellt im Prinzip nichts anderes dar, als eine infektiöse herdförmige Glomerulonephritis mit Embolien von Kokkenhaufen größeren Kalibers. Sie ist daher ausschließlich an eine Endocarditis infectiosa mit Kokkenvegetationen an den Klappen gebunden. Sie ist die einzige aller hämatogenen Nierenerkrankungen von ganz bestimmter Ätiologie, aber nicht die einzige Folge dieser einheitlichen Ätiologie. Denn bei der infektiösen Endokarditis können auch alle möglichen anderen Nierenveränderungen auftreten, die Infiltrate der septisch interstitiellen Nephritis, die herdförmige Glomerulonephritis, degenerative Veränderungen, die der echten Nephrose nicht nachstehen, und sogar Amyloid. Auch diffuse Glomerulonephritiden sind bei Endocarditis infectiosa beschrieben worden (Baehr, Libmann). Umgekehrt kann die embolische Herdnephritis, d. h. die Embolisierung einzelner Knäuel oder Schlingen ausbleiben, wenn das embolische Material so großkalibrig ist, daß es schon oberhalb der Glomeruli die kleineren oder größeren Nierengefäße verstopft. Dann kommt es zu ausgedehnter Infarzierung und nicht zu der eigentlichen embolischen Herdnephritis.

Prinzipiell besteht kein stichhaltiger Grund, diese Form von der unter a) beschriebenen infektiösen Herdnephritis zu trennen. Veranlassung dazu gibt nur die Tatsache, daß die Histologie der embolischen Herdnephritis an einer sehr großen Zahl von Fällen auf das eingehendste studiert und gut bekannt ist, so daß über die Pathogenese der Erkrankung kein Zweifel besteht, während bei der herdförmigen infektiösen Glomerulonephritis die Histologie noch sehr wenig studiert, ihre Abtrennung von der diffusen bisher noch gar nicht durchgeführt, ihre Selbständigkeit bezweifelt und ihre Pathogenese auf embolisch-infektiöser Grundlage nur vermutet wird.

Prinzipiell unterscheidet sich die nichteitrige embolische Herdnephritis wiederum nicht von der eitrigen embolischen Nephritis, sondern nur durch die Eigenart der Erreger z. B. dadurch, daß die chemotaktischen Eigenschaften der Kokken, die eine subakute oder chronische Endokarditis auslösen können, gering ist. Bei einer Staphylokokkensepsis sind, wenn Embolisierung von Nierengefäßen stattfindet, stets eitrige embolische Herde zu erwarten.

Symptomatologie: Bei der reinen embolischen Herdnephritis sind keine anderen Symptome zu erwarten, wie bei der herdförmigen Glomerulonephritis und der septisch-interstitiellen Nephritis. Es fehlt die Blutdrucksteigerung und die Urämiegefahr, wie es dem herdförmigen Charakter der Erkrankung entspricht, es fehlt nicht das Zeichen der mykotischen Schlingenschädigung, die Hämaturie, wenn sie auch bisweilen nur mikroskopisch nachweisbar ist.

Auch bei eiteriger Einschmelzung der Herde fehlen charakteristische klinische Erscheinungen. So sahen wir bei einem Tabiker, der sich am Finger verletzt hatte, eine Sepsis mit Endokarditis auftreten, bei der im Blute der Streptococcus mucosus gefunden wurde. Der Harn war eiweißfrei, im Sediment waren weder Erythrocyten, noch Zylinder, nur vereinzelte Leukocyten gefunden worden. Post mortem fanden sich zahlreiche Abszesse, an Streptokokkenembolien sich anschließend, die teils in den Kapillaren des Interstitiums, teils in Glomerulusschlingen gelegen waren.

Die Nierenfunktion wird in der Regel nicht beeinträchtigt. Die Ausnahmen sind von besonderem Interesse: Es kann nämlich in seltenen Fällen das typische klinische Bild der Niereninsuffizienz, d. h. eine ausgesprochene Konzentrations*un*fähigkeit, wie bei der subakuten Verlaufsart der diffusen Nephritis zur Beobachtung gelangen, und es kann sich eine ausgesprochene Polyurie zu dieser Hyposthenurie gesellen, wie bei der sekundären Schrumpfniere. Wir haben in einem derartigen Falle eine dauernde und hochgradige Polyurie bis zu $4\,{}^1/_2$ Litern in 24 Stunden beobachtet. In solchen Fällen haben wir nach den S. 55 besprochenen Gesichtspunkten anatomisch eine starke Verkleinerung der sekretorischen Fläche, die Ausschaltung zahlreicher sekretorischer Elemente zu erwarten. Das scheint in der Tat zuzutreffen. In zwei Fällen unserer Beobachtung trugen zahlreiche größere embolische Infarkte zur „Verkleinerung" des Organes bei, es kann aber die gleiche Wirkung auch allein durch Embolisierung sehr zahlreicher Glomeruli eintreten (Bähr). In solchen Fällen wird auch eine Erhöhung des Rest-N-Spiegels im Blute beobachtet, und es kann auch der Tod an Niereninsuffizienz eintreten.

Augenhintergrundsveränderungen sind seit Litten bei der septischen Endokarditis öfter gefunden worden. Sie gehören aber in das Bild der Sepsis und nicht in das Bild der Herdnephritis.

Verlauf und Ausgang: Der meist ganz chronische Verlauf der infektiösen Endokarditis, — es handelt sich in der überwiegenden Mehrzahl der Fälle um die von Lenhartz und Schottmüller als lenta bezeichnete Form nach Infektion mit Streptococcus viridans, — wird durch die herdförmige Nierenerkrankung kaum beeinflußt. Sie bedeutet nur eine der vielen Komplikationen, wie Aneurysmenbildung, Polyneuritis, Anämie usw., welche diese eigenartige Form der chronischen Sepsis auszeichnen.

Nur in den obenerwähnten seltenen Ausnahmefällen mit Hyposthenurie kann die Niere im Krankheitsbilde und -verlaufe die Führung übernehmen und den letzteren ungünstig beeinflussen. Die Niereninsuffizienz kann dann entweder im bakteriämischen Stadium vorzeitig den Tod herbeiführen, oder die Hoffnung auf Ausheilung der Sepsis vereiteln und im bakterienfreien Stadium noch nachträglich dem wiedergeschenkten Leben ein vorzeitiges Ende setzen.

Das klinische Bild kann aber auch eine von der herdförmigen Nephritis ganz abweichende Wendung erfahren durch anderweitige nicht embolische, (toxische?) komplizierende Nierenveränderungen, die ebenfalls der Grundkrankheit ihre Entstehung verdanken. Es kann im Verlauf Ödem und hochgradige Albuminurie eintreten, und sich ein Krankheitsbild entwickeln, das ganz dem einer Nephrose gleicht.

Ein solcher Fall ist in unserem Atlas als Beispiel XXXVII mitgeteilt. Dem starken nephrotischen Einschlag im klinischen Bilde entsprach der histologische Befund, bei dem neben der embolischen Herdnephritis und neben einer herdförmigen Glomerulonephritis auch noch degenerative Veränderungen am Epithel und Amyloid gefunden wurde.

Für die **Behandlung** ergeben sich aus der besonderen Art der Nierenerkrankung keine neuen Gesichtspunkte. Insbesondere ist in den reinen Fällen ohne Niereninsuffizienz und ohne degenerativen Einschlag „Nierendiät" überflüssig. Die Hauptaufgabe bleibt auch hier die rechtzeitige Entfernung der

Infektionsquelle, die eine mögliche frühzeitige Diagnose nicht nur der Endokarditis, sondern auch ihrer Ätiologie zur Voraussetzung hat.

Es ist hier nicht der Ort auf die Diagnose der Endocarditis lenta, die erst die Unterlage für die Diagnose der embolischen Herdnephritis abgibt, und auf die Behandlung jener einzugehen. Es sei hier nur erwähnt, daß Heilung möglich ist, z. B. durch rechtzeitige Absetzung des mit Streptococcus viridans infizierten Gliedes (Ribstein), oder durch Exstirpation der Gaumenmandeln (Schürer).

Wir haben auch Fälle von Viridanssepsis mit positivem Blutbefund durch intravenöse Einspritzungen großer Dispargengaben zur Heilung bringen können.

c) Die septisch-interstitielle Herdnephritis.

Die septisch interstitielle Nephritis hat nichts zu tun mit der sog. interstitiellen Nephritis, wie man früher im Gegensatz zur parenchymatösen Nephritis die Formen bezeichnet hat, die ohne Ödem mit Blutdrucksteigerung verlaufen. Der alte Begriff umfaßt nicht weniger als alle diffusen anhydropischen Glomerulonephritiden aller Stadien und alle Sklerosen und ist als obsolet zu verbannen.

Nur in einem kleinen Winkel außerhalb seines früheren Geltungsbereiches darf der Verwirrungsstifter noch ein kümmerliches Dasein führen. Es ist eine ganz kleine Gruppe von herdförmigen infektiösen Nephritiden ohne Blutdrucksteigerung, welche bei schweren septischen Infektionen auftritt, sich in lymphozytärer Infiltration dokumentiert und den Namen interstitielle Nephritis verdient. Dem infektiösen Charakter der herdförmigen Nephritiden entsprechend finden wir interstitielle Infiltrate sowohl bei der herdförmigen Glomerulonephritis, wie bei der embolischen Herdnephritis, doch kommt die septisch-interstitielle Herdnephritis auch als reiner Typus ohne mykotisch-entzündliche oder embolische Glomerulusveränderungen vor und verdient darum eine eigene, wenn auch bescheidene Stellung im System.

Ätiologie: Die Domäne der reinen septisch-interstitiellen Herdnephritis ist die akute Streptokokkensepsis nach Scharlach, nekrotisierender Angina, Wundinfektion usw.

Symptomatologie: Im Gegensatz zu der alten, entthronten, pseudointerstitiellen Nephritis, macht die wahre septisch-interstitielle Nephritis überhaupt keine charakteristischen Symptome. Es fehlt die Blutdrucksteigerung, es fehlt die Ödembereitschaft, ja es fehlt sogar in der Regel die Hämaturie und Albuminurie. Wenigstens ist Eiweiß gewöhnlich nur in Spuren vorhanden, was bei einer so schweren, hochfieberhaften Grundkrankheit nichts bedeuten will.

Im Sediment sind Erythrocyten ebenfalls nur selten, Zylinder keineswegs regelmäßig, Leukocyten öfters, aber nicht reichlicher, als bei anderen Nephritiden, nachzuweisen. Selbst dann, wenn bei protrahierterem Verlauf die lymphozytären Infiltrate sich zu Abszeßchen umgewandelt haben, kann der Harn jedes auffälligere Symptom vermissen lassen. Vielleicht gibt die genauere Untersuchung des Sedimentes auf Lymphocyten und Plasmazellen und die bakteriologische Prüfung des Harnes einen Anhaltspunkt.

Die Harnmengen sind normal, oder dem Fieber entsprechend vermindert. In seltenen Fällen kann es bei sehr intensiver Infiltration und entzündlichem Ödem der Niere zu einer hochgradigen Oligurie, ja zu Anurie mit ihren gefährlichen Folgen kommen. Bei genügender Harnmenge ist die Nierenfunktion, die NaCl- und N-Ausscheidung, sowie die Konzentration nicht merklich beeinträchtigt; gewöhnlich macht der rapide Verlauf der Grundkrankheit eine genauere Prüfung unmöglich. In einem chronischer verlaufenden Falle wurde Milchzucker in 7 Stunden (80%), Jod in 48 Stunden ausgeschieden.

Verlauf und Ausgang: In der Regel wird der Verlauf und der meist ungünstige Ausgang durch die Grundkrankheit, die Sepsis bestimmt. Die septisch-interstitielle Nephritis kann nur in den seltenen Fällen den Ausgang beschleunigen, in denen das entzündliche Ödem zu Anurie und Azotämie führt. So trat z. B. in einem Falle aus der Beobachtung des Speyerer Chirurgen Thönes nach einer komplizierten Oberarmfraktur mit nachfolgender Pneumonie und Sepsis eine Hämaturie und Anurie auf, und es kam anschließend zu dem Bilde der Harnsperre mit großer Atmung, Dösen, Schlafsucht, lebhaften Periostreflexen, Muskelzucken und Sehnenhüpfen. Der Rest-N betrug 200 mg. Bei der Autopsie fand sich eine schwere septische interstitielle Nephritis mit Verbreiterung und seröser Durchtränkung der Interstitien.

Im Verlauf treten auch dann keine charakteristischen Erscheinungen von seiten der Niere auf, wenn es zu einer eiterigen Umwandlung und Einschmelzung der Infiltrate kommt. Eine scharfe Abgrenzung der septisch-interstitiellen Herdnephritis von der hämatogenen eiterigen Nephritis ist nicht möglich. Hier sind die Übergänge fließend.

Ob eine septisch-interstitielle Nephritis ausheilen kann, wissen wir nicht, jedenfalls hängt dies aber nicht von dem Zustand der Niere ab, sondern von der Prognose der Grundkrankheit.

Eine **Behandlung** der septisch erkrankten Niere kommt nur dann in Frage, wenn eine gefahrdrohende Oligurie oder Anurie sich einstellt. Dann bleibt nur der Versuch einer Dekapsulation übrig, vorausgesetzt, daß nicht der Allgemeinzustand oder die Prognose der Grundkrankheit diesen Versuch von vornherein als aussichtslos erscheinen läßt.

Literatur.

Baehr, Glomerular lesions of subacute bacterial Endocarditis. Journ. of experim. Med. Vol. 15, Nr. 4, 1912. — Casper, Aus dem Gebiete der Nephritis. Münch. med. Wochenschr. 1909, Nr. 42. — Eichhorst, Über eine nephritische Form der Werlhofschen Blutfleckenkrankheit. Med. Klinik 1912, Nr. 1. — Heinecke, Ein Beitrag zur septischen Nephritis. Sep.-Abdr. aus den Annalen der städt allgem. Krankenhäuser zu München Bd. 14, 1906—1908. — Lippmann, Über hämorrhagische Nephritis bei Purpura. Deutsche med. Wochenschr. 1912, Nr. 30. — Löhlein, Über hämorrhagische Nierenaffektionen bei chronischer ulzeröser Endokarditis (embolische, nichteitrige Herdnephritis). Med. Klinik 1910, Nr. 10. — Lüdke, Über Albuminurie und Nephritis. Fortschr. d. deutsch. Klinik Bd. 2, 1911. — Ribstein, Zur Frage der Streptococcus viridans-Sepsis. Inaug.-Dissert. Heidelberg 1914. — Scheidemandel, Die infektiösen Erkrankungen der Nieren und Harnwege. Würzb. Abhandl. a. d. Gesamtgeb. d. prakt. Med. Bd. 13, Heft 7/8, 1913. — Derselbe, Über die Bedeutung der bakteriologischen Harnuntersuchung für die Diagnose und Therapie der Nierenkrankheiten (speziell der akuten Nephritis). Münch. med. Wochenschrift 1913, Nr. 31—32. — Schürer, Über septische Rheumatoide. Münch. med. Wochenschrift 1912, S. 2440. — Tobiesen, Über akute hämorrhagische Nephritis bei Lungentuberkulose. Brauers Beitr. Bd. 24, S. 131.

D. Die Sklerosen.

Einleitung.

Als Sklerosen haben wir die vierte Hauptgruppe der Nierenerkrankungen, die dritte monosymptomatische Form bezeichnet, welche sich klinisch durch Hypertonie und Herzhypertrophie, anatomisch durch eine primäre Sklerose der Nierengefäße auszeichnet. Diese besteht entweder in produktiven Veränderungen: Neubildung von elastischen Lamellen an der Intima — elastisch-hyperplastische Intimawucherung —, oder in degenerativen Veränderungen an dem neugebildeten elastischen Gewebe: Hyalinisierung, Verfettung, Ersatz durch Bindegewebe. Die ersteren können als Präsklerose, die letzteren als Arterio- bezw. Atherosklerose bezeichnet werden

Im allgemeinen Teil (S. 150) wurde schon hervorgehoben, daß wir im Gegensatz zu der herrschenden Auffassung die Hypertonie nicht für die Ursache, sondern für die Folge der Erkrankung gerade der Nierengefäße halten.

Man hat demgegenüber bis in die neueste Zeit immer wieder von der Arteriosklerose als einer Systemerkrankung gesprochen, von der die Arterien aller Organe betroffen werden. Dabei ist man sich aber wieder nicht einig darüber, ob die Blutdrucksteigerung die Folge oder die Ursache dieser vermeintlichen Systemerkrankung ist.

Gegen jene allgemein verbreitete Auffassung wurde schon geltend gemacht, daß eine Systemerkrankung bei der mit Vorliebe als Arteriosklerose schlechthin bezeichneten Hypertonie in der Regel gar nicht besteht, daß also auch von einer organischen Erhöhung der allgemeinen Kreislaufwiderstände keine Rede sein kann.

Die andere Auffassung, daß die Hypertonie das Primäre, die „allgemeine Arteriosklerose" die Folge sei, verzichtet auf jede Erklärung der Blutdrucksteigerung und insbesondere darauf, die Blutdrucksteigerung überhaupt mit der Niere in Beziehung zu bringen. Sie läßt damit vor allem die engen klinischen und histologischen Beziehungen außer acht, die zwischen der nephritischen (endarteriitischen) und der sklerotischen (hyperplastischen) Veränderung (Verengerung) der Nierengefäße besteht. Aber diese Auffassung enthält insofern ein Körnchen Wahrheit, als bei länger Dauer der nach unserer Ansicht renal vermittelten Blutdrucksteigerung mit zunehmender Gefäßkontraktion und Zirkulationsstörung sekundär sowohl „arteriosklerotische" (hyperplastische und degenerative) Veränderungen, als auch endarteriitische entstehen können, und zwar nicht nur an den bereits primär veränderten Nierengefäßen, sondern auch an den Gefäßen anderer Organe.

Aus dem Widerstreit der Meinungen geht hervor, auf wie unsicheren Füßen noch die Lehre von den vaskulären Nierenerkrankungen ruht, solange wir immer wieder bei den Nephritiden wie bei den Sklerosen vor dem noch ungelösten Problem der renalen Blutdrucksteigerung Halt machen müssen.

Wie in der Einteilung S. 310 begründet, hatten Volhard und Fahr zwei Formen der Sklerose unterschieden. Beiden gemeinsam ist klinisch die Hypertonie, anatomisch die präsklerotische oder arteriosklerotische Veränderung an den Nierengefäßen. Beide Formen unterscheiden sich aber dadurch voneinander, daß bei der einfachen, blanden Sklerose, der gutartigen Hypertonie, das restierende Parenchym — soweit es nicht infolge arteriosklerotischen Gefäßverschlusses infarktähnlich untergegangen, verödet ist — gesund und funktionell leistungsfähig bleibt, während bei der bösartigen Form der Hypertonie, die wir als Kombinationsform bezeichnet haben, sich in dem Parenchym, abgesehen von den „blanden" arteriosklerotischen Prozessen, noch außerdem „entzündliche und degenerative" Prozesse abspielen. Diese durchlaufen ihrerseits alle Stadien der „Nephritis" und können schließlich klinisch und anatomisch zu dem charakteristischen Bild der chronischen Niereninsuffizienz, des Endstadiums der diffusen Nephritis führen, einem Bilde, das sich klinisch unter Erhöhung des Rest-N-Spiegels durch die Diurese des Nierenrestes, Polyurie und Hyposthenurie, anatomisch neben ausgedehnter Verödung sekretorischer Elemente und konsekutiver Bindegewebswucherung durch Erweiterung der erhaltenen Kanälchen und Abplattung der Nierenepithelien dokumentiert.

Die Namengebung bereitete einige Schwierigkeiten.

Die Bezeichnung „genuine Schrumpfniere" hat seit Traube und Bartels für den Kliniker einen durchaus renalen und malignen Beigeschmack, und sie erweckt die Vorstellung einer zu Niereninsuffizienz führenden, unter Polyurie und Hyposthenurie verlaufenden, urämisch endenden Krankheit.

Soweit nicht die auch heute noch ungemein häufige Verwechslung mit den Endstadien der diffusen Nephritis, der sekundären Schrumpfniere vorlag, hat man damit die bis dahin ungeklärten Fälle gemeint, die wir als Kombination von Sklerose und Entzündung gedeutet und als Kombinationsform bezeichnet haben.

Der pathologische Anatom hat aber die Bezeichnung genuine Schrumpfniere — leider, aber von seinem Standpunkte aus durchaus mit Recht, — auch synonym mit der roten Granularniere für diejenigen Fälle gebraucht, die, wie im folgenden gezeigt werden soll, vom Standpunkte des Klinikers gutartige Hypertonien sind, rein kardial verlaufen und nicht (oder ganz außerordentlich selten und jedenfalls sehr spät) zu Niereninsuffizienz und renaler Änderung der Diurese führen.

Für beide Gruppen, die sich für den Kliniker durch ihre Prognose so wesentlich unterscheiden, daß man von einer gutartigen und einer bösartigen Form der genuinen Schrumpfniere sprechen müßte, ist aber die Bezeichnung „Schrumpf"niere zu eng, denn bei der gutartigen Form sind in der Mehrzahl, bei der bösartigen Form in der Minderzahl der Fälle die Nieren nicht geschrumpft. Es hat daher keinen Sinn, diese inkonstante, unwesentliche, dabei klinisch gar nicht diagnostizierbare Möglichkeit, daß Bindegewebe sich in reicherem Ausmaße entwickelt und zu narbiger Retraktion geführt hat, in der Namengebung derart in den Vordergrund zu rücken.

Danach bliebe nichts anderes übrig, als auf die Bezeichnung Schrumpfniere ganz zu verzichten.

Wenn ich diesen ehrwürdigen Namen der genuinen Schrumpfniere beibehalte und weiter gebrauche, so geschieht das nicht in anatomischem, sondern nur in klinischem Sinne zur Bezeichnung der malignen Sklerose mit Neigung zur Niereninsuffizienz.

Das Wesentliche ist für beide Formen, die gutartige wie die bösartige Sklerose, die Hypertonie und die Arteriosklerose der Nierengefäße, weshalb uns als Sammelname die Bezeichnung (Nephro-)Sklerosen — ohne den Nebengedanken von Zirrhose oder Schrumpfung — gerechtfertigt erschien.

Nicht gerechtfertigt erschien es uns aber wiederum, die benignen Formen als Arteriosklerosen der größeren und kleineren, die malignen als Arteriosklerosen der kleinsten Gefäße zu bezeichnen, weil letztere auch nicht selten bei den gutartigen Formen stark verändert gefunden wurden.

Wir hatten daher vorgezogen, die einfache, blande Sklerose oder gutartige Hypertonie der bösartigen Hypertonie, der mit „Entzündung" gepaarten Sklerose, i. e. der Kombinationsform gegenüberzustellen, wobei die erstere auch Fälle enthält, die der Anatom schon als genuine Schrumpfniere bezeichnet hat, die letztere diejenigen Formen betrifft, die der Kliniker unter der Bezeichnung genuine Schrumpfniere im Traubeschen Sinne sich vorzustellen gewöhnt ist.

Die klinische Bedeutung der Unterscheidung dieser beiden Formen von Sklerose und der Einordnung der bis dahin ganz ungeklärten sog. primären interstitiellen Nephritis in die Gruppe der Sklerosen ist rückhaltlos anerkannt worden. Die Deutung der histologischen Befunde aber und die Annahme einer Kombination von Sklerose mit „Entzündung" hat Widerspruch erfahren (Jores, Löhlein). Dieser hat die Überzeugung von dem ausschlaggebenden Einfluß der gestörten Blutversorgung auf das histologische Bild der Kombinationsform geweckt, und die Nutzanwendung auf das wesensgleiche histologische Bild der Nephritis hat zu der S. 372 begründeten neuen Auffassung der letzteren geführt.

Der im folgenden zu beschreibende histologische Befund bei der „Kombinationsform" bildet, wie mir scheint, den Schlüssel für das Verständnis der vaskulären Nierenerkrankungen überhaupt, einschließlich der diffusen Nierenentzündung, und die Beziehungen zwischen histologischem Befund und Verlaufsart der diffusen Nephritis eröffnen wiederum einen besseren Einblick in die bis dahin noch ganz dunkle Pathogenese der „Kombinationsform".

Pathologische Anatomie der Sklerosen.

Bei Arteriosklerose der großen Nierengefäße finden wir oft „Infarktnarben“ in der sonst unveränderten oder auch durch Schrumpfungsherde verkleinerten Niere, infolge arteriosklerotischen Verschlusses einzelner größerer, atheromatös entarteter Gefäße.

Klinisch kann sich eine solche Gefäßverstopfung wie jeder Infarkt durch Blutaustritt in den Harn verraten, aber nach Eintritt der sekundären Verödung fehlt jedes Nierensymptom, vor allem die Blutdrucksteigerung, wenn es sich nur um herdförmige Ausfälle durch Atherosklerose einzelner größerer Nierengefäße handelt.

Es wäre wichtig, darauf zu achten, ob nicht in seltenen Fällen auch ohne diffuse Arteriosklerose der kleinen Nierengefäße lediglich durch atherosklerotische Ausschaltung mehrerer größerer Gefäßgebiete beider Nieren, also durch Verkleinerung der Nieren, wie in den Experimenten von Bradford, Hei-

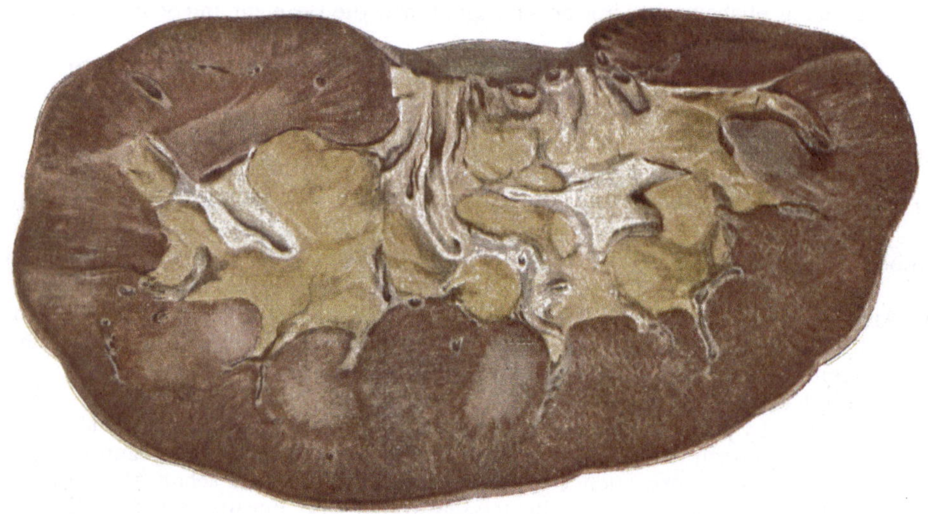

Abb. 15.
Reine arteriosklerotische Nierenveränderung ohne Schrumpfung.
(Starke Arteriosklerose der kleinen und kleinsten Nierengefäße) Schnittfläche.
Aus Volhard-Fahr (vgl. Klin. Beisp. XXXXII).

necke und Päßler das klinische Bild der Niereninsuffizienz mit Polyurie und Hyposthenurie entstehen kann. Da es sich aber fast stets um ältere Leute handelt, so wird wohl auch eine ziemlich erhebliche Abnahme der Zahl der sekretorischen Elemente reaktionslos ertragen werden, weil die Ansprüche an die Größe des funktionsfähigen Nierenrestes gesunken sind.

Man kann daher von einem klinischen Bilde der „arteriosklerotischen Schrumpfniere“, wie man seit Ziegler diese besondere Form der Infarktniere bei herdförmiger Schrumpfung durch Arteriosklerose einzelner größerer Gefäße der Niere bezeichnet, nicht sprechen, so wenig wie von dem klinischen Bilde einer embolischen Infarktschrumpfniere. Beide gehen, was immerhin betont zu werden verdient, ohne Blutdrucksteigerung einher. Eine solche wäre aber denkbar, wenn es durch sehr ausgedehnte Infarzierung und Ausschaltung zahlreicher sekretorischer Elemente zu Niereninsuffizienz käme. Ich habe mehrfach einseitig ganz erhebliche Nierenschrumpfung gesehen, wenn der Hauptstamm der Nierenarterie durch einen atheromatösen Herd stark verengert war.

Da wir heute wissen, daß das im folgenden zu beschreibende anatomische und klinische Bild der hypertonischen Nierensklerose auf einer diffusen Arteriosklerose der kleineren Nierengefäße beruht, so darf es nicht etwa als arteriosklerotische Schrumpfniere bezeichnet oder mit dieser, der Folge der herdförmigen Atherosklerose einzelner größerer Gefäße zusammengeworfen werden. Eine Vereinigung beider ist allerdings häufig. Aschoff hat vorgeschlagen, die letztere als Nephrosclerosis arteriosclerotica, die erstere als N. arteriolosclerotica zu bezeichnen.

Makroskopisch ist die Hypertonieniere recht häufig noch von normaler oder übernormaler Größe, von glatter oder feingranulierter Oberfläche und braunroter Farbe. Vgl. Abb. 15 u. 16.

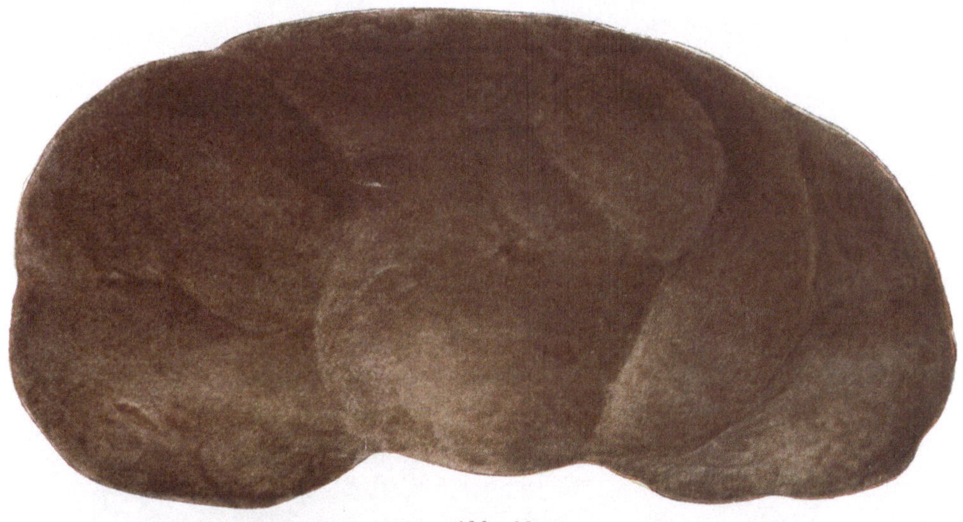

Abb. 16.
Reine arteriosklerotische Nierenveränderung ohne Schrumpfung.
(Starke Arteriosklerose der kleinen und kleinsten Nierengefäße) Oberfläche.
Aus Volhard-Fahr.

In selteneren Fällen ist sie erheblich verkleinert, grobhöckerig oder fein oder grob granuliert, aber auch dann gewöhnlich von roter Farbe (rote Granularniere Jores). Vgl. Abb. 17 u. 18.

Zwischen diesen beiden abgebildeten Extremen, den ganz großen, makroskopisch nur als Stauungsnieren imponierenden, und den kleinen roten Nieren finden sich alle denkbaren Übergänge.

Für die „Kombinationsformen" gilt das gleiche, auch hier können wir normal große, fast glatte und kleine granulierte Nieren finden.

Meist läßt sich aber schon in der Farbe ein deutlicher Unterschied feststellen. Ober- und Schnittfläche erscheinen bei der Kombinationsform nicht gleichmäßig braunrot, sondern graubraun bis grau und eigentümlich gefleckt oder marmoriert (vgl. Abb. 19—22). Zahlreiche graugelbliche Flecke und Streifen und Höcker durchsetzen die Rinde, und in vorgeschritteneren Fällen können die grauweißen oder graugelblichen Töne vollständig überwiegen bis zum Bilde der kleinen weißen Niere.

Die Grenzen zwischen Rinden- und Marksubstanz sind bei der — ischämischen — Kombinationsform im Gegensatz zur gutartigen — kompensierten — Hypertonie mehr oder weniger verwaschen. (Vgl. Abb. 19—23.)

Bei den verkleinerten Nieren beider Formen ist die Nierenkapsel oft verdickt, mit den eingesunkenen Partien durch die vernarbte Ersatzwucherung des Kapselbindegewebes fester verwachsen, so daß sie sich nicht ohne Substanzverlust abziehen läßt. Auch die Fettkapsel und das Hilusfett zeigen bei den verkleinerten Nieren eine „raumausfüllende" Ersatzproliferation des Fettgewebes. Häufig finden sich Cysten in der Rinde verstreut.

Die Konsistenz der verkleinerten Nieren ist sehr derb, lederartig.

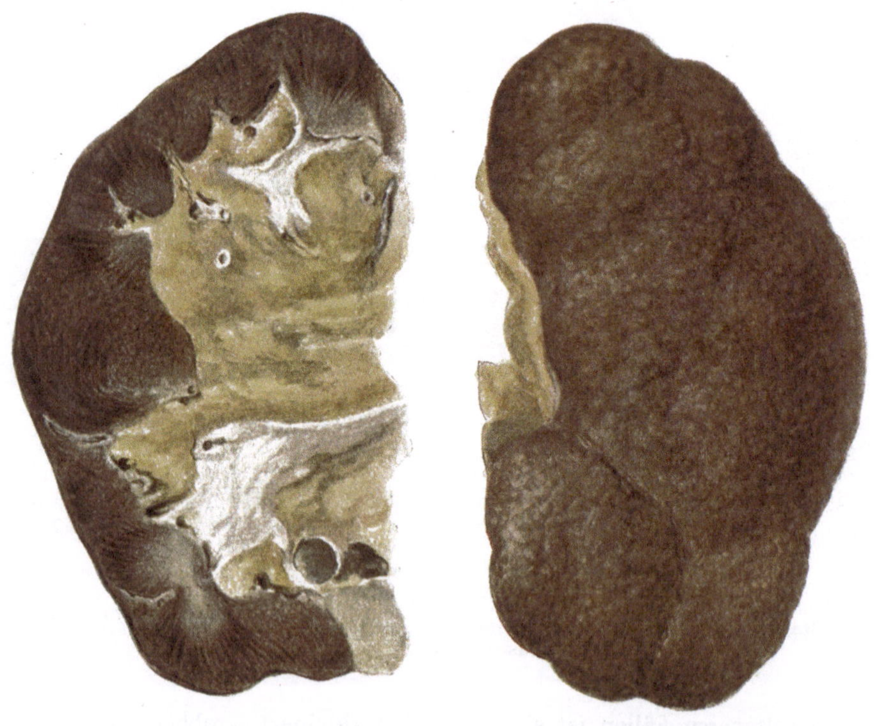

Abb. 17. Abb. 18.

Rote Granularniere. Reine arteriosklerotische Nierenveränderung mit Schrumpfung. (Starke Arteriosklerose der kleinen und kleinsten Nierengefäße.) Aus Volhard-Fahr.

Auf dem Durchschnitt sind die keilförmigen Bindegewebsherde schon makroskopisch zu erkennen. Die Nierengefäße zeigen oft eine exzentrische oder konzentrische Verdickung der Wand, sie sind starr und ihre Lichtungen klaffen.

Über die histologische Unterlage der primären Hypertonie ist schon an mehreren Stellen so eingehend gesprochen worden (vgl. S. 149 und 311), daß ich mich hier ganz kurz fassen kann.

Das Wesentliche ist die mehr weniger diffuse Veränderung der mittleren und kleineren Nierengefäße.

Man kann darüber zweifelhaft sein, ob man in dem Frühstadium des klinisch so eindeutigen Krankheitsbildes histologisch von einer „Erkrankung" der Nierengefäße sprechen kann. Denn in diesem Jahre und Jahrzehnte mit vollem Gesundheitsgefühl und unverminderter Leistungsfähigkeit erträg-

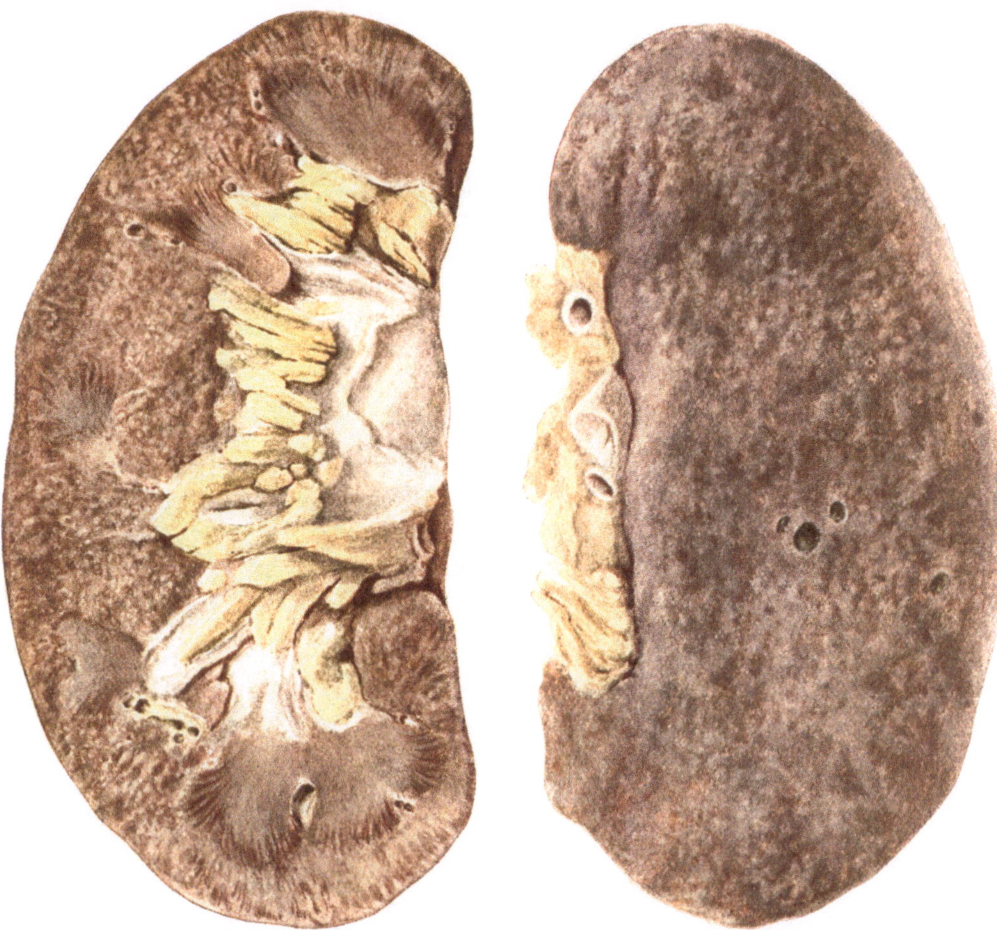

Abb. 19. Kombinationsform (nicht geschrumpft). Schnittfläche. Aus Volhard-Fahr (vgl. Klin. Beisp. XXXXIV).

Abb. 20. Kombinationsform (nicht geschrumpft). Oberfläche. Aus Volhard-Fahr.

lichen Stadium spielen sich an den kleinen Nierengefäßen nur die Veränderungen ab, die wir ganz im Einverständnis mit Jores als Arbeitshypertrophie bezeichnet haben. Sie bestehen in Einlagerung kräftiger elastischer Lamellen, die durch Abspaltung aus der Membrana elastica interna entstehen, also in elastisch-hyperplastischer Verstärkung der Wand (Jores). Unmerklich gehen aber diese noch fast in das Gesundhafte zu rechnenden Veränderungen in das Krankhafte über, einmal durch den Grad der die Lichtung der Gefäße verengernden Elastikawucherung und zweitens, indem degenerative Veränderungen in dem hyperplastischen Gewebe und vor allem in der Wand der kleinsten Arteriolen einsetzen.

Wir finden dann neben der diffusen Präsklerose, wenn wir damit die rein hyperplastische Intimaverdickung bezeichnen wollen, hie und da in verschiedener Ausdehnung auch Quellung und hyalin-fettige Degeneration in den

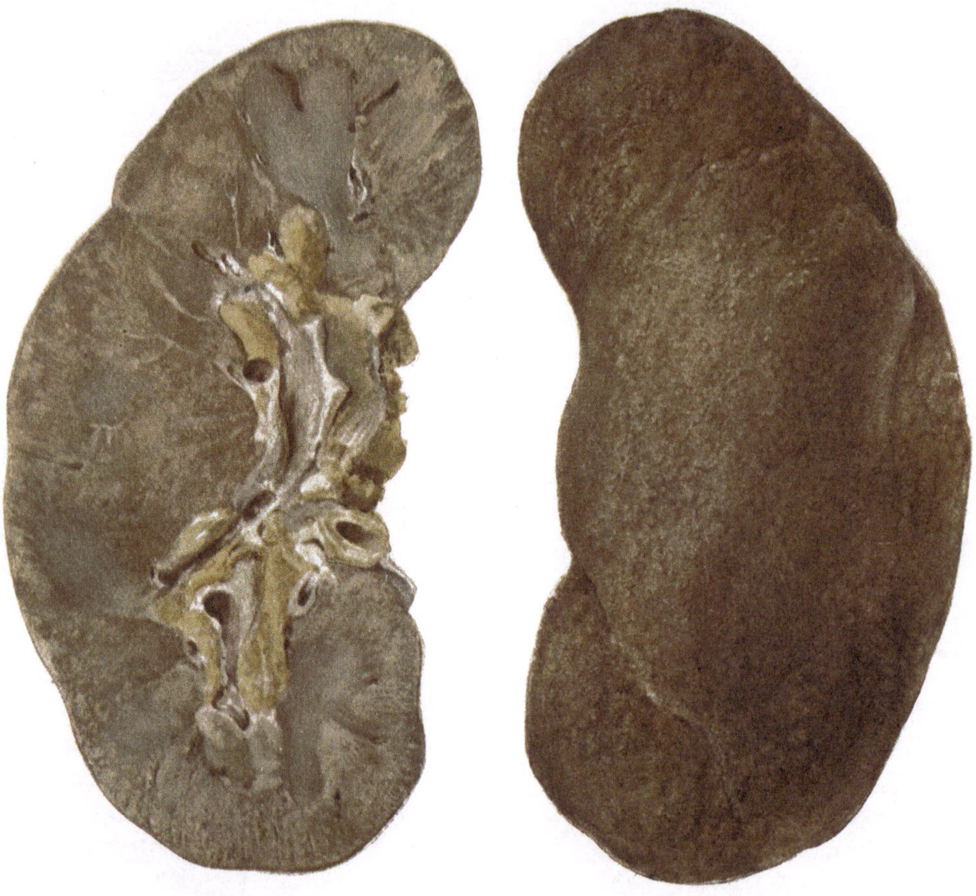

Abb. 21. Kombinationsform (beginnende Schrumpfung). Schnittfläche. Aus Volhard-Fahr.

Abb. 22. Kombinationsform (beginnende Schrumpfung). Oberfläche. Aus Volhard-Fahr.

neugebildeten Schichten der kleinen Gefäße, aber besonders auch in der nicht elastisch verdickten Wand der Vasa afferentia. Dieser Vorgang führt zu einer ganz allmählichen Zunahme der bereits durch die Präsklerose gesetzten Verengerung der Lichtung und schließlich zum völligen Verschluß der jeweils stärker betroffenen kleinen und kleinsten Gefäße. Dementsprechend finden wir in verschiedener Häufigkeit bald nur vereinzelt, bald zahlreich und radiär in Gruppen angeordnet verödete Glomeruli in Gestalt hyaliner Kugeln.

Als das wesentliche Moment, das diese Form der gutartigen Hypertonie von der folgenden bösartigen Form unterscheidet, erscheint mir die Tatsache, daß die Reaktionserscheinungen auf die Verlangsamung des Blutstroms, Ausschaltung und Verödung der Glomeruli durch Blutleere auffallend gering sind; wir finden wohl hier und da kleinzellige Infiltration, aber keinerlei stürmischere Reaktion am Epithelapparat oder am Bindegewebe, sondern eine „blande" Atrophie der ausgeschalteten Elemente. Wenn wir auch hier das pathologisch-anatomische Zustandsbild als Symptom für den pathologischen Vorgang verwerten, so dürfen wir aus dem Mangel an Reaktionserscheinungen schließen,

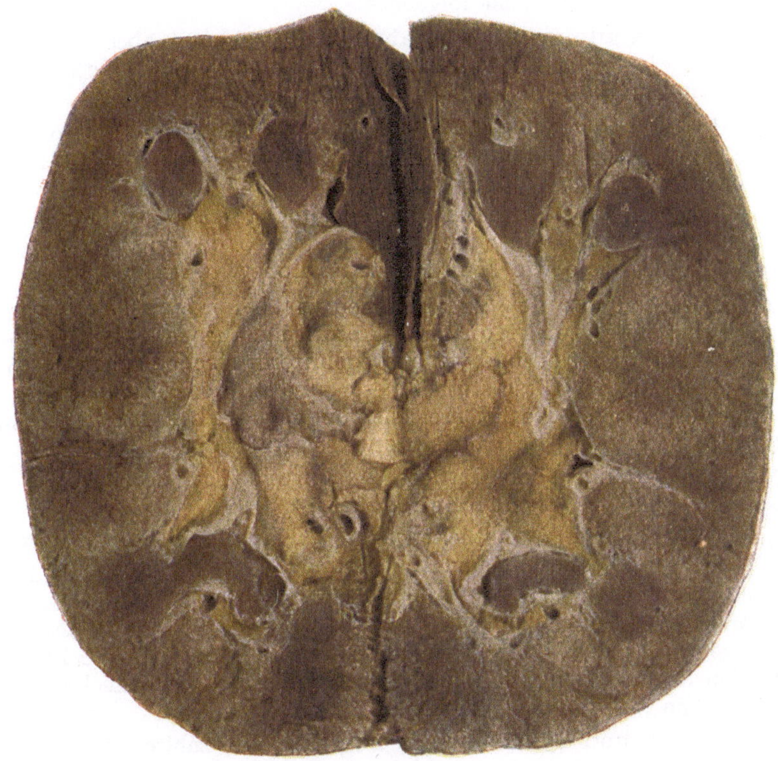

Abb. 23.
Ischämisches Stadium der Sklerose.

daß der Verlauf außerordentlich langsam ist, die Ausschaltung der einzelnen Elemente sehr allmählich erfolgt.

Man kann den typischen Befund für die blande Sklerose dahin zusammenfassen:

1. Diffuse, mehr minder hochgradige elastisch-hyperplastische Intimaverdickung der mittleren und kleineren Nierengefäße (vgl. Abb. 1, Tafel VII).

2. Herdförmig hyaline Verdickung der Wand der — häufig erweiterten — Vasa afferentia und vereinzelter oder herdweise verstreuter Verschluß der

verdickten Vasa afferentia durch Quellung und hyalin-fettige Degeneration mit hyaliner Verödung einzelner Knäuel bzw. Knäuelgruppen, wenn die hyalinfettige Degeneration der hyperplastischen Intima ein etwas größeres Gefäß verschlossen hat.

3. Blande Atrophie der zugehörigen Elemente und entsprechende Ersatzwucherung des benachbarten Bindegewebes ohne nennenswerte Reaktion am hyalinisierten Glomerulus außer gelegentlich einer Elastika- oder Bindegewebswucherung um die Kapsel.

Das, was die klinisch ungünstig verlaufende, bösartige Form, deren Abtrennung daher zunächst eine klinische, nicht eine anatomische Notwendigkeit war, histologisch auszeichnet, ist folgendes:

1. Es handelt sich ausnahmslos um ebenfalls diffuse, aber sehr hochgradige, elastisch-hyperplastische Intimaverdickung der größeren und kleineren Gefäße (vgl. Abb. 2, Tafel VII).
2. Neben der Elastikahyperplasie aber finden wir eine oft außerordentlich hochgradige ev. frische und zellreiche Endothelwucherung in Form der Endarteriitis obliterans in den kleineren Gefäßen und
3. sehr ausgedehnte, fast diffuse hyaline oder fettige Degeneration der kleinen und kleinsten Gefäße der Niere, insbesondere der Vasa afferentia, — und anderer Organe wie Milz, Pankreas, Leber.
4. Im Gegensatz zur blanden Sklerose sehen wir — herdweise — eine stärkere und stürmischere Reaktion am sekretorischen Apparat neben stärkerer kleinzelliger Infiltration und viel ausgedehnterer Nachbarschaftswucherung des Bindegewebes. Diese stürmischeren und an den einzelnen Glomerulis verschieden heftigen Reaktionserscheinungen bestehen genau wie bei der subakuten oder subchronischen Nephritis:
   a) in hyalintropfiger oder fettiger Degeneration des Glomerulusepithels und des Kanälchenepithels;
   b) in Kernvermehrung, Epithelschwellung, Kapselverklebung und Kapselverdickung, Abstoßung und Wucherung des Glomerulus- und Kapselepithels bis zur Halbmondbildung (vgl. Abb. 2, Tafel VIII). Dabei können wir auch hier eine partielle Wucherung von Knäuel oder Kapselepithel beobachten, wenn der Verschluß nur eine Schlinge betroffen hat, ein sehr überzeugendes Beispiel der Nachbarschaftswucherung ohne „Entzündung";
   c) in Blutleere und hyalin-fettiger Degeneration zahlreicher Glomerulischlingen.
5. Sehr häufig finden sich Inseln erweiterter Harnkanälchen mit abgeflachtem Epithel genau wie bei der sekundären Schrumpfniere.

Das histologische Bild entspricht also vollkommen einer Kombination von Sklerose mit Nephritis. Sogar in der Art der Gefäßveränderungen ist diese Kombination ganz deutlich ausgesprochen: Wir finden bei der unkomplizierten chronischen Nephritis der Jugendlichen eine reine Endothelwucherung, bei der reinen gutartigen Sklerose eine reine Elastikawucherung, bei der Kombinationsform beide vereint und zwar nicht selten eine „frische", zellreiche Wucherung der Intima innerhalb der hyperplastischen Elastika. Von den Glomerulusveränderungen bei der Nephritis unterscheidet sich aber die Reaktion bei der Kombinationsform abgesehen von der nur der letzteren eigentümlichen Grundlage hochgradiger Elastikaverdickung gerade durch die Herdförmigkeit des Prozesses. Es sind immer nur einzelne, bald nur sehr wenige, bald zahlreichere Glomeruli, die gleichzeitig gleichartige, und insbesondere diese „nephritischen" Veränderungen aufweisen, niemals alle.

Ich muß das im Einverständnis mit Fahr betonen, weil Jores neuerdings geglaubt hat, das Wesen der Kombinationsform in einer diffusen Alteration der Glomeruli zu erblicken, er hat daher den Vorschlag gemacht, die Kombinationsform als Nephrocirrhosis arteriosclerotica diffusa von der reinen arteriosklerotischen Nierenerkrankung, der Nephrocirrhosis arteriosclerotica disseminata zu unterscheiden. Das gibt unseres Erachtens eine falsche Vorstellung. Die nach Jores doch das Wesen der Arteriosklerose oder besser Präsklerose ausmachende Elastikahyperplasie ist bei beiden Formen diffus und die Glomerulusaffektion in beiden Fällen herdförmig; bei wirklich diffuser Glomeruluserkrankung dürfte es sich wohl immer um eine diffuse Nephritis neben primärer oder sekundärer Arteriosklerose handeln.

Wohl aber kann man sagen, daß die „Arterio-(Athero)sklerose", d. h. die degenerativen, regressiven Gefäßveränderungen bei der gutartigen Form herdförmig, bei der bösartigen mehr diffus sind.

Jores legt besonderes Gewicht auf die übrigens von Fahr eingehend beschriebene fettige Degeneration der Vasa afferentia und der Glomerulusschlingen. Aus der beigefügten, unserem Atlas entnommenen Abbildung (vgl. Abb. 1, Tafel VIII) geht ganz unzweideutig hervor, daß uns das nicht entgangen ist; dagegen ist Jores wieder das nicht begegnet, was uns früher veranlaßt hat, das Hinzutreten einer „entzündlichen" Komponente zur Arteriosklerose anzunehmen, nämlich die proliferativen Prozesse am Glomerulus- und Kapselepithel, die Halbmondbildung, die ganz dem entspricht, was wir bei subakuter Nephritis so regelmäßig beobachten. Ich stimme aber mit Jores ganz überein, wenn er von der fettigen Degeneration der Schlingen als von einem wahrscheinlich akut eintretenden Prozesse spricht[1]).

Ich habe schon bei jener ersten Beschreibung der Kombinationsform die Vorstellung geäußert, es sei als ob die Arteriosklerose ein schnelleres Tempo einschlage. In dem zeitlichen Verlauf liegt meines Erachtens der Schwerpunkt.

Wenn wir wiederum versuchen, aus dem histologischen Zustandsbilde auf den pathologischen Vorgang zu schließen, so spricht die Ausdehnung der degenerativen Prozesse an den Arteriolen dafür, daß eine Ernährungsstörung die Niere als Ganzes betroffen hat, die Art der Reaktion an den Gefäßen und Knäueln dafür, daß diese Störung nicht langsam, sondern relativ

---

[1]) Ob dieser Prozeß gerade bei der Form der Sklerose, die wir als Kombinationsform bezeichnet haben, eine Rolle spielt, das geht aus den von Paffrath aus dem Joresschen Institut veröffentlichten Fällen freilich nicht mit genügender Sicherheit hervor. Denn von diesen 5 Fällen sind nach der Beschreibung 2 höchstwahrscheinlich, 2 andere sicherlich chronische Nephritiden mit Arteriosklerose gewesen. Wie schwierig es auch für den Geübten ist, solche von der „Kombinationsform" zu unterscheiden, das geht auch aus einer während der Korrektur erschienenen Arbeit von Löhlein hervor, die im Texte nicht mehr berücksichtigt werden konnte. Auch von seinen 5 Fällen von „Nephrosclerosis arteriolosclerotica progressa" sind 4 nach der Beschreibung fast mit Sicherheit als chronische Nephritiden anzusprechen und ebenso die weiteren 5 Fälle von Bleischrumpfniere.

Die Möglichkeit derartiger Verwechselungen spricht doch sehr eindringlich für die prinzipielle Gleichartigkeit der Parenchymreaktionen und ihrer Ursachen, d. h. für eine zirkulatorische und gegen eine toxische Entstehung, sowohl bei der Nephritis wie bei der Sklerose. Der Typus der primären Gefäßveränderungen, dort Endarteriitis, hier Hyperplasie, scheint mir das wichtigste und oft einzige Unterscheidungsmerkmal zu sein.

schnell eingetreten, die Ausschaltung der Glomeruli mehr weniger rasch, bei einzelnen sogar „stürmisch“ erfolgt ist.

Ob man diese histologische Reaktion auf akut einsetzende Ernährungsstörung als „entzündlich-degenerativ“ bezeichnen soll, wie wir das früher getan haben, ist eine andere Frage. Die Bezeichnung entzündlich erschien und erscheint so lange berechtigt, als man in der genau gleichartigen, stürmischen Reaktion auf Blutleere bei der Nephritis das Wesen der Entzündung erblickt. Wir haben daher früher als das wesentliche Moment, das den ungünstigen Verlauf bei der Kombinationsform bedingt, eine aufgepfropfte Nephritis bezeichnet. Nachdem aber alles dafür spricht, daß auch bei der Nephritis, sowohl bei den akuten wie bei den chronischen Stadien, in der Zirkulationsstörung das pathogenetische Prinzip zu suchen ist, so erscheint es sachlich richtiger, weder das eine noch das andere entzündlich zu nennen, sondern die gleiche Reaktion auf die gleiche Schädigung in beiden Fällen als asphyktisch oder ischämisch zu bezeichnen.

Diese Auffassung würde uns zwar der Notwendigkeit entheben, bei der Kombinationsform nach einem entzündungserregenden Agens zu suchen, aber andererseits vor die Frage stellen, wodurch wird dieser akute Verlauf der Gefäßdegeneration bedingt? Die Antwort kann man vielleicht in der Richtung suchen, daß eine mehr weniger plötzlich einsetzende Verschlechterung der Ernährungsbedingungen der hyperplastischen und verengerten Gefäße die für gewöhnlich langsam eintretende Degeneration beschleunigt, doch kann uns die Histologie allein auf diese Frage, die uns im nächsten Kapitel beschäftigen wird, keine Antwort geben.

Pathogenese. Einteilung der Sklerosen.

Wir haben noch keine klare Vorstellung darüber, welche Ursache der hyperplastischen Elastikaverdickung zugrunde liegt, die in bescheidenem Maße an der Niere ein ganz regelmäßiges Vorkommnis im Verlaufe des Lebens darstellt und bis zu einem gewissen Grade als physiologisch zu bezeichnen ist.

Es mag sein, daß sich infolge der hohen funktionellen Anforderungen, die gerade an die Nierengefäße im Laufe des Lebens gestellt werden, allmählich eine gewisse — relative — Unzulänglichkeit der muskulären und elastischen Elemente einstellt, die eine kompensatorische Hypertrophie nötig macht und hervorruft. Für diese rein hypothetische Auffassung läßt sich ein „histologisches Symptom“ anführen: Auf dem Querschnitt erscheint die Elastikahyperplasie nicht immer gleichmäßig konzentrisch angeordnet, sondern nicht selten exzentrisch. In diesen Fällen erweist sich die Gefäßmuskelschicht auf der Seite der stärksten Elastikaentwicklung regelmäßig erheblich verdünnt.

Es scheint, als hätten wir in der Elastikahyperplasie die Reaktion auf eine gesteigerte, in der Endothelwucherung die Reaktion auf eine verminderte Beanspruchung zu erblicken.

Wir sind seit Jores gewöhnt, in einer, das Maß des Physiologischen überschreitenden hyperplastischen Intimaverdickung das Vorstadium der Arteriosklerose zu sehen und pflegen jene dann als Arteriosklerose zu bezeichnen, wenn regressive Metamorphosen in dem neugebildeten Gewebe auftreten.

Wenn wir zunächst die Folgen der progressiven Gefäßveränderungen, der elastisch-hyperplastischen Intimawucherung ins Auge fassen, so haben wir es hier mit einer unzweifelhaft ganz chronisch sich entwickelnden, organischen

Drosselung der Nierengefäße zu tun und wir führen, wie S. 150 auseinandergesetzt worden ist, auf diese die funktionelle Reaktion der Blutdrucksteigerung zurück.

Wir haben also in seiner Wirkung auf die Nierengefäße, auf das Nierenparenchym, wie auf die gesamte Zirkulation einen prinzipiell gleichartigen Vorgang vor uns, wie bei der schon besprochenen chronischen Endarteriitis. Nur verläuft der Prozeß bei der Sklerose noch langsamer, und die kardiale Kompensation ist daher noch besser und für noch längere Zeit gewährleistet.

Wir müssen annehmen, daß bei der gutartigen Form der einfachen sklerotischen Hypertonie, trotz der ganz diffusen elastisch-hyperplastischen Intimawucherung an den Nierengefäßen, mit Hilfe jener kardialen Kompensation der Kreislauf und die Durchblutung im wesentlichen erhalten bleibt. Das schließt nicht aus, daß hier und da in besonders stark verdickten und verengten Gefäßen lokale Ernährungsstörungen und „arteriosklerotische Degenerationen" auftreten, die in dem betreffenden Gefäßbezirk ganz langsam und allmählich infolge der lokalen Beeinträchtigung der Blutversorgung zu asphyktischer Erweiterung und hyaliner Degeneration vereinzelter Arteriolen, Hyalinisierung der betreffenden Glomeruli und Atrophie der zugehörigen sekretorischen Elemente führt. Die Gesamtfunktion bleibt infolge genügender Durchblutung der großen Mehrzahl der Elemente, unbeschadet des sehr allmählichen Ausfalles einzelner oder auch vieler, sehr lange wohl erhalten.

Es erhebt sich nun die wichtige Frage, was zu dieser durch diffuse, elastisch-hyperplastische Intimaverdickung gekennzeichneten Präsklerose der Nierengefäße hinzutreten muß, um

1. klinisch den renalen Einschlag: Nachlaß der Nierenfunktion bis zur Niereninsuffizienz und Retinitis albuminurica,
2. anatomisch herdweise die „nephritischen", d. h. entzündlich-degenerativen Veränderungen zu erzeugen, nämlich proliferative: Kernvermehrung, Wucherung des Kapselepithels, kleinzellige Infiltration, Endothelwucherung der kleinen Gefäße und ausgedehntere interstitielle Bindegewebswucherung; degenerative: hyalintropfige und fettige Degeneration im Epithel des Glomerulus und der Kanälchen, hyaline und fettige in der verdickten Intima der kleinen Gefäße und in der verdickten Wand der Glomerulusschlingen.

Ich habe früher geglaubt, es müsse zu der hochgradigen, diffusen hyperplastischen Intimaverdickung — zufällig — eine Nephritis hinzukommen, später aber die Vermutung geäußert, daß ein toxisches Moment hinzutreten muß, daß vielleicht ein physiologisches Stoffwechselprodukt zu toxischer Wirkung gelangt, weil eine hochgradige disponierende Arteriosklerose, — darunter war die diffuse, hochgradige elastisch-hyperplastische Intimawucherung verstanden worden, — bereits besteht.

Jores hat demgegenüber den Prozeß, der sich zu einer derartig vorbereiteten Niere gesellt, als eine akute, arteriosklerotische Degeneration, insbesondere der kleinsten Gefäße, der Vasa afferentia, bezeichnet, die geeignet ist, in einer ursprünglich herdweise alterierten Niere eine diffuse Alteration der Glomeruli zu bewirken (vgl. Anm. S. 321). Er läßt aber die wichtigste Frage offen, wodurch diese akute Degeneration entsteht. Das histologische Bild, und zwar das gerade von Fahr betonte Vorkommen proliferativer Prozesse an einzelnen Glomeruli in Form der Kapselwucherung, genau wie bei der subakuten Nephritis, spricht nach den im Kapitel Nephritis ausgeführten Vorstellungen durchaus für einen Faktor, der den ungemein chronischen Ablauf der Atrophie sekretorischer Elemente, wie er für die reine gutartige Hypertonie bezeichnend ist, im Sinne eines subakuten oder subchronischen Ablaufes wie bei der Nephritis beschleunigt.

Fahr hält allerdings noch heute daran fest, daß ein toxisches Moment diese Beschleunigung des Ablaufes, den er nach wie vor als entzündlich bezeichnet, bewirkt.

Mir scheint dagegen, daß man den histologischen Zustand sowohl, wie den klinischen Ablauf, vor allem auch die eigenartige Vorliebe, mit der die bösartige Kombinationsform mit der Retinitis albuminurica (und mit gleichartigen akuten Degenerationen an den kleinen Gefäßen anderer Organe wie Milz, Pankreas, Leber) vergesellschaftet ist, am besten verstehen kann, wenn man die histologischen Erscheinungen, sowohl die proliferativen und degenerativen Prozesse am Parenchym, wie die Endothelwucherung und akuten Degenerationen der kleinsten Gefäße auffaßt als die Reaktion auf eine mehr weniger plötzliche Zunahme der Zirkulationsstörung.

Das, was hinzutritt, um aus einer gutartigen Hypertonie die bösartige „Kombinationsform“ zu machen, muß derselbe Faktor sein, der bei der hypertonischen Nephritis eine so außerordentlich große Rolle spielt, nämlich eine allgemeine Ischämie, die den Ablauf der Erkrankung in der Niere beschleunigt und gleichzeitig zu anderen ischämischen Phänomenen im Organismus (Retinitis albuminurica) und zu ischämischen Reaktionen in den kleinen Gefäßen anderer Organe führt.

Man kann die Bestätigung dieser Auffassung und den „pathologischen Vorgang“ unmittelbar aus dem histologischen Bilde ablesen, wenn man die „histologischen Symptome“ richtig deutet und sich von der Zwangsvorstellung frei macht, daß proliferative Prozesse unbedingt „entzündliche“ sein müßten. Es ist dies im Grunde dieselbe Zwangsvorstellung, die für die Wertung der Bindegewebswucherung in der Niere trotz Weigert noch heute nicht ganz überwunden ist. Aber die Weigertsche Lehre von der Ersatzwucherung des Bindegewebes in der Nachbarschaft untergehenden Parenchyms läßt sich m. E. ohne weiteres auch auf die „raumausfüllende“ Wucherung des Kapselepithels und des Gefäßendothels bei ungenügender Blutfüllung übertragen.

Gerade das Auftreten der „akuten Degeneration“ neben den proliferativen Prozessen an einzelnen Glomerulis, deren Vasa afferentia durch den relativ akuten degenerativen Prozeß mehr minder plötzlich verschlossen werden, das gleichzeitige Vorkommen von Wucherung des Endothels der kleinen Gefäße, d. h. von der Joresschen regenerativen Intimawucherung = Endarteritis obliterans neben, d. h. innerhalb der Zone der elastisch-hyperplastischen Intimawucherung, alles dies spricht einerseits für die ischämische Natur des Prozesses und gegen unsere frühere Annahme einer aufgepfropften Nephritis, andererseits für unsere neue Annahme, daß auch bei der Nephritis das Wesentliche des Prozesses, das pathogenetische Prinzip, die Abdrosselung des Blutstromes bis zur Ischämie ist.

Im Lichte dieser neuen und besseren Erkenntnis der nephritischen und vaskulären Vorgänge könnten wir sogar bei unserer früheren Auffassung, daß eine nephritische Komponente bei der Kombinationsform hinzutritt, bleiben, denn die bei der Nephritis sich abspielenden Vorgänge sind nicht andere, wie ischämisierende.

Mitbestimmend für meine frühere Auffassung von einer toxischen Genese der Kombinationsform war das für die Kombinationsform im Gegensatz zur gutartigen Hypertonie geradezu pathognomonische Auftreten der

Retinitis albuminurica, für die man bisher ganz allgemein einen toxischen Ursprung angenommen hatte. Aber auch für die Entstehung der Retinitis albuminurica gibt die mit dem Augenspiegel nachweisbare Ischämie eine viel bessere Erklärung. Nicht nur alle histologischen Befunde, die übrigens in geradezu überraschender Weise die Vorgänge in der Niere nachahmen, lassen sich ausnahmslos als ischämische auffassen, auch die klinische Beobachtung spricht überzeugend für diese Auffassung: Wir treffen die Retinitis albuminurica nur bei denjenigen Nierenerkrankungen, die zu hochgradiger Blutdrucksteigerung geführt haben, gleichgültig, ob diese Bedingung im akuten oder chronischen Stadium, bei subakutem, subchronischem oder ganz chronischem Ablauf der diffusen Nephritis oder bei der malignen Form der Sklerose erfüllt wird. Wir treffen zwar die Retinitis albuminurica mit Vorliebe im Stadium der Niereninsuffizienz, aber zweifellos auch bei Fällen jeder Art auch ohne Niereninsuffizienz, wenn nur die eine Bedingung erfüllt ist, daß ein hoher Grad von Blutdrucksteigerung, d. h. von allgemeiner Gefäßkontraktion besteht oder längere Zeit bestanden hat.

Wir können daher das Stadium der Nierenerkrankungen, in dem die Retinitis albuminurica auftritt, als das ischämische Stadium bezeichnen und aus dem Auftreten der ischämischen Reaktionen am Auge schließen, daß auch in der Niere die Ischämie einen hohen Grad erreicht hat und früher oder später, je nach dem Grade der kardialen Kompensation zu Niereninsuffizienz führen wird.

Wir verstehen nun auch die zunächst mißverständliche Behauptung von Jores, daß es sich bei der Kombinationsform um eine diffuse Arteriosklerose handle. Jores meint hier nicht die — auch bei der gutartigen Hypertonie in der Regel diffuse — elastisch-hyperplastische Intimaverdickung, sondern die akute fettige Degeneration der kleinen Gefäße. Es liegt aber eigentlich keine Veranlassung vor, diese als Arteriosklerose zu bezeichnen, sondern wir müssen sie doch wohl ebenso wie bei der chronischen Nephritis auffassen als die begreifliche Folge der diffus schädigenden Abnahme der Durchblutung durch Ischämie.

Nach dieser Auffassung haben wir nicht mehr nötig, die Hypothese einer aufgepfropften autotoxischen Nephritis zur Erklärung des bösartigen Verlaufes heranzuziehen, ja wir werden gar nicht mehr von zwei Formen der Sklerose zu sprechen haben, sondern es handelt sich bei der bösartigen Kombinationsform um den Übergang der gutartigen Hypertonie in ein **ischämisches Stadium,** das dem ischämischen Endstadium der Nephritis der verschiedenen Verlaufsarten entspricht.

Damit können wir für die Sklerose das gleiche Einteilungsprinzip anwenden, wie für die Nephritis und 3 Stadien unterscheiden:

1. Das histologisch und pathogenetisch noch unbekannte Frühstadium (der funktionellen Überlastung der Gefäßmuskulatur ?), in dem sich die elastisch-hyperplastische Intimaverdickung entwickelt und der Prozeß vielleicht noch aufzuhalten ist. Klinisch handelt es sich hier vermutlich um die ganz beginnenden oder wirklich transitorischen Hypertonien.
2. Das Dauerstadium der gutartigen Hypertonie, die wir im Gegensatz zur sekundären (nephritischen) Hypertonie als **primäre** oder **genuine Hypertonie** bezeichnen können.
3. Das ischämische Endstadium der bösartigen Hypertonie = Kombinationsform, die wir im Gegensatz zur sekundären (nephritischen) Schrumpfniere als **primäre** oder **genuine Schrumpfniere** bezeichnen können.

Daß eine gutartige Hypertonie schließlich bei sehr langem Bestande auch durch einfache Atrophie sehr vieler sekretorischer Elemente, auch ohne Beschleunigung durch Ischämie, zu Niereninsuffizienz führen kann, ergibt sich von selbst.

Ebenso verständlich erscheint es aber auch, daß durch das Hinzutreten einer echten akuten (ischämisierenden) Nephritis zu einer gutartigen Hypertonie, durch die „Komplikation" dieser mit einer aufgepfropften Nephritis genau das gleiche Krankheitsbild der genuinen Schrumpfniere oder Kombinationsform entstehen kann. Wir haben ein nur histologisch untersuchtes Beispiel im Atlas (S. 248) beschrieben und seitdem mehrfach derartige Fälle beobachtet. Ihr Vorkommen wird auch von Machwitz und Rosenberg und von Löhlein bestätigt. Auch hier ist der pathogenetische Vorgang ein ganz ähnlicher, es wird durch eine hier akut einsetzende Ischämie der Verlauf zur Niereninsuffizienz bewirkt und beschleunigt.

Bei dieser Einteilung nach Stadien ist aber zu berücksichtigen, daß nicht jede Hypertonie in das ischämische oder atrophische Endstadium übergeht, sondern daß im Gegenteil die Verlaufsart der primären Hypertonie gewöhnlich so chronisch ist, daß das Endstadium gar nicht erreicht wird, während bei der malignen Kombinationsform der Übergang aus dem Dauerstadium ohne Niereninsuffizienz in das Endstadium mit Niereninsuffizienz relativ rasch erfolgt.

Wir haben also genau wie bei der chronischen Nephritis neben der Stadienunterscheidung auch noch die **Verlaufsart** zu berücksichtigen, die wiederum von dem Grade der Gefäßveränderung abhängen wird; und wir müssen als das Wesentliche der malignen (vorgeschritteneren) Sklerose die Tatsache betrachten, daß überhaupt ein Stadienwechsel erfolgt, daß die gewöhnlich sehr chronische Verlaufsart der Sklerose durch den Eintritt der Ischämie eine Beschleunigung erfährt.

Wir haben es demnach auch bei den Sklerosen mit einer Gleichung mit zwei Unbekannten zu tun. In der klinischen Einteilung nach Stadien können wir nur den jeweiligen Zustand treffend bezeichnen. Zur Kennzeichnung des einzelnen Falles ist noch ein Urteil über die Verlaufsart notwendig. Diese ist aber bei der Sklerose viel schwerer zu ermitteln wie bei der Nephritis, weil der Beginn gänzlich unbekannt ist.

Wir wissen nur, daß bei der großen Mehrzahl der (gutartigen) Sklerosen der Stadienwechsel vom II. in das III. Stadium gar nicht eintritt, und daß bei der bösartigen Form der Übergang aus dem Dauerstadium in das Endstadium mit sehr verschiedener Geschwindigkeit eintreten, und dieses selbst wie bei den Nephritiden von sehr verschieden langer Dauer sein kann. Wir können danach unterscheiden:

1. Die benignen oder stationären Sklerosen, die überhaupt keine Neigung zum Übergang in das III. Stadium zeigen.
2. Die vorgeschrittenen Sklerosen von sehr chronischer Verlaufsart, die möglicherweise bei sehr langer Lebensdauer infolge von reiner Atrophie der Mehrzahl der sekretorischen Elemente in ein ebenfalls langdauerndes III. (atrophisches) Endstadium übergehen können.
3. Die sehr vorgeschrittenen Sklerosen von beschleunigter Verlaufsart, die nach einem langen II. Dauerstadium mehr weniger rasch in ein relativ kurzdauerndes (ischämisches) Endstadium übergehen.

Wir können es aber dem einzelnen Falle im II. Dauerstadium in der Regel nicht ansehen, ob er das Vorstadium einer malignen Sklerose darstellt und früher oder später in beschleunigter Verlaufsart der Niereninsuffizienz zueilen wird, oder ob es sich um eine gutartige, bleibende, mehr stationäre oder ungemein langsam fortschreitende Sklerose handelt, die keine oder nur sehr geringe

Neigung hat, zur Niereninsuffizienz zu führen. Wir können daher die Verlaufsart in der Namengebung erst dann berücksichtigen, wenn sich eine Verlaufsänderung, ein Stadienwechsel vollzogen hat oder voraussehen läßt und dürfen dabei nicht vergessen, daß zwischen den als Typen herausgegriffenen Verlaufsarten genau wie bei den Nephritiden alle denkbaren Zwischenstufen und Übergänge vorkommen.

Löhlein hat sich kürzlich auch zu der Frage der Pathogenese der vaskulären Schrumpfniere geäußert und sich nicht ohne Einschränkung Jores angeschlossen, insofern er die benigne als herdförmige, die maligne als diffuse Erkrankung bezeichnet. Er betont aber Jores gegenüber, daß in einer ganzen Reihe seiner Fälle von Kombinationsform der herdförmige Charakter der Veränderungen ganz ausgesprochen war, und daß zwischen diesen und solchen „diffuser" Glomeruluserkrankung alle möglichen Übergänge bestanden (vgl. dazu Anm. S. 301).

Er kommt zu dem Schlusse, daß die Trennung einer gutartigen und einer bösartigen Form der vaskulären Sklerose klinisch zu Recht besteht, daß aber anatomisch die Trennung an anderer Stelle als Volhard und Fahr wollen, vorgenommen werden muß.

Löhlein behauptet: „Für die Pathogenese der genuinen Schrumpfniere sei ganz allein und ohne „Kombination" mit irgend etwas anderem entscheidend die Atherosklerose der Arteriolen nach Jores: „Diese ist diffuser Art, und gerade dies bedingt den malignen Charakter der Erkrankung, der eben auf der Schädigung aller oder doch sehr zahlreicher harnbereitender Systemchen beruht. Im einzelnen hängt das Tempo — Länge des „blanden" Vorstadiums und anderes — und ebenso das histologische Bild von der Art ab, in welcher der Prozeß an den Arteriolen schädliche Folgen für die spezifischen Organbestandteile — zunächst die Glomeruli — nach sich zieht; diese kann sehr verschieden sein."

Ich stimme, wie aus dem oben Gesagten hervorgeht, ganz damit überein, daß das Tempo des Ablaufes das Wesentliche ist, möchte aber den Satz umkehren und sagen: Das histologische Bild, d. h. die Art, in welchem der Prozeß schädliche Folgen für die Glomeruli nach sich zieht, hängt von dem Tempo des ablaufenden Vorganges ab, und dieses wird nicht so sehr anatomisch prädestiniert als vielmehr funktionell, durch den Grad der Drosselung des Blutstromes in den Nierengefäßen, die selbst erst die Degeneration der Arteriolen nach sich zieht.

Löhlein gesteht offen, daß er erst durch die Nachprüfung der Volhardschen Lehre von der „Kombinationsform" auf die enge Zusammengehörigkeit mancher großen, noch nicht geschrumpften, blutreichen Nieren bei Apoplektikern mit den typischen Fällen ausgebildeter maligner Nierensklerose schärfer aufmerksam geworden ist, und er meint, daß diese beginnenden Sklerosen, die ja früher vielfach verkannt wurden — sie werden auch heute noch ungemein häufig übersehen, als Stauungsniere angesprochen und die Herzhypertrophie für idiopathisch gehalten — ohne Zweifel frühe Stadien der malignen Nierensklerose sind, eine Auffassung, mit der ich mich durchaus einverstanden erklären kann.

Löhlein unterscheidet eine „maligne Form" — Nephrosclerosis vascularis progressiva, seu perniciosa, seu maligna — und eine „benigne Form" — Nephrosclerosis vascularis lenta oder präsklerotische Form — und meint, daß aus der präsklerotischen benignen Form in dem Augenblick, da die Atherosklerose der Arteriolen voll entwickelt ist, die maligne Form wird oder werden kann, daß Übergangsstadien nicht selten sind, und endlich, daß eine akute Nephritis zu vaskulärer Sklerose in jedem Stadium komplizierend hinzutreten kann. Mir scheint es richtiger, die innere Zusammengehörigkeit beider Formen dadurch zum Ausdruck zu bringen, daß man sie als zwei verschiedene Stadien und zugleich auch Verlaufsarten einer Erkrankungsform bezeichnet. Schließlich und endlich muß aber doch, trotzdem Löhlein das nicht für nötig hält, noch etwas zu der diffusen elastisch-hyperplastischen Intimawucherung hinzutreten, das eben die „Arteriosklerose" (soll heißen Degeneration) der Arteriolen hervorruft; das kann nicht das einfache Fortschreiten des sog. arteriosklerotischen Prozesses sein, denn dann müßte die maligne Form gerade im hohen Alter häufiger zur Beobachtung kommen, was nicht der Fall ist. Das, was Jores und Löhlein als die Atherosklerose der Arteriolen bezeichnen, ist nicht das einfache Fortschreiten („Fortkriechen") der ursprünglichen Erkrankung auf die kleinen und kleinsten Gefäße, sondern gewissermaßen eine neue Erkrankung, nämlich eine akute Degeneration, die m. E. durch das halb organisch, halb funktionell bedingte Moment der Ischämie hervorgerufen wird, und die Reaktion auf Sauerstoffmangel darstellen mag.

Die Frage, wie diese Ischämie bei der vorgeschrittenen Sklerose zustande kommt, wird uns im letzten Kapitel noch eingehend beschäftigen.

1. Das (gutartige) Dauerstadium der Nierensklerose.

Gutartige Sklerose, essentielle, primäre, genuine, stationäre Hypertonie, rote Granularniere, Gichtniere, Granularatrophie, genuine (primäre) Schrumpfniere der Pathologen, einschließlich der großen glatten Nieren mit diffuser Präsklerose oder Arteriosklerose der Nierengefäße. Nephrosclerosis arteriolosclerotica lenta.

Die primäre, nicht nephritische Hypertonie ist etwas ungemein Häufiges. Sie wird freilich in der Regel noch als interstitielle Nephritis, oder schlechtweg als Schrumpfniere bezeichnet, beides mit Unrecht, wie aus der Schilderung des histologischen und makroskopischen Befundes hervorgeht.

Die Beziehungen der Erkrankung zu Geschlecht und Alter lassen sich anschaulich durch eine Tabelle illustrieren, welche sich aus unserem nur bis zum Jahre 1913 verarbeiteten Material[1]) ergeben hat (Volhard und Fahr). In der Tabelle ist bei den zur Autopsie gekommenen Fällen gleichzeitig noch unterschieden worden, ob die Nieren geschrumpft waren, oder nicht.

Tabelle X.

Alter	Männer lebend	Männer gestorben Niere geschrumpft	Männer gestorben nicht geschrumpft	Frauen lebend	Frauen gestorben Niere geschrumpft	Frauen gestorben nicht geschrumpft	Zahl der Männer	Zahl der Frauen	Gesamt-Zahl
bis 20	—	—	—	1	—	—	—	1	1
21—30	1	—	1	—	—	—	2	—	2
31—40	6	—	2	7	—	—	8	7	15
41—50	26	1	4	14	—	1	31	15	46
51—60	33	5	10	23	5	6	48	34	82
61—70	28	3	11	24	10	6	42	40	82
71—80	8	5	5	7	6	6	18	19	37
81—90	—	—	—	1	1	—	—	2	2
91—100	—	—	—	—	1	—	—	1	1
	102	14	33	77	23	19	149	119	268

Von 268 Hypertonien mit 89 autoptisch erhärteten und histologisch untersuchten Fällen waren demnach 149 Männer, 119 Frauen, woraus man vielleicht mit großer Zurückhaltung schließen darf, daß die Frauen etwas weniger häufig erkranken.

Von den Männern starben 47, davon hatten 33 nicht geschrumpfte Nieren. Von den Frauen starben 42, davon hatten 19 nicht geschrumpfte Nieren. Da die Schrumpfung abhängig sein muß von dem Grade und vor allem von der Dauer der arteriosklerotischen Gefäßveränderung, so ergibt sich aus der größeren Häufigkeit des Befundes geschrumpfter Nieren bei den Frauen, daß diese im allgemeinen die Hypertonie länger ertragen, als die Männer. Damit stimmt auch die bemerkenswerte Tatsache überein, daß die größte Zahl der beobachteten Erkrankungen und Todesfälle bei den Männern (48 Fälle, 14 +) in das Alter von 51—60 Jahren, bei den Frauen (40 Fälle, 16 +) in das Alter von 61—70

[1]) Für ihre wertvolle Hilfe bei der Verarbeitung des übergroßen klinischen Materials bin ich Herrn Dr. Kieffer und insbesondere meinem langjährigen Mitarbeiter und Oberarzte Dr. Schmidt aufrichtig dankbar.

Jahren fällt. Wie stark diese beiden Jahrzehnte dazu neigen, den hypertonischen Symptomenkomplex manifest werden zu lassen, geht daraus hervor, daß die Summe aller beobachteten Fälle in jedem der beiden Jahrzehnte 82 beträgt. Etwa halb so viel Fälle fallen in das vorausgehende und folgende Jahrzehnt. Doch bedeutet die relativ große Zahl von 37 Fällen in dem Jahrzehnt von 71—80 noch eine große Neigung des vorgeschrittenen Alters zur Hypertonie, da an sich ja viel weniger Menschen diese Altersstufe erreichen, als die von 41—50 Jahren.

Der große Einfluß des Alters auf die Häufigkeit der Hypertonie geht aus unserer Tabelle und folgenden Zahlen zur Evidenz hervor.

Von 268 Fällen fallen allein 164 in das Alter von 51—70 Jahren, 204 jenseits des 50. Jahres, 250 in das Alter nach dem 40. Lebensjahre, nur 15 in die dreißiger Jahre und nur 3 in das jüngere Alter.

Es ist auch nicht uninteressant, aus der Tabelle zu entnehmen, daß jenseits des 60. Lebensjahres Männer und Frauen gleich häufig erkranken, und daß das Plus von 30 Männern in die Periode von 40—60 Jahren fällt.

So interessant und der Erklärung bedürftig das Vorkommen der Hypertonie in jugendlicherem Alter erscheint, so darf wohl die Tatsache, daß die Hypertonie — wie die Arteriosklerose überhaupt —, eine Erkrankung des vorgerückten Alters darstellt und mit zunehmendem Alter um so häufiger beobachtet wird, mit als Beweis für unsere Auffassung angesehen werden, daß das primäre eine Erkrankung der (Nieren-) Gefäße ist, die wir gewohnt sind, als Altersveränderungen zu bezeichnen und als Folge der Abnutzung der Gefäße zu deuten.

Mit dieser Vorstellung ist durchaus vereinbar, daß wir einerseits, wenn auch außerordentlich selten und nur bei jugendlichen Hypertonien, erst relativ geringfügige, präsklerotische Veränderungen an den Nierengefäßen sehen, und daß wir andererseits bisweilen bei ganz alten oder stark geschwächten, kachektischen Individuen die anatomischen Veränderungen an den Nierengefäßen schon sehr ausgesprochen finden, aber klinisch Hypertonie und anatomisch Herzhypertrophie vermissen. Letztere kann selbst dann gelegentlich fehlen, wenn intra vitam Hypertonie bestand.

Es ist von vornherein nicht zu erwarten, daß alle Individuen auf die gleiche Veränderung der Nierengefäße mit der gleichen Drucksteigerung, auf dieselbe Drucksteigerung mit der gleichen Herzhypertrophie antworten. Der erregbare Vasomotoriker wird anders reagieren als der Gefäßphlegmatiker, die Sturm- und Drangperiode anders als das kühlere Greisenalter.

Es ist wohl gestattet, anzunehmen, daß in einem Teil der Fälle die „kompensatorische" Blutdrucksteigerung ausbleibt, weil die vasomotorische Anspruchsfähigkeit der alten oder geschwächten Individuen nachgelassen hat, so wie in den anderen Fällen mit Blutdrucksteigerung die Herzhypertrophie ausbleibt, weil der gealterte und marantische Organismus zu dieser produktiven Leistung nicht mehr fähig ist.

In solchen Fällen ist übrigens das Ausbleiben einer Herzatrophie schon gleichbedeutend mit einer Hypertrophie. In einem Teil dieser Fälle wurde anatomisch hochgradige Koronarsklerose gefunden, und es erscheint plausibel, daß bei ungenügender Durchblutung der Herzmuskel nicht mehr zu hypertrophieren vermag.

Die **Ätiologie** der hypertonischen Nierensklerose ist ebenso dunkel, wie die Ätiologie der Arteriosklerose. Aber alle Momente, welche die Entwicklung der Arteriosklerose begünstigen, finden wir auch wieder in der Ätiologie der Hypertonie.

Die große Bedeutung des Alters wurde schon erwähnt. Um so wichtiger wäre es zu wissen, warum manche Individuen so früh, andere relativ sehr spät altern und infolge von Abnutzung die Erscheinungen kompensatorischer Hypertrophie an den Gefäßen aufweisen. Eine einheitliche Ursache dafür kann gar nicht erwartet werden. Wohl aber werden wir nach Bedingungen suchen müssen, welche das Auftreten von Insuffizienzerscheinungen gerade an den Nierengefäßen, d. h. an denjenigen Gefäßen, welche im Leben die stärkste Inanspruchnahme erfahren, begünstigen.

Die Heredität spielt dabei sicherlich eine, in ihrer Bedeutung schwer abzuschätzende Rolle, da die Angaben der Patienten nur selten einen Schluß auf die wahre Natur der Leiden ihrer Eltern und Geschwister gestatten. Immerhin ist es sehr auffällig, wie oft eine eingehende Anamnese Angaben zutage fördert, die darauf schließen lassen, daß ebenso, wie für die Koronarsklerose oder die Hirnarteriosklerose, auch für die Nierensklerose in manchen Familien eine auffällige Disposition besteht.

Wir finden in manchen Familien diese Neigung zu arteriosklerotischen Erkrankungen überhaupt, und hören in der Anamnese nicht selten, daß Herzschlag, Wassersucht, Nierenleiden, Schlaganfall, „Arterienverkalkung“ bei Eltern oder Geschwistern oder bei beiden vorgekommen sind.

Ich habe mehrfach Gelegenheit genommen, bei Geschwistern von Nierensklerosen beider Stadien den Blutdruck zu messen und auffallend oft Blutdrucksteigerung ohne irgend ein Krankheitssymptom feststellen können. Freilich sieht man auch gar nicht selten in der Privatpraxis, daß beide Ehegatten eine Hypertonie aufweisen.

Es müssen also sowohl hereditäre Veranlagung, wie die Art der Lebensweise eine Rolle spielen, wenn man das Vorkommen der Hypertonie bei Verwandten und Ehegatten nicht für Zufall halten will.

Es wäre eine wichtige und interessante Aufgabe für die Hausärzte, auf diese Verhältnisse besonders zu achten.

Was die Lebensweise betrifft, so steht unter den Faktoren, welche das Auftreten einer Hypertonie begünstigen, die Überernährung wohl oben an. Ein großer Teil der Hypertoniker ist fettsüchtig, oder doch übermäßig gut genährt. Recht häufig hört man auch, daß eine große Vorliebe für Fleischgenuß besteht.

Wie weit der Alkoholismus zur Nierensklerose disponiert, ist bei der großen Häufigkeit des Lasters wie der Krankheit schwer zu sagen. Doch haben wir den Eindruck, daß die starken Bier- und Weintrinker oft Hypertonie aufweisen, und unter den Berufsarten unserer Hypertoniker sind die alkoholischen Berufe der Gastwirte, der Reisenden, der Weinhändler und Schnapsbrenner, die allerdings auch starke Esser zu sein pflegen, und dementsprechend auch die Metzger stark vertreten. Auch das Münchener Bierherz und die alte idiopathische Herzhypertrophie dürften wohl auf einer hypertonischen Nierensklerose beruhen, die autoptisch bei den so häufigen Befunden von makroskopisch normalen Nieren sehr leicht übersehen wird und selbst für die mikroskopische Untersuchung ohne spezifische Färbung oft nicht sicher zu erkennen ist.

Ob der Tabakabusus auch die Arteriosklerose der kleinen Gefäße, speziell der Nierengefäße begünstigt, läßt sich kaum sagen. Die große Häufigkeit der Nierensklerose auch bei Frauen spricht jedenfalls gegen die Annahme, daß dem Tabak eine besondere Rolle zukommt, ja auch gegen die zu starke Betonung des Alkoholabusus als ätiologisches Moment. Es ist möglich, daß starker Tee- und Kaffeegenuß bei Frauen mitspielt.

Daß wir bei einer arteriosklerotischen Erkrankung der Nierengefäße auch nicht selten Gicht oder Glykosurie in der Anamnese begegnen, oder als Nebenbefund erheben, ist bei den nahen Beziehungen beider Stoffwechselanomalien zur Arteriosklerose und zur Überernährung nicht verwunderlich. Auch Neigung zu Steinbildung, Gallensteinen, Nierensteinen fällt auf. Ob und inwieweit man manche Fälle von Nierensklerose auf eine atypische Gicht (Goldscheider) zurückführen darf, steht noch völlig dahin. Es erscheint jedenfalls nicht berechtigt, die Hypertonie als ein Symptom oder Äquivalent einer larvierten Gicht anzusprechen. Andererseits habe ich allerdings den Eindruck gewonnen, daß die sogen. Gichtnieren stets Nierensklerosen sind.

Lues begegnet uns in der Anamnese, luetische Aortitis im Leichenbefunde der Hypertoniker nicht selten, doch scheint es auch hier gewagt, daraus zu weitgehende Schlüsse zu ziehen. Immerhin gehört die Lues mit zu den Krankheiten, welche die frühzeitige Entwicklung von Arteriosklerose befördern.

Als begünstigendes Moment muß auch die Intensität des Lebens überhaupt betrachtet werden, und wir finden die Hypertonie besonders häufig in den besseren Ständen bei abgehetzten Personen in verantwortlicher Stellung, welche ein sehr arbeitsreiches Leben hinter sich haben.

Es ist wohl bei der Arteriosklerose überhaupt die Funktion, d. h. das Leben selbst, das je nach seiner Intensität und je nach der individuellen Resistenz des Organismus früher oder später zur Abnutzung der Gefäße führt, in denen das Leben pulsiert; und die Tatsache kann als sicher hingestellt werden, daß in keinem Organ die Gefäße einer so starken und wechselvollen Beanspruchung und in keinem so frühe der Abnutzung und Prä- bzw. Arteriosklerose unterliegen, als gerade in der Niere.

Symptomatologie: Wie der Name Hypertonie besagt, ist das pathognomonische Symptom der „monosymptomatischen" Nierensklerose die Blutdrucksteigerung.

In praxi kann man wenigstens ganz davon absehen, daß Fälle von Arteriosklerose der Nierengefäße vorkommen, welche p. m. bei histologischer Untersuchung entdeckt werden, klinisch aber weder Blutdrucksteigerung, noch Herzhypertrophie, noch sonstige Symptome außer Altersschwäche dargeboten haben.

Für den Arzt und den Kranken spielen diese Ausnahmen keine Rolle. Die Nierensklerose macht nur dann subjektive oder objektive Erscheinungen, wenn sie mit Blutdrucksteigerung verbunden ist.

Die Blutdrucksteigerung ist bei den typischen Fällen recht bedeutend. Unter den in unserer Monographie zusammengestellten 268 klinisch beobachteten Fällen fanden wir 102 mal Blutdruckwerte über 200 mm Hg, in 104 Fällen Werte von 170—200 mm Hg und nur in 61 Fällen Werte unter 170 mm Hg.

Man kann im Zweifel sein, von welcher Grenze ab der Blutdruck als pathologisch gesteigert angesprochen werden soll. Wir finden als Normalwert bei Erwachsenen 110—120 mm Hg und betrachten bei der akuten Nephritis und bei jugendlichen Individuen schon kleine Anstiege für beachtenswert. Von einer beginnenden oder leichten Hypertonie sprechen wir aber erst dann, wenn der Blutdruck dauernd 140 mm Hg überschreitet. Daß der Blutdruck bei nervösen Individuen oft viel höher schnellt, ist Jedem, der regelmäßig bei jedem Kranken den Blutdruck bestimmt, geläufig. Aber auch bei ganz normalen Leuten kann man oft zu Beginn der ungewohnten Prozedur der Messung Werte von 140 mm Hg und darüber feststellen, die bei mehrfacher Wiederholung zur Norm abfallen. Man muß als Regel festhalten, den Druck vielfach hintereinander zu messen und nicht das Mittel, sondern den niedrigsten gefundenen Wert zu notieren.

Im allgemeinen kann man bei besonders hohem Druck auch entsprechend ausgedehnte, und besonders die kleineren Nierengefäße befallende Prä- bzw. Arteriosklerose erwarten, doch gibt es auch manche Ausnahmen, in denen bei vorgeschrittenem Alter oder bei Herzschwäche starke Gefäßveränderungen in der Niere mit mäßiger Blutdrucksteigerung vorkommen und umgekehrt.

Eine große Zahl von Fällen zeichnet sich durch eine überraschende Konstanz des hohen Blutdrucks aus, und zwar durch Wochen, Monate und Jahre.

Bei anderen Fällen finden wir merkwürdige Schwankungen nach abwärts, so daß unter Umständen stunden- oder tageweise niedere oder normale Zahlen erreicht werden, doch kehrt der Blutdruck dann doch immer wieder — abgesehen von Fällen tödlicher Herzschwäche — zur alten Höhe zurück.

Seltener sind plötzliche Schwankungen nach oben, die nach Pals Vorschlag zweckmäßig als Krisen bezeichnet werden. Sie sind dann gewöhnlich von alarmierenden Symptomen kardialer, kardiopulmonaler oder zerebraler Natur begleitet.

Über die vermutlich kardiale Genese dieser kritischen Extrasteigerungen des Blutdruckes vgl. S. 158.

Eine besondere Gruppe bilden die Fälle, die man als transitorische Hypertonien bezeichnen kann. Hier finden wir zu Beginn der Behandlung hohe Blutdruckwerte, die im Laufe derselben schneller oder langsamer bis zur Norm absinken.

Wir nehmen an, daß es sich in diesen Fällen um beginnende, leichtere Grade von Nierensklerose handelt, bei denen unter herzkräftigender und kreislaufschonender, diätetischer und Ruhebehandlung die Zirkulation der Niere annähernd zur Norm zurückgeführt wird. Daß aber in diesen Fällen doch schon eine gewisse, bleibende Schädigung der Funktion und Drosselung der Nierengefäße besteht, das geht aus der Beobachtung hervor, daß, — soweit wir solche Fälle transitorischer Hypertonie länger beobachten konnten —, der Blutdruck nach Abschluß der Behandlung unter den Bedingungen des täglichen Lebens gewöhnlich wieder ansteigt.

Es wäre von großem Interesse, zu wissen, ob bei dieser Gruppe von transitorischen Hypertonien auch unter den Verhältnissen des gewöhnlichen Lebens des Nachts ein Absinken des Blutdrucks erfolgt, doch liegen darüber, wie überhaupt über das Verhalten der Blutdrucksteigerung im Schlafe, keine genügenden Erfahrungen vor.

Auf die ersten Anfänge der Hypertonie und ihre Entwicklung, sowie auf die Frage zu achten, ob jede Hypertonie als transitorische beginnt, auch das wäre eine dankbare Aufgabe, die nur die Praktiker und Hausärzte lösen können.

Die Bestimmung des diastolischen Druckes, die mit dem von mir angegebenen, von uns ausschließlich benützten transportablen Hg-Manometer mit sehr kleinem Luftraum[1]) so leicht und sicher gelingt, ist insofern von Wert, als man aus einem niedrigen diastolischen Druck auf eine Verschlechterung der Windkesselfunktion der Aorta, d. h. auf Arteriosklerose der großen Gefäße, aus einem Ansteigen des diastolischen Drucks auf Nachlassen der Herzkraft schließen kann. Als Normalwert kann man etwa die Hälfte des systolischen Druckes, sowohl beim Gesunden als beim Hypertoniker betrachten.

Als Beispiel für die Konstanz des erhöhten Blutdrucks gebe ich nur zwei kleine Zahlenreihen aus vielen:

---

[1]) B. B. Cassel, Medizinisches Warenhaus, Frankfurt a. M.

Kon...i, Johann, 68 Jahre.		Bur....dt, Philipp, 60 Jahre.	
10. X. 11	188/90 mm Hg	24. IV. 12	230/130 mm Hg
15. X.	183/96 „	28. IV.	229/104 „
20. X.	194/125 „	9. V.	222/100 „
27. X.	170/108 „	17. V.	232/104 „
10. XI.	192/105 „	21. V.	240/98 „
3. XII.	184/102 „	13. VI.	250/115 „
14. XII.	185/112 „		

Beispiele für transitorische Hypertonien sind in der Arbeit von Leva aus unserer Klinik in größerer Zahl zusammengestellt, auch hier noch zwei derartige Fälle:

Fall 26, 47 Jahre (Frau)		Fall 39, 58 Jahre (Mann)	
22. XI. 10	210/125 mm Hg	20. III. 11	210/105 mm Hg
23. XI.	187/126 „	21. III.	155/82 „
25. XI.	170/180 „	23. III.	132/65 „
30. XI.	117/87 „	25. III.	118/60 „
8. XII.	120/90 „	nach 5 Wochen	150/72 „

Als Beispiel eines Falles, in dem man von einem Übergang einer transitorischen in eine mehr konstante Hypertonie reden kann, mag der Fall Dör... dienen:

I. Aufnahme:		II. Aufnahme:		III. Aufnahme:	
21. V. 12	170/98 mm Hg	12. XII. 12	152/102 mm Hg	10. II. 13	198/102 mm Hg
28. V.	144/75 „	16. XII.	146/87 „	15. II.	168/80 „
7. VI.	138/86 „	19. XII.	119/86 „	24. II.	156/78 „
21. VI.	136/74 „	10. I. 13	135/75 „	1. III.	146/73 „
30. VI.	136/70 „			18. III.	178/72 „

Als Beispiel für die Labilität des erhöhten Blutdrucks gebe ich eine Reihe von Zahlen, die bei einem 71 jährigen Hypertoniker beobachtet wurden, (Philipp D.).

15. IX. 10	200/55 mm Hg	13. X. 10	177/35 mm Hg
16. IX.	192/51 „	14. X.	151 „
18. IX.	179/51 „	15. X.	178/54 „
19. IX.	156/76 „	16. X.	203/39 „
20. IX.	158/61 „	24. X.	229/57 „
21. IX.	160/55 „	25. X.	161/34 „
23. IX.	145/55 „	26. X.	206 „
26. IX.	173/55 „	30. X.	179/55 „
27. IX.	136/31 „	1. XI.	158/51 „
28. IX.	142/46 „	2. XI.	212/54 „
29. IX.	158/38 „	3. XI.	169/56 „
30. IX.	134/31 „	5. XI.	238/63 „
2. X.	176/30 „	13. XI.	144/60 „
5. X.	171/37 „	24. XI.	160/54 „
6. X.	203 „	30. XI.	170/56 „
7. X.	178/54 „	4. XII.	187/76 „
10. X.	212 „	11. XII.	194/72 „
12. X.	195/48 „	14. XII.	184/57 „

Endlich noch einige Beispiele dafür, daß der Blutdruck bis kurz vor dem Tode erhöht bleiben kann:

Tod durch akute Herzinsuffizienz:		Tod durch Hirnblutung:	
Well...	Blutdr. 162 am Tag des Todes.	Götz...	Blutdr. 245 am Tag d. Todes.
Müß...	„ 195 „ „ „ „	Merk...	„ 225 „ „ „ „
Hufn....	„ 195 1 Tag vor d. Tode.	Banz...	„ 274 „ „ „ „
		Herz....	„ 200 „ „ „ „

Herz: Die Folgen der anhaltenden Blutdrucksteigerung, welche viele, ja sehr viele Jahre lang symptomlos ertragen werden kann, machen sich zuerst ausschließlich am Herzen bemerkbar. Wie bei der akuten diffusen Nephritis hypertrophiert zunächst nur der linke Ventrikel, im weiteren Verlauf aber schließlich das ganze Herz. Und während die Größe des Herzens bei den nephritischen Hypertonien auch bei ihren Endstadien in der Regel nur bescheidene Grade erreicht, finden wir hier bei der „essentiellen“ Hypertonie der Nierensklerose die höchsten Grade von Herzvergrößerung und Herzgewichte, wie sie selbst von Aortenfehlern, wenn sie nicht mit Hypertonie kompliziert sind, kaum je erreicht werden.

Bei Männern werden häufiger die ganz großen Herzgewichte erreicht, als bei Frauen. Von 33 Männern, deren Herzgewichte bestimmt wurden, hatten 17 Herzen von 600 g und darüber, von 27 Frauen nur 6.

Das durchschnittliche Herzgewicht bei Männern betrug 570, bei Frauen 487 g. Das höchste erreichte Herzgewicht, wenn wir von Hypertonien mit Aorteninsuffizienz absehen, war bei Männern 980, bei Frauen 890 g. Bei der Autopsie findet man in der Regel sämtliche Herzabschnitte hypertrophiert und erweitert, da der Tod in der größten Mehrzahl der Fälle an Herzinsuffizienz eintritt. Bei solchen Fällen dagegen, die interkurrent an anderen Ursachen, insbesondere an Hirnblutung sterben, trifft man bisweilen auch eine mächtige konzentrische Hypertrophie des linken Ventrikels und des linken Vorhofs, ohne stärkere Beteiligung des rechten Herzens. Doch gewinnt man den Eindruck, daß auch in solchen Fällen das rechte Herz stets etwas stärker und größer ist, als beim normalen Menschen, was vielleicht auf einer Vermehrung der Blutmenge beim Hypertoniker oder aber darauf beruht, daß eine gewisse Drucksteigerung im kleinen Kreislauf nicht ausbleibt, wenn der Druck im großen Kreislauf dauernd erhöht ist.

Ausgesprochene Vergrößerung des rechten Herzens tritt dagegen erst dann ein, wenn der linke Ventrikel anfängt zu erlahmen und sich nicht mehr vollständig gegen den hohen Druck entleert. Dann kommt es wie bei dem Mitralfehler zu einer Stauung im kleinen Kreislauf mit Akzentuation des II. Pulmonaltons und den bekannten Folgen für den rechten Ventrikel (Päßler).

Der klinische Nachweis der reinen Hypertrophie des linken Ventrikels ist nicht immer leicht zu erbringen dann, wenn nicht ein hebender Spitzenstoß mit systolischem Plateau zu fühlen ist. Denn die Herzdämpfung braucht bei jener die linke Brustwarzenlinie noch nicht zu überschreiten.

Im Orthodiagramm, das übrigens gewöhnlich eine auffallende Kleinheit der Lungenfelder aufweist, sieht man dagegen schon früh eine Höhenzunahme des linken Herzschattens, zunächst ohne stärkere Verbreiterung nach links, die erst später deutlich in die Erscheinung tritt und diejenige Form des Herzens darbietet, die man als Sockenherz bezeichnet hat. Sobald das Herz in der Längsrichtung sich vergrößert, pflegt auch der Spitzenstoß in charakteristischer Weise nach unten und außen zu rücken und durch den ausgesprochen hebenden Charakter die Hypertrophie zu verraten. Mit überwiegender Dilatation und Übergreifen derselben auf den rechten Ventrikel und besonders den rechten Vorhof kommen dann die bekannten Formen der Corda bovina zustande, mit mächtigem Schatten im Röntgenbilde, starker Verbreiterung der Herzdämpfung nach beiden Seiten und weit nach unten und außen verlagertem Spitzenstoß.

Im allgemeinen besteht ein gewisser aber keineswegs absoluter Parallelismus zwischen dem Grade der Herzvergrößerung und dem Grade der Nierengefäßveränderung. Sicher spielen auch andere Einflüsse noch eine wichtige fördernde oder abschwächende Rolle. Fördernd wirken jugendlicheres Alter, üppige Lebensweise, Potus, Muskelarbeit.

Wer einmal den verblüffenden Erfolg einer Flüssigkeitsbeschränkung bei der relativen Herzinsuffizienz des Hypertonikers gesehen hat, kann nicht daran zweifeln, daß reichliche Flüssigkeitszufuhr und wohl auch gewohnheitsmäßige Überernährung dazu beitragen müssen, die Herzarbeit in Fällen von Hypertension zu steigern und das Volumen und die Wanddicke der Herzhöhlen zu vergrößern.

Daß intensive Muskelarbeit beim Hypertoniker viel stärker als beim Normalen im gleichen Sinne wirken muß, kann wohl auch nicht bezweifelt werden.

In umgekehrtem Sinne wirken höheres Alter, Abmagerung, schwächende Krankheiten und aufgezwungene Ruhe.

Wir haben mehrfach unliebsam erfahren, wie schwach die Herzen von solchen Kranken werden, die durch eine ankylosierende Arthropathie dauernd zu Muskeluntätigkeit gezwungen werden. In einem solchen Falle, in dem der Tod nach kurzer Äthernarkose angetreten war, fanden wir nach 4jährigem Krankenlager trotz eines Blutdrucks von 190 mm Hg ein ganz schlaffes Herz von 190 g, dessen Muskulatur sich blaß und so stark mit Fett durchwachsen erwies, daß an manchen Stellen die Muskulatur fast völlig durch Fett ersetzt war.

Bei einer Reihe sehr alter Frauen über 70 Jahre wurde trotz Hypertonie auch post mortem eine Herzhypertrophie vermißt und statt dessen ein schlaffes Fettherz, oder braune Atrophie gefunden. Doch ist z. B. bei einem braunen Herzen von 300 g mit Sicherheit anzunehmen, daß früher eine Herzhypertrophie bestanden hat, die nachträglich unter brauner Atrophie zurückgegangen ist.

Eine wichtige Ursache für das Ausbleiben einer stärkeren Hypertrophie bilden wohl auch Störungen in den Ernährungsbedingungen des Herzmuskels selbst. Es erscheint durchaus plausibel, daß ein Herz, dessen Koronargefäße stark verändert, dessen Muskelsubstanz von Schwielen durchsetzt ist, nicht mehr zu erheblicher Hypertrophie befähigt ist. Es muß aber als ganz besonders bemerkenswert ausdrücklich hervorgehoben werden, daß auch in solchen Fällen ohne Herzhypertrophie hohe Blutdruckwerte beobachtet worden sind, z. B. 245 mm Hg bei einem schlaffen Fettherz, 185 mm Hg bei einem Fett- und Schwielenherz.

Die kardialen Symptome der Hypertonie. Die Erscheinungen von seiten des Herzens sind es, die im Vordergrunde des klinischen Bildes stehen. Die Nierensklerosen imponieren durchaus als eine Herzkrankheit, wenn wir von den Fällen absehen, in denen Erscheinungen von seiten der Hirngefäße die ersten Zeichen der Erkrankung bilden.

Die Blutdrucksteigerung selbst macht keinerlei Symptome, solange der linke Ventrikel seinen Inhalt vollständig gegen den hohen Druck zu entleeren imstande ist. Es hängt in keiner Weise von dem Zustande der Nieren, sondern ausschließlich von dem Kräftezustand des Herzmuskels einerseits und dem Zustand der Herz- oder Gehirngefäße andererseits ab, ob und zu welchem Zeitpunkte die ersten Erscheinungen auftreten.

Die renalen Symptome treten bei der blanden Nierensklerose ganz in den Hintergrund, die kardialen und arteriellen in den Vordergrund, und bestimmen je nach dem Überwiegen der einen oder anderen Komponente den weiteren Verlauf. Selten fehlt eine der beiden Komponenten ganz im Bilde, häufiger treten gegen Ende des Lebens die kardialen und arteriellen Symptome zusammen in die Erscheinung. Beide Erscheinungen haben nichts für die Hypertonie Spezifisches, sondern können in ähnlicher Form bei kardialer Insuffizienz ohne Hypertrophie und bei Arteriosklerose der Extremitäten-, Bauch-, Herz- oder Gehirngefäße ohne Hypertonie sich zeigen.

Und doch erhält das Krankheitsbild der Hypertonie ein charakteristisches Gepräge dadurch, daß die arteriellen (speziell die zerebralen) Symptome schon in relativ frühen Jahren auftreten. Andererseits erhalten die Erscheinungen der Herzinsuffizienz eine besondere Note dadurch, daß es sich um die relative Insuffizienz des muskelstarken Herzens handelt.

Das Charakteristische dieser klinisch außerordentlich wichtigen Form der relativen Insuffizienz eines an sich abnorm kräftigen Herzens besteht darin, daß

1. sie sehr lang ertragen werden und eventuell ohne Behandlung verschwinden kann, weil das kräftige Herz nur vorübergehend einer zu hohen Belastung unterliegt;

2. daß wegen des kräftigen Zustandes des Herzens lange Zeit diejenigen objektiven Erscheinungen zu fehlen pflegen, welche die Insuffizienz des muskelkranken Herzens verraten, wie Beschleunigung und Irregularität des Herzschlags und Stauung im großen Kreislauf.

Ja selbst dann, wenn schon leichte Ödeme an den unteren Extremitäten auftreten, so zeichnet sich diese manifeste Erscheinung kardialer Insuffizienz dadurch aus, daß sie Wochen-, Monate-, ja Jahre lang allnächtlich verschwinden und alltäglich wieder auftreten kann, ohne daß schwerere Störungen des Rhythmus, der Herzaktion oder Abnahme der Pulsspannung und -füllung, oder sonstige ernstere subjektive Symptome auf eine Verschlechterung der Herzkraft hindeuten.

Es gibt keine andere Form der Herzerkrankung, welche solange ohne Verschlimmerung in gleichmäßigem Verlaufe zwischen Kompensation und Dekompensation lavieren kann und so sehr die Fähigkeit zum Ausgleich der Störung in sich selbst trägt. Deshalb bietet auch keine Form der Herzinsuffizienz ein dankbareres Objekt der ärztlichen Behandlung, als gerade die relative Insuffizienz des muskelstarken Herzens.

Wer sich daran gewöhnt, bei jedem Kranken ohne Ausnahme den Blutdruck zu messen, wird oft eine Hypertonie zufällig entdecken, ohne daß irgend ein subjektives Symptom darauf hingewiesen hätte. Umgekehrt können ganz charakteristische subjektive Symptome vollständig verkannt werden, wenn der Arzt versäumt den Blutdruck zu messen.

Der Patient klagt über einen gelegentlichen Druck unter dem Brustbein, über leichte Beklemmung nach reichlicherer Mahlzeit oder nach einem Exzeß in Baccho oder Venere, über Luftmangel beim Treppensteigen, bergauf oder gegen den Wind gehen, der keineswegs regelmäßig sondern eher selten mit dem Gefühl des Herzklopfens verbunden ist.

Besonders charakteristisch sind die Störungen des Schlafes. Der Kranke kann nicht mehr auf der linken Seite liegen; er bemerkt das laute Klopfen des Pulses in den Ohren oder im Kopfe und wird hierdurch am Einschlafen gehindert. Der Schlaf ist unruhig, Alpdrücken, schwere, beängstigende Träume lassen den Kranken aus dem Schlafe auffahren. Oder aber der Kranke schreckt nach kurzem Schlummer von einem unerklärlichen Lufthunger gepeinigt empor, die Atemnot zwingt ihn, sich aufzusetzen, er stürzt ans Fenster, und ein echtes Asthma mit verlängertem Exspirium und pfeifenden Nebengeräuschen kann von nun an wochenlang allnächtlich den Kranken von seinem Lager scheuchen, so daß er schließlich sich vor seinem Bette fürchtet und im Stuhle sitzend die Nacht zubringt. Nicht selten läßt nach 1—2 Stunden im Anschluß an eine reichliche Urinentleerung die Atemnot spontan nach, und der Kranke vermag für den Rest der Nacht noch einen, wenn auch unruhigen Schlummer zu finden.

Diese Atemnotsanfälle, die Basch als kardiales, Huchard als toxalimentäres Asthma, Pal als kardiale Hochspannungsdyspnoe bezeichnet haben, werden hervorgerufen durch Anfälle von unvollständigem oder auch vollständigem Lungenödem, d. h. durch vorübergehende Insuffizienz der linken Herzkammer. Man kann sie insofern dem echten Bronchialasthma an die Seite stellen, als auch beim kardialen ein Transsudat, dessen Zähflüssigkeit durch Schaumblasen enorm gesteigert wird, die Bronchiolen stenosiert und ein Exspirationshindernis bildet, das, wie beim Bronchialasthma zu der typischen Lungenblähung führt.

Aus dem Lungenbefund ist eine Unterscheidung vom Bronchialasthma nicht möglich, auf Grund der Blutdruckmessung eine Verwechslung mit diesem ausgeschlossen.

Daß weder nervöse, noch toxalimentäre Einflüsse diese charakteristische Form des nächtlichen Asthmas bedingen, wird schlagend dadurch bewiesen, daß es mit der Sicherheit eines Experimentes gelingt, die Anfälle selbst dann, wenn sie wochenlang allnächtlich wiederkehrten, mit einem Schlage zu beseitigen durch Trockendiät.

Eine Täuschung über die kardiale Natur der geschilderten subjektiven Beschwerden ist dadurch so leicht möglich, daß der starke, volle, von einigen Extrasystolen abgesehen meist ganz regelmäßige Puls, dessen Frequenz kaum die Norm übersteigt, und der kräftige Spitzenstoß bei fehlenden Ödemen den Eindruck einer genügenden Herzkraft erweckt. Nur die starke Spannung des schwer unterdrückbaren Pulses, der bei Kompression an der Radialarterie unterhalb der Kompressionstelle aus der Peripherie wiederkehrt, gibt dem Kundigen einen Hinweis auf die relative Insuffizienz des muskelstarken Herzens und Veranlassung, den Blutdruck, dessen Höhe aus der Palpation zwar oft richtig geschätzt, aber doch nicht immer sicher beurteilt werden kann, zu messen.

Die Akzentuation des II. Aortentones ist nicht absolut konstant und nicht absolut beweisend. Ein klingender II. Aortenton kommt bei sklerotischer Aorta auch ohne erhebliche Drucksteigerung vor, sei es infolge der vergrößerten Pulsamplitude, sei es infolge von Rigidität der Aortenwand (Krehl). Bisweilen wird auch bei erheblicher Drucksteigerung die Akzentuation des II. Aortentones vermißt, wenn das Herz stark von der Lunge überlagert ist.

Ziemlich konstant scheint eine starke Akzentuation des II. Tones an der Herzspitze zu sein. Auskultatorisch wird vor allem, besonders im Stadium der relativen Insuffizienz, der präsystolische Galopprhythmus fast nie vermißt. Man hört einen Vorschlag vor dem ersten Ton und kann bisweilen einen präsystolischen Anschlag oder eine Erhebung noch besser fühlen und im Kardiogramm zur Darstellung bringen. Sie entspricht zeitlich der Vorhofswelle des Venenpulses und ist als der Ausdruck der verstärkten Tätigkeit des hypertrophischen linken Vorhofs anzusprechen. In seltenen Fällen kommt diese Vorhofsaktion sogar an der Radialpulskurve als kleine Welle vor der großen Erhebung zum Vorschein; besonders deutlich bei Reizleitungsstörungen, wenn Dissoziation zwischen Vorhof und Kammer besteht (Volhard).

Vaquez, der sich besonders eingehend mit dem Phänomen der Hypertension beschäftigt hat, rechnet zu dem „Syndrome cardioaortique“ außer der Akzentuation des II. Aortentones und der Hypertrophie des linken Ventrikels noch eine transitorische oder definitive Dilatation der Aorta, wobei die Aortendämpfung den rechten Sternalrand überschreitet, und ein Hinaufrücken der rechten Arteria subclavia. Das Hinaufrücken der großen Gefäße kann man oft daraus konstatieren, daß eine sehr kräftige arterielle Pulsation im Jugulum fühlbar wird.

Es wurde oben schon hervorgehoben, daß dieses Stadium der relativen Insuffizienz des muskelstarken Herzens sich sehr lange hinziehen und auch ohne Behandlung wieder verschwinden kann.

Je nach dem Zustande des Herzmuskels und der Koronargefäße, dem Alter und Kräftezustande des Patienten kann dieses Stadium früher oder später, bisweilen erst viele Jahre nach den ersten kardialen Erscheinungen, übergehen in ein vorgeschritteneres Stadium, in dem stärkere Kompensationsstörungen auftreten. Auch diese sind ein dankbares Objekt ärztlicher Behandlung und besonders prophylaktischer Fürsorge.

Das Herz wird nun bereits deutlich erweitert gefunden. Mit Nachlaß der Kraft des rechten Ventrikels verschwindet die Neigung zu asthmatischen Anfällen und die Stauungsbronchitis tritt an ihre Stelle.

Waren früher schon gelegentlich stärkere Füllung und Pulsation der Halsvenen aufgefallen, so ist nun eine abnorme präsystolische Pulsation und Schwellung der Venen und eine Anschwellung der Leber die Regel, und die exakte Messung des Venendruckes nach Moritz und von Tabora bildet ein wichtiges und zur Beurteilung des Heilerfolges höchst wertvolles Kriterium der retrograden Stauung und des Grades der Insuffizienz des rechten Ventrikels. Ist seine Entleerung stärker erschwert, so kann man bisweilen einen so kräftigen zentrifugalen Vorhofsvenenpuls konstatieren, daß auch die Leber deutlich fühlbar präsystolisch pulsiert, ein Phänomen, das nach Hebung der Herzkraft gewöhnlich wieder verschwindet, im Gegensatz zu dem bleibenden präsystolischen Leberpuls bei Trikuspidalstenose und manchen Fällen von chronischer Einflußstauung (Volhard).

Die pathologische Steigerung des Venendruckes kann aber auch so hochgradig werden, daß eine relative Schlußunfähigkeit der Trikuspidalklappe zustande kommt mit positivem, kammersystolischem oder ventrikulärem Venen- und Leberpuls.

Auch an der Mitralis kommt es nicht selten zu einer relativen oder muskulären Insuffizienz, die sich im Gegensatz zur relativen Trikuspidalinsuffizienz gewöhnlich durch ein lautes systolisches Geräusch verrät. Doch treten gerade beim Hypertoniker auch laute systolische Geräusche an der Spitze auf, ohne daß der autoptische Befund immer eine befriedigende Erklärung bietet.

Natürlich kommen bei einer so häufigen Erkrankung auch Kombinationen mit Klappenfehlern vor. Am häufigsten ist die Kombination mit einer Aorteninsuffizienz auf arteriosklerotischer oder luetischer Basis. In beiden Fällen kann die Aorteninsuffizienz auch eine relative sein und entstehen durch Dilatation des Bulbus aortae. Wir haben auch gelegentlich die Kombination mit Aortenstenose, öfter mit Mitralinsuffizienz gesehen, die ihrerseits beide auf arteriosklerotischer Basis entstehen können. Infolgedessen ist auch nicht so ganz selten die Kombination von Hypertonie mit Mitralstenose, die sich durch einen klappenden I. Ton an der Herzspitze und Neigung zu Pulsus irregularis perpetuus auszeichnet. Es scheint, als ob diese Kombination nicht ungünstig wäre, indem die Stenose einer starken Dilatation des linken Ventrikels, wie sie durch die Hypertonie droht, die Hypertonie einer Atrophie des linken Ventrikels, wie sie bei Mitralstenose die Leistungsfähigkeit und das Leben gefährdet, entgegenwirkt.

Es bedeutet einen schwereren Grad von Herzinsuffizienz, wenn an die Stelle des präsystolischen ein diastolischer Galopprhythmus tritt. Man sieht dann ein Zurückfedern der Herzgegend, unmittelbar nach der Systole, ähnlich dem diastolischen Brustwandschleudern (Brauer) bei Perikardialadhäsion, oder eine eigentümliche zweischlägige Erschütterung der Brustwand zugleich mit einer zweischlägigen Venenpulsation. Man fühlt dann, oft besonders gut durch Vermittlung des Stethoskopes mit dem aufgesetzten Ohre, einen Anschlag in der Diastole und hört einen undeutlichen III. Ton. Es ist hier nicht der Ort, auf dieses Phänomen genauer einzugehen. Es tritt nur auf bei pathologischer Drucksteigerung in den Vorhöfen und wird vermutlich hervorgerufen durch die unter gesteigertem Vorhofsdruck erfolgende brüske Anfüllung der erschlaffenden und unvollständig entleerten Kammern. Die Vorstellung, daß eine aktive Diastole des Herzens das Phänomen des diastolischen Brustwandschleuderns hervorruft, ist aufgegeben worden. Gegen die Annahme, daß das in größerer Fläche der Brustwand anliegende Herz eine Saugwirkung auf die Brustwand ausübt, und daß diese mit Nachlaß der Saugwirkung wieder zurückfedert, spricht die Tatsache, daß das Phänomen gerade bei ausgesprochener Insuffizienz beobachtet wird, bei der wohl mit Recht eine starke Verkleinerung des Schlagvolums und damit eine geringere Saugwirkung erwartet werden darf.

In diesem II. Stadium stärkerer Herzinsuffizienz ist die Frequenz des Herzschlages meist in mäßigen Grenzen beschleunigt, der Rhythmus oft noch auffallend regelmäßig, wenigstens selten irregulär. Schwerere Störungen des Herzrhythmus, regellose Arhythmie, Pulsus irregularis perpetuus kommen bei der reinen Hypertonie erst im spätesten Stadium der Herzinsuffizienz vor, gewöhnlich erst dann, wenn das Myokard schwer geschädigt ist. Häufiger, wie schon erwähnt, bei der Kombination mit Mitralstenose.

Dagegen sind Allodromien jeder Art etwas sehr Häufiges. Ventrikuläre Extrasystolen treten gelegentlich fast bei jeder Hypertonie auf. Sie werden von dem Kranken selbst oft schon in den frühesten Stadien wahrgenommen und entweder als Aussetzen des Herzschlags oder als Stoßen empfunden, je nachdem das Gefühl für die Pause oder für die verstärkte postkompensatorische Systole überwiegt. Bisweilen wird auch die Extrasystole selbst als Stoß empfunden, bei der Auskultation als Pauken gehört und an der Herzspitze als verstärkter Stoß empfunden, dann, wenn der Extraschlag der Kammer mit der rechtläufigen Vorhofsystole zusammenfällt. Letztere ruft dann eine vergrößerte Vorhofswelle an den Halsvenen hervor, welche auch beim stehenden oder sitzenden Patienten deutlich sichtbar wird.

Auffallend häufig sahen wir die Form der Pulsanomalie, welche nicht einer Störung der Reizbildung, sondern einer Schädigung der Funktion der Kontraktilität entspringt, den Pulsus alternans. Wir haben ihn 30mal bei Hypertonie registriert, doch ist die alternierende Herztätigkeit noch häufiger, aber bei der bloßen Betastung des Pulses nicht zu fühlen. Sie wird leichter erkannt bei Kompression der Brachialarterie z. B. bei der Blutdruckmessung. Man bemerkt in dem Momente, in welchem der Manschettendruck den Maximaldruck fast erreicht, daß jeder zweite Puls kleinere oder gar keine Oszillationen mehr am Manometer auslöst und für die Palpation verschwindet, so daß der Rhythmus plötzlich halbiert erscheint. Die Differenz der Maximaldrucke zwischen den großen und kleinen Pulsen kann 20, 30 und mehr mm Hg betragen. Kleine Unterschiede zwischen den geraden und ungeraden Pulsen sind außerordentlich häufig.

Die alternierende Herztätigkeit wird regelmäßig vorübergehend verstärkt und deutlicher durch Pulsbeschleunigung, z. B. durch Treppensteigen, mehr noch durch eine Extrasystole. Bei dem darauffolgenden Pulspaare kann es direkt zum Ausfall des zweiten Pulses kommen, wie dies schon in der ersten Publikation beschrieben worden ist, die den Nachweis erbrachte, daß der Pulsus alternans beim Menschen vorkommt (Volhard). Auch den Wechsel zwischen Pulsus alternans und einem regelmäßigen Pulsus bigeminus haben wir einigemal gesehen.

Die früher geäußerte Ansicht, daß der Pulsus alternans eine Seltenheit wäre, hat sich inzwischen sehr geändert. Sie gilt nur für alle übrigen Herzerkrankungen, aber nicht für die Hypertensionen nephritischen oder sklerotischen Ursprungs.

Der Pulsus alternans hat im allgemeinen keine günstige prognostische Bedeutung, doch kennen wir Fälle, bei denen der alternierende Puls schon vor Jahr und Tag beobachtet worden ist. Wir sahen ihn bisweilen wieder verschwinden mit Besserung der Herzkraft, doch wurde nicht genügend darauf geachtet, ob nicht die Neigung zur alternierenden Herzaktion dauernd bestehen bleibt und durch Pulsbeschleunigung wieder zum Vorschein zu bringen ist.

Nicht ganz selten kommen bei den Hypertonien auch Störungen der beiden übrigen Funktionen des Herzmuskels vor, eine Änderung der Reizschwelle, die paroxysmale Tachykardie und die Störung der Reizleitung. Beide sind mehr als interessante Komplikationen zu betrachten und haben keinen deutlichen Einfluß auf die Prognose.

Die Anfälle von Herzjagen werden von den Patienten meist subjektiv sehr unangenehm empfunden, auch ohne daß sie sich über die plötzliche enorme Beschleunigung des Herzschlages klar werden. Sie empfinden ein unangenehmes Klopfen am Halse mit dem Gefühl von Engigkeit, Angst und Luftmangel und geben auf Befragen meist an, daß sie während oder nach Aufhören des Anfalles große Mengen wasserhellen Urins entleeren. Einen tödlichen Ausgang im Anfall haben wir nie gesehen. Die Tachykardie geht prompt auf intravenöse Einspritzung von Strophantin zurück.

Störungen der Reizleitung bis zum vollständigen Herzblock haben wir öfter bei Hypertonien beobachtet. Es ist nicht uninteressant, zu erwähnen, daß wir mehrere Hypertoniker kennen, bei denen trotz jahrelang bestehender vollständiger Dissoziation und einer Frequenz von 25—30 Schlägen in der Minute der linke Ventrikel imstande ist, dauernd den abnorm hohen Blutdruck aufrecht zu erhalten, so daß die Patienten sich seit Jahren eines ungestörten Wohlbefindens erfreuen.

Im Stadium der Herzinsuffizienz ist die Atmung meist beengt, und jede stärkere Bewegung verursacht Dyspnoe. Sehr charakteristisch ist die Dyspnoe, die schon beim Auskleiden des Kranken zum Zwecke der Untersuchung in der Sprechstunde beobachtet wird, und die eigentümliche Dyspnoe, die oft während der Blutdruckmessung zu beobachten ist. Häufig hört man die Angabe, daß die Atemnot beim Beginn eines Spazierganges das Gehen erschwert, nach längerem Gehen aber vollständig verschwindet.

Die kardiale Hochspannungsdyspnoe (Pal), das nächtliche Asthma, das noch vielfach verkannt oder aber ganz zu Unrecht als urämisch angesprochen wird, und das auf ungenügender Entleerung des linken Ventrikels bei kräftiger Arbeit des rechten beruht, wurde schon erwähnt.

Das Phänomen des Cheyne-Stokesschen Atmens gehört zu den arteriellen Symptomen der Hypertonie (vgl. S. 199). Zu den kardialen gehört noch die Stauungsbronchitis, die bei den schweren Formen der Herzinsuffizienz des Hypertonikers ebensowenig fehlt, wie bei jeder anderweitig bedingten Stauung im kleinen Kreislauf, und durch Entfachung bronchopneumonischer Prozesse gefährlich werden kann. Wie bei anderen nicht hypertonischen Herzaffektionen gibt die Auskultation der unteren hinteren Lungenabschnitte oft wichtige Anhaltspunkte zur Beurteilung der Störung im kleinen Kreislauf. Geringfügige Rasselgeräusche, die sich durch ihr Fortbestehen nach tiefem Atmen vom atelektatischen Knistern wohl unterscheiden, sind oft die einzigen Zeichen einer ungenügenden Entleerung des linken Ventrikels.

Auch die Neigung zu hartnäckigen, oft nur einseitigen Pleuratranssudaten finden wir wie bei jeder chronischen Stauung im kleinen Kreislauf, sie werden weniger leicht übersehen, wenn man auf das Mißverhältnis zwischen dem Grade der Dyspnoe und den sonstigen Zeichen der Herzinsuffizienz achtet.

Auch das Emphysem ist eine nicht seltene Komplikation der anhypertonischen wie der hypertonischen Herzschwäche; für seine Entstehung spielen die chronischen Stauungszustände in der Schleimhaut auch der kleineren Bronchien eine wichtige Rolle. Von einer obligatorischen Zugehörigkeit des Emphysems zum Krankheitsbilde der Hypertonie, wie Gull und Sutton sie für die Arterio-capillary-fibrosis behaupteten, kann aber keine Rede sein.

Das einigende Band ist das Alter und die Herzschwäche. Die Frage des Emphysems ist in ein neues Stadium getreten, seitdem Loeschcke als den wesentlichen und notwendigen Faktor des anatomischen Lungenemphysems, d. h. der großblasigen Lungenerweiterung die Erweiterung des Brustraumes durch eine Kyphose erkannt hat, während Volhard mit Raither als das wesentliche Moment im klinischen Bilde die Exspirationsbehinderung in den Vordergrund gestellt haben. Diese kommt durch eine katarrhalische Stenosierung der kleinen Bronchien durch „Schleimverschlüsse" zustande. Die gemeinsame Bearbeitung dieses viel umstrittenen Krankheitsbildes hat Loeschcke und mich dazu geführt, prinzipiell 2 Arten von Emphysem zu unterscheiden, das anatomische und das klinische Emphysem. Das anatomische kann ohne die klinischen Erscheinungen der Exspirationsbehinderung und ohne Schleimverschlüsse, das klinische ohne Kyphose und ohne großblasige Lungenerweiterung vorkommen. Anatomisches und klinisches Emphysem können zusammentreffen, wenn sich auf dem Boden der kyphotischen Thoraxerweiterung eine chronische oder eine Stauungsbronchitis mit Schleimverschlüssen entwickelt. Bei Hypertonikern kommt nicht nur das klinische Emphysem, sondern bei der bevorzugten höheren Altersklasse auch die das anatomische Emphysem bedingende Alterskyphose mit Vorliebe vor, und auch die Vereinigung beider wird im Stadium der Herzinsuffizienz nicht selten beobachtet.

Das **Ödem** fehlt in dem kompensierten Stadium der Hypertonie mit guter Herzkraft vollständig. Im Stadium der relativen Insuffizienz des muskelstarken Herzens ist ein auf die Füße beschränktes, allnächtlich verschwindendes, alltäglich wiederkehrendes Ödem sehr häufig, und es wurde schon hervorgehoben, daß diese Form des abendlichen Ödems lange Zeit, Monate und Jahre, ohne Verschlimmerung in diesem bescheidenen Maße bestehen bleiben und sogar von selbst wieder verschwinden kann. Durch Regelung der Flüssigkeitsaufnahme und Kräftigung des Herzens läßt es sich oft für lange Zeit beseitigen. Es spricht schon auf Bettruhe und Trockendiät sofort an, natürlich auch auf Herzmittel.

Wenn die Herzschwäche zunimmt, so kann das Ödem stärker werden und die denkbar höchsten Grade der Wassersucht mit Ergüssen in die serösen Höhlen erreichen. Doch ist das Ödem keineswegs obligatorisch für die Endstadien der Hypertonie und kann in vielen Fällen bis zum Tode fehlen. Wenn es aber im gutartigen Dauerstadium der Hypertonie auftritt, so ist es niemals renal, sondern stets kardial bedingt, d. h. ausnahmslos durch Herzschwäche, und es verschwindet stets, wenn es gelingt, durch Diät und Herzmittel die Herzinsuffizienz zu beseitigen.

Unter unseren Fällen hatten von den

89 Gestorbenen 39 Ödem, davon 19 in höherem Grade, von den
179 Lebenden 47 „ „ 9 in höherem Grade.

Die renalen Symptome der Hypertonie.

Der Harn: Als wichtigste Eigenschaft der blanden Nierensklerose muß hervorgehoben werden, daß der Harn vom Zustande der Niere kaum, von dem des Herzens dagegen ausschlaggebend beeinflußt wird. Menge und Farbe des Harnes können viele Jahre lang ganz normal bleiben. Dadurch unterscheidet sich der Kranke mit Nierensklerose prinzipiell von einem solchen mit sekundärer

Schrumpfniere, daß nicht der bekannte helle und dünne „Schrumpfnierenharn" in abnorm großer Menge abgesondert wird, sondern ein normal gefärbter, normal konzentrierter Harn, in normaler Menge.

Die Variabilität der Nierenfunktion ist im Gegensatz zur sekundären Schrumpfniere erhalten. Während bei dieser ein Harn von konstanter Zusammensetzung bei wechselnder Beanspruchung abgesondert wird, finden wir hier die Zusammensetzung des Harnes wie beim Normalen, bei wechselnder Beanspruchung entsprechend verschieden.

Erst dann, wenn der linke Ventrikel gegenüber den abnormen Widerständen anfängt zu erlahmen, beginnt die Harnmenge zu sinken. Und zwar kommt es im Stadium der relativen Insuffizienz, in dem die Herzkraft bei Tage nachläßt und allnächtlich sich wieder erholt, zu einer charakteristischen abnormen Verteilung der 24stündigen Harnmenge, zu einer Tagesoligurie und nächtlichen Polyurie. Doch ist diese kardiale Nykturie nicht zu verwechseln mit der renalen Nykturie der sekundären Schrumpfniere, bei der die Tagesoligurie fehlt und die Nykturie nicht durch Einschränkung der Flüssigkeitszufuhr oder Kräftigung des Herzens beseitigt werden kann.

Man hört dann auf Befragen von den Kranken häufig, daß sie des Nachts 1—2 mal oder gar öfter aufstehen müssen, um Urin zu lassen, und bei getrennter Messung der Urinmengen des Tages und der Nacht ergibt sich, daß die Menge des Nachturins die des Tages erreicht oder übertrifft.

Dieses von Quincke zuerst beschriebene, von Péhu als Nykturie bezeichnete Phänomen ist bei der gutartigen Sklerose recht häufig, aber keineswegs regelmäßig vorhanden; es kann bei guter Herzfunktion fehlen, bei jedem Nachlaß der Herzkraft auftreten und bei der relativen Insuffizienz des muskelstarken Herzens monatelang bestehen bleiben, auf Regelung der Flüssigkeitszufuhr und Kräftigung des Herzens vollständig verschwinden. Diese Verschiebung der Diurese auf die Nacht ist ein wichtiges Frühsymptom einer kardialen Störung beim Hypertoniker, doch ist eine Nykturie nur dann als vorwiegend kardial bedingt anzusehen, wenn dabei im Gegensatz zur renalen, polyurischen Nykturie eine relative Tagesoligurie besteht.

Ob die Nykturie beim Hypertoniker stets rein kardial bedingt ist, wagen wir nicht zu entscheiden. Manche Fälle behalten jahrelang eine konstante Nykturie mäßigen Grades, ohne daß eine relative Insuffizienz des Herzens sicher nachweisbar wäre. Es wäre auch möglich, daß über Nacht ein Nachlaß des Gefäßtonus stattfindet, der einen Einstrom von Gewebsflüssigkeit in das Blut zur Folge hat, und daß ein Nachlaß des Tonus der kleinen Nierengefäße zu gesteigerter Nierendurchblutung und verstärkter Diurese führt. In solchen Fällen von permanenter, vielleicht vaskulärer Nykturie bleibt auch bei Einschränkung der Flüssigkeitszufuhr ja selbst bei Bettruhe die Diurese zugunsten der Nacht verschoben.

Unter reichlicher Flüssigkeitszufuhr, welche die Nykturie verstärkt, ist diese häufiger bei der Sklerose. Doch wird man bei dem großen Einfluß, den Herz und Gefäße auf die Diurese des Hypertonikers ausüben, darin kaum ein renales Symptom erblicken können.

Im späteren Stadium schwererer Herzinsuffizienz tritt, wie bei jeder Herzschwäche, Oligurie ein. In weitaus den meisten Fällen wird dabei ein hochgestellter konzentrierter Harn abgesondert, von dunkler Farbe und reichlichem Gehalt an Urobilin und Urobilinogen, das im nephritischen Harn, auch bei Herzinsuffizienz zu fehlen pflegt.

Eine deutliche primäre Zwangspolyurie besteht in dem Dauerstadium der Sklerose, in dem die abnormen Kreislaufwiderstände in der Niere durch Blutdrucksteigerung und Herzhypertrophie „kompensiert" werden, nicht.

Wie bei dem Endstadium der chronischen Nephritis beschrieben wurde, zeichnet sich die echte renale Polyurie dadurch aus, daß sie ähnlich wie beim Diabetes insipidus sich durch Einschränkung der Flüssigkeitszufuhr nicht unterdrücken läßt. Der Kranke fährt fort, große Harnmengen zu entleeren, er nimmt dabei an Gewicht ab, und der sehr bald sich einstellende, unerträgliche Durst zwingt ihn gebieterisch zur Wasseraufnahme.

Anders der herzkompensierte Hypertoniker, der sich wie ein Normaler verhält. Bei Trockendiät sinkt die Harnmenge schnell und entspricht der Einfuhr. Der Kranke kann eine mäßige Einschränkung der Flüssigkeitszufuhr, wie der Gesunde, längere Zeit ertragen, und ohne mehr wie dieser an Gewicht abzunehmen.

Es kommt allerdings auch gar nicht selten vor, daß ein Hypertoniker anfangs auf Trockendiät mit einer profusen Diurese antwortet und stark an Gewicht abnimmt. Dabei handelt es sich aber nicht um eine echte Polyurie, sondern um eine Ausschwemmung von Ödem oder Präödem, das sich infolge von Herzschwäche angesammelt hat. Denn nach der Ödementleerung stellt sich alsbald das Gleichgewicht zwischen Flüssigkeitsaufnahme und -Abgabe wieder her.

Ein gesteigerter Durst, wie bei der sekundären Schrumpfniere, besteht beim Hypertoniker mit gut kompensiertem Herzen in der Regel nicht.

Im Stadium der Herzinsuffizienz dagegen, in dem, wie bei jeder anderen Herzschwäche, Flüssigkeit in gesteigertem Maße die Blutbahn verläßt und in verringertem Maße aus den Gewebsspalten resorbiert wird — und sei es auch nur im Laufe des Tages — stellt sich naturgemäß, wie bei jeder Herzschwäche, gesteigertes Durstgefühl ein. Es ist aber auch durchaus möglich, daß die beim Hypertoniker so häufige Erhöhung der Blutkonzentration zu vermehrtem Durstgefühl Anlaß gibt, das durch Aderlaß zu beseitigen wäre. Endlich haben wir auch einige wenige (6) Fälle beobachtet, welche bei freigestellter Flüssigkeitszufuhr 2000—3500 ccm Flüssigkeit aufnahmen und ausschieden. Doch sank die Harnmenge sofort beim Konzentrationsversuch. Da in diesen Fällen der Wasserversuch stark überschießend ausfiel, so ist nicht auszuschließen, daß es sich in solchen Fällen um eine (präischämische?) Beschleunigung der Zirkulation oder um eine leichte „Übererregbarkeit" der Nierengefäße handelt.

Diese Frage wäre noch besonders zu prüfen, im Hinblick auf die Erfahrung, daß die Gefäße des Hypertonikers überhaupt leichter auf Vasomotorenreize, z. B. Kälte (Schlayer), ansprechen und eine gewisse Labilität des Vasomotorensystems vermuten lassen. Damit steht freilich im Zusammenhang die wichtige Frage: was ist das Primäre? Neigen die Arteriosklerotischen zu einer Labilität des Gefäßtonus, oder sind es die Vasomotoriker, die zur Arteriosklerose neigen.

Albuminurie: Eiweißbeimengung zum Harn kann bei der gutartigen Nierensklerose lange Zeit, viele Jahre lang, vollständig fehlen und wiederum jahrelang nur in Spuren auftreten. Da der sklerosierende Prozeß unter allmählich zunehmender Verengerung der Gefäße schließlich nach Art der Infarktbildung zu einer Verödung einzelner und ganz allmählich immer zahlreicherer Glomeruli führt, so werden immer einige unter schlechteren Ernährungsbedingungen stehen, wie bei der Erstickung Eiweiß durchtreten lassen, nach ihrer Verödung aber sich weder an der Harnabsonderung, noch an der Albuminurie mehr beteiligen. Wir finden daher selbst bei solchen Fällen, in denen die Arteriosklerose der Nierengefäße bereits zu starker Schrumpfung der Niere geführt hat, keineswegs stärkere Albuminurie. So fanden sich unter den Fällen, in denen kein oder nur Spuren von Albumen gefunden wurden, auch

11 Fälle mit geschrumpften Nieren und zwei, bei denen die linke Niere nur 55 bzw. 45 g wog, während die rechte 190 bzw. 150 g aufwies.

Demnach treten selbst bei vorgeschrittenen Fällen von einfacher — nicht durch arterielle Ischämie beschleunigter — Sklerose die renalen Bedingungen der Albuminurie außerordentlich zurück gegenüber den kardialen. Stärkere Albuminurie ist wohl stets durch Stauung infolge von Herzschwäche bedingt; in seltenen Ausnahmen beruht sie auf frischerer Infarzierung kleinerer statt kleinster Nierengefäße oder gar größerer Äste der Art. renalis und kann dann von Hämaturie begleitet sein.

Da man bei den Hypertonien die Ödeme als rein kardial bedingt und als sicheres Zeichen der Herzschwäche betrachten darf, so ist ein Vergleich des Grades der Albuminurie mit den Ödemen sehr lehrreich:

Tabelle XI.

Von den gestorbenen Fällen hatten:

			Ödeme 0	Ödeme +	Ödeme ++
15 % = 13	Fälle kein Albumen	davon hatten	12	1	0
47 % = 42	„ Spuren Albumen,	„ „	30	9	3
20 % = 18	„ ¼—½ ‰ Albumen,	„ „	5	4	9
18 % = 16	„ mehr Albumen,	„ „	3	6	7

Bei den nichtgestorbenen Fällen von Hypertonie sind höhere Grade von Albuminurie noch seltener, wie bei den meist an Herzinsuffizienz Gestorbenen. Von 179 Fällen, die zum Teil mehrfach im Krankenhaus aufgenommen, 192 Einzelbeobachtungen darstellen, hatten:

			Ödeme 0	Ödeme +	Ödeme ++	Von den Ödemfällen wurden u. bek. ödemfrei:	Alb. 0:
36 % = 64	Fälle mit 66	Beobachtungen 0 Alb.	62	4	—	—	—
47 % = 84	„ „ 90	„ Spur „	67	22	1	7	7
10 % = 17	„ „ 17	„ ¼ = ½ ‰ „	8	7	2	8	2
8 % = 14	„ „ 10	„ mehr „	8	6	5	10	6
179	192						

Der überwiegende Einfluß des Herzens auf die Albuminurie geht auch daraus zur Evidenz hervor, daß es oft gelingt, die stärkeren Grade der Albuminurie durch Wiederherstellung der Herzkraft auf Spuren herabzudrücken oder ganz zum Verschwinden zu bringen.

Dauernde Werte von 1 ‰ Albumen und darüber sind immer verdächtig auf renale Ischämie und weisen entweder auf einen nephritischen Ursprung, d. h. auf den sekundären Charakter der Hypertension oder darauf hin, daß das ischämische Endstadium der — progredienten — Sklerose bevorsteht oder eingetreten ist.

Das Harnsediment geht der Albuminurie parallel. Solange nur Spuren von Albumen vorhanden sind, finden wir auch nur sehr spärlich und nur in einer kleinen Anzahl der Fälle Zylinder und Leukocyten, bei stärkerer Stauungsalbuminurie können die Zylinder reichlicher auftreten. Bei Besserung der Herzkraft nehmen sie wieder ab. Während einer „Gefäßkrise" können massenhaft Zylinder aller Art, auch Epithelzylinder im Sediment auftreten.

Ganz verfehlt wäre es, wollte man den Befund von Zylindern immer in dem Sinne deuten, daß ein „entzündlicher" Prozeß in den Nieren sich abspielen muß, denn jeder Stauungsharn kann reichlich Zylinder enthalten. Auch hier ist vor der prognostischen Überschätzung der Zylinder dringend zu warnen.

Rote Blutkörperchen sind seltener im Harnsediment zu finden und dann wohl auf kleine Infarzierungen oder starke Stauung zurückzuführen. Leukocyten finden sich häufiger, doch ist ihr Vorkommen im Harne alter Leute an sich nichts Seltenes.

Nierenfunktion. Es wurde schon mehrfach hervorgehoben, daß das Wesen der ungestörten Nierenfunktion darin besteht, daß die Variabilität, die Fähigkeit, sich wechselnden Ansprüchen anzupassen, erhalten bleibt, und daß das Wesen der Niereninsuffizienz in dem Verluste dieser Fähigkeit der Variabilität, in der Absonderung eines vermehrten Harnes von konstanter niedriger Konzentration besteht.

Bei dem Dauerstadium der gutartigen stationären Nierensklerose bleibt ebenso wie im II. Stadium der chronischen Nephritis und im Gegensatz zur sekundären Schrumpfniere die Variabilität der Nierenfunktion erhalten; eine echte typische hyposthenurische Polyurie mit Absonderung eines Harnes von konstanter Konzentration haben wir unter 268 und mehr Fällen nie beobachtet.

Es ist wohl denkbar, ja zu erwarten, daß bei extremer rein arteriosklerotischer Verkleinerung beider Nieren auf etwa ein Viertel des normalen gesamten Nierengewichtes eine echte Niereninsuffizienz eintreten kann mit der typischen Diurese des insuffizienten Nierenrestes und der typischen N-Retention. Doch scheinen so hochgradige Verkleinerungen der Niere durch reine Arteriosklerose, die man als III. oder Endstadium bei ganz chronischer Verlaufsart zu bezeichnen hätte, ganz außerordentlich selten zu sein. Als Regel ist jedenfalls festzuhalten, daß die Funktion der Niere insbesondere die ausschlaggebende Funktion der N-Ausscheidung bei der stationären, nicht ischämischen Sklerose in den weitaus meisten Fällen durchaus intakt ist, auch dann, wenn die Niere bereits deutlich geschrumpft ist, ja selbst dann, wenn das muskelstarke Herz vorübergehend erlahmt.

Bei schwerer Herzinsuffizienz scheint es zu einer mäßigen Störung der Konzentration bei Oligurie und zu geringgradiger N-Retention kommen zu können, doch gilt dies ebenso für schwere Stauungsnieren ohne Blutdrucksteigerung und ohne Arteriosklerose der Nierengefäße.

Die Wasserausscheidung: Am deutlichsten zeigt sich der Einfluß des Herzens auf die Ausscheidung, die wir auch hier nicht mit dem Ausscheidungsvermögen verwechseln dürfen, bei der Wasserprobe. Der Wasserversuch fällt in der großen Mehrzahl der Fälle gut, normal aus, d. h. es werden, wie beim Gesunden, nicht nur die nüchtern eingeführten 1500 ccm Wasser in vier Stunden quantitativ oder wenigstens fast vollständig ausgeschieden, sondern auch, wie beim Gesunden, weitaus der größte Teil innerhalb der ersten zwei Stunden und in großen halbstündigen Einzelportionen. Dabei sinkt das spezifische Gewicht tief ab als Beweis, daß keine Retention harnfähiger Substanzen stattgefunden hat.

In einer zweiten, auch recht großen Zahl von Fällen fällt der Wasserversuch „überschießend“ aus, d. h. es wird weit mehr Wasser in vier Stunden ausgeschieden, als der eingeführten Menge entspricht, statt 1500 ccm: 1800 und mehr; bis zu 2700 wurde beobachtet. Man könnte auch hier an eine „Übererregbarkeit“ der präsklerotischen Gefäße denken. Doch scheint es sich meist um eine diuretische — mobilisierende s. S. 127 — Wirkung des Wassers und um die Ausschwemmung von okkulten Ödemen zu handeln, wie schon daraus hervorgeht, daß oft auch bei anschließender Trockendiät noch weiter größere Wassermengen ausgeschieden werden, und daß nach völliger Entwässerung der

Wasserversuch normal ausfällt. Es bedarf aber noch eingehenden Studiums, ob diese Erklärung für alle Fälle zutrifft. Es ist uns aufgefallen, daß der überschießende Wasserversuch, den wir übrigens auch beim Normalen nicht selten beobachten, besonders gern bei transitorischen Hypertonien auftrat, oder wenigstens bei solchen, deren hoher Blutdruck während der Behandlung mit Besserung der Herzkraft sinkende Tendenz aufwies.

Ein schlechter Ausfall des Wasserversuches wurde ungefähr in einem Viertel der Fälle beobachtet. Aber nicht etwa besonders häufig bei stärker geschrumpften Nieren — enorm geschrumpfte haben wir, wie erwähnt, nicht gesehen oder wenigstens nicht klinisch beobachten können —, sondern hauptsächlich dann, wenn das Herz in seiner Leistungsfähigkeit stärker beeinträchtigt, oder deutlich insuffizient war. Auch hier sehen wir die kardialen Einflüsse durchaus die renalen überwiegen. Oft kam nach Beseitigung der Herzschwäche nachträglich noch ein guter Wasserversuch zustande. Daß man bei erheblicher Herzinsuffizienz und stärkeren Ödemen auf die Wasserprobe verzichten muß, versteht sich von selbst, ebenso auch die Tatsache, daß bei länger fortgesetzter Trockendiät der Wasserversuch zunächst schlecht ausfallen muß, weil ein großer Teil des zugeführten Wassers von den durstenden Geweben retiniert wird.

In zweifelhaften Fällen bringt oft ein Theophyllinwasserversuch Klarheit, was die Niere nach Ausschaltung hemmender extrarenaler Faktoren in maximo leisten kann.

Spezifisches Gewicht: Von besonderer Bedeutung ist der Ausfall des Konzentrationsversuches. Als Regel ergibt sich die wichtige Tatsache, daß die Niere des Hypertonikers mit kompensiertem Herzen, wie die des Gesunden, bei Trockendiät rasch imstande ist, einen konzentrierten Harn abzusondern, so daß schon nach ca. 8—12 Stunden eine Konzentration von 1030 oder wenigstens 1025 erreicht wird, was, wie schon mehrfach erwähnt wurde, Niereninsuffizienz ausschließt.

In einer Reihe von Fällen war es nicht möglich, einen exakten Konzentrationsversuch anzustellen. Insbesondere verhindert die Ausschwemmung von Ödemen oft die nötige Reduktion der Harnmenge. Oder der bei schwerer Herzinsuffizienz bekanntlich häufig vorhandene Durst und Appetitmangel läßt eine strengere Trockendiät als grausam erscheinen.

Bisweilen bleibt man daher für die Beurteilung der Variabilität der Nierenfunktion auf die Beobachtung der spontanen Schwankungen des spezifischen Gewichtes angewiesen, und wir sehen dabei fast regelmäßig in einzelnen Harnportionen spezifische Gewichte von 1020 und darüber, die bei genügender Harnmenge ebenfalls Niereninsuffizienz ausschließen.

Nur in einzelnen Fällen haben wir den Eindruck gewonnen, daß eine gewisse Reduktion der Konzentrationsfähigkeit auch bei der gutartigen, sehr langsam verlaufenden Form der Sklerose vorkommt. Aber auch dies hauptsächlich nur dann, wenn die Herzkraft besonders stark nachgelassen hat.

Es sind keineswegs die stärker geschrumpften Fälle gewesen, bei denen wir diese mäßige Beschränkung der Konzentration beobachtet haben. Unser stärkst geschrumpfter Fall Se...t (Abb. 17 und 18, S. 496, Nierengewicht rechts 60, links 80 g), wies z. B. spontan ein spezifisches Gewicht von 1025 bei 700 Menge auf. (Er starb, nebenbei bemerkt, unter scheinbar „urämischen" Krämpfen an einem Tumor der motorischen Region!) Vielmehr handelte es sich z. B. in einem schlecht konzentrierenden Falle um ganz große, rote Nieren und ungewöhnlich starke Herzschwäche mit Herzaneurysma und wandständiger Thrombose, mächtigen Ödemen und stärkster Appetitlosigkeit.

Die Frage der Stauungsniere ist S. 262 besprochen worden. Wir waren bisher gewohnt, die Oligurie bei kardialer Stauung als Zeichen renaler Störung zu betrachten, was in der Regel sicher nicht zutrifft. Wir müssen aber die Frage noch offen lassen, ob hochgradige Herzschwäche nicht doch durch ungenügende Entlüftung die Kondensationsarbeit des Protoplasmas der Epithelien beeinträchtigen kann.

Bei Beurteilung des Konzentrationsversuches ist daher eine gewisse Vorsicht geboten und Erfahrung nötig. Auch ist der Einfluß der bei Herzschwäche stets geratenen kochsalzarmen Diät, die Höhe der Nahrungszufuhr und die bei alten Leuten ohnehin herabgesetzte Intensität des Stoffwechsels und Stickstoffumsatzes zu berücksichtigen.

Für die überwiegende Mehrzahl der Fälle von genuiner Hypertonie, namentlich für diejenigen, die in der Vollkraft der Jahre beobachtet werden und differential-diagnostisch in Betracht kommen gegenüber der Nephritis und ihrem Endstadium, gilt die Regel, daß die Nierenfunktion und Variabilität der Nierenleistung erhalten bleibt.

Jede dauernde stärkere Einschränkung der Konzentrationsfähigkeit unter 1020, zumal dann, wenn die Herzkraft gut ist, erweckt den Verdacht auf den Übergang in das III. Stadium der Sklerose oder in die maligne, beschleunigte Verlaufsart. Auch hier gibt es Grenzfälle und Übergänge und muß es der Natur der Sache nach geben.

Die Kochsalzausscheidung ist beim Hypertoniker ohne Herzinsuffizienz durchaus normal, wie dies nicht anders der Fall sein kann, bei einer Erkrankung, die viele Jahre, ja Jahrzehnte lang bei der gewöhnlichen kochsalzreichen Kost ohne Störung ertragen werden kann. Dementsprechend wird auch im Harn die normale Kochsalzkonzentration erreicht.

Aber auch hier zeigt sich, genau wie bei dem Wasser, daß Ausscheidungsvermögen und Ausscheidung nicht identisch sind. Die Kochsalzausscheidung sinkt sofort, wenn Herzschwäche eintritt. Im Stadium der Ödembildung kann der prozentische Kochsalzgehalt sehr niedrig werden, und es kann die Gesamtausfuhr selbst bei kochsalzarmer Diät die stark beschränkte Einfuhr nicht erreichen.

Prinzipiell unterscheiden sich die Beziehungen der Kochsalzausscheidung zu den Ödemen in keiner Weise von den Nephrosen; höchstens graduell, insofern, als die kardiale Ödembereitschaft nie so gleichmäßig, selten so hochgradig, und die Schädigung der Resorption meist entsprechend geringer ist, als bei der Nephrose, bei der die (chemisch bedingte?) Steigerung der Gefäßdurchlässigkeit alle Gefäßgebiete viel gleichmäßiger betrifft.

Und so wie die degenerativ erkrankte oder Stauungs-Niere im Moment der Ödemresorption Wasser und Kochsalz ausgezeichnet ausscheidet, so kann die sklerotische Niere bei Besserung der Herzkraft momentan enorme Wasser- und Kochsalzmengen ausscheiden und auch prozentual die höchsten Werte für Kochsalz erreichen.

Beispiel: P. Wa... kam mit hochgradigen Ödemen und einem Blutdruck von 205 mm Hg zur Aufnahme und schied am ersten Tage 250 ccm Urin aus mit 0,4 % Kochsalz. Am zweiten Tage erhielt Patient 1 Tropfen Tct. strophanti intramuskulär und Carelldiät, d. h. 4 × 200 g Milch in 24 Stunden. Am gleichen Tage stieg der prozentige Kochsalzgehalt auf 0,67 %, obgleich eine Menge von 5500 ccm Urin produziert wurde, so daß die Gesamt-NaCl-Menge in 24 Stunden 37 g betrug. Am nächsten Tage schied Patient 3450 ccm Harn aus von 0,84 % Kochsalz, im ganzen 29 g in 24 Stunden. Am fünften Tage betrug der Kochsalzgehalt 1,38 % bei 1075 Urinmenge = 14,8 g Kochsalz.

Bisweilen läßt sich auch an der Kochsalzausscheidung die diuretische d. h. Gewebswasser mobilisierende Wirkung des Wasserversuches beobachten. Der gleiche Patient schied an sieben Tagen durchschnittlich 0,8 % Kochsalz aus. Während des Wasserversuches stieg die Kochsalzausscheidung auf 1,05 % und fiel nach demselben auf 0,5 % am gleichen Tage. Am folgenden Tage wurden wieder 0,8 % erreicht.

Kochsalzzulagen werden in den Fällen, in denen keinerlei Herzinsuffizienz besteht, oft in der gleichen Weise wie vom Gesunden d. h. unter Steigerung der Kochsalzkonzentration, ausgeschieden. Es werden aber auch Ausnahmen beobachtet, die auf die NaCl-Belastung mit einer Steigerung der Harnmenge antworten. Bisweilen kommt es sogar zu einer überschießenden Diurese, die man im Sinne Schlayers als Übererregbarkeit deuten könnte. Wir zweifeln aber nicht, daß es sich auch hier um eine extrarenale, mobilisierende Wirkung des Kochsalzes handelt.

Beispiel: Fall 83. Frau K.: Blutdruck bei der Aufnahme 295, bei der Entlassung 162 mm Hg.

NaCl-Ausscheidung 0,5—0,7 %, Gesamtmenge 5—10 g.

Am 11. IX. 10 g NaCl-Zulage. Dabei Steigerung der Harnmenge, die am vorhergehenden Tage 600 ccm betrug, auf 2100 ccm, der Kochsalzkonzentration von 0,7 auf 1,1 %, der absoluten NaCl-Menge von 4,2 auf 23,3 g.

Es wird also die gesamte NaCl-Zulage innerhalb von 24 Stunden vollkommen eliminiert und dabei gleichzeitig noch ein diuretischer Reiz auf die Niere bzw. „Vorniere“ ausgeübt.

Der Wasserversuch war in diesem Falle ebenfalls überschießend (1850 ccm), wie beim Gesunden. Es bestand keine Herzinsuffizienz.

Gar nicht selten erfolgt die Ausscheidung einer NaCl-Zulage trotz Ansteigens der NaCl-Konzentration auf 1 % und darüber nicht vollständig am ersten Tage, sondern dauert noch in den zweiten Tag hinein, was übrigens auch bei Gesunden beobachtet wird. Auch hier spielen sicher extrarenale Momente die Hauptrolle. Besonders dann, wenn sich die NaCl-Belastung an eine Periode salzarmer Ernährung anschließt, wie sie bei den Hypertonikern aus therapeutischen Gründen ja oft angewandt wird, kann schon normalerweise NaCl retiniert und dadurch eine ungenügende NaCl-Ausscheidung vorgetäuscht werden.

Eine schematische Beurteilung des NaCl-Versuches nach der quantitativen Seite ist um so weniger angebracht, als ganz geringe Störungen der Leistungsfähigkeit des Herzens, auch ohne daß Ödeme bestehen, die Kochsalzausscheidung stark beeinträchtigen. Es kommt dann sofort zu einer vorwiegend durch Schädigung der Kapillaren, d. h. extrarenal bedingten Kochsalz- und Wasserretention unter Gewichtszunahme, aber auch zu Hydrämie und sogar nicht selten zu Blutdrucksteigerung, wie dies schon Bayer aus der Krehlschen Klinik und andere Autoren gefunden haben.

Die Salzbelastung eignet sich überhaupt wegen des Hineinspielens der extrarenalen Faktoren wenig zur Funktionsprüfung der Niere. Da sie überdies oft direkt ungünstig wirkt, sowohl auf die Funktion der peripheren Kapillaren bei der Nephrose, als auch auf die Herzfunktion bei den hypertonischen Formen, ja gelegentlich Anfälle von Lungenödem und sogar von eklamptischer Urämie auslösen kann, so erscheint große Zurückhaltung in der methodischen Verwendung des Salzversuches geboten.

Stickstoffausscheidung: Im gutartigen Dauerstadium der Nierensklerosen ist die prozentische wie die absolute N-Ausscheidung in der Regel ungestört. Wir finden sowohl die hohen prozentischen Stickstoffwerte von 1—2 % wie beim Gesunden, als auch die normale Anspruchsfähigkeit der Niere für den Harnstoff. Eine Herabsetzung der Anspruchsfähigkeit, wie sie bei den sekundären Schrumpfnieren so deutlich in die Erscheinung tritt, haben wir bei der reinen Hypertonie nie gesehen.

Harnstoffzulagen, die bei vorgeschrittener Nephritis des dritten Stadiums glatt retiniert werden, wurden bei den Hypertonien entweder unter Erhöhung der N-Konzentration oder unter Polyurie in ein bis zwei Tagen prompt ausgeschieden.

Beispiel: Ludwig Kra..., 46 Jahre, Hypertonie.

Blutdruck 200/106, 180/94 mm Hg.

	N %	N g		Zeit h	ccm	N %	N g
				12	180	1,204	2,2
21. VIII.	0,73	13,1	in	4	190	1,884	3,6
22. VIII.	0,93	10,6	Einzel-	8	200	1,786	3,6
23. VIII. + 20 g $\overset{+}{U}$	1,59	17,0	portionen	12	350	1,512	5,3
24. VIII.	1,67	14,2	von:	4	150	1,568	2,3
							17,0

Die Milchzuckerausscheidung ist bei der blanden Hypertonie regelmäßig verlängert. Wie wenig es gestattet ist, aus diesem Ausfall der Milchzuckerprobe auf eine vaskuläre Nephritis zu schließen, geht schon daraus hervor, daß mein Mitarbeiter Keller auch bei alten Leuten ohne Hypertonie fast regelmäßig starke Verlängerung der Milchzuckerausscheidung gefunden hat. Erscheint dadurch die Schlayersche Methode einerseits als ein sehr feines Reagens auf Zustandsänderungen der Nierengefäße, so wird ihr praktischer Wert andererseits damit illusorisch, daß wir aus dem positiven Ausfall der Milchzuckerprobe keinerlei Anhaltspunkte dafür gewinnen, welcher Art die Schädigung der Nierengefäße ist.

Darin liegt wohl der größte Nachteil der Milchzuckerprobe, daß sie bei jeder Alteration der Gefäße gleichsinnig anspricht, mag es sich nun um hyaline Entartung der Glomeruluskapillaren, oder um Amyloid, oder um entzündliche, oder um arteriosklerotische, oder auch nur um Altersveränderungen der Nierengefäße handeln. Und da beim Menschen die Methode schon für die Unterscheidung der akut entstehenden sog. entzündlichen („vaskulären") Formen der Glomerulonephritis von den rein degenerativen, epithelialen („tubulären") Nephrosen versagt, so ist es nach dem positiven Ausfall bei rein arteriosklerotischen und Altersveränderungen noch viel weniger möglich, auf Grund der verlängerten Milchzuckerausscheidung eine Unterscheidung der Nierenerkrankungen in vaskuläre und tubuläre Funktionsstörungen vorzunehmen.

Leider hat sich auch unsere Hoffnung nicht erfüllt, mit Hilfe der Prüfung der Jodausscheidung sichere differential-diagnostische Aufschlüsse über örtliche Funktionsstörungen (Schlayer) oder Anhaltspunkte für die Frage der Niereninsuffizienz (Müller, Ingelfinger) zu erhalten. Zwar ist bei den Hypertonien die Jodausscheidung meist innerhalb von 60 Stunden beendet. In 54 von 93 geprüften Fällen wurden 0,5 Jodkali innerhalb von 50, in weiteren 22 Fällen innerhalb von 60 Stunden ausgeschieden. In 17 Fällen aber fand Keller die Jodausscheidung verlängert, zum Teil stark, bis zu 100 Stunden, ohne daß sonst Zeichen von Niereninsuffizienz vorhanden gewesen wären. In einem Falle wurde das Ende der Jodausscheidung einmal nach 54 Stunden, ein zweites Mal nach 103 Stunden festgestellt. Daß Herzinsuffizienz an der Verlängerung der Jodausscheidung schuld war, können wir deshalb nicht ohne weiteres annehmen, weil wir in 18 Fällen trotz kardialen Ödemes eine normale Jodausscheidung gefunden haben.

Wir vermögen diesen schlechten Ausfall des Jodversuches um so weniger zu erklären, als wir umgekehrt selbst bei der beginnenden „Kombinationsform", gelegentlich normale Jodausscheidung beobachtet haben.

Das Blut: Den besten und sichersten Maßstab für die Beurteilung der Niereninsuffizienz gibt uns, wie schon mehrfach erwähnt, die Bestimmung des Nichteiweißstickstoffes im Blute. Wir haben 58 mal Reststickstoffbestimmungen bei Hypertonien ausgeführt und fast durchweg Zahlen gefunden, die sich im Bereich des Normalen, d. h. unter 50 mg in 100 g Blut bewegten. In Zuständen schwerster Herzinsuffizienz und kurz vor dem Tode finden wir gelegentlich etwas höhere Werte, besonders auch dann, wenn Ödeme, die ja den Rest-N in gleicher Menge wie das Blut enthalten, zur Resorption gelangen.

Bei gut kompensiertem Herzen kommt eine Rest-N-Erhöhung bei der einfachen Sklerose nach unserer Erfahrung nicht vor. Und die hohen Werte von 100, 200 und darüber, die bei der sekundären Schrumpfniere nichts Seltenes sind, werden auch bei schwerer Herzschwäche des Hypertonikers vermißt.

Im übrigen ergibt die Blutuntersuchung auffallend oft (30 mal unter 75 untersuchten Fällen) eine deutliche Vermehrung der Zahl der roten Blutkörperchen bis zu Werten von etwa 7 Millionen. Diese Neigung zu mäßiger Polycythämie ist sehr auffallend und steht in charakteristischem Gegensatz zu der Neigung der sekundären Schrumpfniere zur Anämie. Die Polyglobulie kommt nicht etwa nur bei Herzinsuffizienz vor und kann wegen ihrer Inkonstanz auch nicht als einfache mechanische Folge verstärkter Filtration aus den Gefäßen infolge der Blutdrucksteigerung angesprochen werden. Wir haben Grund zu der Annahme, die durch eine exakte Blutmengenbestimmung zu überprüfen wäre, daß eine Plethora vera bei diesen Formen sehr häufig ist.

Augenhintergrund: Die Untersuchung des Augenhintergrundes ist von der größten differentialdiagnostischen Bedeutung bei den Hypertonien. Sie gibt bisweilen allein den Ausschlag, ob ein Fall von Nierensklerose noch zu dem gutartigen Dauerstadium der einfachen Hypertonie, oder schon zu der bösartigen Verlaufsart der Kombinationsform zu rechnen ist. Bei dem ersteren zeigt der Augenhintergrund in weitaus der größten Zahl der Fälle normale Verhältnisse. Nur die Arterien erscheinen häufig verengt und geschlängelt, ihre Wand verdickt, die Venen bisweilen erweitert. Es kommen auch kleine Hämorrhagien oder sogar kleine zirkumskripte Degenerationsflecke auf arteriosklerotischer Basis zur Beobachtung. Dagegen weist das Auftreten einer Papillitis, oder einer Neuroretinitis albuminurica mit Spritzfigur nachdrücklich darauf hin, daß es sich nicht mehr um eine einfache stationäre Hypertonie, sondern um den progredienten Verlauf in das ischämische Endstadium handelt.

Urämie: Die echte Urämie, d. h. die Harnvergiftung, kommt in dem Dauerstadium der Sklerosen ohne Niereninsuffizienz ebensowenig vor, wie in dem II. Dauerstadium der chronischen Nephritis.

Die arteriellen und pseudourämischen Symptome der Hypertonie. Wenn auch die Prä- und Arteriosklerose der Nierengefäße neben der Herzhypertrophie im Vordergrund des anatomischen, kardiale Symptome im Vordergrunde des klinischen Bildes stehen, so kommt es doch schon wegen der Bevorzugung der höheren Altersklassen gar nicht selten auch zu arteriosklerotischen Veränderungen anderer Gefäßgebiete. Diese können sich ganz in den Vordergrund drängen; dies um so leichter, als die Blutdrucksteigerung an sich keinerlei Symptome zu machen braucht, renale Symptome bei jeder Verlaufsart der Hypertonie im Dauerstadium überhaupt fehlen, und kardiale sehr lange Zeit fehlen können.

Es ist nichts Seltenes, daß eine Hypertonie erst dann entdeckt wird, wenn eine Apoplexie oder Erweichung das Leben bedroht und schwere zerebrale Ausfallserscheinungen hinterlassen hat, oder daß ein derartiger Insult zum Tode führt, noch ehe irgend ein kardiales Symptom der vaskulären Katastrophe vorausgegangen ist. Plötzliche Hirnblutungen, aus scheinbar voller Gesundheit heraus, die nicht erst in vorgerücktestem Alter eintreten, oder nicht auf luetischen Gefäßveränderungen beruhen, sind fast immer auf latente, d. h. unerkannt gebliebene Hypertonien zurückzuführen.

Minder lebensgefährlich, aber auch häufiger als die Blutungen, treten arteriosklerotische Erweichungen bei den Hypertonien auf. Ihre Ausfallserscheinungen bilden sich oft mehr oder weniger vollständig zurück, doch hinterlassen schwere oder häufiger wiederholte Erweichungen nicht selten auch eine fortschreitende Demenz, die in Verblödung übergehen kann. Wir haben auch wiederholt im Anschluß an eine anfangs transitorische Hemiparese durch Fortschreiten der atheromatösen Thrombose eine doppelseitige Hemiplegie mit Bulbärparalyse beobachtet.

Wichtiger als diese grob-anatomischen Insulte des Gehirns, auf die hier nicht näher eingegangen zu werden braucht, sind bei der Hypertonie die mehr funktionellen Störungen, die zwar wahrscheinlich durch eine Arteriosklerose der Hirngefäße ausgelöst werden, aber nicht auf Gefäßzerreißung oder Gefäßverschluß, sondern auf vorübergehenden Zirkulationsstörungen in den nervösen Zentren beruhen.

Anatomisch wird zwar nicht selten auch eine Arteriosklerose der kleinen Hirngefäße gefunden, doch scheint gerade die Arteriosklerose der großen Hirngefäße bei der labilen Gefäßregulation des Hypertonikers eine große Rolle zu spielen für die Entstehung dieser meist transitorischen Symptome von seiten des Gehirns oder der Medulla oblongata, die wir als pseudourämische bezeichnet und auf angiospastische Ischämien in diesen empfindlichen Organen bezogen haben (vgl. S. 220).

Wir haben nämlich in keinem Falle von ausgesprochenen zerebralen Erscheinungen bei der Sklerose wie bei der Kombinationsform eine schwere Arteriosklerose, wenn auch nur der großen Gefäße des Gehirnes vermißt und sind geneigt, diese als auslösendes Moment der Gefäßkrämpfe anzusprechen.

Man kann sich vorstellen, daß es unter dem Einfluß von arteriosklerotischen Prozessen an den größeren Gefäßen in den nervösen Zentralorganen ebenso zu angiospastischen Zirkulationsstörungen kommen kann, wie bei der Arteriosklerose der Extremitätenarterien, bei der diese transitorischen Gefäßkrämpfe als Ursache des intermittierenden Hinkens bekannt sind und sicher durch Arteriosklerose der größeren Gefäße ausgelöst werden.

Um so mehr darf angenommen werden, daß die allgemeine Gefäßkontraktion beim Hypertoniker das Auftreten von Gefäßkrämpfen überhaupt, und eine lokale Arteriosklerose auf dem Boden der allgemeinen Gefäßkontraktion das Auftreten lokaler Ischämien begünstigt. Wir können diese angiospastischen Phänomene geradezu als Vorläufer des „ischämischen" Endstadiums der Hypertonie ansehen, als vorzeitige lokale Ischämien, vorzeitig insofern, als sie infolge lokaler Gefäßwanderkrankung in einzelnen Gefäßgebieten schon eintreten, noch ehe das Stadium der allgemeinen Ischämie erreicht ist.

Zu diesen Symptomen vorzeitiger lokaler Ischämien rechnen wir, wie auf S. 224 erwähnt, auch das Cheyne-Stokessche Atmen, und wir haben aus dem Auftreten dieses typischen Syndroms, das eine bulbäre Ischämie beweist, geschlossen, daß auch die anderen transitorischen zerebralen Symptome in gleicher Weise durch Ischämie der Zentren hervorgerufen werden können. An den Gefäßen des Augenhintergrundes haben Wagenmann, Elschnig,

Weiß derartige spastische Ischämien mit transitorischer Amaurose direkt beobachten können.

Das Cheyne-Stokessche Atmen wird gern als Signum mali ominis betrachtet und leitet in der Tat nicht nur nach zerebralen Insulten, sondern auch oft bei der Herzinsuffizienz des Hypertonikers das Ende ein. Aber gerade bei diesem sehen wir gar nicht so selten diesen Atemtypus lange Zeit mehr oder weniger deutlich anhalten, unter Morphiumwirkung zunehmen und unter Besserung der Herzkraft ev. wieder für Jahre ganz verschwinden.

Als Vorboten oder als Äquivalente der arteriellen pseudourämischen Erscheinungen und oft als einzige Frühsymptome der hypertonisch-funktionellen oder arteriosklerotisch-anatomischen Zirkulationsstörungen im Gehirn sind noch besonders Kopfschmerz, ev. in Form einer Migräne, Schwindel und Ohnmachtsanfälle zu erwähnen.

Obwohl als Symptome der Hirnarteriosklerose bekannt, werden sie doch noch gar zu gerne als urämisch angesprochen, wenn Blutdrucksteigerung, Herzhypertrophie und womöglich noch Albuminurie den Gedanken an eine „Schrumpfniere" nahe legen.

Das gleiche gilt in vielleicht noch höherem Maße von den psychischen Störungen, welche mit Vorliebe bei dem malignen Endstadium der Hypertonie, der genuinen Schrumpfniere der Kliniker, unserer Kombinationsform auftreten, aber in gleicher Form von uns auch schon im Dauerstadium der Hypertonie, d. h. im Stadium wohlerhaltener Nierenfunktion beobachtet worden sind.

Es ist daraufhin konsequenterweise der Gedanke ausgesprochen worden, daß auch bei der einfachen Hypertonie Urämie vorkomme. Ich halte es aber für richtiger, den entgegengesetzten Schluß zu ziehen und zu folgern, daß die psychischen Störungen, da sie auch ohne Niereninsuffizienz bei der Nierensklerose auftreten können, nichts mit der echten Urämie zu tun haben, sondern als pseudourämische Zufälle zu bezeichnen sind.

Die Untersuchung des Blutes hat denn auch ergeben, daß diese psychischen Störungen ebenso wie die vorher erwähnten leichteren Prodromalerscheinungen der durch lokale Arteriosklerose beförderten Ischämieen des Gehirns und die ernsteren transitorischen Phänomene ohne jede Erhöhung des Rest-Stickstoffs im Blute vorkommen können.

In solchen Fällen ist es in der Regel leicht, die echte Urämie, d. h. die Azotämie auszuschließen, wenn die Nierenfunktion gut, ihre Variabilität und die Konzentrationsfähigkeit erhalten ist, eine Rest-N-Erhöhung im Blute fehlt. Auch schon das Krankheitsbild gestattet die Unterscheidung ohne weiteres, da wir die typischen Symptome der Harnvergiftung, das Muskelzucken und Sehnenhüpfen, die Neigung zu Perikarditis, die große Atmung, den Foetor urinosus etc. vermissen.

Schwieriger ist es in den Fällen, in welchen Kopfschmerz, Schwindel, Ohnmacht, Anfälle von Bewußtlosigkeit, ja epileptiforme Krämpfe auftreten, zu entscheiden, ob es sich nur um eine vaskuläre Krise mit Hirnischämie, oder um eine kleine Erweichung, oder um ein eklamptisches Äquivalent handelt.

Man wird geneigt sein, die leichteren, schnell vorübergehenden Erscheinungen auf angiospastische Ischämie der nervösen Zentren zurückzuführen. Länger dauernde Bewußtlosigkeit und Krämpfe aber können möglicherweise auch bei der blanden Hypertonie auf einem Hirnödem beruhen.

Für diese Möglichkeit spricht der Nachweis eines erhöhten Lumbaldruckes und die günstige Wirkung einer Lumbalpunktion in solchen Fällen.

Um die übrigen arteriellen Symptome der Hypertonie erschöpfend zu schildern, müßte die ganze Symptomatologie der Arteriosklerose aufgerollt werden.

Wir müssen uns darauf beschränken, die für die Hypertonie charakteristischen Erscheinungen von seiten der Gefäße hervorzuheben, wenn sie auch fast alle eine organische, sklerotische Grundlage aufweisen.

Von den prämonitorischen kleinen Blutungen im Augenhintergrund und den zerebralen Apoplexien war schon die Rede.

Nicht selten ist heftiges, kaum stillbares Nasenbluten das erste Symptom einer Hypertonie; es kann viele Jahre vor den ersten kardialen Symptomen auftreten und sollte stets Veranlassung geben, den Blutdruck zu messen, ebenso das Auftreten von heftigen Menorrhagien.

Es sollen auch Nierenblutungen auf hypertonischer Basis vorkommen, doch wird man sich nur sehr ungern mit dieser Erklärung zufrieden geben und nicht nachlassen, auf Tumor oder Tuberkulose der Nieren oder andere Quellen der Blutung zu fahnden.

Das gleiche gilt — die Stauungsinfarkte bleiben natürlich hier außer Betracht — von den Lungenblutungen. Doch sind Fälle von Hämoptysen (Huchard, Dufour) bei Hypertension beschrieben worden. Ich habe vor Jahren einen Fall tödlicher Hämoptoe bei einer hochgradigen habituellen Hypertonie und auch solche mit periodisch rezidivierenden Lungenblutungen gesehen. Es fehlen freilich sichere Obduktionsbefunde.

Hier wäre noch ein artifizielles Phänomen zu erwähnen, das sehr häufig im Anschluß an die wiederholte Blutdruckmessung eintritt. Es sind dies unzählige winzige Hautblutungen, die vom unteren Rand der Manschette ab den ganzen Arm übersäen. Vielleicht entstehen diese massenhaften kleinen Blutaustritte bei plötzlichem Ablassen des Manschettendruckes infolge der bei der Kompression eintretenden Entspannung der Gefäße, es kommt allerdings auch während einer längerdauernden unvollständigen Armkompression zu einer ungeheuren Steigerung des Venen- und Kapillardruckes.

Am Herzen spielt die Arteriosklerose eine große, den Verlauf oft bestimmende Rolle. Die in ihrer Folge auftretenden Schädigungen des Myokards, Schwielenbildung, Infarkte, Wandendokarditis, eventuell sogar mit Ruptur, haben nichts für die Hypertonie Spezifisches. Eher schon die Anfälle von Angina pectoris, die bei der Hypertonie, wenn auch auf arteriosklerotischer Grundlage, so doch überwiegend durch funktionelle Gefäßreaktion auftreten.

Auch hier scheint eine mäßige Arteriosklerose der größeren Koronargefäße infolge der überstarken allgemeinen Gefäßkontraktion leichter und früher zu angiospastischen Ischämien des Herzens zu führen, wie bei der Koronarsklerose ohne Hypertonie. Auf der einen Seite begünstigt die vasomotorische Übererregbarkeit des Hypertonikers das Auftreten der Anfälle in früheren Stadien der Arteriosklerose, auf der anderen Seite bedingt das Überwiegen des funktionellen Charakters der Ischämie einen günstigeren Verlauf.

Es ist nicht unmöglich, daß auch für angiospastische Zustände anderer Gefäßgebiete, des Darmes (Angina abdominis), der Peripherie z. B. der Finger (das Phänomen des toten Fingers), der Haut, eine Arteriosklerose der größeren versorgenden Gefäße den Anstoß gibt, doch müßte diese Frage noch durch sorgfältige klinische und anatomische Einzelbeobachtungen geklärt werden.

Verlauf und Ausgang. Auf die Frage nach dem Beginn der arteriosklerotischen Veränderungen in den Nierengefäßen, nach den ersten Anfängen der Hypertonie, ob sie sich zunächst in abnorm starken Gefäßreaktionen überhaupt äußert, ob sie als transitorische Blutdrucksteigerung beginnt, wieviel Zeit vergeht von der ersten bleibenden Erhöhung des Blutdrucks bis zur habituellen Hypertonie von ca. 180—200 mm Quecksilber, und wieviel von da bis zum Ende, auf alle diese Fragen wissen wir noch keine Antwort zu geben. Darüber kann erst die Jahrzehnte hindurch fortlaufende Beobachtung einer großen Klientel Aufschluß bringen. Bedarf doch allein die Beobachtung des Verlaufes hochgradiger konstanter Hypertonien viele Jahre. Sicherlich hat in jedem Falle, der wegen der geschilderten Symptome den Arzt aufsucht, die Hypertonie schon jahrelang symptomlos bestanden. Soviel geht aus der Beobachtung der zufällig entdeckten Hypertonien unzweifelhaft hervor.

Die subjektiven und objektiven Frühsymptome sind schon geschildert. Abgesehen von den leichteren arteriellen Symptomen, wie Nasenbluten, Wallungen mit Hitzegefühl, Klopfen in den Ohren etc. sind es in der Regel die kardialen Initialsymptome, welche den Kranken veranlassen, den Arzt aufzusuchen. Doch kommen auch, wie erwähnt, die schwereren arteriellen Symptome besonders von seiten des Gehirnes vor, ehe irgend eine Erscheinung von seiten des Herzens auf die abnorme Drucksteigerung hingewiesen hat.

Der Verlauf der gutartigen („blanden") Sklerose ist ein ausgesprochen chronischer. Er wird bestimmt von dem Zustande von Herz und Gefäßen und ist im hohen Maße der Behandlung zugänglich. Nicht als ob es gelänge, die Arteriosklerose der Nierengefäße zu beseitigen oder ihr Fortschreiten dauernd zu verhindern. Aber es gelingt lange Zeit den Status quo zu erhalten, die drohenden Gefahren zu verhüten und die momentanen Beschwerden zu beseitigen. Bei Regelung der Lebensweise und sorgfältiger Überwachung kann der Hypertoniker sich unbestimmbare Zeit wie ein Gesunder verhalten und körperlich wie geistig voll leistungsfähig sein.

Die Gefahr droht in erster Linie vom Herzen, in zweiter Linie von den Gefäßen, in dritter Linie von pulmonalen Komplikationen.

Von den in unserem Atlas verarbeiteten 86 Fällen sind

7 interkurrent an zufälligen anderen Krankheiten gestorben,
51 an Herzinsuffizienz, darunter 10 mit Bronchopneumonie,
18 an Hirnarteriosklerose (11 Erweichungen, 5 an Blutungen, 2 an Selbstmord),
10 an Bronchopneumonien und 3 an croupöser Pneumonie.

An der Niere, d. h. an Niereninsuffizienz ist keiner unserer Fälle gestorben.

Wenn man berücksichtigt, daß für die pulmonalen Todesfälle auch in der Regel der Zustand des Herzens entscheidend ist, so ergibt sich, daß in der großen Mehrzahl der Fälle das Herz über das Schicksal des Hypertonikers entscheidet, in einem kleineren Teile der Zustand der Gefäße. Das gilt allerdings nur für die Klientel des Krankenhauses. Tatsächlich sterben doch nicht wenige Hypertoniker an Apoplexie oder Erweichung, für die die Hilfe des Krankenhauses nicht mehr in Anspruch genommen wird. Die letzte Kategorie ist naturgemäß einer Behandlung ebensowenig zugänglich wie die nicht seltenen Fälle von plötzlichem Herztod („Herzschlag").

Dagegen ist die Herzinsuffizienz des Hypertonikers ein sehr dankbares Objekt der ärztlichen Fürsorge, der diätetischen und medikamentösen Therapie, und es gelingt oft für lange Zeit, die Insuffizienzerscheinungen des muskelstarken Herzens zu beseitigen und hintanzuhalten, bis schließlich ein Zustand akuter oder chronischer Herzschwäche eintritt, der jeder Behandlung trotzt.

Je früher die Hypertonie erkannt wird, um so günstiger läßt sich der Verlauf gestalten, um so leichter läßt sich das ohnehin langsame Tempo mäßigen, indem die Arteriosklerose fortschreitet und die Herzkraft abnimmt.

2. Das (ischämische) Endstadium der Nierensklerose.

(Die Kombinationsform von Volhard und Fahr. Die genuine Schrumpfniere der Kliniker, die maligne Sklerose mit Neigung zu vorzeitiger Niereninsuffizienz. Nephrosclerosis arteriolosclerotica progressa s. progressiva s. accelerata diffusa von Löhlein.)

Im Kapitel Pathogenese der Sklerosen wurde bereits ausgeführt, daß sich die bösartige Verlaufsart der Sklerosen von der gutartigen dadurch unterscheidet, daß sie infolge Hinzutretens einer „nephritischen" Komponente rascher abläuft und die Neigung hat, vorzeitig zu Niereninsuffizienz zu führen. Es wurde das histologische und klinische Bild des „nephritischen Einschlags" auf eine arterielle Ischämie zurückgeführt und an Stelle der „Kombinationsform" von einem ischämischen Stadium der Sklerose gesprochen.

Die Abtrennung des Krankheitsbildes von dem der gutartigen Sklerose bereitet nicht geringe Schwierigkeiten.

Sie wäre einfach, wenn wir nur die zwei Stadien, d. h. nur Fälle von wohlerhaltener Nierenfunktion von solchen mit ausgesprochener Niereninsuffizienz zu unterscheiden hätten.

Sie wird schwierig dadurch, daß wir gerade bei der bösartigen Sklerose, unserer Kombinationsform, auch nicht selten Frühfällen, Übergangsformen begegnen, in denen die Variabilität der Nierenfunktion noch erhalten ist, der bösartige Charakter der Erkrankung aber bereits deutlich erkannt werden kann.

Aus prognostisch-ärztlichen Gründen müssen wir solche Fälle auch schon zur malignen Sklerose, unserer „Kombinationsform" rechnen, auch wenn sie das eigentliche Endstadium der Niereninsuffizienz noch nicht erreicht haben oder vielleicht gar nicht mehr erleben. Das Hauptunterscheidungsmerkmal liegt eben in der Erkenntnis des bösartigen, d. h. rascheren Ablaufs der Erkrankung, und damit in ihrer Neigung zu Niereninsuffizienz.

Das Wesen dieser malignen Verlaufsart der Sklerose liegt also darin, daß ein sehr hoher Grad von Zirkulationsstörung in der ganzen Niere — und mehr oder weniger gleichzeitig in anderen Organen — zustande kommt, der unbedingt in relativ kurzer, d. h. im Vergleich zur gutartigen Sklerose viel kürzerer Zeit, also vorzeitig zu Niereninsuffizienz führen muß, falls der Träger es erlebt.

Die Verhältnisse liegen hier bei der primären Hypertonie ganz ähnlich, wie bei der nichtabgeheilten, d. h. chronischen Nephritis, der sekundären Hypertonie; es genügt zur Kennzeichnung eines Falles nicht, das jeweilige Resultat des Prozesses, das Stadium, d. h. den Grad der Nierenfunktion oder Niereninsuffizienz zu bestimmen, sondern mindestens ebenso wichtig ist die 2. Unbekannte, die Verlaufsart, das Tempo, mit dem das Endstadium der Niereninsuffizienz erreicht wird, die einzelnen Stadien durchschritten werden.

Die Schädlichkeit, die dort wie hier die sekretorischen Elemente zugrunde richtet, ist die gleiche: die Beeinträchtigung der Zirkulation, der Blutversorgung und Ernährung.

Der Vorgang, der dort bei der chronischen Nephritis die Zirkulationsstörung bedingt und die Blutdrucksteigerung, d. h. die allgemeine ischämisierende Gefäßkontraktion, unterhält, ist im wesentlichen die aus dem akuten Stadium der Blutleere zurückgebliebene Gefäßschädigung, die in Form der bindegewebigen Intimawucherung verlaufende Endarteriitis obliterans.

Die Verlaufsart ist dort bei der Nephritis ungemein verschieden. Es ist jede Verlaufsart möglich, das Endstadium der Niereninsuffizienz kann auch bei der vorwiegend vaskulären, endarteriitischen Form der Nephritis rasch, langsam oder ganz spät, bisweilen auch gar nicht erreicht werden.

Die Form, in der die einzelnen sekretorischen Elemente ausgeschaltet werden, ist ebenso verschieden, wie das Tempo des Verlaufes und kann unter dem Bilde der Halbmondbildung (subakute), der Hyalinisierung oder Verfettung der Schlingen (subchronische), oder der Atrophie (ganz chronische Verlaufsart) eintreten.

Dort ermöglicht uns der mehr oder weniger akute Beginn der Erkrankung, gewöhnlich (aber durchaus nicht immer) die zweite Unbekannte zu ermitteln, und damit die Kurve der Verlaufsart zu konstruieren; hier bei den Sklerosen fehlt in der Regel jede Möglichkeit, auch nur schätzungsweise ein Urteil über die Verlaufsart der chronischen Erkrankung der Nierengefäße zu gewinnen. Wir wissen nur so viel, daß gewöhnlich die Verlaufsart, das Tempo des die Zirkulation beeinträchtigenden Prozesses in den Nierengefäßen so langsam ist, daß das Endresultat, die Niereninsuffizienz kaum je erreicht wird.

Der Vorgang, der hier bei den Sklerosen die Zirkulationsstörung in der Niere bedingt und die Blutdrucksteigerung unterhält, ist ebenfalls eine Intimawucherung, aber nicht die raumausfüllende, bindegewebige, sondern die als Präsklerose bezeichnete — obligatorische — hyperplastische Elastikawucherung in den Nierengefäßen; der Vorgang, der zur Unterernährung einzelner sekretorischer Elemente führt, ist die — fakultative — Arterio- bzw. Atherosklerose.

Die Form, in der ganz allmählich ein Element nach dem anderen ausgeschaltet wird, ist die Atrophie.

Wir sprechen daher von einfacher oder gutartiger Sklerose, und können den gutartigen, d. h. langsamen Verlauf der Sklerose mit Löhlein durch das Beiwort lenta, den Effekt der bei diffuser — hyperplastischer — Präsklerose verschieden hochgradigen und daher immer nur einzelne Elemente gleichzeitig zur Atrophie bringenden — degenerativen — Arteriosklerose mit Jores als herdförmig bezeichnen.

Das wesentliche Merkmal der gutartigen, einfachen Sklerose ist aber die Verlaufsart, das Tempo, das wir auch ohne den Beginn der Erkrankung zu kennen, daraus beurteilen können, daß über Jahre und Jahrzehnte hinaus das Stadium der guten Funktion erhalten bleibt, kein Stadienwechsel eintritt. Hier macht es für die Beurteilung der Verlaufsart, d. h. für die Rekonstruktion der Kurve des Ablaufes nicht viel aus, daß wir den Beginn der Kurve nicht ermitteln können. Der klinische Verlauf zeigt uns, daß der Krankheitsvorgang lange Zeit sozusagen stationär bleibt.

Für die Erkenntnis des Wesens der bösartigen Form dagegen bedeutet diese gänzliche Unkenntnis über den Beginn der Erkrankung eine empfindliche Lücke. Sicher können wir nur soviel sagen, daß in jedem Falle ein sehr hoher Grad von diffuser Elastikahypertrophie in den Nierengefäßen besteht. Man kann diesen aber nicht als spezifisch für die Kombinationsform bezeichnen, denn gleichhohe Grade von diffuser elastisch-hyperplastischer Intimawucherung werden zweifellos auch von noch gutartig erscheinenden Sklerosen — die vielleicht vorzeitig an Herzinsuffizienz oder Apoplexie sterben — erreicht. Immerhin ist die hochgradige Präsklerose eine wichtige und unumgängliche Bedingung der bösartigen Sklerose.

Es wäre ja möglich, daß dieser hohe Grad von elastisch-hyperplastischer Intimaverdickung bei der bösartigen Form viel rascher sich ausbildet, als bei der gutartigen Form, daß also die Kurve der Verlaufsart bei der Kombinationsform im ganzen steiler verläuft. In solchen Fällen könnte man mit Löhlein von einer Sclerosis progressiva sprechen. Es ist aber nicht wahrscheinlich, daß diese Verlaufsart die Regel bildet, denn wir finden den bösartigen Verlauf auch bei Fällen, bei denen sowohl der gewaltige Grad der Herzhypertrophie gegen einen von vornherein rascheren Ablauf der Erkrankung spricht, als auch der makroskopische und mikroskopische Befund an der Niere. Wir finden nämlich bei der Kombinationsform große und kleine Nieren und in den letzteren Partien, die genau dieselbe, für den langsamen Ablauf der Erkrankung bezeichnende histologische Form der Atrophie zeigen, wie bei der gutartigen Form. Wir müssen daher annehmen, daß in dem Vorstadium der bösartigen Sklerose die Erkrankung einen gutartigen Charakter besessen hat. Ich halte daher, ohne die Möglichkeit einer rascher fortschreitenden Präsklerose leugnen zu wollen oder bestreiten zu können, für das Wesentliche nicht so sehr die Steilheit der gesamten Kurve des Verlaufes, als vielmehr die Verlaufsänderung der Kurve, die mehr weniger plötzlich eintretende Beschleunigung im Ablaufe der Erkrankung.

Ätiologie: Da der bösartige — „subakute“ — Ablauf einer immer viele Jahre alten primären Hypertonie, den wir als Kombinationsform bezeichnet haben, ausschließlich bei sehr hochgradiger und diffuser elastisch-hyperplastischer Intimawucherung der Nierengefäße beobachtet wird, so fällt die Ätiologie der Grundlage der Kombinationsform mit der Ätiologie der Hypertonie zusammen. Nachdem wir ferner für das wesentliche pathogenetische Moment, das die genuine Hypertonie in das Endstadium der genuinen Schrumpfniere überführt, und den Ablauf beschleunigt, die Ischämie erkannt haben, so brauchen wir nicht mehr nach einer toxischen oder autotoxischen „entzündlichen“ Komponente uns umzusehen. Sondern für die Ätiologie kommt nur mehr in Frage, warum, unter welchen Umständen bei einer Hypertonie ein Stadium so hochgradiger Ischämie erreicht wird, daß nicht nur in der Niere die geschilderten stürmischeren histologischen Reaktionen, sondern auch an dem sichtbaren Gefäßgebiete des Auges die charakteristischen ischämischen Phänomene, und auch in anderen Organen, wie Milz, Pankreas, Leber hyaline Verschlüsse der kleinen Gefäße, vor allem auch im Gehirn angiospastische Ausfallserscheinungen ausgelöst werden.

Zwei Momente müssen wohl zusammenkommen, um diese ungünstige Wendung herbeizuführen, einmal die außerordentliche Steigerung des Blutdrucks, d. h. der allgemeinen Gefäßkontraktion, die wir auf die in jedem Falle von „Kombinationsform“ besonders hochgradige und diffuse Gefäßverengerung in der Niere zurückführen, zum anderen der Nachlaß der Herzkraft, die derartig hohen Kreislaufhindernissen gegenüber schließlich erlahmt, obwohl der Herzmuskel die höchsten Grade der Hypertrophie aufweist.

Wir finden in der Tat fast bei jedem Falle der malignen, d. h. beschleunigten Verlaufsart zum ischämischen Endstadium das Herz an der Grenze seiner Leistungsfähigkeit und in jedem Falle die kardialen Züge im klinischen Bilde mehr oder weniger voll ausgeprägt. Vorübergehend gelingt es, durch Besserung der Herzkraft die ischämischen Symptome zum Verschwinden zu bringen, aber immer von neuem erlahmt der übermäßig belastete Herzmuskel.

Eine Frage erscheint aber noch dringend der Aufklärung bedürftig, nämlich die, warum nicht bei jeder gutartigen Hypertonie mit Nachlassen der Herzkraft ischämische Symptome zur Beobachtung kommen und den Ablauf zur Niereninsuffizienz beschleunigen.

Wir sehen zweifellos auch bei manchen gutartigen genuinen Hypertonien von ganz chronischem Verlaufe (ebenso wie bei manchen sekundären endarteriitischen Hypertonien) das Herz immer wieder erlahmen, und schließlich die Mehrzahl unter rein kardialem Krankheitsbilde zum Tode kommen, ohne daß klinisch oder anatomisch die ischämisch-nephritischen Züge zur Ausbildung gelangen. In diesen Fällen ist die Folge der Herzinsuffizienz die gewöhnliche, nämlich eine „Stauung", d. h. eine Verlangsamung der Zirkulation und nicht eine arterielle Ischämie. Die ungenügende Herzkraft ist eben nur ein Faktor, der zu der hochgradigen Zirkulationsstörung in der Niere und in den übrigen Organen führt. Der andere Faktor ist die ganz besonders hochgradige, allgemeine Gefäßkontraktion und im besonderen die Gefäßkontraktion in der Niere. Man kann sich vorstellen, daß diese ihrerseits die bereits organisch gesteigerten elastischen Widerstände schließlich derartig erhöht, daß die Lichtung der Gefäßbahn weniger von der anatomischen Anlage des Gefäßes, als von der dynamischen Kraft des Pulsstoßes abhängig wird, so daß bei Nachlaß der Vis a tergo ein förmlicher Gefäßverschluß zustande kommt.

Wir müssen uns also letzten Endes den eigentlichen und wesentlichen Unterschied zwischen der gutartigen und bösartigen Hypertonie vergröbert gesprochen so denken, daß bei Nachlaß der Vis a tergo in dem einen Falle die Lichtung der Nierengefäße offen bleibt, im anderen Falle sozusagen verschlossen wird.

Es ist nicht möglich, diesen hohen Grad der Blutstromabdrosselung auf bestimmte Teile der Nierengefäßbahn zu lokalisieren. Vermutlich sind alle muskulären Gefäße daran beteiligt; man kann nur sicher sagen, daß die elastisch-kontraktile, einem Verschluß nahe kommende Verengerung oberhalb der Arteriolen zustande kommen muß, wie das histologische Symptom der (sekundären) Endothelwucherung in den kleineren und kleinsten Gefäßen und die Erweiterung der Arteriolen beweist. Daß diese sekundär durch Endothelwucherung und „Arteriosklerose", d. h. durch hyaline und fettige Degeneration der verdickten Gefäßwand verschlossen werden, ist nach meiner Meinung erst die Folge, nicht die Ursache der hochgradigen Zirkulationsstörung in der Niere.

Damit kommen wir zu der wichtigen Frage, welche Rolle die Arteriosklerose in den beiden Krankheitsbildern spielt.

Wenn man streng daran festhalten will, die hypertrophischen Prozesse der reinen elastisch-hyperplastischen Intimaverdickung nur als Präsklerose zu bezeichnen und erst dann von Arteriosklerose zu sprechen, wenn degenerative Prozesse in der verstärkten Gefäßwand auftreten, so kann man, um die Bedeutung der Arterio- und Arteriolosklerose bei der Hypertonie und Kombinationsform in das richtige Licht zu setzen, sagen: die degenerativen Prozesse könnten, theoretisch gesprochen, in beiden Fällen fehlen.

Aus der Beobachtung des klinischen Verlaufes und der — subjektiven — Deutung der histologischen Zustandsbilder kann man sich durch Synthese über den pathologischen Vorgang folgende Vorstellung bilden, die aber noch des experimentellen Beweises entbehrt:

Zum Zustandekommen der klinischen Bilder der Hypertonie und der Kombinationsform ist weder eine (degenerative) Arterio- noch eine Arteriolosklerose notwendig; unbedingt notwendig ist nur eine hochgradige (hyperplastische) Präsklerose der Nierengefäße und die Allgemeinreaktion der Blutdrucksteigerung, d. h. der allgemeinen und renalen Gefäßkontraktion.

Sind beide — Gefäßhypertrophie in der Niere und allgemeine Gefäßkontraktion — sehr hochgradig, so besteht die Gefahr einer allgemeinen und renalen Ischämie, sobald ein Mißverhältnis zwischen Gefäßkontraktion und Vis a tergo, eine Störung der kardialen Kompensation eintritt. Sind beide, Präsklerose und Gefäßkontraktion, minder hochgradig, so kann auch bei Nachlaß der kardialen Kompensation keine Ischämie, sondern nur eine Verlangsamung des Blutstromes wie bei der einfachen kardialen Stauung zustande kommen.

Die degenerativen Prozesse, welche die Gefäßveränderung erst zur eigentlichen Arteriosklerose stempeln, komplizieren nur das klinische und histologische Bild und sind selbst erst eine Folge der Ernährungs- und Kreislaufstörung. Ihr Auftreten in einzelnen schlechter durchbluteten Gefäßgebieten führt bei der gutartigen Form zur Granulierung und zur Atrophie einzelner Elemente. Ihr Auftreten in ausgedehnten ischämischen Gefäßgebieten zeigt an, daß die Blutversorgung des ganzen Organes und die Ernährung seiner Gefäße stark nachgelassen hat. Die Arteriosklerose kann aber auch ihrerseits den Verschluß der Gefäße vervollständigen. Daher kann die Arteriosklerose auch bei den beiden Formen das reine Bild verwischen und nebenher je nach dem Grade der Ernährungsstörung der hyperplastischen Gefäße zur Ausschaltung einzelner oder vieler sekretorischer Elemente führen. Ja es ist denkbar, daß diese immer nur einzelne Gefäßgebiete gleichzeitig befallende herdförmige Ernährungsstörung auch schließlich ohne allgemeine Ischämie zu hochgradiger Verkleinerung der sekretorischen Oberfläche führen kann.

Somit kann der degenerative Anteil an dem Prozeß der Arteriosklerose das klinische und histologische Bild wesentlich beeinflussen, an dem Zustandekommen des Krankheitsbildes der gutartigen Hypertonie hat er aber im Prinzip ebensowenig Anteil, wie an der pathogenetischen Grundlage der Kombinationsform.

Es fragt sich noch, warum der höchste Grad von Zirkulationsstörung nur relativ selten erreicht wird, mit anderen Worten, warum in manchen Fällen die — obligatorische — hypertrophische Präsklerose der Niere und die reaktive allgemeine Gefäßkontraktion bis zur kritischen Höhe fortschreitet, in anderen nicht. Ohne genauere Kenntnis ihrer Ursachen lassen sich darüber kaum Vermutungen äußern.

Man kann sich vorstellen, daß die (senile?) Präsklerose in einem gewissen Grade der Entwicklung Halt macht und unter Konstanz der Blutdrucksteigerung stationär bleibt. Dann besteht ein Gleichgewichtszustand zwischen Gefäßkontraktion und Herzkraft, und die Niere ist überhaupt nicht gefährdet.

Man kann sich vorstellen, daß die (präsenile?) Präsklerose (bei Jugendlicheren?) allmählich fortschreitet, weil die — unbekannte — Ursache (mißbräuchliche oder vorzeitige Abnutzung?) weiterwirkt, und daß die Gefäßkontraktion und die Hypertrophie des Herzmuskels sich gegenseitig immer weiter steigern, bis die kritische Linie erreicht ist, von der ab bei Nachlaß der Vis a tergo die Gefäße sich virtuell verschließen.

Man kann sich aber auch vorstellen, daß die Präsklerose deshalb fortschreitet, weil die reaktive Blutdrucksteigerung ihrerseits die Beanspruchung der Nierengefäße und damit die Elastikahypertrophie steigert. Dann besteht ein Circulus vitiosus, der schließlich zu dem ischämischen Stadium führen kann, wenn das Herz nicht vorher erlahmt. Für diese die Präsklerose steigernde Wirkung der Blutdrucksteigerung spricht die häufige Komplikation der nephritischen Blutdrucksteigerung und Endarteriitis mit Elastikahypertrophie. Dagegen könnte das anscheinend stationäre Verhalten mancher Fälle von permanenter Hypertonie angeführt werden, doch mag dabei das Alter und die im Alter vielleicht abnehmende Anpassungsfähigkeit der Gewebe eine Rolle spielen.

Zur Klärung aller dieser Fragen könnte der praktische Arzt durch eine aufmerksame Feststellung des Beginnes und sorgfältige Überwachung des Verlaufes der angiosklerotischen Nierenerkrankungen viel beitragen. Vor allem aber ist eine experimentelle Lösung des Problems der renal reflektorischen Blutdrucksteigerung dringend notwendig, und auch eine experimentelle Nachprüfung der gegebenen Deutung der histologischen Reaktionen, die wiederum die schwierige Frage der Entzündung zur Aussprache stellt, unerläßlich.

Wenn wir uns auf Grund der entwickelten Vorstellungen die **Kurven** des Ablaufes der Sklerosen zeichnerisch veranschaulichen, und mit den chronischen Nephritiden vergleichen wollen, so müssen wir für die gutartigen Sklerosen sehr langsam abfallende Kurven wählen, welche die Zone der Niereninsuffizienz gar nicht oder erst nach Jahrzehnten durchschneiden.

Den ungemein verschiedenen Verlauf der chronischen Nephritiden muß dann ein Strahlenbündel darstellen, dessen Kurven in jeder beliebigen Neigung die Zone der Niereninsuffizienz erreichen kann.

Die Zone der Niereninsuffizienz, die dem höchsten Grad der allgemeinen und renalen Zirkulationsstörung entspricht, ist schraffiert.

Die Ordinate möge etwa den Querschnitt der Nierengefäßbahn in Prozenten der normalen Gefäßweite und damit den von oben nach unten zunehmenden Grad der renalen Zirkulationsstörung und gleichzeitig die mit fallender Kurve zunehmende allgemeine Gefäßkontraktion zum Ausdruck bringen. Die Abszisse bedeute die Zeit in Jahren.

Wir können dann den hohen Grad der renalen Zirkulationsstörung, den alle Kombinationsformen und manche gutartigen Sklerosen erreichen, durch eine kritische Linie bezeichnen, die oberhalb der Zone der Niereninsuffizienz dieser parallel verläuft. Sie soll zugleich den kritischen Grad der allgemeinen Gefäßkontraktion darstellen, bei dem mit Nachlaß der Vis a tergo die Gefahr des virtuellen Gefäßverschlusses, die arterielle Ischämie eintritt.

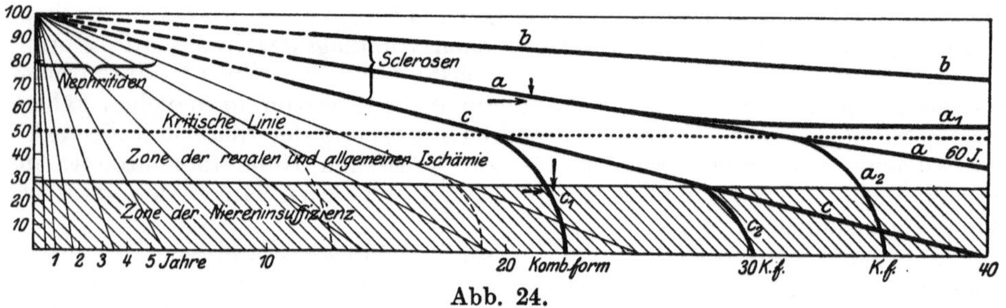

Abb. 24.
Diagramm des schematischen Krankheitsverlaufs der chronischen Nephritiden und Sklerosen.

Die mittlere (a) der Sklerosenkurven stellt die 3 Möglichkeiten des Verlaufes dar. Bei gleichmäßigem Fortschreiten des ungemein chronischen Verlaufes würde die kritische Linie erst nach 32 Jahren überschritten, die Zone der Niereninsuffizienz erst nach 45 Jahren erreicht, und der unwahrscheinliche Tod an Niereninsuffizienz wäre erst ca. 60 Jahre nach dem unbekannten Beginn der Erkrankung zu erwarten.

Die Gefäßveränderung in der Niere kann aber auch an jedem Punkte Halt machen und unter Konstanz der Blutdrucksteigerung bis zum Tode an Herzinsuffizienz stationär bleiben, was durch den der Abszisse parallelen Weiterverlauf der Kurve a_1 zum Ausdruck kommen soll.

Es kann aber auch, sobald erst die kritische Linie überschritten ist, bei Nachlaß der Herzkraft die Zirkulationsstörung rasch so hochgradig werden, daß der Ablauf der Erkrankung beschleunigt, die Zone der Niereninsuffizienz schnell erreicht und durchschritten wird (a_2).

Eine günstigere und eine ungünstigere Verlaufsmöglichkeit stellen die beiden anderen Kurven dar. Bei der durch die oberste Kurve (b) dargestellten Verlaufsart besteht überhaupt keine Möglichkeit, daß der Kranke in das Stadium der Ischämie und das der Niereninsuffizienz eintritt; bei der durch die unterste Kurve c dargestellten Verlaufsart kann schon nach 20 Jahren (c_1), aber auch noch später, nachdem die Zone der Niereninsuffizienz erreicht ist (c_2), die für den malignen Verlauf charakteristische Beschleunigung des Ablaufes infolge Nachlasses der Herzkraft eintreten. Es kann aber auch ohne eine solche „Kombination" bei geradlinigem Ablauf der Kurve der Tod an Niereninsuffizienz 40 Jahre nach dem unbekannten Beginn der Erkrankung erfolgen (c).

Auf der Kurve der Nephritiden ist durch ähnliche punktierte Kurvenänderungen angedeutet, daß auch bei diesen eine gleichartige Beschleunigung des Ablaufes durch Nachlaß der Herzkraft eintreten kann, wenn die kritische Linie überschritten ist.

Die Kurven der Verlaufsarten stellen gewissermaßen die Resultanten aus den 2 durch Pfeile angedeuteten Kräften dar, die den Querschnitt der Gefäßbahn in entgegengesetztem Sinne beeinflussen.

In der Richtung der Zeitabszisse, d. h. im Sinne der Verlangsamung des Ablaufes der Erkrankung wirkt die den Querschnitt der Gefäße erweiternde Kraft des Herzens, in der Richtung der Ordinate, d. h. im Sinne der Beschleunigung der Erkrankung wirkt die den Widerstand in der Gefäßbahn erhöhende Kraft der Gefäßkontraktion.

Wenn wir nun noch berücksichtigen, daß die primäre präsklerotische Gefäßerkrankung wohl in keinem Falle gleichmäßig fortschreitet und nie ganz gleichmäßig alle Gefäße gleich intensiv ergreift, daß daneben atheromatöse Prozesse der großen und — sekundäre — der kleinen Gefäße die Durchblutung einzelner Teile der Niere ganz unkontrollierbar beeinträchtigen können, so ergibt sich ohne weiteres, daß die Verlaufsmöglichkeiten auch hier, wie bei der chronischen Nephritis, unendlich groß sind, und wir werden dann auch verstehen, daß die histologischen Bilder an den einzelnen Elementen so verschieden sein können.

Wenn trotzdem der große Unterschied im Tempo des Ablaufes der Erkrankung zwischen der einfachen Sklerose und der Kombinationsform besteht, so spricht das entschieden für unsere Auffassung, daß bei der Kombinationsform ein Moment hinzutritt, das den Ablauf beschleunigt.

Man kann sich natürlich auch einen von vornherein steilen Verlauf der Kurve vorstellen und eine solche, wegen der Unkenntnis des Beginnes der Hypertonie aber ganz hypothetische Verlaufsart als Sclerosis progressiva bezeichnen. Man darf nur nicht darin allein das Wesen der malignen Sklerose erblicken, da zweifellos auch Fälle von sehr langsamem Verlauf in eine Sclerosis progrediens seu accelerata übergehen können, wie es die Kurven a_2 und c_2 zum Ausdruck bringen sollen.

Es versteht sich von selbst, daß die Kurven nicht den tatsächlichen Krankheitsablauf vorstellen sollen, sie sollen nur die Vorstellung erleichtern, daß die bösartige Form der Sklerose aus der gutartigen hervorgeht und sich durch eine mehr weniger plötzliche Änderung des Tempos des Ablaufes von ihr unterscheidet. Daß diese ungünstige Wendung auf einer Steigerung der Zirkulationsstörung bis zur renalen und allgemeinen Ischämie beruht, das ist eine Auffassung, die zwar noch nicht schlüssig bewiesen, aber mit den klinischen und histologischen Befunden gut in Einklang zu bringen ist.

Vorkommen: Wenn wir unter unseren Fällen nach Bedingungen Umschau halten, die für das Auftreten der hochgradigen Präsklerose der Nierengefäße, die der genuinen Schrumpfniere zugrunde liegt, wenn auch nicht in ätiologischem, so doch vielleicht in begünstigendem Sinne in Frage kommen können, so fällt zunächst das große Überwiegen des männlichen Geschlechtes — unter 36 Fällen sind nur 6 Frauen — und ein auffallendes Dominieren der besseren Stände auf. Mehr als die Hälfte unserer Fälle von Kombinationsform gehören den besseren Ständen an, die z. T. in aufregender, verantwortlicher Berufsarbeit ganz im Geschäfte aufgegangen sind, z. T. schlecht mit ihren Kräften gewirtschaftet oder unsinnig darauflos gelebt haben.

Als exogenen ätiologischen Faktor hatten wir auch das Blei für eine Kombination von Sklerose mit degenerativen und entzündlichen Prozessen in Frage gezogen. 4 unserer Fälle waren Arbeiter, die mit Blei zu tun hatten, 2 davon litten schon seit Jahren an Erscheinungen der chronischen Bleivergiftung. Es erscheint mir aber heute richtiger, die hypertonischen Bleinieren zu den chronischen Nephritiden bzw. Endarteriitiden zu rechnen, weil ihnen allem Anschein nach eine akute Drosselung des Blutstromes bei Gelegenheit der Bleikoliken zugrunde liegt. Dem entspricht auch der Typus der bleibenden Gefäßveränderungen bzw. -verengerungen, die sich in reinen Fällen durch eine besonders hochgradige Endothelwucherung und Endarteriitis obliterans auszeichnen.

Tabakabusus ließ sich unter unseren bis 1913 beobachteten Fällen anamnestisch 5mal, Alkoholabusus 2mal, beides vereint 5mal nachweisen. Typische Gicht fanden wir merkwürdigerweise nur in 3 von 36 Fällen, Lues war nur einmal dem Nierenleiden voraufgegangen.

Was das Lebensalter betrifft, so ist auch bei der Kombinationsform das Alter von 40—60 Jahren am meisten betroffen, und die jüngeren Fälle standen mit einer Ausnahme von 30 Jahren dicht vor dem 40. Lebensjahre.

Tabelle XII.

Alter	Geschlecht Männer	Geschlecht Frauen		lebend	gestorben: nicht autops.	gestorben, die Nieren waren: nicht geschrumpft	gestorben, die Nieren waren: geschrumpft
30—40	6	—	im Alter von 30, 2 × 38, 3 × 39	—	1	2	3
41—50	8	3	. . . .	3?	3	1	4
51—60	13	2	. . . .	2?	3	4	6
61—70	2	1	. . . .	—	1	—	2
76	1	—	. . . .	—	—	—	1
	30	6		5?	8	7	16

Aus der unserem Atlas entnommenen Tabelle geht ferner hervor, daß bei der Kombinationsform viel häufiger wie bei den blanden Sklerosen „Schrumpfnieren" gefunden wurden, daß aber immerhin in 30% der Fälle die Nieren noch nicht geschrumpft waren.

Der Beschreibung des Krankheitsbildes möchte ich ein typisches klinisches Beispiel aus Volhard und Fahr vorausschicken. Die Krankengeschichte stammt wiederum von meinem langjährigen Oberarzte Dr. August Keller, der auch von dieser Krankheitsgruppe das Material zusammengestellt und verarbeitet und mich durch seine wertvolle und selbständige Mitarbeit zu großem Danke verpflichtet hat.

W..., August, 45 Jahre alt, Großkaufmann.

Anamnese: Alkohol und Tabak mäßig (?). Lues negiert.

Vor 12 Jahren suchte Pat. wegen nervöser Beschwerden den Arzt auf. Dieser veranlaßte viermonatliche Ausspannung und äußerte später, Pat. hätte Eiweißverlust gehabt, jetzt sei der Urin aber wieder eiweißfrei. Vor 3 Jahren fühlte sich Pat. wieder nicht ganz wohl, konsultierte einen Arzt, der ihm Jod verordnete. Der Urin wurde ab und zu untersucht, es wurde aber nichts darin gefunden.

Im Jahre darauf (1908) klagte Pat. über migräneartige Kopfschmerzen, die er aber schon ungefähr ein Jahr lang verspürt hatte. Die Kopfschmerzen saßen über dem rechten Auge. Er wurde deswegen zu einem Augenspezialisten geschickt. Der Augenarzt prüfte nach Untersuchung des Auges den Harn auf Eiweiß. Als der Urin klar blieb schüttelte er den Kopf und sagte: „Das ist eigentümlich." Nach Rücksprache mit dem Augenarzt schickte ihn der Hausarzt zur Erholung ins Gebirge, woselbst Pat. ohne Beschwerden noch anstrengende Bergtouren machte. Nach der Rückkehr schickte der Hausarzt den Pat. zur Untersuchung nach einer Universitätsaugenklinik. Dort stellte man sich auf den Standpunkt des Hausarztes, der sich der Ansicht des erst konsultierten Augenarztes, daß eine Nierenerkrankung vorliege, nicht anzuschließen vermochte. Daraufhin im Herbst 1908 Konsultation einer Autorität auf dem Gebiet der internen Medizin. Schrieb dem Hausarzt, fraglich ob Neurasthenie, Arteriosklerose oder Migräne. Pat. soll wenig Fleisch essen, Jagd gehen etc. Pat. machte dann eine Jodkur durch und trank viel Vichy-Wasser. Daraufhin war der Kopfschmerz fast weg. 22. VIII. 1908 Augenbefund: In der Umgebung der Papille große Zahl feiner, meist radiär gestellter, länglicher Blutungen. An den Blutgefäßen kein sicherer Befund. Daher wurde Arteriosklerose der feineren Gefäße angenommen. Keine Papillitis. Frühjahr 1909 wieder Kopfschmerz. Schlechtes Aussehen. Nochmalige Untersuchung von oben erwähntem Internisten und in Augenklinik. Jetzt wurde Eiweiß, Retinitis albuminurica und erhöhter Blutdruck gefunden.

Weihnachten 1909 Druckgefühl auf der Brust. Einmal waren kleine Blutfäserchen in dem spärlichen Auswurf, nunmehr auch ausgesprochene Nykturie. Pat. mußte jede Nacht 3—4 mal heraus zum Urinieren. Aber schon jahrelang vorher hatte Pat. regelmäßig einmal nachts zum Urinieren aufstehen müssen und hatte auch sicher schon ca. 2 Jahre lang mehr Urin gelassen, wie früher, eine Erscheinung, die für nervös gehalten wurde. Pat. kommt am 20. 1. 1910 zum Krankenhaus wegen der Kopfschmerzen, die besonders im Nacken sitzen und wegen Schlaflosigkeit.

Status praesens vom 20. I. 1910:

Untermittelgroßer, mäßig kräftig gebauter Mann, in mäßigem Ernährungszustand. Fahle, graugelbliche Hautfarbe. Verdrossener, etwas lamentabler Gesichtsausdruck. Keine Ödeme.

Äußeres Auge ohne Befund. Pupillen gleichweit, reagieren auf Licht und Konvergenz.

Augenhintergrund: Ausgesprochenster Befund der Neuroretinitis albuminurica.

Zunge bräunlich belegt. Sehr übler Foetor ex ore. Auf Beklopfen besteht Schmerzhaftigkeit des Hinterkopfes. Der Schmerz zieht angeblich vom Hinterkopf und Nacken über den ganzen Schädel. Oft setzt er sich oberhalb der Augen fest, dann wieder an den Schläfen. Häufig tritt er frühmorgens auf, zuweilen auch nach dem Essen. Pat. zeigt sich über die Qual, die er ausstehen muß, sehr unglücklich, und über die Untätigkeit, zu der er dadurch verdammt ist. Er gibt sich jedoch gar keine Mühe darüber hinwegzukommen, plagt ohne Unterlaß seine Umgebung mit Lamentationen und mit allen möglichen nichtigen Wünschen, regt sich fortwährend über die nebensächlichsten Dinge auf und läßt sich nur sehr schwer von seiner mißlichen Stimmung ablenken.

Normaler Lungenbefund.

Herz: Hebender Spitzenstoß im 5. Interkostalraum, in der Mamillarlinie. Herzgrenzen: Rechter Sternalrand, 4. Rippe, Mamillarlinie. Reine Töne, Akzentuation des 2. Aortentons. Herzaktion regelmäßig. Frequenz normal.

Leber ein Querfinger unter Rippenbogen. Reflexe lebhaft. Kein Klonus, kein Babinski.

Verlauf: Pat. befand sich bis zum 10. II. 1910 in Beobachtung. Das Verhalten und das Befinden des Patienten blieb während dieser Zeit unverändert. Morgens nach dem Erwachen befand sich Pat. immer ziemlich elend. Am 7. II. war er dabei kurze Zeit nicht ganz orientiert, klagte sehr über Mattigkeit und hatte den ganzen Tag etwas Brechneigung.

Blutdruck: bis 238 mm Hg. Bei der Messung deutlich Alternans.

Wasserausscheidung: Urinmengen stets reichlich, fast ausnahmslos über 2½ l, meist über 3 l, bis 3½, auch 3¾ l pro die, bei einer Zufuhr von mindestens 2½—4 l.

Wasserversuch am 24. I.: 887 ccm in 4 Stunden, größte halbstündige Einzelportion 150 ccm. Am 29. I. 1085 ccm in 4 Stunden, größte halbstündige Einzelportion 195 ccm.

Die spez. Gewichte des Harnes betrugen 1006—1009. Höchst beobachtetes spez. Gewicht in den Einzelportionen **1011**.

Albumen: ¾—2 ‰.

Harnsediment: Enthält keine roten Blutkörper, dagegen Leukocyten, verfettete Epithelien und Zylinder.

NaCl-Ausscheidung: Maximal 0,52 %.

N-Ausscheidung: Bei N-armer Diät maximal 0,52 %.

Rest-N: 42 mg %.

Nach der Entlassung aus dem Krankenhause machte sich bei dem Pat. ein gewisser Rückgang auf geistigem Gebiete bemerkbar.

Er verlangte dauernd in geradezu kindischer Weise die verschiedensten Dinge: Handreichungen, ganz zwecklose Veränderungen seiner Umgebung, oder das Erscheinen von Personen etc. Erschienen die betreffenden Personen nicht sofort, so schickte er einen Wagen oder ließ telegraphieren. Dabei hatte er gar keinen Begriff von der Zeit, die zur Ausführung seiner Wünsche nötig war. Öfter wurde er, wenn seine Wünsche nicht schnell genug erfüllt wurden, sehr ausfällig. Die Klagen über Kopfschmerz wurden im ganzen geringer. Die Schlaflosigkeit bestand aber fort. Schließlich brachte man den Patienten nach einem Sanatorium, woselbst man erst der Ansicht war, die psychische Veränderung des Patienten beruhe auf einer Überfütterung mit Morphium. Als aber nach völliger Entziehung keine Änderung eintrat, glaubte man, es handle sich um eine Psychose und veranlaßte die Überführung des Patienten nach einer Irrenanstalt. Daselbst stellte man die Diagnose: Paralysis progressiva. Man fand eine starke Polyurie, durchschnittlich 2,7 l pro Tag, davon 1,2 l zur Nachtzeit. Der Urin enthielt keine Formbestandteile, jedoch 2,4—3,5 ‰ Albumen. Die Sehnenreflexe waren gesteigert, die Pupillen reagierten meist überhaupt nicht, zuweilen aber auch ganz gut. Man bemerkte auch eine Differenz der Pupillen. Es bestand grobschlägiger Tremor, links mehr wie rechts, Neigung zu hypochondrischen Vorstellungen, Inkohärenz, Urteilsschwäche, Verwechslung von Namen und Worten, Silbenstolpern und Auslassen von Silben. „Anscheinende Sehstörungen, die tatsächlich keine sind, sondern auf momentan auftretenden und wieder schwindenden Defekten des Vorstellungsvermögens beruhen. Z. B. greift Pat. nach einem Wasserglas, greift aber daneben, führt dann die Hand zum Munde, wie wenn er das Wasserglas darin hätte, beginnt Schluckbewegungen auszuführen. Darauf aufmerksam gemacht, schiebt Pat. alles auf die Schwäche seiner Augen. Dabei erkennt er die Personen seiner Umgebung ganz gut. Größen- und Beeinträchtigungsideen. Protzenhaftigkeit. Jede Krankheitseinsicht geht dem Patienten ab. Er hält sich für imstande, in sein Geschäft zu gehen."

Nur das Sträuben seiner Angehörigen bewahrt den Patienten vor Entmündigung und Stellung unter Vormundschaft.

Am 4. VI. 1910 wird Pat. wieder dem Krankenhause überwiesen. Der Status entspricht im großen ganzen dem früheren. Die Farbe der Haut im Gesicht ist noch mehr graubräunlich geworden. Zunge dunkelbraun, belegt.

Augenbefund entspricht dem früheren. Sehschärfe sehr verschlechtert. Am Herzen jetzt systolisches Geräusch. Verstärkter, nach links verlagerter Spitzenstoß. Akzentuation des 2. Aortentones.

Pupillenreflex träge. Pupillen eng.

Reflexe der oberen Extremität lebhaft, desgleichen Patellar- und Fußsohlenreflex. Kein Klonus, kein Babinski. Auffallende Muskelunruhe, besonders linksseitig. Die linke Hand, resp. die einzelnen Finger führen beständig kratzende und pflückende, sowie zuckende Bewegungen aus. Leichte mimische Fazialisschwäche links. Periodisches Aussetzen der Atmung, jedoch kein An- und Abschwellen. Dyspnoe beim Blutdruckmessen.

Verlauf: Am 7. VI. blutig gefärbter Auswurf und Rasselgeräusche r. h. u. Die schwere psychische Depression, die Pat. bei der Aufnahme darbot, schwindet allmählich. Pat. erzählt nicht mehr soviel von seinem Aufenthalt in der Irrenanstalt und verhält sich ganz ruhig, geordnet, bleibt ganz gut bei der Sache. Zuweilen taucht aber wieder die Erinnerung an seinen Aufenthalt in der Irrenanstalt auf, und er ist dabei ganz unglücklich und verzweifelt.

Sein psychisches Verhalten ist jetzt wieder ganz das gleiche, wie beim ersten Krankenhausaufenthalt. Seine vielfachen Ansprüche und Wünsche kehren wieder. Er beginnt wieder damit seine Umgebung geradezu zu tyrannisieren. Seine Hauptklagen sind Mattigkeit, Appetitlosigkeit und schlechter Schlaf. Am meisten bedrückt ihn seine Schwäche. Er erzählt viel von seiner früheren außerordentlichen Leistungsfähigkeit. Am 17. VI. ist Pat. überaus matt und elend. Er hatte die ganze Nacht nicht schlafen können, schlief etwas über Tag, wurde darauf aber nicht frischer. Den ganzen Tag über heftiges Würgen, einmal auch Erbrechen. 11 Uhr abends plötzlich heftiger Schmerz in der Herzgegend mit furchtbarem Angstgefühl. Pat. springt aus dem Bett und schreit fürchterlich. Schon bald danach hustet er blutig gefärbte, wäßrige Flüssigkeit aus. Unter fortwährender Expektoration solcher blutig wäßriger Schaummassen tritt über Nacht Koma ein. Kampfer, Koffein, Strophantin und Adrenalin ohne jeden Effekt. Koma und Lungenödem dauern unverändert an bis zum 19. VI. morgens. Allmähliches Versagen der Herztätigkeit. Exitus am 19. VI. mittags 12 Uhr.

Blutdruck betrug 215—218 mm Hg. Sub finem sank er ab.

Die Wasserausscheidung erreichte noch 5 Tage ante exitum 3800 ccm in 24 Stunden.

Wasserversuch: Am 14. VI. 880 ccm in 4 Stunden. Größte halbstündige Einzelportion 150 ccm. Das spez. Gewicht des Harnes schwankte zwischen 1004 und 1008. Am Tage vor dem Tode stieg das spez. Gewicht bei stark verminderter Harnmenge in Einzelportionen bis auf **1016** an.

Das Albumen betrug $^3/_4$—1 ‰.

Der Harn enthielt Leukocyten, verfettete Epithelien und granulierte Zylinder, keine roten Blutkörper.

NaCl-Ausscheidung: Maximal 0,65 %.

N-Ausscheidung: 0,86 %.

R-N: 100 mg.

Klin. Diagnose: **Typische Kombinationsform im Endstadium.** Hirnarteriosklerose. Koronarsklerose.

Autopsie (Dr. Fahr):

Gesamtbefund: Kombinationsform mit Schrumpfung. Herzhypertrophie. Arteriosklerose der Aorta und der Hirngefäße. Koronarsklerose. Ausgedehnte bronchopneumonische Herde in beiden Lungen. Lungenödem. Retinablutungen. Herzgewicht 560 g.

Nieren makroskopisch: Beide Nieren sind deutlich verkleinert. Das Gewicht beträgt je 100 g. Die Kapsel ist etwas adhärent, die Oberfläche allenthalben gleichmäßig granuliert. Die Nierensubstanz ist von zäher Konsistenz, die Rinde stark verschmälert, von zahlreichen dunkelbräunlichen Fleckchen und Streifchen durchsetzt, die sich auch auf die Pyramiden fortsetzen. Die Schnittfläche der Nieren zeigt insgesamt ein gelbgraubräunlich marmoriertes Aussehen. Rinden- und Pyramidensubstanz sind nicht deutlich gegeneinander abgesetzt.

Nieren mikroskopisch: Ziemlich diffuse Bindegewebsentwicklung mit auffallend zahlreichen, kleinzelligen Infiltraten. Die erhaltenen Harnkanälchen stellenweise erweitert, Zylinder, zahlreiche verödete Glomeruli. Daneben Glomeruli aber auch vielfach gut erhalten, an anderen wieder sehr beträchtliche Verfettungen. Starke kapilläre Stauung, kleine Blutungen. Auffallend starke Arteriosklerose der kleinen und kleinsten Gefäße (Vasa afferentia). Besonders starke Verfettungen daselbst (vgl. Abb. 1, Tafel VIII).

Die **Symptomatologie** weist große Ähnlichkeit, ja Übereinstimmung mit dem Krankheitsbilde der blanden Sklerose auf, nur gesellen sich entsprechend der wenig, deutlich oder stark ausgebildeten „nephritischen" Komponente im histologischen Bilde auch klinisch renale Symptome verschiedener Abstufung zu den kardialen und vaskulären der Hypertonie, die ihrerseits selbst meist schwerer, ernster und bösartiger in die Erscheinung treten.

Das pathognomonische Phänomen der Sklerose, die Blutdrucksteigerung ist auch hier das obligatorische Symptom, und sie erreicht gerade bei der Kombinationsform die höchsten zu beobachtenden Grade.

Blutdruckwerte, die niemals 200 mm Hg erreichten, fanden wir nur in 8 von 36 Fällen. Und unter diesen 8 sind 5 Fälle, die Höchstwerte von 190—198 mm Hg erreichten. (Vgl. Tabelle XIII.)

Tabelle XIII:

Blutdruck unter 170 mm Hg	1,	200—219	. . . . .	6
170—189 „ „	2,	220—239	. . . . .	9
190—199 „ „	5,	240—259	. . . . .	9
		260—280	. . . . .	4
	8			28

Bei diesen malignen Formen der Sklerose trifft also hochgradige und auch besonders die kleinsten Gefäße befallende Arteriosklerose fast ausnahmslos mit exzessiver Blutdrucksteigerung zusammen, doch kommen Dauerwerte von 240 mm und darüber auch bei den gutartigen, stationären Hypertonien vor.

Wenn wir das Endstadium der Sklerose oder die zum Endstadium hineilende Sklerose, die ich der Kürze halber auch weiterhin als Kombinationsform bezeichnen will, bezüglich der Häufigkeit der ganz hohen Blutdruckwerte mit den 3 Stadien der diffusen Nephritis vergleichen, so erhalten wir folgendes instruktives Bild:

Tabelle XIV:

Maximale Blutdruckwerte	Nephritis I	Nephritis II	Nephritis III	Komb.-form
201—240	1	4	9	15
240—280	—	—	5	13
in Summa	1	4	14	28
von insgesamt	62	32	37	36 Fällen.

Im Gegensatz zur blanden Sklerose haben wir bei der Kombinationsform nie eine transitorische Blutdrucksteigerung gesehen.

Drucksenkungen von ungünstiger Bedeutung infolge finaler Herzschwäche wurden in mehreren Fällen beobachtet. Im allgemeinen variieren die Blutdruckwerte bei der Kombinationsform in bescheidenen Grenzen um eine recht hohe Mittellage und weisen keine Neigung zu erheblichen Schwankungen nach unten auf.

Fälle, die kurz ante finem mit Herzschwäche und einem normalen — in Wahrheit stark gesunkenen — Blutdruck zur Aufnahme gelangen, können natürlich erhebliche diagnostische Schwierigkeiten bereiten, doch wird in der Regel die Form und Größe des insuffizienten Herzens erkennen lassen, daß der scheinbar normale Druck zurzeit abnorm niedrig ist.

Der Höhe des Blutdruckes entspricht bei der Kombinationsform auch der Grad der Herzhypertrophie. Von allen Nierenaffektionen finden wir bei dieser die größten Herzen; in dem in unserem Atlas als Beispiel XXXXIX angeführten Falle wog das Herz 1000 g. Das Durchschnittsgewicht von 10 Fällen, in denen die Herzgewichte festgestellt wurden, beträgt 732 g gegen 570 g bei den gutartigen männlichen Sklerosen.

Vermißt wurde eine Hypertrophie in keinem Falle, auch nicht bei einem 76jährigen Manne, der kurz ante exitum ohne Blutdrucksteigerung mit Bronchopneumonie zur Aufnahme kam, und eine Fettdurchwachsung und fleckweise lehmgelbe Verfettung des Herzmuskels aufwies.

Bezüglich der **kardialen Symptome** kann auf das verwiesen werden, was bei der Hypertonie ausgeführt wurde, soweit es die subjektiven und objektiven Symptome betrifft.

Die Zeichen der Hypertrophie sind sehr ausgesprochen, man fühlt das systolische Plateau des hebenden Spitzenstoßes. Der 2. Aortenton ist fast regelmäßig verstärkt, ja klingend; der 2. Pulmonalton oft akzentuiert, bisweilen der 2. Ton nicht nur an der Spitze, sondern an allen Ostien abnorm laut hörbar.

Der präsystolische Galopp ist ungemein häufig, der diastolische nicht selten zu hören oder zu fühlen. Kurz, wir finden alle Symptome wieder, die der Hypertonie ihre Entstehung verdanken, auch die relativ geringe Neigung zu stärkerer Arrhythmie. Was aber dort über den gutartigen Verlauf der relativen Insuffizienz des muskelstarken Herzens gesagt wurde, gilt nicht in gleicher Weise für die Kombinationsform. Meist schließt sich ziemlich bald das Stadium der absoluten Herzinsuffizienz an, das nur zu häufig jeder Therapie trotzt oder nach kurzer und unbedeutender Besserung der Herzkraft rasch wiederkehrt.

Der prognostisch ungünstige Pulsus alternans findet sich dementsprechend noch häufiger bei der Kombinationsform wie bei der blanden Hypertonie. Er wurde in 11 Fällen notiert, ist aber sicher noch häufiger.

Daß das Herz bei der Kombinationsform, wenn einmal die ersten Erscheinungen von Herzschwäche eingetreten sind, rascher erlahmt wie bei der einfachen Sklerose, das hat wohl abgesehen von der Höhe der Widerstände seinen Grund darin, daß die schwere Arteriosklerose sich in der Mehrzahl der Fälle auch auf die Koronargefäße erstreckt. Wir fanden bei 23 Autopsien nicht weniger als 14mal eine erhebliche Koronarsklerose. Sie tritt auch klinisch bei den Kombinationsformen viel häufiger in die Erscheinung als bei den blanden Sklerosen.

Zu den charakteristischen nächtlichen Asthmaanfällen, die zuweilen in ausgesprochenes Lungenödem übergehen, gesellen sich dann noch anginöse Beschwerden, Beklemmungsgefühle, Herzangst mit Schweißausbrüchen, Herzkrämpfe und echte Angina pectoris.

Ödem bestand in der Hälfte der Fälle und erreichte oft enorme Grade, die sich nur sehr schwer der Behandlung zugänglich zeigten. Bei relativ guter Herzkraft fehlten die Ödeme selbst in denjenigen Fällen, in welchen die nephritischen Erscheinungen vollständig ausgeprägt waren; umgekehrt wurde in keinem Falle von Ödem ein hoher Grad von Herzschwäche vermißt. Wir haben daher den Eindruck gewonnen, daß wie bei der Hypertonie so auch bei der Kombinationsform das Ödem meist kardial und nicht renal bedingt ist. Doch ist auch mit der Möglichkeit zu rechnen, daß ausgedehntere degenerative Prozesse im ischämischen Parenchym die Ödembereitschaft verstärken können.

Die renalen Symptome der Kombinationsform. Der Harnbefund des einzelnen Falles braucht kein besonderes, nur für die Kombinationsform typisches Verhalten zu zeigen. Um so charakteristischer ist das Bild, das wir bei einer Synopsis der Harnbefunde sämtlicher Fälle von Kombinationsform erhalten.

Wir haben auch hier zwei Extreme, auf der einen Seite noch den Harnbefund der reinen Hypertonie, auf der anderen Seite den typischen „Schrumpfnierenharn“ und dazwischen alle Übergänge einer fortlaufenden Entwicklung, genau wie bei dem Übergang der chronischen Nephritis aus dem hypertonischen Dauerstadium in das ischämische Endstadium.

Im Frühstadium verhält sich der Harn normal wie bei der Sklerose. Es fehlen die nephritischen Züge noch fast vollständig im histologischen wie im klinischen Bilde. Aber es tritt das kardiale oder kardio-vaskuläre Moment noch stärker in die Erscheinung als bei der Sklerose; die Nykturie ist bei der Kombinationsform die Regel. Sie kann der Vorgeschichte nach schon seit Jahren — also schon im rein hypertonischen Stadium — bestanden haben; sie kann aber auch erst in allerjüngster Zeit aufgetreten sein. Hier ist noch schwerer zu entscheiden als bei der reinen Sklerose, wie weit das vaskuläre Moment, ein nächtlicher Nachlaß der Gefäßspannung eine Rolle spielt, der zugleich die Aufnahme von Gewebswasser in das Blut und den gehemmten Blutstrom in der Niere beschleunigt. Fast stets steht das kardiale Moment im Vordergrunde, fast stets läßt sich eine relative Insuffizienz des starken Herzens entweder anamnestisch aus den nächtlichen Asthmaanfällen, klinisch aus leichten Ödemen nachweisen oder wenigstens nicht sicher ausschließen, da ja in den meisten der früh, d. h. noch vor Eintritt der Niereninsuffizienz auf malignen Verlauf verdächtigen Fälle die Herzinsuffizienz im weiteren Verlauf manifest wird.

In diesen Früh- oder Übergangsfällen kann die Menge und Farbe des Harnes noch normal, die Variabilität der Nierenfunktion, abgesehen von der abnormen Verteilung der Menge zwischen Tag und Nacht, noch erhalten sein; und es kann bei Nachlaß der Herzkraft die Menge sinken unter Zunahme von Farbe und Konzentration.

Je mehr aber die Durchblutung der Niere abnimmt, je zahlreicher die Gefäßverschlüsse das bis dahin gesunde Parenchym in seiner Ernährung herabsetzen, desto mehr tritt allmählich die renale Komponente in der Diurese in die Erscheinung. Es ist nicht so sehr der nephritische Charakter, als der renale Typus der Diurese des insuffizienten Nierenrestes, der das Harnbild verändert.

Die Variabilität der Nierenfunktion nimmt ab, die Nykturie wird stärker; es gesellt sich dazu bei genügender Herzkraft auch eine Tagespolyurie, bis schließlich der typische „Schrumpfnierenharn“ resultiert, der helle dabei trübe Harn, der in konstanter Zusammensetzung und fast konstanten Stundenmengen vom maximal arbeitenden atrophierenden Nierenrest produziert wird, genau so wie bei dem Endstadium der diffusen Glomerulonephritis, der sog. sekundären Schrumpfniere.

Je länger die Herzkraft erhalten bleibt, um so typischer tritt diese charakteristische Form der Diurese des insuffizienten Nierenrestes in die Erscheinung. Auch hier ist die Polyurie eine Zwangspolyurie; der Kranke fährt fort, große Harnmengen zu produzieren trotz Trockendiät. Die Wage verrät dabei die Wasserabgabe aus den Geweben und erklärt die rasche Zunahme eines unbezwinglichen Durstgefühls.

Genau wie bei dem Endstadium der ehemals akuten Nephritis bleibt der Harn auch dann dünn und hell, wenn die Herzkraft und die Polyurie nachläßt; kurz, das Endstadium der Kombinationsform, d. h. das Stadium der (Spät-) Ischämie auf der Basis der primären Sklerose, die genuine Schrumpfniere unterscheidet sich bezüglich des Harnbildes in keiner Weise von dem Endstadium der diffusen Glomerulonephritis, der sekundären Schrumpfniere.

Die „Kombination“ von Sklerose mit Nephritis, d. h. mit der für Nephritis charakteristischen Nierenischämie und die fortschreitende Entwicklung der letzteren läßt sich bisweilen an dem Typus der Harnabsonderung sehr deutlich verfolgen. Vor unseren Augen nimmt die Variabilität der Nierenfunktion ab, vollzieht sich der Übergang von der Normalurie mit Nykturie der Sklerose zu der Polyurie und Hyposthenurie des Endstadiums der Nephritis, die ihrerseits wieder unter dem Einfluß der Herzschwäche in Pseudonormalurie und Oligurie mit Isosthenurie übergehen können.

Albuminurie. Die gleiche Entwicklung läßt sich bezüglich der Albuminurie verfolgen. In den relativ seltenen Frühfällen kann wie bei der Sklerose das Eiweiß im Harn noch vollständig fehlen, wenn schon der Augenspiegel das Hinzutreten der ischämischen Komponente verrät. In 3 von unseren Fällen wurde die Retinitis albuminurica zuerst vom Augenarzt entdeckt, aber wegen des vollständigen Fehlens von Albuminurie die Diagnose in Zweifel gezogen.

Mit Fortschreiten der allgemeinen und renalen Ischämie tritt aber wohl regelmäßig Eiweißausscheidung im Harne auf. Sie hält sich zwar meist in bescheidenen Grenzen, ist aber im Gegensatz zu der übergroßen Mehrzahl der stationären Sklerosen deutlich und konstant, und beträgt ½—1—2‰. Stärkere Grade von Albuminurie werden meist durch das sehr häufige Hinzutreten von Herzschwäche bedingt und sind dann wie bei der Sklerose von Ödem begleitet. Während aber bei jener Werte über ½‰ ohne Herzschwäche nur ganz selten erreicht werden, finden wir solche bei der ausgebildeten Kombinationsform auch ohne manifeste Herzschwäche fast regelmäßig.

Andererseits haben wir ganz hochgradige Albuminurien, wie sie bei den — parenchymatösen — „Mischformen“ jeden Stadiums der Nephritis beobachtet und auf Überwiegen der (sekundären) degenerativen Prozesse zurückgeführt wurden, bei der Kombinationsform ohne Herzschwäche nie gesehen.

Sediment. Im Bodensatz des oft schon makroskopisch getrübten Harnes fehlen die charakteristischen Nierenbestandteile nur ganz ausnahmsweise und nur in den frühesten Stadien ohne Albuminurie. Im weiteren Verlauf werden Zylinder jeder Art und reichlich Leukocyten so gut wie regelmäßig gefunden, meist auch verfettete Nierenepithelien, gelegentlich auch doppelbrechende Lipoide, seltener dagegen rote Blutkörperchen.

Nierenfunktion. Wie schon bei der Besprechung der Harnabscheidung hervorgehoben wurde, ist die Nierenfunktion bei der Kombinationsform sehr verschieden, je nach dem Grade und dem Stadium der ischämischen Atrophie des Parenchyms.

In den Frühfällen ist die Funktion gut, die Variabilität erhalten wie bei der Sklerose, in den Endstadien der Kombinationsform ist die Variabilität aufgehoben, die Funktion aufs schwerste gestört. Dazwischen kommen alle Übergänge vor, denn wir haben es nicht mit bleibenden Zuständen, sondern mit einer fortschreitenden Entwicklung, und zwar mit einer verschieden rasch fortschreitenden Ernährungsstörung der einzelnen sekretorischen Elemente zu tun.

Die Wasserabscheidung. Der Wasserversuch fällt bei den Frühstadien, unter denen wir uns Fälle von schwerster Sklerose an der Grenze der Kompensation vorzustellen haben, noch gut, ja wie es scheint gerne überschießend aus; sehr bald läßt sich aber eine Schädigung des Wasserausscheidungsvermögens nachweisen. Die halbstündigen Einzelportionen werden kleiner; die Ausscheidung von 1500 ccm, die größtenteils in die ersten 2 Stunden fallen sollte, zieht sich gleichmäßig über die 4 Stunden hin; in noch weiter vorgeschrittenen Fällen — und diese bilden die Mehrzahl — gelingt es überhaupt nicht mehr, profuse und rasche Diuresen durch eine einmalige große Wasserzufuhr zu erzielen. Bei weitaus den meisten Kombinationsformen fällt der Wasserversuch schlecht oder ganz schlecht aus, oft freilich infolge gleichzeitig bestehender Herzschwäche, was die Beurteilung sehr erschwert.

Beispiele: Ausfall des Wasserversuches (1500 ccm nüchtern getrunken),

Zeit	fast normal		überschießend		Qualitativ schlecht, verzögert, in gleichen Einzelportionen		schlecht		sehr schlecht	
	Menge	Spez. Gew.	Menge	Spez. Gew.	Menge	Spez. Gew.	Menge	Spez. Gew.	Menge	Spez. Gew.
8							20 60	1009 1005	50	1017
8½	270	1007	350	1008	125	1018	100	1005		
9	380	1003	400	1002	150	1005	45	1008	50	1013
9½	370	1003	380	1003	175	1001	45	1008	70	1008
10			370	1003	180	1002	90	1008	30	1013
10½	110	1007	200	1003	200	1003	90	1007	20	
11	80	1006	160	1004	200	1006	60	1010		
11½			75	1007	180	1008	45	1013		
12	70	1011	85	1008	150	1011	25			
	1280		2020		1350		580		80	1016
									300	
	Frühfall		Frühfall		Frühfall vgl. Atlas S. 259		vgl. Atlas Fall XXXXIX Übergangsfall mit Herzinsuffizienz		vgl. Atlas Fall XXXXVIII Desgl.	

Aber gerade in den Fällen von Polyurie bei relativ gutem Zustand des Herzens, in denen eine gesteigerte, scheinbar also vorzügliche Wasserausscheidung besteht, läßt sich mit Hilfe des Wasserversuches eine schwere Schädigung des Wasserausscheidungsvermögens nachweisen, genau wie bei dem III. Stadium der diffusen Nephritis, der sog. sekundären Schrumpfniere.

Konzentration: Noch wichtiger, wie die Prüfung der Wasserausscheidung, ist die des Konzentrationsvermögens, weil dieses weniger extrarenalen, insbesondere weniger kardialen Einflüssen unterworfen ist.

Auch die Konzentrationsfähigkeit ist bei der Kombinationsform sehr verschieden und in erster Linie abhängig von dem Grade der ischämischen Atrophie der Tubuli.

Bei den Frühformen finden wir die Konzentration gut erhalten. Daraus geht hervor, daß selbst schwere Präsklerose der kleinen Nierengefäße — die ja bei allen Kombinationsformen, auch ihren Frühstadien ohne Ausnahme besteht — allein nicht zu einer Schädigung der Nierenfunktion bzw. des Konzentrationsvermögens führt, es sei denn, daß sekundär eine höchstgradige Verkleinerung des Organes, Schrumpfung und Atrophie infolge der Sklerose sich entwickelt, das wir jedoch bisher noch nicht gesehen haben. In den Endstadien der Kombinationsform treffen wir dagegen genau dieselbe schwere Schädigung des Konzentrationsvermögens, die fast absolute Fixation des spezifischen Gewichtes um 1010—1012, wie bei dem Endstadium der diffusen Nephritis. Und wie bei jenem gelingt es den kranken Organen weder im künstlichen Konzentrationsversuch, noch im natürlichen, bei Herzschwäche, die Konzentration des Harnes nennenswert über Blutkonzentration zu erhöhen.

Und hier wie beim III. Stadium der primären diffusen Nephritis entspricht der charakteristischen konstanten Diurese des insuffizienten atrophierenden Nierenrestes der histologische Befund, die Abplattung der Epithelien, die Erweiterung der inselförmig erhaltenen und hypertrophischen Kanälchen und die Hypertrophie der verschonten Glomeruli.

In denjenigen Fällen, in denen es gelingt, die Entwicklung der Krankheit, das Fortschreiten der progressiven Sklerose vom Frühstadium aus zu verfolgen, kann man die Abnahme der Konzentrationsfähigkeit deutlich beobachten.

So fanden wir in einem besonders rasch verlaufenden Falle:

im	Monat	X.	12: 1027,
„	„	XI.	12: 1022,
„	„	III.	13: 1014,
„	„	IV.	13: 1012.

Häufiger sehen wir die Kombinationsform erst in einem Stadium, in dem die zirkulatorische Schädigung der Nierenfunktion schon weiter vorgeschritten ist.

In 21 von 36 Fällen war die Konzentrationsfähigkeit bereits unter 1020 gesunken, in den übrigen 15 wurden aber doch immerhin Werte von 1029—1020 im Konzentrationsversuch erhalten.

Da man nun Werte von 1020 auch bei gutartigen Sklerosen von ganz chronischer Verlaufsart — sei es infolge von Herzschwäche oder Alter, oder ungenügender Ernährung, oder infolge sehr lange bestehender und weit vorgeschrittener Erkrankung — gelegentlich findet, so ist die Feststellung einer mäßigen Konzentrationsbeschränkung nicht ausreichend, um in der Differentialdiagnose daraufhin allein mit Sicherheit die folgenschwere Entscheidung für maligne Verlaufsart zu treffen, so wenig, wie gute Konzentrationsfähigkeit gestattet, eine maligne Verlaufsart zur Kombinationsform auszuschließen, da ja andererseits auch normal hohe Konzentrationen von 1025—1029 von Frühfällen erreicht werden können.

Nur in 13 von 36 Fällen war die Fixation der Konzentration so typisch ausgesprochen, daß eine gewöhnliche gutartige Sklerose gar nicht in Betracht gezogen werden konnte, sondern die Differentialdiagnose sich nur noch zwischen genuiner und sekundärer Schrumpfniere zu entscheiden hatte.

Kochsalz: Das Ausscheidungsvermögen für Kochsalz verhält sich ähnlich, wie das für Wasser. Es ist bei den Frühfällen gut erhalten, wie bei den Sklerosen, bei den Endstadien geschädigt, so wie bei der sekundären Schrumpfniere. Die NaCl-Ausscheidung unterliegt bei der Kombinationsform noch mehr extrarenalen, d.h. im wesentlichen kardialen Einflüssen, wie bei der blanden Sklerose, und es ist von einer genaueren Prüfung mittelst des Versuches der NaCl-Zulage für die Differentialdiagnose sehr wenig zu hoffen. Je fixierter das spezifische Gewicht, um so eher ist eine Störung der NaCl-Konzentration, eine Abnahme der prozentigen NaCl-Ausscheidung zu erwarten, doch können selbst bei Fällen mit typischer Fixation des spezifischen Gewichtes maximal noch prozentische Werte von 0,8, ja 0,9 während einer erzwungenen oder spontanen Oligurie pathologischen Ursprungs beobachtet werden.

Bemerkenswert ist, daß die NaCl-Konzentration bei der **Nykturie** in den größeren Harnmengen der Nacht höher sein kann, als in den kleineren des Tages.

Beispiel:

	Flüssigkeitszufuhr	Na Cl-Zufuhr	Harnmenge	Na Cl %	Na Cl gesamt
17. VIII.	2500	ca. 6 g	1055	0,61	6,4
18. „	1875	„ + 10 g Na Cl	2125	s. nebenstehend	11,3
19. „	1750	ca. 6 g	1610	0,54	8,7
20. „	2950	„	1840	0,5	9,4

		Menge	NaCl%	Ges.
18. VIII.	9 h	10	0,47	0,05
	11	40	0,29	0,12
	1	80	0,37	0,3
	3	120	0,49	0,59
	5	150	0,41	0,62
	7	90	0,40	0,36
	9	80	0,41	0,33
19. VIII.	12 h	230	0,43	1,0
	$1^1/_2$	250	0,64	1,61
	$4^1/_2$	450	0,66	2,95
	$5^1/_4$	400	0,68	2,72
	$6^3/_4$	80	0,7	0,57
				11,32

N-Ausscheidung: Mit fortschreitender Ischämie leidet bei der Kombinationsform das Stickstoffausscheidungsvermögen genau so, wie bei dem Endstadium der diffusen Nephritis. Wie bei diesem finden wir in den Endstadien der Sklerose maximale N-Konzentrationen von 0,6 % und weniger, die auch durch Oligurie nicht gesteigert werden können. Umgekehrt beobachten wir in den Frühstadien der Kombinationsform, wie bei der stationären Sklerose, Werte von 1,7 und 1,9 %, die eine Niereninsuffizienz ausschließen. Aus mittleren N-Werten von 1 % ist ohne Kenntnis der Einfuhr und ohne Berücksichtigung der Harnmenge nicht viel zu schließen. Wenn bei gleichbleibender Ernährung im Konzentrationsversuch z. B. von einem Falle nur 670 ccm Urin in 24 Stunden abgeschieden wurden, und die N-Konzentration nur 1,07 % erreicht, so bedeutet das schon eine deutliche Störung der N-Ausscheidung.

Wichtiger als die absolute und prozentuale N-Ausscheidung ist die Beurteilung der Anspruchsfähigkeit der Niere für Harnstoff, die wir nur aus dem Verhalten des Rest-N im Blute beurteilen können.

Ich verweise diesbezüglich auf das, was bei Besprechung des III. Stadiums der diffusen Nephritis ausgeführt wurde.

Es scheint, als ob bei der genuinen Schrumpfniere seltener eine so hochgradige Herabsetzung der N-Konzentration eintritt, wie bei der sekundären Schrumpfniere.

Harnstoffzulagen wurden nur selten gegeben und sehr schlecht ausgeschieden bei Fällen mit deutlicher Konzentrationseinschränkung.

Beispiel: L. Ma......l. Wasserversuch: 1500 ccm Wasser nüchtern getrunken, in 4 Stunden: 500 ccm, größte halbst. Einzelportion 130 ccm. Höchste Konzentr.: 1021.

Ureazulage:

	Flüssigkeitsaufnahme	Harnmenge	N %	N gesamt
19. VIII.	1750	1610	0,6	9,6
20. VIII. + 20 g Urea	2950	1840	0,58	10,5
21. VIII.	1965	1280	0,61	7,7

Für die Beurteilung der N-Ausscheidung wie der Nierenfunktion überhaupt ist die quantitative Bestimmung des Rest-Stickstoffes im Blute ausschlaggebend. Das Verhalten des Rest-N ist bei der Kombinationsform von besonderer Bedeutung nicht sowohl für die Diagnose, als für die Beurteilung des Verlaufes.

Der Verlauf der „Nephrosclerosis accelerata“ ist ja nicht in allen Fällen von der Nierenfunktion abhängig, nur ein Teil erlebt das Stadium der Niereninsuffizienz. Aber die fortlaufende Beobachtung des Rest-N lehrt uns, ob die zur Sklerose hinzugetretene, der Nephritis wesensgleiche Parenchymschädigung langsam oder schnell fortschreitet, und ob sie bereits an ihrem Endstadium angekommen ist.

Natürlich erstreckt sich die prognostische Bedeutung des Rest-N bei der Kombinationsform nur auf die renale Komponente, und läßt keinen Schluß zu auf die Gefahren, welche aus der kardialen oder arteriellen Komponente drohen.

Endlich gibt uns, wie schon früher erwähnt, die Rest-N-Bestimmung auch ein Kriterium an die Hand, um zu beurteilen, ob ein Symptom als urämisch, d. h. azotämisch aufzufassen ist oder nicht.

Dabei lassen sich die Rest-N-Zahlen allerdings nicht einfach quantitativ zur Beurteilung des Grades der Harnvergiftung verwerten. Die urämischen Vergiftungserscheinungen können z. B. sowohl bei einem Rest-N von 100 mg schon eintreten, als auch bei einem Rest-N von 200 mg fehlen.

Aber normale, niedrige Rest-N-Werte schließen nach unserer Erfahrung die echte Urämie aus.

Bei der Kombinationsform finden wir nun im Anfangsstadium der beschleunigten Verlaufsart normale Werte um 30 mg in 100 g Blut. Wenn hier schon der Exitus eintritt, so ergibt nicht nur der klinische Verlauf, sondern auch die histologische Untersuchung der Niere, daß die sekundäre ischämische Reaktion am Parenchym noch sehr geringfügig, der Tod nicht an Niereninsuffizienz erfolgt ist. Bleibt der Ischämie Zeit ihre dystrophische Wirkung auf das Parenchym zu entfalten, so können wir unter Umständen einen Anstieg des Rest-N fortlaufend verfolgen, wobei die Schwankungen nach unten durch starke N-Einschränkung der Nahrung oder Besserung der Herzkraft bewirkt werden.

Beispiele:

Fall 2. Sch..ck:		Fall 11. B..h:	
13. X. 12	28 mg	20. V.	48 mg
5. XII. 12	49 „	28. VI.	53 „
2. III. 13	58 „	14. VII.	74 „
3. III. 13	57 „	24. VII.	67 „
8. IV. 13	103 „	28. VIII.	58 „
16. IV. 13	82 „	11. IX.	45 „
		28. IX.	81 „
† an Erisypel.		† an Herzinsuffizienz.	

In beiden Fällen trat der Tod ein, ehe ein urämisches Stadium erreicht wurde. In einem anderen Falle kam es zu sehr hohen Rest-N-Werten, ohne daß das prägnanteste Phänomen der Azotämie, die Muskelunruhe, zur Ausbildung gekommen wäre, und zu einer Komplikation mit eklamptischer Urämie.

Fall 27. H.....th:		
14. VI. 12	108	mg % im Blute
26. VI.	172	„ „ „ „ (Ödemresorption)
2. VII.	202	„ „ „ Plasma
8. VII.	164	„ „ „ Blute
16. VII.	192	„ „ „ „
18. VII.	200	„ „ „ Zerebrospinalflüssigkeit
31. VII.	231	„ „ „ Blute. Urinöser Foetor ex ore. Keine Muskelunruhe. Kurz ante mortem epileptiformer Krampfanfall mit geringer Bevorzugung der rechten Körper- und Gesichtshälfte. (Lumbaldruck 490 mm.)

Wenn also auch der Grad und die Prognose der Harnvergiftung nicht einfach quantitativ nach der Höhe des Rest-N beurteilt werden können (vgl. S. 247), so weist doch jede Rest-N-Erhöhung bei einer Sklerose darauf hin, daß die renale Ischämie sich schon in ausgedehnterem Maße entwickelt hat; und die Funktionsstörung der Niere ist um so weiter vorgeschritten, die Anspruchsfähigkeit der Niere um so tiefer gesunken, je höher sich der N-Spiegel im Blute einstellt.

Die Milchzuckerausscheidung ist bei der Kombinationsform stets sehr stark verlängert. Da das gleiche bei der Sklerose sowohl, wie bei der diffusen Nephritis der Fall sein kann, so können wir von dieser Methode für die Differentialdiagnose weder nach der einen, noch nach der anderen Seite einen Vorteil erwarten.

Die Jod-Probe lieferte uns auch keine zuverlässigen Resultate. In wenigen Frühfällen war die Ausscheidung innerhalb von 60 Stunden beendet, in der Mehrzahl dagegen bedeutend verlängert. Ein Fall schied in dem Stadium, in dem er noch als reine Hypertonie aufgefaßt wurde, $1/2$ g Jod in 48 Stunden aus, in einem späteren Stadium, in dem schon die ungünstige Verlaufsänderung angenommen werden mußte, erst in 92 Stunden.

Ein anderer Fall schied im Frühstadium, als der Rest-N noch niedrig war, Jod in 93 Stunden aus, nach Behebung der Herzinsuffizienz dagegen in 73 Stunden. Danach scheint der Zustand des Herzens doch nicht ohne Einfluß auf die Jodausscheidung zu sein. Es wäre aber schon wertvoll, wenn die Jodausscheidung wenigstens in allen Fällen von Niereninsuffizienz sich verlängert erwiese. Statt dessen hat aber einer unserer Fälle bei einem Rest-N von 100 mg, der auf 168 mg in 100 g Blut anstieg, kurz vor dem Tode, der unter urämischen Erscheinungen erfolgte, nach Eingabe von 0,5 Jodkali nicht länger als 51 Stunden Jod ausgeschieden.

Noch weniger eignet sich das Jod zur funktionellen Prüfung der Tubuli, denn es kann sehr stark verlängert ausgeschieden werden, wenn die Funktion der NaCl-Ausscheidung noch keine Störung aufweist, und umgekehrt.

Urämie: Die Urämie, die echte Harnvergiftung, würde der regelmäßige und notwendige Ausgang der ungünstigen, d. h. der Niereninsuffizienz zueilenden Verlaufsart der Sklerose, unserer Kombinationsform sein, wenn nicht ein Versagen des Herzens, eine Lungenentzündung, oder ein zerebraler Insult manchen Kranken vor der Zeit erlöste und ihm ersparte, den Kelch dieses qualvollen Leidens bis zur Neige zu leeren.

Die Erscheinungen sind dieselben, wie bei der sekundären Schrumpfniere. Im Vordergrunde steht zunächst eine zunehmende Müdigkeit. Die Vorboten sind von den Erscheinungen der allgemeinen und zerebralen Ischämie — Abnahme des Gedächtnisses, der körperlichen und geistigen Leistungsfähigkeit — nicht zu trennen.

Die Zwangspolyurie und die wachsende Retention führt zu einem unstillbaren Durst. Die Zunge ist dick bräunlich oder schwarz belegt, rissig und trocken. Pappiger Geschmack im Munde und absoluter Widerwillen gegen jede Nahrungsaufnahme stellen sich schon sehr früh ein.

Der Atem riecht nach Azeton und nach Urin. Hautjucken stellt sich ein, das die allgemeine Unruhe steigert. Die Atmung wird geräuschvoll, vertieft, wie bei der Säurevergiftung des Diabetikers. Glücklicherweise wird wie bei diesem zuletzt das Bewußtsein getrübt. Der Kranke wird gänzlich apathisch, er döst vor sich hin, erwacht angesprochen für einen Augenblick, scheint orientiert, antwortet, versinkt aber womöglich noch mitten im Satze wieder in seinen Dämmerzustand, der allmählich in Somnolenz und Koma überleitet.

Mit wachsender Vergiftung kommt es zu allgemeiner Übererregbarkeit, zu Steigerung der Reflexe, Muskelzuckungen, Sehnenhüpfen, Tremor der Hände, ja zu choreatiformen Bewegungen. Es kann aber auch unabhängig von dem Grade der Azotämie schließlich — bei einem mehr subakuten Eintritt der Ischämie — gelegentlich zu einer Kombination mit eklamptischen Krämpfen, wie bei der subakuten Verlaufsart der Nephritis kommen.

In diesem azotämisch-urämischen und gewöhnlich auch ischämischen Endstadium können auch ebenso wie bei der sekundären Schrumpfniere die bekannten sekundären Veränderungen am Perikard, am Darm, an der Lunge und Pleura, am Gaumen und Zahnfleisch etc. auftreten, die auf S. 192 besprochen worden sind.

Die arteriellen Symptome der Kombinationsform: So wie die Arteriosklerose der Nierengefäße im histologischen Bilde dominierend in die Erscheinung tritt, so spielt auch die Arteriosklerose anderer Gefäße im anatomischen und klinischen Bilde der Kombinationsform eine große Rolle, wie dies ja nach dem Verhalten der blanden Nierensklerose, von der die Kombinationsform ihren Ausgang nimmt, nicht anders zu erwarten sein kann. Beklemmungen und schmerzhafte Sensationen auf der Brust, die zum Stehenbleiben zwingen und jede Anstrengung unmöglich machen, bis zu ausgesprochenen Herzkrämpfen und Angina-pectoris-Anfällen weisen auf die häufige Beteiligung der Koronargefäße hin. Intermittierendes Hinken wird mehrfach bei unseren Fällen in der Anamnese erwähnt, in einem Falle auch ein krampfhafter Schmerz in dem Arm bei der Pinselführung (Blei ?), der ebenfalls auf eine lokale spastische Ischämie zurückgeführt werden darf. Schmerzen und Schwäche in den Beinen wurden mehrfach geklagt und mögen auch auf arterieller Basis entstehen, ebenso wie das nicht seltene Weißwerden oder Absterben der Finger unter dem Einfluß der Kälte.

Diese arteriellen Symptome des Herzens und der Peripherie haben nichts für die Kombinationsform Spezifisches, sondern gehören zum Bilde der Sklerose, ebenso wie die arteriellen Symptome von seiten des Gehirns. Doch scheinen bei der Kombinationsform die grob mechanischen Insulte seltener, die nicht lokalisierbaren, schweren zerebralen Allgemeinstörungen häufiger vorzukommen. Eine tödliche Apoplexie während des Krankenhausaufenthaltes haben wir bei der Kombinationsform nur selten gesehen, öfter rezidivierende Erweichungen, die zur Verblödung führten, transitorische Aphasien mit vorübergehender Fazialisparese oder Hemiparese, prämonitorische kleine „Schlaganfälle“ mit kurzdauernder Lähmung ohne Bewußtseinsverlust, Ohnmachten und Schwindelanfälle mit nachfolgender Taubheit und Astereognose einer Hand, Seelenblindheit u. a. m. Cheyne-Stokessches Atmen wird ungemein häufig beobachtet.

Alle diese pseudourämischen, auf lokale Zirkulationsstörungen zurückzuführenden Symptome können ohne Kombination mit allgemeiner oder renaler Ischämie bei Hypertonie, ja vielleicht auch ohne letztere bei zerebraler Arteriosklerose vorkommen. Es erscheint aber begreiflich, daß sie weit häufiger und aufdringlicher im Stadium der allgemeinen und renalen Ischämie in die Erscheinung treten. So sieht man zum Beispiel bei der Kombinationsform viel häufiger wie bei der Hypertonie die schweren psychischen Alterationen, von denen dort schon die Rede war.

Das Krankheitsbild wird dadurch ein außerordentlich wechselvolles, und die psychische Komponente verschleiert oft vollständig die renal-arterielle Grundkrankheit.

Die Kranken werden nervös, reizbar, aufgeregt, heftig; oder melancholisch, hypochondrisch, weinerlich, larmoyant; sie sind von Todesgedanken erfüllt und schwanken haltlos zwischen Furcht und Hoffnung. In ihrer inneren Unruhe plagen sie die Umgebung mit fortwährend neuen Wünschen, sind krittelig, mit Allem unzufrieden, gegen die Anordnungen des Arztes oder der Pflegerin widersetzlich.

Eine geistige Schwäche macht sich bemerkbar, das Gedächtnis läßt nach, sie gehen geistig sichtlich zurück. Manche Kranke klagen selbst über Gedankenflucht, Unfähigkeit der Konzentration; sie ermüden rasch und werden apathisch, dösig, fassen nur sehr langsam den Sinn des Gesprochenen, schlafen mitten im Satze ein.

Zu diesen Erscheinungen, die auch bei seniler Arteriosklerose vorkommen, aber sich hier in der Regel nur langsam entwickeln, gesellen sich oft rasch Verwirrungszustände, mit Wahnideen, Halluzinationen.

Die Kranken sind plötzlich ganz desorientiert über Ort und Zeit, erkennen ihre nächsten Angehörigen zeitweise nicht, trauen ihnen alles mögliche Schlechte zu. Sie schreien vor Angst, rufen um Hilfe, toben, versuchen sich zum Fenster herauszustürzen.

Diese psychotischen Zustände können akut auftreten, mit Besserung der Herztätigkeit schwinden, aber auch einen mehr chronischen Charakter annehmen. Einer unserer Kranken bot für den erfahrenen Psychiater das Bild der Paralyse, mit Überschätzungs- und Beeinträchtigungsideen.

Er ist auf S. **542** als typisches Beispiel ausführlich geschildert.

Obwohl in diesem Falle eine chronische Niereninsuffizienz bestand, sind wir nach den Erfahrungen bei der blanden Sklerose einerseits und dem Fehlen der psychischen Störungen bei der echten Urämie andererseits nicht geneigt, die psychischen Verwirrungszustände auf Harnvergiftung zurückzuführen. Wir rechnen sie vielmehr mit zu den pseudourämischen, arteriellen Symptomen der lokalen Hirnischämie bzw. zu den Folgen der die lokale Ischämie befördernden Arteriosklerose der Hirngefäße, die in keinem Falle von Sklerose oder Kombinationsform, der derartige psychische Störungen bot, vermißt wurde.

Kopfschmerzen, die bisher allgemein als urämisch angesprochen wurden, sind sehr häufig und können sowohl durch aktive, lokale Gefäßkontraktion, wie durch gesteigerte Transsudation unter Steigerung des Druckes in der unnachgiebigen Schädelhöhle entstehen. Einseitig auftretender, migräneartiger Kopfschmerz spricht mehr für die erstere Entstehungsweise, heftiger Nackenkopfschmerz mehr für die letztere und kann als eklamptisches Äquivalent bezeichnet werden. In einem unserer Fälle bestand anscheinend, nach dem Resultat der Lumbalpunktion zu urteilen, eine Verlegung der Kommunikation zwischen Spinalkanal und Ventrikel. Hier wurde wiederholt durch einfache Flüssigkeitszufuhr schon bei Beginn des Wasserversuches ein ganz rasender Nackenkopfschmerz ausgelöst, durch Aderlaß sofort Erleichterung geschaffen.

Auch echte eklamptische Anfälle, rein epileptiformen Charakters, waren in einem unserer Fälle neben Nykturie, leichter Dyspnoe und Schwindel als Frühsymptome bei einem fettleibigen Gichtiker aufgetreten, ohne daß der Kranke dadurch sich veranlaßt gesehen hätte, seine Lebensweise zu ändern.

In einem anderen Falle kam es im Stadium schwerer Harnvergiftung (vgl. die R.N.-Werte S. 552) kurz ante exitum zu einem epileptiformen Anfall. Hier war 2 Tage vorher wegen des Auftretens zerebraler Reflexe (Oppenheim und Babinski) eine Lumbalpunktion gemacht und eine enorme Drucksteigerung von 490 mm H_2O gefunden worden.

Das gelegentliche Auftreten von Blutungen, das bei dem Dauerstadium der Sklerose schon erwähnt wurde, finden wir natürlich auch bei der Kombinationsform. Entsprechend dem hohen Blutdruck können sie hier lebensbedrohliche Grade erreichen. Mehrfach wird in der Anamnese erwähnt, daß bei Polypenoperation in der Nase, bei Operation von adenoiden Wucherungen oder von Hämorrhoiden kaum stillbare Blutungen auftraten, daß spontanes Nasenbluten Tamponade nötig machte, daß kleine und größere Hämoptysen sich ereigneten.

In einem Falle von typischer Kombinationsform bei einer Frau von 55 J. kam es plötzlich zu einer gewaltigen subperitonealen Blutung, die den ganzen Ileopsoas bis auf die Beckenschaufel durchsetzte. Die Folge war ein Ileus, der die Anlegung eines Anus praeternaturalis nötig machte.

Der Augenhintergrund: Die Neuroretinitis albuminurica gehört zu den wichtigsten und konstantesten arteriellen Symptomen der malignen Verlaufsart der Sklerose. Ihr Fehlen schließt aber diese nicht aus. Wir haben sie in drei Früh- oder Übergangsfällen vermißt, in denen auch anatomisch die ischämische Reaktion an der arterioskerotischen Niere in ihren ersten Anfängen stand, und umgekehrt gelegentlich normalen Augenhintergrund gefunden, wenn schon die Erscheinungen der Niereninsuffizienz deutlich ausgesprochen waren. In der übergroßen Mehrzahl der Fälle aber finden wir die typische Neuroretinitis in dem ischämischen Stadium der progressiven Sklerose, und zwar nicht nur sehr ausgesprochen bei den Fällen, in denen die renale Komponente über jedem Zweifel steht, sondern auch gerade bei den Frühfällen als erstes und einziges Symptom, noch ehe der Blut- und Harnbefund sich von dem der blanden Sklerose unterscheidet. In einem derartigen Falle wurde die Retinitis albuminurica 1 Jahr vor dem Tode festgestellt, der Harn war noch frei von Albumen, die Funktion noch recht gut, nur der Wasserversuch (1350 ccm, in 4 Stunden, größte halbstündige Einzelportion 200 ccm, fast alle Einzelportionen gleich) bewies eine deutliche Verzögerung der Wasserausscheidung (vgl. S. 549). Im Konzentrationsversuch wurde ein spezifisches Gewicht von 1029, eine NaCl-Konzentration von 1,6%, eine N-Konzentration von 1,7% erreicht. Der Blutdruck schwankte zwischen 250 und 280 mm Hg. Im weiteren Verlauf trat starke Albuminurie — fast 3 ‰ — auf, zunehmende Schwäche, Kachexie und chronische Herzinsuffizienz stellte sich ein, und der Patient starb ein Jahr nach dem Auftreten der Retinitis albuminurica an Herzinsuffizienz (Herzaneurysma) und croupöser Pneumonie bei einem RN von 42 mg. Die Autopsie ergab große, glatte Nieren (Gewicht 175 und 180 g) von braunroter Farbe und mikroskopisch neben einer hochgradigen Arteriosklerose der kleinen und kleinsten Nierengefäße und starker Stauung nur stellenweise tropfige Entmischung an den Epithelien der gewundenen Harnkanälchen.

Danach hat die allgemeine bzw. retinale Ischämie, die den Fall zur Kombinationsform stempelte, schon 1 Jahr bestanden, ohne daß es zu deutlicheren Reaktionserscheinungen in den sklerotischen Nieren gekommen wäre.

Der Augenbefund war 1 Jahr vor dem Tode (Dr. Bahr):

Links Papillengrenze nach innen und oben verschwommen, nasalwärts davon 2 kleine Plaques. Ebenso an der Macula eine nierenförmige Plaque. Rechts Papillengrenze nasalwärts verschwommen, angrenzend daran ein retinitischer Herd mit feinsten Hämorrhagien. Gefäß nach unten innen geschlängelt. Nach der Macula zu oben zwei Gefäße in ihrem Verlauf mit feinsten weißlichen Stippchen versehen. An der Macula einige feine, weißglänzende, strich- und punktförmige Flecken.

Es ist bekannt, daß die Fälle, die der Kliniker als genuine Schrumpfnieren bezeichnet hat, ebenso wie die sekundären oft lediglich durch die Sehstörung veranlaßt werden zum Arzte zu gehen, und daß der Augenarzt als erster die Diagnose des Nierenleidens stellt.

Es ist ferner bekannt, daß diese Fälle von Retinitis albuminurica eine schlechte Prognose geben. Diese Erfahrung wird nun verständlich, nachdem wir die Überzeugung gewonnen haben, daß in der Retinitis albuminurica — wenn doppelseitig vorhanden — ein wichtiges und sichtbares Symptom der allgemeinen Ischämie zu erkennen ist, welches anzeigt, daß eine gleichartige Störung der Durchblutung und Ernährung in der Niere zu erwarten oder schon eingetreten ist.

Ich habe schon in der ersten Auflage dieser Darstellung (Volhard und Fahr) die Retinitis albuminurica als das führende Symptom der Kombinationsform betrachtet, und damals bereits hervorgehoben, daß die spezifische Netzhauterkrankung sowohl bei der Kombinationsform wie bei der Nephritis nicht an eine Niereninsuffizienz und nicht an eine Azotämie gebunden ist, wohl aber an eine Blutdrucksteigerung, die veränderte Zirkulationsbedingungen in der Retina schafft. Die hypertonische Gefäßkontraktion erschien als der eine Faktor, als die eine notwendige, aber allein nicht ausreichende Bedingung für das Auftreten der merkwürdigen Augenerkrankung. Der andere Faktor müsse, so glaubten wir, ein toxisches Agens sein, das möglicherweise bei der chronischen Nephritis die Entzündung unterhält, das gleiche, das bei gesunden, nur in der Zirkulation durch Arteriosklerose beeinträchtigten und dadurch besonders disponierten Nieren „Entzündung" auslöst.

Heute erscheint der Weg, auf den uns die herrschende Lehre von der toxischen Genese der Retinitis albuminurica geführt hatte, als ein Irrweg. Gerade das eingehende Studium der Histologie der Kombinationsform, die unbezweifelbare Abhängigkeit der sekundären, als nephritisch imponierenden histologischen Reaktionen von dem Grade der Zirkulationsstörung, der in der Endothelwucherung der kleinen Gefäße so klar zum Ausdruck kommt, hat mich dazu gezwungen, sowohl die ganz gleichartigen histologischen Reaktionen bei der subakuten, subchronischen und chronischen Nephritis wie die Retinitis albuminurica allein auf die Zirkulationsstörung zurückzuführen und für beide auf eine toxisch-entzündliche Komponente zu verzichten. Sehen wir doch auch bei der Nephritis die Retinitis albuminurica weder an ein bestimmtes Stadium, noch an eine bestimmte Verlaufsart gebunden, sondern ausschließlich bei solchen Nierenerkrankungen auftreten, bei denen ein hoher Grad von Blutdrucksteigerung besteht oder längere Zeit bestanden hat, und unter Umständen verschwinden, wenn die Gefäßkontraktion nachläßt oder die Herzkraft sich dauernd hebt.

Mit der für die Kombinationsform charakteristischen Beschleunigung der Verlaufsart der Sklerose hat also die Retinitis albuminurica die Grundlage gemeinsam, daß ein gewisser, und zwar hoher Grad von Gefäßkontraktion Bedingung ist. Auch für das Auge gibt es, wie für die Niere, eine „kritische Linie" des Grades der Zirkulationsstörung, der Abdrosselung des Blutstromes, von der ab die Gefahr der Ischämie droht mit sekundärer Endothelwucherung in der Intima der kleinen Gefäße und Degeneration der spezifischen Elemente.

Für die Niere wie für das Auge erscheint nunmehr die ischämische Zirkulationsstörung als der alleinige Faktor, der dort für das histologische Bild und den Verlauf, hier für die sichtbare Reaktion verantwortlich gemacht werden muß. Und auch das klinische und histologische Bild der Retinitis albuminurica kann, wie mir scheint, restlos seine Erklärung finden, wenn man es auffaßt als Folge einer hochgradigen arteriellen Ischämie. Das gilt sowohl von der venösen Hyperämie, dem (ischämischen?) Ödem und der Trübung der Netzhaut, wie von der Verfettung und der Lipoideinlagerung, die wir geradezu als Zeichen des Sauerstoffmangels betrachten dürfen. Es gilt aber auch von der sekundären Ersatzwucherung des Pigmentepithels, von dem Ausgang in Atrophie und von den bisweilen so hochgradigen Veränderungen an den Netzhautarterien, die in jedem Falle klinisch stark verengt und blutarm erscheinen, bei längerer Dauer der Blutarmut aber histologisch die gleichen schweren Gefäßveränderungen aufweisen in Form der Endothelwucherung, die wir an den Nierengefäßen sehen und als Reaktionen auf Ischämie angesprochen haben.

Damit hat uns das führende Symptom der bis dahin noch so dunklen Augenhintergrundserkrankung, das uns zuerst irre geleitet hatte, wieder auf den richtigen Weg zurückgeführt, ja noch mehr, es läßt uns auch die der Kombinationsform prinzipiell gleichartigen histologischen Veränderungen bei der Nephritis subakuter, subchronischer und chronischer Verlaufsart in einem ganz neuen Lichte erscheinen.

Die kompensatorische Reaktion der Blutdrucksteigerung, die dazu zu dienen scheint, Kreislaufstörungen in der Niere auszugleichen und zu überwinden, die von uns bisher nur als wichtigstes Kriterium zur Unterscheidung der Arten von Nierenerkrankungen benützt worden ist, erscheint nun als der wichtigste pathogenetische Faktor, als ein zweischneidiges Hilfsmittel, das bei Nachlaß der Vis a tergo die Gefahr der arteriellen Ischämie in sich birgt. Unter diesen Umständen ist es in letzter Linie das Herz, das über den Verlauf aller vaskulären Nierenerkrankungen, d. h. über Leben und Tod entscheidet.

Allgemeine Symptome. Während die gutartige, stationäre Sklerose das Allgemeinbefinden und den Ernährungszustand, der meist zu gut gefunden wird, intakt läßt, sehen wir bei der Kombinationsform mit dem Hinzutreten der renalen und allgemeinen Ischämie einen rapiden Verfall eintreten.

Die Blutzusammensetzung ändert sich mit dem Auftreten der ischämischen Komponente in nephritischem Sinne. Bei den Frühstadien haben wir die Polycythämie der Hypertoniker und Werte von 5—7 Millionen, in den Spätstadien mehr die Anämie (und Hydrämie?) der Nephritiker und Werte von 3 und $2^1/_2$ Millionen Erythrocyten gefunden.

Fast in jedem Falle wurde eine starke Abmagerung angegeben oder direkt beobachtet. In einigen Fällen konnte man geradezu von einer schweren Kachexie sprechen.

Wir fanden Patienten, die wir bei der ersten Beobachtung in bestem Wohlsein gesehen hatten, nach einem halben Jahre zum Skelett abgemagert, in einem unbeschreiblich kläglichen, elenden Zustande wieder vor.

Diesen rapiden Verfall und die gerade für die Kombinationsform typische Kachexie haben wir auch bei Frühfällen beobachten können, die noch nicht im Stadium der Niereninsuffizienz angelangt, an chronischer Herzinsuffizienz starben und auch mikroskopisch noch keine erheblichen ischämischen Reaktionen am Nierenparenchym erkennen ließen.

Mit dieser auffälligen, allerdings wohl stets mit Herzschwäche kombinierten Abmagerung, die sicherlich auch auf Rechnung der allgemeinen Ischämie zu setzen ist, geht ein Verfall der Körperkräfte einher, der dem geistigen Rückgang nicht nachsteht.

Die Hautfarbe bekommt ein charakteristisches, graues, ins gelbliche spielendes Kolorit, das besonders dann ungemein auffällig wirkt, wenn man den Kranken noch vor einem oder einem halben Jahre mit rosiger Farbe und frischem Teint gesehen hatte. Das Gesicht erhält oft einen leicht basedowoiden Charakter mit vorstehenden, aber matten Augen; der Gesichtsausdruck wird müde, leidend, oder der eines Schwerkranken. Kranke, die vordem, wie sie versichern, das Gefühl der Müdigkeit nicht gekannt haben, sind beständig müde, jeder Gang ist ihnen zuviel, jedes Gespräch, jedes Nachdenken, die kleinen täglichen Verrichtungen, alles erschöpft sie.

Aber trotz ihrer Erschöpfung flieht sie der Schlaf.

Die Schlaflosigkeit gehört mit zu den frühesten und konstantesten Symptomen der mit allgemeiner Ischämie kombinierten, malignen Hypertonie. Ursprünglich ist sie rein kardial bedingt; die von der Sklerose her bekannten, nächtlichen Asthmaanfälle kehren in der Vorgeschichte der Kombinationsformen mit fast konstanter Regelmäßigkeit und noch größerer Häufigkeit wieder.

Sind es nicht die kleinen Anfälle von Lungenödem, die den Schlaf verscheuchen, so ist es ein Gefühl der Engigkeit auf der Brust, ein Druck, eine Beklemmung, die dem Kranken anfangs nur anfallsweise, später immer regelmäßiger die Ruhe rauben.

Im Stadium der Niereninsuffizienz ist die Schlaflosigkeit auch oft kardial bedingt, im urämischen Stadium kommt aber dann noch das toxische Moment hinzu; sei es, daß die Muskelunruhe den Kranken aus seinem Dämmern aufschreckt oder Hautjucken ihn peinigt, sei es, daß die Vergiftung und Übererregbarkeit der Zentren bei aller Müdigkeit den Kranken nicht zu einem erquickenden Schlummer kommen läßt.

Beginn, Verlauf und Ausgang: Nach unseren Erfahrungen kann es keinem Zweifel unterliegen, daß jede „genuine Schrumpfniere im klinischen Sinne" als einfache hypertonische Sklerose beginnt und als solche — ob prädestiniert zu der verhängnisvollen Wendung oder nicht — schon jahrelang bestanden hat.

Wir haben bisher keinen Grund anzunehmen, daß eine spezifische Ursache diesen schweren Formen von Arteriosklerose der kleinen Gefäße zugrunde liegt, und ihren malignen Verlauf bestimmt, sondern nehmen für ihr hypertonisches Vorstadium die gleiche Entstehungsweise an, wie für die gutartigen — mehr stationären — Fälle.

Wir wissen natürlich über den Beginn des präsklerotischen Vorstadiums der Kombinationsform ebensowenig, oder noch weniger, wie über den Beginn der Sklerose überhaupt. Nach dem Herzbefund in den Frühfällen von Kombinationsform können wir nur soviel mit absoluter Sicherheit sagen, daß Blutdrucksteigerung und Herzhypertrophie schon viele Jahre lang bestanden haben, ehe die „sekundäre Nephritis" bzw. die ischämische Komponente zur Sklerose hinzugetreten ist.

Ehe nicht genaue und fortlaufende Beobachtungen, besonders von den Hausärzten vorliegen, müssen wir die Frage nach dem Beginn der primären Sklerose unbeantwortet lassen.

In 3 Fällen haben wir zufällig bestimmte Anhaltspunkte, daß die Hypertonie schon 10 und mehr Jahre bestanden hat. In einem Falle war vor 12 Jahren schon eine rasch vorübergehende Albuminurie gefunden worden, der andere, ein 30 jähriger Kaufmann, mit ausgesprochener peripherer Arteriosklerose und Glykosurie, hatte mit 20 Jahren ½ Jahr nach dem Militärdienst, der ihn sehr anstrengte, einen Zustand von Herzschwäche, den wir auf eine, in ungewöhnlich jungen Jahren einsetzende Hypertonie zurückzuführen geneigt sind.

In dem 3. Falle traten die ersten Erscheinungen in Form der nächtlichen Asthmaanfälle 1901 auf, und es wurden damals schon ein erhöhter Blutdruck, geringe Herzerweiterung und Eiweiß in Spuren gefunden. 1912/13 wurde er als gutartige Hypertonie mit einem Blutdruck von 250 mm Hg und guter Nierenfunktion beobachtet und beschrieben; der Tod trat 1915 unter den Erscheinungen der malignen Verlaufsart (Retinitis albuminurica) ein.

Viel wichtiger und praktisch enorm bedeutungsvoll ist die andere Frage nach dem Beginn der „Kombination" mit der renalen und allgemeinen Ischämie, die einen so gewaltigen Einfluß auf den Verlauf der Sklerose ausübt.

Es wurde oben schon erwähnt, daß wir in manchen Fällen die verhängnisvolle Wendung schon am Augenhintergrunde, an der retinalen Ischämie erkennen können, noch ehe es klinisch zu einem Nachlaß der Nierenfunktion, histologisch zu Veränderungen an der Niere gekommen ist, die man bisher zum Teil als degenerative, zum Teil als entzündliche bezeichnet hat. In anderen atypischen Fällen ohne Augenhintergrundsveränderung bleibt die Verlaufsänderung länger verborgen und wird erst dann deutlich offenbar, wenn die Nierenfunktion sich verschlechtert.

Mit dem Auftreten der Retinitis albuminurica ist der Zeitpunkt gegeben, von dem ab die Sklerose aufhört, eine gutartige Hypertonie zu sein. Noch scheint das Allgemeinbefinden ungestört, ja selbst das Sehvermögen kaum beeinträchtigt.

Aber in rascher Folge überstürzen sich nun die Symptome, die der Katastrophe vorausgehen. Es ist, als ob von allen Seiten die Angriffe gegen den Kräftezustand erfolgten.

Das Herz beginnt zu versagen, die nächtlichen Asthmaanfälle häufen sich und trotzen der bis dahin so glücklichen Behandlung. Aus der Nykturie wird die Polyurie. Die arteriellen Symptome, bis dahin relativ harmlos, werden ernster, als ob auch die Arteriosklerose ein schnelleres Tempo einschlüge.

Anginöse Beschwerden nehmen zu. Zerebrale Störungen treten auf. Das Allgemeinbefinden leidet. Der Kranke magert ab, die Abmagerung wird zur Kachexie. Die körperliche und geistige Leistungsfähigkeit nimmt ab, grenzenlose Müdigkeit und Mutlosigkeit stellen sich ein. Der Verfall ist rapide, ein jämmerliches Siechtum bricht herein, in dem kardiale, arterielle und renale Ausfallserscheinungen um den Vorrang streiten. Und wenn nicht vorzeitig das Herz oder die Gefäße versagen, oder eine bronchiale, pneumonische Komplikation das Ende herbeiführt, so ist die tödliche Urämie der sichere Ausgang.

In wenigen Monaten kann sich das Schicksal entscheiden, nur selten läßt die Katastrophe länger als 1—2 Jahre auf sich warten, ihre Abwendung scheint ausgeschlossen zu sein. Es ist derselbe kardiorenale Zusammenbruch wie bei der chronischen Nephritis, der sekundären Schrumpfniere.

Die akute nephritische Ischämie, die eine vordem gesunde Niere befällt, ist eine bei rechtzeitiger Behandlung fast stets heilbare Krankheit von günstigster Prognose.

Die sekundäre (Spät-)Ischämie, die eine arteriosklerotische Niere befällt, macht aus der gutartigen Hypertonie eine trotz rechtzeitiger Behandlung stets unheilbare Krankheit von ungünstigster Prognose.

Die Todesursache ist seltener eine zerebrale Erweichung oder Apoplexie, häufiger das Versagen des Herzens, ein kardiales Siechtum mit schwerer der Behandlung kaum zugänglicher Wassersucht kann sich lange hinziehen. Glücklich der, dem ein schneller Herztod ein längeres Leiden erspart.

Die häufigste Todesursache ist die je nach dem Zustande des Herzens auf- und abschwankende oder plötzlich einsetzende und rasch zum Tode führende Urämie.

Prophylaxe: Ob es gelingen wird, die verhängnisvolle Wendung im Krankheitsbilde der Sklerose zu verhindern? Diese Frage ist eine der wichtigsten der ganzen Nierenpathologie. Sie zu beantworten wird Aufgabe der Zukunft sein, nachdem es gelungen ist, den innigen Zusammenhang der genuinen Schrumpfniere mit der gutartigen Sklerose aufzudecken und damit einen Einblick in die Pathogenese dieser bis dahin ganz rätselhaften Krankheit zu gewinnen. Noch ist des Rätselvollen genug, was sie umgibt und ihren Ursprung verschleiert.

Eine sorgfältige Überwachung der beginnenden Sklerosen und der Lebensgewohnheiten der Hypertoniker, die sich auf Jahre und Jahrzehnte erstrecken muß, wird es sicher dem Arzte der Zukunft ermöglichen, den Verlauf der Sklerose zu verlangsamen, ihr Fortschreiten und damit in manchen Fällen den Eintritt der ungünstigen, beschleunigten Verlaufsart zu verhüten.

Die Diagnose der Sklerosen.

Für die Diagnose der Hypertonie sind 2 Regeln zu beachten:

1. die, daß in den Frühstadien der ganz schleichend beginnenden genuinen Hypertonien, ja sogar im voll ausgeprägten Dauerstadium der Erkrankung alle subjektiven und objektiven Krankheitserscheinungen mit Ausnahme der Blutdrucksteigerung fehlen können, und

2. daß die einfache Methode der Pulsfühlung keineswegs die Blutdruckmessung ersetzen kann. Auch der Geübteste kann dabei groben Täuschungen unterliegen.

Es bleibt gar keine andere Wahl, die Blutdruckmessung muß in das alltägliche Rüstzeug des praktischen Arztes aufgenommen werden und zum mindesten bei allen Kranken von der absteigenden Periode (Aschoff) des Gefäßwachstums ab, d. h. in der Periode der weiblichen — und männlichen — Wechseljahre regelmäßig, d. h. bei jedem neu zugehenden Krankheitsfalle angewandt werden.

Es ist nicht zu verstehen, daß die Lebensversicherungsgesellschaften noch nicht darauf gedrungen haben, daß bei allen Versicherungsnehmern jenseits des 30. oder 40. Lebensjahres die Höhe des Blutdrucks auf Grund einer exakten, mit zuverlässigen Apparaten ausgeführten und mehrfach wiederholten Blutdruckmessung im ärztlichen Zeugnis angegeben wird. Es wäre natürlich ganz verkehrt, wollte man alle beginnenden Hypertoniker, die unter Umständen noch 2 Jahrzehnte oder mehr zu leben haben, von der Wohltat der Versicherung ausschließen, aber die stärkere Gefährdung müßte immerhin in der Prämienbemessung zum Ausdruck kommen. Unter den vorzeitigen Todesfällen, welche die Prämien der auf Gegenseitigkeit Versicherten in die Höhe treiben, spielen die an Herz- und Gefäßkrankheiten eine große, wie mir scheint, die größte Rolle. Ich kenne Fälle von Hypertonie, die kurz vor dem durch Schlaganfall erfolgten Tode noch unerkannt die Schranke der ärztlichen Untersuchung passiert, und hoch versichert, die Versicherungsgesellschaften schwer belastet haben.

Die Bedeutung der regelmäßigen Blutdruckmessung in der Hand der Hausärzte für die Hygiene des Alterns und für die Erhaltung zahlreicher wertvoller Menschen, die viel zu früh auf der Höhe des Schaffens und aus der unausgenützten Fülle beruflicher Fähigkeiten und angesammelter Lebenserfahrungen herausgerissen werden, kann gar nicht hoch genug eingeschätzt werden. Denn die vermeintliche universelle „System"erkrankung wird die Arteriosklerose erst durch die Vermittelung der als Präsklerose zu bezeichnenden elastisch-hyperplastischen Drosselung der Nierengefäße, und da diese die einzige Altersveränderung der Gefäße ist, die sich sehr frühzeitig durch Blutdrucksteigerung verrät, so ist sie auch die einzige Form der sog. Arteriosklerose, auf die wir hoffen dürfen, rechtzeitig Einfluß gewinnen zu können durch Verhütung des Mißbrauchs und der übermäßigen Abnutzung und gegebenenfalls durch besondere Schonung der erblich belasteten Nierengefäße. Andererseits ist die Niere wiederum das einzige Organ, das durch Drosselung seiner Gefäße auch ohne den Umweg über die eigentliche Arteriosklerose zu einer schweren und schließlich tödlichen ischämischen Störung der gesamten Zirkulation führen kann. Aus beiden Gründen ist eine, nur durch sorgfältige Überwachung des Blutdrucks mögliche, rechtzeitige Fernhaltung und Abstellung der funktionellen Schädlichkeiten, die das Organ betreffen, ein Ziel, das die geringe Mühe der Einstellung auf eine neue und wirklich nicht schwierige Untersuchungsmethode reichlich lohnt.

Für die Frühdiagnose der beginnenden Hypertonien kommt fast nur der Hausarzt, der die Familien kennt und auch die gesunden Familienmitglieder überwacht, in Betracht. Diese geringen Blutdrucksteigerungen von 140—160 mm Hg sind fast immer ein Zufallsbefund, es sei denn, daß es sich um die selteneren Fälle handelt, in denen schon ungewöhnlich früh das Herz sich meldet, sei es bei linker Seitenlage, sei es beim Berg- oder Treppensteigen. Wahrscheinlich gehören hierher auch die merkwürdigen Fälle, die sich früh durch auffallend große Herzen auszeichnen, aber in der Ruhe keine sichere Blutdrucksteigerung aufweisen. Sie erinnern an die ganz gleichartigen Fälle von chronischer Nephritis, die zu der Vermutung Anlaß gegeben haben, daß die Herzhypertrophie vor der Blutdrucksteigerung einsetze (vgl. S. 427). Um Verwechslungen der beginnenden Hypertonie mit vasomotorisch übererregbaren Neurasthenikern zu vermeiden, erinnere ich an die Notwendigkeit, den Blutdruck vielfach hintereinander zu messen und auf vollkommene Ruhe und Ablenkung des zu Untersuchenden zu achten.

Die Erkennung des voll ausgesprochenen Krankheitsbildes bereitet keinerlei Schwierigkeiten, wenn die grundlegende Beobachtung der dauernden und hochgradigen Blutdrucksteigerung einmal gemacht worden ist, und ich kann diesbezüglich auf die Symptomatologie verweisen.

Nur die Differentialdiagnose kann bisweilen große Schwierigkeiten bereiten. In der Regel ist sie leicht zu treffen. Es handelt sich ja nur[1]) um die Frage: Ist die zu erheblicher Blutdrucksteigerung führende Drosselung der Nierengefäße eine **primäre**, genuine, entstanden, wie wir annehmen, unter dem Einflusse hereditärer Momente und schädlicher Lebensgewohnheiten als Zeichen vorzeitigen Alterns der Nierengefäße bzw. halb physiologisch in den letzten Jahrzehnten des Lebens, in Form der Elastikahypertrophie, oder ist sie eine **sekundäre**, erworben durch eine akute Nephritis und geblieben als rückbildungsunfähige Restschädigung der Nierengefäße in Form der Endarteriitis obliterans?

Die Antwort wird in erster Linie von der Vorgeschichte zu erwarten sein. Da können Zweifel nur entstehen in den nicht sehr häufigen Fällen chronischer Nephritis bzw. Endarteriitis im II. Stadium, in denen die nephritischen Veränderungen an der Mehrzahl der Glomeruli fast oder ganz ausgeheilt sind, die Nierenfunktion sehr lange erhalten bleibt, und nur die Blutdrucksteigerung zurückgeblieben ist. Unter diesen aber sind es nur die selteneren Ausnahmen, die im akuten Stadium keine schwereren Krankheitserscheinungen, wie Müdigkeit, Kopfschmerz, Atemnot, keine Wassersucht, keine Zeichen von Urämie geboten und keine Ahnung von einer durchgemachten Nephritis haben.

Bei Frauen kann die Feststellung einer vorausgegangenen Schwangerschaftsnephritis einige Schwierigkeit bereiten, wenn keine eklamptischen Erscheinungen, sondern nur Ödeme, die ja an sich in der Schwangerschaft so häufig vorkommen, bestanden haben.

In zweifelhaften Fällen spricht ein sehr großes Herz für den ganz allmählich die Lichtung der Nierengefäße verengernden Prozeß der hyperplastischen Elastikawucherung, doch kommen gerade bei einzelnen sehr gutartigen und außerordentlich chronisch verlaufenden sekundären, rein endarteriitischen Formen begreiflicherweise auch ebenso große und ebenso muskelstarke Herzen vor.

Die gleiche Unsicherheit haftet dem Ergebnis der Blutdruckmessung an. Der Blutdruck ist bei den chronischen Nephritiden des II. und III. Stadiums meist niedriger, als bei den Hypertonien und ihren Endstadien, der Kombinationsform. Es kommen aber auch enorm hohe Blutdrucksteigerungen bei den postnephritischen Gefäßverengerungen der Niere vor.

Ein wichtiges Unterscheidungsmerkmal bildet das Alter der Kranken. Je älter der Kranke, desto unwahrscheinlicher ist der ehemals akute nephritische Ursprung der Gefäßerkrankung. Man darf aber wiederum nicht vergessen, daß es gerade die jugendlichen Fälle von Hypertonie in den 30er Jahren sind,

[1]) Ich sehe ab von der überaus seltenen Möglichkeit, daß wie in einem Falle meiner Beobachtung ein Hypernephrom lange Zeit ganz unter dem Bilde einer primären Hypertonie verlaufen kann.

die differentialdiagnostische Schwierigkeiten bereiten, und daß auch ältere Leute eine akute Nephritis bekommen können, die gerade dann mit Vorliebe chronisch wird, wenn bereits präsklerotische Gefäßveränderungen bestehen.

Wichtige Anhaltspunkte gibt ferner der Harnbefund. Eiweiß und Formelemente fehlen bei der primären Hypertonie sehr lange Zeit, viele, viele Jahre, eigentlich fast so lange, als die Herzkraft gut ist. Das kommt bei der sekundären Hypertonie, der chronischen Nephritis sozusagen niemals oder wenigstens sehr selten vor. Ist aber erst einmal Eiweiß im Harne bei der Hypertonie aufgetreten, so bildet die Eiweißmenge oder der Zylinderbefund kein Kriterium mehr für die Unterscheidung von der chronischen Nephritis, denn es kommen bei den kardial dekompensierten genuinen Hypertonien auch große Eiweißmengen und hyaline wie granulierte Zylinder vor.

In solchen Fällen kann dann, wenn starke kardiale Wassersucht vorhanden ist, die für die Prognose wichtige Frage an den Arzt herantreten, ob es sich um eine subchronische, ödematöse „parenchymatöse" Nephritis oder um eine kardial dekompensierte, ganz chronische Endarteriitis = sekundäre Hypertonie, oder um eine dekompensierte primäre Hypertonie handelt. Es kann sogar noch die Frage auftauchen, ob nicht eine mit Präsklerose der Nierengefäße vergesellschaftete Nephrose vorliegt. Große Schwierigkeiten für die Entscheidung bot z. B. ein Fall, in dem ein Biersäufer mit sehr großem Herzen eine subchronisch verlaufende Nephritis ohne klare Ursache erworben hatte. Hier kann nur eine genaue klinische Beobachtung und der Verlauf entscheiden. Für primäre Hypertonie spricht besonders die rasche und günstige Wendung, die das Krankheits- und Harnbild nach Wiederherstellung der Herzkraft erfährt.

Grad und Dauer der Ödembereitschaft spielen bei der Differentialdiagnose eine große Rolle. Jene pflegt nach kardialer Kompensation der Hypertonie rasch wieder zu verschwinden, bei der Nephrose und subchronischen Nephritis viel länger anzudauern.

Beide zeichnen sich übrigens in der Regel durch kleinere Herzen aus, und bei der subchronisch verlaufenden Nephritis pflegen sich auch relativ früh Störungen der Nierenfunktion einzustellen. Je älter die Nephritis, je unklarer die Ätiologie, je leerer die Vorgeschichte, um so schwieriger wird die Entscheidung zwischen einer ganz chronisch verlaufenden Nephritis des II. Stadiums und der Sklerose, d. h. zwischen einer sekundären und der genuinen Hypertonie, um so ähnlicher wird aber auch das klinische und anatomische Bild. Eine Verwechslung ist dann aber auch praktisch von geringer Bedeutung, denn auch das Mikroskop gibt nur mit Hilfe der spezifischen Elastikafärbung nachträglich darüber Aufschluß, ob die Gefäßverengerung auf Elastikahyperplasie oder auf Endothelwucherung beruht. Hier fließen klinische und anatomische Bilder völlig zusammen, verschieden ist lediglich die Ätiologie. Es erscheint daher begreiflich, daß auch der Erfahrenste intra vitam eine Entscheidung bisweilen nicht treffen kann, wenn jeglicher Anhaltspunkt für eine vor vielen Jahren erworbene Nephritis einerseits oder für eine erbliche Neigung zu Arteriosklerose andererseits fehlt.

Die **Diagnose** der **malignen** Sklerose gründet sich auf die Kombination des kardiovaskulären Krankheitsbildes der genuinen Hypertonie mit den renalischämischen Zügen der Nephritis. Ist ein „nephritisches" Krankheitsbild gegeben, so ist der genuine Charakter des kardiovaskulären Syndromes sicher zu stellen; ist das typische Bild der hochgradigen Hypertonie und ihr genuiner Ursprung gegeben, so ist bei Verdacht auf Kombinationsform nach Erscheinungen von Niereninsuffizienz (renale, nicht kardiale Störung des Wasserausscheidungsvermögens, Konzentrationsbeschränkung oder -unfähigkeit, Erhöhung des Rest-N-Spiegels im Blute) oder auf die schon mehrfach erwähnten Symptome von extrarenaler Ischämie zu fahnden.

1. Für die Abgrenzung des Endstadiums der Sklerose von dem gleichen, III. Stadium der chronischen Nephritis gelten die gleichen Gesichtspunkte, wie für die Abgrenzung des Dauerstadiums der Hypertonie von dem II. Dauerstadium der Nephritis.

Die differentialdiagnostischen Schwierigkeiten sind die gleichen.

Da es sich bei dem Endstadium der Sklerose stets um einen sehr hohen Grad von diffuser Präsklerose der Nierengefäße handelt, so setzt der Verdacht auf Kombinationsform einen sehr hohen Grad von Blutdrucksteigerung und Herzhypertrophie voraus. Es ist bemerkenswert, daß nicht nur ganz chronisch verlaufende Nephritiden, deren akutes Stadium unbekannt geblieben ist, und chronische Bleinieren einer Kombinationsform zum Verwechseln ähnlich sehen können, sondern auch Nephritiden von rascherer Verlaufsart. Wir haben nicht ausgeheilte Nephritiden von einjähriger Dauer im Endstadium gesehen, die Blutdruckwerte von über 220 mm Hg und recht starke Herzhypertrophie aufgewiesen haben. Hier kann die Schwere der Niereninsuffizienz, eine ausgesprochene Isosthenurie, die von den Kombinationsformen nur sehr selten erreicht wird, den Ausschlag für Nephritis geben. Gewöhnlich entscheidet die Vorgeschichte und die Herzgröße, ob eine „genuine“ oder „sekundäre“ Schrumpfniere angenommen werden muß.

Die Diagnose der Kombinationsform setzt also immer wieder in erster Linie die Diagnose der genuinen Sklerose voraus. Ist diese gegeben, so ist die Diagnose des Endstadiums unschwer auf Grund der Prüfung der Nierenfunktion zu stellen.

2. Mit der Abgrenzung des Endstadiums vom Dauerstadium der Hypertonie sind aber die Aufgaben der Diagnose noch nicht erschöpft.

Wie bei den Nephritiden, so ist auch bei den Sklerosen die Diagnose der Verlaufsart von großer Bedeutung. Denn wir müssen zu den malignen Sklerosen auch die Frühformen rechnen, die noch nicht in das Stadium der Niereninsuffizienz eingetreten sind, aber doch eine Neigung zu Niereninsuffizienz erkennen lassen und die charakteristische Beschleunigung der Verlaufsart aufweisen.

Wir haben diese Verlaufsänderung ebenso wie die Neigung zu Niereninsuffizienz auf den Eintritt einer allgemeinen und renalen Ischämie zurückgeführt und müssen uns bemühen, auch das ischämische oder ischämisierende Stadium der Sklerosen und die „Nephrosclerosis accelerata“, die in den Begriff der malignen Sklerose fallen, zu diagnostizieren. Wir werden daher für die Frühdiagnose der „Kombinationsform“ auch alle Zeichen peripherer Ischämie heranziehen müssen. Sie sind für die Diagnose und damit für die Prognose von großer Bedeutung, gerade dann, wenn die Nierenfunktion noch relativ gut oder ganz gut erscheint, denn auch ihre Störung ist schließlich nur die Folge der längerdauernden lokalen Ischämie der Niere, und diese pflegt im weiteren Verlauf nicht auszubleiben, sobald einmal sichere Zeichen extrarenaler Ischämie aufgetreten sind.

Unter diesen ist in erster Linie gegenüber der Hypertonie als differentialdiagnostisch und prognostisch gleich bedeutungsvoll die Retinitis albuminurica zu nennen.

Gemeint ist damit die Neuroretinitis und die Spritzfigur, während die Blutungen im Augenhintergrund und einzelne gröbere Degenerationsherde nicht für Kombinationsform entscheiden. Erstere kommen bei hochgradigen Hypertonien — vielleicht im präischämischen Stadium? — letztere auch bei Arteriosklerose vor.

Als Symptom allgemeiner Ischämie ist noch die zunehmende Blässe der Haut und Schleimhäute, das fahlgraugelbliche Kolorit, das für die „Schrumpfnieren"kranken charakteristisch ist, zu erwähnen. Sicherlich hängt auch die starke Abmagerung, ja hereinbrechende Kachexie, mit dieser allgemeinen Störung der Blutzirkulation zusammen.

Die Besichtigung der Kapillaren des Nagelfalzes (vgl. S. 155) scheint auch zur Feststellung des ischämischen Stadiums beitragen zu können, nur ist dabei zu berücksichtigen, daß das gleiche Bild ebenso wie alle anderen ischämischen Phänomene auch bei der sekundären Schrumpfniere ja auch bei der akuten Nephritis beobachtet werden kann.

Zu den extrarenalen ischämischen Symptomen gehören ferner die Zeichen von Blutleere im Gehirn, besonders Müdigkeit, Denkunlust und Gedächtnisschwäche, endlich auch die ernsteren, nicht streng auf ein Gefäßgebiet beschränkten pseudourämischen Phänomene (vgl. S. 197). So sicher es ist, daß diese auch ohne Störung der Nierenfunktion beobachtet werden können, so weisen sie doch eindringlich auf die Möglichkeit hin, daß das ischämische Stadium der Sklerose zum mindesten nahe bevorsteht.

Die Beobachtung von retinaler oder zerebraler Ischämie ohne ausgesprochene Niereninsuffizienz, d. h. ohne renale Ischämie, spricht nur dafür, daß eine gewisse Unabhängigkeit der einzelnen Gefäßgebiete neben der sicherlich verschiedenen Empfindlichkeit der einzelnen Zellsysteme gegen Ischämie besteht oder bestehen kann. Von großem Einfluß auf den Grad der Zirkulationsstörung muß dabei der außerordentlich verschiedene Grad der herdförmigen Atherosklerose der größeren und kleineren Gefäße sein, die ja in den vorgeschritteneren Stadien der hypertonischen Sklerose nie ganz zu fehlen pflegt.

Als ein Beispiel für eine derartig lokal bedingte ungleiche Verteilung und lokalisierte Vorzeitigkeit der Ischämie kann z. B. das Vorkommen einer einseitigen Retinitis albuminurica betrachtet werden.

Als wichtiger pathogenetischer Teilfaktor der Ischämie gehört endlich zum Bilde der malignen Sklerose beschleunigten Verlaufes die chronische, nie wieder ganz verschwindende Insuffizienz des maximal hypertrophischen Herzens, die zu demselben kardio-renalen Zusammenbruch führt, wie bei dem Endstadium der chronischen Nephritis.

In zweifelhaften Fällen entscheidet schließlich der weitere Verlauf, der das beschleunigte Tempo erkennen läßt, in dem die Kombinationsform der Niereninsuffizienz und der Katastrophe zueilt.

3. Besteht schon eine Niereninsuffizienz, so ist im Grunde die Unterscheidung zwischen genuiner und sekundärer Schrumpfniere, d. h. die Frage, ob sich die vaskuläre Niereninsuffizienz auf präsklerotischer oder endarteriitischer Grundlage entwickelt hat, praktisch unwichtig. Sehr wichtig und verantwortungsvoll ist aber die Entscheidung, ob ein nephritisches Krankheitsbild bei hochgradiger Blutdrucksteigerung und Herzhypertrophie auf einer genuinen oder sekundären Schrumpfniere, oder aber auf einer akuten, noch heilbaren Nephritis beruht, die sich bei einem Hypertoniker entwickelt, sich auf die Präsklerose der Nierengefäße aufgepfropft hat. Diese Komplikation von Sklerose mit akuter Nephritis kommt, wenn auch nicht häufig, vor.

Fahr und ich haben in unserem Atlas einen solchen Fall, der moribund zur Aufnahme kam, beschrieben. Seitdem habe ich einige Fälle, die so gedeutet werden mußten, beobachtet und in einem Falle, der dekapsuliert wurde, die Diagnose auch histologisch bestätigt gefunden.

An die Komplikation einer akuten Nephritis bekannter Ätiologie mit einer unbekannten Hypertonie ist dann zu denken, wenn schon im akuten

Stadium die Blutdruckwerte auffallend hoch sind, das Herz bereits deutlich vergrößert ist. Eine sichere Entscheidung wird sich meist erst treffen lassen, wenn die akute Nephritis abgeheilt, der Harn ganz oder fast eiweißfrei geworden ist, aber Blutdrucksteigerung und Herzhypertrophie bestehen bleiben. Näher liegt die prognostisch und therapeutisch gleich verhängnisvolle Verwechselung mit einer Kombinationsform, wenn zu einer bekannten und unzweifelhaften Hypertonie eine akute Nephritis unklarer Ätiologie hinzutritt. Das rasche Auftreten ernsterer Symptome, wie Atemnot, eklamptische Prodrome und stärkerer Albuminurie sind nicht eindeutig. Am ersten läßt noch Abnahme der Harnmenge, Hämaturie, ein renaler Charakter der Ödeme auf diese Komplikation schließen. Es ist wichtig, an die Möglichkeit dieses Zusammentreffens zweier vaskulärer Nierenerkrankungen zu denken, um nicht die Zeit der Heilbarkeit der akuten Nephritis zu versäumen; die Gefahr, daß es unter den erschwerenden Umständen einer bestehenden Präsklerose nicht gelingt, den akut gehemmten Blutkreislauf in der Niere wieder vollständig in Gang zu bringen, ist ohnehin, wie es scheint, nicht gering.

Die Prognose der Sklerosen.

Die Vorhersage im allgemeinen ist schon durch die Gegenüberstellung der Dauer- und Endstadien, der gutartigen und bösartigen Formen oder Verlaufsarten präzisiert. Gerade der prognostische Gesichtspunkt hat ja zur Unterscheidung der beiden Arten geführt. Die schlechte Prognose der „genuinen Schrumpfniere" hat auf die Vorstellungen vieler Ärzte über die Vorhersage der einfachen (stationären) Hypertonie, der ehemaligen „interstitiellen Nephritis", so abgefärbt, daß die Gutartigkeit dieser Form nochmals ausdrücklich betont werden soll. Gerade die Prognose quoad Niere, d. h. bezüglich der Gefahr der Niereninsuffizienz ist bei der einfachen Hypertonie ebenso gut, wie schlecht bei der Kombinationsform. Nichtsdestoweniger drohen auch dem Hypertoniker manche Gefahren, wie bei Besprechung des Verlaufes geschildert, denen er trotz günstigster renaler Prognose schließlich unterliegen kann.

Die Prognose der „Nierenerkrankung" ist also mit der richtigen Diagnose gegeben, die Vorhersage für den einzelnen Kranken fängt aber damit überhaupt erst an.

Im einzelnen Falle hängt die Vorhersage begreiflicherweise davon ab, in welcher Phase des über so viele Jahre sich hinziehenden Prozesses, auf welchem Punkte der oben gezeichneten, ganz flach verlaufenden Kurve der Kranke sich befindet. Die Prognose der an sich gutartigen Erkrankung ist um so günstiger, je früher der Arzt sie entdeckt und den Kranken aus den Gewohnheiten der arbeits- und genußfrohen Jugend in die geruhige Atmosphäre einer mäßigen und regelmäßigen Lebensweise, wie sie dem Alter ziemt, hinüberleitet.

Die Vorhersage ist natürlich auch abhängig von dem Verständnis und der Folgerichtigkeit, mit der der „gesunde" Kranke den Ratschlägen des Arztes folgt und die Lebensweise und -auffassung ändert.

Die Vorhersage des einzelnen Falles ist ferner abhängig von dem Grade der Blutdrucksteigerung — sie ist besser bei den Dauerhypertonien von 180 bis 200 mm Hg, als bei denen, deren Blutdruck sich auf Werte von 230—250 mm Hg eingestellt hat, — und sie ist vor allen Dingen abhängig von der Herzkraft.

Die Vorhersage der Lebensdauer wird endlich nicht zum wenigsten beeinflußt von dem kaum abzuschätzenden Grade, in dem sich die — herdförmige — Arteriosklerose anderer Gefäßgebiete, insbesondere von Herz- und Hirngefäßen, im weiteren Verlauf an der vorzeitigen (präsenilen) oder rechtzeitigen (senilen) diffusen Gefäßerkrankung der Nieren beteiligt.

Daß die Komplikation mit Arteriosklerose der Koronargefäße oder gar mit Spätlues dieser und der Aorta die Vorhersage bezüglich des Herzens trüben kann, versteht sich von selbst; es ist aber bemerkenswert, daß anginöse Beschwerden beim reinen Hypertoniker eine bessere Prognose zu geben pflegen und häufiger mit Kräftigung des Herzens verschwinden, als die gleichartigen Erscheinungen bei reiner Koronarsklerose ohne Blutdrucksteigerung.

Die ungemein häufige Komplikation mit Glykosurie, die vielleicht auf arteriosklerotische Veränderungen in den Pankreasgefäßen, vielleicht aber auch auf eine Erhöhung des Adreninspiegels im Blute hinweist, hat keineswegs eine besonders ungünstige Vorbedeutung, und es ist ganz verkehrt, solche Fälle als Diabetiker zu behandeln und zu bewerten.

Einen gewissen, die Vorhersage ungünstig färbenden Anhaltspunkt geben Gefäßveränderungen im Augenhintergrund, insbesondere die retinalen Blutungen, die auf eine Ruptura imminens in cerebro hinweisen.

Die Vorhersage des einzelnen Falles wird endlich beeinflußt durch das Alter des Kranken. Eine im späteren Alter einsetzende Hypertonie pflegt im allgemeinen seltener die ganz hohen Blutdruckwerte zu erreichen, z. B. 200 zu überschreiten, und kann recht lange ertragen werden. Ein Hypertoniker von 30—40 Jahren mit sehr reaktionsfähigem Gefäßsystem hat wenig Aussicht, ein hohes Alter zu erreichen. Hier tritt bisweilen die heikle Frage der Eheerlaubnis an den Arzt heran. Wenn die Verhältnisse so liegen, daß die Rücksicht auf das Wohl des Kranken vorangestellt werden darf, wird man eher zu-, als abraten können. Denn das ungeregelte Junggesellen- und Wirtshausleben ist sicher dem Hypertoniker weniger zuträglich, als ein behagliches Familienleben am häuslichen Herd. Der Arzt wird aber nicht umhin können, ja nicht unterlassen dürfen, den Kranken oder die Angehörigen wenigstens dahin aufzuklären, daß die mutmaßliche Lebensdauer beschränkt ist, und ihm anheimgeben, für alle Fälle die Zukunft der zu gründenden Familie zu sichern.

Ist eine Sklerose erst in das Stadium der Ischämie getreten, und die Diagnose der Kombinationsform gesichert, so bleibt für die Vorhersage des einzelnen Falles nur wenig Spielraum übrig. Wie lange sich der Widerstreit zwischen Gefäßkontraktion und Herzkraft hinzieht, und wie schnell die Nierendurchblutung und Funktion unter diesem Gegenspiel der Kräfte leidet, hängt in letzter Linie ausschließlich von der Reservekraft des Herzens und seiner Behandlung ab.

Die Behandlung der Sklerosen.

Die Behandlung des Hypertonikers muß mit der richtigen Diagnose beginnen, d. h. damit, daß der Arzt alle Vorstellungen von chronischer oder „interstitieller“, oder vaskulärer „Nephritis“ oder gar von „Schrumpfniere“ über Bord wirft. Es handelt sich, wenn man so will, um einen vorzeitigen Alterungsprozeß an den Gefäßen parenchymgesunder Nieren, der Kranke ist also zu beraten wie ein Mensch, der gerne alt werden möchte, und zu behandeln wegen der Präsklerose wie ein Arteriosklerotiker, wegen der Hypertonie wie eine Aortenstenose, wegen der Albuminurie wie eine Stauungsniere.

Es ist für den vollsaftigen, arbeits- und lebensfreudigen Hypertoniker tausendmal besser, unerkannt und unentdeckt nach eigenem Gutdünken zu leben, als in eine schematische Nephritisbehandlung zu geraten, die seine Freiheit nach jeder Richtung beeinträchtigt und erst einen Kranken aus ihm macht. Ich kenne Hypertoniker mit geringer Albuminurie und starker Herzhypertrophie, die sich nie so wohl gefühlt haben, als während der Strapazen und Entbehrungen des Feldzuges, und nie so schlecht, als während einer in Liege- und Milchkur sündigenden und zur Mastkur ausartenden Nierenbehandlung.

Trotzdem halte ich es für wünschenswert, daß die Nierensklerosen frühzeitig entdeckt werden, aber nicht damit sie „behandelt", sondern damit Erfahrungen darüber gesammelt werden können, ob nicht bei einer hygienischen Beratung der Frühfälle der Verlauf noch gutartiger gestaltet werden kann, als er sowieso schon ist, und ob nicht die Entstehung der schweren Formen von Sklerose, die die Grundlage der bösartigen Verlaufsart bilden, hintangehalten werden kann. Ich zweifle nicht daran, dass durch eine vorbeugende Beratung der allerfrühesten Stadien nicht nur dieses Ziel erreicht, sondern auch die Häufigkeit der Schlaganfälle im besten Mannesalter stark herabgemindert werden kann. Vergessen wir nicht, die größte Mehrzahl aller Apoplexien und Erweichungen betrifft Hypertoniker.

Es gibt nur einen Weg, die Frühfälle ohne Albuminurie zu entdecken, indem man bei allen, auch den leichtesten Herzstörungen, Atemstörungen, hartnäckigen Bronchitiden, Emphysemen, nervösen Beschwerden, kurz bei allen Patienten jenseits der 40 den Blutdruck feststellt, aber auch bei Gesunden, z. B. bei Ehegatten und Geschwistern von Hypertonikern. Das Resultat ist oft überraschend und häufiger positiv, als negativ.

Wir können diese ausgesprochene familiäre Neigung zu Präsklerose der Nierengefäße so wenig ändern, wie den Eintritt der Arteriosklerose überhaupt verhindern. Wir können nur bei solchen ganz symptomlosen oder interkurrent in Behandlung gewesenen Hypertonien die Lebensweise im Sinne der Makrobiotik regeln, daß Gewohnheiten, Schädigungen unterbleiben, die erfahrungsgemäß den Aufbrauch beschleunigen. Hier ist keine Nierendiät, sondern eine „Diätetik der Seele" am Platze.

Dazu gehört eine freundschaftliche Beratung über das Maßhalten im Arbeiten und im Genießen, über die Überwindung des Hanges und die Vermeidung der Gelegenheit zu Ärger und Aufregungen, über den inneren Unwert falschen Ehrgeizes und mammonistischer Raffsucht, über den glückspendenden Wert eines ruhigen, behaglichen Familienlebens nach altväterischer Weise, an Stelle des modernen aufreibenden Hastens und Hetzens u. a. mehr, was sich aus liebevollem Einfühlen in den Charakter und die Lebensführung des einzelnen Falles ergibt und hier nicht näher ausgeführt zu werden braucht.

Dazu gehört auch, was sich eigentlich von selbst versteht, aber doch nicht unerwähnt bleiben darf, daß der Arzt nicht mit Blutdruckwerten operiert, die der Kranke sogleich im Gedächtnis oder Notizbuch mit sich trägt, und nicht von Arterienverkalkung spricht, ein Ausdruck, der objektiv unrichtig und nur geeignet ist, die modern gewordene Verkalkungsfurcht zu steigern.

Zu den schädlichen Lebensgewohnheiten gehört das unmäßige Rauchen, dem von vielen Ärzten ein begünstigender Einfluß auf die Arteriosklerose zugeschrieben wird. Ohne eine besondere Schädigung gerade der Nierengefäße durch den Tabak zu befürchten, wird man diese Gewohnheit mit Rücksicht auf das Herz und die Herzgefäße wenn auch nicht in jedem Falle ganz verbieten, so doch stark einschränken, zumal das Rauchen nach den Untersuchungen meines früheren eifrigen Mitarbeiters John den Blutdruck steigert, und nach den Erfahrungen der Sportsleute die Leistungsfähigkeit des Herzens deutlicher beeinträchtigt, wie der Alkohol.

Die beiden Fragen, was und wieviel der Hypertoniker trinken darf, spielen in der Literatur gerade unserer, durch ihren Durst sprichwörtlich gewordenen Landsleute eine außerordentlich große Rolle. Die erste ist unter dem Gesichtswinkel der Niere mit einem völligen Alkoholverbot, die zweite unter dem Gesichtswinkel des Herzens mit dem Rat zur Flüssigkeitseinschränkung beantwortet worden.

Beides gilt für das so viele Jahre lang dauernde symptomlose Stadium der Hypertonie nur sehr cum grano salis. In diesem wird selbst eine Wasserüberschwemmung des Körpers mit einer ganz prompten und restlosen Wasserausscheidung beantwortet. So glänzend der Erfolg der Trockenkost in den Fällen von exzentrischer Herzhypertrophie ist, in denen die linke Kammer sich nicht mehr vollständig entleert, so unnötig ist in dem Stadium vollster Herzkraft ein ängstliches, zur Hypochondrie verleitendes Abmessen der täglichen Flüssigkeitseinfuhr. Es versteht sich aber von selbst, daß man einem Menschen, der „zu altern beginnt", raten muß, jedes Übermaß insbesondere in der Aufnahme alkoholischer Getränke zu vermeiden, nicht weil der Alkohol die — gesunden — Nieren reizen könnte, sondern weil er (vielleicht oder wahrscheinlich?) im Zusammenhang mit der großen Flüssigkeitszufuhr für das Herz und die Gefäße nicht gleichgültig ist.

Der Schnapstrinker neigt nach Fahrs Beobachtungen am Material des Hamburger Hafenkrankenhauses weder zur Hypertonie, noch zur Arteriosklerose, wohl aber sind sehr viele unserer männlichen Hypertoniker gewohnheitsmäßige Bier- und Weintrinker und Stammtischgäste. Wenn es gelingt, solche Leute zu Abstinenten zu machen, so ist das sicherlich gut, besonders dann, wenn es sich noch um Männer in den besten Jahren handelt. Das, was unbedingt zu verbieten ist, ist der nicht nur unhygienische, sondern geradezu unmoralische tägliche Frühschoppen; und ein abendlicher Spaziergang ist dem Hypertoniker wie jedem anderen, bei Tage beschäftigten Menschen viel dienlicher, als der allabendliche Dämmerschoppen. Die Sitte des gewohnheitsgemäßen und alltäglichen Alkoholgenusses ist eine Unsitte, die von jedem Arzte bei jedem Patienten bekämpft werden sollte. Eine andere Frage ist es aber, ob man unterschiedslos in jedem Falle den gelegentlichen Alkoholgenuß ganz verbieten soll. Dazu liegt von seiten der präsklerotischen Nieren sicherlich keine Veranlassung vor, und gerade älteren Herren nimmt man oft durch solche sachlich gar nicht begründeten Verbote jede Lebensfreude. Das ist wohl zu berücksichtigen.

Ich kenne Fälle genug, die lieber kurz leben, als sich diese ihre angeblich einzige Freude nehmen lassen wollen, gegen ärztlichen Rat weiter — wenn auch mit Maß — trinken und dabei recht alt werden. Ja ich habe sogar bei derartig unbelehrbaren Fällen im kardialen Stadium erstaunlich gute Diuresen nach Genuß von guten Weinen auftreten sehen. So wichtig es ist, die Trinksucht zu bekämpfen, so muß man da doch Unterschiede zwischen jung und alt, zwischen Mann und Frau machen, und den Gesichtspunkt berücksichtigen, daß es nicht nur darauf ankommt, dass jemand lange lebt, sondern auch darauf, daß ihm das Leben Freude macht.

Diät: Der allgemeine Grundsatz für die Lebensführung des Hypertonikers, das Maßhalten in allen Dingen, ist auch zugleich der einzige, der für seine Diät in Frage kommt.

Die meisten, insbesondere die männlichen Hypertoniker, sind übermästet, essen zuviel und haben zu wenig Bewegung. Die Muskeln sind schlaff, der Bauch ist dick, das Zwerchfell steht hoch, und das Lungenfeld ist, wie man bei der Orthodiagraphie regelmäßig erkennen kann, auffallend klein.

Hier muß in erster Linie der Hebel angesetzt werden, damit das Herz für die kommenden Jahre erstarkt.

Es sind keine qualitativen, sondern lediglich quantitative Einschränkungen in der Diät nötig. Meist hört man allerdings, daß die Patienten unmäßig viel Fleisch genießen, und einem instinktiven, vielleicht durch die nahen Beziehungen zwischen Gicht und Arteriosklerose genährten Gefühle, daß die Arteriosklerose durch übermäßigen Fleischgenuß gefördert wird, ist der Rat entsprungen, diesen einzuschränken und nur einmal am Tage Fleisch zu genießen. Vielleicht wird auch die Reaktionsfähigkeit der Gefäße und die Blutdruckerhöhung durch Fleischgenuß gesteigert. Die Hauptsache ist aber das Wenigeressen; durch eine einfache und frugale Ernährung ohne jedes Übermaß soll die — möglicherweise kausale — Überlastung der Nierengefäße vermieden, das Fortschreiten der Präsklerose hintangehalten, und zugleich eine Beseitigung des überflüssigen und lästigen Fettes erzielt werden. Dabei soll aber der Kräftezustand nicht vermindert, sondern gehoben werden. Es muß ein Muskelansatz erzielt werden, da die Herzkraft nicht etwa dem Blutdruck, sondern der Muskulatur proportional wächst. Bei hohem Blutdruck kann jemand ein sehr schwaches Herz haben, wenn er eine elende Körpermuskulatur besitzt.

Die Hypertoniker mit vorübergehender oder dauernder Glykosurie verlieren ihren Zucker oft bei einfacher quantitativer Nahrungs- und insbesondere Fleischbeschränkung. Eine antidiabetische oder gar vorwiegende Fleischdiät ist also in der Regel durchaus nicht am Platze.

Bewegung: Die Regelung der Bewegung und Kräftigung der Muskulatur sind die wichtigsten Aufgaben des Arztes bei der Beratung der Frühfälle von Hypertonie.

Der Rat zu Ruhe und Schonung gilt schon nur in sehr eingeschränktem Maße für die chronischen Nephritiden mit Hypertension, und nur dann, wenn es sich um dauernd kränkliche, anämische Patienten handelt mit labilem Herzen, wieviel weniger für die plethorischen und herzgesunden Hypertoniker. Viel Bewegung in frischer Luft, Gymnastik, ja Bergsteigen, das Edel zuerst für Fälle von „interstitieller“ Nephritis empfohlen hat, ist unzweifelhaft von größtem Nutzen. Das schließt natürlich nicht aus, daß in manchen Fällen, bei sehr abgehetzten Männern und vielgeschäftigen unruhigen Frauen im Beginne der Behandlung eine Ruhekur angezeigt sein kann, deren Vorteil hauptsächlich in der geistigen und seelischen Ruhigstellung liegt. Immer wieder ist der Kranke auf den Nutzen der Atemgymnastik hinzuweisen. Ich mache dazu mit Vorliebe von der Kuhnschen Saugmaske Gebrauch.

Kurorte: Es ist sehr ratsam, den Hypertoniker, ich habe da besonders die häufigen Fälle der überarbeiteten, geschäftlich und gesellschaftlich stark in Anspruch genommenen besseren Stände im Auge, zu veranlassen, jeden Sonntag im Freien zuzubringen, auf Jagd- oder Fußwanderungen, und möglichst oft im Jahre, wenn auch jedesmal nur für wenige Tage auszuspannen, abgesehen von der üblichen Ferienreise. Für diese kommen CO_2-Bäder, Luftkurorte im deutschen Mittelgebirge, aber auch die See in Frage. See- und Luftbäder werden ebenso, wie tägliche Flußbäder sehr gut vertragen, und es ist ganz unnötig, diese etwa der Niere wegen zu verbieten. Im Gegenteil. Mit Auswahl darf man solche Fälle, wenn keine Zeichen zerebraler Arteriosklerose bestehen, ruhig auch in das Hochgebirge schicken, doch wird man vorsichtshalber eine Zwischenstation zur Erleichterung der Anpassung an die große Höhe anraten, und hier die ersten Tage Ruhe halten lassen. Stäubli und Schrumpf haben während des Hochgebirgsaufenthaltes ein Herabgehen des Blutdrucks beobachtet.

Aus dem Gesagten geht hervor, daß die Beratung nur in der Anordnung einer vernünftigen und „naturgemäßen“ Lebensweise besteht, es ist daher verständlich, daß manche übermästete und aufgeschwemmte Stubenhocker mit Hypertonie von einer vegetarischen, oder Luft- oder Wasser-, oder sonstigen Kur der „Naturheilmethode" den größten Nutzen haben und gut daran tun, dieses „Naturheilverfahren" auch zu Hause beizubehalten.

Die Behandlung: Es ist eine durch Alter geheiligte Überlieferung, bei Arteriosklerose Jod zu verordnen und die meisten einmal entdeckten Hypertoniker nehmen irgend ein Jodpräparat bis an ihr Lebensende. Ich muß es dem Bearbeiter des Kapitels Arteriosklerose überlassen, sich mit dem Problem des Nutzens der Jodtherapie abzufinden. Einen unzweifelhaften Einfluß auf den Blutdruck habe ich weder bei kleinen noch auch bei großen Dosen gesehen, auch ein Einfluß auf die Viskosität wird bestritten. Man hört aber nicht selten von einer unzweifelhaften Besserung der subjektiven, z. B. der anginösen Beschwerden oder der Schwindelgefühle. Wenn man Jod verordnet, soll man es nur intermittierend geben, und man soll die Jodgaben stark beschränken oder aussetzen, wenn es den Appetit stärker beeinträchtigt oder schlecht ausgeschieden wird, oder wenn Kropf und Neigung zu basedowoiden Symptomen besteht. Unbedingt unangebracht und auszusetzen ist jede Joddarreichung, wenn auch nur der Verdacht auf Kombinationsform gerechtfertigt ist.

Ob es zweckmäßig wäre, den Blutdruck künstlich herabzusetzen, darüber ließe sich erst entscheiden, wenn wir über derartige Mittel verfügten. Durch Vasotonin wird diese Absicht, wie Leva an unseren Fällen gezeigt hat, ebensowenig erreicht, wie durch Guipsine.

Nach Pal setzt das von Pauli empfohlene Rhodan den hohen Blutdruck häufig allmählich herab, führt jedoch bei Arteriosklerotikern, namentlich solchen mit Arteriosklerose der Hirngefäße nicht selten zu toxischen Erscheinungen von psychischer Verwirrtheit, die allerdings nach Aussetzen des Rhodan und gleichzeitiger Opiumdarreichung bald verschwinden sollen. Pal gibt Rhodannatrium 1,0—3,0 g pro die.

Ich habe davon zwar gelegentlich Drucksenkungen, aber auch so unangenehme und langanhaltende Geistesstörungen gesehen, daß ich bei schweren Fällen von Sklerose zu großer Vorsicht raten möchte.

In neuerer Zeit ist das Neurokardin, ein limonadeartiges Getränk, das die wirksamen Bestandteile der Kawa-Pflanze in aufgeschlossener Form enthält, als blutdruckherabsetzendes und pulsverlangsamendes Mittel empfohlen worden, das zugleich eine erfrischende und beruhigende Wirkung auf das Nervensystem ausüben soll. Es wird in Dosen von 3—4 Weinglas (à 125 g) im Laufe des Vormittags gegeben.

Von einer günstigen Wirkung habe ich mich nicht überzeugen können.

Subjektiv günstig wirken oft die Nitrite. Man kann z. B. wochen- und monatelang zweistündlich oder sogar stündlich eine BMK-Komprette von Nitroglyzerin (0,5 mg) nehmen lassen. Eine sichere blutdruckherabsetzende Wirkung habe ich aber auch davon noch nie gesehen.

Am besten wirkt — aber leider auch nur vorübergehend — auf den „überhöhten" Blutdruck eine Unterernährungs- und Fastenkur. Die Technik der Hungerkuren, die in allen Kulturländern überzeugte Anhänger besitzen, ist kürzlich von Segeßer beschrieben worden.

Eine Indikation zu ärztlichem Einschreiten im symptomlosen Stadium ist noch zu erwähnen, das ist die Polyglobulie mit und ohne Plethora, die wir, wie erwähnt, so häufig beim Hypertoniker antreffen. In solchen Fällen, in denen die Zahl der roten Blutkörper im Kubikmillimeter 5 Millionen überschreitet, ist eine Rückkehr zu dem alten Gebrauche der Bauern, sich zweimal im Jahre zur Ader schlagen zu lassen, sehr zu empfehlen.

Man braucht in solchen Fällen mit dem Aderlaß nicht ängstlich zu sein und kann bis zu $^1/_2$ Liter Blut auf einmal ablassen. Die Wirkung ist wohltätig und wohl auch vorbeugend sehr von Wert. Im kardialen Stadium des Hypertonikers ist der Aderlaß fast immer auch indiziert. Immer besteht, wenn erst die charakteristischen, oben eingehend geschilderten Beschwerden einsetzen, eine Überfüllung und Drucksteigerung im Venensystem und eine Stauung im kleinen Kreislauf, die beide durch einen energischen Aderlaß wirkungsvoll bekämpft werden können.

Dieselbe Entspannung wird auch gewöhnlich erreicht durch eine mehrtägige Carell- oder Hungerkur bei Trockenkost. Es ist erstaunlich, wie schnell sich dabei oft ein Herz erholt, das schon zu einer quälenden Stauungsbronchitis, zu nächtlicher Ruhedyspnoe, zu leichten Ödemen etc. geführt hat. Während einer auch nur ca. 12—24 stündigen Einstellung jeglicher Nahrungs- oder Flüssigkeitsaufnahme wird reichlich Urin entleert, und der Kranke fühlt sich meist schon nach der ersten Nacht wie erlöst. Auf eine darauffolgende Unterernährung, wie sie z. B. die strenge Carellsche Kur (4 × je 200 g Milch) neben dem Vorzug der Salzarmut bietet, oder auf einige Fasttage mit obligater Darmentleerung wie bei der akuten Nephritis, lege ich, wenn es sich nicht ausnahmsweise um schwächliche und schon heruntergekommene Patienten oder sehr schwache Herzen handelt, großen Wert. Es ist, wie wenn der Überfluß an Körpersäften aufgebraucht würde; jedenfalls erholt sich das Herz gewöhnlich sehr rasch ohne medikamentöse Nachhilfe, der Venendruck und der bei insuffizienten Herzen überhöhte Blutdruck sinkt, die Pulsfrequenz wird langsamer und Husten und Auswurf schwinden sehr rasch. Wir geben, wenn irgend möglich, erst dann, nachträglich, zur Befestigung des Erfolges Herzmittel, wenn die Kompensation schon eingetreten ist.

In der Regel kommt der Hypertoniker leider erst in dem Stadium des kardialen Asthmas und aus diesem Grunde in ärztliche Behandlung. Dieses Warnungssignal bedeutet, daß das Herz aus dem Zustande reiner Hypertrophie und vollständiger Kompensation in ein Stadium der Dilatation mit Neigung zu unvollständiger Entleerung und labiler Kompensation übergetreten ist. Dieses Stadium, dessen Eintritt durch die vorher angegebene Beratung des zufällig entdeckten oder aufgesuchten Hypertonikers und eine konsequente Kräftigung des Körpers bei gesunder Lebensweise sicher lange hinausgeschoben werden kann, bedeutet keineswegs den Anfang vom Ende. Meist ist es auch jetzt noch an der Zeit, durch eine Umgestaltung und Anpassung der Lebensweise einen lange anhaltenden Erfolg zu erzielen; nun pflegt auch der Kranke dem Arzte williger sein Ohr zu leihen, und nunmehr ist auch eine sorgfältige und dauernde ärztliche Überwachung nötig.

Bei labilem Herzen ist die Flüssigkeitszufuhr dauernd auf die des normalen Menschen, etwa auf $^5/_4$ bis $1^1/_2$ Liter einzustellen, die Durchführung wird durch Einschaltung eines Trinktages (v. Noorden) in der Woche und durch Vermeidung stark gesalzener oder gepfefferter Speisen erleichtert. Das was vorher über Bewegung in frischer Luft gesagt wurde, gilt auch jetzt noch in beschränktem Maße und unter ärztlicher Aufsicht, wenn jede Bewegungsdyspnoe verschwunden ist. In diesem Stadium kommen Kuren in den bekannten CO_2haltigen Bädern oder Terrainkuren im Mittelgebirge mit dosierbaren Steigübungen, aber meist nicht mehr im Hochgebirge in Frage. Bei vorgeschritteneren Fällen von relativer Herzinsuffizienz mit hohen Blutdruckwerten oder bei Fällen mit schwieligen oder sklerotischen Veränderungen im Herzmuskel gelingt es schließlich nicht mehr, eine länger dauernde und befriedigende Kompensation zu erreichen. Manche haben selbst jetzt noch keine Beschwerden und lassen sich durch die allabendlich auftretenden Ödeme, die über Nacht verschwinden, nicht weiter stören. Andere leiden unter fast ständiger Bewegungsdyspnoe oder Beklemmung und Asthmaanfällen, dann ist eine länger fortgesetzte oder dauernde Behandlung mit Herz- und harntreibenden Mitteln oft noch von sehr guter Wirkung.

Bei ambulanten Fällen ist eine lang fortgesetzte Digitalisbehandlung zweckmäßig, man versucht erst das Optimum der Digitaliswirkung durch große Dosen zu erreichen und sucht dies durch Fortreichung kleiner Dosen zu unterhalten. (3 × täglich 0,05 Pulver oder 3 × täglich $^1/_2$ Tablette Digipuratum, oder abwechselnd 1 Tag eine, 1 Tag zwei Tabletten oder sogar fortlaufend täglich zwei (und mehr) Tabletten Digipuratum).

Der Neigung von Ödemen begegnet man durch Darreichung von Diureticis, wie Diuretin oder Theophyllin oder Euphyllin (in Zäpfchen), die bisweilen schon vor, oft aber erst nach Eintreten der Digitaliswirkung ihre wassermobilisierende und harntreibende Wirkung entfalten, aber meist unangenehme Nebenwirkungen auf den Magen und den Appetit ausüben. Sie wirken bisweilen besser, wenn man reichlicher dabei trinken läßt. Im übrigen ist in diesem Stadium salzarme Trockenkost der Ödembereitschaft wegen einzuhalten.

Bei stärkerer kardialer Stauung wird Digitalis in jeder Form oft schlecht vertragen, und ist dann auch gewöhnlich unwirksam. Fränkel vermutet mit Recht, daß ein Stauungskatarrh des Magens (bzw. die Pfortaderstauung) die Resorption beeinträchtigt. In solchen Fällen ist oft Strophantus, das wir bei klinischer Behandlung der Digitalis entschieden vorziehen, noch von vortrefflicher Wirkung, aber nur bei intramuskulärer oder intravenöser Injektion. Sehr selten ist das Umgekehrte der Fall, daß ein Herz auf Digitalis (per os) anspricht, wenn die Strophantusinjektion versagt hat.

Man gibt entweder das von Fränkel empfohlene Böhringersche Strophantin in Ampullen in Dosen von 0,6 bis höchstens 1,0 ccm (Vorsicht!) oder 0,6—1,0 einer $10^0/_0$igen Verdünnung der titrierten Tct. strophant. in physiologischer NaCl-Lösung. Für die intramuskuläre Injektion wird zweckmäßig Eukain (Tct. stroph. titr. 2,5, Eucaini 0,75, Aq. dest. ad 25) zugefügt wegen der oft unangenehmen lokalen Schmerzen, die eventuell durch essigsauren Tonerde-Umschlag gemildert werden müssen. Es gibt Fälle, die eine Zeitlang täglich, später 3—2—1 × wöchentlich eine Strophantusinjektion nötig haben, um sich über Wasser zu halten.

Bei Anfällen von Herzjagen ist nur eine intravenöse Strophantusinjektion angezeigt und von zauberhafter Wirkung.

Die Strophantuspräparate sind bei der unmittelbaren Einbringung auf dem Blutwege zweischneidige Mittel und ebenso segensreich wie gefährlich. Ein Überschreiten der wirksamen Dosis kann plötzlichen Herztod zur Folge haben. Wenige Tropfen der per os fast unwirksamen Strophantustinktur können die schwersten Vergiftungserscheinungen mit 24 Stunden anhaltendem Erbrechen und hochgradiger Pulsverlangsamung bis zum Herzblock auslösen. Bei der Dosierung ist um so größere Vorsicht geboten, je schlechter das Herz ist, und die Einspritzung in die Vene muß sehr langsam ausgeführt werden. Man soll nach Fränkel bei Fällen, die schon Digitalis bekommen haben, Strophantin nicht vor Ablauf von 2 × 24 Stunden nach der letzten Digitalisgabe anwenden.

Doch muß man von dieser Vorsichtsmaßregel der Not gehorchend nicht selten Abstand nehmen. Die Gefahr einer Kumulation wird dabei nach unserer Erfahrung überschätzt, wenn die voraufgegangenen Digitalisgaben wirkungslos gewesen sind.

Eine sorgfältige Behandlung des dekompensierten Hypertonikerherzens vermag selbst in desolat erscheinenden Fällen mit schwerer und lang anhaltender Wassersucht schließlich doch noch einen jahrelang befriedigenden Zustand herbeizuführen und Wiederholungen der Dekompensation durch genaue Überwachung und rechtzeitiges Eingreifen zu verhüten.

Was die Behandlung der arteriellen Symptome der Hypertonie betrifft. so fällt sie zum Teil in das Gebiet der Behandlung der Arteriosklerose überhaupt, Hier soll nur erwähnt werden, daß die sogenannten Gefäßkrisen, die paroxysmale Blutdrucksteigerung sowohl wie etwaige eklamptische Äquivalente und ischämische Phänomene beim Hypertoniker mittelbar auch auf einer relativen Herzinsuffizienz beruhen und nach kardialen Gesichtspunkten mit Aderlaß, event, Lumbalpunktion, Ruhe und Carellkur, später Herzmittel behandelt werden müssen. Auch das Cheyne-Stokessche Atmen, das durch Morphium verstärkt, durch O_2-Atmung vermindert wird, verschwindet mit Besserung der Herzkraft. Gegen die anginösen Beschwerden wird Diuretin (3 × 0,5 — 1,0 g), ev. in Verbindung mit Jod (z. B. Eustenin 2,5 tägl.) oft mit Nutzen gegeben. Fast stets erweist sich auch daneben noch die Anwendung von Digitalis als wesentlich. Hürter empfiehlt folgende Kombination:

Camphorae monobromatae 4,0
Diuretin 4,0
Coff. natr. salicyl. 2,0
Mass. pil. q. s. f. pil. Nr. L
D. S. 3stdl. 2 Pillen zu nehmen.

Auch die Anwendung der Nitrite kommt bei örtlichen und allgemeinen Gefäßkrisen nach Ausschaltung bzw. Beseitigung der kardialen Komponente in Betracht.

Über die **Behandlung der Kombinationsform** ist wenig Rühmliches zu sagen. Das Handeln des Arztes wird hier nicht von dem sicheren Optimismus getragen, wie bei der einfachen Sklerose, weil er das unabwendbare Schicksal so nahe vor Augen sieht. In den Übergangsstadien ist es immer wieder und ausschließlich das nur zu rasch wieder erlahmende Herz, das anzuspornen ist. Später kommt die diätetische Behandlung der Niereninsuffizienz mit stickstoffarmer Kost wie bei der sekundären Schrumpfniere in Frage. Bei der Kombinationsform sind seltener Aderlaß oder Entfettungskuren angezeigt, die Kranken werden von selbst anämisch und magern ab. Die Diät soll nicht mehr als eben nötig gesalzen sein, um den Durst zu vermindern. Die Frage der Flüssigkeitsmenge schwankt zwischen dem Dilemma: Rücksicht auf Herz oder Niere? Die Herzinsuffizienz gebietet Trockenkost, die Niereninsuffizienz Polyurie. Dazwischen muß man die Mitte halten, und man kann durch Einschränkung von NaCl und N leicht das Zuviel an Flüssigkeitszufuhr vermeiden und bald einen Trockentag, bald einen Trinktag einschalten.

Solange wir kein Mittel haben, den ischämisierenden Faktor der übermäßigen Gefäßkontraktion dauernd zu bekämpfen, bleibt nichts anderes übrig, als in dem bestehenden Mißverhältnis zwischen Gefäßkontraktion und Herzkraft das Herz zu unterstützen und anzutreiben, und von den gefäßerweiternden Mitteln reichlich Gebrauch zu machen.

Literatur.

Aschoff, Zur Pathogenese der Schrumpfniere. Zentralbl. f. d. ges. inn. Med. Bd. 9, H. 5, S. 329. — Derselbe, Krankheit und Krieg. Akademische Rede. 1915. — Bäumler, Behandlung der Blutgefäßkrankheiten. Handb. d. ges. Therap. 1914, Bd. 3. — Biermer, Über Nierenschrumpfung. Bresl. Zeitschr. pro 1882, Nr. 1 u. 2. — Brauer, Über das diastolische Brustwandschleudern. Kongr. f. inn. Med. Leipzig 1904. — Brunton, Über die Anwendung von Kaliumnitrat und -Nitrit bei chronischer Steigerung der Arterienspannung. Deutsche med. Wochenschr. 1902. — Burmeister, Beitrag zur Histogenese der akuten Nierenentzündung. Virchows Arch. 1894, 137. — Edel, Über den Einfluß des alpinen Klimas auf Nephritis und „zyklische" Albuminurie. Münch. med. Wochenschrift 1904, Nr. 19. — Derselbe, Über Wesen und Ätiologie der Schrumpfniere und ihre erfolgversprechende Behandlung. Münch. med. Wochenschr. 1903, Nr. 43. — Fahr, Zur pathologisch-anatomischen Unterscheidung der Schrumpfnieren nebst Bemerkungen zur Arteriosklerose der kleinen Organarterien. Frankf. Zeitschr. f. Pathol. Bd. 9, H. 1. — Fahr und Volhard, Beiträge zur Nierenpathologie. Internat. Kongr. f. Pathol. Turin 1911. Fraenkel, Über die Behandlung der Arteriosklerose. Berl. klin. Wochenschr. 1913, Nr. 17.

— Friedemann, Über die Veränderungen der kleinen Arterien bei Nierenerkrankungen. Virchows Arch. 159, S. 541. — Galabin, On the connection of Brights Disease with Changes in the vascular system. London 1873. — Geis, Die Beziehungen der Gefäßerkrankungen der Netzhaut zu denen des Gehirns. Klin. Monatsbl. f. Augenheilk. XLIX. 1911. — Goldscheider, Über atypische Gicht und ihre Behandlung. Zeitschr. f. physikal. u. diätet. Therap. XIV, 1912. — Hasebroek, Über Arteriosklerose und aktive Zander-Gymnastik. Deutsche klin.-therap. Wochenschr. 1906, Nr. 23. — Hauch, Die Arterien der gesunden und kranken Niere im Röntgenbilde. Fortschr. a. d. Geb. d. Röntgenstr. Bd. 20. — Herxheimer, Niere und Hypertonie. Verhandlungen d. Deutsch. Pathol. Gesellsch., 15. Tagung. Straßburg, April 1912. — Hildebrand, Experimentell erzeugte lokale Atherosklerose und ihre Beziehungen zur Niere. Inaug.-Diss. Heidelberg 1912. — Huchard, Allgemeine Betrachtungen über Arteriosklerose. Volkmanns Samml. klin. Vortr. f. inn. Med. 1909, 175. Nr. 561. — Derselbe, Les maladies de l'Hypertension artérielle. Paris 1891. — Janeway, A clinical study of hypertensive cardiovascular disease. Arch. of internat. Medicine 1913, Bd. 12, S. 755. — John, Über Vorkommen und Bedeutung arterieller Hypertension. Med. Klin. 1913, Nr. 24. — Jores, Wesen und Entwickelung der Arteriosklerose. Wiesbaden, Bergmann 1903. — Derselbe, Über die Arteriosklerose der kleinen Organarterien und ihre Beziehung zur Nephritis. Virchows Arch. Bd. 178. — Derselbe, Über die Beziehungen der Schrumpfnieren zur Herzhypertrophie vom pathologisch-anatomischen Standpunkt. Deutsch. Arch. f. klin. Med. Bd. 94. — Derselbe, Über die Beziehung der Herzhypertrophie zum Gewebsuntergang in den Schrumpfnieren. Deutsche Pathol. Gesellsch. Kiel 1908. — Derselbe, Über den gegenwärtigen Stand unserer Kenntnis der hämatogenen diffusen Nierenerkrankungen nach pathologisch-anatomischen Gesichtspunkten. Med. Klin. 1909, Nr. 12. — Derselbe, Über den pathologischen Umbau von Organen (Metallaxie) und seine Bedeutung für die Auffassung chronischer Krankheiten, insbesondere der chronischen Nierenleiden (Nephrozirrhosen) und der Arteriosklerose nebst Bemerkungen über die Namengebung in der Pathologie. Virchows Arch. 1916, Bd. 221. — Leyden, Klinische Untersuchungen über Morbus Brighti. Zeitschr. f. klin. Med. II, 1881, S. 133. — Löhlein, Über Schrumpfnieren. Beitr. z. pathol. Anat. u. z. allg. Pathol. 1916, Bd. 63. — Derselbe, Zur Pathogenese der vaskulären Schrumpfnieren. Med. Klin. 1916, Nr. 28. — Derselbe, Zur vaskulären Nierensklerose. II. Med. Klin. 1916, Nr. 33. — Derselbe, Zur vaskulären Nierensklerose. III. Med. Klin. 1916, Nr. 40. — Marchand, Über Arteriosklerose. Verhandl. d. Kongr. f. inn. Med. in Leipzig 1904. — Moritz und v. Tabora, Bestimmung des Venendrucks. Deutsch. Arch. f. klin. Med. 98, S. 475. — Munk, Zur klinischen Diagnose der Schrumpfniere. Med. Klin. 1916, Nr. 51 u. 52. — Münzer, Zur Lehre von den vaskulären Hypertonien. Wien. klin. Wochenschr. 1910, Nr. 38. — Münzer und Selig, Vaskuläre Hypertonie und Schrumpfniere; gleichzeitig ein Beitrag zur Lehre von der vaskulären Hypertonie überhaupt. Prag. med. Wochenschr. XXXIX. 1914, Nr. 21. — Orth, Über eine Geschwulst des Nebennierenmarks nebst Bemerkungen über die Nomenklatur der Geschwülste. Sitzungsber. d. Kgl. Preuß. Akademie d. Wissensch. II. 1914. — Osler, High blood pressure, its associations, advantages and disadvantages. Brit. med. Journ. Nov. 1912. — Derselbe, Transient attacks of aphasia and paralyses in states of high blood pressure and arteriosclerosis. The Canadian medical Association Journ. 1911. — Pal, Gefäßkrisen. Leipzig 1905. — Derselbe, Über permanente Hypertonie. Med. Klin. 1909, Nr. 35—36. — Prym, Über die Veränderungen der arteriellen Gefäße bei interstitieller Nephritis. Virchows Arch. Bd. 177. — Ribbert, Über die Schrumpfniere. Virchows Arch. 1916, Bd. 222. — Roth, Über Schrumpfnieren ohne Arteriosklerose. Virchows Arch. f. pathol. Anat. u. Physiol. u. f. klin. Med. 1907, Bd. 188. — Roux, Berichtigungen zu den Aufsätzen R. Thomas: Über Histomechanik des Gefäßsystems und die Pathologie der Angiosklerose sowie über Synostosis suturae sagittalis cranii, ein Beitrag zur Histologie des Skeletts usw. Virchows Arch. 1911, Bd. 206. — Schmidt, Zur Klinik des „essentiellen Hochdruckes" und zur Kenntnis seines konstitutionellen Milieus. Med. Klin. 1916, Nr. 29 u. 30. — Schwalbe, Welchen Einfluß hat die Jodtherapie auf die Arteriosklerose? Deutsche med. Wochenschr. 1914, Nr. 15 u. 16. — Thoma, Über einige senile Veränderungen des menschlichen Körpers und ihre Beziehungen zur Schrumpfniere und Herzhypertrophie. Verl. F. C. W. Vogel, Leipzig 1884. — Derselbe, Untersuchungen über die Histogenese und Histomechanik des Gefäßsystems. Verl. Enke, Stuttgart 1893. — Derselbe, Zur Kenntnis der Zirkulationsstörungen in den Nieren bei chronischer interstitieller Nephritis. Virchows Arch. Bd. 71. — Derselbe, Über die Histomechanik des Gefäßsystems und die Pathogenese der Angiosklerose. Virchows Arch. 1911, Bd. 204. — Derselbe, Anpassungslehre, Histomechanik und Histochemie. Virchows Arch. 1912, Bd. 210. — Derselbe, Anpassungslehre, Histomechanik und Histochemie mit Bemerkungen über die Entwickelung und Formgestaltung der Gelenke. Virchows Arch. 1912, Bd. 207. — Vaquez, Hypertension. Extrait de bulletins et mémoires de la société médicale des Hôpitaux de Paris. 5. II. 1904. — Derselbe, Des effets méchaniques de l'hypertension sur le système cardioaortique. Semaine méd. 10. V. 1905. — Derselbe, La tension artérielle dans le saturnisme aigu et chronique. Semaine méd. 30. IX. 1904. — Volhard, Über Venenpulse. Verhandl. d. XX. Kongr. f. inn. Med. 1902. — Derselbe, Über den Pulsus alternans und pseudoalternans. Münch. med. Wochenschr. 1905, Nr. 13. — Derselbe, Verhandl. d. Deutsch. Pathol. Gesellsch. Meran. — Derselbe, Über Leberpulse und über die Kompensation der Klappenfehler. Berl. klin. Wochenschr. 1904, 20/21. — Derselbe, Über die Beziehungen des Adams - Stokesschen Symptomenkomplexes zum Herzblock. Deutsch. Arch. f. klin. Med. 1909, 97. — Derselbe, Über die funktionelle Unterscheidung der Schrumpfnieren. XXVII. Kongr. f. inn. Med. 1910. — Volhard und Fahr, Die Brightsche Nierenkrankheit. Berlin, Springer 1913. — Wagenmann, Beitrag zur Kenntnis der Zirkulationsstörungen in den Netzhautgefäßen. Gräfes Arch. 1895, Bd. 44, S. 219. — Ziegler. Über die Ursachen der Nierenschrumpfung nebst Bemerkungen über die Unterscheidung verschiedener Formen der Nephritis. Deutsch. Arch. f. klin. Med. Bd. 25.

Tafeln.

In den Figuren-Unterschriften sind die auf das Handbuch der inneren Medizin bezüglichen Seitenverweisungen durch folgende für die Sonderausgabe gültigen Zahlen zu ersetzen:

Auf	Tafel	I,	Abb. 2	(S. 1469)	durch	S. 323
„	„	„	„ „	(S. 1474)	„	S. 328
„	„	II,	„ 1	(S. 1506)	„	S. 360
„	„	VII,	„ 1	(S. 1642)	„	S. 496
„	„	VIII,	„ 1	(S. 1688)	„	S. 542

Auf Tafel VII, Abb. 1 muß es heißen: Abb. 17 u. 18 statt Abb. 12 u. 13.

(Volhard.)

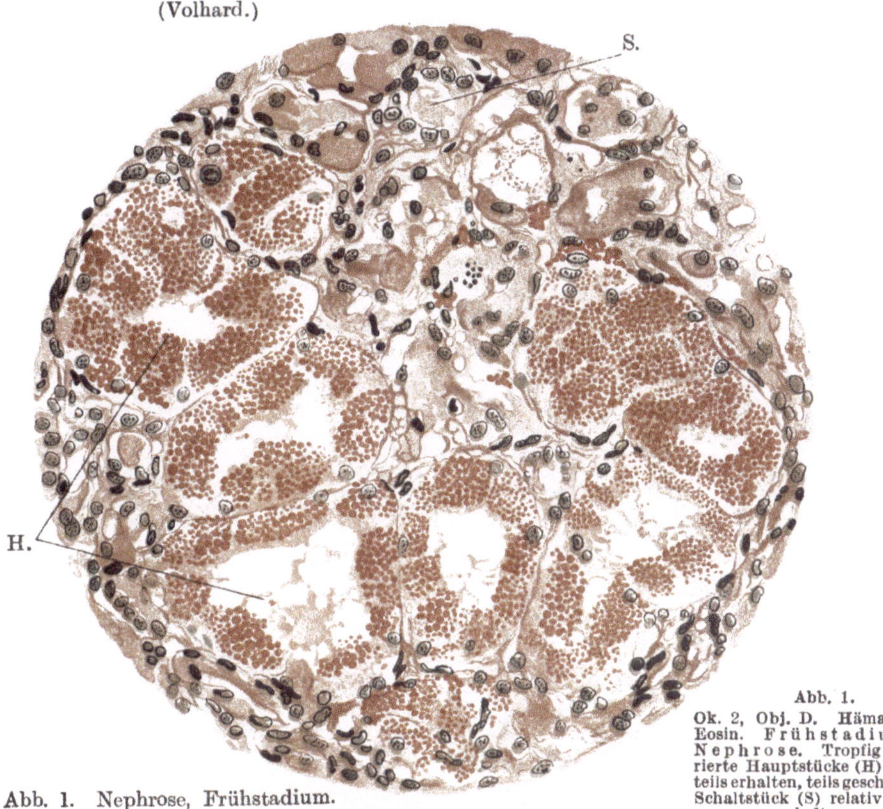

Abb. 1. Nephrose, Frühstadium.

Abb. 1.
Ok. 2, Obj. D. Hämatoxylin-Eosin. Frühstadium der Nephrose. Tropfig degenerierte Hauptstücke (H). Kerne teils erhalten, teils geschwunden. Schaltstück (S) relativ gut erhalten.

H.

H.

Abb. 2. Nephrose, Dauerstadium.

Abb. 2.
Ok. 2, Obj. D. Hämatoxylin-Eosin. Dauerstadium der Nephrose, älterer Fall (vgl. Klin. Beispiel S. 1474 und Abb. S. 1469) mit stärkerer Entwicklung interstitieller Prozesse. Hauptstücke (H) vielfach stark erweitert und in Epitheldesquamation begriffen.

(Volhard.)

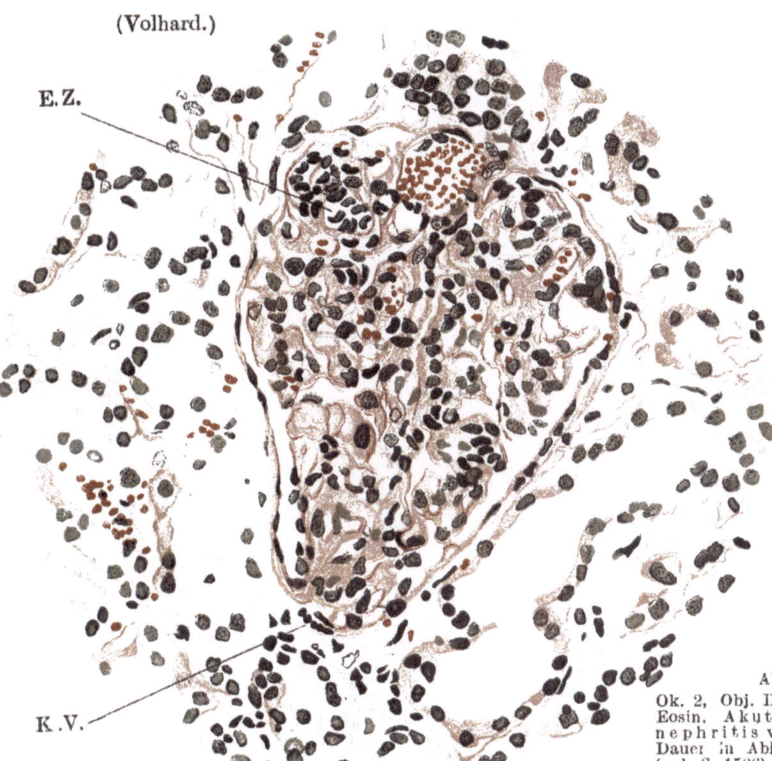

Abb. 1. Akute Glomerulonephritis im Beginn der Ausheilung.

Abb. 1.
Ok. 2, Obj. D. Hämatoxylin-Eosin. Akute Glomerulonephritis von 2monatlicher Dauer in Abheilung begriffen (vgl. S. 1506). Glomerulus vergrößert. Blähung der Schlingen und intrakapillare Vermehrung der Endothelien bei E. Z. deutlich zu sehen. Daneben einige Schlingen schon wieder mit Blut gefüllt. K. V. = Kapselverklebung. In einem Kanälchen links vom Glomerulus rote Blutkörperchen.

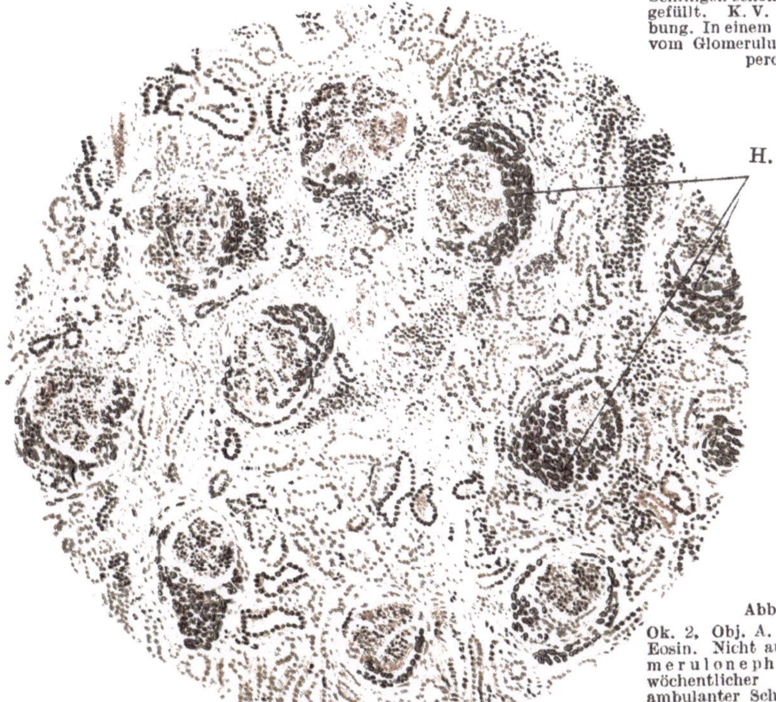

Abb. 2. Nicht ausgeheilte Glomerulonephritis, subakute Verlaufsart, III. Stadium. (Extrakapilläre Form.)

Abb. 2.
Ok. 2, Obj. A. Hämatoxylin-Eosin. Nicht ausgeheilte Glomerulonephritis von 7-wöchentlicher Dauer nach ambulanter Scharlachgenesung. Subakute Verlaufsart. Extrakapilläre Form. Übersichtsbild. Bildung mächtiger Halbmonde (H). Glomeruli blutleer, zusammengesunken, zellreich, Schlingen z. T. hyalinisiert.

(Volhard.)

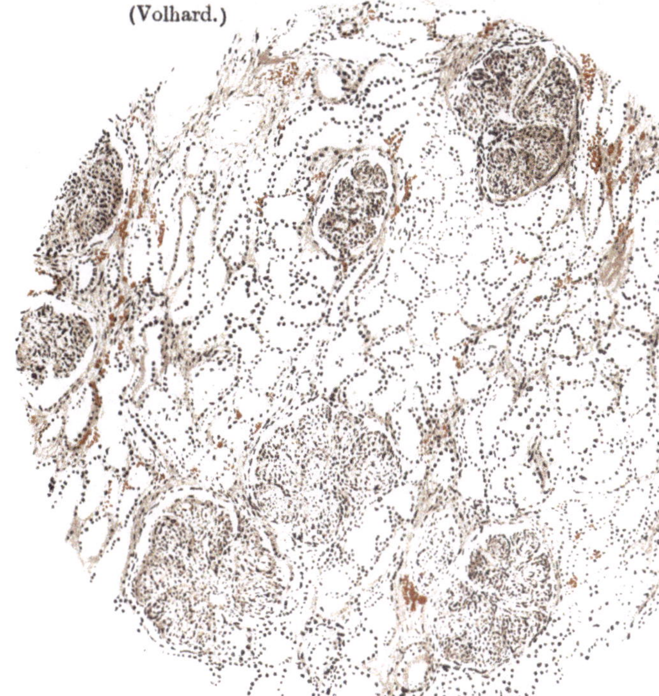

Abb. 1. Nicht ausgeheilte Glomerulonephritis, subchron. Verlaufsart, II. Stadium. (Intrakapilläre Form.)

Abb. 1.

Ok. 2, Obj. A. Hämatoxylin-Eosin. Nicht ausgeheilte Glomerulonephritis von ca. $3^1/_2$ jähriger Dauer, subchronische Verlaufsart, im II. Dauerstadium ohne Niereninsuffizienz (interkurrent an Meningokokkenmeningitis +). Intrakapilläre Form. Glomeruli vergrößert und sehr kernreich. Bowmansche Kapseln frei. Schlingen stellenweise hyalin verklumpt, sehr blutarm. In einzelnen Kanälchen Blut. Einzelne Glomeruli verödet. Beginnende Verbreiterung der Interstitien.

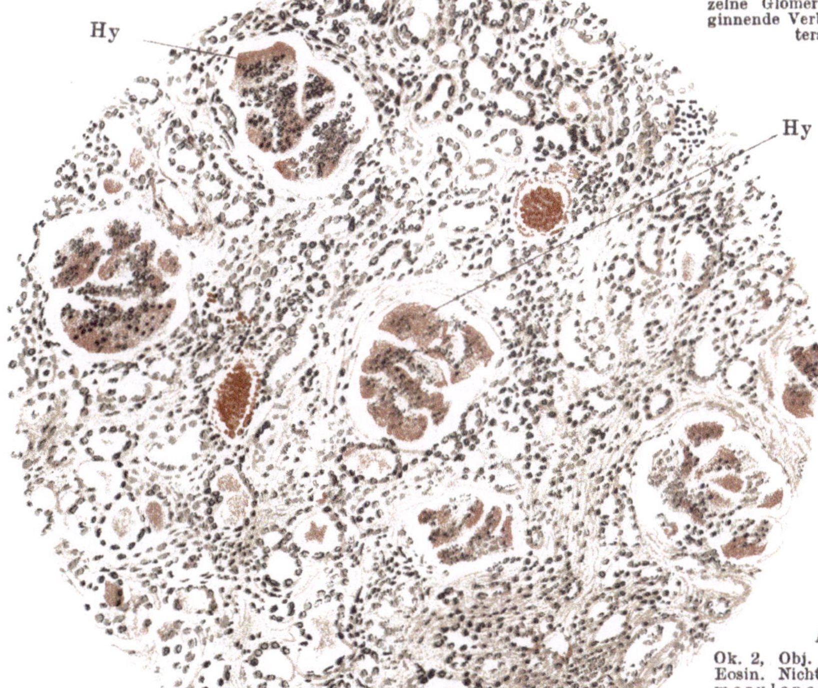

Abb. 2. Nicht ausgeheilte Glomerulonephritis, subchron. Verlaufsart, III. Stadium. (Intrakapilläre Form.)

Abb. 2.

Ok. 2, Obj. A. Hämatoxylin-Eosin. Nicht ausgeheilte Glomerulonephritis ohne Granulierung von $4^1/_2$ jähriger Dauer. Subchronische Verlaufsart. III. Stadium. Starke, diffuse Hyalinisierung (Hy) der völlig blutleeren Glomeruli. Starke, ziemlich diffuse Verbreiterung der Interstitien. Bowmansche Kapseln frei.

(Volhard.)

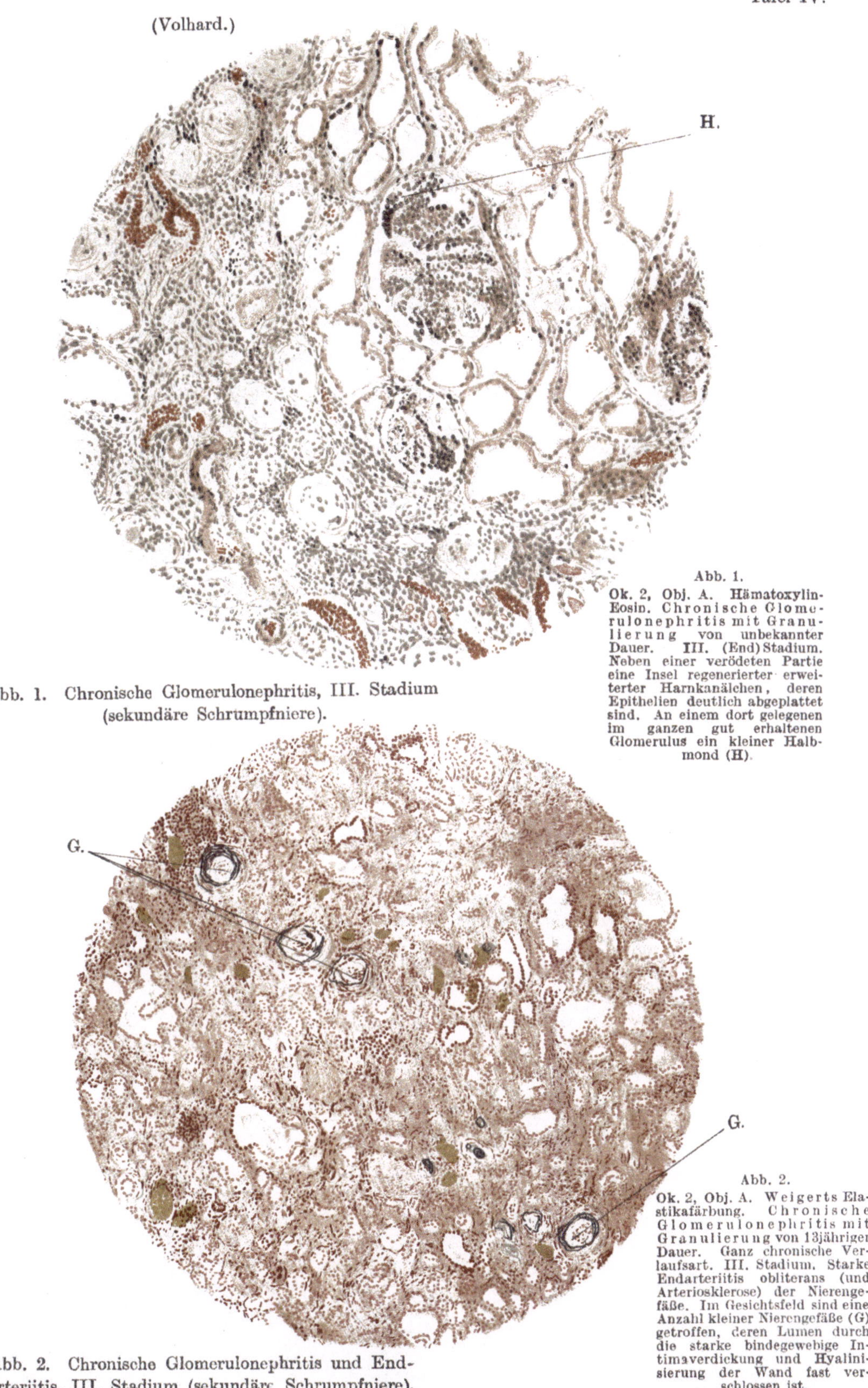

Abb. 1. Chronische Glomerulonephritis, III. Stadium (sekundäre Schrumpfniere).

Abb. 1.
Ok. 2, Obj. A. Hämatoxylin-Eosin. Chronische Glomerulonephritis mit Granulierung von unbekannter Dauer. III. (End) Stadium. Neben einer verödeten Partie eine Insel regenerierter erweiterter Harnkanälchen, deren Epithelien deutlich abgeplattet sind. An einem dort gelegenen im ganzen gut erhaltenen Glomerulus ein kleiner Halbmond (H).

Abb. 2. Chronische Glomerulonephritis und Endarteriitis, III. Stadium (sekundäre Schrumpfniere).

Abb. 2.
Ok. 2, Obj. A. Weigerts Elastikafärbung. Chronische Glomerulonephritis mit Granulierung von 13jähriger Dauer. Ganz chronische Verlaufsart. III. Stadium. Starke Endarteriitis obliterans (und Arteriosklerose) der Nierengefäße. Im Gesichtsfeld sind eine Anzahl kleiner Nierengefäße (G) getroffen, deren Lumen durch die starke bindegewebige Intimaverdickung und Hyalinisierung der Wand fast verschlossen ist.

(Volhard.)

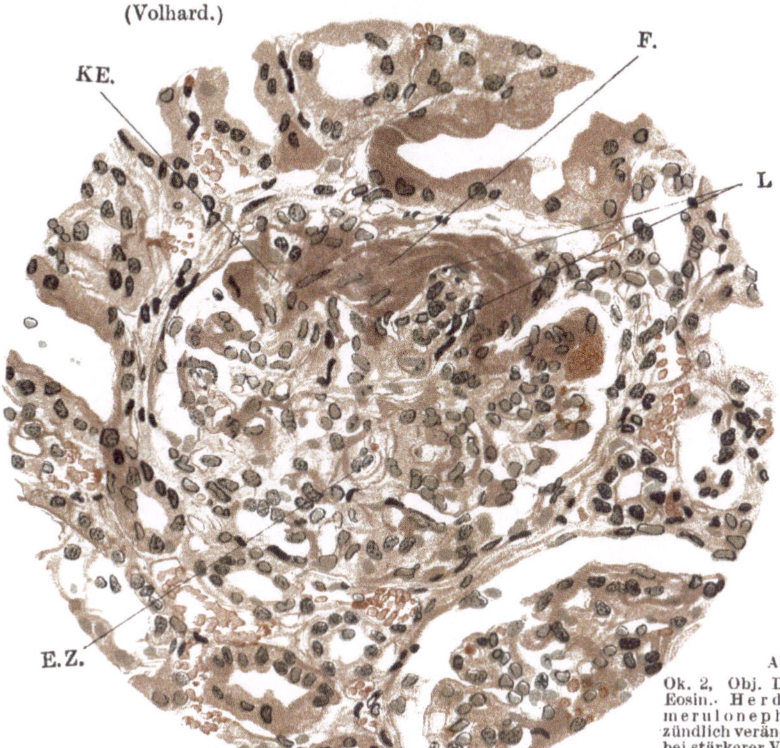

Abb. 1. Herdförmige infektiöse Glomerulonephritis.

Abb. 1.
Ok. 2, Obj. D. Hämatoxylin-Eosin. Herdförmige Glomerulonephritis. Ein entzündlich veränderter Glomerulus bei stärkerer Vergrößerung. Die Schlingen sind z. T. blutüberfüllt, z. T. blutarm, enthalten vermehrte Endothelien (E. Z.) und Leukocyten (L). Nekrobiose einiger Schlingen und des anliegenden Kanälchens. Im Kapselraum Fibrin (F) und abgestoßene Epithelien (K. E.). In einigen Kanälchen reichlich rote Blutkörperchen.

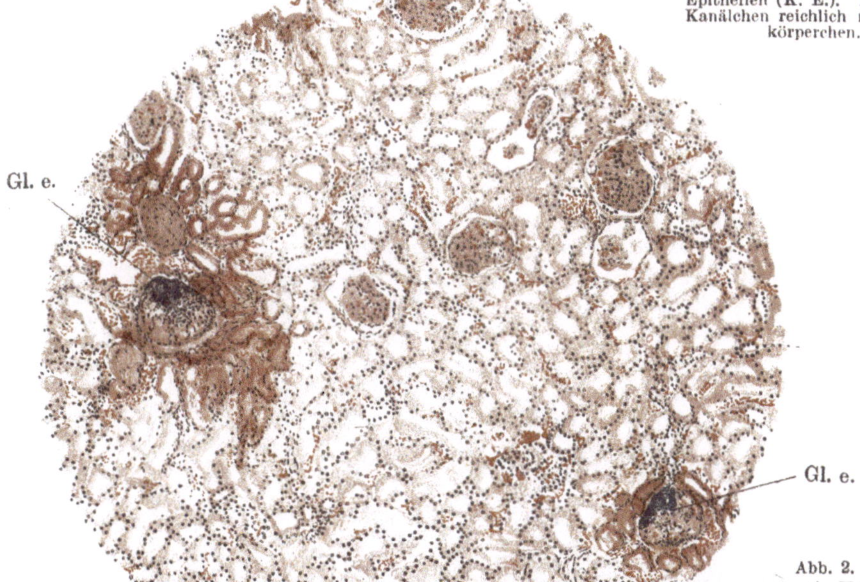

Abb. 2. Embolische Herdnephritis. Frisches Stadium.

Abb. 2.
Ok. 2, Obj. A. Hämatoxylin-Eosin. Embolische Herdnephritis. Frisches Stadium. In einzelnen Glomeruli kleine Kokkenembolien (Gl. e.), in der nächsten Umgebung der embolisierten Glomeruli Nekrobiose der Hauptstücke. Entzündliche Reaktion nur ganz gering. Die nicht embolisierten Glomeruli intakt, einzelne verödet.

(Volhard.)

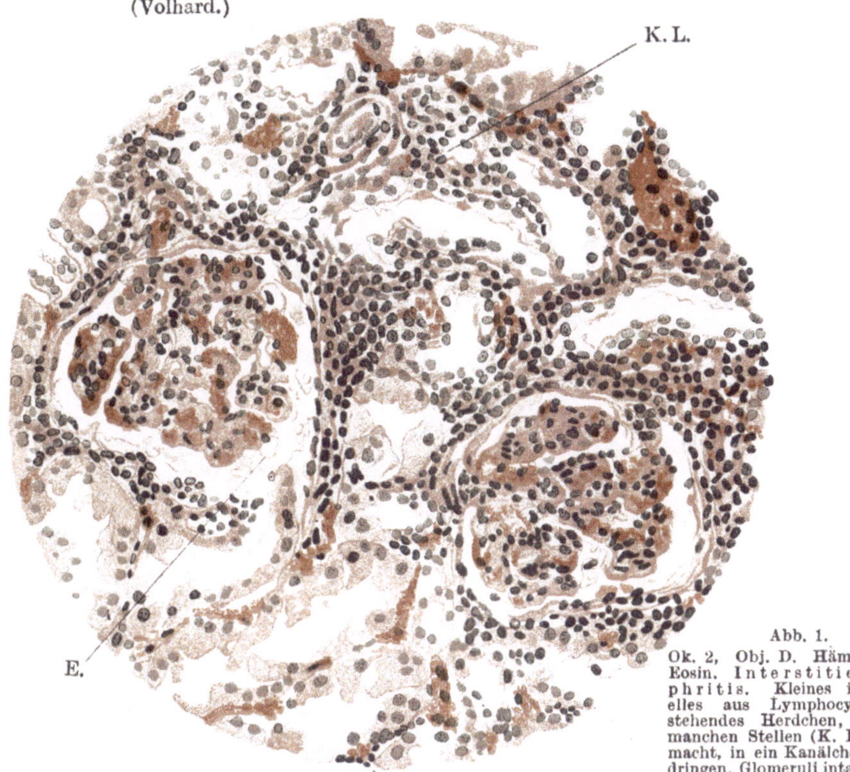

Abb. 1. Septisch-interstitielle Nephritis.

Abb. 1.
Ok. 2, Obj. D. Hämatoxylin-Eosin. Interstitielle Nephritis. Kleines interstitielles aus Lymphocyten bestehendes Herdchen, das an manchen Stellen (K. L.) Miene macht, in ein Kanälchen einzudringen. Glomeruli intakt, sehr blutreich, in den Kapseln etwas geronnenes Eiweiß (E).

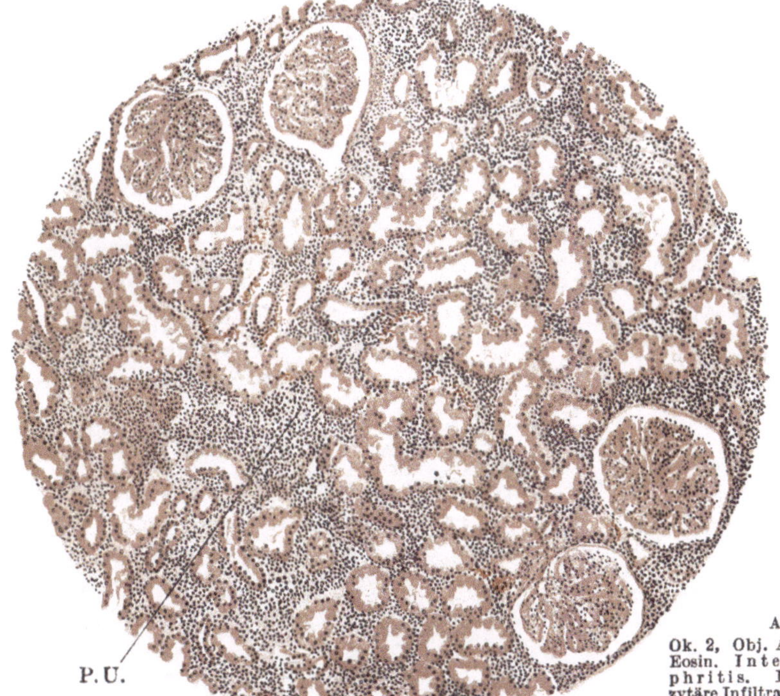

Abb. 2. Septisch-interstitielle Nephritis.

Abb. 2.
Ok. 2, Obj. A. Hämatoxylin-Eosin. Interstitielle Nephritis. Diffuse, lymphozytäre Infiltration. An manchen Stellen Parenchymuntergang schon deutlich ausgesprochen (P. U.). Glomeruli blutarm, aber sonst intakt.

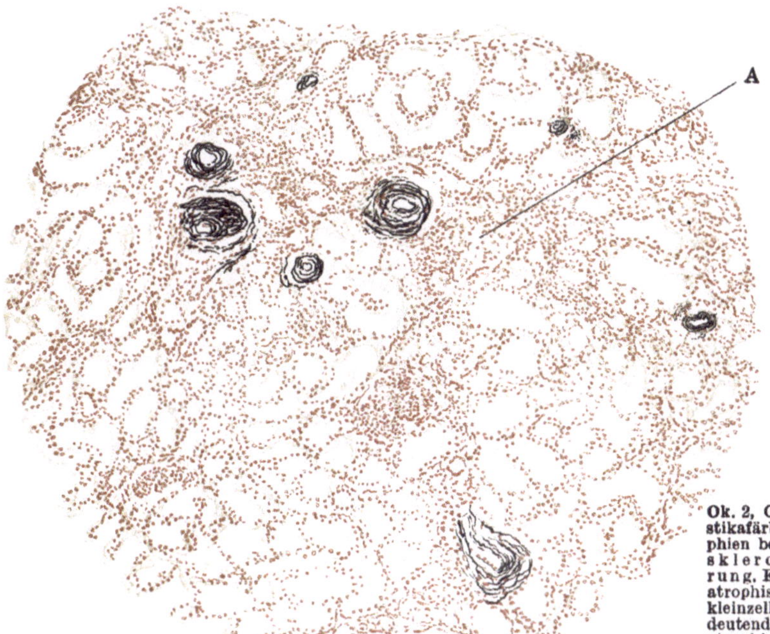

Abb. 1. Stationäre Hypertonie. Dauerstadium. Reine arterio- bzw. präsklerotische Nierenveränderung ohne Niereninsuffienz.

Abb. 1.
Ok. 2, Obj. A. Weigerts Elastikafärbung. Anämische Atrophien bei reiner arteriolosklerotischer Veränderung. Kanälchen z.T. kollabiert, atrophisch (A) z. T. erweitert; kleinzellige Infiltration unbedeutend. Das zwischen den atrophischen Stellen liegende Nierenparenchym ist intakt. Die elastisch-hyperplastische Intimaverdickung (Präsklerose) reicht bis tief in die kleinen Gefäßverzweigungen hinein. Regressive Prozesse (Arteriosklerose) an dieser Stelle noch nicht so ausgesprochen, wie sonst im Präparat. Die Gefäßlumina sind aber auch hier stark verengt. Makroskopisch bestand hier das ausgesprochene Bild der roten Granularniere (Jores) (vgl. Abb. 12 u. 13, S. 1642).

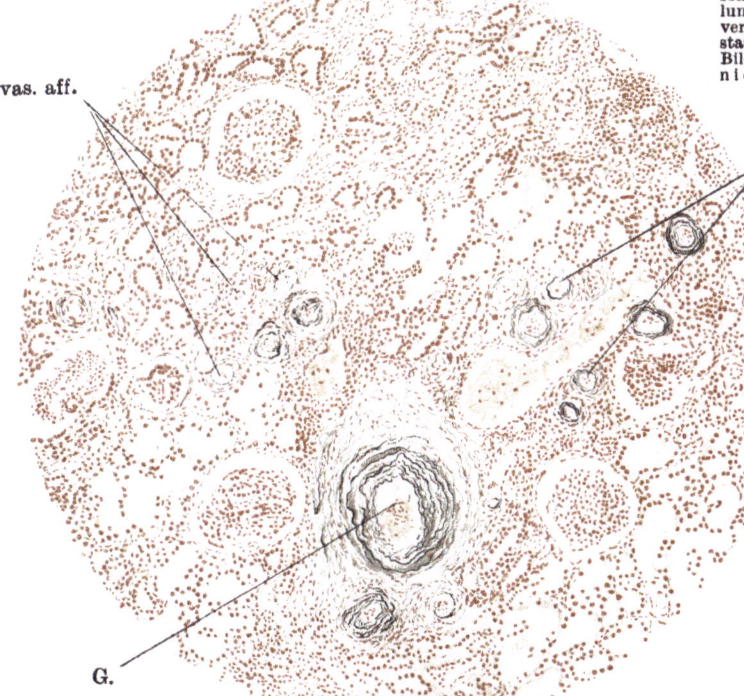

Abb. 2. Nephrosclerosis arteriolosclerotica im Endstadium. (Kombinationsform.)

Abb. 2.
Ok. 3, Obj. A. Weigerts Elastikafärbung. Gefäßveränderungen bei Nephrosclerosis arteriolosclerotica progressa im Endstadium (Kombinationsform). An dem etwas größeren Gefäßchen (G) deutliche hyperplastische Intimaverdickung, die bei stärkerer Vergrößerung aber schon deutlich beginnende Hyalinisierung zwischen den elastischen Lamellen erkennen läßt. An den Vas. affer. vielfach völliger Verschluß des Lumens durch hyaline Ringe. Auch an den größeren Nierengefäßen fanden sich hier beträchtliche atherosklerotische Veränderungen.

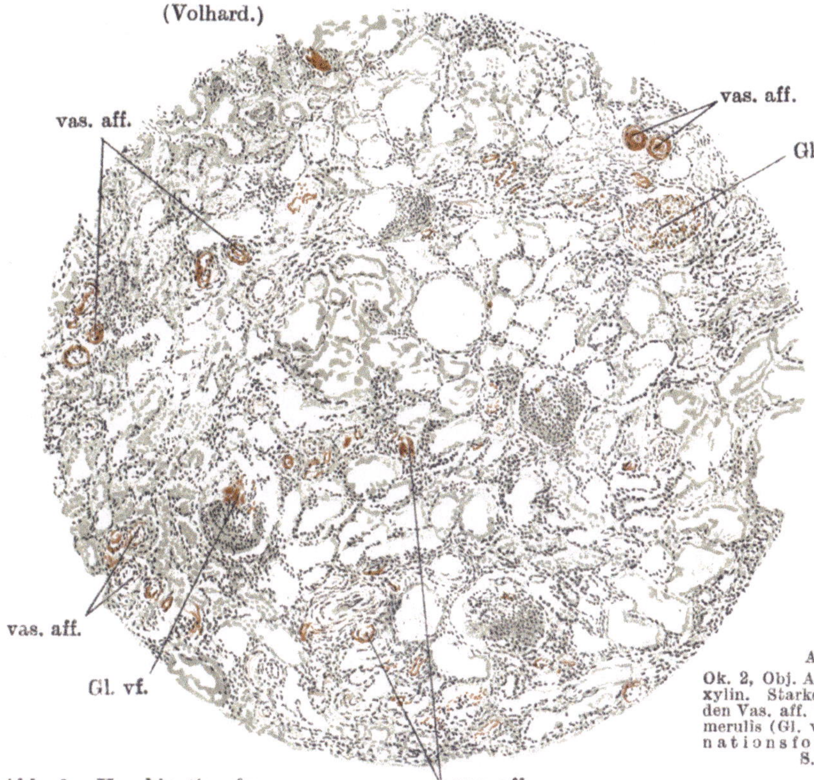

Abb. 1. Kombinationsform.

Abb. 1.
Ok. 2, Obj. A. Sudan-Hämatoxylin. Starke Verfettungen an den Vas. aff. und manchen Glomerulis (Gl. vf.) bei Kombinationsform (Kl. Bsp. W. S. 1688).

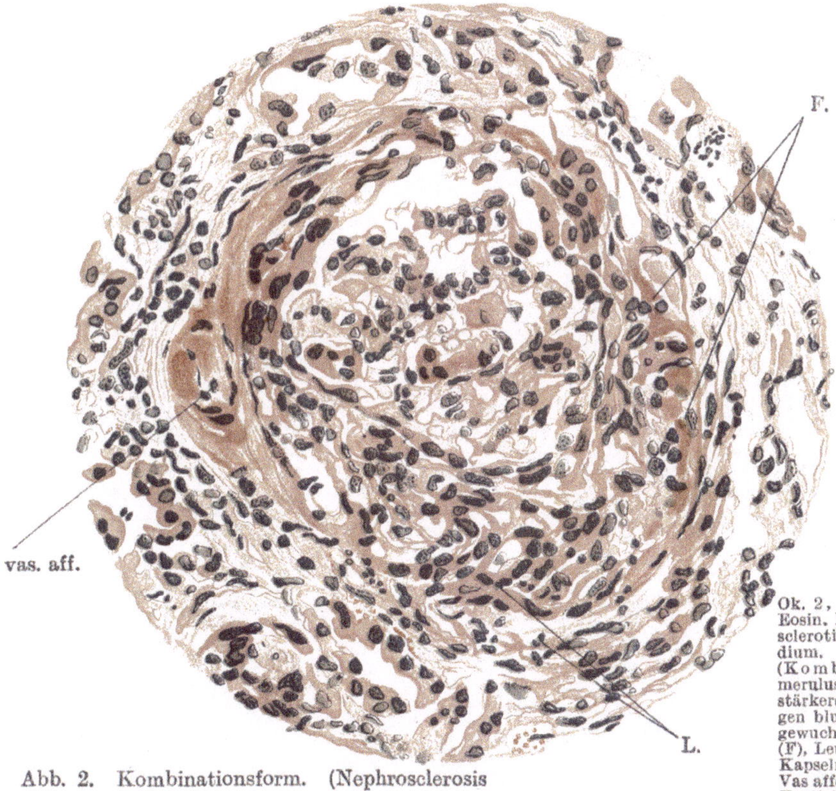

Abb. 2. Kombinationsform. (Nephrosclerosis arteriolosclerotica accelerata.) „Halbmond“ = subakute Verlaufsart.

Abb. 2.
Ok. 2, Obj. D. Hämatoxylin-Eosin. Nephrosclerosis arteriolosclerotica accelerata im Endstadium. Subakute Verlaufsart (Kombinationsform). Glomerulus mit Halbmond bei stärkerer Vergrößerung. Schlingen blutleer, z. T. hyalinisiert; gewucherte Epithelien, Fibrin (F), Leukocyten (L) erfüllen den Kapselraum. Das zugehörige Vas afferens zeigt starke hyaline Verdickung seiner Wand und Verengerung des Lumens.

Zur Pathologie und Therapie des menschlichen Ödems. Zugleich ein Beitrag zur Lehre von der Schilddrüsenfunktion. Eine klinisch-experimentelle Studie aus der I. medizinischen Klinik und dem pharmakologischen Institute in Wien von Dr. Hans Eppinger, a. o. Prof., Assistent der ersten medizinischen Klinik der Universität Wien. Mit 37 Textabbildungen. 1917. Preis M. 9,—.

Physiologie und Pathologie der Leber. Nach ihrem heutigen Stande. Mit einem Anhang über das Urobilin von Prof. Dr. F. Fischler. 1916. Preis Mk. 9,—.

Über die Bildung der Harn- und Gallensteine. Von Prof. Dr. L. Lichtwitz, Göttingen. Mit 18 Abbild. im Text und auf 8 Tafeln. 1914. Preis M. 3,60.

Die Harnsteine. Ihre Physiographie und Pathogenese von Dr. Otto Kleinschmidt, Assistent der Chirurgischen Universitätsklinik zu Leipzig, ehem. Assistent des Pathologischen Instituts zu Freiburg i. Br. Mit einem Vorwort von L. Aschoff, Freiburg i. Br. Mit 3 Textabbildungen und 16 vielfarbigen Tafeln. 1911. Preis M. 20,—; gebunden M. 22,—.

Erfahrungen über Diagnostik und Klinik der Herzklappenfehler. Von Prof. Dr. S. E. Henschen, ehem. Direktor der medizinischen Universitätsklinik in Upsala und der medizinischen Klinik in Stockholm. Mit 271 Kurven. 1916. Preis M. 14,—; gebunden M. 15,60.

Physikalische Behandlung der chronischen Herzkrankheiten. Von Prof. Dr. Th. Schott, Nauheim. Mit 42 Textfiguren und 11 Tafeln. 1916. Preis M. 3,60; gebunden M. 4,20.

Erkältungskrankheiten und Kälteschäden, ihre Verhütung und Heilung von Professor Dr. Georg Sticker in Münster i. W. Mit 10 Textabbildungen. 1915. Preis M. 12,— ; gebunden M. 14,80.

Bildet einen Band des speziellen Teils der „**Enzyklopädie der klinischen Medizin**". Herausgegeben von Prof. Dr. L. Langstein, Berlin; Prof. Dr. C. v. Noorden, Frankfurt a. M.; Prof. Dr. C. Freih. v. Pirquet, Wien; Prof. Dr. A. Schittenhelm, Kiel.

Die konstitutionelle Disposition zu inneren Krankheiten. Von Dr. Julius Bauer, Wien. Mit 59 Textabbildungen. 1917. Preis M. 24,— ; gebunden M. 26,40.

Morbus Basedowi und die Hyperthyreosen. Von Dr. F. Chvostek, Professor der Internen Medizin an der Universität Wien. 1917. Preis M. 20,— ; gebunden M. 25,80.

Bildet einen Teil des Kapitels „Innere Sekretion" des speziellen Teils der „**Enzyklopädie der klinischen Medizin**". Herausgegeben von Prof. Dr. L. Langstein, Berlin; Prof. Dr. C. von Noorden, Frankfurt a. M.; Prof. Dr. C. Freih. v. Pirquet, Wien; Prof. Dr. A. Schittenhelm, Kiel.

Die Wasserstoffionenkonzentration. Ihre Bedeutung für die Biologie und die Methoden ihrer Messung von Professor Dr. Leonor Michaelis, Privatdozent an der Universität Berlin. Mit 41 Textfiguren. Preis M. 8,— ; gebunden M. 8,80.

P_H-Tabellen, enthaltend ausgerechnet die Wasserstoffexponentwerte, die sich aus gemessenen Millivoltzahlen bei bestimmten Temperaturen ergeben. Gültig für die gesättigte Kalomel-Elektrode. Von Arvo Ylppö. 1917. Preis M. 3,60.

Anatomische Grundlagen wichtiger Krankheiten. Fortbildungsvorträge aus dem Gebiete der pathologischen Anatomie und allgemeinen Pathologie für Ärzte und Medizinalpraktikanten. Von Dr. Leonhard Jores, Professor der pathologischen Anatomie an der Kölner Akademie für praktische Medizin. Mit 250 Abbildungen im Text. 1913. Preis M. 15,— ; gebunden M. 16,60.

Teuerungszuschlag auf geheftete Bücher 20 %, auf gebundene Bücher 30 %.